imaginist

想象另一种可能

理想国
imaginist

# 正午之魔

## 抑郁是你我
## 共有的秘密

[英]安德鲁·所罗门 著

屠彬 张哲 译

The Noonday Demon

An Atlas of Depression

上海三联书店

THE NOONDAY DEMON: An Atlas of Depression

by Andrew Solomon

Copyright © 2001 by Andrew Solomon

New material copyright © by 2015 Andrew Solomon

All rights reserved.

著作权合同登记图字：09-2020-870 号

图书在版编目（CIP）数据

正午之魔：抑郁是你我共有的秘密 / （英）安德鲁·所罗门（Andrew Solomon）著；
屠彬 张哲译 . -- 上海：上海三联书店，2020.10（2023.5 重印）

ISBN 978-7-5426-7177-6

Ⅰ . ①正… Ⅱ . ①安… ②屠… ③张… Ⅲ . ①抑郁症—研究 Ⅳ . ① R749.4

中国版本图书馆 CIP 数据核字 (2020) 第 170546 号

# 正午之魔
## 抑郁是你我共有的秘密

［英］安德鲁·所罗门 著　　屠彬、张哲 译

责任编辑 / 宋寅悦
特约编辑 / EG
装帧设计 / 张　卉
内文制作 / EG
责任校对 / 张大伟
责任印制 / 姚　军

出版发行 / 上海三联书店
　　　　（200030）上海市漕溪北路331号A座6楼
邮购电话 / 021-22895540
印　　刷 / 山东临沂新华印刷物流集团有限责任公司

版　次 / 2020 年 10 月第 1 版
印　次 / 2023 年 5 月第 7 次印刷
开　本 / 965mm×635mm　1/16
字　数 / 711千字
印　张 / 40.5
书　号 / ISBN 978-7-5426-7177-6/R · 118
定　价 / 116.00元

如发现印装质量问题，影响阅读，请与印刷厂联系：0539-2925659。

# 编者说明

　　本书前 12 章初版于 2001 年。但作者的丰富经历、深入采访、详尽的汇报和整理及用心用力的思索,对今天的世界依然非常有借鉴意义。只是文中一些 20 世纪八九十年代的美国药物,未必还是今日的一线药物,更未必适合中国。第十三章增补于 2016 年,介绍了本书初版后的各方面进展。

　　译文在正文中尽力避免了原文的随文括注,但缩写除外。药品名,医学术语,人名,作品刊物及影视节目名,组织机构及项目名,量表名等,都做成译名对照表,置于附录。附录、正文中脚注(除特别说明外)均为特约编辑查阅、制作。特约编辑也整体校译、统合了全部译稿。

　　本书涉及很多药物,主要以其商品名称呼。中国习惯以药品名(通用名)称呼药物,但不同品牌的具体药物未必等效,且如前所述,一些旧药物未必获得了中国的引进,今日也未必还值得引进,因此可能缺乏通行的商品名译名。因此,对于药物名,译文采取如下凡例:

1. 遵照原文,在原文使用商品名的地方,尽量用官方推出的或坊间通行的商品名对译,并在药物首次出现时括注其有效成分的通用名,如"百优解(氟西汀)";

2. 若商品名无通行译名,则不翻译,括注其通用名,并在后文以通用名称呼此药物，如"Dilaudid（氢吗啡酮）"；

3. 原文直接使用通用名的情况，直接译为通用名；若原文有括注举例，则表示为"通用名（如'商品名'）"，如"塞来昔布（如'西乐葆'）"，或"通用名（商品名xxx）"，如"帕罗西汀（商品名赛乐特）"等。

药物的商品名、通用名及相应西文写法的全部对照，均可见相关附录。

献给我的父亲，
他给我的生命不止一次，而是两次

# 目　录

编者说明　　　　　　　　　　　　　　　　　　　　　i

献　辞　　　　　　　　　　　　　　　　　　　　　iii

目　录　　　　　　　　　　　　　　　　　　　　　v

题　记　　　　　　　　　　　　　　　　　　　　　vii


本书写作方法　　　　　　　　　　　　　　　　　　001

第一章：抑　郁　　　　　　　　　　　　　　　　　005

第二章：崩　溃　　　　　　　　　　　　　　　　　031

第三章：治　疗　　　　　　　　　　　　　　　　　093

第四章：替代疗法　　　　　　　　　　　　　　　　127

第五章：人　群　　　　　　　　　　　　　　　　　165

第六章：成　瘾　　　　　　　　　　　　　　　　　207

第七章：自　杀　　　　　　　　　　　　　　　　　233

第八章：历　史　　　　　　　　　　　　　　　　　275

第九章：贫　困　　　　　　　　　　　　　　　　　325

第十章：政　治　　　　　　　　　　　　　　　　　351

第十一章：演　化　　　　　　　　　　　　　　　　389

第十二章：希　望　　　　　　　　　　　　　　　　409

第十三章：后　来　　　　　　　　　　　　　　　　433


注　释　　　　　　　　　　　　　　　　　　　　　499

参考文献　　　　　　　　　　　　　　　　　　　　543

致　谢　　　　　　　　　　　　　　　　　　　　　603

附录1：药品名表　　　　　　　　　　　　　　　　609

附录2：术语表　　　　　　　　　　　　　　　　　613

附录3：人名表　　　　　　　　　　　　　　　　　617

附录4：其他专名表　　　　　　　　　　　　　　　631

英制／公制单位换算表：

1 英里 = 1.61 千米
1 英尺 = 30.48 厘米
1 英寸 = 2.54 厘米
1 磅 = 453.59 克

一切都会流逝——苦难、伤痛、鲜血、饥饿、瘟疫。利剑的锋芒也会流逝，但当我们的存在和我们所做的一切从地球上消逝之后，繁星依然存在。这一点无人不知。那么为什么我们不将视线投向繁星？为什么？

——米哈伊尔·布尔加科夫，《白卫军》

# 本书写作方法

在过去的五年里，本书的写作就是我的生活。要追溯自己的想法，找到它们的种种来源，有时对我来说并不容易。我尽量在书末注释中注明所有影响我写作的来源，同时也希望读者在阅读正文时能不被大量陌生的名字和术语打断。我请求我的受访者允许我使用他们的本名，因为真实的名字会赋予真实的故事一种毋庸置疑的效力。本书的目标之一即是洗刷精神疾病的污名，卸除这种污名带来的负担，如果隐藏抑郁者的身份，那就是在顺从这种污名。但仍有七位受访者说服了我讲述他们的故事时使用化名，他们做此选择有重要的原因。书中，这几位分别化名为希拉·赫尔南德斯、弗兰克·鲁萨科夫、比尔·斯坦、当基儿·斯特森、洛莉·华盛顿、克劳迪娅·韦弗和弗雷德·威尔逊。他们无一是编造出来的人物，我也煞费苦心不改变任何细节。对情绪障碍支持团体（MDSG）的成员，我们只称名不道姓，而且都改了名字，好保护此类团体的隐私属性。其他人都是真名。

我让男男女女讲述自己的故事，他们所面对的战争是本书关注的首要主题。我尽力从他们那里记录下连贯的故事，但我并未统统查证他们所讲的经历，也未强求所有的个人叙述都要严格依照线性时间顺序。

常有人问我，我是如何找到这些受访者的。书末致谢中列出的很多专业人士协助我接触了他们的病人。我在日常生活中也遇到了很多人，他们了解了我的写作主题后，主动把自己丰富的心路历程分享给我，有些极为动人，于是后来就成了我的素材。1998 年，我在《纽约客》杂志上发表了一篇关于抑郁的文章，在杂志刊出的随后几个月里收到了上千封来信。小说家格雷厄姆·格林曾说："有时我会想，那些不写作、不作曲、不画画的人是如何能逃离植根于人类境况中的疯狂、忧郁和惊惶恐惧。"我想他极大地低估了那些确实会用某种方式写作，从而缓解忧郁和惊恐的人的数量。回复这些潮水般涌来的信件时，一些内容尤为使我动容，于是我就询问这些来信的读者是否有兴趣为了这本书接受访谈。此外，在我发言或参与的大量会议中，我也遇到了不少寻求精神健康方面帮助的人。

我还从没写作过这样的主题：关于它，有如此之多的人有如此之多的话要倾诉，有如此之多的人有如此之多的话选择向我倾诉。我积累抑郁素材的过程，容易得惊人。最后我感到，抑郁研究领域里，缺少的是综合。科学、哲学、法律、心理学、文学、艺术、历史及其他很多学科，都曾分别探讨过抑郁的成因。太多有趣的事发生在太多有趣的人身上，太多有趣的事在被讲述、出版——而这个"国度"里仍是一片混乱。本书的第一个目标是共情，真正地理解抑郁的人；第二个目标，也是对我来说更难实现的一个目标，就是秩序，尽可能基于经验主义得出秩序，而不是随意用些逸事拼凑出以偏概全的结论。

我必须要强调，我不是医生，也不是心理学家，更算不上哲学家。这是一本极度个人化的书，不应被强加更多的意义。虽然我为一些比较复杂的观点提供了解说和阐释，但本书并不试图取代适当的治疗。

为增强可读性，我在引用口述或书面资料时，如果觉得增删字词没有改变原意，就没有使用省略号或括号；如果有读者希望援引这些材料，需要找原文出处，本书最后都有列出。在第八章中援引的部分历史文献使用了旧式拼写，我也避免使用"[原文如此]"这样的标识。没有标明出处的引文均来自我的个人访谈，大多是在 1995—2001 年间进行的。

我采用的统计数字均出自可靠严谨的研究，也都是被反复检验、广泛援引过的。笼统而言，我发现在这个领域的统计数字常不一致，很多作者会预设理论，再依此选择统计数字，以达到引人瞩目的论证效果。例如我发现一项重要研究显示，有药物滥用情况的抑郁者几乎都选择了兴奋剂；而另一项几乎同样有信服力的研究则表明，有药物滥用情况的抑郁者几乎毫无例外地选择了镇静性的阿片制剂。很多作者借助统计数字营造出一种令人作呕的神圣不可侵犯的气氛，就好像说某种情况出现的概率是 82.37% 比说 3/4 更明白可靠似的。在我的经验里，正是看似确凿的数字会说谎，这些数字描述的事实是无法如此清楚地定义的。对抑郁发生频率最准确的陈述是：它发生得"很经常"，直接或间接地影响着每个人的生活。

对我来说，很难在写作时对制药公司全无偏心，因为我成年后的大部分时间里，我父亲都在制药业工作。我也因此认识了很多这一行的从业者。现在苛责制药业似乎成了一种时尚，责难这一行业从病患身上谋利。但我的经验是，这行人既是资本主义者，也是理想主义者：他们热衷于利润，但也乐观地相信自己的工作会有益于世界，相信自己能促成些重要的发现，从而令某些疾病消亡。如果没有制药公司资助相关研究，我们现在也不会有选择性血清素再摄取抑制剂（SSRIs）*，这类抗抑郁药挽救了无数生命。我尽可能清晰地描述了我所了解的制药业，因为这也是本书故事的一部分。了解到了我的抑郁后，父亲拓展了他公司的研究，开始进入抗抑郁剂领域。他的公司森林实验室，如今是喜普妙（西酞普兰）的美国经销商。为回避任何明显的利益冲突，除非省略实在刻意或造成误导，我在行文中都尽量不提这种药品。

写作本书的过程中常有人问我，写作是不是种宣泄。不是的。我的经验与其他在这一领域写作过的人一致。就抑郁进行写作，很是痛苦、悲伤、孤独，令人压力倍增。但每当想到我做的事可能对其他人有所助益，我就会精神为之一振；我也不断获得新知，这也帮到了我自己。我希望能清晰地表达这一点：写作本书的乐趣首要地是文字交流的愉悦，而非自我表达的治疗性释放。

我以自己的抑郁开始本书，然后写别人相似的抑郁，再然后是别人不

---

* 血清素（serotonin）现规范名为"5- 羟色胺"（5-HT）。鉴于作者主要使用 serotonin，本书中也主要采用"血清素"。

同的抑郁，最后是处于完全不同背景下的抑郁。我在书中记录了三个来自发达国家之外的故事，讲述了我与柬埔寨、塞内加尔、格陵兰岛的人的邂逅，试图用这些记述来抵消掉一点抑郁有文化特异性的观念，这些观念束缚了这一领域的诸多研究。我去往这些未知之地的旅途是带有某种异域气质的冒险，我也并未故意淡化这些邂逅的童话色彩。

抑郁有各种名字，隐藏在各种伪装之下，但它一直因种种生化原因和社会原因而普遍存在至今。本书力图捕捉到抑郁在时间与地域上触及的范围。如果有时抑郁看似只是现代西方中产阶级承受的私人困苦，那是因为，正是在这个社群中，我们忽然间获得了对抑郁崭新而深入的理解，可以识别它、命名它、治疗它并接受它，而不是因为我们有抱怨这种困苦的特权。没有一本书可以全盘探讨所有的人类痛苦，但我希望通过指明这些痛苦的范围，能帮助深受抑郁之苦的男男女女重获自由。我们永远无法消灭所有的不快乐，缓解抑郁也并不能保证我们获得快乐，但我希望本书提供的知识可以帮一些人消除一些痛苦。

# 第一章

# 抑　郁

　　抑郁是爱的瑕疵。我们是会爱的生物，也就一定会因丧失而绝望，抑郁正是这种绝望的机制。抑郁来临时，会贬低一个人的自我，最终将我们给予或接受情感的能力侵蚀殆尽。我们内在的寂寞也显现出来，不仅摧毁我们与他人的联结，也摧毁我们平静独处的能力。爱虽然不能预防抑郁发生，却会给心智以缓冲，呵护它免受自身伤害。药物和心理治疗可以令这种保护不断复新，让爱与被爱更加容易，这也是它们发挥作用的原因。在精神状态良好时，有人爱自己，有人爱他人，有人爱工作，有人爱上帝：这些激情都会提供至关重要的使命感，这正是抑郁的反面。但爱也时常背弃我们，我们也背弃爱。在抑郁中，每份事业、每种情感乃至生命本身皆无意义，而这些无意义甚至不言自明。在这种无爱的状态下，唯一还能感受到的只是一切都无关紧要。

　　生命充满了悲苦。我们无论做什么，终都难逃一死。我们，每个人，都孤独地困在一具自主的身体中；时间流逝，过往之事皆不再来。说起在这世上的无助，痛苦就是对它的最初体验，而且从不离我们而去。我们因被迫离开舒适的子宫而愤怒，一旦愤怒褪去，苦恼便随之而至。即便是那些有信仰，相信来世的一切都将不同的人，也难逃在此世经历苦痛；耶稣基督自己便是悲苦之子。然而，我们生活在一个有着越来越多缓和剂的时代，比以往任何时候都能更容易地决定要感受什么，不感受什么。对回避有方的人而言，生活中无法避免的不快已越来越少。但尽管药物学热情洋溢地宣告要征服疾病，只要我们仍是拥有自我意识的生物，抑郁就无法清除，至多能被遏制，而遏制正是现在所有针对抑郁的治疗致力达成的目标。

　　高度政治化的修辞已经模糊了抑郁本身与抑郁的后果之间的分别——前者是指你感受如何，后者是你用怎样的行动来回应。这部分地是一种社会和医学现象，但同时也是语言随情感变幻而变幻的结果。对于抑郁最好的描述可能是，这是一种情感的痛苦，这种情感痛苦违背我们的意愿强加于我们身上，之后又挣脱了它的外在束缚。抑郁不只是大量的痛苦，但大量的痛苦会堆积成抑郁。抑郁若与情境相称，便是悲痛；悲痛若超出情境应有程度，则是抑郁，如风滚草*般在稀薄的空气中潜滋暗长，即使离开蕴含养分的土地也能不断蔓生。只有用比喻和寓言才能描述出这种分别：有人问隐修沙漠的圣安东尼，该怎样分辨到来的是谦恭低调的天使还是善于伪装的魔鬼，他说，两者离开时你感受不同。天使离开你时，你会因他的出现而感到更有力量；而魔鬼离开你时，你只感到惊怖。悲痛就是谦恭的天使，当它离去时，你会感到思维清晰强健，感到自己的深度；而抑郁是个恶魔，它离开后你只会心惊胆战。

　　抑郁被粗略地分为"小"的轻性抑郁（或心境恶劣障碍）和"大"的重性抑郁。轻性抑郁渐进发生，有时是永久性的，像铁锈侵蚀钢铁那样危害一个人。它是由太微小的原因引起的太大的悲痛，是接管、挤走所有其他情感的痛苦。这样的抑郁驻留身体，占据眼睑和肌肉，令你双目失神，脊椎弯曲，也伤害着你的心肺，令不随意肌产生不必要的紧张。身体的疼痛会发展为长期慢性疾病，同样，轻性抑郁的痛苦并不在于它此刻多么难以承受，难以承受的是，在回顾过去和展望未来的众多时刻时，你都会看到它的存在。轻性抑郁在其现时态中看不到任何缓和的可能，因为它似乎

---

\* 风滚草（tumbleweed）是一种常见的戈壁植物，干旱来临时，会从土里将根收起，团成一团随风四处滚动。——译注

理所当然。

弗吉尼亚·伍尔夫以一种怪诞的清晰描写过这样的状态："雅各走到窗边，手插在口袋里站着。窗外，他看到三个穿苏格兰短裙的希腊人；船员；下等阶层的人，或懒散或忙碌，或闲晃或急行，或是三五成群、比比划划。他郁郁寡欢，不是因为这些人都对他漠不关心，而是源自一种更深刻的确信——并不是他这个人碰巧孤独寂寞，而是人皆如此。"这段话来自《雅各的房间》。同一书中，伍尔夫还描述道："她心中升起一股奇异的忧伤，仿佛时间和永恒穿过她的裙子和胸衣显现出来，而她看着人们悲剧性地走向毁灭。然而，老天知道，朱丽亚可不是个傻瓜。"正是这种对无常与有限的敏锐觉察构成了轻性抑郁。长久以来，人们只是忍受着这样的轻性抑郁，直到医生开始摸索着处理其多样性时，轻性抑郁才越来越多地成为治疗的对象。

重性抑郁则是一种崩溃。如果把灵魂想象成一块铁，那么悲痛会令它风化，轻性抑郁令它锈迹斑驳，而重性抑郁则会使这块灵魂之铁的整个结构轰然崩塌。抑郁有两种模型：量度式和类别式。量度模型认为，抑郁位于悲伤的连续体中，代表某种情感体验的极端形式，而这种情感体验本是人所共感、人所共知的。而类别模型则把抑郁描述为一种特定的疾病，与其他情绪完全不同，就像是胃病毒也截然不同于胃酸过多引起的消化不良。两种看法都没错。无论你经历的是情绪的渐进累积还是突然触发，一旦抑郁，你都进入了一番全然不同的田地。一座锈迹斑斑的铁骨架建筑，要撑一段时间才会崩塌，但铁锈无时无刻不在碾磨、削薄、掏空它。最后的崩塌无论显得有多突兀，都是长年累月朽坏的结果。尽管如此，这仍是惊天的剧变，明显的异常。从第一滴雨水滴落，到铁锈吞没整根梁架，锈蚀是一个漫长的过程。有时，锈蚀会发生在某些关键位置，结构的崩塌于是似乎是一下子的；但崩塌更为经常的是在局部发生：这一处崩坏，再撞毁另一处，于是整座建筑急剧失衡。

体验到衰退，发现自己几乎每天都暴露在雨水的侵蚀中，知道自己变得愈发羸弱，自己越来越多的部分在第一阵强风来袭时就会被吹散，留给自己的越来越少——这些都绝不愉快。有的人会比他人积存更多的情感之

17

锈。抑郁一开始是寡淡无味，给你的每一天都蒙上沉闷的灰雾，减弱你的日常活动，直到有一天你需要为它们投入大量的努力，这些活动原本清晰的形态就模糊起来，而你只剩下疲惫、厌倦、自我沉溺——但你可以撑过这一切的。过程可能不快乐，但你可以撑过来。没有人能确定到底是哪些点的崩塌标志着重性抑郁，但一旦你陷入这种境地，很少会搞错。

重性抑郁是诞生，也是死亡：一些东西全新出现，一些东西完全消失。尽管官方文件试图通过创造"法定死亡""出生时间"这样的范畴来硬性划分自然法则，但生和死是逐渐发生的。大自然的安排不可捉摸，但必定有那么一个时刻，从未出世的婴儿降生世上，曾活世间的老者离开世间。然而确实，在某个阶段，婴儿的头部已来到人间，但身体还未到；在脐带剪断之前，这个孩子在身体层面都还是和母亲联结着的。同样也有这样的阶段，一位老者最后一次合上双眼可能早于去世几小时，在他停止呼吸和被宣布"脑死亡"之间还有一段空白地带。抑郁存在于时间中。患者可能说他已被重性抑郁折磨了好几个月，但这仍是把某种度量单位强加于无法度量的对象。一个人能确定的，只是他是否已经意识到了重性抑郁，在任一特定时刻是否经历着它。

构成抑郁的生和死总是同时发生。不久前，我回到童年玩耍的树林，那里有一棵老橡树，已高寿百龄，我从前常和弟弟在它的树阴下玩耍。这20年间，一株巨大的爬藤已经缠绕在这原本挺立的老橡树身上，几乎令它窒息。很难说树木和藤蔓的分界在哪里。这株爬藤早已爬满了老橡树的枝干，远远看去，藤蔓的叶子好像就是橡树叶；只有靠近观察，才会发现尚有生机的树枝已所剩无几，而几株嫩芽幼枝拼命挣扎着露出头，好像是巨大的树干上长了一排拇指，枝上的叶子仍然在以一种机械无知的生物学方式继续着它们的光合作用。

当时的我刚刚从一场重性抑郁中走出来。身处其中时，我几乎无法考虑他人的问题。所以那一刻，我对老橡树的遭遇感同身受。抑郁在我身上生长时，就像这藤蔓征服老橡树——这东西整个地裹缠上来，吸走我生命的活力，它丑陋，却比我更鲜活。它有自己的生命，一点点地让我窒息，排挤掉我的生命。在我重性抑郁最糟糕的阶段，我知道有些情绪并不属于我自己，而属于抑郁，正如橡树顶端枝条上的叶子，其实属于藤蔓。当我试图仔细想清楚这一点时，却感到心受到了禁闭，无一处可以伸展。我知道日出日落仍如寻常，却难沐浴一丝阳光。一种远比我强大的力量压迫着我，令我不断沦陷：起初我动不了自己的脚踝，接着无法控制膝盖，然后腰也绷紧扭伤，继而是肩膀缴械投降，最后我竟只能像一个胎儿般蜷缩，被这抑郁耗尽、压垮，而它甚至都不需要占有我。它的蔓须威胁着要粉碎我的心智、勇气和胃口，碾断我的骨骼，曝干我的身体。它就这样拿我大快朵颐，直到再无残躯将它喂养。

我虚弱到无法让自己停止呼吸。那时我只觉永远都无法根除抑郁的藤蔓，于是我全部的想法只是，既然这样，就让我死吧。但它吸尽了我的能量，让我无力自杀，却也不夺去我的生命。我这树干正在腐朽，一度供养着那东西生长，而它如今已强壮到不会让树干倒地；它摧毁，又成为支持所摧毁之物的另一种力量。我蜷缩在床的最角落，被这只对我一人可见的东西撕裂、压碎。我向一个自己从未完全信仰过的上帝祷告，求一份解脱。我甘愿以最痛苦的方式死去，然而我浑浑噩噩如行尸走肉，连自杀的念头都无从成形。活着的每一秒都是折磨。因为这东西吸干了我所有的体液，我甚至无法哭泣。我的嘴唇也干裂了。我曾以为，一个人最痛楚的时候就会泪如雨下，但最不幸的痛楚是在眼泪流干后入侵的干涸之痛，它堵塞了你一度用来丈量世界的所有空间，或是世界用来丈量你的空间。这就是重性抑郁的样子。

我说了抑郁是生也是死。生的是藤蔓，死则是人自己的朽坏，是支撑这惨况的枝干的断裂。最先失去的是快乐。你无法从任何事物中获得愉悦。这是重性抑郁广为人知的主要症状。很快，其他情绪也会被遗忘：你所熟知的悲伤，正是它让你陷入当下的状况；幽默感；对爱的信念，去爱的能力。你的心智被反复过滤，直到你自己都觉得自己愚不可言。如果你的头发本就不多，这时会更加稀疏；如果你的皮肤常常不好，现在也会更差。你甚至自己都能闻到身上发酸的味道。你失去了信任任何人的能力，失去了被感动的能力，失去了悲痛的能力。最终，你干脆在自己的人生中缺席。

也许是在场的某些东西夺取了缺席者本来的位置，也许是因为某些模糊黯淡的东西缺席了，才让另一些东西显现出来。无论是哪种情况，你都迷失了一部分自己，陷入了某些异物的掌控。而治疗常常只回应一半问题：要么只关注出现了什么，要么只关注缺失了什么。但你既需要砍断重有千钧的藤蔓，也需要重获自己的根系和光合作用。药物治疗是在铲除藤蔓，你可以感到这个过程的发生，感到药物在毒杀寄生的爬藤，令它一点点枯萎。你能感到重压在消失，感到枝条能渐渐恢复原有的弧度。在去除藤蔓之前，你甚至都无法思考失去的是什么。但即使除掉了藤蔓，你可能也只剩下些稀疏的叶子和浅根，现有的任何药物都还无法帮你重建自我。没有了藤蔓的重负，枯枝上稀疏的叶子也能开始接受最基本的养分。但这不是良好的状态，也不是强健的状态。在抑郁期间和抑郁之后重建自我的过程，需要爱、洞察力、工作，以及最重要的——时间。

　　抑郁的诊断和其病症本身一样复杂。病人总是问医生："我抑郁了吗？"好像验个血就能明确知道结果似的。搞清楚自己是否抑郁的唯一方法就是去倾听自己，观察自己，感受你的感受再去思考它们。如果你绝大部分时间的感受都很糟，却没什么原因，你就是陷入了抑郁。如果你绝大部分时间的感受都很糟，且找得到原因，你也陷入了抑郁，尽管比起对环境不管不顾、直接与抑郁作战相比，去改变这些原因可能是帮你走出抑郁的更好途径。如果抑郁让你不断丧失能力，那就是重性抑郁。如果只是轻度的干扰，就不是重性的。精神科圣经《精神障碍诊断与统计手册（第 4 版）》（*DSM-IV*），把抑郁定义为符合所列九项症状中的至少五项，这很不恰当。这个定义的问题在于它完全是任意的。并没有什么特别的理由让五项症状就足以构成抑郁；四项症状或多或少也是抑郁，而五项症状也不如六项那么严重。甚至只有一项症状也很是让人不舒服了。具有所有症状但都很轻微，可能比具有两项症状但很严重的问题更小。漫长的诊断之后，大部分人都去寻找原因，但其实知道病因和治疗病症并没有直接的关系。

　　心智的疾病也是真实的疾病，对身体会有严重影响。有人造访医生的诊室，主诉胃绞痛，却常被告知："怎么会，你除了抑郁，什么问题都没有！"但如果抑郁严重到引起胃绞痛的程度，那对你就真的是大事不好，需要治疗了。如果你主诉呼吸有问题，没人会对你说："怎么会，你除了肺气肿，什么问题都没有！"对深受其扰的人来说，心身疾病与食物中毒产生的胃绞痛同样真实。心身疾病存在于大脑的无意识部分，令大脑频频向胃发送不当信息，于是病症也在胃部出现。确切的诊断——究竟是胃、阑尾还是大脑出了问题——关系着你该接受怎样的治疗，这绝非小事。大脑是相当重要的人体器官，如果功能失调，必须恰当应对。

　　化学作用常被用于填补身体与心灵之间的裂隙。当医生对患者说，他的抑郁是"一种化学作用"时，患者常如释重负，这是因为人们相信存在跨越时间的完整自我，相信在完全事出有因的悲痛与全然随机的悲痛之间那条虚构的分界线。无论压力过大导致的不满是来自不喜欢自己的工作、担心衰老、爱情受挫还是痛恨家人，"化学作用"一词似乎都会减轻人们对此的责任感。"化学作用"被附加上了愉快地摆脱负罪感的自由。如果你的大脑有抑郁倾向，你无须为此责怪自己——要怪就怪生物演化吧，但别忘了，责怪本身也可以被理解为一种化学过程，快乐也是。化学和生物并不是冲击一个人"真实"自我的外物，抑郁也无法与受其影响的人割裂开来。治疗并不是要缓解自我认同的混乱，让你在某种程度上恢复正常，而是要重新调整你的多重身份认同，在很小的程度上改变你这个人。

21

　　上过高中科学课的人都知道，人类由化学物质组成，研究这些化学物质及其组织构成的学科就是生物学。脑中发生的每件事都有其化学展现和来由。你闭上双眼，努力想北极熊，这就会对你的大脑产生某种化学作用。你坚持一项反对减免资本收益所得税的政策，这也会对你的大脑产生某种化学作用。你回想过往经历的一些片段，就是经历与记忆相关的复杂化学过程。童年创伤与之后的困境也会改变大脑的化学过程。决定阅读这本书，用手拿起书，注视纸上的字形，从字形中提取意义，继而对传达的意义产生智识和情感上的反应，这套过程牵涉数千种化学反应。如果随着时间推移，你走出抑郁的怪圈，感受开始改善，由此而来的化学变化，其特殊与复杂并不逊色于服用抗抑郁药所产生的化学变化。外在状态在多大程度上决定了内在，内在状态就在多大程度上创造外在。说所有其他界线都模糊以后，使我们成为自己的各种边界也会模糊不清，这个想法非常不招人喜欢。在体验和化学过程的混沌中，并不存在一个黄金矿脉那般纯粹的本质性自我。任何事物都可以改变，而我们必须将人类的机体理解为一系列的自我，可以彼此臣服或选择。然而，用于训练医生、也越来越多的用于非学术写作和谈话的那些科学语言，却异常地荒谬。

对大脑化学作用的累积影响，理解尚不充分。例如在 1989 年版的标准《精神病学综合教材》中，我们会发现这个有用的公式：抑郁的评分等于，3-甲氧基-4-羟基苯乙二醇（一种所有人的尿液中都有的化合物，不受抑郁的显著影响）的水平，减去 3-甲氧基-4-羟基扁桃酸的水平，加上去甲肾上腺素的水平，减去去甲变肾上腺素与变肾上腺素之和除以 3-甲氧基-4- 羟基扁桃酸的水平，最后再加上某个未指定的转换变量。用该书的表达形式就是：

$$抑郁类型分 = C_1(MHPG) - C_2(VMA) + C_3(NE) - C_4(NMN+MN)/VMA + C_0$$

这个分值会在 1 和 0 之间，抑郁患者得 1，双相情感障碍患者得 0。如果你得到范围外的结果，就是你做错了。这样的公式能给我们多少启示？这些公式怎么可能用在情绪这么飘忽不定的东西上？我们很难判定，特定经历在多大程度上会导致抑郁；很难解释，某人带着抑郁去响应外在环境是怎样的化学过程；也很难找到，究竟是什么根本性地导致了一个人的抑郁。

尽管大众媒体和医药行业把抑郁描述为像糖尿病一样是单因单果的疾病，但实际并非如此。抑郁与糖尿病有着惊人的不同。糖尿病人产生的胰岛素不足，因而治疗糖尿病就要增加血液中的胰岛素并保持其含量稳定。但抑郁不是我们可以测量的任何物质的减少导致的结果。提升脑内血清素的水平可以触发一个过程，最终能帮助很多抑郁人士改善感受，但这不是因为他们的血清素水平低到了不正常的地步。进一步讲，血清素也不会即刻起效。你就算把三四升血清素灌进一名抑郁者的大脑，也不会立时让他感到哪怕一丝好转，尽管长期来看，血清素水平的持续提高会令抑郁的症状有所缓解。"我抑郁了，但这只是化学作用"，这句话等同于"我杀了人，但这只是化学作用"或"我很聪明，但这只是化学作用"。如果用这些字眼思考问题，那么一个人的一切都"只是化学作用"。麦琪·罗宾斯深受躁郁症之苦，她说："你可以说那'只是化学过程'，而我要说，没有什么'只是'化学过程。"阳光照耀大地，那也只是化学作用；岩石坚硬，海水咸涩，春日午后的微风拂来一份怀旧之感，蛰伏在漫长冬季皑皑白雪中的渴望和想象因而蠢蠢欲动，这些都是化学作用。哥伦比亚大学的大卫·麦克道威尔说："血清素这种东西，是现代神经学神话的一部分。"它是一系列很有说服力的故事。

　　内在真实和外在真实存在于一个连续体中。发生了什么，你如何理解它的发生，又如何对它做出反应，这三者通常相互关联，但无法据一个预测另两个。如果说真实本身常常只是相对的，而自我又处在一种持续流动的状态中，那么情绪从轻微到极端的变化就是一连串音符组成的滑音。于是，疾病就是极端状态的情感，而把情感描述成一种轻微的病症，也属合理。如果我们所有人在所有时候都感到愉快振奋（但不是妄想性的躁狂），可能就会做成更多的事，也更幸福地生活在地球上，但这个想法让人不寒而栗（不过当然，如果我们真的在所有时候都感到愉快振奋，我们可能就把所有与不寒而栗有关的东西都抛在脑后了）。

　　流行性感冒简单直接：今天你体内没有致病病毒那就没有病，明天你感染了病毒就生病。人类免疫缺陷病毒（HIV）由一个人传染给另一个人，发生在可明确界定的单独一瞬。而抑郁呢？这就像是要为饥饿找到临床参数。饥饿每天都会影响我们若干次，但只在极端状态时才令受害者死亡，酿成悲剧。有的人需要的食物比其他人多；有人可以在极度营养不良的情况下仍正常活动，有人则很快就虚弱不堪晕倒街头。与此类似，抑郁以不同的方式侵扰不同的人：有人倾向于奋起反抗，战斗到最后，有人则在它的魔掌中消沉无助。坚强的意志与骄傲可以让一个人挺过抑郁，而同样程度的抑郁则可能打倒更为温和顺从的另一个人。

　　抑郁与人格互相作用。有些人无畏地面对抑郁（在抑郁发作期间和之后），有些人则较软弱。因为人格的边界同样不定，其中的化学作用也同样令人困惑，所以有人把其他因素一笔勾销，只归结于基因。这种看法太过简单轻率。美国国家精神卫生研究院（NIMH）院长史蒂文·海曼说："没有所谓情绪基因这种东西，这只是个方便的说法，实际发生的是基因与环境非常复杂的相互作用。"如果每个人都会在某些状况下有或多或少的抑郁，那么也同样会在某些状况下拥有一定的与抑郁抗争的能力。抗争的形式常常是去寻找在这场战争中最有效的治疗方式，这包括当你还有力气寻求帮助时就去行动，也包括让自己在抑郁严重发作的间歇期尽力好好生活。有些人症状严重到骇人的地步，但仍然有能力实现真正的人生成就；而有些人则会被最轻微的症状完全打垮。

不借助药物而走出轻性抑郁有一些好处。这能给你一种感觉，就是通过锻炼你自己的化学意志，你可以修正自己的化学失衡。痛苦带来的生理化学过程看似无法避免，而学着迎难而上，也是大脑的胜利，是发现心智的纯粹力量的一种激动人心的方式。"靠自己"克服抑郁也让你免于与精神药物相关的社会性不适感。这说明我们乐于接受自己原本的样子，只凭自己的内部机制来重建自我，不需要外界的帮助。一点点从痛苦中恢复，也会为所经受的这些折磨赋予某种意义。

然而，自己的内部机制很难依靠，也常常并不足够。抑郁常会摧毁心智对情绪的统御力。有时因为失去所爱，你会受到悲苦带来的复杂化学过程的侵袭，而"失去"和"爱"两者的化学过程可能就会通向抑郁的化学过程。坠入爱河的化学过程可能被明显的外部理由开启，也可能始于随心而至、头脑全然不知的原因。但如果我们愿意去尝试，这种情绪上的不可理喻也并非不可救药。一个青春期的少年对尽心尽责的父母大发雷霆，这实属不可理喻，但这是种传统的不可理喻，从古到今一直如此，所以我们相对来说会容忍，不会太过质疑。有时，同样的化学过程发生了，却似乎出于一些用一般标准来看不太充分的外部理由，并不能解释其中的绝望：有人在拥挤的公交车上撞到你，这竟让你悲从中来；或是你读到世界人口过剩的消息，便觉得自己的人生不可容忍。每个人都曾因为鸡毛蒜皮的小事产生不成比例的情绪感受，或者不明所以地甚至毫无来由地感到某些情绪。有时没有任何明显的外部原因，化学过程就发生了。大部分人都会在一些时刻感受到令人费解的绝望，常常是在深夜，或是清晨闹钟响铃之前。这样的感受如果持续十分钟，就是一种感觉奇怪、但也算是来去匆匆的情绪；如果持续十小时，就像一次磨人的发热；而如果持续十年，就是损害严重的疾病了。

快乐到来，常是稍纵即逝；而抑郁临头，却总似挥之不去。哪怕你接受情绪会变，承认无论你今天感受如何，明天都会不同，你也无法像轻易变得悲伤那样，轻易地变得快乐。于我而言，悲伤一直以来都是、现在也仍然是一种更强大的感受；如果这并非一种人皆如此的体验，那它或许就是我的抑郁生长的根源。我痛恨陷入抑郁，但也正是在抑郁时，我了解了自己的方方面面，看到了我灵魂的完整面貌。当我快乐时，我会觉得快乐让我略有分心，就好像快乐没有调动我的心智和大脑中某些想要参与其中的部分。抑郁则是件花力气的事。每每在失去的时刻，我都会用力地去紧紧把握：当玻璃物件从我手中滑落摔向地板时，我能充分看到它们的美。叔本华写道："我们发现愉悦不再那么令人愉悦，而痛苦则比我们预想的更加痛苦。我们什么时候都需要某种程度的关心、悲苦或欲求，就像一艘船需要压舱石，才能笔直前行。"

俄罗斯有这样一句话：醒来不觉苦，就知已死掉。虽然人生不仅仅是痛苦，但痛苦的体验，尤其是强烈的痛苦，却是生命的力道最确实的标志之一。叔本华还说："想象一个民族来至这样一个乌托邦，这里什么东西都自己生长出来，烤熟的火鸡在四周盘旋，要找到相爱之人无须等待，白头偕老也无须经历艰难。在这样一个地方，大概有人会死于无聊，或上吊自杀，有人会挑起争斗，互相残杀，于是他们为自己创造的苦难比自然加诸他们的还要来得更多……苦难的极端反面［是］无聊。"我相信痛苦需要被转化而非被遗忘，需要被反对而非被抹去。

关于抑郁，我相信某些广泛引用的数字确实是基于现实情况。虽然把数字等同于真相是不对的，但这些数字确实敲响了警钟。根据最近的调查，有 3% 的美国人，即大约 1900 万，罹患着长期抑郁，其中超过 200 万是儿童。躁郁症常被称为双相情感障碍，因为患者的情绪在躁狂和抑郁之间反复，受它折磨的人有 230 万，它也是年轻女性的第二大死因、年轻男性的第三大死因。在美国及海外，*DSM-IV* 描述的那种抑郁是引发 5 岁以上人群残障的首要原因。在世界范围内，包括发展中国家，如果我们把过早亡与损失健康生活年份也算入残障，那么抑郁要为更多的疾病负担负责，仅次于心脏病。被抑郁夺去的年份，超过战争、癌症、艾滋病夺去的总和。抑郁还引起从酒精成瘾到心脏病等一系列其他疾病，并被它们掩盖在背后；如果我们把这些也纳入考虑，抑郁也许是世界头号杀手。

现在，治疗抑郁的方法越来越多，宛如雨后春笋，但患有重性抑郁的美国人，只有一半寻求过某种形式的帮助——甚至包括求助于神职人员、牧区辅导。而确有寻求帮助的患者，去看的也几乎都是初级保健医师，这些医师对精神疾病往往知之不多。一个美国成年人如果患了抑郁，只有 40% 的几率获得确诊。尽管如此，仍有 2800 万的美国人，即占美国人口的 10%，正在接受 SSRI 类药物（百优解 [ 氟西汀 ] 即属此类）的治疗，还有数量可观的人在服用其他药物。而被确诊为抑郁的患者中，也只有不到一半能获得适当的治疗。当抑郁的定义不断扩展，越来越多的大众被纳入其中时，要算出确切的死亡数字也越来越难。先前的统计数字是，有 15% 的抑郁人士最终选择自杀；这个数字至今对极为严重的患者仍然有效。最近的研究将程度略轻的抑郁纳入统计，结果显示抑郁会直接导致 2% ~ 4% 的患者亲手结束自己的生命。这仍是一个惊人的数字。20 年前，约有 1.5% 的人患有需要治疗的抑郁，现在这个数字是 5%。在现今所有美国人中，预计有 10% 会在一生中经历一次重性抑郁，50% 会经历一些抑郁的症状。临床问题不断增长，治疗方法涌现得更多。诊断在提升，但这并不能解释如此大规模的抑郁问题。抑郁越来越多地出现在发达国家，特别是在儿童身上。在年轻一代中，第一次抑郁发作的平均年龄是 26 岁左右，比上一代早 10 年；而双相障碍 / 躁郁症，发病甚至更早。情况越发严重了。

我们很少遇到抑郁这类状况：治疗可能同时既不足，又过量。完全失能的人最终会住院，也很可能得到治疗，但有时他们的抑郁会被混同于其他生理疾患，身陷这些疾患也令他们经历抑郁之苦。尽管精神病学和精神药物治疗发生了翻天覆地的革命，但仍有不计其数的人在艰难困苦中勉力支撑。在确实寻求了帮助的人里，超过一半，也就是抑郁总人口的 25%，未获任何治疗。而在得到治疗的人中，有大约一半，也就是抑郁总人口的 13%，得到的是不当治疗，通常是服用镇定剂或不配合药物的心理治疗。在剩下的人里，又有一半，也就是抑郁总人口的 6%，服用药物的剂量和疗程都不够。所以到最后，只有约 6% 的抑郁者得到了合格的治疗。但这些人中，又有很多人最终停药，往往是因为药物的副作用。密歇根大学精神卫生研究所所长约翰·格雷登说："只有 1% ～ 2% 的人获得了真正理想的治疗，而这种疾病通常可以用相对不贵的药物很好地控制，也几乎没有严重的副作用。"与此同时，谱系另一端的人认为幸福感是自己与生俱来的权利，他们徒劳地吞下大把药片，只为缓解生活中随处可见的轻微不适。

超模的出现让女性对自己树立了不切实际的期待，损害了女性的自我形象，这一点已获广泛认同。而 21 世纪的心理超模甚至比身体超模还要危险。人们不断检视自己的心智，抗拒自己的情绪。"这是卢尔德现象*。"威廉·波特说。20 世纪七八十年代他曾在美国国家精神卫生研究院工作，负责精神药理部门，当时部门正在开发新药。"如果你让大量人群接触在他们的感知和理性判断中属于积极的事物，那你就会得到满是奇迹的汇报，当然，同时也有满是悲剧的汇报。"百优解的接受度很好，几乎任何人都能服用，而确实几乎任何人都服用了。百优解可以用在症状轻微的人身上，他们之前服用的抗抑郁药——单胺氧化酶抑制剂（MAOIs）或三环类抗抑郁药（TCA）——产生的不适令他们难以应对。哪怕你并没有抑郁，百优解也可以压缩悲伤的范围，这不是比痛苦活着更美好吗？

我们把可治愈的症状归为病态，把能轻易调整修复的状况当作疾病去治疗，即便这些东西从前被视为某种人格或情绪。如果有一天我们找到了可以治疗暴力的药，那么暴力马上也会变成一种疾病。在全面爆发的抑郁与尚未影响到睡眠、食欲、精力、兴趣的轻微不适之间，有着众多的灰色地带。我们已经把这些灰色地带越来越多地归为疾病，是因为我们找到了越来越多的缓解它们的方法。但分界点仍属任意。我们决定，智商为 69 的人就属于智力发展迟滞，但智商 72 的人并非一切都好，而智商 65 的人也还是能应付一定的生活。我们说应保持胆固醇低于 220，但如果你的胆固醇

*　卢尔德（Lourdes）是法国南部小城，天主教最大的朝圣地，每年来自 150 多个国家的朝圣者达 500 万人。尤其对病患而言，这里是最重要的圣地。最大规模的朝圣在复活节和万圣节期间，长长的仪式队伍、寻求奇迹的病人令这座小城沉浸在一种灵性的氛围之中。

是 221，大概也不会因此丧命，而如果是 219，你也需要小心注意了。69 和
220 就是任意定下的数字，而我们判定疾病时也相当任意。关于抑郁，标准
也一直在变。

　　抑郁者一直都用"越过边缘"这个说法来描述从痛苦到疯狂的过程，
这个非常身体化的描述常包含着"坠入深渊"。很少见这么多人都一致使用
这样的词汇，因为"边缘"是种相当抽象的比喻。我们很少有人真的从什
么东西的边缘掉下来过，当然也从未坠入深渊。大峡谷？挪威的峡湾？南
非的钻石矿坑？连找到一个深渊掉进去都很难。而被问起时，人们对深渊
的描述也相当一致。首先，那里是黑暗的。你从阳光普照的地方坠入黑暗，
只有无边的阴影笼罩一切。在里面，你什么都看不见，到处都是危险（深
渊可没有柔软的地面和墙壁）。你坠落时，不知道自己会坠落多深，也不知
道是否有什么办法让自己停下。你一次又一次地撞到看不见的东西，直至
粉身碎骨，而周遭太过动荡，你什么也攀抓不住。

　　恐高是全世界最常见的恐惧症。这种恐惧一定对我们的祖先帮助不小。
大概不恐高的人发现了深渊后会坠落其中，导致种群的这部分基因被淘汰
了吧。你如果站在崖边往下看，会感到头晕目眩。你的身体不会如平常一
般顺畅无碍地让你完美无误地退离崖边。你会觉得你要掉下去了，而如果
长时间往下看，你真的会掉下去。你会感到全身麻木。有一次我跟几个朋
友到维多利亚瀑布旅行，在那里，岩石从高高的山上笔直坠落到赞比西河
中。当年我们还很年轻，有种互相较劲的意思，拍照时一个比一个更鼓足勇
气靠近崖边。靠得太近后，我们每个人都感到恶心，浑身发软。我想，抑
郁本身通常并未越过边缘（否则很快就会死），而是离边缘太近，近到你会
恐惧于走了这么远，恐惧于一旦眩晕会完全失去平衡能力。在维多利亚瀑
布旁，我们发现有一条隐形的边缘是我们无法跨越的，这道边缘还远未到
岩石坠落的地方。离坠落点十英尺时，我们全都泰然自若；距离五英尺时，
我们大都畏缩了。一位朋友要给我拍照留念，想把通向赞比亚的一座桥也
拍摄入镜。她问："你可以往左挪一寸吗？"我很乐意地向左挪了一步——
一英尺。我露出微笑，笑容美好，照片都记录了下来，而她说："你离崖边

有点太近了，快回来。"我本来很自然地站在那儿，忽然间往下看，发现已经过了我的"边缘"，顿时面无血色。"你没事的，"朋友一边说，一边走近我，伸出手来。悬崖还在十英寸外，我却只能屈膝伏身，趴在地上，把自己拉回几尺，直到安全所在才再站起来。其实我知道自己有很好的平衡感，可以轻松站在只有 18 英寸宽的平台上，甚至还能跳一点业余的踢踏舞同时保证不跌下来。但我就是没法站得离赞比西河这么近。

　　抑郁很大程度上与令人瘫软的迫近之感有关。你在离地 6 英寸的地方做得到一些事；可一旦地面坠落，露出那 1000 英尺的深渊，你就做不到了。坠落的恐惧紧紧攫住你，而恐惧本身就可能导致你坠落。身处抑郁之中，当下发生在你身上的事很可怕，但这种可怕似乎更多是包裹在将要发生在你身上的事情之中。就比如说，你觉得自己快要死了。死本身也许不太糟糕，但活在死亡的边缘，那种将过又没过真正边缘的状况，才无比可怕。陷入重性抑郁时，你怎么也够不到伸向你的援手。你也没法让自己双膝双手着地，因为你感到身体一旦倾斜，哪怕是倾向远离崖边的方向，你都会失去平衡坠落下去。这么说来，深渊的意象确实有些符合抑郁的感受：黑暗、不确定、失去控制。但假如你真的跌入无底深渊，也就无所谓控制问题了，你会完全失控。这时让你感到恐惧的就是，当你最需要控制也最该有控制力时，控制却离你而去；迫近的可怕完全压垮了当下一刻。如果有相当宽的安全区，你却再也无法把握平衡时，就是已经陷入抑郁太深了。在抑郁中，当下发生的一切都是对未来痛苦的预期，完全没有了"活在当下"的体验。

29

　　未经历过抑郁的人几乎无法想象抑郁的状态。一连串的比喻，藤蔓、大树、悬崖等等，是谈论这种体验的唯一方式。诊断抑郁并不容易，因为描述症状依赖比喻，而每个病人选择的比喻都不相同。自《威尼斯商人》中安东尼奥的诉苦以来，情况并无太多改变：

　　　　它 [ 悲伤 ] 令我厌烦，你们也说它令你们厌烦；
　　　　不过这悲伤我是怎样染上的，怎样寻到的，怎样获得的，
　　　　它是什么东西做成的，从什么地方生出来的，

我还得研究；

悲伤把我弄得如此糊涂，

我已难有自知之明。

让我们坦白承认吧：我们并不真的清楚是什么引起了抑郁，并不真的清楚是什么构成了抑郁，并不真的清楚为什么某些疗法可能对抑郁有效。我们不清楚抑郁如何在人类演化过程中保留了下来，不清楚为什么在同样的环境里有些人得了抑郁而有些人没有，也不清楚在这种情况下意志是如何发挥作用的。

抑郁者周围的人期待他们振作起来——我们的社会很难容忍消沉低落。配偶、父母、孩子、朋友这些人自己都可能是被打垮的对象，他们也不想接近无边无际的痛苦。如果一个人深深陷入重性抑郁，他就什么也做不了，至多只能乞求帮助；而一旦有人提供帮助，也一定要接受。我们都寄希望于百优解的拯救，但依照我的经验，除非我们一同努力，否则百优解也是罔效。倾听那些爱你的人的话。去相信为他们活下去是值得的，即使在那些你并不如此相信的时候。寻找你被抑郁夺走的记忆，再将这些记忆投向未来。鼓起勇气，坚强起来，好好吃药。即使每一步都重有千钧，也要坚持锻炼，因为这对你有益。即使食物让你倒尽胃口，也要吃饭。失去理智时，用理智来说服自己。这些鸡汤式的话语似乎平淡无奇，但走出抑郁最有用的方法就是厌恶抑郁，别让自己慢慢习惯它。要把那些侵蚀心智的可怕想法挡在外面。

我会长期接受抗抑郁治疗。我希望自己能说清楚它是怎么发生的。我不知道自己是怎么跌落到这样的低点，又是怎么一次又一次地反弹、跌落、反弹、跌落。我用我能找到的所有通常办法来面对藤蔓的出现，然后像小时候学走路、学说话一样费力而又凭直觉地去修补缺失。我经历过多次轻微低潮，还有两次严重崩溃，之后有一段间歇，然后第三次崩溃，接着又是几次低潮。经历所有这些之后，我尽力避免再生搅扰。每个早晨和晚上，我看着手里的药片：白的，粉的，红的，青的。有时这些药片就像写在我手上的象形文字，告诉我未来会好的，我应该活下去亲眼见证。有时我感到好像每天两次咽下我自己的葬礼，因为假如没有这些药片，我应该早就不在人世了。没去外地的日子，我会每周看一次心理治疗师。有时我觉得我们的会谈很无聊，有时又以一种完全游离事外的状态对此很感兴趣，有时也会有顿悟之感。在某种程度上，通过这位治疗师先生的话，我已经能重建一些自我，足以继续咽下我的葬礼，而不是让它上演。治疗中有大量的谈话：我相信言语是有力量的，当恐惧的糟糕似乎超过了生活的美好时，言语能帮我们克服恐惧。在无微不至的关照下，我也能够重新去爱。爱是另一种前进的方式。这些方法需要同时进行：单说任一种，药物是微量的毒药，爱是一把钝刀，洞察力则是一条绷得太紧终于断掉的绳。如果同时得到很多这些助益，而你又够幸运，你就能把树从藤蔓的纠缠中解救出来。

我爱这个世纪。我愿意有时间旅行的能力，因为我想去拜访《圣经》中的埃及，文艺复兴时的意大利，伊丽莎白时代的英国，去一睹全盛时期的印加帝国，去结识大津巴布韦*的居民，也看看美洲还属于原住民时的样子。但我只想活在当今，而非任何别的时代。我热爱便利的现代生活，热爱我们复杂的哲学，热爱这个千禧年的关口我们面临的巨变，感到我们正站在门槛上，跨过去，所知就远超前人。我喜欢在我生活的各个国家里，社会的宽容程度处于相对高的水平；我喜欢可以一次次地环游世界；喜欢人们比以往都活得更久，相比于千年之前，时间向我们这边多站了一点。

然而，我们也面对着前所未有的环境危机。我们正以惊人的速度消耗着地球的物产，破坏土地、海洋和天空。热带雨林被毁，海洋里塞满了工业废弃物，臭氧层不断损耗。世界上从未有过这么多的人口，而且会一年年越来越多。我们不断制造贻害子孙后代的问题。人类改变地球的历史从原始人第一次把石头打磨成燧石刀、安纳托利亚的农夫播下第一颗种子就开始了，但改变的速度现在已经严重失控。我并不是一个在环保方面杞人忧天的人，也不相信世界末日近在眼前，但我相信如果我们不想归于湮灭，

31

---

\* 大津巴布韦（Great Zimbabwe），位于今津巴布韦马斯温哥省，11 世纪兴建，是当地修那人的杰作，后为非洲莫诺莫塔帕王国（13 ？—18 世纪）的首都。

就必须采取措施来扭转现在的进程。

我们不断发掘出解决这些问题的新方式，这也意味着人类自身有复原力。世界不断演变，我们的物种亦如是。皮肤癌比过去普遍了很多，因为面对日光，大气能为我们提供的保护少了太多。夏日里，我擦高防晒指数的防晒霜和乳液，让这些产品保护我的安全。我时常去看一位皮肤科医生，他会从我皮肤上刮下一大块斑送去检验。孩子们从前赤身裸体在海岸边奔跑，现在抹上了厚厚的防护油膏。男人们从前在正午赤膊工作，现在穿了上衣，还努力寻找阴凉。我们有能力应对危机的这一面。我们发明了很多新方法，令我们远不至于只能去黑暗中生活。然而，无论是否防晒，我们都必须避免继续破坏现有的环境。现在，臭氧层仍然充裕，仍发挥着还算不错的功能。如果所有人都不再使用汽车，环境会变得更好，但除非发生了席卷世界的大灾害，否则这样的事情不会发生。坦白说，我觉得人类移居月球，都会比建成无汽车社会更早。根本性的改变是不可能的，很多情况下也是不理想的，但我们确实需要改变。

看起来，早在人类第一次有了自我意识、有能力思考自己时，抑郁就相伴而生了，甚至可能出现得更早。也许在原始的人样动物学会穴居之前，猴子、老鼠甚或章鱼就已被这种疾病所累。显然，我们这个时代的总体症状与希波克拉底在大约 2500 年前描述的相差无几。无论抑郁还是皮肤癌都不是 21 世纪的新产物。像皮肤癌一样，抑郁是一种身体上的折磨，因非常特殊的原因在当前时代不断蔓延。这些迅速滋生的问题不断传递出清晰的讯息，我们不能继续坐视不理。上一个时代还无法探测出的脆弱，如今已发展成十分明显的临床疾病。我们不能只用速效的方案解决眼前的问题，更应该寻求遏制住这些问题，避免它们窃走我们的心智。无疑，不断攀升的抑郁发病率是现代性的结果。生活节奏不断加快，技术发展带来混乱，人与人之间越发疏离，传统家庭结构崩溃，孤独感侵袭着特定的人群，宗教、道德、政治、社会等等所有似曾为生活带来意义和方向的信仰体系也都衰微——所有这一切都是毁灭性的冲击。所幸我们也发展出了应对问题的机制。我们用药物来解决器质性的困扰，用心理治疗来应对慢性病带来的情绪波动。抑郁是我们社会越来越大的一项支出，但还不至于摧毁我们：我们有精神上的遮阳镜、棒球帽和阴凉。

但我们是否也有精神上的"环境保护运动"机制,遏制我们对社会"臭氧层"的破坏? 掌握治疗方法,不意味着我可以忽视有待治疗的问题。面对统计数字,我们应该感到畏惧,去思考:还能做什么? 有时,发病率和治愈率的数字好似在相互竞争,看谁会超过谁。我们很少有人想要放弃现代化的物质生活,同样很少有人想要或能够放弃现代式的思维。但我们现在就必须从小事做起,降低社会情绪的污染程度。我们必须寻求结构,寻求信仰,无论是信仰上帝、自我、他人、政治、美或其他任何东西。我们必须帮助那些被剥夺权利的人,他们的遭遇大大减损了这世上的喜悦。这是为了他们这些草芥众生,也是为了那些拥有特权、自己却缺少深层生命动力的人。我们必须去践行爱,也要教别人去爱。我们必须改善环境,减少我们背负的可怕压力。面对暴力本身甚至暴力的展现,我们都决不能退让。这不是感情用事的提议,而是与拯救热带雨林的呼吁同样迫切。

我想,我们会到达某个临界,那时我们承受的损失达到更加可怕的程度,超过了以之为代价换来的进步。这临界点尚未到来,却并不遥远。未来不会有革命,但会出现不一样的学校,不同形式的家庭和社群,不同的信息处理过程。如果还要继续生存在地球上,我们就只能这么做。在治疗疾病的同时,我们也要改变导致疾病的环境,在治疗的同时努力预防。等到新的千禧年将尽之时,我希望我们能拯救地球上的雨林、臭氧层、河流、海洋,也希望我们能拯救地球居民的心。那时,我们就会驯服不断滋长的恐惧,它来自"正午之魔"——我们的焦虑和抑郁。

柬埔寨民众的生活被不堪回首的悲剧包围着。20 世纪 70 年代开始,残酷的内战持续多年,逾 1/5 的人口遭到屠戮。受过良好教育的精英被处决;农民定期被迫迁徙,其中一些被投入监牢,遭受轻慢和拷打。整个国家都生活在无尽的恐惧中。我们很难为战争评级(近年在卢旺达发生的暴行无疑是毁灭性的),但这段时期绝不逊色于近现代史上任何黑暗的时期。如果你目睹了 1/4 的同胞被杀害,而你自己也艰难地生活在一个残忍的政权之下,为重建已被摧毁的家国而对抗不公,你的情感会怎样? 我曾经希望能见证，当一个国家的所有公民都要忍受这种创伤性压力，应对无望的贫穷，没有资源，很少有教育或工作的机会，在这样的情况下，他们的感受会怎样。我也可以选择其他地点来探寻痛苦，但我不想进入一个正处于战争中的国家，因为战时的绝望心理通常会让人丧失理智，而毁灭之后的绝望则更为麻木，带着席卷一切的力量。在柬埔寨，战争不是发生在不同的派别之间，而是发生在每个人与每个人之间，社会机制被完全抹杀，不再有爱，不再有理想主义，不再留有对任何人的一点好处。

柬埔寨人通常都很和善，对来拜访的外国人更是极为友好。大多数柬埔寨人讲话轻柔，性格温和，亲切动人。很难想象这样一个可爱的国家就是此等暴行发生的地方。对于红色高棉是怎么出现在这里的，我遇到的每个人都有不同的解释，但没有一个说得通。一些社会中发生了这样的事件，回头看时有可能理解为什么一个国家在这些事件面前格外脆弱；但我们无法获知的是，这类行为究竟起源于人类想象的哪个角落。社会的肌理总是纤弱，但我们完全无法知道在这些社会中，肌理是如何完全蒸发的。驻柬埔寨的美国大使告诉我，高棉人民的最大问题是传统的柬埔寨社会不具备和平解决冲突的机制。"如果意见不一，他们要么否认并完全压抑，要么就得拔刀相向。"一名柬埔寨现政府成员说，人们已经有太多年太过屈从于绝对专制的统治者了，等他们想要反抗权威时，已然太迟。我至少还听到了十几种其他叙述，但我仍持怀疑态度。

34

当我采访曾在红色高棉手中经受暴行的人时，我发现大部分人更想向前看。然而，当我把他们推入个人历史时，他们就会滑落进悲哀的过去。我听到的故事惨无人道，恐怖得令人无法直面。我在柬埔寨遇到的每个成年人都遭受过可怕的外部创伤，那样的创伤要是发生在我们身上，会让大部分人发疯或自杀。而他们的心智所遭受的，更是另一种等级的恐怖。在柬埔寨，面对那些人的痛苦，我自感卑微，而且卑微到了尘泥之中。

在我离开柬埔寨的五天前，我遇到了一度是诺贝尔和平奖候选人的农帕莉，她在金边开办了一所孤儿院和一个关爱抑郁妇女中心。她在妇女心理恢复上取得了惊人的成就，这些妇女的精神重创严重到令其他医生束手无策，只能任她们自生自灭。她的工作非常成功，她的孤儿院的员工几乎都是她救助过的妇女，她们围绕着帕莉，形成了一个慷慨助人的社群。据说如果你救助了妇女，她们就会接着救助孩子，从而形成一条不断传递影响的链条，最终能拯救整个国家。

我们在金边市中心附近，一栋老办公楼的一个小房间里见面。她坐在房间一边的一把椅子上，我坐对面的一张小沙发。帕莉不对称的双眼似乎能一下子把人看穿，却还是射出欢迎的目光。依西方人的标准看，她像大多数柬埔寨人一样身材矮小；她头发斑白，向后梳起，让面容看起来多了几分刚毅。她在阐述自己的观点时会变得很强硬，但她也是害羞的，不说话时总是微笑着，眼目低垂。

我们从她自己的故事开始聊。20 世纪 70 年代初，帕莉在柬埔寨财政部和总商会工作，是一名打字员和速记秘书。1975 年，金边陷入波尔布特和红色高棉的统治，她和丈夫、孩子被从家中带走。她不知道丈夫被带到了什么地方，也不知道他会被处决还是能活下来。而她则被遣往乡间种地，带着她 12 岁的女儿、3 岁的儿子和刚出生的第三个孩子。那里环境极差，食物稀缺，但她和伙伴们并肩工作，"从来不对他们说任何事，从来不笑，我们没有一个人会笑，因为我们知道任何时候我们都可能会被处死"。几个月后，她和她的孩子被一同遣往另一个地点。在遣送途中，一队士兵把她绑在一棵树上，让她看着女儿被轮奸再被杀害。几天后轮到了帕莉自己。她和几名工友一起被带到镇外的一处场地。士兵把她的双手绑到背后，双腿绑在一起，强迫她双膝跪下，又把她绑到一根竹子上，迫使她身体前倾，前面就是一块泥沼。她双腿必须用力，否则就会失去平衡。那些士兵想让她在最终精疲力尽倒下时，一头向前扎入，因为动弹不得，就陷入泥沼死去。帕莉 3 岁的儿子在她旁边嚎啕大哭。刚出生的婴儿则绑在她身上，这样当她倒下时孩子也会一同陷入泥沼——于是帕莉就会成为亲手杀死自己孩子的凶手。

帕莉撒了个谎。她说自己在战前为红色高棉的一名高层领导工作，曾是他的情人，如果她被杀害，那名领导会大发雷霆。很少有人从那片屠场逃生；但一名队长大概是相信了帕莉的故事，最终说他受不了她孩子的尖叫声，而要迅速解决她又不值得浪费昂贵的子弹，于是他给帕莉松绑，让她跑。帕莉一手抱着婴儿，一手抱着 3 岁的儿子，冲进柬埔寨东北部的丛林深处。她在那里藏身 3 年 4 个月 18 天，从来不在相同的地方睡觉，在丛林中流浪，捡树叶、挖树根给自己和孩子充饥。但找食物也很难，其他更强壮的觅食者常常已经把土地上能吃的东西扫荡一空。她严重营养不良，日渐衰弱，很快就没了母乳，再也喂不了婴儿，只能看小孩死在自己怀里。她和仅存的儿子只能勉强活着，苦苦撑过了战争时期。

帕莉讲到这里时，我们两个都已经蹲坐到了我们座位之间的地板上，她啜泣着，前脚掌撑着的身体前后摇晃，而我下巴搁在膝盖上，一只手搂着她的肩膀，尽可能地在她梦呓般的叙述中给她拥抱。她继续讲下去，伴随着时断时续的啜泣。战争结束后，帕莉找到了她的丈夫。他的头颈周围遭受了毒打，引起了严重的精神缺陷。帕莉和丈夫、儿子都被安置在一个泰国边界附近的难民营，那里有数千人居住在临时搭建的帐篷式居所中。营地的一些工人对他们实施了身体侵害和性侵害，另一些人则帮助了他们。帕莉属于难民营中少数受过教育的人，且通晓多语，可以与救助人员沟通。她逐渐成为难民营生活重要的一部分，后来与家人分得一间小木屋，那就已经算得上奢侈了。她回忆道："我那时帮助做一些救助工作。我四处走动查看时，总是看到妇女们状态都很糟糕，她们很多都瘫痪麻痹了一般，不动，不说话，对自己的孩子既不喂食也不照看。我看到她们虽然从战争中幸存下来，但正在死于抑郁，死于令她们全然失能的创伤后压力。"帕莉向救援人员提了一个特别请求，把她自己在难民营住的木屋改造成某种心理治疗中心。

她首先会使用传统的高棉草药（用上百种草药和植物以不同比例混合制成），如果不奏效，或效果不显著，她有时就会使用能找到的西药。她说："我会把救助人员拿进来的任何抗抑郁药都藏起来，尽量为最严重的病情积攒足够的用量。"她会带病人去冥想。她在房子里设置了一个佛坛，佛像前摆放着鲜花。她会引导妇女敞开心扉。首先，她会花三个小时让每位妇女讲述自己的故事，之后会定期去探访，了解更多的故事，直到她最终获得抑郁妇女的完全信任。她解释道："我必须要了解她们必须要说的故事，因为我想理解每个人必须要击退的到底是什么。"

完成这个启动步骤后，帕莉会转向一个程式化体系。她说："我采取三个步骤。首先，我教她们忘却。我们有一些练习每天都要做，这样她们就能每天都多忘记一点那些永远都不会完全忘记的事。在这段时间里，我试着用多种方法转移他们的注意，比如音乐，刺绣编织，聆听音乐会，偶尔也会看一个小时电视，总之用一切看起来会奏效的方法，一切她们告诉我她们喜欢的方法。抑郁藏在肌肤之下，紧贴在身体的每一寸表皮之下，我们无法移除。但我们可以努力去忘记抑郁，即便它就在那里。

"当她们的心智清除了那些已然遗忘掉的内容，当她们学会将过往置之脑后，我就教她们工作。无论她们想做哪种工作，我都会想办法教会她们。有人只是学习如何打扫房屋或照顾孩子，有人学习能用在孤儿身上的一些技能，有人开始向着真正专业的方向迈进。她们必须要学习把这些事做好，并从中找到骄傲。

"最后，等到她们掌握了工作能力，我就教她们爱。我搭了一间单坡简易屋，用来做蒸汽浴室。现在在金边我也用着一间类似的，建得稍微好些。我带她们到那里清洁自己的身体，教她们如何互相修剪手脚指甲，又如何保养自己的手指甲，因为这么做会让她们感到自己是美的，她们特别想要感受到美。这让她们接触到他人的身体，也让自己把身体交给别人照顾。这把她们从身体的孤立中拯救出来：身体孤立常常是对她们的一种折磨，会导致情感孤立直至崩溃。她们一起洗浴、一起修剪指甲时，就会开始聊天，一点点学着彼此信任，最终学会如何交朋友，这样她们就永远不会那么孤独寂寞了。她们曾经不愿告诉任何人她们自己的故事，只讲给我听，现在她们也开始给彼此讲述。"

之后，帕莉带我去看她用来做心理救助的工具：彩色的小瓷瓶，蒸汽室，修指甲用的小棍、磨砂板、毛巾。梳理毛发是灵长类最原始的社会化形式之一，而这种回归梳理、以之作为人类间的社会化力量的方式，让我惊叹不已，却又十分自然。我跟她说，我觉得无论教会我们自己还是他人如何去遗忘、去工作、去爱和被爱，都是很难的，但她说，如果你自己能做到这三件事，那么这个过程也不会太复杂。她给我讲述了经她救治的妇女如何成为一个社群，又如何把孤儿们照顾得很好。

37

　　"还有最后一步，"停顿很久之后，她对我说，"到最后，我教她们最重要的事情。我告诉她们，遗忘、工作、爱，这三项能力不是各自独立的，而是一个巨大整体的一部分，这个整体就是把所有这些一起践行，让这些事项你中有我我中有你，这样改变就会发生。这是最难讲清的一点，"她大笑起来，"但她们都慢慢理解了，理解以后，她们就做好了重回世界的准备。"

　　如今，抑郁的存在既是一种个人现象，也是一种社会现象。要治疗抑郁，我们必须理解崩溃的体验，药物作用的方式，以及谈话疗法的最常见形式（精神分析疗法、人际关系疗法、认知疗法等）。经验是个好老师，主流治疗方式都经过尝试和检验；但从圣约翰草＊到精神外科，很多其他疗法也都给了人合理的希望，尽管这个领域的庸医骗术也比其他任何医药领域都更多些。治疗心智，需要仔细检视特定人群的情况：抑郁在儿童、老人、不同性别人群中的呈现显著不同。药物滥用者也形成了一个很大的亚群。多种形式的自杀都是抑郁的并发症，因此，理解抑郁如何发展到致命的程度也至关重要。

　　这些经验性的问题最终指向流行病学。把抑郁看作是现代病似乎成了一种时髦，然而这大错特错，回顾精神治疗的历史有助于澄清这一点。把抑郁当作中产属性、中产特色的病症也很时髦，这同样不是事实。如果我们把目光投向罹患抑郁的贫困者，就会发现某些禁忌和偏见正阻碍我们帮助一个急需帮助的人群。贫穷人口中的抑郁问题自然会指向特定的政治问题，我们有时将关于疾病和治疗的主张纳入法律，有时又排除在法律之外。

　　生物特性并非命运。即使带着抑郁，仍然有很多条路通向美好生活。能从自己的抑郁中有所学习的人，可以从这段经历中发展出特别的道德深度，这是压在他们悲苦的潘多拉之盒最底部的希望之鸟。我们无法、也不应逃离基本的情感光谱，而我相信抑郁也在这光谱上，它不仅接近悲痛，也接近爱。我确实相信，所有强烈的情感都相邻而居，每种情感都与我们

---

＊　圣约翰草（St. John's wort），又名贯叶连翘，欧美常用草药，主要用于妇女调经，亦有宁神、平衡情绪的作用。

通常认为的它的对立面互相决定着。目前，我能控制抑郁引起的失能无助，但抑郁永远都在我大脑的密码之中。抑郁是我的一部分。发动对抑郁的战争，就是在与自己作战，在开战前明白这一点很重要。我相信，如果想要彻底消除抑郁，只能破坏我们的情感机制，但正因这些机制，我们才是人类。科学与哲学方法都必须折中使用。

古罗马诗人奥维德曾写道："迎接这痛苦吧，因为你将从中学习。"在未来，我们有可能（虽然现在还不太可能）通过化学操控，去定位、控制、消除体验苦难的大脑回路。但我希望我们永远不要那么做。祛除苦难回路乃是扁平化我们的体验，是损害一个更为有价值的复杂整体，哪怕它的每个组成部分都令人痛苦。如果能亲见九维的世界，我愿意为此付出高昂的代价。我宁愿永远生活在悲苦的迷雾中，也不愿放弃感受痛苦的能力。但痛苦不是剧烈的抑郁；去爱，被爱，都要置身于巨大的痛苦中，而这样的体验令人鲜活。我试图从我生命中去除的是抑郁那种行尸走肉般的特质，而不是去除痛苦本身；本书正是反对后一种灭绝目标的炮弹。

# 第二章

# 崩　溃

　　我其实是在基本解决了自己的问题之后，才体尝到抑郁的。那时，我的母亲已经离世三年，我也逐渐接受了这个事实。我那时第一本小说正在出版过程中，跟家人关系也不错，刚顺利地从一段两年的激烈感情中全身而退，又购置了一幢漂亮的新房子，同时还在为《纽约客》写稿。我的生活终于步入正轨，任何陷入绝望的借口都不复存在，就在这时，抑郁迈着轻盈如猫的脚步悄悄潜入，毁掉了所有一切。我深深感到，这种情况下陷入抑郁实在是没有借口。你经历创伤、生活一团糟，这时陷入抑郁是一回事；但你终于走出创伤，生活开始有条不紊，这时却坐等抑郁，会令人非常困扰不安。当然，你可以觉察到一些深层原因：长久以来的存在性危机、本已遗忘的来自遥远童年时代的伤痛、对他人犯了小错而他们已离开人世、因自己的不慎而失去友谊、自己确实不是托尔斯泰那样的文豪、世上没有完美的爱、贪婪与恶意的冲动竟如此贴近你的内心……诸如此类。而现在，回顾所发生的一切，我认为我的抑郁来得既合情合理，也无药可救。

　　就某些重要的物质条件方面而言，我从未有过艰苦的生活。大多数人如果在一开始能有我这一手牌，都会相当开心。以我自己的标准看，我有过顺境也有过逆境，但这些短暂起伏尚不足以解释发生在我身上的事。假使我的生活更艰难一些，我可能会对我的抑郁有非常不同的理解。但事实上，我的童年很愉快，父母深爱着我和弟弟，我们兄弟之间相处也很融洽。我的家人关系紧密，我甚至从未想象过父母会离婚或发生真正的冲突，因为他们彼此深爱，虽然他们时常也会为这样那样的小事争吵，但从未怀疑过对彼此以及对我和弟弟全心全意的付出。我们的生活从来都很富足。在小学和初中时我并不多受欢迎，但高中结束时我也有了自己的朋友圈子，和他们在一起很开心。学业上我也一直表现不错。

小时候我是个有些害羞的孩子，害怕在大庭广众之下遭到拒绝——但谁不是这样呢？到我上高中时，我已经觉察到自己有时会情绪不稳，但这对一个青春期少年来说也不稀奇。高二时，有一段时间我很确信我上课的那栋楼要倒（它矗立已近百年），我至今还记得在那段时间里，我每天都要硬着头皮对抗那种怪异的焦虑。我知道这感觉很奇怪，但大概一个月之后，它消失了，我也随即释然。

之后我进了大学，在那里享受了无比快乐的一段时光，认识了很多亲密的朋友，我们的友谊一直持续到今天。我全力学习，尽情玩乐，情感和智识都拓展到全新的广度。某些独处的时刻，我会突然感到一阵孤独，那不只是因独处而悲伤，还有恐惧。我有很多朋友，这时我会去拜访某一位，通常这就能分散掉我的悲伤之感。这种状况只是偶有发生，倒没什么严重后果。之后我到英国读硕士，完成学业后，我水到渠成地开始了职业写作的生涯。我在伦敦住了几年，有很多朋友，也经历了一些情事。从多方面看，一切都差不多是一如往昔。我一直过着不错的生活，对此我很感恩。

当你开始陷入重性抑郁时，你会倾向于回溯它的根源。你想知道它究竟来自何处，它是一直存在着，只是之前隐藏在表面之下，还是像食物中毒一样忽然来袭。经历了第一次崩溃后，我花了几个月的时间不间断地、原原本本地记录下自己早年经历的困难。我是臀位分娩出生，有些作者认为臀位分娩与早期创伤有一定关联。我有阅读障碍，但母亲很早就发现了这个问题，在我2岁时就开始教我一些弥补之法，它就也从未对我造成严重妨碍。小时候，我善于言辞但协调性不足。我向母亲询问过自己最早的创伤经历，她说我学走路并不容易，虽然我学说话看起来毫不费力，但动作控制和平衡发展得很晚，也不太好。她告诉我说我总是跌倒，哪怕只是要我尝试站起来，都要给我很多鼓励。很自然，之后我不爱运动，这也让我在小学里不是很受欢迎。不被同龄人谅解当然让我难过，但我总是有几个朋友，也总是喜欢跟大人相处，而大人也喜欢我。

对孩提时代，我有许多古怪凌乱的记忆，但几乎所有都很开心。曾给我治疗的一位精神分析师告诉我，我的早期记忆有一条模糊的线索，但我自己不太体察，在她看来这可能意味着我曾在童年遭受过性侵。这当然有可能，但我从未能串联起这方面令人信服的回忆，也找不到其他证据。即使发生了什么，也一定很轻微，因为我小时候大人检查得很仔细，如果有任何瘀青或伤害，他们一定会看到。我记得6岁时在夏令营中发生的一幕，我忽然毫无理由地陷入恐惧，至今仍历历在目：前方是网球场，右手边是餐厅，离餐厅大概50英尺远有棵大橡树，我们就坐在树下听故事。忽然间，我一动也不能动。我无法自拔地感到有些可怕的事迟早要降临在我身上，而我只要还活着就无法解脱出来。在那之前，生活好像一直都是块坚实的地面，让我立足其上；但忽然间地面变软、塌陷，我开始滑落其中。如果一动不动地站着，我也许还没事，但只要一动，就会再次陷入危险。我该向左、向右还是向前移动，似乎成了异常重要的选择，但我也不知道哪个方向能拯救我，至少当时不知道。幸好有位指导老师走过来，告诉我要抓紧时间，游泳活动我已经迟到了，这才打破了那种情绪，但有很长一段时间我都记得那感觉，只希望它不要再来。

我想，对小孩子来说，这类事情不算少见。成人的存在性焦虑虽然可能很痛苦，但通常可以凭自我意识与之抗衡；而第一次意识到人的脆弱，第一次得知人终有一死，对孩子来说是过于残酷和毁灭性的体验。我曾经看到这样的事情发生在我的侄子和几个教子身上。如果说在1969年7月的格兰特湖营地，我明白了我终有一死，这种说法显得太过浪漫而傻里傻气；但我当时确实在无意中、没来由地发现，原来我是脆弱的，原来我的父母并不掌控世界和世间发生的一切，而我也永远无法掌控这一切。我记忆力不好，所以自从夏令营那次事件之后，我总是害怕时光的流逝会带走什么，于是我晚上会躺在床上，尽力记住那天发生的事，这样我就能留住它们——那是一种无形的占有。我特别珍视临睡前父母给我的晚安吻，我一度在睡觉时枕着一层纸巾，我想，如果那些亲吻从我脸上滑落，还会被纸巾接住，这样我就能把它们收好，永远保存起来了。

42 　　从高中开始，我就意识到自己在性方面的困惑，我想这是我人生中最难以应对的情感挑战。我用自己的善于交际掩盖了这些事，让自己不必去直面，这种基本的防御方式一直持续到我大学毕业。有几年我不太确定自己的性向，在相当长一段时间里与男性和女性都有情感经历，这尤其令我和母亲之间的关系变得复杂。我时不时会陷入一种强烈的焦虑情绪，却没有特定的对象，奇怪地混合着不知从何而来的悲伤和恐惧。这种感觉侵袭我，有时是我小时候坐校车，有时是在大学星期五之夜的狂欢喧嚣淹没了隐秘的黑暗之时，有时我在阅读，有时我在做爱。每次我离家，这种感觉也总会来袭，至今仍是我每次出发的附带品。即使我只是出门一个周末，它也会在我锁门转身的一刹那倏然而入。等我归家时，它通常也会涌现。我的母亲、某位女友还有我们的某条狗，会在我回家时迎接我，而我竟会十分悲伤，这悲伤令我惊惧。我应对的方式就是强迫自己与人互动，这几乎总能分散我的注意力。我必须一直吹出欢快的曲调，才能逃离这份悲伤。

　　大学毕业后的那个夏天，我有过一次轻微的崩溃，但我当时并不知道那是什么。我在欧洲旅行，过着一直梦寐以求的夏天。那也可以算是父母送给我的一个毕业礼物。我在意大利度过了美好的一个月，然后去了法国，接着又到摩洛哥去拜访一个朋友。到了摩洛哥我就心生畏惧。我似乎是从太多惯常的限制中解放出来，变得太自由了，这让我每时每刻都感到紧张，就像是学校话剧开演前在后台候场的那种感觉。我又回到巴黎，见了几个朋友，愉快地重温了我们的旧时光，然后去维也纳，那一直是我向往的城市。然而我在维也纳无法入睡：到了维也纳后，我住进一家民宿，跟当地的几个老朋友见面，计划一起前往布达佩斯，整晚我们都其乐融融；之后我回到住处，一整夜都醒着，为我以为自己犯下的错误而惊恐不已——虽然我并不知道自己到底犯了什么错。转天，我仍坐立不安，无法在坐满陌生人的房间里吃早饭，但外出后，我感觉好了一些，于是决定去参观一些艺术作品，心里觉得可能是自己之前安排得太满了。我的朋友们晚饭另有了安排，他们告诉我时，我感到心中猛然一震，仿佛告诉我的是一个谋杀计划。他们答应晚饭后跟我见面喝一杯。我没吃晚饭，我就是无法走近一个陌生的餐馆自己点菜（尽管我以前经常如此），也无法跟任何一个人攀谈。当我终于见到朋友时，我全身都在发抖。我们出去喝酒，我从来都没喝过那么多，感到暂时平静下来。当晚我又整夜未眠，头痛欲裂，胃部翻涌，止不住地担忧着前往布达佩斯的航程。接着我又熬过了一天，到了第三个无法入睡的晚上，我整夜害怕，怕得没法起来上厕所。我给父母打电话说："我要回家。"他们吃惊不小，因为这次旅行之前，我一直在为能多待一天、多去一个地方跟他们讨价还价，希望能尽量延长自己逗留国外的时间。他们问："出什么事了吗？"我只能说我不太舒服，这次旅行的一切也都没有我预期的那么激动人心。母亲很体谅我，说："一个人旅行确实不容易。我之前想着你是见朋友；不过即使这样，也会很累人。"父亲说："如果你想回家，就刷我的卡买张机票回来吧。"

我买了机票，打包行李，当天下午就回了家。父母到机场接我。"怎么了？"他们问。我只能说我再也待不下去了。他们的拥抱让我几个星期以来第一次感到安全。我如释重负地哭了起来。回到我从小长大的公寓时，我很沮丧，觉得自己蠢极了。我搞砸了夏天的重要旅行，只能回到纽约，这里除了一如往常的琐事，没有什么好做。我连布达佩斯都没看到。我给几个朋友打电话，他们知道我回来了都很惊讶。我甚至都不想解释发生了什么。这个夏天剩下的日子我都待在家里，尽管和家人也有一些愉快的时光，但我仍然觉得无聊、厌烦、闷闷不乐。

接下来的几年里，我渐渐淡忘了这些事。那年夏天之后我去英国读硕士，在新的国家、新的大学开始了新生活，并未感到恐慌。很快，我适应了新生活，交了新朋友，学业上也表现不错。我喜欢英国，似乎没有什么会再吓倒我了。之前那个焦虑的我留在了美国的大学，取而代之的是一个坚强、自信、随和的我。我要是办聚会，人人都想来参加。我能与那些最亲密的朋友（直到现在还是我最好的朋友）促膝夜谈，非常享受这种深入而迅速建立的亲密关系。我每星期给家里打一次电话，父母也注意到我比以往都要快乐。我感到不安时就去寻求陪伴，我也总能找到。在那两年间，我大多数时候都很快乐，只有在天气不好、难以让每个人都马上喜欢我、睡眠不足、开始脱发等情形时才不快乐。唯一的抑郁倾向来自怀旧：不像埃蒂特·皮雅芙，我对任何事都心怀懊悔，只因为事已不再；*早在 12 岁时，我就已经开始悲叹时光流逝了。即使精神最好的时候，我似乎也像是在与当下角力，徒劳地试图阻止这一刻变成过去。

我还记得我 20 出头、颇为平静的那些日子。我几乎是心血来潮地决定要做个冒险家，哪怕是在最让人恐惧的情况下都有意忽略自己的焦虑。完成硕士论文 18 个月后，我开始往返于莫斯科和伦敦之间，在莫斯科时间或还与一群我在那里认识的艺术家一起非法蹭住弃屋。一天晚上，我在伊斯坦布尔遭到抢劫，我反抗成功，劫匪跑了，从我这儿没抢到任何东西。我允许自己去考虑性方面的每种可能，把自己大部分的压抑和对情色的恐惧抛在身后。我留长发，又剪短。我和一个摇滚乐队一同表演过几次，也去看歌剧。我已经养成了想拥有各种体验的欲望，只要能负担，我就去尽可能多的地方，获取尽可能多的体验。我陷入爱河，也有了愉快的生活安排。

而到了 1989 年 8 月，那时我 25 岁，母亲诊断出卵巢癌，我无可挑剔的世界开始崩塌。假如她没有生病，我的人生会完全不同；假如故事的发展不那么悲剧化，也许我一生都会有抑郁倾向但不会崩溃；或许我会在晚些时候崩溃，让抑郁成为我中年危机的一部分；也或许我还是会在相同的时间以相同的方式崩溃。如果我情绪的第一段历程是前兆期，那接下来的第二个阶段则是触发期。大多数严重抑郁都会有轻微的抑郁前兆，这些前兆很多都未被注意，或者原因不明。当然，也有很多从未患过抑郁的人，在回看他们的人生经历时，能找到一些能称得上抑郁前兆的时段，这些时段所以被遗忘，是因为它们可能引发的病症从未真正形成。

我不想详述一切是怎样一点点分崩离析的。对那些了解这种消耗性病症的人来说，这很清楚；而对那些不了解的人来说，大概是怎样也解释不清的，就像对 25 岁时的我一样。只消说很可怕，就够了。1991 年，母亲去世了，时年 58 岁。我悲痛欲绝。尽管我流了许多眼泪，感到莫大的悲伤，

---

* 皮雅芙（Édith Piaf，1915—1963），法国歌星、演员，她有一首歌唱道"我对什么、什么都不懊悔"（non, rien de rien）。

尽管我长久以来一直依赖的人离我而去，但在母亲过世后的那段时间，我状况都还好。我悲伤且愤怒，但没有失去理智。

那年夏天，我开始接受精神分析。我告诉那位女分析师，在开始之前我需要一个承诺：除非她身患重病，否则无论发生什么，她都会把分析进行下去，直到我们完成它。当时她已年近70。她同意了。她是一位富有魅力、充满智慧的女性，有时让我想到我的母亲。我依赖于我们每天的会面，好持续遏制住我的悲痛。

1992年初，我与一位聪明美丽、善良大方的女子相恋。在我们交往的时间里，她既奇妙无比，又很难相处。我们关系动荡，但大部分时候也很快乐。1992年秋天，她怀孕了，做了堕胎手术，这让我感受到了突如其来的丧失。1993年第四季度，我30岁生日的前一个星期，我们协商分手，双方都很痛苦。我生命的齿轮又滑落了一个。

1994年3月，我的分析师告诉我她要退休了，因为在普林斯顿的家和纽约之间的长途往返令她疲惫不堪。之前我已经感到自己在和我们双方的合作脱节，也考虑过结束分析；但当她说出这个消息时，我仍然无法克制地大哭了一个小时。我并不是个常哭的人，自从母亲去世后，我还没那样痛哭过。我感到彻头彻尾的孤寂和背叛。之后，在她退休前，我们又花了几个月（她不确定需要多久，结果用了超过一年时间）来完结分析的工作。

还是那年3月，晚些时候，我向这位分析师称诉我失去了感受力，某种麻木已经影响了我与所有人的关系。我不再在乎爱，不在乎工作，不在乎家庭，不在乎朋友。我写作的速度越来越慢，最后完全停了下来。画家格哈德·李希特曾写道："我什么也不知道，什么也做不了，什么也不明白。彻彻底底。而这样的不幸甚至不会让我感到特别不快乐。"我也一样，发现所有强烈的情感都不见了，只剩下令人躁动不安的焦虑。我一向情欲（力比多）旺盛，还常因此搞出麻烦，但那种冲动似乎完全蒸发了。对肌肤之亲或浓情蜜意的渴求我本习以为常，而此刻却感受不到分毫，无论是街上的众生，还是一度相知相爱的熟人，都不能将我吸引。即使在声色场所中，我也一直走神，想着我还有什么东西没买，还有什么工作没做。我由是感到正在失去自我，不禁惶恐。于是我把一点点的愉悦"安排"进我的生活。1994年整个春天我都去参加聚会，试图让自己高兴起来，但没有成功；我去看朋友，试图跟他们拉近关系，但也不奏效；我买下过去一直想要的昂贵物品，却没有任何满足感；我逼自己去做从未尝试过的极端事情，看色情电影，向色情应召者购买极端的服务，想要唤醒我的情欲。这些新尝试并未让我特别害怕，却也无法给我任何愉悦，甚至谈不上任何疏解。我的分析师和我讨论这种情况后得出结论：我抑郁了。我们一起试图寻找问题的根源，与此同时我也感到了那种脱节感在缓慢却又无情地不断加剧。我开始称诉电话答录机里的留言让我喘不过气，缠得我脱不了身：我看到有人打过电话，通常是朋友，我就把这看作是千钧重担。每次我回了电话，就会有更多打进来。我也开始害怕开车。晚上开车时，我看不到路，眼睛也越发干涩。我总是觉得会忽然偏向，撞上防护栏或者另一辆车。驾驶在高速路上，我会突然发现自己不知道怎么开车了，只能惊慌失措地把车停在路边，一身冷汗。为了避免开车，我开始留在城里过周末。分析师和我一同回顾这种不安的忧郁从何而来。我忽然想到，也许我和女友分手就是因为我那时已陷入了早期抑郁阶段，又或者是那段关系的结束在某种程度上引发了我的抑郁。我试着找出症结，不断重新确定抑郁的开始时间：从分手时起，还是从母亲去世时，从母亲开始患病的那两年，从前一段关系结束，从青春期，还是从出生起？很快，我只觉得所有时刻、所有行为，都是抑郁的征兆。但当时我经历的还只是神经性抑郁，更多的是焦虑的悲伤，尚未丧失理智。情况似乎还在我控制之下，我所承受的好像是过往痛苦的某种持续，很多健康的人也在某种程度上熟悉这种体验。抑郁的降临犹如成年的到来，也是步步渐进的。

到1994年6月，我开始感到持续的厌倦。我的第一本小说在英国出版，虽然好评如潮，我却没什么感觉。我漠然地读着书评，无时无刻不感到疲惫。7月我回到纽约的家中，发现社交活动让我不堪重负，连交谈也成了一种负担。一切看起来都不值得那么努力。坐地铁更是难以忍受。当时我的分析师尚未退休，她说我已罹患轻性抑郁。我们讨论抑郁的原因，好像为一头野兽命名就能驯服它一样。我认识的人太多，做的事也太多，我想我可以试着削减一下。

　　8月末，我突发肾结石，这种不适以前也有过一次。我给我的医生打电话，他保证说会通知医院，让我尽快进急诊室。但我到了医院后，却似乎没人接到过任何通知。肾结石疼痛难忍，我坐在那儿等待时，感觉好像有人把我的中枢神经泡到了酸液里，已经一层层地侵蚀到神经赤裸裸的核心。我几次向几名护理人员诉说我的疼痛，却没有任何人有任何行动。然后好像有什么东西在我体内忽然折断了。站在纽约医院急诊室的小隔间里，我开始尖叫。他们在我胳膊上打了一针吗啡。疼痛有所缓和，但很快又回来了。五天里，我在医院进进出出，插了四次导尿管；最后，吗啡的剂量用到了最大，还要每几个小时注射一次杜冷丁。医生说，我的肾结石显示得不清楚，所以不适合做起效较快的体外碎石术。动手术是可以，但会很疼，也许还有危险。我原本不想打扰父亲，他正在缅因州度假；但这会儿我想联系他了，因为母亲之前一直在这家医院住院，他很熟悉这里，也许能帮我做些安排。然而他似乎并不担心。"肾结石，会排出来的。我肯定你会没事的。等我回家再去看你。"那段时间，我每晚睡眠不足3小时，还在写一篇关于聋人政治政策的超长文章，昏昏沉沉地跟事实核查员和编辑交流。我觉得就要对自己的生活失去控制了。我对一位朋友说："如果这疼痛再不停止，我就要自杀了。"我此前从未说过这种话。

　　出院后，我时刻都在害怕。无论是疼痛还是止痛药都在损害我的心智。我感到结石可能还在我体内，可能还会复发。我害怕一个人独处。我跟一个朋友回到我的公寓，拿了些东西就搬了出去。那是流浪的一周，我从一个朋友家搬到另一个朋友家。他们白天几乎都要去上班，我就待在他们的家里，不上街，注意决不离电话太远。我还在服预防性的止痛药，感到有点失去理智了。我对父亲感到愤怒，那是一种不理智、任性、恶劣的愤怒。我责备他对我漠不关心，他向我道歉，试着解释他只是想要表达得知我患的不是绝症后松了口气。他说我当时在电话上颇为淡然，让他觉得放心。我却进入了一种歇斯底里的状态，至今我都不明白当时自己怎么变成了那样。我拒绝跟他讲话，也不告诉他我去了哪儿。我时不时给他打电话，在答录机里留言，通常第一句话是："我恨你，我希望你已经死了。"我靠安眠药熬过一个又一个夜晚。后来我有一次轻微复发，又回到医院，其实不

47

算严重，却把我吓得半死。回想起来，我只能说那一周我完全失了理智。

那周周末，我到佛蒙特州参加朋友的婚礼。当时正值美丽的夏末时节。我本来差点取消了旅行，但后来听说婚礼附近有家医院，了解了一下医院的详细信息后，我决定去参加试试。我周五晚上到，正好赶上晚餐和方块舞的环节（我并没有去跳舞）。我见到了一位半熟人，十年前在大学就认识，但交往很少。我们谈天说地，我感受到了在那几年中最丰富的情绪。我觉得自己容光焕发，陶醉其中，都没去想会再发生什么不好的事。从一种情绪到另一种情绪，我的转变近乎荒唐。

佛蒙特婚礼之后，我的状态又一路下滑。我的工作状况越来越差。我取消了去英国参加另一场婚礼的计划，觉得那趟旅行完全超出我的掌控范围，尽管一年前我还频繁往返伦敦，没遇到什么困扰。我开始感到没有人会爱我，觉得自己再也不会进入一段关系了。我完全失去了性欲，饮食也变得不规律，因为我很少感到饥饿。分析师说那也是抑郁。我开始厌倦这个词，也厌倦了这个分析师。我说我没有疯，但害怕自己会发疯。我问她是否认为最后我还是得服抗抑郁药，她告诉我避免用药是勇敢的选择，我们可以一起克服一切问题。那段对话是我最后一次主动发起的对话，而那些感受则是我在很长一段时间里最后的感受。


重性抑郁有几个决定性的因素，大部分与退缩有关，但激越性或说非典型抑郁可能会有更强烈的负面症状，与没精打采的消极被动不同。这些特征通常很容易识别：睡眠、食欲、精力都被扰乱。重性抑郁通常会让人对拒绝更为敏感，还可能伴随着自信和自尊的丧失。它似乎同时取决于下丘脑功能（管理睡眠、食欲、精力）和大脑皮质的功能（将体验转译为人生观和世界观）。作为躁郁症一个阶段而出现的抑郁，由遗传决定的概率（约80%）远大于一般的抑郁（约 10% ~ 50%）。尽管一般来说躁郁症对治疗的反应更明显，但却较难控制病情，特别是抗抑郁药可能会引发躁狂。躁郁症最大的危险是有时会突发所谓的混合状态，这种情况下人会产生"躁狂的抑郁"——充满了负面感受，同时还会无限夸大这些感受。这是引起自杀的一个主要情况。如果服用抗抑郁药的同时没有服用治疗双相障碍必需的情绪稳定剂，就可能引发这种状况。抑郁可能令人萎靡，也可能使人激越（非典型）。如果是前者，你只觉得什么事都不想做；如果是后者，你会想要自杀。崩溃是转向疯狂的前奏。借用一个物理学的比喻，物质的非典型行为皆是由隐藏的变量决定。这也是一种累积效应：不管你能否看到，与抑郁相关的因素长年累积，就会引发崩溃，这个过程常会持续一生。没有人一生都未经历过任何绝望，但有人到了离悬崖边缘太近的地方，而有人能让自己远离悬崖，在安全范围之内悲伤。一旦你跨过了边缘，规则就全变了。所有用平常语言书写的文字现在看起来都像天书，所有转瞬即逝的事物现在都缓慢无比，睡眠变成了清醒，而清醒则变成了一连串无关联、无意义的画面。你的感官慢慢地，把你遗弃在抑郁之中。"有那么一瞬间，你能感到某种化学过程正在进行，"一位抑郁的朋友马克·韦斯有一次对我说，"我的呼吸在改变，发出恶臭；我的尿闻起来也很恶心；我的脸在镜子里变得支离破碎。我知道，抑郁来了。"

才3岁时，我就已经决定要做一个小说家。那之后，我一直期待出版一本自己的小说。30岁时，我出版了第一本小说。出版前我已经计划好了一个巡回朗读会，但之后我就痛恨这个想法。一位好友主动要帮我在10月11日开一个新书庆祝聚会。我喜欢聚会，也喜欢书，我知道自己应该欣喜若狂，但事实上我完全没有兴趣邀请很多人，在聚会上也疲惫得没法久站。掌管记忆和情感功能的部位分布在大脑各处，但其中发挥关键作用的是额叶皮质和边缘系统。当掌管情感的边缘系统受影响时，记忆也会受到波及。在我的记忆中，那场聚会只有模糊不清的轮廓和暗淡的颜色：灰色的食物，土黄色的人影，室内的光线浑浊不清。我确实记得的是，整场聚会中我都汗流不止，只想拼死逃离现场。我想把一切都归咎于压力。我下定决心，要不惜任何代价维持住自己的形象，这股冲动支撑着我。我做到了，似乎没人注意到有任何异样。我熬过了那个晚上。

当晚我回到家，开始感到恐惧。我躺在床上，无法入睡，抱着枕头以求慰藉。接下来的两个半星期里，事情变得越来越糟。就在我31岁生日前不久，我彻底崩溃了。我这整个人似乎都塌陷了。我不再和任何人出门。

父亲主动提出为我组织一场生日聚会，但我受不了这个想法，最后我们决定只是跟四个我最要好的朋友一起去一家我最喜欢的餐馆吃饭。在我生日前一天，我只出了一次门，买了些副食杂货。就在回家的路上，我忽然无法控制自己的小腹，弄了一身粪污。我匆匆赶回家，感到秽物在蔓延。我一进门，把购物袋扔在一旁，冲进洗手间，脱掉衣服，然后就去了床上。

那天晚上我没怎么睡，第二天也起不了床。我知道自己没法去任何餐馆了。我想给朋友打电话取消约会，但我也打不了电话。我一动不动地躺着，想说话，试图搞明白该怎么做。我移动我的舌头，却发不出任何声音。我已经忘了要怎么说话。然后我开始大哭，却没有眼泪，只发出一阵断断续续的声音。我仰面躺着，想要翻身，却也记不得该怎么翻身。我努力去想翻身这事该怎么做，但这个任务仿佛异常艰巨。我想也许我中风了，又哭了一会儿。到下午大概 3 点钟时，我终于能下床去洗手间，然后又回到床上抖个不停。万幸，父亲打来了电话。我接了电话，语声颤抖地说："你一定得取消今晚的安排。""怎么了？"他一直问我，但我也不知道怎么了。

在你绊了一跤或脚底一滑，却还没来得及伸手止住自己跌倒时，你会有一瞬间感到地面迎面扑来，自己却什么都做不了，那是一种转瞬即逝的恐惧。而我却成小时成小时地陷于这种恐惧之中。焦虑到这样一种极端的程度，感觉很诡异。你总是觉得想要做点什么，总是觉得有种情感你无法获得，总是觉得身体需要面对某种了不得的急迫和无法疏解的不适，就像你一直觉得胃里恶心想吐却没有嘴一般。抑郁时，你的视野会越来越窄，开始封闭，好像看电视时受到强大的静电干扰，你能看到一点画面，却又不能真的看清，除非有特写镜头，否则你都看不到人脸——一切都失去了边界。空气黏稠阻滞，像一团捣烂的面包糊。抑郁好像失明，一开始黑暗渐渐袭来，直到把你整个包围；又好像失聪，听到的声音越来越少，直到可怕的寂静笼罩了一切，而你自己也无法发出任何声音穿透这寂静。那感觉好像你身上的衣服慢慢都变成了木头，手肘和膝盖于是越发僵硬、沉重，而这份孤立隔绝的一动不动终会使你萎缩，将你摧毁。

父亲和我的一个朋友来到我的公寓，还带着我弟弟和他的未婚妻。幸好父亲有钥匙。我已经快两天没吃东西了，他们想让我喝点汤。大家都觉得我一定是染上了什么可怕的病毒。我喝了几口，然后吐了自己一身。我不停地哭。我恨我住的地方，却没法离开它。第二天，我想方设法去了分析师的工作室。我苦苦搜索着词语，说："我想我得开始吃药了。""我很抱歉。"她说，并给一位精神药理学家打了电话，后者一小时后可以和我见面。我的分析师亡羊补牢地认识到我们需要寻求帮助。我认识的一位精神分析师，回想起20世纪50年代，说他的督导告诉他，如果他让某位患者开始用药，就要停止对这位患者的分析。也许是这种过时的观念让我的分析师一直鼓励我避免用药？还是她也相信了我那时挣扎着维持的状态？我永远不会知道。

51

　　那位精神药理学家俨然是从一部精神病医生电影里走出来的：他诊室的墙上贴着褪色的芥末黄丝绸壁纸，安着老范儿的壁式烛台，屋里还堆满了《成瘾至死》《自杀行为：寻找灵魂经济学》之类的书。他已年过七旬，抽着雪茄，说话带中欧口音，穿着绒毡拖鞋，有着优雅的战前时代举止和友善的微笑。他问了我一连串问题：我上午和下午的感觉相比怎样？对任何事情发笑有多困难？我知道自己在怕什么吗？我的睡眠和饮食有什么变化？我尽力回答了他。在我吐露了我的可怕经历后，他平静地说："嗯，嗯，确实很典型。别担心，我们很快会让你好起来。"他开了一张赞安诺（阿普唑仑）的处方，又四处翻找另一种药左洛复（舍曲林）的"新人礼包"*，然后详细地指导我如何开始服药。"你明天要再来，"他微笑着说，"左洛复得要一段时间才能起效，但赞安诺会马上缓解你的焦虑。不要担心药物上瘾之类的问题，现在还不是想这些的时候。一旦我们减轻了你的焦虑，就能把你的抑郁看得更清楚，然后解决它。别担心。你这组症状很常见。"

　　开始服药的第一天，我就搬进了父亲的公寓。那时父亲已年近70，这个年龄的人大部分都很难忍受生活中的巨大转变。我要赞美父亲，不仅因为他的无私奉献，更因为在那段艰难的时期，他凭借灵活的心智和精神明白了该如何支持我，并以莫大的勇气成为了我的支柱。他把我从医生诊室接回家。我没带换洗衣服，但其实也用不着，因为接下来的一周我几乎没

---

* 一些药企提供"新人礼包"，一般包括药物的说明手册、剂量提醒卡、药盒及其他赠品。

下床。那时，惊恐是我唯一的感觉。如果我服用足量的赞安诺，就能缓解惊恐，但足量的药又足以让我陷入昏睡，浑浑噩噩，梦境不断。那些天我都是这么过的：我醒来，知道自己正在极度惊恐中。我只想服用足量的抗惊恐药，好再次入睡，我想要一直睡到我好起来。几小时后我再次醒来，想吃更多的助眠药。无论自杀还是穿衣，对我来说都是太复杂的事项，我才不会花几个小时去想要怎么做这样的事。我的所有希望就是"它"能停止，而我也说不出来"它"具体是什么。我几乎说不出话。我一向对文字感觉亲密，那时它们却忽然变成复杂难解的隐喻，使用文字要花费的精力远超过我的能力。朱莉娅·克里斯蒂娃写道："忧郁终结于意义的丧失……我渐渐沉默，直至死亡……忧郁者讲起自己的母语，也像个异乡人。他们那无生命的语言预示了他们的自杀。"抑郁像爱一样，都是陈辞滥调，如果不用那些甜腻的流行词藻就很难说出口；对抑郁的体验是如此生动，别人似乎完全不可能理解任何类似的感受。艾米莉·狄金森对这种崩溃的描述，可能是至今最为精妙动人的笔墨：

> 我感到头脑中有场葬礼，
> 往来的吊唁者脚步杂沓，
> 踩啊——踩啊——直到
> 那种感觉破茧而出——
>
> 等所有人都已就坐，
> 仪式开始了，像一面鼓——
> 敲啊——敲啊——直到
> 我感觉我的心渐渐麻木——
>
> 接着我听到他们扛起棺椁，
> 穿着同样的铅靴，
> 又一次穿过我的灵魂，吱嘎作响，
> 然后空中——响起钟声，

仿佛诸天都变成了一口丧钟，

存在不过是一只耳朵，

而我，和沉默，是异类异族

在这里，残毁，孑立——

然后，理智的一块木板突然断裂，

我向下坠落，坠落——

每次跌落，都撞上一个世界，

于是，知觉覆没——

很少有文字记述这一事实：崩溃总是荒谬可笑。但为了寻求尊严，也为了寻求赋予他人的痛苦以尊严，这一事实很容易被忽略。然而，如果你陷入抑郁，这就是你真实、真切而明显的体验。在抑郁中的时间概念常不真实，几分钟都好像数年艰辛。我还记得自己一动不动地躺在床上痛哭，因为我太害怕，怕得无法起来淋浴，可同时我又知道淋浴没什么可怕的。我在心里不停重复着一连串的单独步骤：你起身把脚放到地板上，站起来，从床边走到浴室，打开浴室门，走到浴缸旁边，打开喷头，站到水下，用肥皂擦抹身体，冲洗干净，迈出浴缸，擦干自己，走回床边。12个步骤，对我来说就像耶稣背着十字架走的受难之路一样艰难。但是理智上我很清楚，淋浴很简单的，好些年来，我每天都淋浴，做得非常快，非常理所当然，完全没什么好说的。我知道这12个步骤完全能做到。我也知道甚至可以找别人帮忙做其中几个步骤，我就能有几秒钟的喘息时间不需要去想那么多，别人可以帮我把浴室门打开。我觉得我自己大概能做到两三个步骤，使出全身力气的话，我可以坐起来，转身，把脚放到地上；但接着，我会感到非常无力、恐惧，只能转身扑倒，脸埋在床里，脚却还在地上。有时我又会开始哭泣，不仅因为我没有能力去做这件事，还因为这种无能让我觉得自己愚蠢无比。全世界的人都在淋浴，为什么我就不行，为什么？然后，我就会又想到那些人也有家庭，有工作，有银行账户，有护照，有晚餐计划，也有自己的问题——真正的问题，像是癌症、饥饿、失败、孩子夭

53

折、孤独寂寞……相比之下我的问题简直不值一提，我唯一的问题就是无法翻身，一直要等到几小时后，父亲或是某个朋友会走进来，帮我把脚抬回床上。这个时候，淋浴的想法已经变得愚蠢而不现实，而我也会变轻松，因为脚又回到了床上，我可以继续躺在那给我安全感的床上，同时心里感到荒唐。有时候，在我内心一个静静的角落，会有一点点笑声，嘲笑这种荒唐。我现在觉得，正因为我还能看到这一点，才让我挺过了这一切。在我心底，总有个冷静而清晰的声音，它说，别再这么多愁善感了，别再瞎闹了。脱掉衣服，换上睡衣，上床睡觉；早上起床，穿好衣服，该做什么就去做什么。我总是听到这声音，听起来好像我的母亲。当我细想失去了什么时，只感到一份悲伤和可怕的寂寞。"如果我退出这场消耗战，会有任何人——不是那些炙手可热的文化中心，而是任何一个人，甚至包括我的牙医——真的在乎吗？"达芙妮·默金在一篇自白式的文章中写到她自己的抑郁："如果我一去不回，再也不扮演我的角色，人们会为我哀悼吗？"

54　　到傍晚时分，我一般就能起床了。大多数抑郁都有昼夜变化的规律，白天会严重，晚上则减弱，转天早晨又再严重。晚饭时我吃不下东西，但会起来跟父亲一起坐在餐厅，他为了陪我取消了其他所有安排。这时我也能说话了，会尽力解释我的情况。父亲点头，坚定地向我保证一切都会过去，然后试着让我吃点东西，把我的食物切成小块。我不要他喂我，我已经不是 5 岁小孩了，但当我去叉起一块羊排都败下阵来时，他就会为我叉好。这时他就会记起，我很小的时候他喂我吃饭，逗我说让我保证等他老得牙都掉了的时候，我会为他切羊排。他一直和我的一些朋友有联系，有的朋友还是会给我打电话。晚饭后我会感觉好一些，可以给一些朋友回电话。有时甚至也会有人在晚饭后来看我。通常我竟然还能克服困难，在睡觉前冲个澡！洗澡带来的胜利感和干干净净的感觉，比穿越沙漠后喝到饮料还要沁人心脾。入睡前，赞安诺开始发挥作用但我还未感到困意时，我还会拿它和父亲及朋友开开玩笑，这种包围住疾病的亲密感太少了，整个房间都能感到，有时我会因为感受到太多、承受不来，又开始哭泣。这时就该关灯了，我好再去睡觉。有时亲密好友会坐在我旁边，直到我慢慢入睡。有位朋友一度会握着我的手，给我唱摇篮曲。有些夜晚，父亲会为我念那些他在我小时候就给我讲的故事。我会制止他说："两个星期前我已经出版了自己的小说了！"转而又说："我曾经一天工作 12 个小时，然后晚上赶场参加四个聚会。我这是怎么了？"父亲还是会乐观地向我保证，我很快就能回到之前那样的状态。但那好像是在对我说，我很快就可以用面团捏出一架直升机，然后开着它飞向海王星。很明显，对我来说，我真正的生活，我从前过的生活，已经一去不回了。时不时地，惊恐会先提升上一阵，之后袭来平静的绝望感。这一切无法解释，不合逻辑。要告诉别人我抑郁了，简直令我难以启齿——我的生活是如此顺利，有这么多的爱，物质上也很富足。除了我亲密的朋友，对其他人我都捏造出一种"不明的热带病毒"，"一定是我去年夏天旅行时感染的"。对我来说，切羊排的问题成了一种象征。伊丽莎白·普林斯，我的一位诗人朋友，曾写道：

> 夜
> 又深又沉：这是
> 7 月的纽约。
> 我在自己的房间里，躲着，
> 痛恨着我那吞咽的需求。

55

后来，我读到伦纳德·伍尔夫的日记，他这样描述妻子弗吉尼亚的忧郁："如果不管她，她会什么也不吃，直到慢慢饿死。只是让她吃饱以维持身体健康，都异乎寻常地困难。在她的疯狂中总弥漫着一丝负罪感，其来源和准确的性质我实在不得而知，但与某些特定的方面有关，特别是食物和进食。在抑郁早期急性发作、有自杀危险的阶段，她会一坐几个小时，被无望的忧郁完全淹没，一言不发，对她说什么也都没有反应。到了吃饭的时候，她也完全不会注意放在她面前的那盘食物。我一般能劝她吃一点，但整个过程无比艰难。每顿饭都会花一两个小时；我必须坐在她旁边，把勺子或叉子放在她手里，不断轻声请求她吃一点，同时抚摩她的胳膊或手。大概每隔五分钟，她才会机械地吃下一勺东西。"

在抑郁中，总是有人告诉你，你的判断力会打折扣，而抑郁的一部分就是它会涉及认知。你崩溃了，不代表你的生活就不是一团糟。有些问题你以往数年都成功绕过避开来，但此刻它们都会突然出现，紧紧地盯着你。抑郁的一个方面就是你会深刻地认识到，那些试图安慰你、说你判断不准的医生，都错了。你确实是在触及生活中真正的可怕之处。之后，在服药起效后，你在理性上能接受这些打击，能更好应对，但你无法逃脱它们。抑郁时，过去和未来都淹没于当下一刻，就像个 3 岁孩子所面对的世界。你记不起来什么时候的感觉要好一些，至少是记不清楚；当然也无法想象未来什么时候会感觉好点。沮丧，就算是深深的沮丧，也都是暂时的体验，而抑郁是超越时间的。崩溃使你陷入了没有任何视角的境地。

　　抑郁发作期间，有很多事在发生：神经递质功能改变了，神经突触的功能也改变了，神经元之间的兴奋度会提高或降低，基因表达也发生了变换，额叶皮质的代谢水平会减退（通常的状况）或亢进，促甲状腺激素释放激素（TRH）的水平提高，大脑杏仁核、可能也包括下丘脑的功能紊乱，褪黑素（松果腺加工血清素生成的一种激素）水平改变，催乳素的分泌增加（对易焦虑个体而言，乳酸增加会引发惊恐），24 小时间的体温变化减小，24 小时间的皮质醇（一种应激激素）分泌失常，连接丘脑、基底神经核、额叶（又是大脑的中心）的神经回路紊乱，流向大脑优势半球的额叶的血液增加，流向枕叶（控制视觉）的血液减少，胃液分泌减少。很难知道该怎么理解所有这些现象：哪些是引起抑郁的原因，哪些是抑郁的症状，哪些只是恰巧同时发生。你也许会认为，TRH 水平升高意味着是 TRH 引起了不好的感受，但事实上，给予高剂量的 TRH，可能是对抑郁暂时有效的一种治疗方法。其实，身体在抑郁时开始分泌 TRH，正是因为它有抗抑郁的能力。一般来说，TRH 并不是抗抑郁剂，但在一段重性抑郁期后，可以作为抗抑郁药立即使用，因为大脑虽然在抑郁中会出现很多问题，但也能异常敏感地捕捉到有助于解决这些问题的方法。脑细胞的功能很容易改变，在一段抑郁发作期，导致抑郁的病理性变化与抵抗抑郁的适应性变化，二者的比率决定了你会继续病下去还是会好起来。如果你服用的药物能够充分地激发或协助适应性的因素发挥作用，彻底压制病理性因素，那么你就打破了循环，大脑就可以恢复正常的运作规律。

抑郁发作的次数越多，之后复发的可能也越大，从一生的时间来看，病情一般会越来越重，发作间隔也会越来越短。这种加速为这种疾病的运作机制提供了一些线索。抑郁的首次发作通常与不幸或其他"引燃"事件有关。卓越的心理学家凯·贾米森在自己学术类及普及类写作中都花了大力气试图转变人们对情绪障碍的看法，他观察到，有些人有发展出抑郁的遗传倾向，他们"就像干燥的碎薪，无法躲过也无力应对生活中飞溅的火星"。到了一定的时候，抑郁的复发就不再与环境有关。如果有一只动物，你每天都刺激它发作癫痫，那最终癫痫就会自动发作；即使你不再刺激，这只动物还是会每天发作一次。大脑的运作差不多遵循同样的方式，如果经历过若干次抑郁，大脑就会反复回到抑郁状态。这意味着，抑郁即使一开始是由外部的不幸事件引发，最终也会改变大脑的结构和生化过程。美国国家精神卫生研究院生物精神病学部的主任罗伯特·波斯特解释道："它不像我们之前以为的那样，是一种温和的病症。它有复发和愈加严重的倾向，因此，一个人如果有过好几次发作，就应该考虑长期的预防性治疗，以避免那些可怕的后果。"凯·贾米森激动地捶了下桌子，继续这个话题："抑郁可不是个无伤大雅的东西。要知道，抑郁除了让人处于悲惨、痛苦、毫无建设性的状态之外，最要紧的是，它会夺走人的生命。不只因为抑郁会导致自杀行为，还因为抑郁会提升心脏疾病的发生率，降低免疫反应，等等。"经常是，原本服药有效的病人，如果不断经历服药又停药的过程，药物就会不再有效；每次发作，抑郁转变为无法根治的慢性病的风险都会上升 10%。波斯特解释说："这有点像，对早期癌症，药物会非常有效，而一旦癌细胞转移，药物就不行了。如果发作的次数太多，大脑的生化过程就会发生不良的、很可能是永久性的改变。而发展到这种程度时，很多心理治疗师却还在完全错误的方向上努力。如果抑郁已经开始自动发作，再去关心引起第一次发作的压力源还有什么意义？已经太迟了。"那样做不过是小修小补，却再也无法恢复完整了。

有三个独立事件总是同时发生：血清素受体减少，皮质醇增加，抑郁。我们不知道它们的先后顺序，这好像是一个鸡生蛋还是蛋生鸡的难解之谜。如果动物脑内的血清素系统受损，皮质醇水平就会上升。如果提高皮质醇水平，血清素就也会下降。如果给一个人施加压力，促肾上腺皮质素释放因子（CRF）就会上升，引起皮质醇水平上升。如果一个人抑郁，血清素水平就会下降。这些都意味着什么？过去十年来，重点物质都是血清素，美国最常用的抗抑郁疗法都在试图提升脑内血清素的功能水平。每次去影响血清素，也都同时调整了大脑的应激系统，并改变了皮质醇水平。伊丽莎白·扬在密歇根大学从事这一领域的工作，她说："我不会说皮质醇引发了抑郁，但它可能会令一些轻性的抑郁状况恶化，产生真正的抑郁症状。"皮质醇一旦生成，就与糖皮质激素受体绑定——后者会吸收周围过多的皮质醇。这个过程对于身体的整体调节都极为重要。事实上，糖皮质激素受体会激活或关闭某些基因的表达，当大量的皮质醇令少数糖皮质激素受体超负荷运转时，系统就会过载。"就好像一个供暖系统，"扬说，"如果恒温器的温度感应器安装的位置变得通风，即使房间热得烤人，供暖也不会停止。如果你在房间里多布几处感应器，系统就可以恢复正常运转。"

58　　一般情况下，皮质醇的水平遵循一个简单的规律。以 24 小时为周期，皮质醇在早晨升高（让你能起床），然后在白天逐步下降。而抑郁患者整天都会维持较高的皮质醇水平。本来是抑制性的神经回路令皮质醇水平在白天不断降低，而这回路现在出了问题。这也许可以部分解释为什么抑郁者早晨的第一个感觉就是惊惧，而这种感受会持续一整天。那么，通过直接调节皮质醇系统而不是血清素系统，来调节抑郁，就是可能的。其他机构的研究者基于密歇根大学的这些基础研究，尝试用一种降皮质醇药物酮康唑来治疗抑郁患者，有近 70% 的患者表现出了明显改善。酮康唑现在仍会引起过多副作用，还不是理想的抗抑郁药物，但有几家大型制药公司正在研发相关药物，可能不再有这些副作用。不过这类治疗需要严格管理，因为人要回应紧急状况，皮质醇起着不可或缺的作用，这种肾上腺能量帮人迎难而上，抵抗炎症，做出决策，下定决心，以及最重要的，在感染性疾病来袭时启动免疫系统。

　　近来研究者在狒狒和航空管制人员身上进行了皮质醇运作模式的研究。皮质醇长期偏高的狒狒有偏执妄想的倾向，不能分辨真正的威胁和轻微不适的状况，很可能会去死命争抢一根香蕉，哪怕旁边一棵树上果实累累。而在空管人员中，心理健康者的过度工作程度和皮质醇水平之间有着准确的相关性，而心境不佳的空管，皮质醇会随时随地飙高。一旦皮质醇与压力的相关性受到扰乱，你就可能为"香蕉"而歇斯底里，会发现遇到的每件事都充满了压力。"这就是抑郁的一种形式，当然，抑郁本身也让人充满压力"，扬作结道，"这是一种螺旋式坠落的过程。"

　　一旦你压力过大，导致皮质醇水平不断攀升，你的皮质醇系统就会受损，之后会变成一被激活就很难停下来。此后，经历了小创伤而升高的皮质醇水平，也无法像在一般环境中那样恢复正常。就好像任何事物只要损坏过一次，会容易一再损坏，所需的外部压力越来越小；皮质醇系统也是如此。一些人在体力透支后发作过心肌梗死，对他们来说，哪怕是安坐在扶手椅上也容易复发——心脏已破旧不堪，有时不用多大负担就会让它罢工。心智也遵循同样的规律。

59

　　某些事物可用医学解释，不代表它就与心理社会原因无关。"我太太是内分泌专家，"扬的同事胡安·洛佩兹说，"她给有糖尿病的孩子看病。糖尿病当然是胰脏的疾病，但外在因素会产生影响。不只是你吃什么，还包括你要承受多大的压力——在环境糟糕的家庭中长大的孩子常会情绪失控，血糖指标也一团糟。但这个事实并不会把糖尿病变成一种精神疾病。"在抑郁中，心理压力会转换为生物性的变化，反之亦然。如果一个人处于极度压力下，就会释放 CRF，这常会触发抑郁的生物表现。帮助你避免过度压力的心理技术也有助于将皮质醇和 CRF 保持在较低水平。"都在你基因里，"洛佩兹说，"你没法改变它们。但有时你可以控制它们如何表达。"

　　洛佩兹回到了最直接的动物模型上开展他的研究。"如果你忽然给一只大鼠施加巨大的压力，"他说，"大鼠的应激激素就会保持在很高水平。如果这时再去看它的血清素受体，就会明显看到这些受体已被压力损毁。处于高度压力下的大鼠大脑与极度抑郁的大鼠大脑状况非常相似。如果给它注入改变血清素的抗抑郁药，它的皮质醇最后会回归正常。有些抑郁很可能主要与血清素有关，有些可能与皮质醇关联更紧密，而大部分是这两种敏感因素的混合。这种病理生理机制中，也包括这两个系统间的交互影响。"这项大鼠实验做出了发现，而在人类大脑中更高级的前额叶皮质里，也包含很多皮质醇受体，这可能也与人类复杂的抑郁有某些关系。自杀者的大脑显示极高水平的CRF——"极为超量，就好像一直把这种成分大量灌注进他们身体一样。"他们的肾上腺体积比其他死因的人要大，因为较高的CRF会引起肾上腺系统的膨大。洛佩兹最近的研究表明，在自杀者的前额叶皮质中，皮质醇受体确实表现出明显的减少（意味着该区的皮质醇并未适时清理完毕）。洛佩兹说，研究的下一步是要观察那些承受巨大压力，但仍能继续正常工作生活的人。他问道："他们有着怎样的生化应对机制？他们怎么有这样的复原力？他们大脑中CRF释放的模式是怎样的？他们的受体呈现什么状况？"

60

洛佩兹和扬所在部门的负责人约翰·格雷登，则关注持续压力与持续抑郁状态所带来的长期影响。如果你承受过大压力的时间太长，皮质醇一直维持在过高水平，那么特定的神经元就会开始受到破坏，而这些神经元本来应该发挥调节反馈回路、在压力解除后调低皮质醇水平的作用。最终，大脑的海马体和杏仁核会因此受损，这是神经元网络组织的流失。你陷入抑郁的时间越长，受损就可能越严重，会导致周围神经病变：你的视力开始衰退，还可能产生各种其他异常。"这说明了一个明显的事实：我们不仅要在抑郁发作时治疗它，也要阻止抑郁复发。"格雷登说，"我们现有的公共卫生策略是有问题的。抑郁复发者必须永久服药，而不是反复停药又服药。因为他们不仅要忍受重复多发的抑郁期之苦，也在蹂躏自己的神经元组织。"格雷登期待在未来，我们对抑郁产生的生理后果有更多理解，可以帮我们找到逆转这个过程的策略。"也许我们可以尝试将神经生长因子注入大脑的特定区域，让某些组织增殖生长。也许我们可以用其他种类的刺激，磁刺激或电刺激，促使特定区域的组织生长。"

希望如此。服药要付出巨大的代价——不仅是经济上的，还有精神上的。药物依赖令人蒙羞。要一直记录跟踪，存下一叠叠处方单，这都是麻烦事。而一想到如果没有这些无止境的干预，你就不再能做那个你一直以来理解的自己，这样的念头更是有毒。我不确定为什么我会有这样的感受——我戴隐形眼镜，没有它们我就几近失明，但我不会因为我的隐形眼镜、因为我需要它们而感到羞耻（当然我还是宁愿有完好的视力）。药物的长期存在好像是在提醒我有弱点和缺陷；而我是个完美主义者，总是更希望出自造物主之手的事物不受侵扰。

　　抗抑郁药大概会在服用一周后开始起效，但要过六个月之久才能完全发挥功用。左洛复让我感觉糟糕透顶，于是几周后，医生帮我调成 Paxil（帕罗西汀）。我没有很热衷于帕罗西汀，但它确实有效，在我身上副作用也更少。直到很久之后我才知道，虽然超过 80% 的抑郁患者服药都有效果，但只有 50% 的人首次服药就有效——无论是哪种药物。同时，还有个可怕的循环：抑郁的症状本身也导致抑郁。孤独令人抑郁，但抑郁也导致孤独感。如果你无法正常生活，你的生活当然就会如你所料地变得一团糟；如果你没法讲话，也没有性的冲动，你的社交生活和情感生活也就随之消失，那也真的很令人抑郁。大多数时候，每一件事都让我太过沮丧，以至于我无法因具体的某件事而沮丧；这是我能忍受疾病带来的情感丧失、愉悦丧失、尊严丧失的唯一途径。生日之后，我马上就要做新书的巡回朗读会，这太麻烦了。我要去不同的书店和活动现场，站在一群群陌生人面前，大声读出我小说中的段落。这简直是在炮制大型灾难，但我下定决心要挺过去。在纽约的第一场朗读会前，我花了四个小时泡澡，然后一位也曾与抑郁斗争过的好友帮我冲了个冷水淋浴。他不仅帮我把水打开，还帮着我解决了那些要命的麻烦，比如扣子和衣带之类的，还一直站在浴室里，好等我冲完澡后能再帮我从浴室出来。之后，我去会上朗读了，感觉嘴里好像都是婴儿爽身粉，听也听不清，还一直担心自己要晕倒，但我还是坚持了下来。结束后，另一个朋友帮我回到家，我在床上躺了三天。我已经不再哭了：如果我服了足量的赞安诺，就能控制住紧张。我仍然觉得自己几乎无法从事日常的活动，每天我都早早地在惊恐中醒来，需要几个小时克服恐惧来让自己下床；但我已经能强迫自己每天出门一两个小时，接触外界。

　　抑郁的恢复很缓慢，每个人能恢复的程度也各不相同。一位精神健康工作者这样描述自己与抑郁持续抗争的过程："它从未真正离开我，我每天都在跟它奋战。我在服药，这有帮助；我也刚下定决心不向它拱手认输。你知道吗，我有个儿子，也承受着抑郁之苦，我不想让他觉得抑郁是不好好生活的一条理由。我每天都起床，为孩子们做早餐。有时我能在做好早餐后继续做其他事，有时我只能回到床上躺着，但我每天都会起床。我每天都会在某个时间来这间诊室。有时我会晚到几个小时，但我决不会因为抑郁而整天都不来。"我们谈话时，她的眼泪滚落下来，但她咬着牙，继续说："上周有一天我醒来时感觉真的很差。我想法子下了床，数着步子走去厨房，打开冰箱。所有的早餐材料就放在冰箱靠里的位置，但我就是没法够到那么远。孩子们进来时，我就只是站在那里，盯着冰箱里面。我痛恨这样，痛恨在孩子面前这样。"我们谈着这种日复一日的抗争，她说："像凯·贾米森或者你这样的人，能获得很多支持，帮你们撑过这一切。但我的父母都已经去世，我也离婚了，要去寻找支持并不容易。"

引发抑郁的常是人生大事。约翰·霍普金斯大学医学院附属医院的梅尔文·麦金尼斯说："一个人处在不稳定的状况时更易得抑郁。"伦敦大学的乔治·布朗是人生事件这一研究领域的开创者，他说："我们认为，大部分抑郁在根源上都是反社交的；这是个独立病种，但大部分人如果处在某些特定的状况中，都可能产生重性抑郁。人与人的脆弱程度当然不同，但我认为至少2/3的人都相当脆弱。"他通过25年的详尽研究提出，具有严重威胁性的人生事件是触发首次抑郁的重要原因。这些事件一般都包括某种丧失：失去一个重要的人，失去某种角色，失去对于你自己的某种认知；最糟的情况下可能还会有屈辱感、困缚感。正面的生活改变也可能引发抑郁，比如有了孩子，获得升职，或是结婚，这些事件引发抑郁的可能性不亚于死亡或丧失。

传统观点认为，在内源性抑郁与反应性抑郁之间有一条清晰的界线。内源性抑郁由某种内在因素偶然引发，而反应性抑郁是对悲伤情况的极端反应。在过去十年，这种区分已经开始崩裂，人们越发清楚地意识到，大部分抑郁都混合了反应和内源两种因素。耶鲁大学的罗素·戈达德向我讲述了他与抑郁抗争的故事："我服用阿伸定（阿莫沙平），却导致了精神病，我妻子只好赶紧把我送医院。"他用 Dexedrine（右旋苯丙胺）的效果就好多了。他的抑郁常因家庭事件而加剧。他告诉我："我知道儿子的婚礼会很刺激情绪，而任何刺激情绪的事，无论是好是坏，都会让我爆发。我想事先准备好。我一直痛恨电击疗法，但还是去做了。可一点用都没有。婚礼要开始时，我甚至下不了床。这让我心碎，但我就是完全没办法去参加婚礼。"这也给他的家人和家庭关系带来了巨大的压力。"我妻子知道她什么都做不了，"戈达德解释，"她后来学会了就让我一个人待着，谢天谢地。"但家人和朋友经常无法做到这一点，也无法理解。有些人的态度则太过纵容。如果你把一个人视为完全残障来对待，他就也会这么看自己，这会让他真的完全失能，甚至达到他本不致如此的程度。药物的存在令这个社会越来越不宽容。有一次我在医院里听到一位女士对她儿子说："你有问题？把那个百优解吃了，克服问题，再给我打个电话。"建立合适的容忍度不仅对病人是必需的，对家庭也同样必需。"家庭成员必须要保护自己，"凯·贾米森有一次对我说，"要抵制绝望的蔓延。"

　　有一点现在仍不清楚：究竟什么时候是抑郁触发了人生事件，什么时候是人生事件触发了抑郁。综合征和病症，二者界限模糊并相互引发：不幸的婚姻引发糟糕的人生事件，这些事件引发抑郁，抑郁又引发不良的关系，即不幸的婚姻。匹兹堡大学的研究表明：第一次重性抑郁发作通常与人生事件关系紧密，第二次发作时关联就会减少，到第四五次时人生事件似乎就全无影响了。布朗也同意，超过某个特定的点后，抑郁就开始"自发而动"，变得完全随机、内源地发作，与人生事件脱钩。虽然很多抑郁者都经历过一些典型事件，但经历过这类事件的人，只有约 1/5 会发展为抑郁。很显然，压力会提升抑郁的发病率。最大的压力是屈辱，其次是丧失。对于有生理性脆弱的人来说，最好的防卫就是"足够好的"婚姻，这能消化外来的屈辱，将它们的影响最小化。"心理社会因素会导致生理的改变，"布朗承认，"重点是，那个脆弱的地方最开始一定是由外部事件触发的。"

　　就在我的新书巡回朗读会开始前，我开始服用 Navane（替沃噻吨），一种有抗焦虑疗效的抗精神病药物，我们希望这种药能让我减少服用赞安诺的频率。我的下一站是加利福尼亚。我觉得我去不了，我知道，我一个人去不了。最后是父亲带我去了。我服了赞安诺，昏昏沉沉，他就是在这种情

63

况下把我弄上飞机又弄下飞机，送出机场，再进酒店。药的作用很强，我几乎要睡着了，但在这种状态下我也应付了这些变化，而一周前这在我会完全不可想象。我知道，我做到的事越多，轻生的念头就会越少，所以这次旅途很重要。我们到达旧金山后，我在床上睡了大概 12 个小时。之后，在那里的第一顿晚餐上，我忽然感到了轻松。我们坐在酒店宽敞舒适的餐厅里用餐，我为自己点了菜。我已经连续好几天跟父亲在一起，但我完全不知道除了我之外，他的生活里还发生了什么。那晚我们聊了天，感觉好像是几个月没见一样。上楼后，我们坐下，继续聊到很晚。临睡时，我几乎欣喜若狂。我吃了房间迷你吧里的一些巧克力，写了封信，读了几页随身带来的一本小说，还剪了指甲。我觉得自己已经准备好回到这个世界了。

64 　　第二天早晨，我感觉还是跟之前一样糟。父亲帮我下床，打开淋浴喷头。他尽力想让我吃点东西，但我怕得都无法咀嚼。最后我还是喝了点牛奶，有几次都差点吐出来。我被一种阴冷的凄惨折磨着，感觉就像是一个人刚把一件宝贵的东西掉在地上摔碎了一样。那时，1/4 毫克的赞安诺就能让我睡 12 个小时，但那天我服了 8 毫克，却还是紧张得不能安静坐着。到晚上我感觉好了一些，但也没有好太多。这就是崩溃在那个阶段呈现的状态：进一步，退两步；进两步，退一步。好像华尔兹的方块步一样。

　　接下来的一段时间里，我的症状开始减轻。在一天中我状态变好的时间提前了，持续更久，也更常见了。很快我就可以自己吃东西。很难解释我当初的失能状态，但有点像我想象中自己垂暮之时的感觉。我的姑婆碧翠丝 98 岁时还很硬朗，99 岁时每天起床后还会精心着装。如果天气不错，她还会走八个街区散步。她仍很在意穿着，也喜欢电话打上几个小时。她记得每个人的生日，偶尔还会外出午餐。开始从抑郁中恢复时，你的状态就是每天都会起床穿衣。如果天气不错，你也能出去走走，甚至吃个午饭。可以在电话里聊天。碧婆婆散完步后不会气喘吁吁；她走得比较慢，但很享受散步的时间，也很高兴能出去。在抑郁的恢复阶段也是如此，并不是你完全正常地吃一顿午饭就什么都好了，就像碧婆婆能走八个街区并不意味着她能像 17 岁时那样跳舞一整夜。

　　崩溃阶段不会迅速或轻易地过去，情况会继续起伏不定。尽管我的某些抑郁症状似乎开始改善，但我不幸地对替沃噻吨起了少见的累积性不良反应。服用三周后，我开始失去直立的能力，走几分钟后我就必须要躺下来。这种需要就像呼吸一样，我完全无法控制。我去做一个朗读会，要紧紧靠在讲台上。读到一半我就要开始跳过一些段落，这样才能读完。结束后，我会坐在椅子上，紧紧抓着座位。一旦能离开房间——有时是假装要去洗手间——我就要马上再躺下。我不知道这到底是怎么回事。我记得有一次和朋友在伯克利的大学校园附近散步，她认为大自然对我有好处。我们只走了几分钟，我就觉得累了。我强迫自己继续，想着天气和空气会帮助我；之前我已经在床上躺了大概 15 个小时。自从我为了避免一口气睡 50 个小时而大大减少赞安诺的药量之后，我就开始再次感到高度的焦虑。如果你从未体验过焦虑，可以试想一种跟平静完全相反的感觉。在那一刻，所有的平静，无论是内在的还是外在的，都从我生命中剥离了。

65

很多抑郁都会合并焦虑的症状。我们可以将焦虑和抑郁分开来看待，但就像来自南卡罗来纳医学院的詹姆斯·巴伦杰，这位焦虑研究方面的领军专家所说的："两者是密不可分的孪生兄弟。"乔治·布朗则简要地概括："抑郁是对过去之丧失的反应，而焦虑则是对未来之丧失的反应。"托马斯·阿奎那曾提出，恐惧之于悲伤正如希望之于愉悦；换句话说，焦虑是抑郁的前兆。我在抑郁时体验到巨大的焦虑，在焦虑时也体验到巨大的抑郁，这让我理解了退缩和恐惧是密不可分的。焦虑并非偏执，焦虑障碍患者对自身状况的评估与其他人差不多，不同的是焦虑改变了对评估的感受。约有一半单纯焦虑的患者会在五年之内发展出重性抑郁。如果说抑郁和焦虑都有着基因方面的因素，那它们都和同一组基因有关（这组基因还与酒精成瘾的基因联系在一起）。焦虑恶化而产生的抑郁，比单纯的抑郁引起的自杀率更高，康复也更困难。"如果一个人每天都发作几次惊恐，"巴伦杰说，"就算是汉尼拔\*也得屈服。人会被打成一摊糨糊，只能瘫在床上。"

10%~15% 的美国人都在经受某种焦虑障碍。科学家认为，部分因为脑

---

\* 汉尼拔（Hannibal，公元前 247—前 183/1），迦太基将军及政治家，在征讨、抵抗罗马的战争中取得斐然成绩，是西方古代非常杰出的将领。

中的蓝斑核既控制去甲肾上腺素的生成，也控制小肠运动，所以至少一半的焦虑障碍患者也有肠易激综合征（IBS）；任何有过强烈焦虑的人都知道，食物一路滑过消化系统的速度可以有多快。焦虑也涉及去甲肾上腺素和血清素。"2/3 的情况下人生事件会牵涉其中，而且总关乎安全感的丧失。"巴伦杰说。某些抑郁特有的惊恐，有 1/3 是在无梦的深度睡眠状态，即 δ 波睡眠中发作的。"事实上，惊恐障碍源自让我们所有人都紧张的事物，"巴伦杰说，"我们治愈这些障碍，就好像是把人带回正常的焦虑状态。"惊恐障碍确实与程度有关。比如说，即使没有焦虑障碍，大多数人也会觉得走在拥挤的人群中是种压力；而如果一个人有焦虑障碍，这种压力就可能恐怖得难以言表。我们每个人过桥时都会小心一些——它的承重可以吗？安全吗？——但对一个有焦虑障碍的人来说，要走过一座数十年来都交通繁忙的坚固钢架桥，就好像普通人在大峡谷上走钢丝一样可怕。

　　说到我的焦虑，那次我和我伯克利的朋友出去散步，做些锻炼。走着走着，我忽然寸步难行，就那么全身穿戴整齐地躺到泥泞之中。"起来，怎么也到那块木头上去。"朋友说。我却动弹不得。"就让我待在这儿吧。"我说，然后感觉到自己又哭了起来。我在那摊泥泞中躺了一个小时，感到水渗进衣服里，之后朋友几乎是把我架回车上。一度被磨去外层而完全裸露的神经，这时又好像裹了层铅。我知道这是场灾难，但知道这一点毫无用处。西尔维亚·普拉斯在她的小说《钟形罩》中生动地描绘了自己的崩溃："我就是没法做出反应。我觉得自己好似龙卷风眼，在一片喧嚣骚乱裹挟下向前移动，处在中心的我却麻木不仁，了无知觉。"我感觉我的头好像是被透明树脂包裹了起来，就像一只永远被困在透明镇纸中的蝴蝶。

　　那段时间，新书朗读会是我生命中最艰难的任务，比我之前或之后遭遇过的任何挑战都更困难。为我组织这些巡回朗读会的一位宣传人员跟我一起参加了一大半的活动，后来我们成为了挚友。父亲同我一起走过了很多行程；我们不在一起时，他每隔几个小时就打电话给我。还有几位很亲近的朋友照顾我，我从来都没有一个人待过。我得说，我并不是个有趣的同伴；仅是这份深厚的爱，以及我对这份深厚之爱的体认，并不足以成为良药。但我也得说，如果没有这份深厚的爱和对它的体认，我也绝对无法也在自己心中找到深爱，凭它坚持完巡回朗读会。我大概只会在树林里找到一个地方躺下，冻僵而死。

到12月，那种恐怖感有所减轻。我至今不知道这是因为药物的作用，还是因为朗读会终于结束了。最后我只取消了一场朗读会。从11月1日到12月15日，我成功去了11座城市。在抑郁期间，我曾有过几次随机的窗口期，就好像雾霭忽然消散。简·凯尼恩，一位大半生都经受严重抑郁的诗人，曾这样写道抑郁中恢复窗口的浮现：

　　……带着某种困惑

　　和苦涩，

　　就好像有人为她自己

　　从未犯下的罪行获得宽恕。

　　我回到婚姻和朋友之中，

　　回到一串串粉色蜀葵近旁；回到

　　我的书桌、书本和椅子。

12月4日，我走进纽约上西区一位朋友家中，在那里度过了一段还不错的时光。之后几个星期我都感到开心，不是因为那段不错的时光，而是因为我竟能感到不错。我安度了圣诞节和新年，表现得似乎就是从前的我。我之前体重掉了差不多15磅，现在又开始回升。父亲和朋友都祝贺我取得了巨大进步，我也谢了他们。然而在内心深处我知道，离开我的仅仅是症状而已。我痛恨每天吃药，痛恨曾一度崩溃、失去理智，痛恨"崩溃"（breakdown）这个古板却中肯的词，它隐含着机械失灵之义。撑过巡回朗读会让我松了口气，但我也被所有还没撑过去的事搞得精疲力尽。我被这个世界打败了，被其他人和他们的生活打败了，我过不了他们的生活，也做不了他们的工作——甚至那些我永远都不想做、不必做的工作，也打败了我。我差不多又回到了9月的状态，直到这时我才明白情况可以糟到什么地步。我下定决心，决不要再来一次这样的经历。

这个半康复的状态可能会持续很长时间，是一个危险的阶段。在我抑郁最严重的时期，我连羊排都切不了，也就无法真正伤害自己。但在开始恢复的阶段，我感觉已经恢复得足够自杀了。我基本上已经能做之前做得到的所有事，只是仍然缺乏快感，完全无法体验到愉悦。我表面上仍在努力让自己好起来，但现在我有了能量思考为什么要努力，并且找不到像样的理由。我特别记得有个晚上，有个熟人说服我跟他去看电影，我去了，为了证明我能高兴起来。几个小时的时间里，别人的脸上有怎样的快乐，我都全部照做，虽然他们觉得有趣的那些段落实是让我痛苦。回到家后，我感到惊恐又回来了，随之而来的还有巨大的悲伤。我到卫生间呕吐了好几回，就好像我对自身孤独的强烈感受成了我身体里的一种病毒。我想，我会孤独地死去，活下去也没有什么像样的理由。我还想，那个正常、真实的世界，那个我生长于兹的世界，那个我相信也有其他人生活着的世界，再也不会敞开接纳我了。这些想法在我头脑里像炮弹一样炸开。我在卫生间的地上干呕，胃酸顺着食道上涌，我试图呼吸，却被自己的胆汁呛到。我那阵子吃得很丰盛，好让体重回升，这时只觉得那些食物好像全都要涌上来，我的胃也像是要里外翻个个儿，软趴趴地垂挂在马桶上。

我在卫生间地上躺了大概 20 分钟，然后爬出去，到床上继续躺着。我的理智清楚地告诉我，我又不行了，这个意识让我更加疲惫；但我知道如果让这种疯狂继续发展可不是什么好事。我需要听到另一个声音，哪怕只是短短几句话，来穿透我恐惧的孤独感。我不想给父亲打电话，因为我知道他会担心，而且我也希望这种情况只是暂时的。我想跟一个头脑清醒又能安慰我的人说说话（但这个冲动很不明智：你发疯时，同样的疯人才是更好的朋友，因为他们了解那种感受）。我拿起电话，打给一位老友，我们之前谈过用药，谈过惊恐。她那时一点就透，表现得也很开放。

我想她能让我重获生机，让我免于堕落。那时大约是凌晨两点半。她丈夫接了电话，然后交给了她。她说："喂？"我说："嗨。"然后停了下来。"发生什么事了吗？"她问。情况当即明了：我无法解释到底发生了什么。我无话可说。这时有另一通电话打进来，是跟我去看电影的人，打电话问我他是不是买完汽水后不小心把钥匙混在找零里一起给了我。我翻了翻口袋，找到了他的钥匙。"我得挂了。"我对那位老友说，挂了电话。那天夜里，我爬上楼顶，太阳升起时，我感到这像一场闹剧一样荒诞。住在纽约，却试图跳六楼自杀，简直不知是怎么想的。

我不想坐在楼顶上，但我也知道如果我不让自己考虑自杀这种解脱之法的话，我很快就会内心爆炸，真的自杀。我感到这份绝望的致命触须缠绕着我的四肢，很快就会侵袭我的手指，而我需要这些手指拿起合适的药物，或是扣下扳机，而如果我死掉，这些将是我仅存的动作。我听得到理性的呼唤："看在老天的份儿上，下楼去吧！"但我也清楚，凭理性，我应该否认内心所有的毒。想到大限，我已经感到某种绝望的狂喜。如果我能像昨天的报纸一样用完即弃就好了！那样我就能静悄悄地丢弃自己，为消失而欣慰，在墓穴里欣慰——如果那是唯一能容下些欣慰的地方。

我自己也意识到了抑郁既脆弱又可笑，是这个念头帮我从楼顶下了来。我也想到父亲，他为我做出如此巨大的努力，这念头也帮到了我。我无法让自己相信会有人足够爱我，无法想象会有人在意我的消失，但我知道父亲这么努力地救我，如果最终没有成功，他会有多伤心。我一直想着有一天要为他切开羊排，我知道这是我的承诺，而我一向为自己从未违背任何承诺而骄傲，我的父亲也从未对我食言。这些想法终于让我走下了楼。那是清晨 6 点，我全身都被汗水和残露浸透，不久就发起了高烧。我回到公寓里，不再特别想死了，但也完全不想活着。

拯救你的东西常常微不足道却意义重大。隐私感当然是一个理由：结束生命，会将你生活的不幸公诸于世。有位名人，极为英俊聪明，婚姻也很幸福，我高中认识的女孩子们都在房间墙上贴满了他的海报；而他告诉我，他在近 30 岁时曾罹患严重的抑郁，非常认真地考虑过自杀。"最后是虚荣心救了我，"他很真诚地说，"想到事后人们会说我无法获得成功，或者无法面对成功，还会嘲笑我，我实在受不了。"似乎名人和成功人士特别容易遭受抑郁之苦。又鉴于这世界充满了缺憾，完美主义者也有抑郁的倾向。抑郁会降低自尊，但在很多人格中，骄傲并不会被消解掉，而骄傲据我所知，是驱使人去抗争的最好动力之一。如果你的状态已经低落到连爱都近乎毫无意义，那么还有虚荣心和一份责任感能拯救你的生命。

楼顶事件发生后两天，我才又打电话给那位老友，她责怪我吵醒她后又消失不见。在她责备我时，我感到自己的生活有一种压倒性的怪异感，我完全无法解释。高烧和恐惧令我晕眩，我什么也没说。那之后她再也没怎么跟我说过话。我觉得她是那种珍视正常状态的人，而我已经变得太过特别。抑郁对朋友而言也是很难应对的状况。你会对他们提出就通常标准而言毫不合理的要求，而他们往往没有足够的适应力、变通性、知识或意愿来处理这种状况。如果你运气好，有些人的适应能力会让你大吃一惊。你能告诉他们你做得到什么，有什么希望。慢慢地，我学着接受每个人都是不一样的。有的朋友能够处理面前的重性抑郁，有的就不能；大多数人不太喜欢听另一个人的不幸；很少有人能将抑郁与外在现实区分开；很多人更愿意相信，如果你在受苦，那总有原因和合理的解决方案。

我最好的朋友里，大多数都有点疯狂。他们把我的坦白视作一个邀请，令他们也可以坦白。我在与很多朋友的关系中都找到了一种信任，就像是存在于老同学之间或是前任爱人之间的信任，是一种大量的相互了解带来的轻松感。我尽量谨慎对待那些过于理智的朋友。抑郁本身带有破坏性，也滋生破坏性的冲动：我很容易对不理解这一点的人感到失望，有时还会责备那些令我沮丧的人，这当然是错的。无论什么样的抑郁过后，都需要做很多清理性的工作。我记起其实我还爱着那些一度想放弃的朋友。我试着重新建起被我废弃的东西。无论什么样的抑郁过后，都会有一个时刻要把打破的鸡蛋复原，把泼出去的牛奶收回罐子。

1995 年春天，我精神分析的最后阶段还在拖拖拉拉地继续着。我的分析师越来越接近退休。尽管我不想失去她，但我觉得这个挤牙膏般的过程极为折磨，好像是在慢慢揭开伤疤。似乎我又重温了一次加长版的母亲离世。最终我自己结束了它：有一天我走进诊室，忽然感到一阵清醒，于是宣布我不会再来了。

在精神分析中，我细细审视了自己的过去。我从那时开始认定，母亲也抑郁。我记得有一次她描述过那种身为独生女的孤寂感。成年后，她很易激惹。她把实用主义作为一个力场，保护自己总能抵御无法控制的悲伤。但最好的时候，这也只能部分起效。我现在觉得，她之所以能免于崩溃，是因为她严格安排和管理着自己的生活——她是位惊人自律的女性。我现在也觉得，她对秩序那般热衷实是种幸运，而这源于她的痛苦，这痛苦一直被她严苛地限制在表面之下。我为她所忍受的痛苦而心痛，那些痛苦我已几乎无须再去忍受——如果我小时候已经有了百优解，那么她的生活，我们的生活，又会怎样呢？我希望看到有更好的治疗方法，更少的副作用，但我已经很感激自己生活的时代拥有了解决方法，而不是还在无知中挣扎。母亲有很多与困难一起生活的智慧，这些对我来说已经不再必需，而如果她活得哪怕再久一点点，也不再需要这样的智慧了吧。回想这一切让我心酸。我经常想知道，如果她知道我的抑郁会说些什么，她是否会在其中看到什么似曾相识的东西，我的崩溃是否会令我们彼此靠近；但既然她的死就是引起我崩溃的至少部分原因，这些问题的答案我永远都不会知道了。直到失去她后，我才想到有什么问题要问她。尽管如此，我在母亲身上看到，一个人总是活在某种程度的悲伤中，是什么样子。

　　我一停药就停得很快。我知道这很傻，但我就是不顾一切地想摆脱药物。我想也许我能再次找回自己。这个策略并不明智。首先，赞安诺的突然停药反应是我从未经历过的：我睡不好，感到焦虑和一种奇怪的不安，还时刻感觉好像前一晚喝了十多升的廉价白兰地一样。我眼睛疼痛，胃部翻滚，这可能是帕罗西汀的停药反应。晚上将睡未睡之时，恐怖无情地梦魇会来纠缠，我于是醒过来，心跳得扑通扑通。精神药理学家曾反复告诉我，当我准备停药时，应该慢慢来，并听从他的指导。但我的决心来得很突然，我怕失去它。

71

　　我觉得好像有点找回了往日的自己，但过去的一年太糟糕了，也深深撼动了我，所以我虽然又恢复了正常的能力，但同时也认识到没法再这样继续下去。这并不像恐惧那样是不理性的，也不是愤怒，而是相当合理。我已经活够了，现在只希望想办法在尽量不伤害身边人的情况下结束生命。我需要相信一些东西，也展示一些什么，好让所有其他人都理解我是多么绝望。我需要一些明显的病症，而不是看不见的障碍。我几乎毫不怀疑我选择的特定行为是高度个人化的，与我自己的神经症高度相关，但那种急切想要摆脱自己的决定，正是典型的激越性抑郁。我要做的一切就是让自己生病，那会给我某种许可。而我后来知道了，希望患上看得见的疾病，这种想法在抑郁者中非常普遍，经常以自伤的形式体现出来，以此来让身体状态与精神状态相一致。我知道如果我自杀的话，我的家庭会遭到毁灭性的影响，朋友也会十分悲伤，但我觉得他们都会理解我别无选择。

我不知道该怎么让自己得上癌症、多发性硬化或其他致命疾病，但我恰好知道怎么得上艾滋病，于是决定依此行事。在伦敦的一个公园里，午夜后一个僻静的时间，一个带着玳瑁眼镜的矮胖男人来向我求欢。他把裤子拉下来，俯身向前，我就上了。我感觉这完全是发生在另一个人身上似的。我听到他的眼镜掉到地上，而我想到的仅仅是：我很快就会死，永远都不会像他一样又老又可悲了。有个声音在我脑海里说，我终于启动了这个过程，很快就会死，这么想让我感到了莫大的轻松和感激。我试着去理解为什么这个人一直活着，为什么他会起床做一整天的事，只是为了晚上到这儿来。一道弯月挂在夜空，正是春天。

我并不想缓慢地死于艾滋，而是想用感染HIV病毒为借口来结束自己的生命。回家之后，恐惧忽然来袭，我于是给一个好友打电话，告诉他我都做了什么。他一直宽解我，然后我去就寝。第二天早晨醒来时，我感觉今天好像是大学的第一天、夏令营的第一天，或是新工作的第一天。这是我下一个生活阶段的开始。因为尝了禁果，我还决定做些苹果酱。撒手人寰现在可以信手拈来。我有了一种新的效能感，那种漫无目的的抑郁已经烟消云散。在之后的三个月里，我一直寻找着机会，甚至不惜冒更大、更直接的风险，与我觉得是感染了病毒的陌生人发生关系。这些性行为并未给我任何愉悦，这让我很难过，但我太关注自己的目标，也就顾不上忌妒能享受到性福的人了。我从不知道那些陌生人的名字，从未去他们的家，也从未请他们跟我回家。我每周一次，通常是周三，去一个附近的地方，在那儿我能比较经济地获得感染自己的机会。

同时，我也厌烦地经历着激越性抑郁的典型症状。我曾经有过焦虑，那是一种全然的恐惧；但这次的焦虑更多充斥着憎恨、痛苦、负罪感和自我厌恶。我一生中从未感到如此无常。我睡眠很差，极易激惹。我至少跟六个人不再来往，其中有一个还是我一度觉得自己爱上了的人。如果通电话时有人说了什么我不爱听的话，我就会砰的一声把电话狠狠挂掉。我批评每一个人。我很难入睡，因为我的脑海中总是跑过过去经历的那些小小不公，它们眼下变得令我无法释怀。我无法专注于任何一件事：通常我很喜欢在夏天尽情读书，但那个夏天我连一本杂志都看不完。每天晚上我睡不着的时候就开始洗衣服，让自己有事可忙，让自己分心。如果被蚊子咬了，我会一直抓到出血，结痂后再揭开；我咬指甲咬得很厉害，结果手指也总是出血；虽然我从没真的去割自己，但全身上下都是伤口和抓痕。我的状况与当初让我崩溃的植物性（躯体性）症状非常不同，所以我没有意识到，我仍然深陷在同样的疾病之中。

　　10月初的一天，在一次并不愉快的不安全性行为后——这次是和一名年轻男孩，他一路跟我到了一家酒店，在电梯里对我上下其手——我意识到我也可能在传染其他人，而这并不是我的目标。我忽然间很害怕已经把病传给了别人；我想结束自己的生命，但不想危害世人。我已经用四个月来让自己感染，一共有过15次不安全性行为。该停手了，免得把疾病传得到处都是。而知道自己会死也缓和了我的抑郁，甚至很奇怪地削弱了我想死的愿望。我把那段生活抛在身后，重新变得体面起来。在我32岁的生日聚会上，我环顾四周，看到众多朋友来为我庆祝；我能够微笑，因为我知道，那是我最后一个生日，我再也不会过生日了，我很快就会死。庆祝让人疲惫，礼物的包装纸也都没拆。我算着还需要等多久。我给自己写了一张备忘，日期是3月的一天，那时我最后一次不安全性行为已过去了六个月，我也会拿到我的测试结果，我的确认。这期间，我情况都还不错。

　　我在几个写作项目上工作得卓有成效，组织了感恩节和圣诞节的家庭聚会，也为自己最后的节日而伤感。新年的几个星期后，我与一位朋友回顾了那些性行为的细节，他是HIV专家，并认为我很可能会没事儿。一开始我很沮丧，但随后我的激越性抑郁，或者其他什么让我做出那些行为的症状，开始缓解。我并不认为这些寻求HIV的经历起到了救赎作用，只不过是时间的流逝在治愈着驱使我走向极端的病态想法。抑郁降临在一个人的身上时，那崩溃的力量宛如狂风，无法抵挡，而离开时，则一点一滴，

73

悄然无声。我的第一次崩溃就这样过去了。

　　对正常的执念，在明白无误的异常面前坚信自己的内在逻辑，这是抑郁的特色。本书中每个人的故事都是如此，我一次又一次地与这样的故事相遇。然而，每个人的正常都不一样：正常可能是比怪异更私人化的一个概念。比尔·斯坦，我认识的一位出版商，来自一个充满了抑郁与创伤的家庭。他的父亲是生于德国的犹太人，在 1938 年初用商务签证离开了巴伐利亚。他的祖父母在 1938 年 11 月的水晶之夜，在家宅之外排在长队之中，虽然并未被捕，却目睹了众多友人、邻居被送到了达豪集中营。在纳粹时期的德国身为一名犹太人，经历的创伤恐怖至极，比尔的祖母在水晶之夜后的六个星期里日渐衰颓，最终在圣诞节那天自杀。她自杀后的一个星期，比尔祖父母的出境签证双双寄到。最终只有他祖父独自离开。

　　比尔的父母 1939 年在斯德哥尔摩结婚，婚后移居巴西，之后又在美国定居。他的父亲一直拒绝谈起那段历史；"德国的那段日子，"比尔回忆说，"仿佛完全不存在。"他们住在生机勃勃的城郊一条美丽的街道上，好像生活在不现实的肥皂泡中。也许部分因为他对现实的长期否认，比尔的父亲在 57 岁时经历了一次严重的抑郁崩溃，并在随后三十多年的人生中不断复发，直至去世。他的抑郁遵循的模式，也被他的儿子原样继承。他第一次重度崩溃发生在儿子 5 岁时，之后周期性地垮掉，其中特别严重的一次抑郁从比尔上六年级一直持续到初中毕业。

　　比尔的母亲来自一个更富有也更有权势的德国犹太家庭，1919 年她一家离开德国，移居斯德哥尔摩。他的母亲个性强硬，曾掌掴一名对她无礼的纳粹上尉。"我是瑞典公民，"她对他说，"不许你用这种态度跟我讲话。"

　　到 9 岁时，比尔已经经历了数段漫长的抑郁。大约有两年的时间，他都害怕睡觉，一旦父母睡了，他就要饱受精神折磨。之后几年，他这种怕黑的感觉有所缓解，后来又有几次轻度发作，而在 1974 年，他刚上大学后的第二个学期，这样的感觉又再次袭来，挣脱控制。"它简直就是我一个虐待狂室友，而我学业上的压力又很重。我焦虑得喘不过气来。"他回忆说，"我就是受不了那样的压力了，于是去了大学健康中心，他们给我开了安定

（地西泮）。"

抑郁在夏天也并未缓解。"我在重性抑郁中时，常控制不住要腹泻。我记得那年夏天我这方面的问题特别严重。我害怕大二的新学期，也无法去面对大一那些考试成绩什么的。但当我回到学校，发现自己大一的成绩是全 A，我真觉得一定是有人弄错了。发现并没有搞错时，我十分振奋，这把我拉出了抑郁的境地。"如果有诱因会触发崩溃，同样也会有诱因令情况好转，比尔就得到了他的诱因。"一天后我恢复了正常，但我对学业再也没有真正投入过，我放弃了我的抱负。如果你那时告诉我，我现在这时会做什么，和哪些人共事，我一定瞠目结舌。我那时毫无雄心壮志。"虽然比尔接受了自己的命运，但他仍然努力读书，努力得像个奴隶。他继续拿着全A 的成绩。"我不知道为什么我还要费这个力气，"他说，"我又不想上法学院什么的。我可能就是觉得好成绩会给我安全感，让我相信自己还一切正常。"毕业后，比尔到纽约州北部的一所公立高中任教。那成了一场灾难，他管教不了班里的学生，在那里只工作了一年。"我败下阵来，瘦了一大圈，还又发作了抑郁。后来一个朋友的父亲说能给我一份工作，我想有点事干，就去做了。"

比尔·斯坦是个安静的人，智识超群，自律甚严。他谦逊过头，几乎都要成了他的缺点。比尔反复经历抑郁复发之苦，每次差不多有半年，与季节多少有些关系，经常在 4 月经受最糟的状况。最严重的一次是 1986 年，当时他工作突然出了状况，又失去一位好友，还在试图停服赞安诺，本来他才吃了一个月，就成了瘾；所有这些都凑在了一起。他说："我卖了公寓，丢了工作，还失去了大部分朋友。我没法一个人待在屋子里。我本应该从刚卖掉的旧公寓搬到正在装修的新公寓去，但就是做不到。我一下子就垮了，焦虑摧毁了我。我清早三四点钟就会在一阵阵焦虑中醒来，那种感受非常强烈，让人觉得还不如从窗子跳出去。我和别人在一起时，总感觉压力都要把我压昏了。三个月前，我还可以嗖地飞到地球另一边的澳洲，毫无障碍，而现在世界已经离我而去。抑郁来袭时我正在新奥尔良，我那时突然就知道，我得回家，但连登机都做不到。别人趁机占我便宜，我就像开阔草场上一只受伤的动物。"他完全崩溃了。"你特别糟的时候，脸上就会是这么一副紧张兮兮的表情，好像给打懵了一样。你会因为自己的缺陷而举止怪异。我失去了短时记忆。然后情况愈演愈烈。我没法控制肠胃，会失禁。我也生活在巨大的恐惧里，害怕我无法离开自己的公寓，而这又带来进一步的创伤。最后，我搬回了父母家。"但回家之后，情况并未改善。比尔的父亲因为儿子的病也一蹶不振，终于住进了医院。比尔只好去跟姐姐同住，后来一个学生时代的朋友让比尔和他一起住了七个星期。"真是太可怕了，"比尔说，"那时我觉得这辈子都要带着精神疾病了。那次复发持续了一年多。顺着它走似乎比抗争要好一些。我想你需要放下它，需要明白世界会被重新创造，也许再也不是你之前知道的样子。"

比尔几次走到医院大门前，却没法进去挂号。1986 年 9 月，他终于到纽约的西奈山医院就诊，要求接受电痉挛治疗（ECT）。电痉挛治疗帮到过他的父亲，却对他无效。"那真是我能想象的最没有人性的地方。要在自己家以外的地方生活却不能带自己的剃须工具或指甲剪。必须穿睡衣裤。必须四点半吃晚饭。他们说话的态度居高临下，好像你除了抑郁之外还是个智障。你看到其他病人住在软垫墙的小单间里。你的房间里也没有电话，因为你可能会用电话线勒死自己，而他们也要控制你和外界的联系。这可不是什么正常的住院治疗。在精神病房里，你的权利全被剥夺。除非抑郁者完全无助或迫不及待地想自杀，否则我不认为医院这地方适合他们。"

电击治疗的物理过程很可怕。"操作这些治疗的那位医生，看起来非常像科学怪人赫尔曼·明斯特。*治疗在西奈山医院的地下室进行。所有准备接受电击的病人都要排着队一路到地下室，好像走入地狱一样。我们所有人都穿着浴袍，像是被铁链锁成一串的犯人。因为我平时还比较镇定，他们就把我排在最后。我站在那儿，努力安慰那些等待治疗但吓坏了的人。医院员工走进来，从我们中间挤过，去他们的储物柜拿东西——那些储物柜也在地下室。我要是但丁，一定能把那种景况描述得绘声绘色。我之前想要做治疗，但那个房间和那些人，让我觉得好像身处纳粹医生门格勒的

* 明斯特（Herman Munster），"科学怪人"系列形成过程中，那个典型的人造怪人形象：平头顶，脸上到处缝合，头／颈部插着螺栓，他的制造者是弗兰肯斯坦博士，出自玛丽·雪莱的同名小说。

野蛮集中营实验室。如果要做这样的事，找个光线充足、色彩明亮的八楼房间做行不行！现在我可不会再忍受这样的事。"

"我到现在还很痛惜我失去的记忆力，"他说，"我从前记忆力过人，简直像拍照片，但现在都回不来了。出院时，我记不得储物柜密码，记不得和别人聊天的内容。"刚出院时，他甚至无法做整理文件的义工工作，但他很快开始恢复正常的能力。他搬到圣达菲和朋友同住了六个月，夏天又回到纽约独自生活。"也许因为我的记忆力明显遭受了永久性的损伤，"他说，"这倒是帮助了我冲出一些低谷。我很容易忘记那些低谷，就像忘记其他事情一样。"康复是渐进的。"这需要很大的决心，但你无法控制康复的过程。你搞不清楚它何时会发生，就像你无法预测一个人何时会死。"

比尔后来每周都与一位信教的朋友去一间犹太会堂。"信仰对我有实质性的帮助。去相信某些东西这件事，好像真的疏解了我的压力。我一向以身为犹太人为荣，总被宗教方面的东西吸引。在那次严重抑郁后，我感到如果我有足够坚定的信仰，事情也许就有挽回的可能。我要深深地沉浸其中，深到什么也不信，就信上帝。发现自己走向宗教让我有点不好意思，但那是对的。那是对的，因为无论某一周有多糟糕，星期五晚上的安息仪式都会如期到来。

"不过最后救了我的还是百优解，这种药 1988 年上市，简直是及时雨。那是个奇迹。我只觉得，这么多年以来，头脑中那个被越拉越大的裂缝好像一下消失了。如果你 1987 年告诉我，一年后我可以坐飞机，可以跟州长、参议员一起工作，我肯定觉得你在说笑话。那时我连马路都过不了。"比尔现在服用的是怡诺思（文拉法辛）和锂盐。"我过去最大的恐惧是怕自己应对不了父亲的去世。他是 90 岁过世的，当我发现自己能处理好这件事时，几乎大喜过望。我心碎、痛哭，但能做好日常的事：扮演好儿子的角色，与律师沟通，写悼词。我处理得比我所有的预想都要好多了。

"但我仍须小心行事。我总觉得好像每个人都想从我这儿要点什么。但我能给的只有这么多，再下来就会让我非常非常紧张。也许我这么想是错的，但我觉得如果我完全公开地分享我的经历的话，别人就会轻视我。我还记得被人躲开的那种感觉。生活总是悬在边缘，摇摇欲坠。我已经学会隐藏，哪怕我在服三种药物，行将崩溃，也没人会知道。我觉得自己不会再有真正的快乐了，只能期盼生活不再陷入悲惨的境地。当你有这么强的自我意识时，就很难完全快乐起来。我热爱棒球。当我看到体育馆里的其他人畅饮啤酒，似乎对自己、对自己和这个世界的关系一无所知时，我忌妒他们。天哪，能像那样该多好啊！

"我时常想起出境签证的故事。要是我的祖母再等等该多好。她的自杀让我学会了耐心。无论后面的情况再会有多糟，我都要撑过去，这一点毫无疑问。但如果没有我从过去的经历中收获的智慧，如果没有这些经历让我不再顾影自怜，我也不会是今天的我。"

比尔·斯坦的故事引起我深深的共鸣。第一次见比尔后，我就常常想起那些出境签证。想那张从未用过的签证，也想那张用了的。我撑过第一次抑郁也跟坚持不放弃有关。那之后，是一小段相当平静的时期。而开始经历第二次焦虑和重性抑郁时，我马上意识到发生了什么——当时我仍在第一次抑郁的阴影里，还不清楚自己为追求艾滋病所做的那些轻佻行为到底会有什么后果。我需要停下，而这需要又让我承受不来。生活本身仿佛十万火急地在对自我提着需求。记下、思考、表达、理解，这些都太困难了，但具备这些能力我才能行动，才能与人交谈。同时还要保持表情生动，这简直是在往我伤口上撒盐。那就好像是要同时做饭、滑旱冰、唱歌并打字。俄罗斯诗人丹尼尔·哈尔姆斯曾这样描写饥饿："随后是虚弱，随后是厌倦，随后失去快速推理的能力，随后是镇静，再随后便是恐怖。"正是按照这样合乎逻辑而可怕的步骤，我的第二轮抑郁开始了——我已经预约了领取 HIV 感染测试结果，而我非常害怕知道结果，这种害怕又加剧了状况。我不想重新依赖服药，有一阵子我试图就这么挺过去。直到有一天我意识到，这样不行。在跌至谷底的前三天，我有了预感。我拿出药柜里剩下的帕罗西汀开始服用，打电话给精神药理学家，向父亲发出预警，尽力做符合实际的安排。丧失心智就像丢了车钥匙，是件真正的麻烦事。朋友打来电话，我在恐惧中听到自己努力想要表现出自嘲的声音。"很抱歉，我不得不取消星期二的计划，"我说，"我又开始害怕羊排了。"症状来得很快，来势汹汹。一个月之内，我的体重就掉了 1/5，大约 35 磅。

精神药理学家觉得，既然左洛复让我头晕，帕罗西汀又让我高度紧张，也许应该试试新药，于是他让我开始服怡诺思和布斯帕（丁螺环酮），这两种药我直到六年后的今天仍在服用。在抑郁的痛苦中，人会进入一种怪异状态，无法分辨什么是自己的夸张表现，什么是真的失控。我发现有两种相互冲突的特性并存。我本性有夸张胡闹的一面，但另一方面，外出玩乐时，我又能在最不正常的环境中"显得正常"。安托南·阿尔托在他的一幅画作上写道："从不现实，永远真实。"这正是抑郁给人的感受。你知道现实里你没有变成另一个人，但你又知道这绝对真实。非常令人困惑。

到拿 HIV 感染测试结果的那周，我每天要服下 12 ～ 16 毫克赞安诺（我之前存了些药），这样我就可以整天睡觉，免遭焦虑的烦扰。那一周的星期四，我起床查看信息。我的医生那边的护士发来消息说："你的胆固醇下降了，心电图正常，HIV 测试结果没问题。"我马上给她打电话。是真的。最终我的 HIV 测试是阴性。正像盖茨比说的："我千方百计去死，可是我的命好像有魔法保佑一样。"那时我知道了，我想要活着，我对这个消息很是感恩。但我又继续难受了两个月，每天都要咬紧牙关，对抗自杀的念头。

到了 7 月，我决定接受几位朋友的邀请，一起去土耳其玩帆船。不去的话我怕是要住院了，而去土耳其会比住院便宜，还至少有效 3 倍：在土耳其明媚的阳光下，抑郁蒸发不见了。那之后，情况稳步好转。深秋的一个晚上，我忽然发现自己醒着躺在床上，身体在颤抖，很像我在抑郁最低谷时那样，但我这次醒着，是快乐的。我爬下床，写下这个感受。我已经很多年不曾感到快乐了，已经忘了想要活下去是怎样的感受，忘了享受今天而渴望明天是怎样的，忘了认识到自己是幸运人群的一员又是怎样——对幸运的人而言，生命不过是享受其中。就像上帝给诺亚的彩虹立约那般，我感觉得到了证明，生存是并且永远是值得的。我知道痛苦在未来还会不断发作，抑郁会循环回来一次次折磨它的受害者。但我从内心里感到安全。我知道永恒的悲伤虽然深藏于我内心，但并不会减少我的快乐。那之后很快就到了我 33 岁的生日，我终于过了一个真正快乐的生日。

这便是很长一段时间里我从抑郁那儿收到的所有讯息了。诗人简·凯尼恩写道：

> 我们试了一种新药，一种药物的
> 新组合，忽然间
> 我再度跌落回我的生活。
>
> 好像一只田鼠被暴风卷起，
> 再落到离家三条山谷
> 和两座大山之外。
>
> 我能找到我回家的路。我知道
> 我会认出那家店，
> 我在那儿买牛奶和汽油。
>
> 我记得房屋和谷仓，
> 耙子，蓝色的茶杯和盘子，
> 和我钟爱的俄罗斯小说集，
>
> 还有黑色的真丝睡裙，
> 是他深深塞进
> 我圣诞长袜的袜尖中。

对我而言也是如此，一切似乎都重回正轨，开始有点奇怪，然后忽然变得熟悉。我意识到，自从母亲患病之后我就开始陷入深深的悲伤，并随着她的去世而恶化，接着不断累积，从悲痛变成绝望，最后击倒了我，但那已经结束了，它再也不会把我击倒。我仍然会为悲伤的事而难过，但我又找回了之前的自己，我也希望这能一直继续下去。

　　因为我在写这本关于抑郁的书，在社交场合，常有人请我描述自己的经历，我最后的结语通常都是我还在服药。"还在服药？"人们会问，"但你看起来很好啊！" 对此我总是一成不变地回答说我看起来很好是因为我确实很好，而我很好部分要归功于药物。"那你觉得这东西你还要吃多久？"别人又问。当我说我会长期服药时，人们就会警觉地盯着我——而面对自杀企图、紧张症、数年无法工作、体重骤降等事，他们都还能保持冷静和同情。"但总这么服药很糟糕啊，"他们说，"你现在已经很健康，可以逐渐停药了啊！" 你和他们说这就好像把汽车的化油器或是巴黎圣母院的拱壁拿掉一样，他们就笑，然后问："那也许你可以服用一个很低的保持剂量？"你要解释你所以服用这个药量，是因为它能让你那可能失控的系统保持正常，服药的剂量过低，就像是汽车只剩半个化油器一样无效。你还补充说：你现在服药已经觉不到什么副作用了，也没有证据表明长期服药会有不良后果。你说你真的不想再生病了。但是，在这个领域，健康指的仍然不是你能够控制自己的问题，而是指脱离药物。"好吧，真心希望你能早日停药。"他们说。

　　"我或许不知道长期服药到底会带来什么影响，"约翰·格雷登说，"还没有人把百优解吃上 80 年。但我确实知道，不服药、断断续续服药或者不适当地降低剂量，会有什么后果：会令大脑受损。你要开始承受转为慢性的后果，会有愈加严重的复发，经受本不必要的痛苦程度。我们治疗糖尿病或高血压，从来不会用这种时断时续的服药方式，为什么治疗抑郁要这样？这奇怪的社会压力从何而来？如果不服药，这种病的一年内复发率有80%，而服药的话，80% 就是康复率。"NIMH 的罗伯特·波斯特也同意这种观点："人们担心终身服药的副作用，但与治疗不足的抑郁的杀伤力相比，那些副作用几乎不值得一提。如果你有亲戚或病人在服用毛地黄这种强心剂，你会建议他停药，试试看会不会再来一次心力衰竭，或者心脏会不会软弱无力，再也无法正常工作吗？这没有丝毫不同。"对大多数人而言，这些药物的副作用，要比它们治疗的疾病健康多了。

　　有证据表明，人对任何事物都有不良反应——当然很多人也对百优解有不良反应。无论你决定吃下什么东西，从野生蘑菇到咳嗽糖浆，适度谨慎总归没错。我有一个教子对核桃过敏，在伦敦的生日聚会上因为吃了含核桃的食物几乎丧命；食品标签法现在要求，食品如果含有坚果，要在包装上尽可能详细标明，这是一个明智的做法。服用百优解的人应该在服药早期注意是否有不良反应。这种药物可能会引起面部抽搐和肌肉僵硬。抗抑郁药也会引起成瘾方面的质疑，这一点我会在后文专门谈论。性欲降低、梦魇及其他在 SSRI 类药物说明上提及的副作用，都有可能很痛苦。一些报告称一些抗抑郁药与自杀有相关性，这令我困扰；我认为这和药物的赋能效力有关，让人服药后会恢复一些能力，可以去做此前因太过衰弱而想都想不了的事。我承认，我们无法确知药物非常长期的影响。但最不幸的却是，一些科学家选择利用这些不良反应，去繁衍一整个产业：百优解的诋毁者把这一药物曲解为对不明真相的公众的蒙骗，一种严重的危险。在某个理想的世界里，人无须服用任何药物，身体就会充分调节自身，那谁又想要吃药呢？但《抵制百优解》这种超级愚蠢的书还是会提出荒唐的主张，不过是在迎合忧心忡忡的大众心中最廉价的恐惧。我谴责这些犬儒主义者，他们宁愿让病人受苦，也不愿他们接受根本上良性的治疗，回归正常生活。

抑郁的痛苦就像分娩，强烈得令人永难忘怀。1997 年冬，我的一段恋情惨痛告终，但我的抑郁没有发作。我告诉别人，我没在分手期间崩溃是一大突破。然而一旦你知道并不存在一个不会破碎的自我，你就不再是从前的你了。我们被告知要学习依靠自己，但如果你连一个可以依靠的自我都没有，情况就微妙了。其他人帮助过我，也有一些化学过程帮我重新调适，我现在觉得一切都还好，但梦魇般的复发，将不再是被外在的由头引发在我身上的事，而会就发生在我的内里。如果我明天一早醒来，发现我已不是原来的我，而是变成了一只屎壳郎，该怎么办？我的每个早晨都始于对"我是谁"的不确定，令我窒息；始于查看抑郁是否又在像癌细胞一般疯长；始于一瞬间的焦虑，担心梦魇许会成真。就好像我的自我环顾四周，转身咒骂我说：别逼我了！不要太指望我！我还有自己的问题需要解决呢！但如果是这样，那个对抗疯狂或是承受疯狂之苦的，又是谁？被咒骂的又是谁？我已经接受了多年心理治疗，活过，爱过，失去过，但坦白讲，我不知道答案。总有某个人，或某种事物，比化学过程或人的意志更强大；有另一个我把我带出自我的反叛，那是个统一的我，一直坚守到叛逆的化学物质及其导致的观念重回正轨。这个自我也是种化学物质吗？我不是唯灵论者，也并非在宗教信仰中长大，但那条线索穿过我的中心，即使在自我剥离它时仍紧绷着：任何有过这种经历的人都会知道，那绝不是复杂的化学过程那么简单。

当一个人处在崩溃之中时，会有一个优势，就是能看清正在发生什么。外人的话，只能猜测；但当事人的话，因为抑郁有周期性，可以富有成效地学习克制和辨认抑郁。我的一位老朋友伊芙·卡恩曾向我讲述她父亲的抑郁为家庭带来的重负："我父亲有过一段艰难岁月，开始得很早。我祖父过世，祖母从此便在家里禁止了宗教。她说，如果上帝能这样把我丈夫带走，留给我四个孩子，那根本就没有什么上帝。她开始在所有犹太节日里把虾和火腿端上饭桌！大盘大盘的虾和火腿！我父亲身高 6 英尺 3 英寸，体重 220 磅，大学时在手球比赛中全无对手，同时还是棒球和足球运动员，你无法想象那样一个人会有脆弱的时候。他后来成了心理学家。然后，我猜大概是他 38 岁左右的时候——具体年份我全搞不清了，因为母亲不想谈这个话题，父亲也记不起了，而我那时还是个学步的小孩——有人从他工作的诊所给母亲打来电话，说父亲不见了，离开了工作岗位，他们也不知他去了哪儿。于是母亲把我们这些孩子都塞进车里，开着车到处转啊到处转，最后发现父亲正靠在一个邮筒上哭。他很快接受了电痉挛治疗。之后，治疗的人劝我母亲离婚，因为父亲不再是原来那个人了。'你的孩子会认不出他。'他们说。虽然母亲并不真的相信他们的话，但开车载父亲从治疗的地方回家时，她哭了一路。父亲醒来后，好像变成了复印机复印出来的一个自己的影像。他有些迷迷糊糊的，记忆力下降，更加在意自己，对我们则不再那么感兴趣。在我们很小的时候，他是一个很关心我们的父亲，他很早回家，看我们一天都学了什么，总是带玩具给我们。ECT 之后，他有一些疏远了。四年后，他再度陷入抑郁，医生给他开药，做更多的 ECT。他只得有段时间不去工作。大部分时候，他情绪都很低落，面孔难以辨认，下巴都缩了回去。他起床后，无助地在家四处乱转，一双大手垂在身体两侧，颤抖着。这就让人理解恶魔附身的说法是哪儿来的了，因为一定是有人占据了父亲的身体。我那时才 5 岁，已经能看明白。我记得非常清楚。

他看起来还和以前一样，但好像魂已经丢了，没跟着回家来。

　　"后来他好像有所好转，大概有两年时间情况都很不错，但之后又垮掉了，从此就一直很差很差。好一点，再垮掉，反复如此。大概在我 15 岁的时候，他撞了车，谁知道是因为他昏昏沉沉还是想自杀。我大学一年级的时候又发生了一次。我接到电话，不得不缺掉一场考试，赶到医院看他。他们拿走了他的皮带、领带，所有东西。五年后他再度入院。然后他就退休了，开始重建自己的生活。他吃很多维生素，做运动，也不再工作。任何时候、任何东西让他感到过度的压力，他就离开房间。我刚出生的女儿一哭，他就戴上帽子回家去。母亲一直陪着他。他头脑清醒时是个很好的丈夫。整个 90 年代他过得都不错，直到 2001 年初，一次中风又击倒了他。"

　　伊芙决心不让自己的家庭经历这种问题。"我自己也有过几次糟糕的抑郁期，"她说，"30 岁左右时，我养成了一种模式——过度工作，过度承担责任并完成，然后在床上躺整整一星期，完完全全什么都应对不了。我已经开始服用去甲替林这种药，但除了让我增加体重之外没什么效果。到了1995 年 9 月，我丈夫得到了一份布达佩斯的工作，我们得搬家，我改用百优解来缓解搬家的压力。在布达佩斯，我完全失控了。我要么整天躺在床上，要么完全丧失理性。在一个完全陌生的地方，没有朋友，我们刚落脚我丈夫就要一天工作 15 个小时，因为正好来了几桩生意，这些都让我压力巨大。四个月后，这一阶段的工作结束了，我也完全疯了。我回到美国看医生，开始了混合大量药物的鸡尾酒疗法：克诺平（氯硝西泮）、锂盐、百优解。生活不可能再有梦想或创造力，我随时都要带着一个巨大的药盒，标明早晨、中午、下午、晚上要吃哪些药，因为我记不清什么时候该吃什么。后来，我逐渐适应了布达佩斯的生活，认识了一些好朋友，有了份还不错的工作，于是我逐渐降低药量，一直降到只须每晚吃几粒。后来我怀孕了，停了所有药，感觉很好。我们搬回了家。但孩子出生后，那些美妙的荷尔蒙又消失不见，而照顾一个婴儿让我一整年都没睡一个好觉，我又开始崩溃。我决心不让女儿经历我生病的情况。我开始服德巴金（双丙戊酸钠），这种药不会让我那么迟钝，也是一种哺乳期服用安全的药物。我会做所有必须做的事，给女儿一个稳定的环境，不会总不在家，不在她身边。"

*

　　我第二次崩溃之后的那两年，情况都不错。我很满足，并为这满足而欢欣不已。到1999年9月，我有了一段非常糟糕的经历：一位原以为会相伴终生的爱人抛弃了我，这让我悲伤不已——不是抑郁，只是悲伤。一个月之后，我在自家的楼梯上滑倒，肩膀严重脱臼，肌肉组织也大量撕裂。我赶去医院，试图向救护人员和急诊室的医护人员解释，我在极力抗拒着抑郁的复发。我解释了之前肾结石的时候发生了什么，那又如何触发了我此前的抑郁发作。只要他们能缓解我身体上的疼痛，我愿意填好所有表格，甚至愿意回答自桑给巴尔殖民史 * 以来的所有问题，因为我知道这疼痛对我而言力量太强，足以令我失去心智的安宁。我解释说，我有过几次严重的抑郁崩溃，请他们看我的病历。过了一个多小时他们才给我止痛药，而到那时才给我注射的静脉吗啡（4号）剂量，早已不够缓解我的痛苦。肩膀脱臼是我求治的直接原因，但我在医院待了八个小时之后才接受到复位治疗。确实，我到医院四个半小时之后，得到了Dilaudid（氢吗啡酮），疼痛有所缓解，所以后面的三个半小时，情况不再像起初那么糟。

　　在所有这一切的最初阶段，我试图保持冷静，于是请求精神科参与会诊。然而当时主管的医生告诉我："肩膀脱臼是很疼的，在我们把它复位之前都会如此，你只需要保持耐心，别再没完没了了。"她还说："你无法自制，情绪冲动，呼吸急促，如果你不让自己镇定下来，我是不会帮你做任何事的。"他们还告诉我"我们根本也不认识你"，"我们不会就这么给出强力止痛药"，而且我应该"试着深呼吸，想象自己在海滩上，听着潮水声，感受脚趾间的沙子"。一位医生告诉我："镇定一点，别再自怨自艾了。这个急诊室里有的是比你状况更糟的人。"我说我明白我得熬过这疼痛，但希望在它得到处理前可以有些减轻，我甚至并不那么在意身体上的疼痛，但很担心精神方面的并发症，他们却说我"幼稚""不配合"。我说我有心理病史，他们就说这种情况下我不能太指望有人会把我在这些事情上的看法当回事。"我是受过训练的专业人士，是我在这里帮助你。"医生说。我说

_____

* 桑给巴尔（Zanzibar）今天是坦桑尼亚的一个半自治区，是东海岸的两个大岛和一系列小岛组成的岛群。自16世纪臣服葡萄牙起，这一地区即开始了它的近现代殖民史。

我是个很有经验的病人，知道她当下的行为正在伤害我，她却告诉我，我从未上过医学院，所以只能根据她判断为合适的方案继续。

我反复要求精神科会诊，但没人来提供这样的服务。急诊室无法查阅精神疾病方面的病史，因此无法查实我的疾患，尽管我的精神科医生，甚至所有的初级保健医师，都在这家医院挂职。我相信在急诊室的政策里，说"我有过精神疾病、重性抑郁，身体上的剧痛曾大大加重它"，和说"先给我一只毛绒泰迪熊，你们才能给我缝合"，一样不可接受。美国急诊室执业的标准教科书里并不包括与身体疾病相关的精神治疗内容。在急诊室里，没有一个人有一点应对精神疾病并发症的能力。我这是在缘木求鱼。

疼痛会累积。五小时的疼痛至少是一小时疼痛的 6 倍。我注意到，身体创伤是精神创伤的主要触发源之一，而这样一种治疗身体创伤的同时触发精神创伤的方式，绝对是医学上的愚蠢行为。当然，疼痛持续的时间越长，我就越疲惫不堪，神经系统越被过度刺激，状况也越来越糟。我皮肤下的血液不断翻滚，直到我的肩膀看起来好像不是我的，而是从一只豹子那里借来的。氢吗啡酮终于送来的时候，我已经要晕过去了。没错，急诊室里确实有人的伤痛比我严重，但为什么要让任何人忍受这种无端的疼痛？

在经历了急诊室折磨后的三天里，我产生了强烈的自杀念头，强到自从我第一次严重抑郁之后还没有过；如果当时不是家人和朋友 24 小时监护我，我身体和精神的痛苦都将到达难以忍受的程度，而我会去寻求最极端的迅速解脱方式。这又是一轮大树和藤蔓的故事。如果你看到地里冒出小嫩芽，认出它将来会长成沉重的藤蔓，你只须用拇指和食指捏着它拔出来，就万事大吉了。如果等到藤蔓已紧紧攀住大树，你就需要用锯、斧和铁铲才能把它连根去除。要这样移除藤蔓，就难免伤及大树的枝叉。通常我能控制自己的自杀念头，但就像我在这次抑郁过后向医护人员指出的，拒绝治疗病人的精神疾患，会让肩膀脱臼这种小病小痛发展成致命的疾病。如果有人说他很痛苦，急诊室的医护人员就应适当地回应。在这个国家，自杀的起因之一就是医生的守旧观念，就像我在急诊室里遭遇的一样，医生常常将病人无法忍受的（身心）痛苦视为一种性格上的弱点。

接下来一周，我再次崩溃了。我之前抑郁发作时都有哭泣的问题，但从没有像这次这么严重。我总是泪水涟涟，像不断滴水的钟乳石。要合成这么多眼泪实在很疲惫，这些眼泪让我的脸都皲裂了。做最简单的小事，这时似乎都要付出极大的努力。我记得我在淋浴时发现肥皂用完了而泪如泉涌，也因为电脑键盘卡了一秒钟而大哭。我感到每件事都极度困难，比如想到要拿起电话听筒，对我来说就好像要做个 400 磅的卧推。我要穿上不止一只袜子，而是两只！还有两只鞋！这个事实让我压力巨大，只想回到床上。我虽然没有前两次发作时那种典型的严重焦虑，却产生了偏执。每次我的狗离开房间时，我就开始害怕那是因为它对我不感兴趣了。

　　这次崩溃中，还有一种额外的恐怖。我的前两次崩溃都发生在我未服药的时候。第二次崩溃后，我已经接受了要避免抑郁复发，就要永久服药的现实。我付出了很大的心理代价，四年中每天服药。现在我发现自己即便服用怡诺思、布斯帕、威博隽（安非他酮），仍然全面地崩溃了。这意味着什么？写作本书的过程中，我遇到过一些人，他们发作过一两次，之后持续服药就再也没复发了；也遇到过一些人，他们服一种药物一年，又遭复发，再服另一种药几个月——没人能把抑郁安心地抛在身后。我曾以为自己是第一种人，现在却忽然变成了第二种。很可能我已经过了怡诺思能起效的阶段——人确实会耐药。如果事实如此，我将进入一个可怕的世界。我在脑海里看到自己这一年服一种药，下一年又要服另一种，直到最终用尽所有可行的选择。

　　我已经有了一套崩溃后启用的程序。我知道该给哪位医生打电话，要说些什么；知道什么时候要把剃须刀片收起来，要一直溜狗；我打上一圈电话，直接说我抑郁了。有几位新婚的好友搬来和我同住了两个月，帮我度过最困难的时光，和我聊我的焦虑和恐惧，给我讲故事，照料我吃饭，减轻我的寂寞——他们都成了我终生的灵魂伴侣。在我最低落的时候，我弟弟从加州飞来，意想不到地出现在我的门前。父亲也继续照顾我。据我所知，是以下方式拯救了我：快速行动；有位好医生准备好了解你的情况；非常清楚地了解自己的模式；无论多厌恶，都要保持睡眠和饮食的规律；立刻减压；运动；调动你拥有的爱。

　　我尽快给经纪人打了电话，告诉他我情况很糟，要暂停手头这本书的

87 工作。我说我完全不知道这场灾难会持续多久。"就当我昨天被车撞了吧，"我说，"就当我现在在医院里做着牵引，等 X 光报告。谁知道我什么时候才能再打字呢？"我开始服赞安诺，哪怕它令我昏昏沉沉，全身无力，但我知道如果放任我肺部和胃里的焦虑到处乱窜，焦虑会更重，我会有大麻烦。我还没失去理智，还能向朋友和家人解释我的状况，但我肯定已经迷失了。我感到自己好像二战末期的德累斯顿，像一个正被炸弹摧毁而无法抵挡的城市，只能坍塌下去，在荒凉的断砖碎石中留下些隐隐闪光的残迹。

甚至在我的精神药理学家设了诊室的医院，我也会在电梯里狼狈哭泣——我是去问他还有什么办法。让我惊讶的是，他并不觉得我的状况像我自己想的那么糟。他说他不会让我停用怡诺思："它已经对你起效很久了，没理由现在停药。"他给我加了再普乐（奥氮平），一种抗精神病的药物，也有抗焦虑的功效。他加大了怡诺思的剂量，因为，他说，除非你别无选择，否则决不应该换掉对你有用的药物。怡诺思之前有效，也许现在加点量会再起效呢？他降低了威博隽的药量，因为威博隽会让人亢奋，而在高度焦虑的情况下我应该避免亢奋。我们不再用布斯帕。我的精神药理学家加加减减，根据我的反应和描述来构建起一个某种意义上"真实"的我，也许和以前的我一样，也许有点差别。现在我已经有了不少专业知识，会仔细阅读所服药物的说明书（但我会先避免了解药物的副作用，直到我已经服用了一段时间以后，因为了解了副作用多多少少会让副作用真的发生）。但这仍像是一种关于气味或味道或二者混合的模糊实验。我的治疗师帮我度过了这些实验：他维护了我的连贯性，帮我冷静下来，让我相信未来至少不会比过去更糟。

开始服用再普乐的那个晚上，我原定要做一场关于弗吉尼亚·伍尔夫的讲座。我热爱伍尔夫，对我来说，做一场关于她的讲座并朗读她的作品片段，就像是一边吃巧克力，一边做一场关于巧克力的讲座一样。讲座的地点在朋友家，来的都是朋友认识的人，都很友善，大概 50 人。这场活动有某种公益性质，是为了我信仰的某项事业而做的。一般情况下，这会是场轻松有趣的活动，我也会享受聚光灯下的感觉——情绪正常时我很喜欢

88 做这样的事。可能有人认为这场讲座会加剧我的问题，但其实我已经神经

紧张到了无所谓这个讲座的地步：只要清醒着，我就心乱如麻，没什么会让情况更糟了。于是我到场之后，在酒会时间与其他人礼貌地聊了聊，然后就拿着笔记起身，发现自己异常冷静，冷静得可怕，好像我只是在晚餐桌前随意说出一些想法似的。我以一种奇异的灵魂出窍的方式，看着自己根据记忆和笔记，有条有理地做了一场关于伍尔夫的讲座。

讲座结束后，我和一群朋友，也包括组织活动的人，一起到附近的餐厅用餐。当晚到场的人形形色色，因此我需要一些努力来维持非常礼貌的表现。通常情况下，这本应是一种愉悦。但当时，我周围的空气似乎都像胶水一样凝滞了，变得奇怪而僵硬。别人的声音似乎要击破、碾碎凝固的空气才能传过来，而那碎裂的声音让我很难听清他们在说什么。我得也冲破这些才能拿起叉子。我点了三文鱼，开始意识到我怪异的状态又出现了。我有点窘迫，却不知该如何是好。这些情况总是很尴尬，无论你认识多少服过百优解的人，无论设想每个人都可以多么轻松自如地对待抑郁，都无济于事。在座的每个人都知道我在写一本关于抑郁的书，大多数人都读过我的文章，但这没什么帮助。整个晚餐中，我都在喃喃地道歉，像个冷战时期的外交官。"很抱歉，我可能看起来有点心不在焉，但你看我又开始一轮抑郁了。"我本可以这么说，但这样的话每个人都会开始感到有责任询问我的症状和原因，并试图来宽慰我，而这些宽慰只会让抑郁更糟。或者我说："很抱歉我跟不上你说的话，因为我最近每天都要服 5 毫克的赞安诺，当然，我没有上瘾，只是开始服用一种新的抗精神疾病药物，有强烈的镇静效果。你的沙拉好吃吗？"另一方面我感到，如果我什么都不说，别人会注意到我有多异常。

接着我发现空气变得非常坚硬易碎，说出的话穿过空气，都会发出短促刺耳的杂音，我不太能把它们连在一起。也许你有过听讲座的经验，可能知道为了跟上各个要点，你要一直保持注意力的集中；如果你走了一会儿神，再回过神来，就不太能搞清楚后面的内容了。逻辑有了缺失。我当时的情况就是这样，这句话能听到，下一句就走神了。我感到逻辑干脆从我的心底消失了。有人说了些关于中国的事，但我不确定到底说了什么。我觉得另一个人提到了象牙，但我不知道跟谈到中国的是不是同一个人，虽然

89

我确实记得中国一度生产过象牙制品。有人问我关于一条鱼的什么事，可能是我的鱼？是我点了鱼？我喜欢钓鱼？是什么跟中国的鱼有关的事吗？我听到有人重复了一个问题（我感觉这样的句子似乎之前出现过），然后我就觉得我闭上了眼睛。我默默在想，如果有人第二次问了你一个问题，你却睡着了，这是不礼貌的。我必须醒过来。我努力抬起头，微笑着，表示"我没有太听懂"。我看到人们满脸疑惑地看着我。"你还好吗？"有人再次问道。我说："大概不太好。"于是几个在场的朋友搀着我离开。

我一直在说"太抱歉了"，恍惚觉得同桌的所有人大概都觉得我是犯了药瘾，我真希望自己直接说了我抑郁了，服药过量，不确定这个晚上会过得怎么样。"太抱歉了。"其他人一直说没有什么要抱歉的。把我带出门的朋友送我回家，把我弄上床。我取下隐形眼镜，试着说一会儿话，好让自己安下心来。我说："你们还好吧？"可当我的朋友开始回答我时，他变得非常模糊，好像《爱丽丝漫游奇境记》里的柴郡猫。之后我又昏了过去，沉睡了17个小时，还梦到一场大战。天啊，我都忘了抑郁的强度有多大了。它的破坏是如此深远！我们被远远超出自己的标准所限。我成长时依照的标准，以及我为自己设定的标准，都远高过世界水平；如果我觉得自己写不了书，那我会觉得是自己出了问题。有些人的标准要低得多，而有些人要高得多。如果乔治·W.布什有一天醒来，感到自己无法再担任自由世界的领袖，那他一定是出了问题。但有人觉得只要能养活自己就不错了。对我而言，在晚餐中崩溃一定不在"没问题"的范围之内。

醒来时，我觉得比前一天略好了些，但仍为自己的失控而沮丧。要走出门似乎仍异常困难，但我知道我可以下楼（不过我不确定我是不是想这么做）。我能发一些电子邮件。我迷迷糊糊地给精神药理学家打了个电话，他建议我把再普乐的药量减半，也降一降赞安诺的量。下午起我的症状开始缓解，我简直不敢相信。到晚上我差不多没事了，好像一只寄居蟹长大了，要离开之前居住的壳，在脆弱的状态下爬过海滩，在别处另找个壳。虽然我还有很长的路要走，但知道自己是在恢复中，我还是很高兴。

这就是我的第三次崩溃。这是一次启示。第一次和第二次崩溃的急性发作期都是六周，每次的整个过程都有八个月之久；而被我称作小崩溃的第三次，急性期六天，整个过程持续约两个月。幸运的是，我对再普乐的反应很好，我也发现我为这本书所做的研究，无论对他人价值如何，对我自己都极为有用。之前我已经由于各种原因难过了几个月，压力不小，艰难地应付每件事。因为我已经对抑郁有了很多了解，当越过临界点时我很快就意识到了。我找到的精神药理学家，也很擅长精细地调整鸡尾酒药方。我相信，假如我在第一次崩溃把我推入深渊之前就开始服药，我就能在抑郁失控之前先制住它，也许能完全避免真正的崩溃。如果我在第一次抑郁后没有停用那些帮我挺过崩溃的药物，也许我就不会崩溃第二次。在我要进入第三次崩溃时，我决心不再重蹈覆辙。

精神疾病的好转需要维持：每个人都会时不时地遭遇身体和精神的创伤，对于我们这些比较脆弱的人来说，面对问题时很有可能复发。如果我们可以谨慎负责地注意用药，同时用稳定持续、引发洞见的谈话与用药平衡，就最有可能在一生中获得相对的自由。大多数有严重抑郁的人需要服用多种药物，有时要服用非常规的剂量。他们也需要理解变动的自我，在这方面可以寻求专业人士的协助。在我听到的故事中，有些让人痛心的悲剧来自一些患有抑郁并寻求过帮助的人，医生随便开一些他们用过的药，剂量常常不对，只能对症状起部分作用，而这些症状本可以完全治愈。而也许最大的悲剧，来自那些知道自己的治疗不合适，但因为健康维护组织（HMOs）和保险公司的限制而无法获得更好治疗的人。

我家过去经常讲一个古老的寓言，关于一个贫穷的家庭，一位智者，一只山羊。这个贫穷的家庭过着饥寒交迫的生活，一家九口人挤在一间小屋里，食不果腹，衣衫褴褛，人生无比悲惨。终于有一天，家里的男人去见了智者，对他说："伟大的智者，我们的生活太悲惨了，简直要活不下去了。吵闹、肮脏、没有隐私，简直要把人逼死。我们从来都没吃饱过，现在又开始互相憎恨，这实在太可怕了。我们该怎么办啊？"智者只是回答："你们要找一只山羊，跟山羊一起在房子里住一个月，然后你们的问题就解决了。"这个人惊讶地看着智者说："山羊？跟山羊一起住？"但智者坚持自己的回答，又因为他很有智慧，男人就照他说的去做了。之后一个月，这家人的生活糟到了无法忍受的程度。吵闹声更大了，小屋里更脏了，没有任何一点点可以称得上隐私的东西。也没有什么可以吃的，因为山羊一直在吃掉所有能吃的东西；也没有衣服，因为山羊把每个人的衣服也都吃了。家里的每个人都要炸了。一个月后，男人怒气冲冲地去见智者，说："我们跟山羊一起在小屋里住了一个月，实在太可怕了！你怎么能给我们这么荒唐的建议呢？"智者意味深长地点点头，说："现在把山羊牵出屋，你们就会发现自己的生活其实有多平静、多高尚。"

抑郁也是这样。如果能战胜抑郁，你就能过上美妙而平静的生活，即使仍不免遭遇现实世界中的问题，但与抑郁相比，那些问题都不值一提。为写作本书，我采访了一些人，其中有一个，我给他打电话，接通后我礼貌地问候他最近怎样。他说："嗯，我的背很疼，还扭伤了脚踝，孩子们老是找麻烦，外面下着瓢泼大雨，我的猫死了，我还面临着破产危机。但另一方面，我现在没有精神方面的症状，所以总体来看我会说棒极了。"我的第三次崩溃就像那只山羊，当时我正因生活中的诸多事情而不满，尽管理智上我知道，这些事都是可以解决的。当我度过这次崩溃后，我为我一团糟的生活感到喜悦，都不禁想要小小地庆祝一下了。我竟然迫不及待地，确切地说是满心欢喜地，继续写这本我搁置了两个月的书。虽然这么说，但那终究是一次崩溃，而且是在我服药中发生的，所以自那之后我从未有过完全的安全感。在写作本书的最后阶段，我还会被突发的恐惧和孤独击中。那不是崩溃，但有时我写完一页，就要躺半个小时，好从自己的文字中恢复过来。我有时哭泣；有时会焦虑，在床上躺一两天。我想这些经历都准确地反映了写作本书的困难，反映了我对余生的一种根深蒂固的不确定，我感到不自由。我确实不自由。

我在药物副作用方面还好。我现在的精神药理学家是管控药物副作用的专家。药物曾对我产生过性方面的副作用——性欲略微下降，以及普遍存在的高潮延迟问题。几年前，我将威博隽加回我的药单，它似乎令我再度产生性欲，但也回不到以前的程度了。药理学家给我开了万艾可（西地那非），以防万一会发生这种副作用；还自此加了右旋苯丙胺，据说可以提高性冲动。我想新加的药确实起了作用，但也让我浑身紧绷。我的身体似乎经历着我搞不懂的改变，前一天晚上还效果良好的药，第二天晚上可能就出这样那样的问题。再普乐是镇静性的，我于是多数时候都睡太多，每晚差不多十小时。但赞安诺也不离我左右，偶尔我被各种各样的感受侵袭、无法合眼时，就服用它。

与有同样崩溃经历的人交换彼此的故事，会带来奇妙的亲密感。在三年的时间里，我和劳拉·安德森几乎天天交流，在我第三次崩溃中，她特别关心我的情况。她是突然进入我生活的，我们就发展出了这样一段友谊，它带着突如其来的奇妙亲密感：她第一次写信后仅仅几个月，我就觉得好像认识了她好久似的。我们大部分的联系是通过电子邮件，有时写信或寄明信片，偶尔打个电话，只见过一次面——我们的交往与我生活的其他部分并无关系，却很快成为了一种习惯，甚至让人上瘾。这个过程好像是一场恋爱，经历了发现、狂喜、疲惫、重生、习惯、深刻。有时，劳拉会做得太多、太着急，在开始的阶段，有时我会抗拒，甚至试图限制我们的联系。但很快，我就会在少数没有劳拉音信的那些日子里感到缺了什么，像有一餐没吃、一晚没睡一样。虽然劳拉是双相障碍，但她的躁狂期比抑郁期要弱得多，也更容易控制——这种情况越来越多地被称作双相情感障碍2型。很多人无论多小心地注意用药和治疗，注意管理自己的行为，抑郁还是时刻准备着发展，劳拉就是这样：有些天她摆脱了抑郁，有些天抑郁又来了，而她没法把抑郁挡在门外。

她第一次给我写信是在1998年1月，那封信里充满了希望。她读到我在杂志上发表的关于抑郁的故事，感到我们会彼此理解。她给了我她家里的电话，告诉我只要愿意，什么时候打给她都可以。她还开列了一长串音乐专辑的清单，这些音乐帮助她熬过了最糟时期；还有一长串她觉得我会有兴趣的书名。她住在得克萨斯州的奥斯汀，因为她男朋友在那儿生活，但她对那里的生活有某种孤独厌倦之感。她那时已经抑郁得无法工作，但对政府部门的工作感兴趣，希望能在得州州议会找到一份工作。她告诉我她曾服用过百优解、帕罗西汀、左洛复、威博隽、克诺平、布斯帕、安定、安定文（劳拉西泮）、利眠宁（氯氮平），"当然还有赞安诺"，现仍在服用其中几种，再加上德巴金和安必恩（唑吡坦）。她一直在精神科医生方面有麻烦："结果你猜怎么样——我已经换到第49个医生了。"她的信中有种东西吸引着我，我倾尽热情回复她。

　　我在2月收到了她的下一封信。"德巴金没什么用，"她写道，"我记忆力下降，双手颤抖，说话结巴，花了40分钟把香烟和烟灰缸找齐之后又忘了打火机在哪儿，这些都让我很沮丧。我沮丧的是在很多例子里，这些病似乎都有很明显的多相性——我真希望列维-斯特劳斯从来没有提出过二元对立的观念。谈到'二/双'这个前缀，我最多能接受'二轮车'。我确信黑色有40种不同的明暗，我不喜欢把它们看作线性的程度差别——我觉得那更像一个循环的圈，如果轮子转得太快，求死的欲望就可能从任何一条轮辐进入。我本来想这周住院，但我已经住得够多，太了解医院了。我知道他们不会让我带音乐进去的，用耳机听也不行；也不会让我带剪刀做情人节卡片；我知道我会想念我的狗；我知道我会很想念我的男朋友彼得，没有他我会慌得不行——彼得爱我，在经历过所有的呕吐、愤怒、不安、没有性生活之后仍然爱我；我还知道我要睡在护士站旁边的大厅里，或是被锁在有防自杀监控的房间里，等等吧。喔，还是算了吧。我很相信药物会让我保持在赤道上——在两极中间——我会没事的。"

　　春天到来时，她的精神好了起来。到了5月，她怀孕了，也为自己要当妈妈而兴奋不已。但她了解到，德巴金可能会引起胎儿的脊柱裂，也会影响大脑正常发育；她赶紧停药，又担心已经来不及了，于是状况开始不稳定。很快她写信给我："我正在流产后的忧伤和木然中。我想，能重新服药也算是满头乌云的一线光明。我尽量不为所有这些事愤怒或怨恨，但有时真是太不公平了。今天，奥斯汀微风阵阵，天空湛蓝，而我在想为什么我会这样精疲力竭。看到了吗？任何事情，哪怕是对糟糕折磨的正常反应，都让我担心自己随时会陷入抑郁。我好像笼罩在安定带来的某种暗淡易怒的阴霾中，但还是哭得头痛，哭得压力山大。"

　　十天之后，她又写道："我的情况稳定了；也许比我预想的要差一些，但还不到要担心的程度。我换了医生，换了药，把德巴金换成了得理多（卡马西平），又加了再普乐来促进得理多起效。再普乐真的让我慢下来了。治疗精神疾病而引起身体方面的副作用，真是羞耻！我想，我已经服过这么多药，现在应该够格叫'进阶抑郁'了。但我仍然有种奇怪的失忆症，已经很难记得刚才是不是真的只有一小时，抑郁到底有多可怕——好像是在无尽的时间里寻找出路。我太累了，疲惫到无力去想当我'还好'的时候是什么样子——到底什么对我来说才是正常或者可接受的状况。"

几天后她又写道："强烈的自我意识妨碍我向别人展现自己更深的部分，结果，我在过去八九年中结识的朋友大多只是泛泛之交。这让我倍感寂寞，觉得自己很愚蠢。比如，我刚打电话给西弗吉尼亚州一个很要好（要求也很多）的朋友，她要我解释为什么没去看她和她刚出生的孩子。我能说什么？说我很想去，但在忙着让自己别住进精神病院？这么说太丢人，太屈辱了。要是我能确定不会有人发现的话，我倒宁愿撒个谎，编造出一种大家能接受的癌症，它会复发也会消失，这样利于其他人的理解，他们就不会害怕，也不会不舒服了。"

劳拉的生活一直受疾病的阻碍，她的生活，每部分都离不开她的病。"比如说约会：我需要跟我约会的人多少能照顾好自己，因为我要照顾好自己就已经很费力，没法再为别人的每一点受伤的感受负责了。这种感受爱情的方式不是很可怕吗？职业上我也很难有所作为——想想我那些短命的工作和两份工作之间的空档吧。谁想听你说因为有了新药，你又有了希望？你要怎么要求任何人理解呢？在我得这种病之前，我有个好朋友得了抑郁，他说的每件事我都倾听，好像我们能理解同样的语言似的。但自那之后我就意识到了，抑郁讲出来、教给你的，是完全不同的语言。"

在接下来的几个月里，她似乎在与什么东西搏斗，这东西虽然看不见，但仿佛就在她肘腋之间。同时，我们开始逐渐了解对方。我得知她在青少年时期遭受性骚扰，20出头遭遇强暴，这两件事都给她留下来深深的烙印。她26岁结婚，转年就遭遇了第一次抑郁。她丈夫无法处理这种情况，她则用过量饮酒来应对。到了秋天，她已经轻微地躁狂。她去看医生，但医生说她只是太紧张，开了些安定。后来她告诉我："躁狂把我的心智封了起来，而我的身体迟钝得吓人。"一个月后，在她和丈夫组织的圣诞聚会上，她大发雷霆，把一块鳟鱼慕斯摔到丈夫身上，然后上楼把剩下的安定全吞了下去。丈夫把她送到急诊室，对负责救治的医护人员说他应付不了她的

95

状况。她被送到一家精神护理机构，在那儿过了圣诞节，等到出院回家时，有一堆药要服。"婚姻算是完蛋了。我们跌跌撞撞地又过了一年，下一年圣诞节我们去了巴黎，晚餐时我看着他，心想：'我现在也没比一年前在医院快乐多少。'"她搬出原来的家，很快认识了新男友，就搬去奥斯汀跟他在一起。那之后她的抑郁发作就很规律了，每年至少一次。

1998年9月，劳拉在给我的信里简短地提到一阵"可怕又无力的焦虑"。10月中旬，她开始消沉，自己也清楚。"我尚未完全陷入抑郁，但已经在减速——我是说我必须要在每件事上花费越来越多的精力来保持专注。我还没完全抑郁，但已经进入了衰退期。"她开始服用威博隽。"我痛恨这种跟所有事物疏离的感受。"她抱怨道。不久之后，她就开始整天躺在床上，药物再次失效。她切断了自己与外人的联系，只关注自己的狗。"当抑郁让我平日里的兴趣——欢笑、性爱、食物——丧失殆尽时，狗狗们给了我仅存的精神安慰。"

11月初，她声称："我现在只能泡澡，因为我应付不来早晨淋浴时水浇在身上的感觉，眼下看来这像是以暴力的方式来开始一天。开车也好像是件特别费力的事，用提款机取钱，去购物，你说得出来的任何事都是这样。"她租了《绿野仙踪》的电影来看，好分散注意力，但"那些悲伤的部分让我哭泣"。她的食欲也消失了。"我今天试着吃了点金枪鱼，但都吐了出来，于是我只吃了一点给狗做的米饭。"她抱怨连看医生都让她感觉很差。"很难坦白告诉他我的感受如何，因为我不想让他难过。"

我们继续着日常的书信往来；我问她会不会觉得持续写信很困难，她说："关心别人是从别人那里获得关心最简单的方式，也是略略观照下自己最简单的方式。我需要向别人分享我沉溺在自己世界中的感受。现在我对此非常敏感，每次我敲下'我'这个词时，都会不自觉地要缩一下。（啊好疼！）到现在为止，整天我都在练习强迫自己去做那些最微小的事，试着评估我的情况有多严重：我真的抑郁了吗，还是只是懒惰？这种焦虑的来源是喝了太多咖啡，还是吃了太多抗抑郁药？这种自我评估的过程本身也会让我哭泣。让其他所有人感到困扰的是，他们除了陪在旁边，也没法真的做任何事。我靠收发邮件来保持清醒！这里的感叹号是小小的谎言。"

那周晚些时候，她写道："现在是早上 10 点，想到今天，我已经吓坏了。我不断地尝试，尝试。我一直在嚎啕大哭的边缘挣扎。'没事的，没事的。'我对自己说，同时深呼吸。我的目标是在自我剖析和自我毁灭之间保持安全。我觉得我在消耗别人，也包括你。我只有如此之多的要求，却完全无法回报。但我想如果我能穿上喜欢的衣服，把头发梳好，带着我的狗狗们，我应该有足够自信去商店买点橙汁。"

感恩节前夕，她又写道："今天我看了老照片，它们看上去就像是别人生活的快照。这就是药物治疗索要的一系列代价。"但很快她至少能起床了。"今天我有一些时候还不错，"她在月底的信里写，"再多一些吧，拜托，无论是谁请再施舍我一点。我已经能走在一群人中，不那么注意自己了。"转天她又反复了。"我之前确实感觉好了些，还希望那是好事的开始，但今天我又很焦虑，是那种向后摔倒时胸骨抽紧的感觉。但我仍心存希望，这也有帮助。"之后一天，情况更糟了。"我的情绪一直不好。早晨觉得恐慌，到傍晚则变得绝望无助。"她描述跟男朋友去公园的情形："他买了本可以辨识所有植物的小册子。有一种树的描述中写道：'所有部分都有致命毒性。'我想也许我可以找到这种树，嚼它一两片叶子，然后蜷缩在一块突出的岩石下迷迷糊糊睡去。我想念那个喜欢穿上泳装，躺在今天这样的阳光下看着蓝天的劳拉！邪恶的女巫把她从我身体里抽了出去，换了一个讨人嫌的女孩！无论我喜欢自己的哪个部分（本来也不多），抑郁把它们都夺走了。丧失希望、充满绝望的感受就是一种慢性死亡。同一时刻，我还要努力穿越这些巨大的恐惧——我算明白为什么叫'时刻'了，刻薄的刻。"*

但一周后，她明显好多了。然后在一家 7-11 便利店里，当店员开始为排在她前边的人结账时，她又突然光火，一种完全不符合她性格的暴怒冲了上来。她大吼："老天爷！这到底是一家便利店还他妈是个热狗摊儿？"然后丢下要买的汽水就冲了出去。"老是这样起起落落，我已经都不愿再提，不愿再想了。"男友说了爱她，她便失声痛哭。第二天她觉得好多了，吃了两餐，还给自己买了双袜子。她去了公园，忽然有种冲动想荡秋千。"一个

97

---

* "同一时刻"（meantime）中拆出 mean 一词，有"刻薄"之意。

星期以来我那种要仰面摔倒的感觉不断放大，但荡秋千的感觉好极了。你有了相反的感受：胸中有一种飞快掠过的轻盈之感，好像你正开车疾驰，速度快到刚好能飞越一座小山。做这种很简单的事感觉都很好；我开始能更多地感受到自己，感受到某种轻松，感到聪明睿智又回来了。我不会奢望这样的时间持续太久，但没有莫名其妙的烦扰，没有不明缘由的沉重或悲伤，这种状态让我感到如此丰富、真实、美好，我终于不想哭了。我知道反面的感受会再回来，但我想我今晚已经从上帝和秋千这儿暂获解脱，这是在提醒我保持希望和耐心，是个好兆头。"12 月，她开始对锂盐产生不良反应，皮肤干燥得不行。她减了锂盐的量，开始服用诺立汀。似乎有效。"回到中心，一个中心，也就是我，这感觉真是真实又美好。"她写道。

来年 10 月，我们终于见了面。她当时与母亲住在弗吉尼亚州的沃特福德，这个美丽的古老小镇在华盛顿（特）附近，是她长大的地方。那时我已经很喜欢她，简直不能相信我们还从未谋面。我乘火车抵达，她到车站接我，还带了一个朋友沃尔特，我也是第一次见。她身材苗条，一头金发，样貌姣好。但和她家人在一起的那段时光扰动了太多回忆，她情况不太好，极度焦虑，焦虑得说话都困难。她沙哑地低声为自己的状况道歉。很明显，她一举一动都很费气。她说自己整个星期都很消沉。我问她我的到来是否增加了她的负担，她保证说没有。我们一起去吃午饭。她点了贻贝，但吃得很费力，手一直在抖。她试着撬开几个壳，却不小心把贝壳盘里的汤汁溅了一身。她没法一边说话一边对付贻贝，于是沃尔特跟我在聊天。沃尔特讲述了劳拉这一周越来越差的状况，她则低声表示同意。这时她已经放弃了贻贝，开始把注意力都放到一杯白葡萄酒上。我很震惊，她已经提前告诉过我她情况不佳，但看到她这种徒劳的神态还是让我猝不及防。

午饭后回家的路上，沃尔特在中途下车，然后我接着开劳拉的车，她抖得太厉害，没法开车。回到她家后，她母亲也表示很担心。劳拉和我断断续续地交谈，好像是在很远的地方跟我讲话。之后我们翻看一些照片。她突然卡住了。我从未见过，也从未想象过这样的画面。她本来正在告诉我照片中谁是谁，这时开始重复自己的话。"这是杰拉尔丁，"她说，然后脸上抽动了一下，又指着照片说，"这是杰拉尔丁，"然后又说一次，"这是杰拉尔丁。"每次都要更长时间才能念出这些音节。她的面孔变得僵硬，似乎很难挪动嘴唇。我叫来她的母亲和兄弟迈克尔。迈克尔把手放在劳拉的肩膀上说："没事的，劳拉，没事的。"我们最后把她扶上楼，她还在一遍遍说："这是杰拉尔丁。"她母亲帮她换下溅了贻贝汤汁的衣服，扶她上床，坐下来抚摩她的手。这次会面跟我预期的大相径庭。

后来我们知道，她服用的一些药物引起了不良反应，引起了这次失神发作。药物确实是她那天下午怪异的木僵、失语和极度焦虑的原因。到那天晚上，她已经撑过了最严重的状态，但"我灵魂中所有的色彩，所有我所爱的我，都干涸了，我只剩了一具小小外壳"。很快她被安排了新的治疗方案。直到圣诞节她才又开始找回来一点自己。2000年3月，就在状况渐有起色之时，她又发作了一次。"我好害怕，"她在给我的信里写道，"又觉得好丢脸。你能告诉别人最好的消息就是你不再抽搐了，这实在可悲。"六个月后，那些症状再次来袭。"我无法去不断重拾我的人生"，她告诉我，"我太害怕这种发作了，这让我很焦虑——今天我离开家去工作，开车的时候吐了自己一身。我必须回家换衣服才能去上班，所以我迟到了，我告诉他们我发作了，而他们只是给了我一个违纪通知。我的医生想让我服安定，但那会让我晕倒。我现在的生活就是这样。我的生活会一直是这样。这些可怕的重负带我直坠地狱。都是可怕的记忆。我能忍受这样生活吗？"

我又能忍受我的生活吗？或者说，我们中有谁能忍受自己遭遇的困境吗？最终大部分人都可以。我们会前行。过去的声音回响着，像亡人的声音，呼应着岁月的流逝与无常。悲伤时我会想起往事，想起太多，也太过清晰：我总是想起母亲和我坐在厨房里聊天，从我5岁一直到我27岁她去世；想起每年外祖母种的仙人掌都会开花，直到我25岁她去世；想起80年代中期我在巴黎，跟母亲的朋友桑迪在一起，她想把她绿色的太阳帽送给圣女贞德，那之后的两年，桑迪也去世了；我想起我的舅姥爷唐和舅姥姥贝蒂，还有他们放在最上层抽屉里的巧克力；想起父亲的表姐妹海伦和表兄弟艾伦，我的姑姑多萝西……所有已不在人世的人。我总是听到亡人的声音。他们和过去的我，在夜里前来拜访；醒来后，意识到他们已和我永隔两世，我会感到一种怪异的绝望，它超越寻常的悲伤，有那么一阵非常类似于抑郁的凄苦。但如果我思念他们，思念他们为我创造的、也与我共同创造的往日时光，那么他们已经消失的爱就仍在我的生活中继续。如果我宁愿去到他们的世界，不再为了活下去而疯狂挣扎，这是抑郁吗？或者以各种我们无法忍受的方式活下去，就是生活的一部分？

　　我发现过去的真相和时光流逝的现实都是不可思议的困境。我的房间里堆满了我无法再读的书、无法再听的唱片、无法再看的照片，因为它们与过去的联系太过紧密。若是遇到大学时代的朋友，我尽量不去聊太多大学时的事，因为那时的我是那么快乐——不一定比我现在更快乐，但那种快乐的情绪很是特别，也再不会回来。那些青春的灿烂侵扰着我。我总是撞到旧日欢乐筑起的墙，而对我来说，过去的欢乐比过去的痛苦难以消化得多。如果想起过去的一段不幸时光，那么，虽然我知道创伤后的压力是一种强烈的痛苦，但过去的创伤毕竟已仁慈地离我远去。而过去的欢乐，难以承受。你美好记忆中的人或已不在世上，或已不再是当时的样子，这让现在的我感到莫大的痛苦。我对往日欢乐的碎屑说：别再让我记起。引发抑郁的，既可以是太多不幸，也可以是太多欢愉。欢愉后的压力，这种东西真实存在着。最糟糕的抑郁就在当下的某刻，这一刻里，无论是对过往的美化还是憾恨，都无法逃脱。

# 第三章

# 治　疗

抑郁的治疗有两种主要模式：一是谈话疗法，用语言沟通；一是生理干预，包括药物治疗和电击（电痉挛疗法）。对抑郁的理解很难兼顾心理社会层面和精神药理层面，但这很有必要。很多人认为治疗只能在两种方法中二选一，这个观点极其危险。药物和心理治疗不应争抢有限的抑郁患者，二者应该互补，依据患者的情况共用或单独使用。我们仍不理解包容性疗法（inclusive therapy）的生物心理社会模型，而这导致的后果不堪设想。时下流行的是由精神科医生先告知患者抑郁的起因（最常见的是血清素水平低或早期创伤），接着再告知治愈之法，仿佛两者之间有逻辑的关联，但这就是胡说八道。匹兹堡大学的埃伦·弗兰克说："我不认为如果抑郁起源于心理社会问题，就需要用心理社会疗法，也不认为如果起因是生理性的，就需要用生理疗法。"令人惊讶的是，依靠心理治疗摆脱抑郁的患者，表现出和接受药物治疗的患者一样的生理变化，睡眠脑电图（EEG）就显示了这样的情况。

传统的精神科医生将抑郁视为患者不可或缺的组成部分，并试图改变患者的性格结构；而最纯粹形式的精神药理学则将病情视为纯由外部因素导致的失衡，无须考虑人格的其他方面便可修正。人类学家 T. M. 鲁尔曼最近写到现代精神病学的这种分裂所带来的危险："精神科医生本应将这些手

102 段理解为同一个工具箱中的不同工具。然而在教学中，这些手段被当成基于不同模型的不同工具，该用于不同的目的。"威廉·诺曼德是一位执业精神分析师，在觉得药物有效时，他就会用药。*他说："精神病学已从无脑（brainless）变为无心（mindless）。"从业者一度忽视生理大脑而重视情感问题，现在则忽视带有情感的心智，转而重视脑的化学过程。精神动力疗法和药物之间的冲突，从根本上讲是道德上的冲突：我们往往断然假设，如果心理治疗中的对话能对问题有效，那么这个问题只须人自己努力即可克服；而如果摄入化学品对问题有效，那问题就不是人的错，也不须人做任何努力。事实上，无论哪种情况，没有什么抑郁全是患者的过错，而几乎所有的抑郁也都可以通过努力得到缓解。抗抑郁药物帮助自助之人。你如果把自己逼得太紧，就会让自己变得更糟；但若真想扭转局面，就必须足够努力逼自己一把。药物和心理治疗是按需使用的工具。不要责备自己，也不要放纵自己。约翰·霍普金斯医院的精神科医生梅尔文·麦金尼斯，提道，"意志、情感和认知"，三者几乎像生物节律般环环相扣地循环。情感影响着意志和认知，却不会取而代之。

　　谈话疗法来自精神分析，而精神分析又来自宗教中对危险想法的忏悔仪式，这种仪式最早发生在教堂的告解室中。精神分析这种治疗形式用特定的技术发掘导致神经症的早期创伤。这通常需要很长时间——标准做法是每星期四五个小时——并侧重于揭示出无意识思维。如今，攻击弗洛伊德和他留传给我们的精神动力学理论已成时尚，但实际上，弗洛伊德的模型虽有缺陷，却仍是卓越的理论。用鲁尔曼的话说，它包含了"对深刻和人类复杂性的体悟，对抗自我否定的强烈要求，以及对人生之艰的尊重。"众人就弗洛伊德著作中的具体细节相互争论，也怪罪他带有自身时代的偏见，却忽视了他著作中的基本真理，忽视了他极大的谦逊，那就是：我们常常不知道自己在生活中的动机，受困于我们无法理解的事物。对自己的动力，我们只能理解很少一点，而对别人的动力，理解更少之又少。即使

---

* 美国的精神科医生和心理治疗师之间没有断然的区别，因而本书会将"治疗""医生"等措辞用在单纯的心理咨询师身上。而在中国，只有精神科医生有处方权，心理咨询师并不具备。

我们只取用弗洛伊德理论的这一部分，把这种动力称为"无意识"或"特定脑回路的失调"，我们也已经有了研究精神疾病的一些基础。

精神分析擅长解释，但作为改变的方法并不高效。倘若患者的目标是即刻转变整体心境，精神分析过程的巨大力量似乎就用错了地方。我听到人们谈论用精神分析来改善抑郁时，就会想到一个人站在沙洲上，朝着奔涌而来的潮水发射机枪。然而，从精神分析衍生出的各种精神动力疗法确实起着至关重要的作用。若不仔细检视，生活便难以修复，而精神分析告诉我们，这样的检视几乎总能颇有揭示。目前最流行的几种谈话疗法流派，都要求来访者向医生讲述当前的感受和经历。多年来，讲述抑郁都被视为治愈抑郁的最佳手段，现在仍是一种治愈手段。弗吉尼亚·伍尔夫在《岁月》中写道："做笔记，痛苦就会消失。"这是大多数心理治疗的根本过程。医生的作用是在来访者探究自己真实动机时专注聆听，这样医生才能理解来访者行为的原因。大多数精神动力疗法基于这样一个原则：为事物命名是征服它的好方法，知道问题的根源对解决问题也很有用。但这些心理治疗并非止于了解，它们也教授将了解用于改善的策略。医生也可以不带评判地回应，以使来访者充分洞悉如何改变自己的行为，从而提高生活质量。抑郁常由孤独引起。好的治疗师可以帮抑郁者与周围的人交流，并建立多种支持结构，从而缓解抑郁的严重程度。

对一些顽固分子来说，这种情感洞察毫无意义。"谁在乎动机和起源？"哥伦比亚大学的顶尖精神药理学家唐纳德·克莱因问道，"弗洛伊德之所以未被淘汰，是因为没人能提出比内化冲突哪怕好一点点的理论。重点是，我们现在可以治疗抑郁，而哲学性地思考它从何而来，迄今没有丝毫的治疗效用。"

的确，药物解放了我们，但我们都应该关心疾病的起源。美国国家精神卫生研究院院长史蒂文·海曼说："对于心脏冠脉疾病，我们不会只开一张药物处方，也会要求患者限制胆固醇摄入，给他们运动和饮食方面的咨询建议，还可能会帮他们进行压力管理。组合治疗过程不仅限于精神疾病。在药物治疗还是心理治疗间争论不休，很是荒谬。两者都是经验性的问题。我本人的偏好是两者应该协同共进，因为药物会帮人更好地接受心

104    理治疗，有助于开启持续改善的上升螺旋。"埃伦·弗兰克进行的大量研究
都显示，对于摆脱抑郁，心理治疗远没有药物有效，但心理治疗可以起保
护作用，防止复发。这个领域的数据虽然复杂，仍表明药物治疗和心理治
疗相结合胜过仅用一种疗法。她说："这是预防抑郁复发的治疗策略。我不
敢肯定卫生保健未来会给整合性的观点留多少余地，这很可怕。"布朗大学
心理学系的马丁·凯勒与一个成员来自多所大学的团队合作，他们在最近
的一项研究中发现，只有不到一半的抑郁患者仅仅通过服药或仅仅接受认
知行为分析就得到了显著改善，而同时接受两种治疗的患者，超过 80% 都
改善显著。组合治疗的效果不容置疑。对此，哥伦比亚大学的罗伯特·克
利茨曼愤慨地说："百优解不应摒除洞察，而应使其成为可能。"鲁尔曼也
写道："医生们觉得自己受训练，是要去看到并理解离奇怪诞的苦难，结果
却只许给受困之人发生物医学棒棒糖*，然后转身离去。"

        如果现实体验触发你陷入抑郁，即使不再有那样的体验，你也会出于
人性的渴望想了解它；而借化学药物限制住体验，并不等于治愈。问题的存
在和问题的内容，二者通常都需要立即关注。在这个推崇药物的时代，也
许更多人会得到治疗，公共健康总体会有提升。但将谈话疗法搁置一旁却
极其危险。心理治疗让人理解服药后重获的新自我，并接受在崩溃时自我
的丧失。你需要在严重发作后重获新生，也需要学习一些行动来防止复发。
你需要用与以往不同的生活方式去生活。"任何情况下，调节生活、睡眠、
饮食和运动方式都很困难，"NIMH 的诺曼·罗森塔尔这样评论，"那么想
想，抑郁的时候做这些又有多难吧！你需要治疗师像教练一样帮你继续努
力。抑郁是种疾病，不是生活选择，你要在帮助下才能渡过难关。"我的治
疗师对我说："药物治疗抑郁，而我治疗抑郁的人。"什么能安抚你？什么
会加剧你的症状？从化学的角度看，引发抑郁的是家庭成员去世，还是结
束了一段两周的情缘，并没有什么特别的差异。尽管在第一种情况中，极
端的反应看上去更合理，但两者的临床体验几乎完全相同。就像约翰·霍

105    普金斯医院的临床医生西尔维亚·辛普森所说："如果看起来是抑郁，就当

---

* 美国的诊室有免费棒棒糖，通常在诊后由医生发给儿童患者。这一比喻或来源于此。——译注

抑郁来治疗。"

　　渐渐陷入第二次崩溃，是在我刚刚结束了之前的精神分析，一时不再拜访治疗师之时。人人都坚定认为我应该找一位新治疗师。在一个人感觉积极并愿意沟通的情况下，寻找新治疗师都已经是可怕的负担，要在重性抑郁中挣扎着寻找治疗师，简直难以想象。为了找到一位好的治疗师，货比三家很重要。在六个星期里，我试了 11 位治疗师。我对每位治疗师连篇累牍自己的困境，到最后就像在背诵别人戏剧里的独白。在我的这些潜在治疗师中，有些看起来很聪明，有些则很古怪。其中有位女士用保鲜膜将她所有的家具都包裹起来，防止被她那几条狂吠的狗破坏；她还不停地邀请我尝尝她塑料餐盒中看着已经发霉的鱼饼。就在我要离开时，一条狗还在我的鞋上撒了尿。有位男士给了我错误的地址（"哦，我以前在那儿有过一间诊室！"）。有个人告诉我，我没什么真正的问题，应该放轻松点。有位女士跟我说她不相信情感，还有位男士似乎只相信情感。这群人中有认知主义者，有自始至终在咬指甲的弗洛伊德派，有荣格派，还有自学成才的。有位男士不停地打断我，说我和他一模一样。有几个人，当我解释自己是个什么样的人时，似乎干脆不懂。我一直以为我那些适应性很好的朋友一定在看很好的治疗师。而现在我发现，很多适应性很好的人与配偶的关系简单明了，却常与怪医建立疯狂的关系，至于为什么会这样，我只能推测是为了平衡。"我们力图进行药物与心理治疗的比较研究，"史蒂芬·海曼说，"但我们纵向研究过聪明治疗师和不称职治疗师的区别么？在这方面我们实在就像首次穿越美国大陆的刘易斯和克拉克。"*

　　最终我选了一位治疗师，至今都很满意——他思维敏捷，在他身上我也感受到真实的人性闪耀。我选择他，因为他看起来聪明又忠实。有鉴于我之前的分析师中断了分析治疗，并在我迫切需要药物时阻止我服药，因此一开始我有所警惕，花了三四年的时间才信任他。他在我动荡和危机的时期一直很坚定。我状况好的时候他会很有趣，而我很珍视共处如此长时

---

*　1804—1806 年，美国发起了首次横跨东西海岸的往返考察，由陆军执行，带队人是梅里维瑟·刘易斯上尉（Meriwether Lewis）和威廉·克拉克少尉（William Clark），此次考察因之命名为"刘易斯与克拉克远征"。

间的人拥有的幽默感。他与我的精神药理学家合作得也很顺利。最终他令我信服，他做事有分寸，也真的想帮助我。之前尝试十个人是值得的。不要去看你不喜欢的治疗师。一个人不论是多优秀的行家，如果你不喜欢他，他也帮不到你。如果你觉得自己比医生还要聪明，你可能是对的：精神病学或心理学的学位并不能保证一个人是天才。请以最大的谨慎来选择精神科医生。难以置信的是，许多人会多开20分钟的车去自己更喜欢的干洗店，会在自己喜爱品牌的番茄罐头脱销时向超市经理抱怨，而选择精神科医生时，却像选择一般性扶助服务那样不挑剔。请记住，最低限度，你也是把自己的心智放在了这个人手中。也请记住，你也必须告诉他们你不能展示给他们的部分。劳拉·安德森在给我的信中写道："当问题非常云里雾里，你搞不清他们是否理解你时，去信任一个人尤为困难，同样他们也更难信任你。"我在精神科医生面前会难以置信地克制，即便在最痛苦黑暗的时期也会如此。我会坐直，不哭。我会满带反讽地描述自己，并特别努力地插入苦中作乐的幽默来迷住治疗我的人，而这些人其实并不想被我迷住。有时我都不知道，自己在给精神科医生讲述感觉时他们是否相信我的话，因为我自己都能听到自己声音里的抽离。我的真实感受只能略略渗出我厚厚的社会皮囊，我能想象医生们对此一定十分惋惜。我常希望自己能在精神科医生的诊室里充分地表达感情。我从未能把治疗的空间定义为私密空间。比如说，我很难用跟弟弟说话的方式与医生对话。我想这一定是我觉得太不安全了。只有偶尔的宝贵机会，我的真实一面不是通过描述，而是本质性地稍许表现出来。

评价精神科医生的一个方法是观察他对你的判断看起来有多准确。初步筛选的艺术在于提出正确的问题。我没有旁听过保密的一对一精神科访谈，但我旁听过大量入院访谈，并惊愕于对待抑郁患者的方式竟可以如此不同。我见到的大多数好的精神科医生，会从让患者讲述自己的故事开始，然后轻快地转换到高度结构化的访谈，从中寻找特定的信息。良好地主导这样的访谈，是临床医生最重要的技能之一。约翰·霍普金斯的医生西尔维亚·辛普森在访谈一位刚刚自杀未遂的患者时，仅用十分钟就确定了对方患有躁郁症。而这位女士此前的精神科医生，在治疗的五年间从未明确过这个极为基本的事实，为她开抗抑郁药的同时没有开情绪稳定剂——我们知道，这样的治疗方案对躁郁症患者很不合适，常会造成他们混合型的激越状态。之后我向辛普森询问这个案例时，她说："多年扎实的工作经验才能让我问出那些访谈问题。"后来，我旁听哈林医院精神科主任亨利·麦柯蒂斯的访谈，对象是陷入无家可归境况不久的人。在每次的 20 分钟访谈中，他至少会用 10 分钟无比详细地记录患者的居住史。终于，我问他为什么花这么多力气去了解这些信息，他说："那些在一个地方住过很长时间的人，暂时无家可归是由于偶然的原因，但他们有能力过上井然有序的生活，因而主要需要社会干预。那些经常搬来搬去的人，反复无家可归的人，或是记不起自己住过哪里的人，很可能有严重的潜在疾患，因此主要需要精神医学的干预。"我很幸运自己有良好的保险，可以支付我每周看一次心理治疗师，每月看一次精神药理学家。大多数健康维护组织更倾向于使用药物，因为相对便宜。他们对谈话治疗、住院治疗不太热衷，这些需要大量的时间，也更昂贵。

在谈话治疗中,治疗抑郁最成功的两种疗法是认知行为疗法（CBT）和人际疗法（IPT）。认知行为疗法是精神动力疗法的一种形式，基于当前及儿童时期对外界事件的情感反应和心理反应，紧紧聚焦客观目标。这个体系由宾夕法尼亚大学的阿隆·贝克发展起来，目前在全美和西欧大部分地区广泛应用。贝克提出，人对自己的想法常具破坏性，而通过迫使心智用特定的方式思考，一个人最终可以改变自己的现实状态。他的一位合作者将这个项目称为"习得性乐观"。他认为抑郁是逻辑错误的后果，而通过改正消极的推理，一个人可以达到更好的精神健康状态。认知行为疗法教授的是客观性。

治疗师首先会帮患者列出"生活史数据"，即导致当前处境的一系列困难，随后，治疗师会把患者对这些困难的各种反应画成图示，尝试找出过度反应的特征性模式。患者了解到自己为何会觉得特定的事件如此致郁，并尝试摆脱自己那些不适当的反应。这是认知行为疗法的宏观部分，后面是微观部分，在这部分中，患者学习将自己的"自动思维"中性化。感受不是对世界的直接反应：世上发生的事会影响我们的认知，认知进而影响感受。如果患者能改变认知，那么就能改变随之而来的情绪状态。例如，一个患者也许能学会将丈夫的心不在焉视为他对高强度工作的合理反应，而不是对她的拒绝。然后，她也许能看到自己的自动思维（自己是个不招人爱的混蛋）是如何转为负面情绪（自责），并看清这个负面情绪如何导致了抑郁。一旦打破这个循环，患者就能开始实现一些自我控制，学会区分实际发生的和她认为发生的事。

认知行为疗法依特定的规则发挥作用。治疗师会留很多作业：患者必须列出积极体验与消极体验，有时还要把它们列成图表。治疗师给出每次会面的议程，以结构化的方式推进，结束时会总结取得了怎样的成果。治疗师在谈话中会特意排除事实和建议。治疗师会鉴识患者一天中愉快的时刻，并指导患者如何将情感的愉悦纳入生活。患者应该对自己的认知保持警觉，这样当自己接近负面模式时能及时停止，将自己的认知加工转为危害更小的体系。这些活动都按特定模式加以练习。认知行为疗法教授的是自我觉察的艺术。

我从未接受过认知行为疗法，但我从中学到了一些经验教训。如果你在对话中觉得想笑，有时可以迫使自己想些伤感的话题来止住发笑的冲动。如果某些情况下你应该有些性的感受，但事实上却没有，你就可以把思想推向一个远离现实体验的幻想世界，你的行动和行动的身体可以发生在这个假想世界中，而不在当下的现实中。这是认知疗法的底层策略。如果你发现自己觉得没有人会爱你，生命也毫无意义，你就要调整思想，强迫自己回忆过去的一段美好时光，不论这段回忆多么短暂。与自己的意识搏斗很难，因为在这场战斗中，唯一的工具就是你自己的意识本身。想想愉快而美好的想法，痛苦就会因此减轻。哪怕你觉得想不到，也去想。也许某种意义上，这是假象或自我蒙蔽，但这确实有效。要把那些与丧失之感有关的人推出内心，禁止他们进入你的意识。抛弃自己的母亲，狠心的情人，可恶的老板，不忠的朋友——把他们都锁在外面。这有用的。我知道哪些想法和成见会让我犯病，因此会谨慎对待。举例来说，想到那些我爱过的人离我而去，我会感受到生理的痛，这时我就知道必须从这些想法和成见中抽离出来，于是尽量不想太多我们之间的幸福画面，毕竟在现实生活中它们早已结束。我躺在床上等待入睡时，最好是吃一片安眠药，免得让心思在悲伤的话题上肆意乱蹿。就像精神分裂症患者不该理会幻听到的声音一样，我也总是在把心中的这些画面推开。

　　有一次，我认识了一位二战中犹太人大屠杀的幸存者。这位女士被关押在达豪集中营一年多，眼看着自己的所有家人死在营中。我问她是如何坚持下来的，她说，从一开始她就认识到，如果当时让自己去思考正在发生的事，她会发疯、死掉。她告诉我："我决定，只想自己的头发；后来在那地方，从头到尾我都只想这一件事。我想什么时候能洗头发。我想着尽量用手指梳理它。我想着如何与警卫周旋，确保他们不会剃光我的头。我花好几个小时和遍布集中营的虱子战斗。这让我的脑子可以集中精神想一件我可以稍许控制的事，让这件事填满了我的内心，我就可以封闭自己，把发生在我身上的现实隔绝开来。这让我熬了过来。"在极端情况下，认知行为疗法的原理可以走到如此极端。如果你能迫使想法形成某些模式，就可以自救。

　　当珍妮特·本舒夫第一次来到我家时，她令我感到敬畏。她是位聪明的律师，也是争取堕胎权利的领导人物。以任何标准衡量，她都令人印象深刻：博览群书、口齿伶俐、魅力四射、风趣而不张扬。她很快就能老练地看明事情的真相，从而提出问题。她全然沉着冷静地讲述了抑郁如何令她无比低沉。她说："我的成就如同紧身内衣的骨架支撑我站立，*没有这些成就，我就会在地上摊成一堆。很多时候，我不知道我的成就在支撑谁，支撑什么，但我知道它们是我唯一的保护。"她和一位治疗师一起进行大量的行为治疗，解决她的各种恐惧症。"恐飞是比较糟糕的一个，"她解释说，"于是他带我坐飞机，全程监控我。我觉得和这个衬衫快要撑破的胖男人一起，肯定会碰到某位毕业之后就没见过的老同学，我不得不说：'这位是我的行为治疗师，我们只是在练习坐短程飞机。'不过我必须承认，治疗很有效。我们仔细讨论了我每一分钟的想法，再做出改变。现在，我的焦虑症

---

*　旧时用鲸须骨做成框架，支撑妇女的束胸／腹衣。

不会再在飞机上发作了。"

　　目前，认知行为疗法被广泛使用，似乎也显示出了治疗抑郁的一些显著效果。人际疗法方案似乎也有极好的结果汇报，它由康奈尔大学的杰拉德·克勒曼和他在哥伦比亚大学的妻子米尔娜·韦斯曼共同制定。人际疗法注重当前日常生活的现实，治疗修复当下的事情，而不考虑个人全部生活史的整体架构。人际疗法不是要将患者变成更加深刻的人，而是教患者如何充分利用自己现有的无论何种境况。这种短期疗法有明确的边界和限制。人际疗法假定，很多抑郁的人都有些生活压力源，它们或者触发了抑郁，或者是抑郁的结果，而这些压力源可以通过与他人明智的互动清除干净。治疗分两个阶段。在第一阶段，治疗师教患者将抑郁理解为外界的痛苦，并告知患者这种疾病广泛存在。患者的症状被整理并命名。患者接受病患的角色，并寻找改善的过程。患者列出目前的所有人际关系，与治疗师一起定义他从每一段关系得到了什么，又想要什么。治疗师与患者一起找最好的策略来得出患者在生活中到底需要什么。问题会归为四类：悲痛，面对挚友和家人时角色的不同（比如你该付出什么，又该期待怎样的回报），个人或职业生活中令人感到压力的转换状态（如离婚或失业），以及孤独。之后，治疗师和患者会定下几个可实现的目标，再决定用多长时间去为之努力。人际疗法整齐而明确地勾画出一个人的生活。

　　在抑郁时不要全然压抑感受，这很重要。同样重要的是避免可怕的争吵或暴怒的表达。要避开破坏感情的行为。人们会原谅，但最好还是不要把事情搞到需要原谅的地步。人在抑郁时需要他人的爱，但抑郁会助长破坏爱的行为。抑郁人士往往会自毁城墙，而有意识的心智可以介入，不会完全无助。刚摆脱第三次抑郁后不久，我和父亲共进晚餐，他说了些让我沮丧的话，我听到自己的声音开始刺耳，用词开始尖锐，我也变得非常警觉。我能看到父亲开始退缩。于是我深呼吸，在一个有意的停顿之后说："对不起。我保证过不向你吼，不要在这些事上那么有控制欲，刚才我做错了，我很抱歉。"这听起来很软弱，但事实上，有意识的干预能力确实能带来巨大的不同。一位很直爽的朋友曾对我说："一小时 200 美元——你会想以这个价钱，我的精神科医生应该可以去改变我的家人而别来烦我了吧。"

不幸的是，事情不是这么解决的。

　　虽然认知行为疗法和人际疗法各自有很多优势，但任何治疗的效果只能取决于执业者的能力。选择治疗师比选择治疗流派重要得多。一个能与你深层联结的人，很可能仅仅是在非结构化的环境中和你聊天就能帮到你很多；而无法建立联结的人，不论技巧多复杂，有多少认证，都不会真正帮到你。关键在于智慧和洞察力，而传达洞察力的形式和使用的洞察力类型实属次要。1979 年有一项重要研究，研究者借此证明了，只要满足以下的特定条件，任何形式的心理治疗都有效：治疗师和患者都真诚参与，患者相信治疗师理解治疗技术，患者喜欢并尊重治疗师，治疗师有能力形成相互理解的关系。实验主持者选择有此种理解能力的英文系教授，并发现平均而言，英文教授能给予患者与专业治疗师同等的帮助。

　　"心智不能脱离大脑而存在，但心智又能影响大脑。这既是个实用问题，又是个形而上的问题，而我们并不了解其中的生理机制。"密歇根大学的心理学及神经科学荣休教授埃利奥特·瓦伦斯坦如是说。经验所得可以用来影响身体。正如南卡罗来纳医科大学的詹姆斯·巴伦杰所说："心理治疗改变生理状况。行为治疗改变脑的生理状况，改变的方式也许和药物作用相同。"某些对焦虑有效的认知治疗能降低大脑的新陈代谢水平；药物治疗也同样降低焦虑水平，而抗抑郁药物的原理就是，通过调整大脑中某些物质的水平，改变患者的感受方式和与行为方式。

　　在一次崩溃过程中，脑内发生的事，大多数仍难以从外界操控。抑郁的药物治疗研究一直在紧密关注于去影响神经递质，这主要是因为我们能影响神经递质。科学家知道，降低某些神经递质的水平会导致抑郁，于是他们假设，提高这些神经递质的水平可以缓解抑郁。的确，在很多情况下，提高神经递质水平的药物是有效的抗抑郁药物。认为我们了解神经递质和情绪的关系，这想法令人欣慰，然而我们并不了解。这似乎是个间接的机制。有些人脑袋里有很多神经递质撞来撞去，但他们并不比神经递质少的人更快乐。况且，抑郁者并非普遍地神经递质水平偏低。在大脑中额外加入血清素没有任何直接的好处，而如果让人们食用更多能提高血清素的色氨酸（存在于很多食品中，如火鸡、香蕉、椰枣等），也不会立即有所帮助，虽然有证据表明，降低饮食中的色氨酸可能加重抑郁。目前流行的对血清素的关注，往最好了说也是天真幼稚的。NIMH 院长史蒂文·海曼冷冷地说："现在对血清素过分关注，而对现代神经科学则关注不足。我们还不到要组织血清素感谢日的时候。"正常情况下，血清素由神经元释放，而后被再吸收以便再次释放。SSRI 类药物阻断了再次吸收过程，从而提高脑内自由浮动的血清素水平。血清素是物种发展的自然线路之一，植物、低等动物和人类中都有它的身影。它似乎具有多种功能，在不同物种中发挥的功用各不相同。在人类中，血清素是控制血管收缩和扩张的多种机制之一；有助于结痂，形成控制出血必要的凝血；与炎症反应有关；也影响消化；睡眠调节、抑郁、攻击性和自杀等状况也都直接关涉了它。

抗抑郁药物需要很长时间才能引起明显的变化。要经过 2—6 周，患者才能体验到神经递质水平的改变带来的任何实际结果。这表明，病情改善涉及对神经递质水平改变有反应的大脑区域。在这个问题上有很多理论，但没有一个有决定性的地位。最近最为流行的是受体理论。大脑中每种神经递质都有一批受体。当递质增多时，大脑所需受体要变少，因为递质会充满现有的全部受体。而递质较少时，大脑就需要更多的受体，以吸收所有神经递质。所以，增加神经递质的量，会导致受体数量减少，并可能让之前充当受体的细胞重新特化，转而发挥其他功能。然而最近的研究表明，受体的重新特化并不需要很长的时间，事实上，神经递质水平变化半小时之内，它们就可能发生改变。因此，受体理论无法解释抗抑郁药物带来的时滞。尽管如此，很多研究者仍坚持认为，大脑结构的某种渐变能够解释对抗抑郁药物的延迟反应。药物的效果很可能是间接的。人类大脑有惊人的可塑性。创伤后，细胞会改变、会重新特化，可以"学习"全新的功能。当血清素水平提高到使某些血清素受体关张打烊时，脑内的其他地方会发生其他变化，而这些后续变化必然解决了最初令你情绪不佳的失衡。然而，我们对这些机制还完全不了解。"药物有立竿见影的机能，引起黑匣子般的反应，它带来治愈效果，但我们对其中的原理一无所知。"得克萨斯州立大学圣安东尼奥分校精神药理学系主任艾伦·弗雷泽这样说。"提高血清素水平和提高去甲肾上腺素水平，效果是一样的。这两者引向两个功能不同的黑匣子，还是同一个？还是其中一个会引起另一个，而后者引向了黑匣子？"

史蒂芬·海曼这样形容抗抑郁药物："就像在牡蛎中放一粒沙，然后沙子变成珍珠。要经过多个星期，要经过对被改变的神经递质的适应，治疗效果才会缓慢出现。"密歇根大学的埃利奥特·瓦伦斯坦补充说："不同的抗抑郁药物在药理上都是特殊的，但行为上并不特殊。产物的化学性质更加特殊，天知道大脑中真正发生了什么。"威廉·波特曾在20世纪七八十年代主持NIMH精神药理学方面的工作，现在在礼来公司研制新药，他这样解释："产生抗抑郁效果有多种机制，药物可以有完全不同的生化活性谱，却能产生非常相似的效果。它们汇聚起来的方式，你可能完全想不到。改变血清素系统或去甲肾上腺素系统，能得到基本相同的抗抑郁效果；而对有些人，改变多巴胺也有同样的功效。这并不简单，而是像一个天气系统。在某处改变了风速或湿度，就会得到完全不同的天气，但即使最好的气象学家，也无法确定哪个变化会对什么因素产生怎样的影响。"大多数抗抑郁药会抑制快速眼动睡眠（REM），这有关系吗？还是这仅仅是一个无关的副作用？抑郁时，脑温一般容易在夜间升高，而抗抑郁药物通常会降低脑温，这又重要吗？现在人们已经清楚地知道，所有神经递质都相互作用，每种递质都会影响到其他递质。

动物模型并不完美，但从动物研究中可以获得有用的信息。婴儿时期即与母亲分开的猴子，长大后会患精神病，大脑会发生生理的变异，且相比被母亲养大的猴子，血清素水平也会低得多。反复与母亲分离，会极大升高多种动物的皮质醇水平。百优解能扭转这些后果。研究人员将一群有袋类动物中的首领雄性换到另一组中，这只不再是首领的雄性动物，体重、性能力都会降低，睡眠会紊乱，并出现严重抑郁的所有其他典型症状。如果提高该雄性动物的血清素水平，很可能会全面缓解所有症状。血清素低的动物往往会虐待其他动物，会冒不必要也不合理的风险，毫无缘由地产生对抗性。关于外部因素及血清素水平的动物模型，极具揭示意义。一只猴子在同类群体的统治结构中向上爬，会在等级升高时显示出更高水平的血清素，而高水平的血清素与较低水平的侵略性、自杀可能性有关。如果孤立这些猴子，让它们不再有群体中的地位，它们的血清素最多会降低 50%。当服用 SSRI 类药物时，它们的攻击性会变小，自毁行为也会减少。

目前，市面上有四类抗抑郁药物。最受欢迎的是 SSRI 类药物，它们能提高大脑的血清素水平，百优解、兰释（氟伏沙明）、帕罗西汀、左洛复、喜普妙都是这类药物。另外还有两种比较老的抗抑郁药物。以化学结构命名的三环类抗抑郁药，作用于血清素和多巴胺，依拉维、安拿芬尼、诺波明（地昔帕明）、托法尼（伊米帕明）和帕梅洛（去甲替林）都是三环类。单胺氧化酶抑制剂则抑制血清素、多巴胺和去甲肾上腺素的分解，拿地尔和帕那特（反苯环丙胺）都是单胺氧化抑制剂。还有一类非典型抗抑郁药物，所含药物会作用于多种神经递质系统，阿伸定、威博隽、Serzone（奈法唑酮）、怡诺思都是非典型抗抑郁药。

选用何种药物，通常基于副作用，至少在最初阶段是这样。我们希望最终会找到办法，测试特定药物的效果，但目前还完全做不到。"为一位特定患者选择一种特定的抗抑郁药物鲜有科学依据，少有例外，"康奈尔大学医学院附属佩恩·惠特尼精神病诊所（PWC）的理查德·A. 弗里德曼说，"早先对一种药物的反应，可以较好地预测未来对同种药物的反应。对特殊的抑郁亚型，或过量进食、过度睡眠的非典型抑郁，MAOI 会比三环类更有效，不过大多数临床医生还是会为这些患者选用较新的药物。此外，在选择药物时，一开始应选择副作用看起来较低的。你可以为退缩严重的人选用威博隽这类更能增强活力的药物，为激越的人选用降低活力的药物，但除此之外，针对每位患者的药物选择也只是试错的过程。药品的标签会标明一种药物比另一种更经常产生某些副作用，而在我的临床经验中，在同一类药物之间，不同药物的副作用并没有太大的差别。而个体对药物的反应，却可能有非常明显的差异。""百优解革命"使 SSRI 类当前十分流行，并不是由于其卓越的功效，而是由于其副作用低，安全性高。这类药几乎无法用于自杀，而这是治疗抑郁人士时要考虑的重要因素，因为他们在恢复过程中，可能有自残倾向。"百优解是一个非常宽容的药物。"礼来公司的一位科学家这样说。较低的副作用不仅意味着人们会更乐于服用药物，也意味着他们会更好地遵守治疗方案。就像如果牙膏味道不错，你可能就会花更长的时间刷牙，道理是一样的。

有些人服用 SSRI 类药物会肠胃不适，偶尔有人头痛、精神不振、失眠或嗜睡。但这类药的主要副作用是削弱性欲。我一位抑郁的朋友布莱恩·达马托对我说："服用百优解期间，就算珍妮弗·洛佩兹这样的美女穿着薄纱裙现身床边，我也只会问她能不能帮我整理文件。"MAOI 类和三环类药物也有性方面的副作用，这些药物直到 20 世纪 80 年代末一直占据市场主导地位，但往往仅用来治疗较为严重的抑郁，这时性方面的副作用就显得微不足道，因此这些药物对情欲快感的减弱没有像后来 SSRI 类药物导致同样问题时得到那么广泛的讨论。在百优解刚推出的同时期研究中，只有少数患者报告百优解有性方面的负面影响。在随后的研究中，当特别问到有关性的问题时，绝大多数患者都表示了这方面的困难。弗吉尼亚大学的安妮塔·克莱顿将性的体验分为四个阶段：欲望，唤起，高潮，结束。抗抑郁药影响全部四个阶段。欲望因性欲减少而打折扣。唤起因性兴奋的抑制、生殖器感觉减弱、阳痿或阴道润滑不足而减少。高潮会延迟，有人会完全失去高潮。令人困惑的是，这些影响可能毫无规律：可能前一天还一切正常，后一天就阳痿严重，而只有在性行为过程中才知道情况会怎样。当然，没有欲望、唤起或高潮时，性的结束阶段也会被相当程度地削弱。

相比严重的抑郁，性方面的副作用常置之不理，因为相比起来确实微不足道。然而，这些副作用却很难被人接受。我采访的一位患者说他完全无法在性事中达到高潮。他描述了如何在停药足够长时间之后才能让妻子怀孕的复杂过程。"如果不是知道停药的后果有多可怕，我就会一直不服药了。哦，'性的自我'！它归来的那几天我太开心了。我不知道会不会再和我太太有次高潮了。"他说。当人刚从一段抑郁中恢复，心里还想着别的事时，性方面的缺陷还没那么麻烦；但如果要以牺牲情欲快感为代价，来克服难以忍受的痛苦，这对我来说可不划算。很多人也因此不遵医嘱服药，而不依从可能是治疗抑郁的最大难关。服用抗抑郁药物的患者中，只有不到 25% 的人能够维持疗程超过六个月，大部分人都会因为性或睡眠方面的副作用而停药。

一旦开始发生性方面的影响，性焦虑也就随之而来，情欲来临可能因此而成为令人不安的失败时刻，如果一个人被这样的负担折磨，就可能在心理上对性事产生反感，进而加重抑郁症状。大多数有阳痿问题的男性患有抑郁，缓解阳痿问题可能足以扭转抑郁。如克莱顿所观察，性方面的问题，有些是深层心理的典型特征，可能使人抑郁；有些由抑郁导致（患有急性重性抑郁的人有99%报告有性功能障碍）；还有些是服用抗抑郁药物导致的。理清这些问题，既重要又困难。克莱顿强调，需要以既严格又不干扰患者的方式仔细检查患者的性问题。

许多药物据称有助于抵抗抗抑郁药在性方面的副作用：血清素拮抗剂，如赛庚啶和格拉司琼；α-2拮抗剂，如育亨宾碱和曲唑酮；胆碱能受体激动剂，如氯贝胆碱；提高多巴胺类药物，如安非他酮、金刚烷胺和溴隐亭；自受体激动剂，如丁螺环酮和吲哚洛尔；兴奋剂，如苯丙胺、哌甲酯和麻黄碱；草药，如银杏叶和左型精氨酸*。暂时停药（通常三天左右）偶尔会带来积极效果。有时，换药有助于提高性欲。这些都没有效果奇佳的证据，但确实有一定的因人而异的作用。本书要讲到一位女士，她就有过令人忧惧的体验，她把上述多种药物再加上右旋苯丙胺混合服用后，性欲一时间满溢而出，身体很不舒服，甚至坐在办公室例会中都不自在。情况失控时，她甚至会一反常态，与陌生人在电梯里做爱。"我能在8楼和14楼之间高潮三次，"她告诉我，"我不再穿内裤，因为脱掉的时间太长了。男人们以为自己不同凡响，其实我非常不舒服，但我觉得自己真的提高了一些男性的自负。可实在不能继续下去了。我基本上是一个高度压抑的标准美国白人。我不那么年轻了，真的不想要这些。"轻微调整药物后，她的性兴奋回到了可控的水平。但很不幸，同样的药物用在我认识的另一位女患者身上却毫无效果。"我就算和年轻的蒙哥马利·克利夫特那样的美男一起困在电梯里四个小时，也不会有高潮。"她伤心地告诉我。

注射睾酮以提高体内游离睾酮的水平也有一些效用，但睾酮较难管控，

---

* 精氨酸是基本氨基酸之一，一般广泛存在于鱼肉奶蛋中；但也存在于谷物、坚果、豆类等植物中。

效果也不完全清楚。最耀眼的希望之光是万艾可。万艾可因其对心理和生理的作用，似能影响克莱顿四个性阶段中的三个，唯一的不足是它不会激发性欲。万艾可以用作次级步骤来帮人重建性事能力方面的信心，这也帮人放松，从而有助于性欲。目前正在开发的多巴胺促进剂有望解决这一点，因为多巴胺似乎与性欲紧密相连。定期服用万艾可也会恢复男性的夜间勃起，而抗抑郁药经常会消除这种现象。这反过来又对性欲有积极作用。有人建议服用抗抑郁药的男性每晚服用万艾可作为治疗剂，即使每次服用不一定伴随性行为。其实万艾可就可以是一种快速有效的抗抑郁药，因为高水平的性功能比什么都更能提振情绪。哈佛大学的安德鲁·尼伦伯格和俄克拉荷马大学的朱莉娅·沃诺克的研究都表明，万艾可虽未被官方批准为女性用药，却似乎对女性的性欲有良好效果，可能促进高潮。一部分原因是，万艾可以借血流向阴蒂增大。激素疗法对于有性功能障碍的女性也有效用。维持雌激素水平能提升情绪，而突然的雌激素水平下降，后果可能是毁灭性的。女性在更年期，雌激素会下降80%，这摆明对情绪有很大影响。雌激素低的女性会有各种病痛。沃诺克也强调，雌激素要先达到正常水平，万艾可才会见效。尽管不要将女性的睾酮水平提升得过高这点很重要，否则她们会变得体毛旺盛，具侵略性，但是睾酮却是女性性欲的必要激素，也需要维持在适当水平。

　　三环类抗抑郁药在若干神经递质系统中发生作用，包括乙酰胆碱、血清素、去甲肾上腺素和多巴胺。三环类药物对严重抑郁、妄想型抑郁尤其有用。对乙酰胆碱的抑制会带来一些令人不快的副作用，包括口干、眼干和便秘。三环类药物也可能有少许镇静作用。在双相障碍人群中使用三环类药物可能诱发躁狂，所以开处方必须格外小心。SSRI类药物和安非他酮也可能触发躁狂，但可能性较低。

　　当抑郁带来急性生理症状，例如疼痛、精力降低和睡眠扰乱时，单胺氧化酶抑制剂尤其有用。这类药物阻断了分解肾上腺素和血清素的酶，从而提高这些物质的水平。MAOI是一类极好的药物，但有诸多副作用。服用这类药物的患者必须避免一系列食物，这些食物会与药物发生麻烦的相互作用。MAOI类药物还会影响身体机能。我采访的一位患者就因这类药患上了严重的尿潴留："我基本上只要想小便就得去医院，很不方便。"

非典型抗抑郁药恰如其名：非典型。其中每种都各有新奇的作用模式。怡诺思影响血清素和去甲肾上腺素。安非他酮作用于多巴胺和去甲肾上腺素。阿莫沙平和奈法唑酮作用于所有相关递质。目前流行尝试所谓的"干净药物"，即具有高度特异性效果的药物。干净药物并不一定比"脏药"更有效，只是特异性在一定程度上与控制副作用有关。但情况似乎是，搅进人脑的物质越多，对抑郁的治疗就越有效。制药公司热衷于在化学复杂性方面力求清晰，于是开发干净药物，但就实现治疗目而言，这些药物的效果并不显著。

抗抑郁药的作用不可预测，也并不总能维持。不过——"我不相信药物像人们说的那样经常完全失效，"理查德·A. 弗里德曼说，"我认为，剂量可能需要调整，用药可能需要缓冲。精神药理学涉及大量的小修小补。很多人发现药物完全失效，是因为失去了安慰剂效应，这一效应往往稍纵即逝。"尽管如此，很多患者用药确实只能得到暂时的缓解。萨拉·戈尔德的抑郁病史长达整个成年期，服用威博隽后，她的抑郁得到了完全的缓解——但只有一年。而后怡诺思又起效了，但也在 18 个月后消失。"别人注意到了。我当时和几个人同住，一位室友告诉我，我被黑色光晕笼罩，哪怕我关着门待在自己房间里，她都受不了待在房子里。"戈尔德后来混合服用锂盐、左洛复和安定文，现在，她在服用安拿芬尼、喜普妙、维思通和安定文，她"精力较低，安全感较低，但能够应付"。也许目前没有药物能像给别人那样，也给她永久的缓解状态，对于需要永久服药的人来说，要不断地从一种解决办法跳到另一种，很是沮丧。

布斯帕等多种药物作用于对血清素敏感的某些神经，常用于对焦虑的长期控制。也有速效药——苯二氮䓬类，包括克诺平、安定文、安定和赞安诺。治疗失眠的处方药酣乐欣（三唑仑）和 Restoril（替马西泮）也属此类。患者可以按需服用这些药物以立刻减轻焦虑。然而因为担心药瘾，苯二氮䓬类药物的使用远远不够。这些药物短期效果显著，让人们可以忍受急性焦虑发作期间的生活。我认识很多人被精神痛苦深深折磨，而这痛苦本可缓解，如果医生更宽松点，给他们多开些苯二氮䓬类药物的话；而我永远记得我的第一位精神药理学家对我说的话："如果你上瘾的话，我们会帮你戒掉。但是现在，我们先来减轻你的痛苦。"很多服用苯二氮䓬类药物的人会产生耐受性和依赖性，这意味着他们不能突然停药，但也不会逐渐加量以获得治疗效果。弗里德曼说："对这些药上瘾的问题主要存在于有药物滥用史的人群中。人们严重高估了苯二氮䓬类药物的成瘾风险。"

我的情况是，赞安诺会像魔术师让兔子消失一般，让恐怖消失不见。之前服用的抗抑郁药都很缓慢，像黎明般一点点照亮我的人格，让它慢慢回到已知的世界图式之中；而赞安诺会即刻缓解我的焦虑，效果非凡，就像焦虑症专家詹姆斯·巴伦杰说的那样："好像千钧一发之际用手指堵住大堤。"对不易滥用药物的人来说，苯二氮䓬类药物可以救命。巴伦杰说："大众的知识很大程度上是错误的。镇静是个副作用，将这类药物用作安眠药就是滥用，而用于缓解焦虑就不是滥用。快速停药会带来一些症状，但非常多的药物都是如此。"苯二氮䓬类药物虽然能缓解焦虑，但本身并不能缓解抑郁。这类药物可能影响短期记忆。长期来看，这类药物可能有导致抑郁的特性，因此长期持续的使用需要密切监测。

从七年前第一次见第一位精神药理学家起，我就开始了尝百草的游戏。为了心理健康，我一直在用各种药物各种剂量的组合，包括左洛复、帕罗西汀、替沃噻吨、怡诺思、威博隽、奈法唑酮、布斯帕、再普乐、右旋苯丙胺、赞安诺、安定、安必恩和万艾可。我很幸运，对最初用的一批药反应良好。然而，我还是亲身体验了地狱般的试药折磨。尝试不同的药物会让人觉得自己像一个飞镖靶子。人们会说："今天，抑郁是可以治愈的，你服用抗抑郁药，就像一般人头痛时吃阿司匹林。"事实并非如此。今天，抑郁确实是可以治疗的，但服用抗抑郁药，更像人得癌症时做放疗。有时会发生奇迹，但绝非易事，效果也不稳定。

我迄今倒还没经历过完全的住院治疗，但我深知也许有一天需要这样。住院时，你通常会接受药物或 / 和电痉挛疗法。而住院本身，其实可以成为疗愈的一部分，因为会有工作人员的密切关注，还有一套机制保护患者免受自残、自杀冲动的伤害。住院不应成为绝望之人最后不得已的解决办法。住院是一种资源，就像其他任何治疗，应该在任何必要的时候利用起

120

来——只要保险允许。

　　研究者正在朝四个新的治疗方向努力。一是尽可能转向预防性治疗：任何种类的心理问题都是越早发现越好。二是增强药物的特异性。大脑至少有 15 种不同的血清素受体。有证据表明，抗抑郁药物的作用取决于其中少数几处位点，而 SSRI 类药物诸多恼人的副作用很可能作用在其他位点。三是见效更快的药物。四是增强针对症状、而非生物性状况的特异性，以便摒弃选择药物的试验过程。例如，如果我们发现了能识别抑郁基因亚型的标签，就有可能找到针对这些亚型的治疗方法。曾在 NIMH 供职的威廉·波特说："现有药物的作用方式都太间接，我们永远无法对它们有足够的控制。"因此，这种特异性很可能依然无法实现。情绪障碍涉及不止一个基因的一个信号，而是许多基因，而每个都贡献了一小点风险，一旦它们都被外界环境触发，就会造成整体的脆弱性。

　　对抑郁最成功的物理治疗是所有疗法中最不干净、特异性最小的。大约有 50% 的比例，也可能稍高，抗抑郁药物会起效；而电痉挛疗法似乎在 75%～90% 的情况下有显著效果。在接受电痉挛疗法后症状改善的患者中，大约一半人一年后仍然感觉良好，另一半则需要重复多轮电痉挛治疗或定期接受维持性的 ECT。ECT 见效迅速。很多患者在接受 ECT 几天内便感到明显的改善，这和药物长期而缓慢的起效过程形成了鲜明对比。由于效果迅速、见效率较高，ECT 特别适用于有严重自杀倾向、即一再自残而致命攸关的患者，也用于孕妇、老人和一些病患，因为 ECT 没有大多数药物的系统性副作用或药物间相互作用的问题。

　　适合接受 ECT 的患者需要先做常规血检和心电图检查，通常也要做胸部 X 光和一些麻醉相关检查，要签同意书，同意书也会提交给家属。治疗前一晚，患者要禁食，并留置静脉针。第二天一早，患者送 ECT 室。给患者连上监视器后，医疗人员会在患者太阳穴上涂导电膏，然后连上电极，对大脑非优势半球进行单侧 ECT——这是优先的启动策略，通常针对右脑——或进行双侧 ECT。单侧 ECT 副作用较小，最新的研究也表明，高剂量的单侧 ECT 与双侧的治疗同样有效。施治的医生还会在两种刺激之间做出选择：一种是正弦波，更为持久；另一种是短脉冲方波，诱发的癫痫发作附带的副作用较小。短效静脉全麻会让患者完全失去意识约 10 分钟，同时患者也会接受肌肉松弛剂的注射，以防身体抽搐（治疗中唯一的动作只是脚趾的轻微抖动，不像 50 年代的电痉挛疗法，患者会全身猛烈摆动而受伤）。患者会连上脑电图机、心电图（EKG）机，全程有脑部扫描和心脏扫描。随后，一个一秒钟的电击会引起脑部的短时颅顶癫痫，通常持续约 30 秒——要改变脑部化学过程，这个时间已足够长，但还不致烧焦脑灰质。电击强度通常为 200 焦耳左右，相当于 100 瓦灯泡的输出功率，绝大部分被软组织和头骨吸收，只有很少一部分到达大脑。10 ～ 15 分钟后，患者会在恢复室醒来。大多数接受 ECT 的人会在大约 6 周内进行 10 ～ 12 次治疗。ECT 正越来越多地在门诊中进行。

　　作家玛莎·曼宁的著作《暗流》充满美丽而惊人的幽默，她在书中描述了她的抑郁和 ECT。现在她服用威博隽、少许锂盐、一些德巴金、克诺平和左洛复，情况稳定。"我看着所有的药就像彩虹联盟*在我的手中，"她开玩笑道，"我是一个没有截止日的科学项目。"在抑郁最严重时，她与 ECT 进行过激烈而持久的接触。在她为了自杀而找到了枪支店地址的同一天，她独自前去接受治疗。"我并不是因为恨自己而想死；我想死，是因为我足够爱自己，于是想要终结这种痛苦。那时我每天会靠在女儿的浴室门外听她唱歌，她当时 11 岁，总是边淋浴边唱歌，她的歌仿佛一份福音，叫我再多坚持一天别去自杀。之前我只是无力顾及，但我突然明白，如果我真的拿到枪、用了枪，就会终结掉孩子的歌声，会让她沉默。那天，我自己挂号去接受 ECT，就像终于对把我摔倒在地的对手说'我认输'。我的治疗进行了数周，每一轮醒来后都如宿醉般难受，我会要一瓶健怡可乐，知道那天我需要服用泰诺（对乙酰氨基酚）来度过。"

　　ECT 会导致短期记忆中断，也可能影响长期记忆。记忆中断通常是暂时性的，但一些患者会有永久的记忆缺失。我遇到过一位曾是执业律师的女士，她在 ECT 之后完全记不起法学院的任何事情，记不得学过什么，在

122

---

*　彩虹联盟（Rainbow Coalition），除去字面意，也是 20 世纪六七十年代之交美国一社运组织之名。

哪儿学的，或是上学时认识过谁。这是个极端且罕见的情况，但确实发生了。一项研究表明，ECT 与万分之一的患者死亡有关，通常是因为治疗后的心脏问题。我们并不完全清楚这些死亡案例是与 ECT 恰巧同时发生，还是由它导致。不过，ECT 期间，血压确实会明显升高。ECT 似乎不会造成生理损伤，事实上，理查德·艾布拉姆斯在他开创性的 ECT 书籍中描述过一位接受了超过 1250 次双侧 ECT 的患者，她在 89 岁高龄去世时，大脑状况依然很好。"我们没有证据，事实上，也没有机会表明当前进行的这种 ECT 会造成脑损伤。"他写道。诸多短期副作用，如走路不稳，恶心，都源自 ECT 中使用的麻醉，而非 ECT 本身。

ECT 依然是被污名化最严重的治疗。"躺在手术台上时确实会觉得自己像科学怪人，"曼宁说，"别人不想听你谈论 ECT；而你是为这种治疗住院的话，也没人给你送饭。这让家人之间产生隔阂。"ECT 在概念上也可能给患者带来精神创伤。"我知道它有效，"一位精神健康工作者说，"我在别人身上见过。但一想到要失去对孩子和家人的宝贵记忆，我就——你看，我父母已经过世，也没有了丈夫。谁会为我找到那些记忆？谁能告诉我他们的事？谁会记得 15 年前我们烤派的特别配方？这会让我觉得更没有梦想，更加抑郁。帮我度过每一天的正是记忆，是对过往之爱的思绪。"

而另一方面，ECT 可以产生奇迹般的效果。"治疗前，我会意识到每咽一口水都太辛苦了，"曼宁说，"而治疗后，我想的是，正常人的感觉总是这样的吗？就好像一个人一辈子都没听过一个众人皆知的绝好笑话。"ECT 的效果通常也很迅速。"植物性症状消失了，身体也感觉更轻盈，然后我就特别想吃个巨无霸汉堡。我感觉像是被一辆大卡车撞了一阵子，但相对来说，那也还好。"曼宁说道。她是个特例。很多接受 ECT 的人不愿相信其效用，尤其是当短期记忆缺失折磨着他们，或是生活的重建进行缓慢时。我认识两个人，在 2000 年初接受 ECT。他们当时都在谷底，无法起床穿衣，永远精疲力尽，生活态度极端消极，没有食欲，无法工作，还常有自杀倾向。他们各自在几个月里接受电击。其中一人遭受严重而明显的记忆丧失，他此前是一名工程师，治疗后都想不起电路运作的原理。另一人在治疗后与之前同样郁闷，因为她仍要面对生活的现实问题。工程师约三个月后开始恢复记忆，到年底他已经可以起床，出门，重返工作，状态良好。他说这一切"可能是个巧合"。另一个人虽然坚持认为第一轮治疗完全无效，但还是接受了第二轮治疗。之后，本来的她开始重现，到那年秋季，她不但已经开始工作，还有了个新公寓和一个男友。她坚持说 ECT 给她带来的不安多于帮助，直到最后我暗示她，ECT 消除的是她对自己之前状态的记忆。曼宁的书出版后，在她做读书会时，街上正有一队队人群游行抗议"电子思想控制"。美国很多州都有过反对 ECT 的法律；这种治疗方法容易被滥用，也并不适合每个人，当然不能无差别地、或不经患者完全同意就使用——但它真的可以有奇效。

ECT 为何有效？我们不知道。它似乎对多巴胺有强力促进作用，也影响其他所有的神经递质。治疗也会影响额叶皮质的代谢水平：高频电似会提高这一水平，而低频电则使之降低。当然我们尚不清楚，是否普通抑郁是低代谢的诸多症状之一，而激越性抑郁则是高代谢的症状；还是两种抑郁和这些代谢变化都是脑内其他一些变化的作用。ECT 会暂时减弱血脑屏障。ECT 的作用也不仅限于额叶皮质，连脑干机能都会暂时被电击影响。


我已决定不再停药。我不确定自己是否已有药瘾，但我对药物是有依赖性的：不吃药的话，我会发展出疾病症状的风险。界线很是微妙。我体重增长得有点离谱，会不明来由地长出怪异的荨麻疹，出汗也更多。我向来不太好的记忆力也有轻度受损：常常句子说到一半，我就忘了自己要说什么。我经常头痛，肌肉也会偶尔抽筋。我的性欲来得快去得快，性功能也不稳定：现在高潮对我来说已经成了特殊时刻。这个状态并不理想，但似乎在我和抑郁之间真正筑起了一堵高墙。过去十年中，我状态最好的时间无疑是最近两年。慢慢地，我会迎头赶上。不久前，我的两位朋友先后死于离奇的意外，我非常难过，但没觉得自己脱缰失控，仅仅是感到悲痛，这几乎给了我一种满足感（我知道听着很可怕，但自私地看就是这样）。

抑郁在我们生活的世界里起什么作用，抗抑郁药又会起什么作用，这两个问题并不相同。焦虑症专家詹姆斯·巴伦杰说："与第二次世界大战之前相比，现在的人身高长了 8 英寸，远为健康，活得更长。没人抱怨这些变化。移除一种障碍后，人就会在生活中体验到更多，既有好也有坏。"我觉得，这的确可以回答那个问题，那个我几乎每次和人谈起本书时都会被问的问题："这些药不会让你的生活变得空白吗？"答案是不会。药物做到的是让人在更重要的地方，更好的地方，为更丰富的原因而痛苦。

"人有 120 亿个神经元，"NIMH 生物精神病学部的主管罗伯特·波斯特说。"每个神经元有一千到一万个迅速变化的突触。我们还远远没有做到让这些突触都运作得恰到好处，让人时刻都快乐幸福。"詹姆斯·巴伦杰说："我个人觉得，我们做的所有改进并没有使宇宙中苦难的水平下降多少，它也不会很快降到一个可以承受的水平。我们现在还不必操心精神控制的事。"

"正常"是一个困扰抑郁者的字眼。抑郁正常吗？在研究中，我读到正常组和抑郁组，读到可以将抑郁"正常化"的药物，还读到各种"正常"和"非典型"的症状群。在这次的研究中，我认识的一个人说："这些症状开始显现时，我以为自己快要疯了。而了解到这就是临床抑郁，基本上是正常的以后，我实在松了口气。"这当然基本上也是发疯的正常方式：抑郁是一种精神疾病，人被它袭击后，就会疯疯癫癫，憨憨傻傻，糊里糊涂，好像钟楼里乱撞的蝙蝠。

125　　　一次，我在伦敦的鸡尾酒会上见到一个熟人，谈到我正在写作本书。她便说："我有过严重的抑郁。"我问她为此做了什么。她说："我不喜欢服药这个主意。我意识到我的问题与压力有关，于是决定把生活中所有压力源都消除掉。"她掰着手指数起来："我辞了工作，和男友分了手，也不再真去找个新男友。我也不再和人合住，现在自己一个人。我不再去那些开到很晚的派对。我搬去了一个小地方，不再见大部分朋友，基本上放弃了化妆和衣服。"我惊恐地看着她。"听着很糟，但我真比以前快乐多了，也不再那么害怕，"她显出自豪的神情，"而且我没吃药就做到了。"

站在我们这一群中的一个人抓住她的手臂说："这简直是疯了。这是我听过的最疯狂的事。你肯定是疯了，才会这样对待你的生活。"避免那些让自己疯狂的行为，这是疯狂的吗？还是为了维持让你疯狂的生活而服药才是疯狂？我可以把生活降级，少做事，少出行，少交友，也避免去写关于抑郁的书。也许做出这些改变,我就不再需要药物。我可以生活在能够承受的有限范围之内。我没有选择主要以这种方式生活,但这绝对是个合理的选择。活在抑郁中就像和山羊跳舞时尽力保持平衡——选一个平衡感更好的搭档是完全理智的。可我的生活充满了冒险和复杂性,给了我巨大的满足感,我可不愿放弃。放弃我的生活几乎比任何事情都让我更不愿意。我宁可多服三倍药,也不想把朋友圈缩小一半。"大学航空炸弹客"传达卢德主义的方式是灾难性的*,但他对于科技危险性的见解十分中肯,他在宣言中写道:"想象一个社会,让人屈服于各种令自己极为不快的处境,再给他们药物来赶走这些不快。是科幻吗? 这已经在发生了……事实上,抗抑郁药就是一种调整内心状态的方式,好让人可以容忍在其他条件下无法容忍的社会状况。"

我第一次见识临床抑郁时并没有认出它来,事实上我那时根本没有注意到抑郁。那是在我大学一年级结束的夏天,我们一群人在我家用来消夏的房子里。我的好友麦琪·罗宾斯也在,迷人的麦琪,总是能量满满。她那年春天有过一次精神病性的躁狂崩溃,在医院里住了两周。这时她似乎已经康复。她不再讲那些疯癫之事,比如在图书馆的地下室发现了秘密信息,还有偷乘火车到渥太华等等,所以我们大家都满以为她已经恢复了心理健康;那个夏日周末,她长时间地沉默,显得深刻而沉重,仿佛已经学会了衡量自己话语的价值。奇怪的是,她没有带泳衣——直到几年后她才告诉我,当时她觉得无法接受只穿泳衣的赤裸状态,那么脆弱、暴露,就跟什么都没穿一样。我们都欢快地泼着水,叽叽喳喳乱作一团,正像要上大二的学生。麦琪着一件长袖棉质长裙,坐在跳水板上看我们嬉戏,双腿蜷起,膝盖顶着下巴。艳阳之下,我们一共七人,却只有我母亲偷偷对我说,麦琪看起来非常封闭。我全然不知麦琪当时有多努力,丝毫没有感受

---

* "大学航空炸弹客"(Unabomber)指泰德·卡辛斯基(Theodore J. Kaczynski,1942— ),美国数学家。1978—1995 年间,他以大学和航空公司为主要目标,邮寄或放置炸弹。至 1996 年被捕,他已造成 3 死 23 伤。他如此行事,是出于对现代科技的反抗,即卢德主义,得名自 19 世纪英国工人砸毁机器的运动。

到她要克服怎样的困难。她那时肯定有黑眼圈，我没注意到，后来的我学会去检查这类迹象。我只记得大家都不停地取笑她不来游泳，取笑她错过了欢乐的时光，最后，她站上跳板末端，穿着衣服跳下水去。我记得她从泳池一边游到另一边，全身湿透，拖着步子回房换干衣服，衣服重得像铅，紧贴着她，水一直在往草地上滴。几个小时后我才在屋里找到她，她又在小睡。那天晚餐她吃得很少，我还以为她不喜欢牛排，或是在关注腰围。奇怪的是，在我记忆里，那是个快乐的周末，当麦琪把那番经历说成是疾病时，我非常震惊。

15年后，麦琪患上了我所见过的最糟糕的抑郁。她的医生极不称职，竟然告诉她，因为15年来感觉良好，她可以试着停服锂盐，仿佛她已经痊愈，仿佛严重的双相障碍已从她身上冲了个干净。她慢慢地减小剂量，感觉很好。她降了体重，手也终于不再颤抖，以前那个麦琪的能量开始重现——以前那个时候，她告诉我她的人生目标是成为世界上最有名的演员时。然后，她开始时刻都莫名地感觉很好。我们都问她是否会担心自己开始有一点点躁狂，但她向我们保证，她已经多年没有感觉这么好了。而这本该已经给了我们足够的信息：感觉如此之好可不是件好事。她没有这么好，完全没有这么好。不到三个月，她就已经下结论说上帝在指引她，她有拯救世界的使命。一个朋友开始照顾她，因为联系不上她的心理医生，他找了另一位医生重新给她开药。随后的几个月里，她陷入了抑郁。第二年秋天，她进了研究生院。"研究生院给了我很多，至少给了我时间、空间和贷款，足够我再发作两次了。"她开玩笑说。第二学期里，她有了一点轻性躁狂，然后又是轻性抑郁。第四学期末，她像坐火箭一样直升到完全躁狂的状态，然后陷入近乎无边的抑郁深渊。我记得有一次，在朋友跃层的家里，麦琪在沙发上蜷成紧紧的一团儿，痛苦地抽动着，好像有人在她指甲缝里插了竹签。我们不知道该做些什么。她似乎完全失语，当我们终于让她说出几个字时，也几乎听不见她在说什么。幸好，她父母多年来对双相障碍已经非常了解。那天晚上，我们帮她搬去了父母的公寓。那之后我们所有人两个月都没见她，这两个月里，她就躺在角落里，常常一连几天一动不动。我得过抑郁，想帮助她，但她无法讲电话，也不想见访客。她父母足够了解，愿意给她安静的空间。那时我觉得，自己和死去的人都比与她联系得更紧密。"我再也不想来一次那样的经历了，"她说过，"我知道我会为避免那样的经历而愿意做任何事，任何我完全拒绝的事。"

　　现在，麦琪在服用德巴金、锂盐和威博隽，状态良好，虽然她手上一直有赞安诺，但已经很久不需要服用了。她不再服最初使用的克诺平和帕罗西汀。她需要永久服药。"我需要养成一种谦卑的态度，好说出这样的话："哇哦，也许决定用药的人里面，有些和我一样，从来、从来都没有打算过因为任何理由而一辈子用药。然后他们就这么做了，并因此得到了帮助。'"现在她写作，创作艺术作品，白天在一家杂志社做文字编辑。她不想要级别更高的每日工作。她想要一些安全感，一些健康保险，和一个她不必时刻精明的工作环境。闷闷不乐或生气时，她会写诗，写的是她的另一个自我，名叫苏茜。她的诗，一些有关躁狂，一些有关抑郁：

　　　　　　有人站在浴室中，
　　　　　　凝视苏茜的眼睛。
　　　　　　这人的样貌音容
　　　　　　苏茜认不出。
　　　　　　这人生活在镜中，
　　　　　　一张胖脸哭啊哭。

　　　　　　苏茜的头颅满满胀痛。
　　　　　　苏茜的牙齿摇晃松动。
　　　　　　苏茜的双手缓慢颤抖
　　　　　　给杯子里的饮品盖上雪顶。
　　　　　　一年夏天苏茜学习打结。
　　　　　　苏茜一个绞索也结不成。

　　　　　　苏茜感到面纱掀起。
　　　　　　苏茜听到面纱撕开。

而后真相就在她面前，板上钉钉地摊开——

强烈、奋力、清醒、疲惫地摊开。

饥饿之苦乃唯一确定，

出生一刻即给了我们每个人。

"我8岁时决定了，"她对我说，"我就是麦琪。记得在学校时我会这样做，在走廊里对自己说：'你知道的，我是麦琪。我就要一直是我了。就是这个我，现在这个我，是我要去成为的。我曾经不是这样，因为我甚至记不起自己生活的一些部分，但从此刻起，就只有我了。'一直就是这样。这就是我的同一性、我的自我认同感。我就是那个人。我可以回过头来说：'哦，天哪，我简直不敢相信17岁时做过那件傻事。'但确实是我做的。我的自我没有任何不连贯之处。"

在躁郁的狂暴过程中，拥有这种不可更易的自我感，证明了一股强大的力量。麦琪已经到达了想要从这个连贯的自我中释放的阶段。她说，在恐怖的、近乎紧张症的抑郁中："我会躺在床上，一遍又一遍地唱《花儿都去了哪里》来占据我的内心。我现在意识到当时本可以服用一些其他药物，或者可以请人睡在我的房间，但我那会儿病得太重，想不到这些。我不知是什么把我吓成这样，但我觉得自己会焦虑到爆炸。我每况愈下，一直往下。我们不断换药，我就更加变差。我相信我的各位医生，也总认为我最终会恢复正常。但我等不及了，甚至连下一分钟都没法过。我会唱歌来遮住心中的声音，它说：'你啊——你甚至不值得活着。你一文不值。你永远都不会有任何作为。你什么都不是。'那时我真正地开始考虑自杀。我之前考虑过，但那时我才真的开始筹划起来。我几乎立刻想象到了自己的葬礼。和父母在一起时，我会清楚地想象到自己穿着睡袍，走上屋顶，越过边缘，跳下去。通往屋顶的门上有一个警报器，我会把它弄响，但那也没关系；我会在别人上到屋顶之前跳下去。这个计划必须万无一失。我都挑好了要穿的睡袍。然后仅存的自尊闯入我的内心，提醒我如果这样做，有多少人会伤心，而对那么多人那么长时间的悲伤，我负不起这个责任。我不得不对自己承认，自杀是对别人的侵犯。

"我觉得我压抑了其中的很多记忆。我找不回那些记忆，它们很难记起来，因为都很不合理。但我能记得公寓的某些部分，记得我在那儿的感觉有多糟。我还能记起在之后的阶段，我一直在想钱的问题。我刚开始要睡着，就会忧虑地醒来。这感觉挥之不去。我的忧虑并不理性——当时我在财务上没有问题。我会想，如果我十年后没有很多钱怎么办？我那时的恐惧或焦虑，和我在正常生活中感受的恐惧和焦虑毫无关系。这两者不仅是量的不同，而完全是质的差别。那段时间真太可怕了。最后我终于预感正确，换了医生。然后我拿到了赞安诺。我会服用半毫克左右，然后觉得仿佛出现了一个巨大的手掌，掌根抵着我的髋部，手掌主要压在我的身侧，手指按在我肩膀上。整只手把侧躺着的我又向床里压了大概两英寸。然后我才终于睡着。我很怕会上瘾，但医生向我保证不会，当时的剂量远远不够上瘾的；医生还说，即使我上瘾，他也会在我能更好地掌控生活后帮我戒掉。所以我想，好吧，我不去想这些，我就好好吃药。

"在抑郁中，你不会觉得自己是戴着一张灰色面纱，在透过恶劣心境的阴霾看世界。你想的是，有一张幸福面纱被拿走了，现在看到的才是真相。你会尝试钉住真相，把它分解开来，还觉得真相就是个固定的东西。但是，真相是活的，也不会待住不动。精神分裂症患者觉得他们体内有不属于自己的怪东西，但他们的恶魔能被驱赶出去。但这对抑郁者而言更难，因为我们认为我们的当下所见就是真相。只是真相会撒谎。我看着自己，心想'我离婚了'，仿佛那是最可怕的事情。相反我也可以想'我离婚了！'，并感觉美好又自由。整个过程中，只有一番话真正帮到了我。一位朋友说：'不会一直这样的。你试试能不能只记住这一点。现在是这样，但不会一直这样。'她说的另一句也帮到了我：'那是抑郁在说话。它在透过你说话。'"

心理治疗和药物是治疗抑郁最方便的方法，但还有一套机制，也帮助了很多人应对疾病，那就是信仰。我们可以把人的意识视为被三角形约束着，约束的三边是：神学、心理和生理。写作信仰方面的话题极端困难，因为信仰的世界不可知也难以言表。此外，现代世界中的信仰往往是高度个人化的。尽管如此，宗教信仰仍是让人适应抑郁的一个主要方式。宗教可以为无解的问题提供答案。通常，宗教无法总是让人摆脱抑郁，事实上，即使最虔诚的人都会发现，在抑郁的深渊中，他们的信仰会削弱乃至消失。但是，信仰可以抵抗痛苦，可以帮人在抑郁发作期活下来。信仰给人活下去的理由。宗教大体会让我们将受苦视作值得褒奖之事。在无助中，信仰给我们尊严和目的。很多认知和精神分析治疗的目标是通过一些信念系统实现的，而这些信念系统也是世界各主要宗教的基础：让自我之外的能量重新聚焦，发现自尊，坚持耐心，拓宽理解。信仰是个伟大的礼物。它给了我们很多亲密关系的好处，却不依赖某一个人的心血来潮——尽管上帝当然也是出名地心血来潮。神性会大略斫削出我们的归宿，而给它最终塑形的，是我们自己的意愿。希望是绝好的预防药，而信仰在本质上就会给人希望。

人也可以凭着对生活的某种信仰挺过抑郁，生存下来，这种信仰与任何宗教信仰系统一样抽象。抑郁是世上最愤世嫉俗的东西，但也是某种信念的起源。忍受它，并从中找到自己，就是去找到之前你缺乏勇气去希望成真的东西。信念的话语，如同浪漫情话，有着可能导致幻想破灭的缺点：对很多人来说，抑郁是一种被上帝放逐或抛弃的体验，很多抑郁者说，一个如此无谓地残酷折磨其信众的上帝，他们无法相信。但对大多数信徒来说，这种对神的愤怒会随着抑郁的改善而减轻。如果信仰是你的常态，你就会像回到其他常态一样，恢复你的信仰。我的成长经历中没有正式的宗教系统，但却很难避开一种感觉，那就是冥冥之中，人生或起或落，都有因由。这种感受如此深刻，不太像没有神的干预。

科学抗拒详细研究宗教和精神健康，主要是出于方法论的原因。NIMH院长史蒂文·海曼问道："当研究到冥想或祈祷之类的东西时，双盲测试的恰当标准对照组是什么呢？向错的神祈祷？要测试祈祷的疗效丰度，这就是根本问题。"但不论其余，只说一点：若是教士来当治疗师，更容易获得接受。事实上，我认识一位牧师叫特里斯坦·罗兹，他说他花了几年时间治疗了一位精神病性抑郁的女士，她拒绝心理治疗，但每周都来忏悔。她会把自己的故事讲给他听，他把基本信息分享给一位精神科医生朋友，然后再把医生分享给他的意见反馈给那名女性。确切地说，她得到的是有宗教环境下的心理治疗。

而对麦琪·罗宾斯来说，信仰和疾病同时发生。她当时已经成为圣公会高教会派的成员，有时非常虔诚。她经常去教堂，参加大部分工作日的晚祷，周日有时参加两次弥撒（一次是领圣餐，另一次只是去听），周一去查经，其余时间也参加多种教区活动。她是教区杂志的编委，曾在主日学校任教，还为圣诞花车巡游涂过背景。她说："你知道，大主教费奈隆写过：'让我抑郁，给我鼓舞，我崇敬您所有的目的。'寂静主义*可能是个异端，但这种想法是我信仰的核心原则之一。我不必去明白发生了什么。我以前会想，我们必须给生活赋予些什么，即使它毫无意义。但生活不是毫无意义的。抑郁会让你去信某些东西：你一文不值，应该去死。对于这种情况，一个人除了用其他信念来应对，还能怎样呢？"虽然如此，在抑郁最严重的阶段，宗教也没怎么帮到麦琪。"我情况好转时会想起来：'哦，对，宗教。为什么我没用它来帮自己？'但在我最低迷的时候，宗教帮不了我。"没有什么可以。

晚祷让她放慢节奏，帮助她抵挡住抑郁的混乱。她说："这是个相当有力的行事结构。我每晚都会做同样的祷告。有人划出我要向上帝说的话，其他人和我一起说。我依靠这些仪式来承载我的体验。礼拜仪式如同撑住箱子的木条，而圣经中的文字，尤其是圣咏经（诗篇）中的文字，在我看来是盛放这些体验绝佳的箱子。去教堂是一套注意力练习，可以让人在灵性上有所进步。"在某些方面这好像很务实：它无关信仰，而是要人遵从一个时间表，上有氧操课也能达到同样的目的。麦琪觉得一定意义上是这样的，但她不认为精神层面和实用层面是完全分开的。"我敢肯定，一个人可以通过其他宗教或一些宗教之外的东西达到同样的深度。基督教只是其中一个模型，只是个模型。但我发现，与我的治疗师讨论我的宗教体验，或与我的灵性导师讨论我的心理治疗时，这些模型其实非常相似。我的灵性导师最近告诉我，圣灵无时无刻不在利用我的无意识！在心理治疗中，我学会

---

\* 寂静主义（Quietism）是一种神秘主义灵修神学，认为信徒在灵修中可能与神直接交通，此种机会无关乎个人修为，而纯乎神的恩典。费奈隆是此派别的代表人物。

132 了竖起自我的边界；在教会里，我学会放下边界，和宇宙融为一体，或者至少成为教会世界这'基督身体'的一部分。我正在学习保持边界矗立和放下它们，直到可以做到这样——"说着她打了个响指。

"基督教教义不允许自杀，因为生命不是你自己的。你的生命和身体由你打理，但不是你可以去破坏的。最终，你不是在自己之内和一切决出胜负，你会认为自己是和耶稣基督、圣父和圣灵一起战斗。对那些'内骨骼'已经被精神疾病吞噬的人来说，教会是他们的'外骨骼'。你把自己注入进去，适应它的形状。在其中，你会长出脊柱。个人主义将我们的自我与其他一切分离，这贬损了现代生活。教会则说，我们应该先在我们的团体中行事，然后再作为基督身体的一员，然后再作为人类的一员行事。这很不像个 21 世纪美国的思想，但非常重要。我同意爱因斯坦的观点，他觉得人类在一种'视觉假象'中辛苦劳作，误以为每个人都是彼此分离的独立个体，独立于物质世界的其他部分，独立于全宇宙。对我来说，基督教教义是这样的学问：它关于真正的爱、有用的爱，关于是什么构成了关切；而基督教也正是由这些内容组成的。人们认为基督教反对愉悦，有时确实如此，但基督教也非常非常地赞成快乐。我们的目标是永不消失的快乐，无论现在处于怎样的痛苦中。但当然，我们还是要经历那些痛苦。我想自杀时，问我的牧师：'这苦难的意义是什么？'他说：'我厌恶有'苦难'和'意义'在里头的句子。苦难只是苦难。但我坚信上帝与你同在，虽然我觉得你完全感觉不到祂的存在。'我问他如何把这样的事交给上帝，他说：'不用"交给"，麦琪。已经在上帝手中了。'"

我的另一位朋友，诗人贝琪·德·洛比尼埃，也在抑郁中有过信仰危机，而她将信仰作为康复的主要途径。她说，当她处于抑郁最低迷的时期："我当然讨厌自己的错误。随着我失去宽容，我也失去了慷慨，恨这个世界，恨身边人犯的错误，最终变得因为洒出来的水、弄脏的东西、落叶、停车罚款、迟到或不回电话的人而想要尖叫。这一切都不好。很快，孩子们也会哭闹，如果我无视这些，他们会变得非常安静听话，而这更糟，因为这时，眼泪在他们心里。他们眼中满是恐惧，却沉默不语。我不再听到他们私密的伤心事，而这些在情况好的时候很容易改正。我恨那样的自己。抑郁让我每况愈下。"

　　她在一个天主教家庭中长大，嫁给了一名虔诚的天主教徒。虽然她不像丈夫那么规律地去做礼拜，但当她感觉现实生活开始失控时，当她看到她的绝望摧毁着她从孩子们身上得到的愉悦，也摧毁着孩子们从世界中得到的愉悦时，她总会向上帝求助、祈祷。但她并没有全身心留在天主教里，事实上，她几乎试过任何看上去与灵性有关的东西：多个十二步项目，禅定，渡火，参观印度教寺庙，研习卡巴拉等等。*在我很艰难的一段时间里，她写信给我说："在焦虑或力竭之时祈祷，就像按下一个按钮将减速伞、降落伞打开，让你不会全速撞上一面砖墙，不会因为降落太大力或太快，导致'情感身体'粉身碎骨。祈祷可以是你的刹车。或者，如果你的信仰足够强大，祈祷也可以是加速器、扩音器：你向宇宙表示你想去到何方时，它会来加速、放大这条信息。世界上大多数宗教都有一种形式，可以让你停下来，进入内心，这其中有跪姿、趺坐、平躺地上等等姿势。宗教还会用动作来驱走寻常生活，让人与那'存在'的宏大思想重建连接，所以会有音乐和仪式。要走出抑郁，两方面都需要。有一定程度信仰的人，在坠入深渊的蚀骨黑暗之前，就能找到出路。关键是在黑暗中找到自己的平衡。这就是宗教能起帮助作用的地方。宗教的领路人，他们反反复复踏出一条条走出黑暗的路，通过这种修习，他们给予了世人一些安稳。如果你能在身外找到此种平衡的窍门，或许也能在内心达到平衡，于是重获自由。"

　　多数人无法只凭斗争就从真正严重的抑郁中走出来。真正严重的抑郁必须治疗，或者只能等它过去。但是，在接受治疗或是等它过去的时候，也必须继续斗争。将服药纳入战斗当中，才是激烈勇猛的战斗；拒绝药物，就像骑着马参与现代战争，是可笑的自我毁灭。服药并不软弱，并不意味

---

* 　十二步项目（twelve-step program）最早由"匿名戒酒互助会"（Alcoholics Anonymous，AA）组织发起。它通过一套规定指导原则的行为课程来治疗上瘾（包括酗酒）、强迫症和其他行为方面的问题。
　　卡巴拉（Kaballah），基于犹太教、犹太哲学的一支神秘学宗派。——以上译注

着你无法应对个人生活，服药是勇敢的。寻求优秀治疗师的帮助也是一样。信仰上帝或任何形式的自我信仰都很好。你必须把所有的疗法都带入这场奋战之中。不能只等着被治愈。"一定是劳作而非同情，才是治愈之法。面对根深蒂固的悲伤，唯有劳作能根治它。"夏洛蒂·勃朗特这样写道。劳作不是一劳永逸的解药，但仍然是唯一的选择。快乐本身就可以是场艰苦非凡的劳作。

134

但我们都知道，劳作本身带不来快乐。夏洛蒂·勃朗特在《维莱特》中也写道："对我来说，这世上最空洞的笑话就是被告知要'培育'快乐。这样的建议有什么意义？快乐不是种在地里的马铃薯，施了肥就有收获。快乐是照耀我们的荣光，来自高高在上的天堂。它是一些夏日清晨的露珠，浸润灵魂，也为灵魂所感受；它们乃是圣露，是来自伊甸园的紫红苋花、金色果实。我于是简短地对医生说：'培育快乐！你培育快乐吗？你怎么做到的？'"运气扮演重要的角色，仿佛偶然间把快乐的露珠带给了我们。有些人对一种治疗反应良好，另一些人则是另一些治疗有效。有些人在短暂的挣扎之后会自发缓和。有些人药物不耐受，却能通过谈话疗法达到显著的效果；而有些人经历了数千小时的心理分析，却在服药后即刻见效。有些人用一种疗法将自己拖出一次发作，又立即陷入另一次发作，并需要另一种疗法。有些人的抑郁难以治愈，无论做什么都无法缓解。有些人在每种治疗中都经历令人沮丧的副作用；而有些人，即使在那些听着很可怕的治疗中，也遇不到丁点麻烦。也许有一天我们能分析大脑和它的所有功能，不但能解释抑郁的多种起源，也能解释所有这些差别的成因。但对这一天的到来，我并不特别指望。当下，我们必须接受，命运让我们中的一些人更难抵御抑郁，而在这些更敏感的人中，有些人的大脑对治疗有反应，有些人则反应很弱。我们当中能以任何方式获得显著改善的人，必须意识到自己是幸运的，不管我们曾崩溃得多么可怕。进而，我们须对那些无法恢复的人更为宽容。复原力是个经常出现却并非无所不在的礼物。对那些最为不幸的人，无论是本书还是别处，都没有什么秘法帮得上忙。

# 第四章

# 替代疗法

安东·契诃夫曾写道："如果一种疾病有多种疗法，这病肯定无法治愈。"抑郁也有多种疗法。在标准的方法之外，还有大量的替代性疗法。这些替代疗法中有一些很是不错，可能极有帮助，大多数有选择性，还有一些则十分荒诞，仿佛整整一衣柜皇帝的新衣。奇迹的传闻流传甚广，人们初听这些传闻时，往往会狂喜得宛如刚入教的信徒。替代疗法少有急性危害，也许除了伤及钱包；唯一真正的危险在于用童话幻想般的疗法去替代了有效的治疗。替代疗法的绝对数量，反映了人在面对棘手的情感痛苦时执着的乐观精神。

在发表了关于抑郁的文章后，我已经收到了几百封来信，它们来自全美 50 个州中的大部分，以及 9 个国家，感人地向我倾情介绍各种替代疗法。一位密歇根州的女士写道，多年来她努力尝遍各种药物，终于找到真正的解决方法，就是"用毛线做东西"。我回信问她用毛线做了什么，她发给了我一张惊人的照片，是大概 80 只一模一样的彩虹色小熊，还有一本关于"极极简易针织"的自出版书。一位蒙大拿州的女士抱怨道："也许你想知道，你描述的效果全都来自慢性中毒。看看你周围吧。你给房子喷过杀虫剂，给草坪喷过除草剂吗？你家地板下面是不是刨花板？在像威廉·斯泰隆和你这样的作家检查自己环境并排除这类暴露风险之前，我没有耐心来对待你们和你们对抑郁的叙述。"我不会冒昧地代表威廉·斯泰隆发言，虽然他的地板很可能在释放有毒的落叶剂；但我可以相当肯定地说，我的房子十几年的水电管线问题使我对其内部了如指掌，只有实木框架上铺实木地板。另一个读者觉得我是因补牙而汞中毒（但我的牙齿并没有任何填充）。一封从新墨西哥州阿尔伯克基寄来的匿名信说，我有低血糖。有人自告奋勇说如果我想尝试踢踏舞课，他愿意帮我找老师。一个马萨诸塞州的人想为我讲生物反馈疗法\*。一位慕尼黑的男士问我是否愿意让他帮我替换RNA，被我婉言拒绝。我最爱的信来自一位住在亚利桑那州图森的女士，她直率地写道："你考虑过离开曼哈顿吗？"

尽管我自己（和威廉·斯泰隆）的情况不是这样，但甲醛中毒的影响确实可能与抑郁的症状相似。牙齿中的汞齐填充物也可能释放汞毒性，从而影响神经，出现抑郁症状。低血糖也与抑郁情绪有关。我无法证明踢踏舞课的治疗潜力，但任何种类的健身活动都可以提升情绪。甚至，用毛线做东西这种重复的抚慰性手工也很可能在适当的情况下有所助益。离开曼哈顿也最有可能降低我的压力水平。我的经验是，不论乍看起来多么疯狂，没有人是完全错误的。很多人能在听上去很怪的项目中取得惊人的良好效果。加州大学伯克利分校心理学系的塞思·罗伯茨认为，一些抑郁与独自醒来紧密相关，而在一天开始，如果有个说话的头像能让你看上一小时，可能会有帮助。他的患者会看某些谈话节目录像带，这些节目使用单摄像机拍摄，所以屏幕上的头像大约可以保持在真人大小。他们一天中的第一个小时就看这些录像带，结果其中很多人都有了惊人的好转。"我以前从不知道原来电视可以是我最好的朋友。"他的一位病人对我说。即使是如此做作的形式，都可以在缓解孤寂方面取得最令人振奋的效果。

我有幸与一位我称为"无能神人"的男士联系过几次。无能神人写信向我介绍他在进行的能量疗法。信件来往相当一段时间之后，我邀请他到我家来展示他的治疗。他本人非常讨人喜欢，也明显满怀善意，我们聊了

---

\* 生物反馈疗法（biofeedback[therapy]），指通过仪器测量生理指标，如脑电波、皮肤电传导率、心率和疼痛等，更深入地了解人的心智运作，从而加以改善的疗法。——译注

几分钟后，就开始了治疗。他让我把左手的拇指和中指放在一起做出 O 形，再用右手做出类似的 O，然后让我把两个 O 连在一起。接着他让我背诵一些句子，声称当我说的是真相时，我的手指会保持稳定，让他使劲拉开它们的企图不会成功；而当我说谎时，手指会变软弱。我敬爱的读者可以想象，我当时坐在自家客厅里，一边默念"我恨自己"，一边被一个穿浅蓝色西装的诚恳男人拉双手，自我感觉会是怎样。描述这套练习后面的过程需要长篇大论一番，但过程的高潮是，他开始对着我吟唱，唱到一半想不起下面该唱什么。"等一下下，"他边说边把公文包翻了个遍，终于找到了歌词，"你想快乐。你会快乐。"我断定，谁要是记不得这两句话，必然是个大呆瓜。几经努力，我将这位无能神人请出我家。这之后，我从其他患者那里听说过更好的能量治疗体验，我必须承认，一些人确实通过基于这类方法的优秀练习逆转了"身体极性"，实现了自爱之福。但我对此仍持相当的怀疑态度，虽然我无法怀疑，相比我遇到的神人，另一些怪人在展示上可能更有天赋。

鉴于抑郁是一种周期性疾病，即使没有任何治疗，也会暂时进入缓解状态，因此人们可能将终于发生的改善归功于任何持续性的活动，无论它们是否真的有用。我完全相信，抑郁领域没有安慰剂这样的东西。如果一个人罹患癌症，在尝试某个奇异疗法后认为自己变好了，很可能是搞错了；而如果一个人罹患抑郁，在尝试某个奇异疗法后认为自己变好了，那就是变好了。抑郁是思维过程和情感方面的一种疾病，如果有什么方法能把思维过程和情感朝着正确的方向改变，那就是合格的恢复方法。坦率地说，我认为抑郁最好的治疗方法就是信念，信念本身比所相信的内容重要得多。如果有人真的相信自己可以通过每天下午头顶倒立着吐硬币一小时缓解抑郁，那么这个不舒服的活动就很可能带来很大帮助。

运动和饮食在情感性疾病的治疗过程中发挥着重要作用，我相信，相当程度的控制都可以通过良好的健身和营养方案来实现。我认为较严肃的替代疗法包括以下：重复经颅磁刺激（rTMS），季节性情感障碍（SAD）人士使用的灯箱，眼动脱敏与再加工疗法（EMDR，简称眼动疗法），按摩疗法，求生课程，催眠，睡眠剥夺疗法，圣约翰草，S-腺苷甲硫氨酸（SAMe），顺势疗法，中草药，团体治疗，团体支持，以及精神外科。要讨论所有曾有过积极效果的疗法，得写上无数本书。

138        "锻炼是我所有患者要做的第一步，"惠特尼诊所的理查德·弗里德曼说，"这能把每个人发动起来。"我讨厌运动，但只要能把自己拖下床，我都会做一些柔软体操；如果能力足够，我会去健身房。在我逐渐摆脱抑郁的过程中，做什么运动并不重要，登山机、跑步机是最简单的。我觉得锻炼仿佛有助于清除血液中的抑郁，帮我变得更干净。"这事很清楚，"长岛的冷泉港实验室总管、DNA 发现者之一詹姆斯·沃森说，"运动产生内啡肽，而内啡肽是内源性吗啡。如果你感觉正常，内啡肽会让你感觉很棒；如果你感觉糟糕，它也会让你变好一些。你必须让内啡肽运作起来，毕竟它们也处在神经递质的上游，所以运动能提高神经递质水平。"此外，抑郁使人的身体沉重而迟钝，而沉重和迟钝又会加重抑郁。如果你坚持让身体尽可能地发挥功能，心智也会随之而动。在我抑郁时，正经锻炼是我能想到的最讨厌的主意，锻炼起来也毫无乐趣可言，但锻炼之后，我总会感觉好了一千倍。锻炼也会减轻焦虑：紧张的能量被仰卧起坐消耗殆尽，这有助于克制非理性的恐惧。

        "人吃什么就是什么"，你也就会有那样的感受。人们无法仅仅通过选择正确的食物减缓抑郁，却肯定可以因饮食不当而导致抑郁，也可以在一定程度上通过仔细监控饮食来防止抑郁复发。狭义的糖、广义的碳水化合物似能增进脑内色氨酸的吸收，进而提高血清素水平。全谷物和贝类中含维生素 $B_6$，它对血清素的合成很重要，$B_6$ 水平低下可能引起抑郁。胆固醇水平低下也与抑郁症状有关。一份包含龙虾和巧克力慕斯的良好饮食可能对改善心态有很大帮助，尽管还没有这方面的研究。"20 世纪强调有益于身体健康的饮食，"沃森说，"但这些饮食很可能令我们心理不健康。"多巴胺的合成也依赖于 B 族维生素，尤其是 $B_{12}$（存在于鱼类和乳制品中）、叶酸（小牛肝和西兰花中）和镁（鳕鱼、鲭鱼和小麦胚芽中）。抑郁者通常以下三种物质水平较低：锌（牡蛎、苦苣、芦笋、火鸡和萝卜中）、维生素 $B_3$（蛋类、家禽和啤酒酵母中）、铬，这三种物质已用于治疗抑郁。锌水平低已证明与产后抑郁密切相关，因为母体中的锌储备在孕期最后会全部输送至婴儿体内。增加锌的摄入可以提升情绪。流传的一个理论认为，地中海居民较少患抑郁，是因为他们食用富含维生素 B 的鱼油，因此体内 ω-3 脂肪酸的水平较高。ω-3 脂肪酸对情绪的益处，有着最有力的证据。

也许这些食材可以有效预防抑郁，但同时也有其他食材可能导致抑郁。"许多欧洲人对小麦过敏，许多美国人对玉米过敏，"《食物医生》的作者维琪·埃奇森解释说，而食物过敏也可能引发抑郁，"这些常见的物质变成大脑的毒素，引发各种精神上的不幸。"许多人发展出抑郁症状，其实是"肾上腺疲劳综合征"的部分表现，这是过度嗜好糖及碳水化合物的结果。"你如果图方便而快速地食用甜食及垃圾食品，血糖水平在一天中就会持续波动，忽高忽低，从而导致睡眠问题。这不仅会限制白天的行事能力，还会影响对他人的耐心和宽容。有这种综合征的人总是疲倦，失去性欲，浑身疼痛，体内各系统皆承受毁灭性的压力。"一些人会发展出乳糜泻，导致整体性的无法振作。埃奇森说："抑郁者自欺欺人地把咖啡想成能量的唯一来源，但事实上咖啡会使能量流失并刺激焦虑反应。"酒精当然也让身体付出巨大的代价。"有时候，"埃奇森说，"抑郁是身体在用自己的方式让你停止物质滥用，是事情开始崩溃的迹象。"

NIMH 的罗伯特·波斯特一直致力于研究重复经颅磁刺激，这一疗法使用磁力，产生与电痉挛疗法相似的代谢刺激，但水平较低。现代科技能使磁聚焦、集中，向特定脑区施加足够强的刺激。如果是电流，必须足够强才能通过头皮和颅骨到达大脑，但磁通量却能轻松抵达大脑，因此 ECT 会导致脑痫，而 rTMS 不会。波斯特认为，随着神经成像的进展，人们最终可以精确定位是脑内的哪些区域抑郁了，然后瞄准这些区域进行磁刺激，针对特定的疾病形式定制治疗。此外，rTMS 也会极具特异性，磁刺激可以精确聚焦。波斯特说："也许有一天，我们可以用这样的科技：在你头上戴个头罩，像个老式吹风机，头罩会扫描大脑，找到代谢受抑制的区域，然后把刺激聚焦到这些区域。半小时后你就能重获大脑的平衡，带着它离开。"

140    诺曼·罗森塔尔从南非搬到美国后，就开始在冬天一轮又一轮地遭遇
低潮：他发现自己患上了季节性情感障碍。许多人有季节性的心境变化，
形成反复发作的冬季抑郁。季节变化对每个人来说都是困难时期，还被一
位患者称为"冬夏火拼"。SAD 不是仅仅不喜欢冷天。罗森塔尔认为，人类
本该对季节变化做出自然的反应，而这样的反应却不被现代生活的人造光
和人为限制允许。白天变短时，很多人开始退缩："而要求他们在自身生理
停摆的条件下表现如常，必定会引起抑郁。想象一只正在冬眠的熊，如果
你非要它整个冬天都必须在马戏团站着跳舞，它会有怎样的感受？"实验
表明，SAD 受光照影响，光照会影响褪黑素的分泌，进而影响各种神经递
质系统。光照刺激下丘脑，会因抑郁失控的诸多系统，如调节睡眠、进食、
体温和性欲的系统，都在这个部位。光照也影响视网膜，从而影响血清素
的合成。艳阳天的光照约是普通家庭室内光的 300 倍。通常，为 SAD 患者
制订的疗法是使用灯箱，而灯箱发出的光亮得可怕。我感觉灯箱让我有点
头晕，似乎还让眼睛不舒服，但我认识很多人爱用灯箱。其中有些人其实
会用灯照帽（灯装在帽檐位置）或头戴式灯箱。研究表明，此类强光装置
比常规室内照明亮得多，是可以提高大脑血清素水平的。"SAD 人士会从秋
天开始遭遇状况，"罗森塔尔说，"看着他们就像看树叶从树上凋落。然后
他们就开始接受我们的强光暴露治疗，然后就会恢复得犹如郁金香绽放。"

    眼动脱敏与再加工疗法始于 1987 年，用于治疗创伤后应激障碍
（PTSD）。这项技术有些俗套。治疗师以不同的速度把手从患者右侧边缘视
野移到左侧边缘视野，依次刺激两只眼睛。这项技术的一种变式是，患者
戴上耳机，声音交替刺激两边耳朵。还有第三种可能，患者双手各拿一只
小振动器，振动在双手间交替刺激。在这个过程中，你会经历一个精神动
力的加工过程，想起并再次经历创伤体验，到治疗结束时，你的创伤即已
清除。许多疗法，比如精神分析，往往理论美好却效果有限，而眼动疗法
的理论虽然愚蠢，结果却非常优秀。这项治疗的实施者推测，治疗通过快
141    速地交替刺激左右脑，帮记忆从大脑的一个储存中心转移到另一个。这似
乎不太可能成立，然而眼动疗法的振荡刺激确实产生了极为显著的效果。

　　眼动疗法正越来越多地用于治疗抑郁。由于这项技术用到了创伤记忆，所以更多用于治疗基于创伤的抑郁，而非较为一般的抑郁。在写作本书的研究过程中，我尝试了各种技术，也包括眼动疗法。我当时认为这套机制有点可爱但无足轻重，结果却令我大为惊讶。此前我已被告知，这个技术会"加快加工速度"，但这也没有让我对治疗体验的强度做足心理准备。我戴上耳机，努力想我的记忆。童年的影像强大得难以置信，洪水般袭来，我甚至不知道这些事情就存在于我脑中。我能立即产生联想，心智变得前所未有地迅速。这体验激动人心。我的眼动疗法治疗师熟练地让我想起了各种被忘却的童年艰辛。我不确定这个疗法对由多个创伤触发的抑郁是否有立竿见影的效果，但治疗实在刺激有趣，我于是坚持了一个 20 次疗程。

　　大卫·格兰德是一名受训的精神分析治疗师，现在他对他的所有患者都使用眼动疗法，他说："在 6 ～ 12 个月内，眼动疗法可以帮人达到普通治疗五年都达不到的效果，我不是在抽象地比较，而是在比较我用了这种疗法和没用它的治疗。这种疗法的激活作用是绕过自我的，深入、快速、直接地激活大脑。与认知或精神分析不同，眼动疗法不是一种进路，而是一种工具。治疗师不能只做'眼动疗法类治疗师'，必须先成为一名好的治疗师，然后想办法在治疗中整合这个疗法。这疗法是有点古怪，让人敬而远之，但我已经用了八年，知道它的好处，现在我主持的治疗已经离不开它。不用它会是个很大的退步，俨然退回了原始状态。"我走出眼动疗法治疗师诊室的时候总有点（积极的）眩晕，而我学到的东西一直留在了我心中，丰富了我的意识。这是一个强有力的过程，我推荐这个方法。

　　1999 年 10 月，我压力很大，于是去了亚利桑那州的塞多纳接受为期四天的"新纪元＊按摩"。一般来说，我都不太相信"新纪元"治疗。我心存怀疑地和将为我进行第一次治疗的"分析师"打招呼，她当时一边在房间的一端布置她的水晶，一边给我讲她的梦。我不相信通过依次喷洒来自西藏

142

---

＊　新纪元（New Age），一种去中心化的灵性社会现象，起源于 20 世纪七八十年代，糅合世界各地宗教、神秘学及替代医疗的元素，并提出"身心灵"等用语。

或是南美查科峡谷的神油就能自动达到深深的内在宁静，不觉得她放在我眼上那串念珠般的玫瑰色石英珠串真能联结我的脉轮（查克拉），也不认为充斥房间的梵文吟诵会在我的经络中刻上抗抑郁的美德。即便如此，花上四天待在豪华度假村，接受美丽女性的温柔呵护，对我也有很大帮助，离开时我很平静。我的最后一项治疗"颅骶按摩"似乎尤其有益：某种宁静降临于我，并持续了好几天。

抑郁将身心切割开来，而我相信全面的身体按摩可以是有益治疗的一部分。我不觉得我在塞多纳的体验对于处在重性抑郁深谷的人来说有什么用处，但作为一种小幅调整的方法它是绝佳的。理论家罗杰·卡拉汉自称在治疗中混合了应用人体运动学和传统中医。卡拉汉认为，人首先在细胞基础上改变，然后在化学物质层面改变，之后是神经生理学层面，最后才是认知层面。他说，我们一直以来都是先治疗认知再治疗神经生理，方向搞反了，而他则从肌肉反应的神秘现实开始治疗。他有很多追随者。虽然他们的实践在我看来非常做作，但从身体着手的想法似乎相当明智。抑郁是身体的痛苦，治疗身体会有帮助。

二战期间，许多英国士兵在舰船遭受毁灭性攻击后不得不在大西洋上长期漂流。有最佳生存几率的士兵并不是最年轻或最有能力的，而是最有经验的士兵，他们常常有超越身体极限的精神韧性。教育家库尔特·哈恩观察到，这种韧性必须通过后天学习，于是创立了户外拓展训练，而今这已是大型的联合协会，分布遍及全球。户外拓展推行结构性的野外体验，旨在坚持哈恩的目标："我认为教育的首要任务是确保以下素质留存下去：进取的好奇心，不屈不挠的精神，坚韧的追求，时刻准备着对自我进行合理的否定，以及最重要的，慈悲之心。"

2000年夏天，我随拓展训练飓风岛学校做了一次探险。要是身处抑郁，我绝做不了拓展训练，但不抑郁时做这个，应该说能强化我身上可以抵抗抑郁的东西。课程很严格，有时甚至相当苛刻，但也令人愉快，确实让我感到我的生活与更大世界的有机过程联结了起来。这是一种安全之感：想到自己在广袤的永恒之中占有一席之地，是极大的安慰。我们去海上划皮艇，每天都肌肉劳累。典型的一天是：我们会早上 4 点起床，跑 1 英里，然后从一个 28 英尺高的台子上跳进缅因州寒冷的海水中。接着我们撤营，把用品放入皮划艇，然后将 22 英尺长的双人皮划艇运到海上。我们会逆潮水划行 5 英里（时速只有 1 英里多一点），直到抵达一个可以停下来吃早餐的地方，我们会在那里做些拉伸，做饭，吃饭。之后再爬进船里，再划 5 英里，到达我们当晚驻营的地方。然后我们吃午饭，再练习辅助救援：把船反过来练习在水下从网中钻出来，再把皮划艇翻回来，坐回去。然后每个人都会被带到不同的过夜地点，整晚只有一个睡袋、一瓶水、一张塑料篷布和一截绳子。我很幸运，旅途中阳光明媚，但即使是冻雨天气，也要坚持同样的计划。我们的教练很出色，这些硬汉看着就像地球上的绝对生存者，不但强壮，有时甚至睿智。通过与荒野的亲密接触，也通过他们的细心干预，我们从他们的强大能力中有了些许收获。

　　偶尔，我会希望自己没有来参加这次探险。我竟然允许自己的生活享受被这样剥夺，我觉得这终于证明了我的疯狂。但我也觉得自己再次体验到了某种深刻。虽然用了玻璃纤维的皮划艇，但栖居在这样未经改造的自然世界，还是让人有些胜利之感。划桨的节奏有帮助，光照也有帮助，海浪似乎和血液流到心脏的节奏同步，悲伤渐渐退潮。我觉得拓展训练在许多方面都如同精神分析：这个自我启示的过程将人从限制感中推了出去。拓展训练就是这样达成了创始人的意图。哈恩还扩展了尼采的一个想法，他写道："没有自我发现的人可能仍有自信，但这是基于无知的自信，会在沉重的负担面前消融。自我发现是克服强大挑战的终极产品，是心智要求身体去做看似不可能的事情，是力量和勇气振奋到非凡的极限，只为了一个自我之外的事物：一条原则、一个艰巨的任务或是另一个生命。"也就是说，人必须在抑郁发作的间歇做些建设复原力的事，这样抑郁再次来袭时才能在绝望中生存下来，就像每天锻炼来强身健体一样。我不建议用拓展训练代替治疗，但用作治疗的补充，它可以发挥强大的作用，而且整个过程下来会有一种令人满足的美好。抑郁会把人齐根斩断。虽然抑郁让人觉得是沉重的，但它也如氦气一般，让人脱离实地。拓展训练是我进入自然根源的方式，从中取得的成就最终也让我感到既自豪又安全。

144

*

与眼动疗法类似，催眠本身不是一种治疗，但也可以用在治疗当中。催眠有可能将抑郁者带回早年的经历，并按寻找解决之法的方式，让患者重历这些经历。迈克尔·亚普科有一本书讲述了如何针对抑郁来运用催眠，他在书中写道，如果抑郁的根源是个人对经历的理解，而且能改变为另一种让人感觉更好的理解，这时，催眠的效果就最好。催眠还用于在患者心中唤起一幅光明的未来图景，而对未来的期待可以使患者摆脱当前的惨境，从而促成那个光明的未来。至少，成功的催眠可以用来打破负面的思维模式和行为模式。

抑郁的一个主要症状是睡眠模式失调，抑郁严重的人可能完全没有深度睡眠，花很多时间躺在床上却得不到一点休息。人只是因为抑郁而睡眠不正常，还是睡眠不正常部分地导致了抑郁？ NIMH 的托马斯·维尔指出："悲痛会导致抑郁，会以某种方式扰乱睡眠；而坠入爱河可能导致躁狂，以另一种方式扰乱睡眠。"即使不抑郁的人偶尔也会带着不祥的恐惧感过早醒来，事实上，那种通常会很快过去的可怕绝望可能是健康人最接近抑郁体验的状态。几乎所有抑郁者都会在早上感觉更糟，并在一天中逐渐变好。托马斯·维尔做过一系列实验，表明人可以通过受控的睡眠剥夺来减轻抑郁的一些症状。这套机制长期而言并不现实，但对正在等待抗抑郁药物见效的抑郁者来说可能有用。"不让人睡觉，就是延长了日间改善期。甚至抑郁者自己都会寻求逃过睡眠，抑郁正是在睡眠之中维持并加强的。是什么样的可怖魑魅夜间造访，带来了这番转变？"维尔问。

弗·司各特·菲茨杰拉德在散文集《崩溃》中写道："凌晨 3 点，忘掉的行李如死刑般重要，治疗并无效果——在灵魂的真正黑夜里，时间永远是凌晨 3 点，日复一日。"那个凌晨 3 点的恶魔也来拜访过我。

最抑郁的时候，我在白天虽然还是容易疲惫，但的确会感到逐渐的提升，深夜则是我正常行事的时段；事实上，如果我能依情绪状态选择，我就会选择在午夜生活。这方面的研究因为无法取得专利，因而数量有限，但其中一些提示了，相关机制很复杂，取决于入睡的时间，醒来时处在睡眠周期的哪一段，以及各种其他技术因素。睡眠是昼夜身体模式的主要决定因素，改变睡眠会破坏内分泌液与神经递质的释放时机。然而，虽然我们能识别睡眠期间发生的很多事情，也能观察到睡眠导致的情绪低落，但还不能建立直接的关联。促甲状腺激素释放激素在睡眠时下降，这是否导致情绪低落？去甲肾上腺素和血清素水平也下降，而乙酰胆碱水平升高。有理论认为，睡眠剥夺会提高多巴胺水平，一系列实验表明，眨眼会导致多巴胺的释放，因而长时间闭着眼会令多巴胺水平下降。

我们显然不能完全剥夺一个人的睡眠，但可以防止人经历不安生的快速眼动睡眠的后期阶段：在 REM 开始时就把抑郁者叫醒，可能是约束抑郁者的上佳方法。我自己试过，很有效。我抑郁时很想小憩，却适得其反，清醒时的进步全部消失殆尽。弗莱堡大学医院的 M. 贝格教授已经在实践名为"睡眠前移"（sleep advancement）的治疗，他让人下午 5 点睡觉，午夜之前醒来。这可能有积极的效果，虽然似乎没人理解为什么。"这些治疗听着有点古怪，"托马斯·维尔承认，"但坦白讲，如果你对一个人说'我想把一些电线放在你头上，给你的大脑通电，诱发脑痫，因为我认为这可能帮你治疗抑郁'，要不是这种治疗已经普遍应用，非常成熟，那它可能也很难推行。"

匹兹堡大学的迈克尔·塞兹观察到，许多抑郁者总体上已经大大减少了睡眠，而抑郁中的失眠常常成为自杀倾向的预测指标。即使对那些能够入睡的人来说，睡眠质量在抑郁期间也大有不同。抑郁者的睡眠效率往往较低，他们很少甚至不能进入深度的慢波睡眠，而深度睡眠关系到精神恢复和良好休息的感受。普通人的典型 REM 睡眠次数更少，时间也更持久，而抑郁者则可能会有多次短暂的 REM 期。REM 睡眠类似轻微的觉醒，因此一旦反复出现，会令人疲惫不堪而非提供休息之感。大多数抗抑郁药会缩短 REM 睡眠，但不一定会提高睡眠的整体质量。我们很难知道这是否是药物作用机制的一部分。塞兹观察到，睡眠正常的抑郁者可能对心理治疗反应更好，而睡眠异常的抑郁者往往需要药物。

虽然抑郁期间的睡眠会让人消沉，但慢性睡眠不足也可能是触发抑郁的原因。自从电视发明以来，平均夜间睡眠已经缩短了两小时。全社会抑郁的增多是受了睡眠缩短一定的影响吗？当然，我们在这里有一个基本的问题：我们不仅对抑郁不甚了解，而且也不太清楚睡眠的目的是什么。

所有其他的身体系统都可以被看似有益的方式搅乱。暴露在寒冷中或有与睡眠剥夺类似的效果。有些北美驯鹿在北方冬季的无情夜晚中会静默伫立，直到春天才再动起来，这种"北极式停摆"（arctic resignation）看着很像人类的抑郁。寒冷确实至少在一些动物中引起整体性的减速运行。

圣约翰草是一种迷人的灌木，在圣约翰节（6月24日）前后开花。它的药物用途最晚也是老普林尼在公元1世纪就确立了的，他用这种植物治疗膀胱问题。13世纪的人用它来驱魔。如今在美国，圣约翰草以提取物、粉末、茶原料和酊剂等形式出售，也是多种制品的成分，从瘦身代餐冲调粉到营养补充剂。圣约翰草风行北欧。由于研究不受专利保护的天然物质没有金钱激励，对圣约翰草的对照研究相对很少，但有一些政府资助的研究正在进行。圣约翰草确实表现出了功效，能双双减轻焦虑和忧郁。我们不清楚它是如何起作用的，事实上，我们甚至不清楚这种植物包含的诸多生物活性物质，是哪些在起作用。这类植物中，我们了解最多的是金丝桃，在相应的药物提取物中通常占0.3%。金丝桃似乎能够抑制全部三种神经递质的再摄取。据称它还能降低白细胞介素-6（IL-6）的生成，而白介素-6是一种参与免疫反应的蛋白质，过量时会让人整体感到痛苦。

147

自然医学大师安德鲁·韦尔声称植物提取物之所以有效，是因为它们同时作用于多个系统。他的观点是，多种有效药剂的协同运作胜于过度设计的分子，尽管这些药剂如何甚至是否真的协同运作，也只是纯粹的猜想。他热爱植物治疗的"乱拳"之感，植物是以多种方式对身体的多个系统起作用。他的理论科学依据有限，概念上却有一定的吸引力。选择服用圣约翰草的人，大多数不是因为它的"乱拳"治疗，相反，他们选择它是因为感性上觉得服用植物比服用合成物质要好。圣约翰草的营销利用了这种偏见。有段时间伦敦地铁有一则广告，里面有位金发女子，名叫"阳光女孩基拉"*，她因为圣约翰草"轻柔烘干的叶子"和"快乐的黄花"而保持了精

---

\* 基拉（Kira）与日语中的"闪亮"读音相同。

神的振奋，脸上洋溢着幸福。这则广告好可笑，仿佛轻柔的烘干或黄色会和治疗效果有任何关系似的，而它正隐隐反映了是何种蠢行让圣约翰草如此流行。定期服用指定剂量的圣约翰草，可不怎么"自然"。上帝把某种分子配置放入植物，留了另一种分子配置由人类科学去发展，这并不表明前者的安排就优于后者。无论是肺炎这样的"自然"疾病，砷这样的"自然"毒物，还是蛀牙这样的"自然"现象，都没什么特别的迷人之处。人们该牢记，很多天然物质都有剧毒。

我已经提过有些人对 SSRI 类药物有不良反应。而圣约翰草也并不会只因它是长在草甸的野生植物就更为无害，这也需要注意。自然物质的销售罕受管控，所以不同品牌的活性成分有可能不同，也可能与其他药物有危险的相互作用。例如圣约翰草会降低以下药物的疗效：口服避孕药、降胆固醇的他汀类药物、β 阻断剂、用于高血压和冠心病的钙通道阻滞剂、用于 HIV 感染的蛋白酶抑制剂（或许还不止这些）。我自己的看法是，圣约翰草没什么不对，但也没什么特别对的地方。它不像合成分子那样受政策管制，相关研究较少，也更脆弱，服用它时往往也不能像服百优解一样保持稳定一致。

在对"自然"疗法的大力搜索中，研究人员发掘出另一种治疗性物质，称为 S-腺苷甲硫氨酸。在北欧，圣约翰草是心理灵丹，而在南欧，最受欢迎的治疗手段一直是 SAMe，在意大利尤其追随者甚众。SAMe 同圣约翰草一样不受管制，从健康食品店就买得到这些白色小药片。SAMe 不像圣约翰草那样来自快乐的花朵，而是存在于人体之内。个体的 SAMe 水平因年龄和性别而不同。SAMe 存在于身体各处，保障许多的化学功能。虽然抑郁者的 SAMe 水平并不低下，但这一物质用作抗抑郁药时功效如何，相关研究已取得了鼓舞人心的结果。在减轻抑郁症状方面，SAMe 一致优于安慰剂，与三环类抗抑郁药相比似乎至少同样有效。然而许多药物研究的设计组织不好，其结果就不完全可靠。SAMe 没有一长串副作用，但可能会在双相障碍患者身上引发躁狂。对 SAMe 的作用模式，似乎没人有任何具体概念。作用模式也许蕴含在神经递质的代谢中，对动物长期使用 SAMe，能提升动物的脑神经递质，似乎尤能提高多巴胺和血清素的水平。缺乏 SAMe 可能与甲基化 * 不足相关，后者会使身体在总体上承受压力。老年人往往 SAMe 水平较低，一些研究者提出，这种缺乏可能与大脑老化后功能降低有关。针对 SAMe 的明显疗效，已经有了多种解释，但事实上任何一种都还没有得到任何证据的支持。

顺势疗法偶尔用于对抗抑郁：执业治疗师小剂量地施用各种物质，而这些物质要是加大剂量，可能使健康人产生抑郁症状。多种形式的非西方医学方法可能有助于对抗抑郁。有位女士毕生与抑郁斗争，抗抑郁药几乎从未给过她什么帮助。60 岁时，她发现气功这种来自中国的呼吸和身体锻炼机制，能彻底解决她的问题。针灸在西方拥有越来越多的追随者，也对一些抑郁患者有惊人的效果，现在美国人每年在针灸上花费 5 亿美元。美国国家卫生研究院（NIH）承认，针灸可能改变大脑的化学过程。中草药似乎可靠性更低一些，但有些人因使用草药，意识有了巨大的转变。

使用替代疗法的人，许多已经尝试过常规疗法。一些人更喜欢替代疗法，另一些人是为常规治疗寻求补充。某些手段在概念上比药物或电痉挛疗法的侵入性更小，这也吸引了一些人。避开谈话治疗，往最好了说是天真幼稚；对一些人来说，与其看药理学家，服用我们依然不甚理解的化学合成剂，不如去寻求各种谈话治疗的帮助，或使用谈话疗法结合各种非常规形式的治疗。

我遇到过一些人在顺势疗法的大道上翩翩起舞，走得或近或远。其中，我尤为尊敬克劳迪娅·韦弗，她的个性独特而强烈。有些人随情况而变，在谈话中会变得很像对方，而克劳迪娅则有种与众不同的直爽兼古怪，谁都不服。这可能让人不安，但也能带来极大的满足感。你会知道克劳迪娅·韦弗对你看法如何。她不是不礼貌，她的行止其实无可挑剔；她是基本没兴

---

\*　甲基化指从活性甲基化合物上将甲基催化转移到其他化合物的过程，是蛋白质和核酸的一种重要修饰，调节基因的表达和关闭，与癌症、衰老、老年痴呆等许多疾病密切相关，是表观遗传学的重要研究内容之一。常见的甲基化有 DNA 甲基化和组蛋白甲基化。

趣去伪装本来的自己。的确，她几乎是在用自己的个性向他人宣战：你可以迎接挑战，喜欢上她，她会很高兴；你也可以认为这样太困难，那么请君自便。了解她之后，你会觉得她与众不同的内心很是迷人。她有着深思熟虑的忠诚和不可计数的正直。她是个非常有道德的人。"我当然有我的古怪之处，而我索性变得以此为荣，"她说，"因为我无法理解，如果没有这些古怪，我要怎么生活。我一直都很特别，很有主见。"

　　我刚认识克劳迪娅时，她还不到 30 岁，正在接受顺势疗法，将其作为全身治疗的一部分——她需要全身治疗来控制过敏、消化、湿疹和其他健康方面的问题。同时她也在修习冥想，改变自己的饮食方案。她随身携带 36 小瓶药片，成分和功效各不相同（家里还有 50 多种），还有几种油和一种阿育吠陀茶。服用所有这些制剂的时刻表复杂得眼花缭乱，有时要整片服药，有时要磨碎溶解，有时还要外敷某些药膏。16 岁以来她就断断续续依赖不少药物，而半年前，她停用了所有。她一直有药物方面的难题，很想尝试些不同的东西了。和其他几次停药一样，这一次她也有暂时的振奋，然后开始每况愈下。她短暂试了圣约翰草，没有效果。顺势疗法使她避开了灾难，看起来相当有效。

　　她的顺势疗法治疗师，她从未当面见过。这位治疗师住在圣达菲，治好过她在圣达菲的一位朋友。她每天或隔天给他打电话讨论自己的感受，他则问她各种问题，例如"你觉得舌苔厚吗"或"你觉得耳垢流出来了吗"，并依她的回答决定治疗方案，通常每天大约 6 片药。他认为人的身体就像一个管弦乐队，而治疗就像调音叉。克劳迪娅热衷于各种仪式，我认为她信服这套治疗，某种程度上正是因为它很复杂。她喜欢所有的那些小瓶子、问诊和治疗方案的仪式。她喜欢服用诸如硫、金、砷这样的化学元素药，还有更奇特的化合物和混合物，比如颠茄、毒坚果和鱿鱼墨汁。治疗把她的注意力从疾病上转移了过来。虽然她的治疗师无法改变她深层精神状况的上下波动，但通常都能解决急性问题。

　　克劳迪娅一生都在理解并控制自己的抑郁。"我抑郁时很难记起正面的事情。我会反复回想人们对我做过的那些负面的事，对这类事我倒是记忆惊人，还有遭遇过的那些不公对待、羞辱或尴尬时刻，这些经历在回想中逐步升级，变得比现实中更糟糕。一旦我想到一件事，就会再想到十件，十件再引出二十件。我是一个另类灵性（新兴宗教）团体的成员，在团体里，我要写下阻碍我生活的负面事物，我可是写了二十页；之后要写正面的事物，但我想不出任何正面的东西可以用来说我自己。我也会痴迷于黑暗的主题，比如奥斯维辛集中营或是坠机事件，止不住想象这些情况下的死亡。我的治疗师通常能开出药方来减轻我对灾难的强迫性恐惧。"

"我对自己有不少经验，下个月就有 29 年经验了。我也知道，今天我可以给你讲一条故事线，明天又会是另一条。我的现实会随心境而巨变。今天我会告诉你我的抑郁多么可怕，我如何被它折磨了一生；而明天如果抑郁看起来得到了控制，我就会说一切都很正常。我试着去想快乐的时光，试着做些事防止自己思虑过多，那样会很快致郁。抑郁时，我对自己的一切都感到羞愧。我无法接受很可能其他人也都只是人类，也在经历着各种情感状态。我会做让自己觉得丢脸的梦，即使在睡眠中，我也摆脱不了那种可怕的沉重感，感觉自己被压抑，生活毫无希望。希望总是我最先失去的东西。"

151　　　　　父母的固执让克劳迪娅深感压抑："他们想要我以他们的方式快乐。"在她童年时："我已经基本上活在自己的世界里了。我觉得自己与众不同，不合群。我觉得自己渺小，不重要，迷失在自己的想法中，几乎注意不到其他人。如果在后院，我只会转来转去，却什么都看不到。"她的家人对于整件事都缄口不言。三年级时，她开始感到身体的退缩。"我讨厌被触碰、拥抱或亲吻，连家人也不行。在学校里，我总是精疲力尽。我记得老师对我说：'克劳迪娅，把头从桌子上抬起来。'没人觉得那有什么。我记得有一次在体育课上，我靠着暖气片睡着了。我讨厌学校，觉得自己没有朋友。其他人说的任何事情都可能伤害我，也确实伤到了我。我记得到六年级七年级的时候，我走在学校的楼里，就对任何人都提不起兴趣，也不觉得自己在乎任何事情了。回想童年我就满心苦涩，虽然当时我也自豪于自己与世界的格格不入——怪怪的。抑郁？它一直都在，只是颇花了些时间才被认出来。我有一个充满爱的家庭，但我的父母，甚至他们那一辈的大多数父母，都从没想过他们的孩子可能有情绪障碍。"

她有一个真正的快乐源泉：骑马。这方面她也有些天赋。父母给她买了匹小马。"骑马给了我自信和快乐，也给了我一个希望的窗口，这我在别处是得不到的。我骑得很好，别人也都觉得我骑得很好，我也爱那匹小马。我俩像一个合作无间的团队，将彼此视作伙伴。它像是知道我需要它。骑马让我从悲苦中走了出来。"

十年级时，她离家去上寄宿学校。在与那里的骑马教练生了些风格方面的冲突后，她放弃了这项运动。她让父母把小马卖掉，说她没有力气再骑了。现在回想寄宿学校的第一个学期，她觉得自己当时是在想："一些灵性问题：我为什么在这里？我的人生为的是什么？"她向室友问了一些这样的问题，室友立刻向校方报告了情况，断章取义地复述了对话中的只言片语。校方认定克劳迪娅有自杀倾向，立刻将她送回了家。"这让我万分尴尬。我对此倍感羞愧。我只觉得自己再也不想和任何什么搭上关系了。应付那感觉真是艰难。无论他人能否很快忘记那事，我是做不到。"

那年晚些时候，她情绪很不稳定，开始割伤自己，她称之为"完全不可爱的厌食症替代品"。她的手法是划一道口子而不让它流血，然后把它扒开让血流出来。切口很细所以不会留疤。她知道学校里还有四五个女孩在割自己，"看起来有很多人都和我是同一战壕的"。后来她偶尔还会割伤自己，上大学后，她还会隔一阵这么做一下，快30岁时，她还会在左手和肚子上划伤几处。她说："我不是在以此求救。我是感到了一种情感上的痛苦，想要逃开，结果碰巧看到了一把刀，就想，哇，那把刀看着锋利又光滑，我想知道如果我只是给它点儿压力会怎么样，就在这儿……我就迷上了那把刀。"她的室友看到伤口，又把她的情况报告给了校方。"他们说我肯定是想自杀，都把我逼疯了。我因为这件事神经紧绷，牙齿都在打战。"她再次被送回家，学校也要求她的家人带她看精神科。她看的精神科医生告诉她，她确实相当正常，是她的学校和室友疯了。"他意识到了我不是在尝试自杀，而是在测试界限，思考我是谁，要去哪里。"几天后她回了学校，但此时已毫无安全感，并开始有急性抑郁的症状。"我只是越来越累，睡得越来越多，做事越来越少，越来越想独处，不开心到了极点。我也觉得这种感觉没法告诉任何人。"

很快，她开始每天睡 14 个小时。"我会半夜起床去卫生间学习，所有人都觉得非常奇怪。他们会敲门，问我在里面做什么。我说我只是在学习。他们问你为什么在那里学习。我说我就是想，你懂吧。然后他们说你为什么不去公共休息室。但我如果走进那个房间，我就得与人互动，而这正是我想回避的。"到年底，她几乎不再吃一般的食物。"我每天会吃 7 到 9 个巧克力棒，足够让我不去餐厅吃饭了。如果我去餐厅，人们会问：你好吗？那是我最不想回答的问题。我继续完成了这个学年的学业，因为我如果坚持出现，反而不容易被注意，而如果我卧床不起，学校就会打电话给我父母，我就只得去解释，但我无法面对那种注意和随之而来的弱势。我甚至没想过给父母打电话，说我想回家。我觉得我被困在那里了。我的视线似乎也模糊了，只能看到 5 英尺内的东西，甚至母亲离我只有 6 英尺远，我也看不到她。我因陷入抑郁而羞愧不已，只觉得每个人说到我就只有不好的东西。你知道吗，甚至我自己一个人去卫生间，都会觉得尴尬。我是说，在公共场所我当然会有很多麻烦。但即使一个人时，我也无法面对自己。

153 我觉得作为人类，我一文不值，甚至就是在去卫生间时也这么想：我觉得有人可能知道我在做什么，所以感到羞耻。那真是难以置信的痛苦。"

十年级之后的那个夏天，尤为艰难。因为紧张的缘故，她患上了湿疹，这病一直困扰她至今。"和人在一起，真是我能想到的最累人的事。哪怕只是和人说话。我躲开全世界。我几乎整天躺在床上，只想紧闭百叶窗。那时候连光都刺痛我。"暑假一天天过去，她终于开始服药，服的是伊米帕明。身边的人都发觉她稳步好转。"到了夏末，我鼓足了力气和母亲去纽约市里逛了一天街，然后回家。那是我夏天做过的最精彩最带劲的事了。"她和治疗师的关系也越发紧密，至今两人都还是很好的朋友。

秋天，她换了一所学校。她的新学校配给她一个单人间，对她来说很合适。她喜欢那里的人，服用的药物也让她精神振奋。她感到在刚过去的这个夏天，家人终于开始正视她的情绪状态，认为那确实是一个问题，这对她帮助很大。她开始非常勤奋地学习，也参加了很多课外活动。毕业那年，她当选了学生代表，并被普林斯顿大学录取。

在普林斯顿，她采取了很多策略来应对自己的抑郁，这些策略一直陪伴她到今天。尽管非常重视私人空间，她还是觉得孤身一人很难，于是就让六个朋友轮流来安顿她睡觉，好度过难眠之夜。他们常会留宿，和她睡一张床——她那时还没有开始性生活，她的朋友们也尊重这样的边界。他们只是来陪伴她。"和人一起睡，那种相依相偎的亲密无间感，对我就是一种重要的抗抑郁药。我宁愿放弃性生活，来换与人依偎。我宁愿放弃吃饭，放弃看电影，放弃工作。我是说，我宁愿放弃睡觉和去卫生间之外的所有事，来换那种可以安全依偎在一起的环境。说真的，我怀疑这是不是激发了脑内的化学反应。"她花了段时间才开始在身体的亲密关系方面又进了一步。"我总是很在意我的裸体，每次试穿泳衣心灵都会受伤。我肯定算不上性生活开始得早的那批人。大家花了很长时间劝我，让我相信性生活没问题的。可我真不那么觉得。很多年里，我都觉得其实性对我来说根本不合适。就像七喜的广告词：从没尝过，怎会想喝。反正最后我回心转意了。"

大一那年冬天她停了一段时间药。"我服的伊米帕明，副作用总是来时不巧。有一次我要在全班面前演讲，结果口干严重，舌头都动不了。"她很快沦陷了。"我又不能出去吃饭了，"她解释道，"所以一个朋友会每晚给我做饭，再喂我吃。他这样做了八个星期。每次就在他的房间，这样我就不用在别人面前吃饭了。

"我总是渴望不依赖药物也行。有这样的想法，就意识不到真实情况有多糟。"最后，朋友们说服了她重新开始服药。那年夏天她去滑水，一只海豚游过来，跟在她身边。"在我的所有经历中，那次最接近于见证了上帝。我当时就想，我觉得我在这里有伙伴了。"她情绪高涨，于是又把药停了。

六个月之后，她又开始服药。

大三学年末，她开始服用百优解，效果很好，只是抹去了她内心的某些部分。她就这么过了八年左右。"我服药一段时间，然后会开始觉得自己状况稳定，不太需要服药了，就会停药。对，就是这样。我停药后，就感觉还好，还好，还好，然后就会发生一连串的事，我就又开始感到打击，感到担负了太多重量。然后会再发生几件小事，你知道吗，就比如牙膏盖子掉进下水道真没多糟，但这件小事会像最后一根稻草一样让我崩溃，比祖母去世更让我伤心。我需要一段时间才能看清自己的走向：总是在起起

154

伏伏，起起伏伏，很难估计什么时候低落之后会继续低落，涨不回来。"她因一次突然的复发错过了一个准新娘婚前派对："我无法离开公寓乘巴士过去。"她觉得她当时根本无法打电话。于是她又开始服用百优解。

最后，为了唤醒性的感受，她放弃了药物治疗，开始了我初识她时做的那些顺势疗法。顺势疗法似乎见效了相当一段时间，让她觉得这套方法能有效地让她保持稳定，但当环境令她再次陷入抑郁时，顺势疗法却无法将她解脱出来。有些时刻尤为艰难，但在某个漫长的冬天，她把顺势疗法坚持了下去。每个月她都会因担心抑郁再次来袭而惊恐，然后意识到那只是经前综合征（PMS）。"我开始流血时总会很高兴，我会想：'啊，好！只是那个而已！'"虽然停药没有造成什么严重退步，但遇到困难时，她确实觉得更难应对。她的整体治疗计划似乎并不能应对她身体方面的病痛，特别是与紧张有关的那些，有段时间她的湿疹糟糕到乳房流血，浸透上衣。

155　　　大概这个时候，她停止了谈话治疗，在清晨的意识流中开始了每天 20 分钟的书写练习，朱莉娅·卡梅伦称之为"晨间书写"（morning pages）。她说，书写帮她理清了自己的生活。至今，她已一天不差地坚持了 3 年。她还在卧室墙上贴了张清单，列着当她开始感到沮丧或无聊时要做的事，最上面的几行写的是："读五首儿童诗。做拼贴。看照片。吃巧克力。"

在开始晨间书写几个月后，她遇到了现在的丈夫。"我已经认识到，有个人在隔壁房间工作的话，我会快乐得多。对我来说，对我的情感稳定来说，陪伴非常重要。我需要安慰，也需要小小的惦念和关注。与独自生活相比，一个不完美的关系都会让我好过得多。"未婚夫接受她有过抑郁。"他知道他必须保持着某种镇定，做好准备，在我比如和你聊完我的抑郁，回家之后，来帮助我。他知道他必须时刻准备好，以防我万一复发。有他在身边，我对自己的感觉，我的做事能力，都会好得多。"她对我说。事实上，她遇到他之后感觉如此之好，都让她决定停用她一直坚持的顺势疗法了。那一年她情绪积极，心情愉快，与丈夫一起筹划着隆重的婚礼仪式。

那是一个美丽的夏日婚礼，安排得就像整套顺势疗法一样精心。克劳迪娅看上去很美。在这样的场合，你会感到相聚这里的众多朋友都洋溢着大量的喜爱之情。我们每个认识克劳迪娅的人都为她高兴，因为她找到了爱情，跨越了痛苦的生命阶段，而且容光焕发。克劳迪娅的家人现在住在巴黎，但他们保留了她儿时住的房子，这座 17 世纪的老屋位于康涅狄格州的一座富裕小镇。婚礼那天早上，我们聚在一起举行宣誓仪式，新娘和新郎向四面八方祈福。午餐会安排在路对面的一位世交家里。下午 4 点，婚礼在一个美丽的花园中举行，之后是鸡尾酒会，克劳迪娅和丈夫打开一个盒子，放飞蝴蝶，它们就在我们身边奇幻地飞舞。有 140 位来宾参加了精美的晚宴。坐在我旁边的牧师说，他从未主持过如此精心安排的婚礼。他说，克劳迪娅与丈夫为仪式写了"歌剧般"的完整指示。婚礼的一切都无比精致，我们的座位卡用手工纸制成，木刻印制，呼应着菜单和安排顺序单的手工纸及木刻。图案都是为婚礼特别绘制的。新郎甚至亲手做了高高的四层蛋糕。

156

　　任何变化，哪怕是积极的变化，都会给人压力，而婚姻是人生中最大的变化之一。婚礼之前已经出现的问题，婚后不久变得更糟。克劳迪娅认为问题出在丈夫身上。相当长时间之后她才承认，她的情况可能早有征兆。"实际上，他比我更担心我和我的未来。婚礼当天，每个人都记得我很快乐。我在照片中看着也很快乐。但我那一整天都在想，既然我搞了婚礼，我就'应该'沉浸在爱情之中，应该完全沉浸其中。但我却觉得自己像一只待宰的羔羊。婚礼当晚我精疲力尽。我们的蜜月也实在不堪回首。整个旅程中，我对他没说过一句好话，也不想和他在一起，不想看他。我们试着做爱，但我很疼，进行不下去。我看得出他是多么沉浸在爱情之中。而我只是想：我无法相信竟会是这样，我以为会不同。想到自己毁了他的人生，伤了他的心，我就痛苦万分。"

　　那年 9 月下旬，她重启了顺势疗法。这有稳定作用，但不能使她摆脱已经形成的真正的急性抑郁。她回忆："可能正在工作时，我突然就会觉得要崩溃、大哭了。我担心我会表现得不专业，只能继续工作，或只能借口头痛，当天必须早退。我憎恨一切，憎恨我的生活。我想离婚或解除婚约。我觉得自己没有朋友，没有未来。我犯了个可怕的错误。我想，上帝啊，我们余生要聊些什么啊？我们必须一起吃晚饭，要说些什么啊？我已经没什么可说的了。而他当然觉得这都是他的错，他厌恶自己，不想刮胡子，不想去上班，什么都不想做。我对他不好，我知道。他很努力，却不知该做什么。无论他做什么，我都会觉得不对，但我当时没看到这一点。我会让他走开，说想自己一个人待着，而我真正想要的是他坚持要和我在一起。我会问自己，我真正在乎的是什么？我不知道。什么会让我快乐？我不知道。那，我想要什么？我就是不知道。这让我抓狂。我没有一点儿头绪，也没什么好去期待。我把所有这些都归到他身上。我知道我对他很糟，我发脾气当时就能意识到，却无力阻止自己。"那年10月，她和一个朋友一起吃午餐，朋友说她焕发着"婚后美满的容光"，而她却失声痛哭。

157 　　这是她自高中以来最糟糕的一段时期。终于在11月时，朋友们说服她再次尝试西医。她的精神科医生说她坚持顺势疗法如此之久，实在是疯了，于是给她48小时，好让身体系统清空，之后再开始服用喜普妙。"喜普妙立刻扭转了局面。我仍会感觉到抑郁的时刻、抑郁的想法。药物也确实让我丧失性欲，让我觉得必须努力去迎合丈夫——不只是丧失了对性的兴趣，身体也有麻烦，我甚至不会湿！我在排卵期也许只有2%的兴趣，这还是每个月的峰值。但一切都好多了。我的丈夫实在温柔体贴，他说：'我不是为了性和你结婚的，没关系。'我觉得他终于松了口气，因为我不再是结婚以来的那个怪物了。我们的生活感觉又恢复了平稳。在他身上，我看到自己过去想要的品质：情绪安全感回来了。我们又开始相互依偎。我很需要这些，现在他可以满足这些需要，他也喜欢相互依偎。他让我觉得自己是个好人，和他在一起又让我快乐起来了。他爱我，这弥足珍贵。如今，我们的关系至少有80%都很美好。

　　"我觉得人为干预能让我略有起色。如果把药量减少10毫克，我就又会开始有抑郁的时刻，它们非常烦人，很能捣乱，令人痛苦又很难摆脱——虽然我能够摆脱也终要摆脱。我觉得自己还是需要药物保持状态。我觉得还不稳定，没有在计划婚礼时的那种一帆风顺之感。假如我觉得相当安全，我就会停药，但我感受不到安全。我越来越难区分抑郁的自己和不抑郁的自己。我觉得我自身的抑郁倾向甚至比实际的抑郁更强烈。抑郁不是我的全部人生和最终结局。你知道，我不会余生里都躺在床上受苦。虽然抑郁却仍取得了成功的人，会做以下三件事：首先寻求对现状的理解；然后接受这是个永久的状况；再然后必须一定程度上超越自己的体验，从中成长，将自己置入真实人类的世界。一旦理解并成长，你就会发现自己可以与世界互动，过日子，继续工作，不再跌跌撞撞，而有种胜利之感！一个可以停止钻牛角尖的抑郁者比停不下来的要容易忍受得多。一开始，意识到自己一辈子都会情绪波动时，我非常非常痛苦。但现在，我只觉得自己并不是无助的。这已经成了我生活的主要焦点：我如何从中成长？也许它现在伤害着我，但我能如何从中学习？"克劳迪娅·韦弗将头歪到了一边。"我已经理解了。我很幸运。"她的探索精神与任何实验性的治疗一样重要，使她尽管面对过诸多困难，还是走了过来，并大体保持了生活的完好。

158

　　在我研究过的团体治疗中，我认为最精微、最有教益也最让人接近解决的一种疗法，是基于德国人伯特·海灵格的工作。海灵格当过牧师，曾在祖鲁王国传教，因其的格式塔（完形）流派治疗而有众多的忠实追随者。海灵格的一位弟子莱因哈特·利尔，曾于 1998 年来美国进行了一次高强度的治疗。我参加了这次治疗，随着越来越深入其中，我天生的怀疑态度让位给了对这个过程的尊重。利尔的治疗对我有一些作用，我也看到它对团体中其他一些人非常有效。像眼动疗法一样，海灵格流派的治疗也许对有精神创伤的人最为有效，但对利尔的治疗目标而言，精神创伤可以只是个很基本的事实，比如"我母亲恨过我"，而非有时间界限的单个大事件。

　　在团体治疗中，我们大约 20 人聚在一起，通过一些基本练习建立起信任。然后，每个人要构建一套叙事，叙述自己人生中最痛苦的事情。我们以很基本的形式分享这些叙事，然后要从团体中选人来代表叙事中的其他人物。接着利尔会编排一种精心的舞蹈，把这些人作为标记一个一个排列起来，不断移动主角的位置并重新讲述故事，从而找到更好的解决方案。他把这些形式称为"家人排布"（family constellation）。我选择的主题是母亲的死亡，作为我抑郁的起点。团体成员分别扮演我的母亲、父亲和弟弟。利尔说他想让我把四位祖辈也放在其中，一个我见过，三个没见过。移动我们的位置时，他要我对各个角色讲话。"你的外祖父在你母亲还很小时就去世了，你有什么要对他说？"他问道。在我为抑郁做过的所有事情中，这种治疗可能最依赖于一位富有领袖魅力的带领人，利尔能大大激发出我们每个人身上的力量。跳了20分钟他的舞蹈，并说了某些话之后，我确实感觉是在和我的母亲对话，告诉她自己的一些感受和想法。之后魔咒解除，我又回到新泽西州某会议中心的一间研讨室中，但那天离开时，我获得了一种平静的感觉，仿佛有些事已经解决了。也许这只是因为我对那些从未说过话的对象——远逝的祖辈、死去的母亲——开了口。但我感动于这个过程，认为其中有神圣不可侵犯的内容。这不能治愈抑郁，但可以带给人一些安宁。

在我们的团体中，最引人注目的是一个有德国血统的人，他发现自己的父母曾在纳粹集中营工作。他无法消化这桩恐怖的事，变得严重抑郁。扮演他家人的几个人被利尔安排在离他远近不一的位置，他对着家人讲话，泣不成声。"这位是你的母亲，"某一刻，利尔说，"她做过些可怕的事情。但她也爱你，在你小时候保护过你。告诉她，她背叛了你，然后告诉她，你会永远爱她。不要试图让自己原谅她。"这样说听起来有些不自然，但事实上却温柔又有力量。

身处抑郁之中时，即使与朋友都很难去聊抑郁，因此抑郁支持团体这个想法似乎有违常理。然而，随着对抑郁的社会认知越加广泛，也随着治疗拨款的减少，这样的团体日渐增多。我自己在抑郁时没有参加过支持团体——出于清高、冷漠、无知和隐私需求；但我着手写这本书后就开始参加了。在美国和世界各地有数百个机构在运营支持团体，这些机构以医院为主。约翰·霍普金斯医院的抑郁及相关情感障碍协会（DRADA）运营着62个不同的支持团体，建立了一对一的伙伴系统，还刊发一份很不错的通讯，名为《一帆风顺》。"情绪障碍支持团体"是美国最大的支持组织，总部设在纽约，每周组织14个支持团体，每年服务约7000名参与者，并赞助10场讲座，每场约有150人参与。他们出版一份通讯季刊，约有6000名读者。MDSG的会面有多个场地，我参加最多的是每周五晚七点半在纽约西奈山医院贝丝以色列中心的团体，大多数抑郁者在这个时间不会有约。每人要支付4美元现金的入场费，得到一个只有名无姓的贴标，会面全程都要贴着。另有十几位参与者及一位带领人。先是每个人自我介绍，并说明自己想从这次会面中收获什么。之后团体会开放讨论，各人讲述自己的故事并互提建议，有时各人的故事竟一个比一个悲惨。每次团体活动进行两小时。参与者都在超乎想象的悲凄中不可自拔，充满了对治疗的抵触，还因多次严重的抑郁发作史而被别人抛弃。这些团体意在填补医疗系统日益严重的非人性化——很多参与者都失去了亲朋，或因疾病损害了人际关系。

160

　　在典型的团体会面中，我会走进一个日光灯通明的房间，里面有 10 个人在等着讲自己的故事。抑郁者一般不太注重衣着，也常感觉洗澡太费力气。这群人中，很多一看上去就很凌乱，就像他们的感受那般。我去过 7 次的星期五会面。最后去的那次，是约翰首先发言，因为他喜欢说话，讲的也不错。十年来他几乎每周都来，方方面面都很清楚。约翰一直坚持工作，一天也不缺。他不想吃药，但在尝试草本和维生素。他觉得自己可以好起来。而达娜，那晚则抑郁得讲不出话。她膝盖抵着下巴，保证晚些时候会试试讲话。安妮有段时间没参加 MDSG 的活动了。她情况不好，服用怡诺思来对抗抑郁，很有帮助。但增加药量后，她便开始了偏执妄想，"精神失控"。她确信黑手党在追杀她，于是把自己锁在公寓里。最后她被送去住院，服用了"每种药物，一种不落"，但没一种有用，于是做了电痉挛治疗。她记不起多少那段时间的事，ECT 抹去了很多回忆。她以前是一名中层白领，而这时只靠帮别人喂猫为生。那天，她失去了两个客户，被人拒绝很难承受。羞辱也是。所以她决定那天晚上过来。她泪眼汪汪："你们人都好好，真的听别人说话。在外面，没有人听我说。"我们想帮帮她。"我曾经有那么多朋友。现在他们都离开了。但我能生活下去。东奔西走地去找我那些猫是件好事，让我保持一定的运动，走路对我有帮助。"

　　热姆因为缺勤太多，被迫从他供职的"一个政府机构"辞职。他已经休了三年残障假。与他还有联系的人，多数都不会理解他的境况。于是他假装还在工作，白天不接电话。那晚他看起来不错，比我之前见他时状态要好。"如果我装不下去了，"他说，"我就自杀。就是这想法让我继续撑下去的。"下一个发言的是豪伊。他整晚都坐在那儿，胸前抱着一件大羽绒服。他经常来，却很少说话。此时他正环顾房间。他 40 岁了，从未做过全职工作。两周前，他宣布他要开始一份全职工作，收入会有变化，会像正常人一样生活。他当时在服用一些不错的药物，看起来有帮助。但药物不再有用的话怎么办？每月还能继续领 85 美元的社会安全生活补助金（SSI）吗？我们都跟他说应该去试试这份工作来着。但那晚他告诉我们，他已经拒绝工作了，否则对他来说就实在太可怕了。安妮问他情绪是否稳定，是否会被外界事件影响，是否在度假时会感觉不同。豪伊茫然地看着她说："我从没度过假。"所有人都看着他。他把脚在地上蹭来蹭去，说："对不起。我的意思是，我觉得我从没有过什么可以从中休假的事情。"

波利说："我听别人说周期性和情绪起伏，真的很羡慕。我从未有过那样的感觉。我一直都是一个样，是个病态、不快乐、焦虑的孩子。我还有希望吗？"她那时在服用拿地尔，并发现微量的可乐定能将她从严重的发汗中解放出来。最初她服用锂盐，但那让她一个月增重了大约 15 磅，所以她停药了。有人认为她应该尝试德巴金，这种药配合拿地尔会有帮助。吃拿地尔有很多限制，这让她很是痛苦。热姆说吃帕罗西汀让他感觉更糟。麦格丝说她服过帕罗西汀，对她没什么用。麦格丝似乎在透过一团雾讲话。"我做不了决定，"她说，"什么都决定不了。"她非常提不起劲，有时一连几个星期都不下床。她的治疗师几乎是强迫她来这个团体的。"服药之前，我是个神经质的痛苦的人，总想自杀，"她说，"现在我就只是对什么都不在乎了。"她环顾房间里的每个人，好像我们是天国之门的陪审团。"哪个更好呢？我应该做哪个人？"约翰摇着头说："治疗比疾病还糟糕，这就是问题。"下面轮到谢丽尔。她左顾右盼，但你能发现她眼里没有我们任何人。她丈夫带她来的这儿，希望团体能帮到她，自己等在外面。"我感觉，"她像减速的老式录音机一样语调呆板地说，"我好像几周前已经死了，但我的身体还没发现这一点。"

对这里的很多人来说，这个分享痛苦的悲伤聚会是孤独的唯一解脱。我还记得自己最糟糕时那些热心询问的面孔，或是父亲说"你好些了吗"，以及当我说"并没有"时我对自己有多失望。一些朋友很棒，但我觉得面对另一些朋友不得不机智一些，要用开玩笑的语气。"我很想去，但我现在正精神崩溃，所以我们能改期吗？"把实话用反讽的语调说，就容易保守秘密。

而身处支持团体，基本的感觉就是"今天我的心智还在，你的也在吗"，这很说明问题，而且我几乎不由自主地开始放松，沉浸其中。抑郁中，有太多感受无法言表，只有懂的人才能凭直觉感受到这一点。"如果我用拐杖走路，他们就不会让我跳舞了。"一位女士这样形容她的家人如何不遗余力地让她出去玩乐。世上有如此多的痛苦，而大部分受苦之人守着自己的秘密，身穿隐形石膏，坐着隐形轮椅，在痛苦的生活中摸爬滚打。我们用话语相互扶持。某一晚，苏痛苦地失声大哭，沾湿了厚厚的睫毛膏，她说："我真的想知道你们中有没有谁也有过这样的感觉，然后坚持下来了。谁能告诉我。我大老远过来就是想听这个啊。这是真的吗，请告诉我这是真的。"另一晚，有人说："我的灵魂太痛苦了，实在需要和他人当面交流。"

MDSG 也有实际的用途，特别是对那些不被家人、朋友和优质健康保险呵护的人来说。你不想让雇主或潜在雇主知道自己抑郁，可是不说谎的话能说什么？不幸的是，我接触过的参与者，大多数似乎能给彼此很好的支持，但提的建议都很糟。如果你扭伤了脚踝，其他扭伤脚踝的人也许能给你一些有用的指点，但如果你有精神疾病，你不应该依靠有精神疾病的人来告诉你做什么。我从阅读中汲取知识，并对这些人得到过的差劲建议感到恐惧，但我很难获得权威。克里斯蒂安明显是双相，却没有服药，正变得躁狂；我肯定他在本书出版之前会有一个阶段想自杀。娜塔莎不该一直想着这么快就停用帕罗西汀，想都不该想。克劳迪娅听起像是做 ECT 做得太差也太多，而过量服药让她变得有如行尸走肉。而热姆如果做了 ECT，也许能保住他真正的工作，但他完全不知道 ECT 是如何运作的，克劳迪娅的说法也不能让他放心。

有一次，有人说起如何努力向朋友解释自己的情况。长期参加 MDSG 的斯蒂芬问大家说："你在团体之外有朋友吗？"只有我和另一个人说有。斯蒂芬说："我试着结交新朋友，但不知道怎么做。我已经离群索居很久了。我服用百优解，起效了一年，然后就不行了。我想我那一年里收获了更多，但又都失去了。"他好奇地看着我。他悲伤，本性和善，有智慧，就像那晚有人对他说的，他明显是一个可爱的人，但当时他已经面目全非了。"你们除了在这里之外，是怎么认识别人的呢？"我还没来得及回答，他又继续问："一旦你认识了其他人，你们都聊什么？"

　　像所有疾病一样，抑郁面前人人平等，但我从未遇到过谁会像弗兰克·鲁萨科夫，这么不像抑郁者。他 29 岁，话语柔和，善良懂礼，外表英俊，是看起来很正常的那种人，却患有可怕的抑郁。"你想进到我脑袋里来吗，"他有一次写道，"欢迎！和你期待的不太一样？和我期待的也不太一样呢。"大学毕业后一年左右，弗兰克·鲁萨科夫在电影院第一次被抑郁侵袭。那之后的七年里，他住过 30 次院。

　　他的第一次发作很突然："我从影院开车回家，路上，我发现自己快要撞树了。我感觉就好像有个大秤砣把我的脚往下压，好像有人来回扯我的手。我知道没法开车回家了，因为一路有太多树，而我越来越难抗拒那种感觉，于是开去了医院。"接下来的几年里，弗兰克尝试了本书提到的每种药物，却毫无效果。"其实，我在医院里试过噎／呛死自己。"最后他去做了ECT。这有帮助，但也让他躁狂了短暂一阵。"我出现了幻觉，对另一位患者动了手，不得不在隔离病房住了一阵子。"他回忆说。在之后的五年里，弗兰克每次抑郁，都会做加强 ECT（一次治疗，而非系列治疗），通常大约每 6 周一次。医生让他服用锂盐、威博隽、安定文、多塞平、Cytomel（碘塞罗宁）和 Synthroid（左甲状腺素）的药物组合。"ECT 有用，但我讨厌它。治疗绝对安全，我也会推荐给别人，但他们把电通到你头上，这还是很可怕。我讨厌治疗带来的记忆问题，我还会头痛。也总担心他们过程中会做错什么，或是我会醒不过来。我坚持写日记，好记得发生过什么，否则我会什么都不知道。"

　　每个人脑袋里对各种治疗的排序都不尽相同，但每个人都将手术视为万不得已的最后选择。脑叶切除术始于世纪之交，在 20 世纪 30 年代，特别是二战后变得流行。当时，有炮弹休克症或神经官能症的退伍军人按例会被施以"变笨手术"：切断他们的额叶（或大脑其他部分）。在其全盛时期，这种手术在美国每年约对 5000 人实施，并致 250 ~ 500 人死亡。精神外科一直处在这种阴影之下。"遗憾的是，"撰写过精神外科史的埃利奥特·瓦伦斯坦说，"人们仍把这些外科治疗与心理控制联系在一起，于是纷纷躲避。"在加州，ECT 有段时间是非法的，而现在，精神外科仍然非法。瓦伦斯坦说："精神外科有显眼的数字。它的目标人群是其他所有治疗都无效的人，这其中，约 70% 对精神外科治疗都多少有一些反应，而这 70% 中又约有 30% 表现出非常明显的改善。这个手术只用于最难治的案例，就是那些有严重而持久的精神疾病，却对药物和 ECT 都没有反应的人，那些对一切都没有反应、却仍有严重障碍或疾病的人。这确实是某种万不得已的最后选择。我们只做最小程度的手术，有时需要做两到三次，但我们倾向于如此，而非像欧洲那样立即做一台大手术。我们发现，扣带回切开术不会造成记忆、认知或智力等功能的永久性改变。"

164

我认识弗兰克时，他刚刚做完扣带回切开术。手术中，他的头皮被局部冻结，外科医生在头骨正面钻一个小洞。之后，医生将一个电极直接放在他脑子上，破坏掉大约 8 毫米 ×18 毫米的组织。手术是在局部麻醉加镇静的条件下进行的。现在只有几个地方可以做这种手术，其中最领先的是波士顿的麻省总医院，给弗兰克治病的医生是美国顶尖的神经外科医生里斯·科斯格罗夫。

被纳入扣带回切开术计划并不容易，患者必须经筛选委员会审查，再通过铺天盖地的测试和问答。术前审查至少需要 12 个月。这项手术在麻省总医院实施最多，但一年也只做 15 ~ 20 例。与抗抑郁药类似，手术的效果通常有延迟，往往 6 ~ 8 周后才会显现，因此手术的益处并不来自某些细胞的消除，而是来自消除这些细胞对其他细胞功能的影响。"我们不了解这种手术的病理生理学，完全不理解它的生效机制。"科斯格罗夫说。

见到弗兰克时，他告诉我："我对扣带回切开术抱有信心。"他有些抽离地描述手术过程："我听到钻头进入我的头骨，就像在牙医治疗室一样。他们钻了两个洞，好能烧到我的脑子里面。麻醉师说如果我想加大药量也可以，我当时躺在那儿，听着我的头骨被钻开，于是说：'是有点寒毛发乍，能给我再加点麻醉吗？'我希望手术有用，如果没用的话，我有个计划，早就想好的计划，来结束这一切，因为我做不到再继续这样下去了。"

几个月后，他感觉稍微好了一些，开始试图重建他的生活。"现在，我的未来看起来尤其混沌。我想写作，但非常没有信心。我不知道我可以写什么样的东西。我想，时刻处在抑郁之中其实是个相对安全的状态。在抑郁中，我没有别人都有的那种对现实世界的担忧，因为我知道反正我没能力照顾自己。那现在我该做什么？眼下我正在医生的协助下试图打破多年抑郁养成的习惯。"

　　手术加上再普乐，在弗兰克这里已经取得了成效。之后的一年里，他虽然出过几次小问题，但一次也没有住院。这期间，他写信给我分享他的进展，说他能通宵庆祝一个朋友的婚礼了。他写道："以前我可做不到，因为我总担心会影响自己不稳定的情绪。"他被约翰·霍普金斯大学的一个研究生项目录取，学习科学写作。他虽然诚惶诚恐，但还是决定去上学。他还有了女朋友，两人当时感情很好。"我的抑郁问题那么明显，竟还有人想跟它纠缠在一起，我还蛮惊讶的。但拥有陪伴和浪漫关系真的让我兴奋。我对女朋友真是满怀期待。"

　　他顺利完成了研究生学业，开始在一家互联网创业公司工作。2000 年初，他写信给我讲述圣诞节的事。"父亲送了我两件礼物：一件是'尖端印象'（Sharper Image）的电动 CD 架——全无必要，又很浪费，但父亲知道它能博我一笑。我打开那巨大的盒子，看到一个我完全不需要的东西，知道父亲是在祝贺我现在可以自己住了，有了还算喜欢的工作，还能支付自己的账单。另一件礼物是我祖母的照片，她死于自杀。一打开礼物，我就哭了。祖母很美，照片是她的侧脸，在向下看。父亲说这张照片可能摄于30 年代初，他给这张黑白相片配了浅蓝色背板和银色相框。这时，母亲来到了我的座位前，问我是否在因所有从未谋面的亲戚而哭泣，我说：'她有同我一样的疾病。'我现在在哭，不是因为我有多伤心，我只是被情绪淹没了。也许因为我本有可能自杀但却没有——因为身边的人说服了我要坚持下去，还有我做了手术。我活着，感激我的父母和我的一些医生。我们活在对的时代，即使并非总是看上去如此。"

　　塞内加尔的勒布人（和一些谢列尔人）为精神疾病举行一种叫 ndeup 的神秘仪式，为参加这个仪式，人们从西非各地或更远的地方来到这里。我也为此出发去非洲探索。达喀尔一级精神病院院长杜杜·萨尔博士践行西式精神病学，他说他相信，他的所有病人都尝试过各种传统疗法："他们有时会觉得尴尬，不想告诉我这些，但我认为，传统和现代的治疗虽然应该坚持区分，却必须共存。如果我自己有问题而外国药物无法治愈，我会求助于传统疗法。"即使是在他的机构，塞内加尔的传统也占有优势。要获得收治，患者必须带一名负责看护的家人，这样他们可以同时留院。看护人会得到指导，学习一些基本的精神病学原理，以便确保被治疗者持续的精神健康。医院本身能提供的相当基本：单人房每日 9 美元，双人房每日 5 美元，有一排排床的大房间每日 1.75 美元。整个医院散发着臭味。一些人被认定为疯狂到对他人构成危险，会被锁在铁门后面；你能听到哀号和捶打从不间断。但是，医院也有一个让人喜欢的园子，住在医院的人在里面种蔬菜。众多看护者的存在，多少缓解了怪异骇人的气氛，让这里不会像许多西方医院那么冷酷。

　　ndeup 是一种万物有灵式的仪式，历史大概比伏都巫术还要悠久。塞内加尔是穆斯林国家，但当地的伊斯兰教分支对这些时而公开时而秘密的古老仪式视而不见。你参加一次 ndeup，周围可能挤满了人，却不会有人过多讨论。我一个朋友的女朋友的朋友的妈妈几年前搬到达喀尔，她认识一位可以举行仪式的灵医，通过这复杂的关系，我取得了一次 ndeup 仪式体验机会。一个星期六的傍晚，我和几位塞内加尔朋友坐上出租车，从达喀尔来到吕菲斯克镇，车子穿过狭窄的小巷和破败的房屋，沿路接上参加仪式的人，最后到达举行仪式的老妇人玛蕾姆·迪乌夫的家。玛蕾姆·迪乌夫的祖母曾在这里举行 ndeup，也把它教给了玛蕾姆，而祖母又是跟她的祖母学的。玛蕾姆说相关的家族传说和仪式传统历史悠久。她来见我们，赤着脚，戴着头饰，身穿一条蜡染长袍，上面有相当可怕的眼睛图案，点缀着豆绿色蕾丝花边。她带我们来到小屋后面的一块地方，一棵猴面包树的宽大枝叶下，约有 20 个大陶罐和同样多的阳具形木桩。她解释说，她把从人身上带出来的"灵"埋到地下，用这些装满水和根的罐子喂养它们。如果做过 ndeup 的人们有任何麻烦，他们就来这里喝水或用水洗澡。

　　我们看过这一切之后，跟着她进了一间非常昏暗的小屋。接下来，我们花了相当长时间讨论要做什么。她说一切都取决于灵想要什么。她拿起

我的手仔细看，好像上面有字似的。然后，她在我手上吹气，让我把手放
在额头上，开始在我的头骨上摸来摸去。她询问我的睡眠习惯，想知道我
是否有头痛，然后宣布，我们要安抚灵，须用一只白鸡、一只红公鸡和一
头白公羊。之后我们开始就 ndeup 讨价还价。我们同意自备她需要的东西，
把价钱讲到约 150 美元。她需要 7 公斤粟米、5 公斤糖、1 公斤可乐果、一
个葫芦、7 米白布、两口大锅、一个张苇席、一个簸谷筐箩、一根重木棒、
两只鸡，还有那只公羊。她告诉我，我的一些灵（在塞内加尔，人处处有
灵，一些必需，一些中性，一些有害，有点像微生物）忌妒我与我生活伴
侣的性关系，这是我抑郁的原因。"我们必须做献祭，"她宣布道，"安抚
灵，然后它们就会安静，你就不会被沉重的抑郁折磨。你会完全恢复食欲，
睡得安稳，没有噩梦，可怕的恐惧会消失。"

星期一一早我们又去了吕菲斯克镇。就在镇口，我们看到一位牧羊人，
于是停车买羊。把公羊塞进出租车后备箱有点困难，公羊在里面边哀号边
大量排便。我们继续开了十分钟，又进入了吕菲斯克镇迷宫般蔓延的小巷
子。我们把羊留给玛蕾姆，再去市场买其他物品，把它们像比萨斜塔一样
堆在我一位女性朋友的头上。之后，我们乘马车返回玛蕾姆的房子。

我被要求脱掉鞋子，然后被带去陶罐处。地上铺着新沙，已经聚了五
个女人，她们都穿着宽松的长袍，戴着巨大的玛瑙项链，系着布袋做的腰
带，这腰带好像腊肠，里面塞满了标志物和祷告。一位年近 80 的老妇戴着
一副杰奎琳·肯尼迪风格的大墨镜。她们让我坐在一张席子上，双腿伸直，
手掌向上接受启示。女人们拿了大量的粟米，倒入筐箩，再放进各种有萨
满之力的物品：短粗的小棍儿，动物的角，一只爪子，一个绑着许多线的
小袋子，某种用缝有玛瑙贝的红布做成的圆东西，和一撮马毛。然后，她
们把一块白布罩在我身上，把筐箩在我头上放六次，再在每条手臂上各放
六次，直到放遍我全身各个部位。她们让我握着小棍，再松手让它们掉落，
然后女人们探讨棍子掉落的图案。我先用双手做了六次，又用双脚做了六
次。几只鹰飞来，落在我们上方的猴面包树上，似是吉兆。然后，女人们
脱下我的上衣，给我的脖子戴上一串玛瑙。她们用粟米揉搓我的胸部和背
部，要我站起来脱掉牛仔裤，穿上缠腰布，再用粟米搓我的双臂双腿。最

后，她们收起散落各处的粟米，包在一张报纸里，然后要我把纸包放在枕头下睡一晚，第二天再把它拿给一个耳音好、无畸形的乞丐。因为非洲是一个不甚太平的大洲，整个过程中收音机一直在放电影《烈火战车》的主题音乐。

　　这时，五名鼓手来到这里，打起"塔马"手鼓*。本来已有十几个人在周围观望，随着鼓声传开，人越聚越多，到最后可能有了两百人，都来看ndeup。他们绕着一张草席，围成了一个大圈。公羊被绑了腿，侧卧着，呆呆地看着身边的一切。我必须躺在公羊身后，像在床上前后相拥那样把它抱紧。我盖了一张单子，然后又盖上二十多张毯子，这样我和（我抓着羊角按住的）公羊就身处彻头彻尾的黑暗和令人窒息的闷热之中。我后来看到，其中一张毯子上绣着法文"我爱你"。鼓声越来越大，节奏越发势不可挡，我能听到那五个女人在唱歌。这有着明显的周期性：每首歌到了结尾，鼓声会停；然后一个人又开始唱，接着鼓声加入，另四个人的声音再加入，有时几百名看客的歌声也会加入。与此同时，几名女人一直绕着我紧紧围成一个小圈跳舞，我一直拥抱着公羊，她们用东西打遍我们全身上下，后来我才知道那东西是红公鸡。我呼吸困难，公羊的味道又很大（它在我们的小床上又排便了），地面随着人群的动作而震动，我几乎按不住越发绝望、不停扭动的公羊。

　　终于，毯子掀开了，人们把我拉起来，带着我跟着节奏渐快的鼓声跳舞。玛蕾姆领舞，我模仿她的踏步姿势和向鼓手挥手的动作，每个人都在鼓掌。另四个女人一个个轮流上前，我要模仿她们，然后人群中其他女人也会一次一个地出列，我也要与她们共舞。我有些眩晕，玛蕾姆向我伸出双臂，我几乎瘫倒在她怀里。一个女人好像突然被附体，开始歇斯底里地跳舞，好像地上着了火一般跳来跳去，然后整个人瘫倒在地。后来我了解到，她一年前刚刚做过自己的ndeup。我完全喘不过气了，这时鼓声戛然而止，我被告知要脱掉底裤，只穿缠腰布。公羊还是躺着，我必须从左到

---

\* tama 是塞内加尔的一种"说话鼓"，沙漏型，长约 40 厘米，用带子斜挎肩上，夹在一侧腋下，用同侧手和另一只手所持的弯头鼓槌拍 / 击。所谓"说话鼓"，指不同的鼓点可以传达不同的信息。

右再从右到左跨过它各七次，然后我双腿跨在它两侧站着，一个刚刚击鼓的人走过来，把羊头放在一个金属盆上，割开它的喉咙。他把刀的一面擦在我额头上，另一面擦我的后颈。羊血喷涌出来，很快就有了半盆。他们指示我在血中洗手，将开始凝固的血块捏开。我仍然头晕目眩，但还是照做了。同时那男人还斩杀了公鸡，把公鸡血和公羊血混在一起。

然后，我们离开人群，去那天早上我去过的陶罐附近。在那儿，女人们在我全身涂满血。我身体的每寸皮肤都得涂满。她们把血涂满我的头发、脸颊、生殖器和脚底。她们就这样往我全身涂血，血是暖的，还有半凝固的部分抹在我身上，这个体验特别愉快。当我被涂满时，她们其中一人说已经到中午了，并递给我一瓶可乐，我高兴地接过。她让我把手上和嘴上的血洗掉一些，好方便喝。又有人给我拿来一些面包。一个戴手表的人说我们可以休息到 3 点钟。然后气氛突然轻松起来，五个女人中的一位开始尝试教我她们整个早上围着躺在毯子下的我唱的歌。我的缠腰布已经浸透，成千上万的苍蝇被血液的气味吸引，落得我浑身都是。同时，公羊已经挂在了猴面包树上，一个男人正在剥皮屠宰。另一个男人拿来一把长刀，在之前 ndeup 的水罐旁慢慢挖三个完美的圆洞，每个约半米深。我站在一旁，试图不让苍蝇落在我的眼和耳朵里。终于洞完全挖好，也到了 3 点钟，他们让我再次坐下。女人们把我的四肢和胸部用公羊的肠子绑紧，让我在每个洞里深深插进七根小棍，像每根祈祷或许愿。然后，我们把公羊的头分成三块，每个洞里放入一块。然后他们再放入一些草药和公羊每部分的一小块，再然后是小块的公鸡。玛蕾姆和我轮流在每个洞里放入七块由粟米和糖做的糕饼。之后她拿出那些小袋子，装着用树叶树皮做成的七种不同粉末，在每个洞里撒入一些。之后，我们把余下的血分成三份，再倒入洞里。他们给我松绑，绑我的肠子放进洞里，玛蕾姆把新鲜的叶子盖在所有东西上面，和一个（不停想捏她臀部的）男人把洞填满，然后我得在每个洞上用右脚踏三下。然后我对我的灵重复说道："离开我，给我安宁，让我担起自己的生命。我永远不会忘记你。"不知为何，那个咒语对我特别有吸引力。"我永远不会忘记你"，好像我们需要向灵的尊严致意，好像想要它们享受被驱走的这个结果。

　　一个女人用血把一个陶罐涂亮，把它放在我们刚刚填满的地方。人们把一根木棒插入地面，把粟米、牛奶和水的混合物倒入在之前的仪式中倒扣着的那些碗里，也倒在阳具形木棒的顶部。我们的碗里放满水，加入了各种草药粉末。这时，我身上的血已经变硬，我觉得身上像盖着一个巨大的痂，皮肤紧紧收缩着。他们说，到我清洗的时候了。女人们开心地一边笑一边剥掉我身上的血痂。我站起来，她们一遍遍用嘴含水，吐到我身上，就这样，加上大量的搓擦，血都掉了下来。最后，我得喝下大约半升水，里面满是玛蕾姆之前用到的那种树叶粉末。当我完全洗干净并穿上一条干净的白色缠腰带时，鼓声再次响起，人群也随之返回。这次是庆祝的舞蹈。"你的灵都已经离开，不在你身上了。"一个女人告诉我。她送给我一瓶混有树叶粉末的液体，告诉我如果灵再来烦我，可以用这治疗药剂泡澡。鼓手玩心渐涨，加快节奏，我与一位鼓手就开始友好的比赛，我跳得越高，他的鼓打得就越强势越快，然后他承认我们两个其实不相上下。然后，每个人都拿到几块糕饼和一块公羊肉（我们当晚烤了一只羊腿），玛蕾姆告诉我，我现在自由了。这时已是晚上6点以后。人群跟着我们的出租车，直到追不上为止，然后他们站定挥手，我们则带着刚刚经历了节日庆祝般的兴奋感觉回了家。

　　比起目前在美国实行的许多团体治疗形式，ndeup 更令我难忘。这个仪式提供了另一种方式去思考抑郁之苦，将抑郁视为与受苦者无关的身外之物。这会撼动神经系统，当然就可能让大脑的化学过程超负荷运转，像是不插电的电痉挛疗法。这种仪式蕴含着社群中的亲密体验，包括了与他人的亲密身体接触。它让你想到死亡，但同时又让你确定自己是活着的，温暖而有脉动。仪式强迫受苦者做大量身体动作，也为复发提供了一套便利的特定程序，可资遵照。它令人能量满满，是动作与声音的绝对力作。最后，这确实只是仪式，但我们不应低估任何仪式的影响，无论是浑身涂满公羊血公鸡血，还是向专业人士讲述在你童年时你母亲做了什么。神秘性和特异性的混合体总是有巨大的力量。

　　人要如何在上千种抑郁疗法中做选择？什么是治疗抑郁的最佳方法？　171

如何将这些非正统的治疗与常规治疗结合起来？"我可以告诉你这个问题在 1985 年时的正确答案，"研究过无数治疗体系的人际治疗师多罗西·阿恩斯滕说，"可以告诉你 1992 年、1997 年的正确答案，也可以告诉你现在的正确答案。但是这么做有什么意义？我无法告诉你在未来，在 2004 年的正确答案，但我可以告诉你那个答案肯定不同于现在。"精神病学和其他科学一样受趋势影响，前一年的重大发现在下一年就会成为笑谈。

很难说未来究竟会怎样。我们在治疗抑郁方面已取得了巨大进步，但与此同时，对抑郁的理解却少有进展。我们很难说治疗是否会持续走在洞察理解的前面，因为这种进展在很大程度上取决于运气，而知识也需要用很长时间才能赶上我们已经能做到的事。在当今处于晚期实验阶段的药物中，最有希望的是瑞波西汀，一种选择性去甲肾上腺素再摄取抑制剂。受三环类抗抑郁药影响而加强的去甲肾上腺素，与血清素和多巴胺一起会影响抑郁，去甲肾上腺素增强剂和 SSRI 类共用似有良效，和威博隽共用也是，可以产生作用于所有神经递质的组合。早期研究表明，瑞波西汀在提升患者精力、改善社交功能方面表现出色，尽管似乎也会造成口干、便秘、失眠、出汗增多以及心跳加速。法玛西亚普强公司目前生产瑞波西汀。同时，默克（默沙东）公司一直在致力于开发一些产品来针对脑中的另一种物质，P 物质，这种物质参与疼痛反应，也被他们认为与抑郁有关。他们开发的第一种 P 物质拮抗剂在治疗抑郁方面似乎并不特别成功，但他们也在研究其他的药物。

参与研究大脑分子解剖计划（BMAP）的科学家正在试图找出哪些基因与大脑的发育和功能有关，以及这些基因何时激活。BMAP 会大力推进基因操作技术。NIMH 的史蒂文·海曼说："要我押注什么的话，基因就是其中之一。我想，一旦我们找到与情绪调节有关或与疾病有关的几种基因，我们马上就会问：这些基因在什么通路上？这个通路会告诉我们脑内在发生什么，治疗的靶点又是什么吗？这些基因会在哪个成长阶段启动，又在大脑的什么部位？大脑的机能有时让人易感疾病，有时不会，这两种相反情况下，大脑机能有什么区别？是哪些基因在什么时候构成了大脑的相关部分？试想我们有一天发现，是杏仁核的某个亚核与控制负面情感密切相关，这极有可能。要是我们能把成长过程中在相关结构内启动的每个基因都摆在面前，会怎么样？那样我们就会有一整套调查研究工具了。情绪基因这种东西并不存在，只是个方便说法。与疾病有关的每个基因，在体内、脑内都很可能还有众多其他功能。大脑是一个分布式处理器。"

如果人类基因组由大约 3 万个基因组成（数字随着越来越多基因的发现可能还要不断增加），且如果每个基因约有 10 个常见的重要变体，那么，对于所有疾病，人类的遗传脆弱点就会有 10 的 3 万次方个。识别出一些基因，距离理解这些基因的不同组合在面临不同环境刺激的不同阶段会发生什么，还有多远？要检查全部的组合可能性，我们需要极强的算力。这之后，我们需要研究这些可能性在不同的外部环境下如何表现。虽然今天的电脑速度很快，但答案还是在遥远的未来。在所有的疾病中，抑郁应该位列由最多因素决定的种类之一：我不是遗传学家，但我敢打赌，至少有几百个基因可以提高发展出抑郁障碍的可能性。这些基因如何触发抑郁，取决于它们如何与外部刺激、也与彼此之间相互作用。我猜想，这些基因大多也发挥着有益的功能，只把它们敲掉，会带来严重的伤害。遗传信息可能有助于人们控制某些种类的抑郁，但我相信，通过基因操作消除抑郁，在任何可预见的时间里，可能性都微乎其微。

# 第五章

# 人　群

没有哪两个人的抑郁是相同的。每个人的抑郁都独一无二，就像雪花
一样，它们遵循的基本原理相同，但每一片都会成就一番绝无仅有的复杂
形状。然而，专业人士喜欢给抑郁分类：双相与单相，严重与轻微，创伤
型与内源型，短期与长期——这个清单可以、也已经被无休止地列下去，
但令人失望的是，这个过程对诊断和治疗的作用却很有限。与性别、年龄、
文化因素相关的抑郁都有一些特质，我们需要了解。这提出了一个根本性
的问题：这些抑郁不同的性质，是由男女、老少、亚裔与欧裔、同性恋与
异性恋的生理差异决定的，还是由社会差异，由我们给不同人群强加的不
同期待类型决定的？答案是，在每一个案例中，两者都在起作用。抑郁的
整体问题无法由一个整体上的回应来解答，抑郁依赖于具体情境，必须在
其发生的情境中去解读。

出于种种化学过程和外部条件的原因，罹患抑郁的女性约为男性的2
倍。但在抑郁的儿童中没有这种性别差异，差异是从青春期开始出现的。
女性所患的抑郁有几种典型形式：产后抑郁、经前抑郁和更年期抑郁，此
外也有困扰男性的所有抑郁形式。剧烈变动的雌激素和孕酮显然会对情绪
产生影响，特别是当它们与下丘脑及垂体的激素系统相互作用时更会如此，
但这些影响都无法预测，不稳定。雌激素水平忽然降低会引起抑郁症状，

174 而高水平的雌激素会促生一丝幸福之感。在经前期，有些女性会感到身体不适，有人因为浮肿觉得自己少了魅力，这些体验都有会触发情绪低落。与其他任何人相比，怀孕或刚刚分娩的女性虽然不太可能自杀，但更有可能陷入抑郁。分娩后的女性，约有一成会遭受严重的产后抑郁。这些新妈妈容易哭泣，常常焦虑、易激惹，也对自己刚出生的孩子失去兴趣——可能部分原因是分娩耗尽了雌激素储备，需要一段时间才能恢复。这些症状一般会在几周内缓解。约有 1/3 新妈妈会有较轻的抑郁症状。分娩是艰苦疲惫的体验，有些状况现在被归为产后抑郁，但其实是在任何异常艰辛的工作后都会出现的轻度崩溃。女性在更年期前后也常会经历较低水平的抑郁，这也有力地说明了在女性抑郁中，激素起一定作用：女性的多数急性抑郁会在生养孩子的那几年发作。有人认为，激素水平的变化会影响神经递质，但这种活动的机制尚未找到确切的位置。人们普遍而笼统地关注着激素，而比这更引人注目的是，男性合成血清素的速度比女性快 50%，这很可能让男性拥有更好的复原力。女性补充血清素储备的速度较慢，这也会让她们更容易滞留在抑郁中。

单纯的生理因素并不足以解释女性的抑郁高发率。男性和女性的抑郁有生理差异，但男性和女性的社会地位、社会力量甚至权力也有显著的不同。女性比男性更常抑郁，部分是因为她们的权利更常被剥夺。引人注意的是，承受严重压力的女性得产后抑郁的比例特别高；但如果丈夫承担相当一部分照顾孩子的责任，妻子就很少得产后抑郁。相比于生物理论，研究抑郁的女性主义者更倾向于社会理论的解释，她们不喜欢暗示女性的身体某种程度上弱于男性的说法。苏珊·诺伦-霍克西玛写作女性与抑郁方面的内容，是这一主题在美国的领军写作者，她说："通过选择标签来暗示女性的可生育生理特性有某个方面是精神疾病的核心因素，这是很危险的。"这类看法使很多对女性抑郁的社会性研究中掺入了政治议题。虽然这样的议题值得称道，但所表达的内容未必总是符合实际经历、符合生物及统计学的解释。事实上，很多研究女性抑郁的理论反而给患者寻求帮助带来了

175 更多的麻烦。一些女性主义者用理论手段操控科学事实，以达成其政治目标，而大多数医学理论对社会现实又毫无敏感性，两方面情况交叠在一起，

令性别与抑郁的问题成了一个棘手的难题。

最近一项研究显示,美国大学校园中男性与女性患抑郁的比率相同。一些悲观的女性主义者认为,有抑郁倾向的女性很难进入大学。另有较为乐观的女性主义者提出,与其他任何社会情境相比,大学里的女性和男性总体上更为平等地位。而我想补充的是,大学里的男性可能比受教育较少的或年长的男性更能坦承自己的疾病。抑郁的女性与男性之比,在各西方社会变动不大,整体上稳定在 2 : 1。这个世界是由男性主导的,这令女性生活艰难。女性在生理上更难保护自己,更可能陷入贫困,更可能成为虐待的受害者,获得的教育机会也更少。她们更可能遭受频繁的屈辱对待,也更可能因外表的衰老迹象而失去社会地位,在家庭中也较可能依附于丈夫。有些女性主义者说,女性陷入抑郁,是因为她们没有足够的独立空间表达自我,要全靠成功经营家庭才能感受到自己的价值。还有人说,成功女性有太多的独立空间表达自我,在工作和家庭之间总是撕裂的。这些情况都带来很大压力,也与研究的发现一致:已婚家庭主妇和已婚职业妇女患抑郁的比率几乎相同,都比已婚职业男性的抑郁患病率要高得多。有趣的是,不同文化中皆有如下情况:女性不仅患抑郁的比率更高,患惊恐障碍、饮食障碍的比率也更高;而男性在孤独症、注意缺陷多动障碍(ADHD),以及酗酒问题上有更高的发病率。

英国心理学家乔治·布朗是社会心理学领域的领军人物。他曾提出,女性的抑郁与她们对孩子的关心有关,这一理论也得到了其他学者的支持。不考虑因后代而焦虑所引发的抑郁,男性和女性的抑郁率就显现为相等;而在未严格限定性别角色的夫妻中,男性和女性的抑郁率也趋于接近。布朗的结论是:"抑郁率的性别差异,在很大程度上是性别角色差异的结果。"哥伦比亚大学的米尔娜·韦斯曼认为,女性对丧失特别敏感,这具有演化上的意义,会增强她们生育和抚养孩子过程中的动力。

还有就是,很多抑郁的女性在童年时都遭受过严重的虐待。小女孩比小男孩遭受性侵的可能性大得多,而虐待的受害者远比一般人更易抑郁。这些女性也更可能遭受厌食症之苦,近年来这一疾病也被认为与抑郁相关。营养不良会引发很多抑郁的症状,所以厌食女性的抑郁症状也许是其他症状的结果；但也有很多有过厌食症的女性在体重恢复正常后，仍描述自己存在相同的症状。这再次表明，无论是厌食症中表现出的痛苦的自制强迫，还是抑郁所独具的无助之感，二者的产生，都牵涉着社会建构。自我厌恶会让人想要尽可能缩小，直至几近消失。在诊断与抑郁相关的某种疾患时，有几个关键问题非常重要。询问厌食患者在不想食物、进食等方面时，睡眠质量是否也很差，这就经常很有帮助。

精神疾病的定义长期以来都掌握在男性手上。1905 年，西格蒙德·弗洛伊德的"病人"朵拉拒绝了年龄三倍于她的一名男性的企图，弗洛伊德于是坚称她患了癔症。与 50 年前相比，对女性的这种轻蔑现在不再如此普遍。然而，如果女性没有表现出丈夫所期待的或要求的那种活力，而这些也是她们已经习惯了的自己对自己的期待或要求，这时，她们就会被看作是抑郁了。而这条原理颇为吊诡，因为也有人认为，男性对女性的抑郁治疗是不足的，因为退缩的症状会被误认为是常规的女性式被动。一名女性试图让自己符合理想女性形象，就可能因追求"符合"而行事起来好像抑郁；或者她们也有可能因为无法忍受对女性的僵化定义而患上抑郁。有些情况下，女性说自己有产后抑郁可能只是在表达震惊和失望：电影和流行的电视节目将初为人母的体验刻画得无与伦比，然而她们却感受不到强烈的情感。太多人告诉她们母爱自然而然，得来毫不费力，等照顾新生婴儿时，她们就常会涌起矛盾的感受，因而变得抑郁。

女性主义批评家达娜·克罗利·杰克将这些看法系统梳理，归结成两项要素：女性失去声音，或女性失去自我。"因为这些女性无法听到自己对伴侣说话，于是也就无法坚持对自我的信念和感受，从而滑入对自己个人体验正当性的自我怀疑中。"杰克的观点是，无法与伴侣有效沟通的女性（她认为多数情况是因为伴侣不愿倾听）只能陷入沉默。最后她们讲话会变少，也会用"我不知道"或"我不太确定了"这样的话来削弱自己的主张。为了维系已生裂痕的婚姻或关系不至于完全分崩离析，她们会试图让自己符合理想的女性形象，说她们认为伴侣想听的话，即使在最亲密的互动中也言不由衷，简直整个人都消解了。杰克说："女性在寻求亲密关系的过程中，承担着大量的自我否定。"事实上，成功的亲密关系往往是一种合作，

权力可以在男性和女性之间来回传递，以适应两人共同或各自面对的不同
情况。不过女性确实通常拥有较少的钱财或经济掌控权，在有缺陷的关系
中，女性也更易受对方虐待、殴打。这是抑郁的又一种"鸡生蛋"的无休
止循环场景：面对暴力时，抑郁的女性保护自己的能力更低，因此会遭受
更多的虐待，结果又会因虐待变得更为抑郁，进一步丧失保护自己的能力。

　　杰克认为，男权系统对女性的抑郁不屑一顾。极端时，她把婚姻称为
"禁锢女性最持久的神话"，在别处她又写道，女性"是抑郁的易感群体，这
种抑郁受父权制的束缚，其天然而神秘的属性，以及可以治疗的属性，都
被抢夺殆尽。"其他关于女性抑郁的激进女性主义写作也回应了这种表达。
另一位批评家吉尔·阿斯特伯里以一篇相关主题的综述表明，我们关于女
性抑郁的概念完全是男性建构的："女性易患抑郁，这里隐含着一个很少被
明白表达出来的假设：女性的抑郁发生率被视作病理性的，过高的，成问
题的；这样的观点成为可能，不过是因为假设了男性的抑郁发生率是常模，
本身完全不成问题，且为测量女性的病理状况提供了唯一出发点。我们会
看到，这其中有着无处不在的男性中心主义思维方式。如果我们不去追问
女性抑郁的问题，而是把男性的抑郁率定为有问题、令人费解、需要澄清
的，这时就可去问一个我们平时基本不问的问题：为什么男性的抑郁发生
率低得如此不正常？睾酮是否影响了人性的、情绪敏感度的完全发展？"
凡此种种。这些论点不断出现，往往来自这一领域广受尊重的学者，相关
著作通常由主流大学的出版社出版（杰克的著作由哈佛大学出版社出版；
阿斯特伯里，牛津）。这些论点似乎聚焦于社会对女性抑郁的妖魔化，好像
抑郁本身无伤大雅似的。而我认为，如果你没有因你的症状而感到切身的
痛苦，那么你就没有得抑郁。如果你确实感到了切身的痛苦，那么管理机
构为你的这些痛苦去投入，去寻求解决之法，就是合理、甚或慷慨的。当
前，我们尚未发现女性抑郁的高发率与遗传倾向有任何对应关系，因此我
们可以较为肯定地说，在更为平等的社会里，女性抑郁的发生率会显著减
少。但与此同时，抑郁的女性一般都会觉得自己的抑郁是不正常的，希望
能为此做点什么。虐待成性的丈夫正是父权体系下的压迫者，他们常常喜
欢抑郁的女性，而不把她们的抑郁看作是什么症状；确实也是享有权能的

女性最有可能识别、称述、治疗自己的抑郁。认为女性的抑郁源自父权制的阴谋，这种想法有一些合理性，但我们如果因此让女性认为自己的抑郁只是父权制阴谋的一部分，因而感到难过，其实是漠视了她们对自己抑郁体验的主张。

　　文献描述了很多女性抑郁的特质，却极少论及男性抑郁的特质。很多抑郁的男性没有获得诊断，是因为他们应对抑郁感受的方式不是退缩到意志消沉的沉默中，而是退缩到暴力、药物滥用和疯狂工作的喧嚣中。女性报告的抑郁是男性的 2 倍，但男性自杀的可能是女性的 4 倍。单身、离婚、丧偶男性的抑郁率比已婚男性要高得多。抑郁的男性可能会表现出一种被委婉地称作"易激惹"的状态：他们对陌生人发火，对自己的妻子动手，服用药物，向人开枪。作家安德鲁·沙利文最近写道，他给自己注射睾酮，作为一种治疗 HIV 的方法，结果也提高了自己的暴力倾向。我对殴打妻子的男性做了一系列访谈，发现他们的自述中呈现了高度一致的器质性抑郁症状。"我回到家，每时每刻都觉得累得不行，"一名男性说，"还有那个女人没完没了问我那些可恶的问题，这些噪声就好像锤子一样敲我的脑袋，让我吃不下，睡不着，她还老在那儿！我不想伤害她，但我就是要做点什么了。我要疯了，你懂吗？"另一个人说，他看到妻子，就觉得"如果我不挥一拳或怎么样，在这世上也就没什么用，再也做不了什么了。"

　　殴妻当然不是应对抑郁感受的合适反应，但这些症状通常有紧密的联系。似乎有很多冲突性、伤害性的行为都是男性抑郁的表现。在大多数西方社会里，承认自己的弱点被认为是女性的专属。这对男性有很消极的影响，让他们哭不出来，在面对非理性的恐惧和焦虑时感到羞耻。这些殴妻者相信，打老婆是证明自己存在的唯一方式，他们很大程度上认同，情感上的痛苦一定要求他们采取行动，只有情感而没有行动就算不上男人。不幸的是，很多（最广义上）行为糟糕的男性没有得到抗抑郁治疗。如果说女性抑郁的恶化是因为她们不像自己期待的那样快乐，那么男性抑郁的恶化则是因为他们不像自己期待的那样勇敢。大多数暴力行为是一种怯懦的表现，一定程度的怯懦正是抑郁的合理症状。我应该能明白：我曾经害怕

179

羊排，那是对力量丧失的强烈感受。

从我第一次抑郁开始，我发作过几次暴力。我一直在想它们是否与抑郁有关，是抑郁的某种后果，因为我此前的人生里从未有过暴力；还是说它们多少与我服用的抗抑郁药有关。我小时候很少打别人，只打过我弟弟，我12岁以后也再没打过他。之后，在我30多岁的某一天，我突然莫名其妙地愤怒，甚至内心开始勾画各种谋杀情节；最后我怒气冲冲地砸碎了女友家里挂着我照片的几个相框，这才发泄了我的怒火，留下一地碎玻璃，锤子扔在玻璃中间。一年后，我和一名我深爱的男子有一次严重的争吵，我感到自己遭到了深深的、残忍的背叛。我那时已经多少有些抑郁，于是怒气爆发，用从未有过的残暴方式攻击了他，把他摔到墙上，不停挥拳打他，把他的下巴和鼻子都打断了。后来他因为失血而入院。我永远都不会忘记他的脸在我的重击下碎裂的感觉。我记得，就在打过他后，我又掐了他的脖子一会儿；我还记得，我的"超我"强力地振作了一下，才让我没有掐死他。别人表示，我对他的攻击太恐怖了，而我的回应和那些殴妻者对我说的话几乎一模一样：我觉得自己好像消失了，而在我大脑深处某个最原始的部分，我感到只有暴力才能勉力维持我的自我、我的内心存在于这个世界上。我对自己的所作所为无比懊悔；但是，虽然一部分的我后悔让我的朋友蒙难，另一部分的我却不觉遗憾，因为我真的相信如果当时不那么做，我会陷入不可救药的疯狂——后来这位朋友也接受了这种看法，我们至今依然很亲近。他的情感暴力和我的身体暴力形成了一种奇特的平衡。在那段时间困扰我的一些麻木的恐惧与无助的感受，通过野蛮行径得到了缓解。我并不接受殴妻者的行为，当然更不支持他们的做法。采取暴力行为并非应对抑郁的好方法。然而，暴力却有效。如果我们否认暴力内生的疗愈力，可就犯了大错。那天晚上我回到家，身上还有血，有我的血，也有他的血，我有一种既恐怖又愉悦的感受。我感受到了极大的释放。

我从未打过女人，但在打碎下巴那次大概八个月后，我在公众场合冲着一位女性好友大喊大叫，恶言相向，因为她想为我们的一次晚餐会面重约一个时间。我知道抑郁很容易以怒火的形式爆发。我已走出抑郁最深的谷底，能控制那些怒火的冲动。我能够非常愤怒，但那愤怒通常与特定的

180

事件有关，而我对那些事件的反应也与事件本身的程度相符。这些愤怒通常不涉及身体行为，一般都经过思考，很少完全出于冲动。我的攻击行为是疾病症状。这不是说我可以不用为暴力负责，但确实会帮助我理解我的行为。我并不宽恕这样的行为。

我认识的女性中，没有一位这样描述过自己的感受，但我遇到的很多男性抑郁者有过类似的奔向毁灭的冲动。很多人能做到避免付诸行动；也有很多人付诸了行动，并因之感到自己释放了无名的恐惧。我不觉得女性的抑郁与男性的抑郁有什么不同，但我确实认为女性和男性存在差异，两性应对抑郁的方式也经常不同。试图避免将女性病理化的女性主义者，和想要否认自己情绪状态的男性，二者都是在自找麻烦。有趣的是，犹太男性这一群体对暴力特别厌恶，而他们的抑郁发生率比非犹太男性高得多；事实上，研究显示，犹太人两性的抑郁发生率几乎相同。由此看来，性别不仅在"谁会得抑郁"上发挥复杂的作用，也影响了抑郁"如何表现"以及"如何抑郁"。

有抑郁的母亲一般不会是特别好的母亲，但高功能的抑郁者有时可以掩盖自己的病症，扮演好养育者的角色。有些抑郁母亲很容易被孩子搞沮丧，结果自己的行为也摇摆不定；而很多抑郁母亲只是无法回应自己的孩子：她们没有感情，退缩在自己的世界里，也不倾向于建立清晰的控制、规则或边界。她们几乎无法给孩子爱或滋养。面对孩子的需要时，她们只感到无助。她们无法控制行为，很容易发无名火，之后又会突然内疚，于是同样无名地对孩子表现出过度的宠爱。她们无法帮助孩子管控孩子自己的问题。她们对孩子的回应也不是取决于孩子在做什么或是需要什么。她们的孩子爱哭，易怒，攻击性强。这样的孩子自己也很难做出关爱的行为，但有时他们又有太多关爱行为，感到自己对世上的所有苦难都负有责任。小女孩特别容易过度共情，让自己很难受；因为她们体验不到母亲情绪的提升，于是也失去了自己的情绪弹性。

三个月大的婴儿身上就会有儿童抑郁的最早表现，而这主要发生在抑郁母亲的孩子身上。这些孩子不笑，总是把头转开不看任何人，包括父母；

与看到自己的抑郁妈妈相比，他们不看任何人可能更舒适。他们的脑波模式跟别的孩子有明显差异；如果能成功治愈母亲的抑郁，孩子的脑波模式就可能改善。但对于更大的孩子，适应上的困难可能不那么容易克服：如果是学龄期儿童的母亲患有抑郁，那么在母亲的症状缓解一年后，孩子仍可能有严重的心理失调。父母如果已有抑郁，孩子会受到很大的不利影响。母亲的抑郁越严重，孩子的抑郁很可能也会越严重，不过有些孩子似乎会更明显也更显体谅地注意到母亲的抑郁。一般来说，抑郁母亲的孩子不仅会折射出母亲的状态，还会放大这种状态。甚至在初次评估的十年之后，这些孩子仍然有严重的社交障碍，患抑郁的风险是一般人的 3 倍，惊恐障碍和酒精依赖的风险则是 5 倍。

要改善儿童的精神健康状况，治疗母亲有时比直接治疗儿童更重要。还要试着改变家庭的不良模式，让家庭有更多的灵活性、韧性、凝聚力和解决问题的能力。哪怕父母之间的关系有很大问题，两人也可以并肩作战，避免孩子患上抑郁，不过要保持清晰统一的战线也颇是一项挑战。与患精神分裂的母亲相比，抑郁母亲的孩子在世上会遭遇更多困难：抑郁对育儿基本机制的影响非常直接。抑郁母亲的孩子不只可能患抑郁，还会有注意缺陷障碍（ADD）、分离焦虑、品行障碍等。他们即使很聪明，个性上也有吸引人的品质，仍在学校里、社会上表现不佳。他们的身体不适的水平通常很高，过敏、哮喘、经常感冒、严重头疼、胃疼；也会常说自己没有安全感，常有偏执倾向。

密歇根大学的阿诺德·萨莫罗夫是一位发展精神病学家，他认为在每个实验中，世上的一切都是变量；所有事件都由多种因素决定，如果不了解造物主的所有秘密，我们就什么也不理解。萨莫罗夫认为，虽然众人的症状主诉会有共通之处，但每个人也都有自己的个体经验，有不同的症状组成和病因网。"你知道，有一些单基因假设，"他说，"要么你有这个基因，要么你没有这个基因。这种说法在我们的快餐社会中很有吸引力。但这样的理论绝不会成立。"萨莫罗夫一直在关注重性抑郁者的子女。他发现，这些儿童一开始哪怕认知水平与其他同龄儿童相当，也会在 2 岁左右

182

急剧下滑，到 4 岁时会明显比同龄人"更悲伤、更少互动、更孤僻、功能更低"。有鉴于此，他提出五种可能的初步解释，并认为所有这些解释会以不同的组合方式起效：基因；共情镜像，即孩子复现自身的体验；习得性无助，即父母不去认可孩子发起的情感联结，于是孩子不再试图联结；角色扮演，即孩子看到父母若患病太重则不用做烦人的事，于是决定扮演这个患病的角色；退缩，因看不到与不快乐的父母互动会有什么乐趣，从而导致了这样的结果。此外还有很多次级解释，比如抑郁的父母更可能成为药物滥用者。一个孩子如果被药物滥用者养大，会被怎样对待，经历怎样的创伤？这问题会让我们一下子沉重起来。

最近的一项研究列出了可能导致高血压的 200 项因素。萨莫罗夫说："在生理层面，血压是很简单的。而如果有 200 项因素都会影响血压，那想想看，像抑郁这么复杂的体验，会有多少影响因素吧！"萨莫罗夫认为，多项风险因素的同时发生，正是抑郁的基础，他说："一些人同时赶上了一批风险因素，就会有我们所说的'障碍'。谈及抑郁，我们发现遗传这个预测指标远不如社会经济地位来得强。遗传与社会经济地位的相互作用才是所有指标中预测力最强的指标。但如果是这样，在低社会经济地位中，又是关键要素让小孩子患上抑郁？是缺少父母的教育？缺少金钱？社会支持不足？家庭中子女的数量？"萨莫罗夫列了 10 项此类变量，研究它们与抑郁程度的相关性。他发现每个消极变量本身都可能促成情绪低落，而这些变量的任意组合则很可能引起显著的临床症状（并降低智商）。萨莫罗夫之后的研究又表明，如果父母一方有严重的心理疾病，孩子的情况会好于父母一方病情较轻的孩子。"原来，如果你确实病得很重，就会有人接过你的重担。如果有父母两个人，那么没病的那位就会清楚自己必须得负起责任。孩子也有机会理解家里发生了什么：他／她会明白父母一方有心理疾病，不会像父母有轻度疾病的孩子那样有很多不解的困惑。所以你明白了吗？这没法用简单的线性系统来预测。每段抑郁都有自己的故事。"

父母养育不当，或父母中有人身患抑郁，都可能会导致孩子的抑郁；而良好的父母养育则会非常有助于孩子减轻或避免抑郁。老派的弗洛伊德式"都怪你妈"的观点已经被摒弃，但孩子的世界仍然深受父母的界定，他们也会从母亲、父亲或其他照料者那里学到一些让自己恢复或让自己无力的东西。事实上，很多治疗安排都包含培训父母对孩子进行治疗性干预。这些干预必须基于"倾听"。儿童是个不同的群体，不能把他们简单地当作小大人来对待。养育抑郁儿童的过程中，必须结合坚定、爱、一致性、谦逊这些元素。孩子看到父母解决了问题，也会从中获得巨大的力量。

　　还有一种特别的抑郁叫"依恋性抑郁"，会发生在半岁到 1 岁期间与母亲分离太多的儿童身上。它有不同组合、不同程度的症状，包括忧惧、悲伤、爱哭、排斥环境、退缩、迟滞、木僵、食欲不佳、失眠、闷闷不乐等表现。依恋性抑郁可能在儿童四五岁时进一步发展为"发展迟缓"，有这种症状的儿童没有什么情感表达，也不与他人联结。到五六岁时，他们会表现出极度暴躁、易激惹，睡眠和进食也很差。他们不交朋友，自尊也莫名地极低。他们还会经常性尿床，表明焦虑水平很高。有的儿童变得很孤僻，有的则越发暴躁，喜欢破坏。因为儿童不像成人那样会经常思考未来，也不会清楚地组织记忆，所以他们很少被生命的无意义所困扰。儿童尚未发展出抽象情感，因此不会感受到成人抑郁中典型的无助和绝望，但他们仍然会受到持续的消极影响。

184

　　在最近的研究中，统计数据的差异大到了荒唐的地步：一项研究很确定地证明抑郁影响约 1% 的儿童，另一项研究则表明约 60% 的儿童有重性情感障碍。通过自我汇报来评估儿童，要比成人复杂得多。首先，问题的提法不能让他们觉得自己要给出"成人想要的"答案。治疗师也必须勇敢地询问自杀方面的问题，同时不能让儿童觉得这是种可以实施的选择。一位治疗师给出了一种提问形式："好，如果你这么痛恨生活里所有这些东西，那你会不会想些你做得到的办法，让你自己再也不存在吗？"有的孩子会说"什么傻问题"；有的会说"想过"，再给出完整的细节；有的会安静下来，若有所思。治疗师要观察儿童的身体语言，也要让儿童相信他已经准备好倾听任何东西。这样的情况下，抑郁非常严重的儿童会谈论自杀。我遇到过一位抑郁的女士，她努力地为自己的孩子维系着一道保护屏障。她跟我讲了她儿子 5 岁时跟她说的一些话让她多么绝望："你知道吗，生活太差劲了，我经常都不想活了。"这孩子 12 岁时，已经有了一次严重的自杀未遂。"他们会说想要跟某个去世的人在一起，可能是某位亲人；"帕兰吉特·乔希说，他在约翰·霍普金斯医院负责儿童心理健康部，"他们说想永远睡着不醒；有的 5 岁孩子真的会说'我想死，真想从没出生过'，接着付诸行动。我们看到过很多孩子从二楼窗户跳下来。有的孩子一次吃 5 粒泰诺，以为这样就可以死了。还有的孩子割腕或割手臂，想闷死自己或上吊。很多小孩子会在衣柜里用自己的腰带上吊。有些孩子已经受到虐待或忽视，但有些孩子这么做并没有明显的原因。谢天谢地，他们很少有足够的能力成功自杀！"可其实，他们的能力可能让人大吃一惊；从 20 世纪 80 年代初到 90 年代中期，10—14 岁年龄段的自杀人数增长了 120%，自杀成功的儿童用的大都是很激烈的方式：枪击和上吊几乎占了死亡总数的 85%。这一比率还在增长：孩子像他们的父母一样，承受的压力越来越大。

可以把百优解或去甲替林的液体制剂小心地滴入果汁，以此来治疗儿童的抑郁，这种方法也在越来越多地使用。这样的药物治疗似乎有效。然而还没有足够的研究说明这些药物如何作用于儿童，以及它们是否安全有效。"我们让儿童变成了治疗的弃儿。"NIMH 院长史蒂文·海曼说。只有很少几种抗抑郁药经过测试证明对儿童安全，而几乎没有一种测试过对儿童的功效。一鳞半爪的经验，彼此差异很大。比如一项研究表明，SSRI 对儿童和成人的效果比青少年好，而另一项研究显示，MAOI 对儿童最为有效。我们不应认定任何一项研究的结果绝对正确，但它们都指向一种明显的可能：治疗儿童和治疗青少年可能不同，而这二者与治疗成人也不相同。

抑郁的儿童也需要心理治疗。黛博拉·克里斯蒂是一位富有领袖魅力的儿童心理学家，在伦敦大学学院和米德尔塞克斯医院担任顾问，她说："你只要让他们看到，你正和他们在一起，也要让他们跟你在一起。我经常用登山作比。试想我们要登山了，坐在大本营里想要带哪些行李，要多少人要一起，是否要共用一条登山绳。我们可能决定启程，也可能认为我们还没准备好，但可以在山下走一走，这样就能看到哪条上山的路线最容易、最好。你要认识到队友也要攀登，你不能把他们拎到山顶，但路上的每一寸你都可以紧紧跟他们在一起。你必须从激起他们的动机开始。抑郁严重的孩子不知道要说什么，从哪儿开始，但他们知道自己想要改变。我从没见过哪个抑郁的孩子不愿治疗，只要他们相信有一点改变的机会。有一个小女孩的抑郁太严重，没法跟我说话，但她可以写，于是就时不时在便利贴上写下词句，贴在我身上。这样，每次治疗结束时，我就变成了一片她想让我了解的'词海'。我也用她的语言，开始在便利贴上写词句，贴满她全身。我们就是这样打破她的沉默之墙的。"还有很多其他技术，已证明可以帮助儿童认识并改善自己的心境。

约翰·霍普金斯医院的精神科医生西尔维亚·辛普森说："对儿童来说，抑郁阻碍了人格发展。他们所有的能量都用在了与抑郁搏斗上。社会交往方面的发展滞后，会让之后的生活继续抑郁下去。你会发现这个世界期待你有能力发展人际关系，但你就是不知道要怎么做。"譬如，有的儿童有季节性抑郁，几年里学业都表现很差，频频遇到麻烦；他们的症状未获注意，因为症状是与每个学年同步发生的。很难知道要在何时、要多积极地治疗这些障碍。乔希说："我的工作会依据家庭的既往。到底是 ADHD 还是抑郁，还是有 ADHD 的孩子也发展出了抑郁；到底是与受虐相关的适应障碍还是抑郁性的疾病。这些都很难判断。"很多 ADHD 儿童表现出极端的破坏行为，有时对此的自然反应就是训导儿童守纪；但如果这些行为与深层的认知或神经生理问题有关，孩子就不一定有能力控制。品行障碍当然会让这些儿童不受欢迎，甚至父母也不喜欢他们，这又会进一步加重抑郁：这是抑郁的另一种奇特的螺旋式坠落。

"每次这样孩子的父母来找我时，我都警示他们说，"克里斯蒂说："'我们会解决掉这些愤怒情绪，但之后的一段时间，你们可能会面对一个非常悲伤的孩子。'孩子从来不会自己来看病，都是被大人带来治疗的。你必须找出他们自己怎么想他们跟你在这里的原因，他们自己觉得哪儿有问题。这与自愿来寻求心理照护的情况截然不同。"对儿童开展心理治疗时，一个重要元素就是创造一个幻想世界，一个有魔法的精神动力疗法的安全空间。让孩子为自己的愿望命名，经常能揭示出他们自尊缺陷的确切性质。开场时，重要的是让沉默的孩子开口。很多孩子说不清自己的感受，只能说感觉好还是不好，必须给他们新的词汇。还要基于认知模式，教他们理解思想和感受的差别，让他们能学着用思想控制感受。有位治疗师描述自己让

186

一名 10 岁女孩记日记的过程，他要女孩花两个星期，在日记中记录自己的思想和感受，然后在治疗时带来。"你可以说，你的思想是'妈妈对爸爸很生气'，而你的感受可以是'我很害怕。'"但这种区分超过了这个孩子的认知能力，因为抑郁大大损害了她的认知功能。她带来了日记，每天写的都是："思想：'我很难过'；感受：'我很难过'。"对她来说，思想世界和感受世界是无法分开的。后来，她学会了用饼状图来表示自己的焦虑：这部分焦虑关于学校，这部分关于家庭，这部分关于讨厌她的人，这部分是自己长得太丑，等等。用过电脑的儿童经常能接受基于技术原理的比喻：我认识一位治疗师，他说他告诉这些孩子，他们的心智中有处理恐惧和悲伤的"程序"，他的治疗会修复程序中的错误（bug）。优秀的儿童心理治疗师可以马上让他们的患者了解情况，同时分散他们的注意力；就像克里斯蒂观察到的："告诉孩子放松是让他们最不放松的方式。"

对于有生理疾病或残障的儿童来说，抑郁也是严重的问题。克里斯蒂说："患了癌症的孩子到了医院，总是被戳来捅去，身上插满针头，于是变得很喜欢抱怨，怪父母用这些治疗惩罚自己，然后父母也变得焦虑，最后所有人都一同陷入抑郁之中。"疾病衍生秘密，而秘密衍生抑郁。"我跟一位母亲和她很抑郁的儿子坐到一起，说：'说说你们为什么来这里吧。'这位母亲就在小男孩面前，用一种旁人都听得见的'耳语'说：'他得了白血病，自己还不知道。'这个情况太不寻常了。然后我要求单独和小男孩谈谈。我问他为什么来找我，他说因为他得了白血病，但让我别告诉他妈妈，因为他不想让她知道自己也知道。所以，抑郁与沟通方面的重大问题有关，而这些问题会因白血病和治疗白血病而加重，并产生影响。"

现已证实，抑郁的儿童长大后通常会成为抑郁的成人。有过童年抑郁的青少年有 4% 会自杀，许多人会试图自杀，在几乎每种严重的社会适应问题上都有极高的发生率。抑郁在进入青春期前即颇有一定的发病率，但高峰是在青春期，至少 5% 的青少年罹患临床性抑郁。到了这个阶段，抑郁通常伴随着物质滥用或焦虑障碍。父母们会低估青春期子女的抑郁程度。当然，青春期抑郁不太容易分辨，因为正常的青春期本来也很像抑郁，青春期本身就是一个容易有极端情绪和对痛苦异常敏感的时期。超过 50% 的高中学生曾"想过自杀"。"拘留所关押的青少年中,至少25%有抑郁,"躁郁症权威凯·贾米森说,"他们的抑郁可以治疗,可以减少对他们的妨碍。他们成人后,抑郁水平仍会很高,而负面行为更已经在他们的人格中根深蒂固,只治疗抑郁已经不够了。"社会交往也扮演着重要角色。第二性征的发育也常引发情感困扰。

现有研究的方向是延后抑郁症状出现的时间——抑郁开始越早,抗治疗性就越强。一项研究指出,在儿童期或青春期经历过抑郁的人,成年后得抑郁的概率是一般人的7倍,另一项研究则表示这个群体中有70%的人会复发。很明显,早期干预和预防性治疗绝对有必要。父母应该注意孩子早期的兴趣丧失、不正常的饮食和睡眠及自我批判的行为;如果孩子有这些抑郁征兆,应尽早带他们接受专业评估。

青少年(男孩更明显)特别难以清楚地解说自己,治疗界对他们的关注也远远不够。"有个青春期的孩子来我这里,坐在角落,说'我什么问题都没有',"一位治疗师说,"我从不反驳他们。我会说:'那可太好了!你不像很多跟你一样大的孩子那样抑郁,却还像很多孩子一样来找我,这很棒!跟我说说,今天感觉完全没问题是什么样的。跟我说说,此刻,在这个房间里,感觉完全没问题是什么样的。'我试着给他们机会去跟另外一个人一起去思考,去感受。"

目前还不清楚,性侵在多大程度上通过直接的器质性过程导致抑郁,抑郁又在多大程度上反映了易于发生性侵的家庭里那种残破的环境。遭受性侵的儿童常有自毁式行为的生活模式,遭遇严重的逆境之感。他们常在持续的恐惧中成长:他们的世界动荡不安,这让他们的人格也失去平衡。一位治疗师讲到一位年轻女性曾遭性侵,无法再相信还有谁能照顾她,能让她信赖——"她需要我做的所有事就是在与她的互动中保持一致",从而打破她与这个世界的关系中自动生发的不信任。早期被剥夺爱和鼓励的儿童在认知发展上常会陷入永久性的障碍。一对夫妇从俄罗斯孤儿院收养了一个孩子,他们说:"这孩子5岁时都还没有任何因果关系的思维,也不知道植物有生命而家具没有。"他们一直尽力弥补这些缺陷,但现在承认这孩子已经不可能完全康复。

对其他孩子来说，康复虽然不大可能，但仍有可能适应。克里斯蒂治疗过一个患有严重慢性头痛的小女孩，"好像锤子在敲我的脑袋"，她因头痛放弃了生活里的一切，不能上学，不能玩耍，不能与他人交往。第一次与克里斯蒂见面时，她就宣称："你没法把我的头痛赶走。"克里斯蒂说："对，你说的没错。我没法把它赶走。但咱们想想，有什么方法可以把头痛放到你脑袋里的单独一块，看看锤子在那儿敲的时候，你能不能使用脑袋的其他部分。"克里斯蒂说明："第一步是相信孩子的话，即使明显不真实、不可能，即使他们使用的比喻性语言完全说不通——至少对他们自己一定是说得通的。"经过大量治疗后，这位小女孩说，虽然还在头痛，但她能上学了，到后来，虽然还在头痛，但她也能交朋友了。不到一年，头痛自行消失了。

老年抑郁患者一直以来都没有得到足够的治疗，很大原因是我们这个社会把年老本身就看作致郁之事。我们假设老年人感到悲惨是合乎逻辑的，这阻碍了我们帮助他们应对这份悲惨，让很多人在生命最后的日子里还要忍受这些不必要的强烈情感痛苦。早在1910年，现代精神药理学之父埃米尔·克雷佩林就将老年人的抑郁称作"衰退期的忧郁"。那之后，传统看护结构解体，加之认为老年人不再有任何重要性的看法，让整体情况越来越糟。住在养老院的老人得抑郁的可能性是一般老人的2倍；事实上，有人提出，这些机构中的老人超过1/3明显患有抑郁。令人惊讶的是，对老年病人的安慰剂治疗比一般人的效果要好得多。这可能说明这些病人也受益于服用安慰剂的环境，受益甚至高于一般的因相信药物有效而产生的身心疗效。形成一项研究须有监测和密切访谈，再加上对心智的悉心管控和关注，这些都发挥了意义重大的作用。收获更多关注后，老年人的感受会有所改善。这么一点回应就让他们有这样的起色，可见我们社会中的老年人一定忍受着可怕的孤寂。

一方面，引起老年人抑郁的社会因素非常强大，另一方面，重大的生理变化也会影响情绪。老年人的所有神经递质水平都会降低。到80多岁时，人的血清素水平只有60多岁时的一半。当然，到了这个阶段，身体会经历很多代谢变化和化学再平衡，因此，神经递质水平降低不会引起像更年轻的人一下子少了一半血清素的那种直接影响（就我们目前所知）。大脑可塑性和功能随年龄而改变的程度，也反映在抗抑郁药对老年人的治疗要花很长时间才能起效上。同一种 SSRI 可能 3 周内就会在一名中年人身上起效，但在一名老年患者身上可能要花 12 周或更久才有效果。但治疗的成功率不会因年龄而改变，对治疗有反应的人数，比例是相同的。

190

　　电痉挛疗法常被认为适用于老年人，有三点原因。首先，ECT 迅速起效，不像药物；药物要花几个月才能减轻一个人的绝望，而这段时间里就放任他的抑郁越来越重，可没有什么建设性。第二，ECT 不会与老年人可能在服用的其他药物产生不良的相互作用，这类相互作用会减少很多人可以选用的抗抑郁药种类。最后，患抑郁的老人常常记忆力减退，可能会忘了服药，或忘了自己已经吃过而服药过量。有鉴于此，ECT 的可控性就强得多。对严重抑郁的老人来说，短期住院治疗往往也是最好的看护方案。

　　这个人群中的抑郁并不容易发现。在年轻一些的人身上，性欲方面的问题是抑郁的重要元素，但在老年人当中，这个问题已经不那么重要。老年人不像更年轻的抑郁者那样容易感到愧疚。老年抑郁者不一定嗜睡，而更可能失眠，晚上躺在床上睡不着，止不住胡思乱想。他们会把一些小事看作天大的灾难，反应夸张。他们还会有很多躯体化的症状，会因主诉大量的这儿疼那儿疼，抱怨环境方面的不适：这把椅子不那么舒服了，淋浴水压变小了，我一拿茶杯右臂就疼，房间里的灯光太亮了，太暗了……诸如此类，无休无止。他们变得易怒、乖张，常常对周围的人表现出情感上的迟钝或冷漠，有时还会"情绪失禁"。SSRI 对这些症状最常见效。他们的抑郁经常是身体系统变化（包括脑部供血量减少）的直接后果，或是因身体衰老而感到痛苦和失去尊严的后果。老年人的痴呆、失智常伴随抑郁，这些情况虽然可能一起发生，但彼此有别。失智发生时，自动的心智功能会降低；基本的记忆力，特别是短期记忆会变差。而抑郁患者则是心理过程的效果会打折扣：长期复杂的记忆难以提取，加工新信息的能力也受妨碍。但多数老年人对这些差异没有意识，以为这些抑郁症状是上年岁和轻微失智的特点，因此经常无法采取基本的措施来改善自身状况。

我有位姨（姑）婆，快 100 岁时在公寓里摔断了腿。腿接好了，她出院回家，还跟着一队护士。一开始她当然觉得很难走路，勉强才能完成理疗师设计的练习。一个月后，她的腿恢复非常好，但她仍然害怕走路，继续抗拒运动。她已经习惯了使用能放到床边的便桶，不想走 15 英尺到厕所去。她持续了一辈子的虚荣突然消失了：此前近一个世纪里，她都会每周两次去找某位发型师做头发，而她现在不去了。事实上，她完全拒绝出门，即使脚趾甲长到肉里也一直拖着不去看医生，那肯定疼极了。她就这么一周周地把自己幽闭在公寓里。同时，她的睡眠很不规律，也不安稳。她的孙辈给她打电话她也不接。她一直都对私事很谨慎，有时对细节讳莫如深；但现在她让我帮她出具和支付账单，因为她现在觉得账单太复杂，看不明白了。她没法把简单的信息整合起来，会让我把我的周末计划给她重复八次，这种认知迟滞跟年老失智非常像。她开始一次次重复自己的话。虽然并不悲伤，但她整个人都衰弱了下去。她的全科医生（GP）坚称她只是在经历一些与创伤有关的应激状态，但我看得出来她已经在等死了，我认为这可不是对摔断腿的适当反应，无论她有多大年纪。

最后我说服我的精神药理学家去姨婆的公寓看看她，跟她谈话，他马上就诊断出她得了严重的老年抑郁，给她开了喜普妙。三周后，到了我们跟她的足病医生约定的时间。我督促她出门，部分是因为我觉得她的脚需要治疗，但主要是我觉得她需要再次敢于进入世界。我带她出门时，她痛苦地看着我，好像整件事会让她虚弱不堪。她惊慌失措，怕得要命。又过了两周，我们约好了去帮她接腿的医生那里复查。到了她公寓后，我发现她穿了一条漂亮的裙子，头发也好好梳过，涂了点口红，还戴了她在开心的日子里常戴来炫耀的珍珠胸针。她下楼时全无抱怨。显然，她仍觉得我们的外出有压力，在医生的诊室里还会闹脾气，有点偏执；但见到外科医生后，她神采奕奕，谈吐清晰。复查结束后，我和她的护士用轮椅推她到楼门。知道自己的腿恢复得很好，她很高兴，向每个人殷切致谢。她每个恢复的迹象都令我雀跃，但我完全没想到在我们要离开时，她说："亲爱的，我们一起出去吃午饭吧？"我们去了一家过去很喜欢的餐厅，在我的帮助下，她甚至在餐厅里走了一小段。我们聊了会儿天，有说有笑，她抱怨咖啡不够热，要求换一杯。她又"活"过来了。我还不能说她从此就恢复了正常的午餐活动，但从那以后，她答应每过几周就出门走走，她基本的思维连贯性和幽默感也日渐恢复。

六个月后，她有一点轻度内出血，在医院住了三天。我担心她，但很高兴地得知她的情绪韧性还不错，让她能应付住院，不致惶惑。她回家一周后我去看她，查看她所有的药是否都够用。我注意到喜普妙的药瓶跟我上次查看时一样满。"你一直在吃这个药吗？"我问她。"哦，没有，医生让我停药了。"她说。我觉得她一定理解错了，但医生下医嘱时她的护士也在场，确定了是这样。我陷入了实实在在的震惊和恐惧。喜普妙没有肠胃方面的副作用，几乎完全不可能导致她内出血。没有理由让她停药，更没有理由这么突然地停药；哪怕是身体健康的年轻人，停服抗抑郁药也需要遵照清晰的安排逐渐为止。如果服药的效果确实很好，就完全不应该停药，但治疗我姨婆的老年病医生却异想天开地认为，让她停服所有"不必要"的药物对她有益。我给那位医生打电话大骂了一通，还给院长写了一封充满怒气的抗议信，并让姨婆继续服药。现在，这本书即将付梓，她生活得很快乐，还有一个月就要迎来百岁寿辰。我们两周后会去发廊，让她精神焕发地出席我们为她办的小派对。我每周四去看她，共度下午时光，这从前好像一副重担，现在却充满了乐趣；几周前我给她讲了家里的一些好消息，她拍手称快，还唱起歌来。我们聊各种各样的事情。最近我从她的智慧中受益良多，那智慧悄悄潜回她身边，一同回来的还有她喜悦的天性。

抑郁经常是心智严重损伤的前兆状态，一定程度上似乎可以预测年老失智和阿尔茨海默症，这些疾病也可能与抑郁并存或引发抑郁。阿尔茨海默症引起的血清素降低，似乎比年龄增长还大。阿尔茨海默症或年老失智的本质是认知混乱和衰退，要扭转它们，我们的能力还非常有限。但我们能够缓解经常伴随这些症状出现的严重心理痛苦。很多人意识不清，但没有恐惧或深切的悲伤，这样的状态我们现在就可以为上述人群争取到，但我们也没有。研究者开展一些实验，试图确定血清素水平降低是否会引起年老失智，但看似更可能发生的过程是，痴呆是随多个脑区的受损而发生的，这些脑区中就包含着负责合成血清素的那些区域。换句话说，年老失智与血清素降低是同一个原因引发的两个相互独立的后果。SSRI 类对年老失智引起的运动技能或智能的受损没有显示出什么影响，但老年人如果情绪良好，就常常能更好地发挥自己的身体仍然具备的能力，在实际中，也许就会呈现出一定程度的认知改善。阿尔茨海默症患者和其他的抑郁老人似乎也对非典型药物有反应，如曲唑酮这样治疗抑郁的非一线药物。苯二氮䓬类也会有效，但这种药物常会让他们过于镇静。老年人对 ECT 反应良好。思维语言的不连贯，不意味着他们就该蒙受悲惨。对呈现出性攻击欲的阿尔茨海默患者（这种情况并不少见），激素治疗或有帮助；但在我看来，除非性方面的感受令人痛苦，否则这种治疗相当不人道。痴呆患者通常对谈话治疗没有反应。

　　抑郁也常是中风的结果。中风后的第一年，发展出抑郁的可能是一般情况的 2 倍。这也许是因为大脑的特定部分受到了生理损伤；也有研究提出，发生在左额叶的中风尤其可能导致情感失调。很多中风发作后的老年人在初步痊愈后，会有一段情绪激烈的时期，会因小小事体痛哭不止，无论消极还是积极。有位患者经历中风后，每天要痛哭 25 到 100 次，每次 1 到 10 分钟，这让他精疲力竭，几乎没法正常生活。施用一种 SSRI 后，这种痛哭很快得到了控制；而一旦停药，这名患者就会继续这样痛哭。现在他要永久性服药。另一位男士曾因中风后的抑郁，整整十年没去工作，他会一阵阵痛哭；使用了一种 SSRI 治疗后，他重新振作、运转了起来，年近70 时恢复了工作。无疑，特定脑区的中风会给情感带来毁灭性的后果，但似乎在很多情况下，这些后果可以控制。

194　　　　与性别、年龄等因素和抑郁的关系不同，种裔不包含生理上的决定因素。然而，各人周遭的文化期待会让他们的病症以特定的方式呈现出来。伊恩·哈金在他卓越的著作《疯狂旅行者》中，描述了一种在 19 世纪晚期影响了很多人，却在几十年后悄然消失的综合征：身体的无意识旅行。现在已经没人再出现"身体旅行而不自知"这样的问题。特定的历史时期和社会领域也为特定的精神症状困扰。哈金解释道："我说'短暂性精神疾病'时，指的是某个时间、某个地点出现，而后又消失的疾病。它可能会选择性地出现在某个社会阶层或某种性别中，可能会偏爱贫穷女性或富裕男性。我不是说这病会在这个或那个病人身上来来去去，而是说这种类型的疯狂仅存在于特定的时间、地点。"哈金详细解释了这一理论（后为医学史家爱德华·肖特发扬）：同一个人，在 18 世纪可能是昏厥、抽泣，19 世纪就是癔症性麻痹或挛缩，而现在很可能就是抑郁、慢性疲劳或厌食症。

族裔、教育、阶层之间的联系，哪怕只是在美国的抑郁人士中，都像一团乱麻，无法归类。不过，我们还是可以找到一些宽泛的共性。密歇根大学的胡安·洛佩兹活泼幽默，性格温暖俏皮，他说："我是古巴人，与一个波多黎各人结婚，有个墨西哥的教子，也在西班牙住过一段时间，所以对拉丁文化，我的基础很全面。"洛佩兹与密歇根的拉丁裔移民工人深入合作，也与他们的牧师、也是这些移民的主要看护者合作。他自己也承担起关照他们心理需求的责任。"美国的奇妙之处就在于，"他说，"你可以看到如此多的不同文化背景与同一种疾病的相互作用。"洛佩兹观察到，拉丁裔人群更常常不会就心理问题去问诊，而是把它们躯体化。"你看这些女性，其中几位还算我的亲戚，她们进来就说，哎哟，我背疼，肚子疼，腿感觉很奇怪，等等。我仍想知道但还没找出答案的是，她们这么说只是为了避免承认自己的心理问题，还是抑郁在她们就是这样的体验，而非通常那些症状？她们听了瓦尔特·梅尔卡多后，很多人情况确有改善——梅尔卡多是波多黎各的神秘主义者，好像个杰里·福尔韦尔和珍妮·迪克逊的混合体[*]——那么，在她们体内的生理层面到底发生了什么？"受教育更多的拉丁人群，其抑郁表现大概与一般人群更为近似。

我有一位来自多米尼加的朋友，他在 40 出头时有过一次出其不意、突然发作的强烈崩溃，那时他与第二任妻子协议分居。妻子搬了出去，他越来越应付不来物业管理员的工作。很简单的任务都让他感到莫大的压力。他不再吃东西，睡眠变得没有规律，与朋友甚至自己的孩子都不再联系。"我没觉得那是抑郁，"后来他告诉我，"我以为我大概是要死了，可能是

---

[*] 梅尔卡多（Walter Mercado，1932），占星师，他的占星预言节目在波多黎各、墨西哥和美国播出已有几十年。福尔韦尔（Jerry Falwell，1933—2007），美南浸信会牧师，电视传道人。迪克逊（Jeanne Dixon，1904—1997），美国占星师，自称通灵者。

得了什么身体疾病。我想我也知道我情绪很差，但我不知道那会影响到什么。我是多米尼加人，所以非常感性，但我想我也挺大男子主义的。所以我有很多感受，但表达出来对我来说并不容易，我也不会让自己哭出来。"他在工作的那栋大厦的地下室里整天整夜地坐了两个月："我不知道我是怎么保住工作的，但所幸，没有谁的公寓发生严重渗漏什么的问题。"最后他终于动身回了家乡多米尼加共和国，在那里他度过生命的最初十年，还有很多亲人。"我那时在喝酒。我坐在飞机上，喝得醉醺醺的，因为每一件事都太让我害怕了，甚至包括回家。我开始在飞机上哭，整个飞行期间都在哭，然后我站在机场里哭，见到来机场接我的叔叔时我还在哭。那太糟了。我尴尬，沮丧，害怕。但至少我离开了那个该死的地下室。几天之后，我在海滩上遇到了这个女人、这个美人儿、女朋友，而我从美国来这一点很吸引她。我好像有点儿在她眼中看到了自己，开始感觉好了一些。我还在喝酒，但不再哭了，因为我不能在她面前哭，可能那对我有好处。你知道，我，特别我还是一个多米尼加人，女人的关注真的是生命必需。没有这些，我又是谁？"几个月后，他和妻子复合了，虽然他的悲伤还不时涌现，但焦虑已经消失。我提到药物，他摇着头说："你知道，为感受问题吃药，那不是我。"

非裔美国人的抑郁会伴随着一系列独特的困难。梅丽·丹夸有一本入木三分的抑郁经历回忆录《柳树为我哭泣》，她在书中这样描述此类问题："临床抑郁根本就不在我能考虑的可能性范围之内，或者说，不在我生活中任何黑人女性所能考虑的可能性范围之内。对我这样一名黑人女性而言，对力量的幻想一直以来都具有重要的意义，也会继续这样下去。我一生都背负着这样一个迷思：我生来就该有力量。黑人女性就该强大，做他人的照料者、哺育者、疗愈者，要担任几十类保姆。情感上的艰难就该内建于我们的生活结构里，在黑人兼女性的国度，它如影随形。"梅丽·丹夸按说非常不可能抑郁，这位女性美丽潇洒，惹人注目，隐隐现出一种王者的威严。而她的故事令人震惊，关于她自己生命中遗失的岁月。她从未忘记自己的黑人身份。"我很高兴，"她有一天对我说，"生的是个女儿而不是儿子。我不完全愿去想现在的黑人男性过的是什么样的生活，如果一个孩子有家庭抑郁史的话又会怎样。我不完全愿去想我的儿子长大了，结果关进了监狱的铁笼子。这个社会没有多少位置给抑郁的黑人女性，而抑郁的黑人男性则完全找不到立足之地。"

关于黑人的抑郁，没有什么典型故事。内化的种族主义，即占统治地位的社会态度导致的自我怀疑，通常会产生重要的影响。本书中的故事也有一些来自非裔美国人士，但除非族裔与故事主人公所受痛苦的细节特别相关，否则我没有专门指明。在我听到的很多非典型故事里，迪耶里·普吕当的故事让我有很有亲近之感。他是一位非裔美国男性，祖籍海地。他的抑郁经历似乎磨砺了他的精神，同时也让他的人际交往变得更温和。他深刻地体察着黑人的身份如何影响了自己的情感生活。迪耶里在布鲁克林贫困的贝德福德-施托伊弗桑特街区长大，之后搬到劳德代尔堡，他的父母在那里退休。他的母亲是一名兼职的家庭健康护理，父亲是名大木工。父母都是严格的基督复临安息日会信徒，行事举止都遵循极高的准则，而迪耶里必须在这样的家庭风气与世上最危险的街头生活之间找到一些调和。他让自己在身体和心理都变得强壮，在家庭的期待和外面的世界每天强加给他的挑战与战斗的紧张关系间找到一条活路。"我甚至还只是个孩子时就总是有种感觉，觉得自己已经出局，是专被拎出来遭受惩罚和羞辱的。我长大的街区没有什么海地人，我们肯定也是方圆几英里内仅有的复临安息日会众。我因为与众不同而被嘲弄，同一个街区的孩子都叫我'椰子头'。我们是少数几个没有社会福利的家庭。我又是附近肤色最深的孩子，就因为这个我专被拎出来。我家对孩子有着双重要求，一是文化期待，孩子要不容置疑地服从，一是宗教教义，要"礼敬父母双亲"。我学到了愤怒是不可以的，或者至少不能表现出来。我很早就学会了保持面无表情，把所有的感受都藏起来。与此相反，街头和社区里充斥大量的愤怒和暴力，当我被攻击、谩骂时，我遵从教会的教导，默默忍让，因而又遭嘲笑。我生活在恐惧状态之下。有一段时间我还有了言语障碍。

"然后我到了 12 岁，不想再这么被那些比我大、比我结实、比我更懂混街面的孩子欺负、抢劫、痛打了。我开始健身，还练习格斗术。我承受着自己安排得出来的最痛苦最激烈的练习方案，这让我感觉很好。我必须得让自己的身体强壮起来，同时我也在力图让自己的情感变得顽强。我得一路奋力打拼完成学业，忍受种族主义和警察的暴行——我已经开始看我哥哥的《黑豹》报 *——避免让自己被下药或是被锁起来。我比我最小的哥哥还小 9 岁，我知道最后我要参加很多人的葬礼——从我父母的葬礼开始，生我时他们已经老了。我不觉得自己有什么可期待的。我的恐惧中带着一种深深的无望；我总是感到悲伤，又尽量不去表露。我的愤怒没有出口，于是我就健身，好几个小时汗流浃背，也常常阅读，借以逃离自己的感受。到 16 岁时，我的愤怒开始浮出水面。我培养自己学会日本神风敢死队的秘诀：'你对我做什么都可以，但是如果你跟我作对，我就杀了你。'我开始打架成瘾，这给我肾上腺素释放的快感，我觉得如果我学会了如何承受痛苦，就没人能伤害我了。我用极尽努力地掩盖着自己的无助。"

迪耶里熬过了青春期的身心痛苦，离开了贫民区，就读麻省大学，主修法语文学。有一个学期他在巴黎留学，遇到了一位女性（后来成了他妻子），于是决定在巴黎多待一年。"尽管还是个学生，"他回忆道，"我似乎已经过上了光鲜的生活。我做广告模特和 T 台模特，流连于爵士夜场，在欧洲各国旅行。但我没想到还要面对法国警察公然的种族主义。"一年里，他遭遇警察十几次阻拦、搜身、扣留，最后一次，他抗议了巴黎警察的恶劣行为，于是被公然殴打，并因妨碍治安行为被捕。迪耶里隐藏的愤怒发展成了急性抑郁症状。他继续正常地生活工作，但"身负千钧重担"。

迪耶里回了美国继续读完学位，1990 年搬到纽约寻求职业发展。他谋得了一系列公司公关的工作。但五年后："我感到我的职业选择非常有限。我结交的人里，很多都比我更成功，还有一些人看起来也发展得更快，有更好的前途。最重要的是，我感到遗失了些什么，我的抑郁加深了。"

1995 年，迪耶里成立了"普吕当健身"公司，提供私人订制的高端健身服务。公司非常成功。今天，他向客户强调健身训练中的一份救赎之力，这些客户，有些会去迪耶里家完成健身训练，那是布鲁克林的高档住宅，修

---

\* 美国历史上的黑人组织黑豹党（Black Panther Party）的官方报刊，发行于 1967—1980 年，最初是 4 页小报，后来渐变成完整体量的报纸。

茸一新，迪耶里和妻子女儿同住。他在实际训练中要求严格，以期达到精神上的整体性。他的吃苦能力鼓舞着他的客户。"我选择与他人建立深层的联系，也觉得我作为健身教练，独特的技能就是吸纳最抗拒、最不配合的客户，再找到办法激发他们的动力。这需要有很多共情和敏锐，以及随机应变的沟通风格。这项工作让我能调动自己所有的最好的部分去帮助他人，我很喜欢这样。最近我认识了一位女士，她是一名社工，想把健身训练和社会工作结合起来为个体赋能。我觉得这个想法妙极了。你明白吗，这其实是获取控制力，控制你有能力控制的东西：你自己的身体。"

迪耶里同时承受着两个世界的艰辛：他出身的贫穷世界，以及他生活其中的富有世界。多数日常场合中他表现得温文尔雅，这来之不易。他能保持这份庄重和体面，是因为他所置身的世界随时都会密切地关注他，而他也密切地关注着自己。迪耶里经历了艰难的过程才让所有家人了解了他的抑郁。他不确定家人是否能从他的角度理解这个疾病，哪怕他的父亲和其他几名家庭成员也都表现出了一些抑郁的症状。一直以来，他时常很难保持一个活泼弟弟的形象，也并不总能保持哪怕表面的快乐。所幸他有一个姐姐是临床心理学博士，在波士顿私人执业，在迪耶里终于开始寻求帮助时，她帮他找到了一条出路。迪耶里的妻子得知他的状况后马上就能理解，给了他坚定的支持，但一开始，她同样很难把丈夫的男子气概和自信，与她所了解的抑郁放在一个人身上。

从巴黎的第一次治疗以来，迪耶里一直接受谈话治疗，大部分时间也在服抗抑郁药，偶有间断。他最近的这次心理治疗已持续了五年，治疗师是位女士，她"给了我某种确认。我开始意识到我在处理愤怒上有多困难。我害怕跟任何人生气，怕我会整个人爆炸，把他们毁掉。现在我不再有那种恐惧了。通过治疗，我发展出了一整套新能力。我感到更平衡，更有自我觉察，也更能识别自己的感受，而不是被感受驱使着做出反应。"一开始是幸福的婚姻和女儿的出生让他柔软了下来。"女儿的那种脆弱是她最有力量的一样东西，是她最有力的工具。它改变了我对脆弱易感的感受。"可抑郁还是回来了，脆弱浮出水面。迪耶里的用药需要调整。"忽然有一天发生了几件不好的事，我感到我自己的人生失去了深度。如果没有妻子和女儿的爱帮我度过这一切，我早就放弃了。通过心理治疗，我理解了是什么触发了抑郁。适当的照顾和支持也帮助我开始限定自己的疾病，而不是让疾病限定我。"

迪耶里长期以来都是种族歧视的对象，这种情况又因为他令人生畏的身形体格更加恶化，说来奇怪，他帅气的外表也有负面影响。我看到过商店里的销售人员躲开他。我们一同站在纽约街边，他用15分钟叫出租车，都没有一辆停下来，而我一招手，10秒钟就停下一辆。有一次他被警察逮捕，离他位于布鲁克林的家只有三个街区，警察说他符合一名罪案嫌疑人的描述，长时间把他扣在拘留室，铐在一根横梁上。而他的行为和信誉与扣留他的权威人物并无二致。一面是种族主义，一面又是表面文章，它们带来的持续羞辱可不是会抑郁好受一些的。有罪推定和路人的怀疑目光让他精疲力竭。被这么多人误解也使他感到孤立隔绝。

状况良好时，迪耶里能习惯这些对他自尊的持续侵犯，很少去在意，但"那就是会让你的一天过得艰难很多，"有一次他对我说，"抑郁本身是色盲。我想你是棕色、蓝色、白色、红色，都可以抑郁。我情绪低落时，看到周围都是开心的人，各种色调、各种高矮、各种颜色，我感觉就是，天啊，我是这星球上唯一一个这么抑郁的人。他们都有些什么好事在发生，而我没有。

"但接着，种族这张牌又出现了。你感到这个世界就是希望把你打垮。我是一个魁梧健壮的黑人男性，没人会浪费时间为我难过。如果是你，在地铁上突然哭起来，会发生什么？我想很可能有人会问你出了什么问题。可如果是我在地铁上泪如雨下，别人会假定我嗑了什么危险的药。如果有人对我的反应与我是谁、我到底是个怎样的人毫无关系，我总是震惊。我的自我感知与世界对我的感知，我内在的自我形象与我生活的外在环境，双方之间竟有如此矛盾，这总是令我震惊。我情绪一低落，就好像是被劈面扇了一巴掌。我连着几个小时，对着镜子说：'你，仪表堂堂，为人清白，衣冠楚楚，优雅得体，心地善良。为什么别人不喜欢你？为什么他们总想着痛打你，找你的麻烦？为什么要贬低、侮辱你？为什么？我就是不明白。作为一个黑人，我面对着与其他人不同的一些外部困难。我不愿承认族裔在我身上发挥着某种作用：不在症状中，而在环境里。你知道，即使我不是黑人，做自己也已经很困难了！但我想说，这一切都值得。感觉还不错时，我很高兴能做我自己，你知道，对你来说做自己也很难，你还不是个黑人。但种族问题总是存在，总是把我标出来，总是进入我永久的愤怒中，那是我内在的永久冻土，让我坠落得这么深。"

迪耶里和我是通过他妻子认识的，他妻子是我学生时代的老友。我们的友谊已持续十年，部分因为共同的抑郁经历，我们的关系变得极为亲密。我不擅长自己锻炼，有段时间迪耶里就担任我的教练——这个位置在很多方面都像我的心理医生，和我会逐渐滋生出一种亲密之感。除了帮我系统制订健身计划外，迪耶里还会把我调动起来，帮我把锻炼坚持下去。因为一直在试我的极限，他清楚这些极限在哪儿。他知道什么时候该推我一把，把我推到体力的极限，什么时候又要略为放松，别离我的情感极限太近。我如果开始崩解，第一时间打电话求助的名单里就有他：部分是因为我知道稳步提升锻炼量对我的情绪有益，部分是因为他为人特别温暖，还因为他了解我在说什么，以及他的内省特质赋予了他真正的洞察力。我只能信任他，也确实这样做了。在我最低谷时，是他来我的住处，帮我冲澡穿衣。他是我抑郁史中的一位英雄。他有一种真正的宽厚，他选择自己的工作是因为他相信这能让他人感觉更好，他也会因自己的善意而心生喜悦。他把折磨自己的攻击性变成了一种富有成效的纪律。世上的人只觉得他人之苦尽负担迟累，迪耶里的这种品质实在既罕见又宝贵。

对抑郁的偏见因民族而大异其趣，却难以分类。例如，很多东亚人回避这个话题，竟至否认病情的地步。有鉴于此，最近一份新加坡杂志在一篇针对抑郁的特稿中全面描述了各种抗抑郁药，并在结尾笃定地写道："如果需要，请寻求专业帮助，但与此同时，要振作起来。"

安娜·哈尔伯施塔特是一位纽约的精神科医生，她专与对美国失望的俄罗斯移民合作。她说："你必须能够在俄罗斯的语境中理解这些人在说什么。如果一名生于苏联年代的俄罗斯人来我诊室，什么都不抱怨，我会让他住院治疗。如果他什么都抱怨，我就知道他没事。只有他表现出极度的偏执或难以承受的痛苦时，我才会考虑他抑郁的可能。这是我们的文化习惯。如果问'你好吗'，俄罗斯人的标准回答是'不太好'。这让他们在美国很困惑，'很好，谢谢，你好吗'，这种话听起来真的很荒谬。说实话，哪怕对我来说，现在听人说"很好，谢谢"也还是很难。谁很好啊？"

在波兰，20世纪70年代是一段快乐和自由极少的日子。1980年，第一次团结工会运动开始取得进展，希望和生机随之而来。大胆的公开发声终于可能，长期以来被政府体制压抑得格格不入的人开始感受到了个人表达的喜悦，也诞生了新的媒体来反映这种情绪。然而1981年，波兰强制实施了军管法，大批人被捕，多数运动分子被判六个月左右的徒刑。"坐牢大家都能接受，"阿加塔·别里克-罗布松说，她当时与一位运动领导者出双入对，现在凭自身实力成了一位广受尊敬的政治哲学家，"他们无法忍受的是丧失希望。"允许他们自我表达的公共氛围荡然无存。"那是一种政治抑郁的开始，在那段时间里，人们不再相信任何形式的沟通：如果在公共场合什么也不能说，那么在私人场合也就什么都不说了。"曾经组织集会、撰写宣言的人，现在或是失业，或是辞职，坐在家里，几小时几小时地看电视、喝酒。他们变得"孤僻寡言，断了人际来往，不善沟通，完全封闭了起来。"他们面对的现实与五年前没有太大不同，只是现在有了1980年的影子横贯其中，而曾经能接受的现实也成了失败的回味。

"那段时间，唯一还有成功可能的氛围就在家庭。"别里克-罗布松回忆道。曾被团结工会运动卷入的女性为了运动放弃了家庭生活，这时很多又退回传统的女性角色中，照顾家里颓唐的男人撑过困境。"就这样，我们找到了一种意义感，有了我们自己的诉求。我们从自己的角色中获得了极大的满足感，而这角色早已显示出了不可或缺的意义！80年代早期，是近代波兰历史上女性最不抑郁，而男性比其他任何时候都更抑郁的时期。"

202  在所有较可能罹患抑郁的人群中，同性恋者的抑郁发生率高得惊人。在最近一项研究中，研究对象是这样的双胞胎，他们人到中年，一人是同性恋，另一人是异性恋。在这些人中，异性恋约有4%曾企图自杀，而同性恋的这个数字是15%。另一项研究随机抽样17—39岁的近4000名男性，其中异性恋有 3.5% 曾企图自杀，而有同性伴侣的人，这个数字接近 20%。还有一项研究随机抽样了约 1 万名男女，其中，此前一年曾与同性发生过性行为的人，患抑郁和惊恐障碍的比率明显更高。在新西兰曾有一项针对约 1200 人、持续 21 年的长期研究，研究表明，自我认同为同性恋或双性恋的人，患重性抑郁、广泛性焦虑障碍、品行障碍、尼古丁依赖、有自杀构想甚至自杀企图的风险更高。荷兰一项基于 6000 人的研究显示，同性恋男性和女性患重性抑郁的比率要大大高于异性恋。明尼苏达州一项针对 4 万名青少年的研究表明，男同性恋者有自杀意念的比率是其他同龄人的 7 倍。而另一项基于 3500 名学生的研究显示，同性恋男性实施自杀构想的比率是异性恋男性的 7 倍。还有一项研究取样了 1500 名学生，显示同性恋（包括男女）实施 4 次及以上自杀企图的人可能不止 7 倍于异性恋学生。圣地亚哥的一项研究发现，在男性自杀者中，有 10% 是同性恋。如果你是同性恋，那么你抑郁的可能性就会飙升。

这方面的解释很多，合理程度不一。有几位科学家提出，同性恋与抑郁之间有某种基因上的联系——我认为这种看法不但令人不快，而且站不住脚。还有人提出，如果人预期自己的性向会让自己不能有子女，那么这些人会比大部分异性恋者更早直面死亡的问题。还有很多其他理论广为传播，但对同性恋者的高抑郁率，最显见的解释就是恐同现象。同性恋者比一般人群更容易被家人排斥，更容易出现社会适应问题。并且因此退学的可能性也更大。他们患性传播疾病的几率更高，成年后也更难拥有稳定的伴侣关系。他们在晚年较少有人用心照料。他们感染 HIV 的机会较高，即使没有染病，一旦抑郁，也更有可能进行不安全的性行为而染上病毒，这反过来又会令抑郁进一步恶化。最重要的是，他们很容易过上一种隐蔽的生活，导致他们经受严重的社会隔离。2001 年初，我到荷兰乌特勒支，与特奥·桑德福特会面，针对同性恋抑郁，他做了开创性的工作。桑德福特毫不意外地发现，未出柜的同性恋者，抑郁比率高于出柜者，而单身人群的抑郁比率又高于有长期稳定关系的人群。我认为，出柜和伴侣这样的因素都能缓解寂寞之感，正是这种恐怖的寂寞困扰着同性恋群体中的许多人。桑德福特发现，整体而言，同性恋者在日常生活中遭遇的困难，数量级高，类型繁多而又细微，有时甚至连受影响的人自己都没注意到。比如，同性恋者即使是已经向一些同事出柜，在工作场合也更少与这些同事分享自己的私人生活。"这还是在荷兰，"桑德福特说，"我们对同性恋的态度几乎比世界上其他任何地方都更开放。我们觉得对同性恋已经足够接纳了，但这仍然是个异性恋的世界，同性恋者生活在异性恋的世界中，要承受巨大的压力。现在已经有很多同性恋者过上了不错的生活，事实上，很多人已经成功处理了身为同性恋者的复杂情结，建立起了惊人的心理强度，比异性恋还要强大得多。但同性恋社群的精神健康差异确实比其他人群都大得多，从心理极为强大到极为脆弱，各种情况都有。"桑德福特很清楚自己在说什么。他自己出柜的经历也异常艰辛，承受了父母双方的责难。他 20 岁时陷入抑郁，虚弱不堪，在精神病院住了七个月，这段经历转变了父母的态度，令他与父母建立起一种新的亲密关系，也开始体验一种新的精神健康状态。他说："我曾经支离破碎，又重新把自己拼合在一起，于是知道了我是如何被造就的，从而也了解了一点其他的男同性恋是怎么变成了今天的样子。"

　　桑德福特这样的研究者开展的研究，规模庞大，组织设计得也很出色，贡献更多的相关性和数据，而这些统计结果的意义相对而言仍阐述得很少。在《内化的恐同与消极的治疗反应》和《对同性恋身份的心理疾病患者的精神分析所呈现的内在恐同与重视性别的自尊》这两篇出色的论文中，理查德·C.弗里德曼和詹妮弗·唐尼两位作者动人地阐述了内化恐同的源头和机制。他们立论的核心是早期创伤的概念，与经典弗洛伊德式观点紧密相关，即早期经历塑造了我们和我们的生活。但弗里德曼和唐尼不仅强调童年早期，也强调童年晚期，他们认为，后者正是生发恐同态度的源头所在。最近一项关于同性恋男性社会化的研究表明，成人后成为同性恋的儿童被抚养长大的环境通常充满了异性恋主义和恐同背景，在他们很小的时候，同龄人或父母就对同性恋表达负面观点，而他们就会开始内化这些观点。"这种情况下，"弗里德曼和唐尼写道，"患者的发展过程在童年早期就充满了自我憎恨，继而浓缩为内化的恐同叙事，并在童年晚期建构成型。"内化的恐同经常源自童年早期遭受的虐待和忽视。"在发展出与他人的性活跃关系之前，"弗里德曼和唐尼写道，"很多后来成为男同性恋的儿童被贴上'娘娘腔''死基佬'的标签。他们被其他男孩嘲笑，受到身体暴力的威胁，被排斥，甚至被侵犯。"确实，1998年的一项研究发现，同性恋性向，与财物在学校被窃、被故意损坏之间，有统计相关性。"这些创伤性的互动可能会导致一种缺乏男性气概的感受。被孤立于男性同侪之外可能是因为受到排斥，或因焦虑而主动回避，或两者兼有。"这些痛苦的经历会造成几乎无法解决的"全面且顽固的自我憎恨"。这种内化恐同的问题在很多方面都与内化种族主义等其他所有内化歧视都相似。我一直为柏林地区十几二十几岁犹太青年的高自杀率感到震惊，这意味着遭遇歧视的人倾向于自我怀疑，看轻自己的生命，最终面对憎恶而绝望。但希望仍在。"我们相信，"弗里德曼和唐尼写道，"很多同性恋的男女都真正告别了过往的童年阴影。融入到同性恋亚文化中，能帮助他们走上这条幸福之路。对创伤的劫后余生者来说，支持性的人际关系有治疗作用，可以提升他们的安全感和自尊，稳固其自我认同。这是一个巩固积极自我认同的复杂过程，需要在与其他同性恋者良性人际互动的背景下不断实现。"

　　尽管同性恋社群有着美好的疗愈效应，但深层问题仍然存在，在弗里德曼和唐尼的工作中，最有趣的部分是对一部分患者的研究，他们"'表现出的'行为与那些似乎已将创伤最可怕的后果抛在身后的人相似"，但事实上他们仍被持续的自我憎恨严重伤害着。这样的人通常会对同性恋倾向过于招摇的人，比如对女王范儿的、娇滴滴的男性表达强烈的歧视，把对自己阳刚不足的轻蔑之感转移到后者身上。他们可能有意无意地相信，在完全隔离开情欲生活的场所，比如工作环境中，他们不会受到真正的尊重，因为他们相信，知道他们是同性恋的人会觉得他们低人一等。"认为自己阳刚不足，这种消极的自我观念成了一种有组织力的无意识幻想。"弗里德曼和唐尼写道。这种幻想是"复杂的内在叙事中的一个元素，这段叙事的主题就是'我是一个没有价值，没有能力，不像男人的人'"。被这类心态折磨的人，可能会把生活中的所有问题都归罪于自己的性向。"消极的自我评价可能会被归咎于同性之欲；因此，即使所植根的现象已经很不相同，患者的意识里仍可能认为，他憎恨自己是因为自己是同性恋。"

　　我一直觉得，"同性恋骄傲"这样的语言之所以主导了同性恋团体，正

205

是因为大量的同性恋人士的经历与之相反。"同性恋羞耻"才是屡见不鲜。"身为同性恋的罪恶感和羞耻感会导致自我憎恨和自我毁灭的行为。"弗里德曼和唐尼写道。这种自我憎恨部分是"出于防御性，部分地认同攻击者，而这一结果'盖住'了在早期自我接纳的苗头"。少有人刚刚性觉醒时就选择做同性恋，大部分同性恋者会花一段时间幻想变性。同性骄傲运动只是让这种情况雪上加霜：让同性羞耻而更为羞耻。如果你是同性恋，同时觉得这很糟，同性骄傲运动的参与者会嘲笑你的窘境，而恐同者又嘲笑你是同性恋，于是你就真的陷入了孑然一身的境地。我们确实会内化施虐者的形象。我们常会压抑最初遭遇外面恐同者的那些痛苦记忆。在长期的心理治疗后，同性恋身份的心理疾病患者常会发现，他们心底深处有着这样的信念："我父亲（或母亲）总是很讨厌我，因为我是同性恋。"悲哀的是，他们可能是对的。《纽约客》的一项研究调查了广泛的人群："你更希望你的子女是怎样的情况：异性恋，没有孩子，没有结婚或处于某种不幸福的婚姻中；还是同性恋，在一段稳定而幸福的感情关系中，有孩子？"回复者中，超过1/3选择了"异性恋，没有孩子，没有结婚或处于某种不幸福的婚姻中"。很多父母确实会将同性恋看作对自己罪过的惩罚：这关系的不是子女的身份认同，而是他们自己的身份认同。

在认识自己性向的过程中，我经历了很多和其他男同性恋一样的困难。尽量回忆的话，我到7岁时还没什么问题。但从二年级起，折磨就开始了。我有些笨拙，不擅长运动，还戴眼镜，对观看运动比赛也没什么兴趣，总是在埋头读书，更容易和女孩子交朋友，还对歌剧有一种与年龄不相称的热爱，着迷于华丽之感。很多同学都躲开我。10岁时我去参加一个住宿夏令营，我被嘲笑，被作弄，总是被叫"死基佬"——这个词令我不知所措，因为我自己还没有形成任何性渴求。到了七年级，问题更大了。在学校，有一位自由派的老师注意到我的情况，给了我一些保护，我就只是古怪，不招人喜欢：太用功学习，太不协调，太艺术。而在校车上，残忍的行为就占了支配地位。我还记得我一动不动地端坐在座位上，旁边是位盲人女孩，我跟她是朋友，而整车的学生都在一起唱着侮辱我的歌，还用脚为他们的恶言跺着拍子。我不仅是嘲笑的对象，还是强烈恨意的对象，这让我既痛苦又困惑。那段可怕的日子没有持续太久，到我九年级时，一切就都减轻了，后来直到高中毕业，我没有再受排挤（在学校，或者更确切地说，在校车上）。但我已对厌恶和恐惧了解了太多，再也无法摆脱它们了。

在家里，我一开始就知道同性恋很难获得容忍。四年级时，我被带去看精神科医生，过了些年母亲告诉我，她当时问了医生我是不是同性恋；显然他说我不是。对我来说，这段插曲对我饶有意味的是，甚至在我青春期之前，母亲就已经开始强烈担心我可能的性向认同。我肯定，那位不明就里的治疗师如果评估得更准一些，就一定会迅速收到把我"扳直"的委托。我从未告诉过家人在夏令营或学校受到的嘲弄，最后是有人告诉他的母亲校车上每天发生的事，他母亲又告诉了我母亲。母亲想知道为什么我什么都没跟她说过。我怎么能说呢？在开始体验到穿透心灵的性渴望后，我就对此守口如瓶了。曾有一个迷人的男孩在一次合唱团旅行时跟我调情，我觉得他只是想惹我动心，然后就背叛我，把我丑陋的秘密告诉全世界；我断然拒绝了他，这让我伤感良久。结果，我选择在一个令人生厌的公共场所，把我的第一次给了一个我永远都不知道名字的陌生人。那时我恨我自己。接下来的几年里，这可怕的秘密一直消耗着我。我把自己一分为二，一个是在地下室洗手间里做龌龊事的可怜人，一个是有很多朋友、享受着大学时光的聪慧学生。

24岁时，我有了第一段认真的感情，那时我已经把过去不快乐的经历融入了我的性自我。现在回想起来，那段关系不仅意外地充满爱意，而且惊人地正常，标志着我开始走出日积月累的惨境。与他同居的两年里，我感到人生的黑暗角落也照进了光。后来，我认为我的性向某种程度上牵扯进了母亲那痛苦的末期病程：她是如此痛恨我的样子，这恨是她体内的毒药，又渗透给我，腐蚀了我浪漫的欢愉。我无法把她的恐同和我自己的恋同区分开，但我知道二者都让我付出了昂贵的代价。后来我想自杀时，选择了去感染艾滋病，这很让人惊讶吗？那不过是一种将我的渴望的内在悲剧转化为物理现实的方式。我觉得我的第一次崩溃与我第一本小说的出版有关，那本小说暗指了母亲的生病去世，但也是一本有着明显同性恋内容的书，这一点当然也体现在了我的崩溃中。事实上，那可能也是一种压倒

207

性的苦闷：我强迫自己将长久以来封藏在静默中的秘密公之于众。

我现在可以看到内化的恐同元素了，与过去相比，我不再受它们那么大的影响，我一直都有着有意义且较为长期的情感关系，其中有一段持续了多年。然而，从了解到自由，是一条漫长而艰险的路，我每天都在这条路上奋战前行。我知道，我投入本书中提到的很多活动，部分是在过度补偿自己不够有男性气概的恐同感受。我跳伞，持枪，户外拓展——所有这些都是在弥补，弥补那些我花在衣着上的时光，花在对艺术的所谓女性化追求上的时光，花在享受浓情蜜意的男性怀抱上的时光。我很想能够觉得如今的自己已经自由，但尽管我有了许多关于自己性向的正面情感，我还是认为我很难完全从否定中逃脱出来。我经常说自己是双性恋，我有三段与女性的长期关系，它们都触发了情感和肉体的强烈愉悦；但假使情况调转，我对女性有更强的情欲，而对男性只有一点性趣，我肯定不会想尝试改变性向认同。我想我进入与女性的性关系，很可能是为了能进一步证明自己的男性气概。虽然这样的努力把我引至了某些强烈的喜悦，但有时也会至于毁灭性的程度。即使跟男性在一起，我有时都会试图主导，我自己都不一定感觉得到：我试图在同性情境里挽回我的男性气概。因为事实是，即便是思想自由的同性恋群体，都会恐同式地看不起服从的男性。假如我没有花这么多的时间精力来摆脱我自认为的不阳刚的特质，会怎么样？我有可能避免我所有抑郁经历吗？我的人会更完整，而不是支离破碎吗？也许吧。我想最最不济，我也会有几年的快乐时光，而现在是永远没有了。

为了进一步检视界定抑郁时的文化差异，我去了解了格陵兰岛因纽特（爱斯基摩）人的生活，部分是因为他们的文化中抑郁的发病率很高，部分是因为这个文化对抑郁的态度很是特别。抑郁影响了那里高达80%的人口。如果抑郁居于如此核心的位置，这个社会要如何组织？格陵兰岛属丹麦管辖，如今融合着古代社会的生活方式和现代世界的诸般现实，而转型中的社会——比如正被合并为较大国家的非洲部落社群、正经历城市化的游牧文化体，正被并入大规模农业发展的自给自足的小农户，等等——几乎都有抑郁高发的情况。然而，即使在传统社会时期，因纽特人也多发抑郁，自杀率也居高不下，在某些地区，每年的自杀率即有 0.35%。有人会说，这是上帝在向人指示，他们不应住在此种禁地，然而因纽特人从未放弃他们的冰封生活向南迁徙。长年以来，他们已经适应了北极圈内的艰难生活。我去格陵兰之前曾设想，那里的问题主要是季节性情感障碍，抑郁是连续三个月不见阳光引起的。我曾以为每个人都会在深秋陷入低落，2 月开始好转。但事实并非如此。在格陵兰，自杀最为高发的月份是 5 月；尽管移居格陵兰北部的外国人会在长时间的黑暗中罹患可怕的抑郁，但因纽特人多年来已经适应了光照的季节变化，一般都能够在黑暗的日子里维持适宜的情绪。人人都喜爱春光，也有人觉得黑暗的日子沉闷无趣，但 SAD 从未成为格陵兰人的核心问题。"[核心问题是] 自然越丰盈，越柔软，越妩媚动人，"散文家 A. 阿尔瓦雷斯写道，"内在的冬天就好像越深，分隔内在与外在世界的深渊也就越宽，越难承受。"在格陵兰，春季变换的剧烈程度 2 倍于更近温带的地区，那是最残酷的几个月。

　　格陵兰的生活很是艰难，因此丹麦政府建立了不得了的社会支持服务，全民享受免费的医疗、教育甚至失业福利。医院一尘不染，位于首府的监狱看上去更像是住宿加早餐的简易旅馆，而不像一个惩罚机构。但格陵兰的气候和自然状况变化莫测，异常严酷。我认识一个去过欧洲旅行的因纽特人，他说："我们从来都没有像其他文化那样，创作出伟大的艺术或建造出宏伟的建筑，但历经数千年岁月，我们还是在这里活下来了。"我震惊地意识到这很可能是更为伟大的成就。他们从事渔猎，收获刚够养活自己和猎犬，他们吃掉海豹肉，卖掉海豹皮，好支付少量的生活所需及修补雪橇和船只的费用。他们多数人古道热肠，生活方式依然接近古老的定居点或村落。他们是讲故事的高手，特别爱讲捕猎冒险和生死攸关的逃脱经历。他们也都宽容忍耐。他们还富于幽默感，经常大笑。由于气候的影响，很多人都有过创伤经历：受冻、挨饿、受伤、丧失。40 年前，这些人还住着冰屋，现在他们有了丹麦风格的预制板住房，每栋只有两三个房间。每年有三个月的时间，太阳完全消失不见。在这段黑暗的日子里，猎手穿起北极熊毛皮的裤子和海豹皮的大衣，为了逃过冻伤，必须和他们拉着雪橇的狗并肩在冰天雪地里狂奔。

　　因纽特人以大家庭生活。全家可能有 12 个人，整月整月地一直待在室内，常常聚在同一个房间。几乎没有谁会出去，因为外面太冷太黑，除了父亲。父亲每个月出外一两次捕猎或凿冰捉鱼：夏季储存的干鱼需要补充。格陵兰没有树，所以屋里也不会燃起可爱的火堆；传统上，冰屋里其实只有一盏烧海豹油的小灯，就像我见过的一位格陵兰人所说："我们连续数月围坐一起，看着墙壁融化。"在这种被迫的亲密环境下，没有什么空间可以让人抱怨甚至谈论自己的问题，或是生气和指责。因纽特人就是有着对怨天尤人的禁忌。他们要么安静地沉思，要么讲起故事，收获别人的大笑，要么聊外面的状况和捕猎的事，但他们几乎从来不谈自己。抑郁，伴随着癔症和偏执妄想，都是为因纽特生活中紧密的社群感付出的代价。

210　　格陵兰地区的抑郁，其独特性不是气温和光照的直接结果，而是谈论自己的禁忌所导致。这个社会在身体层面极度亲密，使得情感的保留成为必需。这不是不友善，也不是冷漠，只是另一种方式。波尔·比斯高是第一位成为精神科医生的格陵兰本地人，他性情温和，体格魁梧，带着一丝若有所思的耐性。"如果家中有人抑郁了，我们当然能看到症状，"他说，"但传统上说，我们不会干涉。对一个人说你觉得他抑郁了，这是在公然冒犯他的尊严。抑郁的人认为自己没有价值，并且认为如果自己没有价值，也就没什么理由去烦扰他人。他身边的人不会擅自干涉。"吉尔丝滕·佩尔曼是位丹麦心理学家，已经在格陵兰住了十几年，她说："这里的规则，没有任何一丝对别人横加干涉的色彩。没人会告诉别人要怎么做。不管别人表现出什么样子，你都要容忍，也要让他们容忍自己。"

　　我是在阳光普照的季节拜访格陵兰的。6 月的格陵兰，美得令我措手不及，一整夜，太阳都高高悬在头顶。我乘一架小飞机抵达 5000 人口的城镇伊卢利萨特，接着我们又坐一艘渔民的小摩托艇，向南到了一处定居点，这个目的地是我在咨询格陵兰公共卫生负责人后选择的。这处定居点叫伊利米纳克（Illiminaq），居民都是猎手渔民，成年人一共只有 85 名。没有道路通进伊利米纳克，也没有道路联通其内部。冬天，村民坐着狗拉的雪橇，穿行于冰封的大地，夏天就只能坐船来到这里。春秋两季，人们就待在家里。在我到访的那个时间段，巨大的冰山，有的大如写字楼，沿海岸漂流而下，聚集在康克鲁斯瓦格冰峡湾附近。我们驱船横穿峡湾口，周围是形成较久的冰，呈光滑的长椭圆形，底部已经翻了上来；还有冰川上掉落下来的大冰块，大如公寓楼，冰上因年深日久起了瓦楞波纹，透射着奇异的蓝色——在如此的自然奇观面前，我们的小船顿显卑微。前进中，我们要小心地推开小块的冰山，它们有的像冰箱那么大，有的则像漂浮的餐盘，挤满了清澈的水面，如果你让视线望向遥远的地平线，可能会觉得我们在破碎的大片冰面上航行。阳光强烈得看不出景深，我分不清哪里更近，哪里更远。我们一直在靠近海岸航行，但我也无法分辨陆地和海洋。大多数时候，我们穿行在冰山之间。水温极低，当冰山边缘有冰块落入水中时，水面会像奶冻一样凹陷，但裂开仅仅几秒，就又重新合上，恢复光滑的表面。有时，我们时不时会看到或听到环斑海豹扑通落入寒冷的水中，其他时候，周围只有无际的光和冰。

伊利米纳克是环绕着一个小天然港建造的，这里约有 30 栋房屋，一所学校，一座小教堂，还有一间商店，每周补货一次。每户人家都养一队狗，于是狗的数量级比人类居民多得多。房子都漆着本地人钟爱的明亮清晰的颜色，土耳其蓝、金凤花黄、浅淡的粉色；但房屋背后是巨岩耸立，面前则是无边无际白茫茫的大海，此情此景之下，实在很难注意房子。很难想象，还有什么地方比伊利米纳克更与世隔绝。不过村里确实有一条电话线，如果需要紧急医疗，丹麦政府会在天气允许着陆的状况下派直升机来接当地人，并负担直升机的费用。没有哪一户有自来水或冲水马桶，但村里有一台发电机，所以学校和一些人家是有电的，还有几家有电视。每栋房屋都能看到不可思议的美景；午夜时分，太阳依旧高悬，当地人都已入睡，我会在寂静的房屋和睡着的狗之间穿行，仿佛置身梦境。

在我来之前一周，商店外面已经贴了通知，招募愿意同我讨论自己情绪状态的志愿者。我的翻译是一名活力充沛、教养出众、积极介入社会的因纽特女性，在伊利米纳克广受信任。虽然尚有疑虑，但她答应会试着帮我说服缄默的本地人谈论自己的感受。我们到达的第二天，有人有些害羞地找我们搭话。对，他们有一些故事要讲。对，他们决定了要把这些故事讲给我。对，跟一个外国人讲这些事更容易。对，我必须跟三位女性贤哲交谈，是她们帮我开启了这整件谈论情感的事。在我的经验里，因纽特人都很善良，他们想提供帮助，即使这种帮助需要一种对他们来说颇为陌生的滔滔不绝。因为有提前张贴的介绍，有带我坐船来的渔夫，有我的翻译，他们让我成了这个亲密社群的一部分，同时仍然给予了我客人的待遇。

伊利米纳克隶属更大的一个地区，这个地区只有一位负责的医生，这位丹麦人给了我一个建议："不要问开放式问题。如果你问他们感觉怎样，他们没法告诉你任何东西。"不过，村民们知道我想知道什么。他们的回答一般不超过几个词，问题需要尽可能具体，但即使难以用语言谈论情感，他们仍能清晰地呈现出相应的概念。创伤是格陵兰人生活中的常见部分，创伤后焦虑并不少见，也有很多人陷入黑暗的感受和自我怀疑中。码头的渔民长者们给我讲了他们的狗拉着雪橇到冰下救自己的故事：经过良好训练的狗队会把你从冰下拉出来，如果冰面没有继续破裂，如果你在被救之前没有溺水身亡，如果缰绳没有断裂；然后他们自己在零下的温度穿着湿衣服跋涉数英里。他们讲了在浮动的冰面上捕猎的故事，雷声让他们听不到彼此的话，一大块冰川的浮冰改变位置时，你感到自己也升起来，却不知道这块浮冰会不会很快翻过来让你掉入海中。他们还谈起，经历了这些之后还要继续捕猎、继续从寒冰和黑暗中夺取下一天的食物，有多艰难。

我们去见了三位女性长者，每一位都曾有惨痛的遭遇。阿玛利亚·约尔松是一位助产士，是这个小镇里最近似于医生的人。她有一年生了一个死胎，次年又生了一个孩子，但产后第二天就夭折了。她的丈夫悲痛得发狂，指责是她杀了孩子。她那时很难忍受自己能给邻里接生，自己却没法有孩子。卡伦·约翰森是一位渔民的妻子，背井离乡来到伊利米纳克。很快，她的母亲、祖父、姐姐相继离世。之后她兄弟的妻子怀了双胞胎。其中一个在怀孕五个月时胎死腹中，另一个出生时很健康，却在三个月大时因婴儿猝死综合征夭折。这位兄弟最后只有一个女儿，却也在6岁时溺水亡，他于是上吊自杀了。阿梅利亚·朗厄是教堂的牧师，年轻时与一位身材高大的猎手结婚，很快一个接一个地生了8个孩子。后来，丈夫打猎时出了意外：一颗子弹射到石头上反弹了回来，把他的右臂肘部到手腕一段从中间横劈开来。他的臂骨一直没有愈合，如果你拿起他的手，断口处会弯折，好像手臂上多了一个关节。右臂于是无法再用。几年后，一次暴风雨，他不巧正在屋外，被一阵狂风吹倒。他没法用手臂撑住自己，结果折断了脖子，此后头部以下基本瘫痪。阿梅利亚须得照顾他，推着他的轮椅在屋里走动，要抚养孩子，还要猎取食物。"我在户外做事，一边做一边哭。"她回忆道。我问她是不是别人看到她做事时哭，也不会来看她的情况，她说："只要我还能做事，他们就不会来打扰我。"她的丈夫感到自己给妻子带来了莫大的负担，于是不再进食，希望饿死自己。但阿梅利亚看出了他的企图，这打破了她的沉默，她恳求丈夫活下去。

"确实如此，"卡伦·约翰森说，"我们格陵兰人彼此距离太近，很难亲密起来。这里的每个人都背着许多的负担，没人想把自己的负担再加到别人身上。"20 世纪早期及中期，丹麦探险者在因纽特人中发现了三种主要的精神疾病，因纽特人自己历来也都有记述。这些疾病现在基本上都已消失，只存在于很偏远的地区。"极地癔症"被一位曾患此病的男性描述为："年轻的血液即是精元，被海象、海豹、鲸鱼的血滋养着，不断上涌——结果是悲伤攫住了你。你开始烦躁不安。这是一种对生活的厌倦。"现在这种疾病以另一种形式存在，我们或可称之为"奋发型抑郁"或混合状态，这和马来西亚人说的"横冲直撞"很像。"山地流浪者综合征"影响背弃并脱离社群的人——早年间他们被禁止回归，要在绝对的孤寂中自谋生路，直至死去。"皮划艇焦虑"是罔顾现实地认为船里有水，自己会沉船溺水，这是偏执狂的最常见形式。虽然这些术语现在主要只用于历史性描述，但仍会让人想起因纽特生活中的冲突。据格陵兰公共卫生部门的负责人勒内·比厄·克里斯蒂安森说，最近在乌马纳克有大量病患称自己的皮肤下面有水。法国探险家让·马洛里在 20 世纪 50 年代写道："爱斯基摩人有着基本的个人主义性格，而他们同时又明确意识到孤寂就是不快乐的同义词，这二者之间经常存在戏剧化的冲突。一个人若是被同伴抛弃，就会被一直伺机而动的抑郁战胜。这种社群生活是否太难承受？一张义务之网把他们彼此相连，为爱斯基摩人建起了一座自愿进入的监狱。"

长久以来，伊利米纳克的三位女长者只是默默承受着自己的痛苦。卡伦·约翰森说："起初我尝试把我的感受告诉其他女性，但她们只是忽视我。

她们不想谈论不好的东西。她们不知如何进行这样的谈话，也从未有人谈论过自己的问题。直到我的兄弟去世之前，我还很骄傲自己没有成为别人天空上的阴霾。但他的自杀深深打击了我，我必须说点什么。人们不喜欢这样。在我们的文化里，对一个人、哪怕是一个朋友说'我对你的遭遇深表遗憾'，都是很粗鲁的行为。"卡伦说她的丈夫是一个"沉默的男人"，她跟他反复磨合，找到了这样一种方式：她默默哭泣，他静静聆听，谁也不需要言语——言语对丈夫来说太过陌生了。

这三位女性因为彼此的艰辛走到一起，多年之后，她们一起讲述自己深深的苦难，讲述她们的孤独，讲述她们内心的所有感受。阿玛利亚·约尔松曾去伊卢利萨特的医院接受助产培训，在那儿她了解到了谈话治疗，也在与另两位女性的交谈中找到了慰藉。她向另外两人提出了一个想法，一个对她们的社会而言全新的想法。在一个星期天，阿梅利亚·朗厄在教堂宣布她们成立了一个小组，想邀请任何愿意谈论自己问题的人去找她们，单独或结伴都可以。她提议使用阿玛利亚·约尔松诊所的诊疗室。朗厄承诺这样的会面会完全保密。她说："我们没人应该承受寂寞。"

接下来的一年，村里的所有女性都去见了她们，每次一个。没人意识到其他很多人也接受了这个邀请。这些女性从未向丈夫或孩子袒露过内心，她们就来到接生室，在这里哭泣。于是这个带着开放性的新传统就这样开始了。也有几名男性来了这里，虽然男性自认为必须坚强的想法阻止了很多人前来，至少一开始是这样。我在这三位女性每一位的家中都逗留了很久。阿梅利亚·朗厄说，看到人们跟她交谈后"如释重负"的样子，她有了深刻的领悟。卡伦·约翰森邀请我与她全家共度时光，为我盛了一碗新鲜的鲸汤，她说这常是对一个人的问题的最好答案，还说她发现疗愈悲伤的真正良药就是去倾听他人的悲伤。"我做这些不仅是为了找我谈话的人，"她说，"也是为了我自己。"伊利米纳克人不会和家人、和亲密伴侣谈论彼此，但他们来到这三位女性长者身边，从她们这里获取力量。"我知道我阻止了很多自杀，"卡伦·约翰森说，"我很高兴能及时地和他们交谈。"保密性这一点最为重要：一个小小的定居点里有很多等级，打破这些等级，一定会带来各种问题，比沉默的问题还要大得多。"我在外面遇到向我倾诉过自己问题的人，从来不会提起他们的问题，也不会换种方式问起他们的健康，"阿玛利亚·约尔松说，"除非在我礼貌地问候'你好吗'时他们哭起来，那么我就会把他们带回我的房间。"

在西方社会，谈话治疗的主张常被讨论，好像这主意是精神分析学家编造出来的一样。抑郁是一种孤独病，每个曾受抑郁之苦的人都深刻地了解，抑郁会强加给人可怕的孤立之感，即使对那些身边环绕着爱的人也是如此，后一种情况就是人群聚集而带来的孤立感。伊利米纳克这三位女长者已经发现了一种奥秘，既卸下自己的重负，也同样帮到他人。不同的文化对痛苦有不同的表达方式，不同文化的成员体验的痛苦也属不同的种类，但孤独这种特质却有无限的可塑性，会渗入每种文化之中。

三位女长者也问起我的抑郁，我坐在她们家中，吃着裹在海豹油脂里的干鳕鱼，感到她们在通过自己的体验与我联结。我们离开伊利米纳克后，我的翻译说这是她平生最为疲惫的一次经历，但她说这话时带着炽热的骄傲。"我们因纽特人是强大的，"她说，"如果我们不解决所有的问题，就会死在这里。所以我们也找到了自己的方式解决抑郁这个问题。"一位格陵兰女性萨拉·林格在一个较大的镇上开设了自杀热线，她说："首先，人们必须要看到去跟另一个人说话有多容易，然后要看到这样会带来多少好处。人们并不知道这些。我们已经发现这些的人，必须尽可能地努力去传播这些讯息。"

在直面一个以艰难为常态的世界时，我们会看到，对生活艰辛的准确估计与抑郁状态二者之间的边界是变化不定的。因纽特人的生活是艰难的，不像集中营里那种道德贬损，也不是现代都市式的情感虚无，而是一种无情的严酷，是缺少大多数西方人习以为常的日常物质享受。直到最近，只不过是把自己的问题讲出来，这对因纽特人都还太过奢侈，让他们负担不起：他们必须压抑所有的负面情感，免得这些情感横扫他们整个社会。我在伊利米纳克拜访的家庭，是看到了某种无声的协议，借此在苦难中走出了一条路。这套机制有效地达到了目的，守护着许多人度过了许多寒冷漫长的冬天。我们现代西方人相信，只有把问题拉出黑暗，才能最好地解决它们，伊利米纳克发生的故事也支持了这个理论；但对问题的清晰描述在

215

范围和场所方面皆有限制。我们要记住，村里的抑郁人士，没有一个是为了谈论自己的问题而谈论它们的，甚至对三位女长者他们都不会经常提起自己的困难。常有人说，抑郁专在发达社会捕猎有闲阶层；但事实是，只有特定的阶层才有刻画和应对抑郁的奢侈。对因纽特人来说，抑郁在他们所要面对的一切挑战中太过微小，又是每个人的生活中如此显见的一部分，所以除非引起植物性症状，他们干脆就忽略抑郁的存在。在因纽特人的沉默和我们以言语表达的强烈自我觉察之间，还有很多种谈论、了解心理痛苦的方式。语境、族裔、性别、传统、国家，这些都共同决定了哪些可以说，哪些要留给沉默，而某种程度上，它们也因此决定了什么可以缓解，什么会再恶化，什么要去忍耐，什么又要被迫违心地舍弃。抑郁，以及它的紧要性、症状和摆脱方式，决定这些的力量都完全外在于我们个体的生化过程，那是我们是谁、生在哪里、相信什么以及如何生活。

# 第六章

# 成　瘾

抑郁与物质滥用形成一个循环。抑郁的人滥用物质以期摆脱抑郁；而物质滥用的人则把生活搞得一团糟，并最终因造成的破坏而患上抑郁。"基因上倾向于"酒精的人是否会变成酗酒者，之后又因为服用酒精这种物质而患上抑郁？基因上倾向于抑郁的人又是否会将饮酒当作一种自行用药？两个问题的答案都是肯定的。血清素下降似乎在强化酗酒习惯的过程中发挥重要的作用，因此如果抑郁开始恶化，酗酒也自然会更严重。事实上，神经系统中的血清素水平与酒精饮用量是负相关的。自行服用非法药物常会起反效果：合法的抗抑郁药开始时会有副作用，而后逐渐发挥预期的效果，而滥用的物质常在开始服用时能起到预期的效果，而后逐渐展示其副作用。决定服用百优解而不是可卡因，是一种延迟满足的策略；选择可卡因而非抗抑郁药，则是一种对即时满足的渴望。

所有的物质滥用，尼古丁、酒精、大麻、可卡因、海洛因及其他约20种已知药物，都会对多巴胺系统造成重大影响。有些人在基因中就有使用这些药物的倾向。滥用的物质对脑的作用分三个阶段：第一阶段作用于前脑，影响认知；这又会刺激通向脑的最原始区域——我们与爬行动物共有的部分——的神经纤维；最后，它们再把神经兴奋的讯息传导到脑的其他各部位，频繁影响多巴胺系统。譬如，可卡因似可阻断多巴胺的吸收，于

是会有越来越多的多巴胺漂浮脑中；吗啡会引起多巴胺的释放。其他神经
递质也牵涉其中：酒精影响血清素，数种物质会提升脑啡肽水平。不过，
脑可以自我调节，趋向于维持稳定的刺激水平，如果大脑一直充满多巴胺，
就会发展出相应的抗性，于是会需要越来越多的多巴胺才能触发反应。这
要么会增加多巴胺受体的数量，要么会降低已有多巴胺受体的敏感度。正
因如此，上瘾者对成瘾物质的需求量会不断增加，而戒断康复期的人因不
再用物质刺激多巴胺过量释放，会常常感到无聊、阴沉、抑郁；他们自然
状态下的多巴胺水平，远远低于脑适应了成瘾物后的释放量。只有大脑重
新调整，戒断才能完成。

　　如果使用某种成瘾物质的量足够多，时间足够久，大多数人都会上瘾。
在所有抽过烟的人中，1/3 会发展出尼古丁成瘾；尝试过海洛因的人约 1/4
会产生依赖；喝过酒的人约 1/6 会对酒精产生依赖。成瘾物质穿过血脑屏
障而对使用者起效的速度，取决于物质的摄入方式。注射最快，吸入次之，
口服最慢。当然，物质不同，起效速度也不同，而这又决定了这种物质的
成瘾速度。"谁会尝试一次成瘾物质，这个问题的答案很随机，"哥伦比亚
大学物质滥用治疗与研究服务部（STARS）的大卫·麦克道尔说，"与这个
人身处怎样的环境、周围的社会氛围如何有关。但尝试之后的事就绝不是
随机的了。有人试过某种物质后会继续原本的生活，再不想它，而有人几
乎会立时上瘾。"与抑郁者相似，物质滥用者也会经历一个基因倾向与外部
经历相互作用的过程；生来就具备物质成瘾可能的人，一旦滥用某种物质
达到一定时间，就会成瘾。倾向于酒精的抑郁者在第一次重性抑郁后，常
会经历 5 年左右的严重酗酒；倾向于可卡因的抑郁者在第一次重性抑郁后，
平均会经历长达 7 年的药物滥用。现在还没有检测能说明什么人使用什么
药物会有什么程度的风险，不过有人正在尝试根据血液中特定酶的含量来
制订这样的检测。目前也还无法知道，到底是抑郁人士的某种生理变化让
他们更易陷入物质滥用，还是说这种易感性主要是出于心理原因。

　　对多数抑郁的物质滥用者而言，这两种疾病都彼此相关、同时发作，
二者都需要治疗，也都会加剧彼此的状况。两种疾病在多巴胺系统内相互
作用。流行看法是要先让人摆脱成瘾物，再去关注他的抑郁，这实在荒谬，

就等于是要一个人先把痛苦压下，直至其全面爆发再进行干预。而忽略成瘾，只把抑郁作为主要疾病治疗，觉得一个人感觉改善后就会不再想用成瘾物，这种看法则忽视了生理依赖的现实。"如果我们在成瘾问题上学到了什么，"曾任美国缉毒官员，现为哥伦比亚大学成瘾与物质滥用中心（CASA）负责人的赫伯特·克雷伯说，"就是一旦成瘾——无论是怎么造成的——你就染上了一种有生命的疾病。只用抗抑郁药治疗抑郁的酗酒者，得到的就会是一个不抑郁的酗酒者。"即使移除了滥用物质的最初动机，也无法让已经发展出物质滥用模式的人获得解脱。

　　理论家们迫切地希望能区分开情绪状态和物质依赖。有些直接的标准，比如抑郁家族史，可以识别原发性抑郁，而物质滥用的家族史则可能指向原发性的成瘾问题。除此之外，标准都很模糊。酗酒会引发抑郁症状。现在的主流治疗观念认为，要先治疗物质滥用，等这个人"干净了""清醒了"一个月的时间后，才应该评估他的情感状态。如果这个人感觉不错，那么成瘾很可能就是抑郁的原因，所以成瘾减轻也会让抑郁缓解。这在理论上没什么问题，但事实上，戒断会引起巨大的情绪波动。如果一个人戒断一个月后感觉很好，很可能是因为他对自己的自控力满怀骄傲，同时仍在经历各种激素、神经递质、生物肽、生物酶等等的调整；这样一个人并不一定是摆脱了酒精成瘾或抑郁。如果一个人戒断一个月后仍然抑郁，可能是因为生活方面一些新的原因，它们既不反映最初令他上瘾的情感状态，也不代表原先潜藏的情感状态现在已浮出水面。认为成瘾物质遮蔽了滥用者真实的自我，认为一个人可以恢复"纯净"状态，这样的看法毫无道理。不仅如此，与戒断相关的情绪问题可能在清醒后一两个月后才首次出现。身体要花许多个月才能从长期的物质滥用中恢复到较好的状态。克雷伯认为，大脑的有些改变"似乎是永久性的"，有些会至少持续一两年。正电子发射体层成像（PET）扫描检测了各种成瘾物质对大脑的影响，显示出即使戒断三个月后，恢复仍很有限。有些损害依然存在，而长期滥用者还经常遭受永久性的记忆损伤。

　　如果要患抑郁的物质滥用者先戒掉毒瘾再治疗抑郁的做法太残酷，那么先让他们服用抗抑郁药有意义吗？如果抑郁是酗酒的主要动机，那么让

220

抑郁的酗酒者服用抗抑郁药就会缓解一些饮酒的欲望。这种先从缓解抑郁开始的试验性模式要比一下子戒掉毒瘾，再看一个人有没有"真正的抑郁"宽厚多了。抗抑郁药治疗在降低物质滥用上的效果毋庸置疑。最近的研究表明，如果让酗酒者服用 SSRI 类药物，他们戒断酒瘾的可能性就会提高。诚然，抑郁的显著缓解可能来自精神动力治疗，甚至仅仅来自关注：参与研究的人确实获得了密切的关注，这可能会针对物质滥用的情况产生有益的效果，而与研究本来的设计无关。抑郁的酗酒者有严重的隔离倾向，打破这种隔离通常会缓解一些抑郁症状。

"要在技术上判断哪种是主要疾病哪种又属次要，应该归咎于自我放纵还是心理问题，这都有特定的判断标准，"爱因斯坦医学院的埃莉诺·麦坎斯-卡茨说，"但身为一个治疗成瘾问题和心理问题的医生，我很想要知道这一点，是因为这可能会预测他们未来的状态。这会帮助我决定如何指导他们、与他们合作，也会帮助我决定要用什么药物治疗、用多久。但底线是，如果他们两种障碍都有，那么两种障碍都必须治疗。"如果放任一个人用成瘾物质来控制激越性抑郁，有时就会发生自杀意念乃至自杀行动。如果让这样一个人戒断酒精，却没有提供更好的方案控制抑郁，也会有很大的风险造成自杀。"使用物质不加节制，就不能确诊抑郁，"哥伦比亚大学的大卫·麦克道尔说，"但保持节制又可能取决于对抑郁的治疗。"换句话说，一个人如果有抑郁，就可能无法应对脱瘾伴随的压力。

了解病源只是找出治疗方法的一小步，还要处理各种相关性，来构建出一个诊断系统。比如，最近一项关注睡眠模式的研究认为，如果 REM 睡眠的潜伏期（入睡后与进入第一次 REM 阶段之间的时间长度）缩短，就表示抑郁是主要疾病，而如果 REM 睡眠的潜伏期延长，则表示酗酒是主要疾病。有些临床医生表示，早发性酗酒比晚发性酗酒更可能是抑郁的结果。有些检测测量了血清素的代谢物，或皮质醇等其他激素的水平，希望借此展示出"真正的"抑郁；但很多"真"抑郁并不体现在代谢物中，因此这类检测也是作用有限。一项覆盖范围极广的统计显示，有 1/3 的物质滥用者同时患有某种程度的抑郁障碍，也可清楚地看到为数不少的抑郁者有物质滥用问题。物质滥用常始于青春期早期，在这一阶段，有抑郁倾向的人可能尚未产生抑郁的病情。物质滥用可能出于不断发展的对抑郁倾向的抵抗。有时,抑郁会令已是易成瘾物质的使用者真的上瘾。"因焦虑或抑郁而使用某物质的人更可能产生真正的依赖。"克雷伯说。从物质滥用中康复的人,一旦抑郁,就更容易再度成瘾。R. E. 迈耶曾提出物质滥用与抑郁之间可能存在的五种关系:抑郁可能是物质滥用的成因,抑郁可能是物质滥用的结果,抑郁可能改变或加剧物质滥用的过程,抑郁可能与物质滥用共存但不影响后者,抑郁和物质滥用可能是同一问题的两种症状。

物质滥用、对物质滥用的戒断与抑郁,三者有重叠的症状,非常容易搞混。像酒精、海洛因这样的抑制剂会缓解焦虑,加剧抑郁,可卡因这样的兴奋剂会缓解抑郁,加重焦虑。滥用兴奋剂的抑郁患者可能会有看似精神分裂的行为,但中断物质滥用,或是成功治疗抑郁,都可以消除此类行为。换句话说,混合型疾病的症状要比两种疾病各自的症状加起来更严重。在有双重诊断的病例中,酗酒问题常比一般的酗酒更严重,抑郁症状也常比一般的抑郁更严重。所幸,有双重诊断的患者通常比只有一种问题的人更有可能去寻求帮助。但他们复发的可能也更大。虽然物质滥用和抑郁是独立的两个问题,但二者无疑都会在大脑中产生生理影响,可能令其他生理问题严重恶化。有些物质(可卡因、镇静剂、安眠药、抗焦虑药)使用时不会引发抑郁,但它们确实会影响大脑,会在戒断时引发抑郁;有些物质(苯丙胺、阿片样物质、迷幻剂)一产生作用就会引发抑郁,这是它们作用的一部分;还有些物质(可卡因、摇头丸)会先制造快感,而后产生代偿性的情绪低落。这方面的问题可不简单。所有这些物质,尤其是酒精,都会加剧自杀的可能。它们都会令人心智恍惚,以致无法按医嘱服药,对已经在接受持续抗抑郁药治疗的人来说,事情会变得一团混乱。

综上所述,有些人脱瘾后就会摆脱抑郁,而且几乎不会再发作,对这些人来说,正确的治疗就是戒断物质。还有些人一旦控制了抑郁,对药物和酒精的兴趣就会逐渐消失,对他们来说,正确的治疗就是抗抑郁药和心理治疗。大多数物质滥用者像抑郁者一样,需要的是心理社会干预,但也并非所有情况皆是如此。不幸的是,临床医生仍然不够了解有多少种抗抑郁药会与成瘾物质相互作用。酒精会加速药物吸收,这种快速吸收会显著加剧药物的副作用。三环类抗抑郁药这种比较早期的治疗手段，与可卡因联合时，会给心脏造成显著压力。有一点很重要：在为已经脱瘾的物质滥用者开抗抑郁药时，要假设他可能会再度使用之前的成瘾物质，开药要非常谨慎，以防某种药物联合他的成瘾物会造成严重伤害。某些情况下，治疗物质滥用者的抑郁，一开始，精神动力治疗可能是最安全的方式。

上瘾这个说法在过去 20 年里已经变得非常模糊，现在一个人可以对工作上瘾，对阳光上瘾，对足部按摩上瘾。有些人对吃上瘾，有些人对金钱上瘾——赚钱和花钱都有。我认识一位厌食的女孩，被诊断为对黄瓜上瘾，让人不禁想，弗洛伊德博士或对此发表长篇大论。哈佛医学院成瘾部的主管霍华德·谢弗曾研究强迫性赌博，他认为脑内存在成瘾通路，而强迫的对象并不特别重要；在他看来，行为成瘾与物质成瘾没有明显的区别。带来依赖感的是重复某件有害事物那无可救药的需要，而非对被重复的事物产生的生理反应。"没人会说骰子能上瘾。"他说。

223 不过，哈佛大学精神病学系的伯莎·马德拉斯说，最常被滥用的物质能进入存在于脑中的通路，是因为它们与更自然地就出现在那儿的物质相似。"如果药物的化学结构与大脑自身神经递质的化学结构相仿，"她说，"我就叫它们'大脑巨骗'。它们的目标通信系统与大脑自然产生的信息相同。但大脑中复杂的通信与控制系统针对的是自然信息，而非'骗子'。结果，大脑就会适应药物产生的异常信号，并为之代偿。这就是成瘾过程的开始。大脑的适应是成瘾的核心。药物戒断产生的生理或心理影响就是对大脑的一种强迫，强迫它回到充斥药物时的状态。"尽管没有让人上瘾的骰子，但生理成瘾关涉脑内成瘾通路的激活，很多这种神经通路会造成生理改变，并可能进而引发抑郁。

有家族酗酒史的人，内啡肽的水平常低于有厌恶酒精的基因倾向的人——内啡肽是人体的内源性吗啡，与我们的很多愉悦反应相关。对于没有酗酒基因基础的人，酒精会轻微地提升其内啡肽水平；而对于有这一基因基础的人，内啡肽水平则会被酒精大幅度提高。有专家用了大量的时间来形成物质成瘾的"外来体验假说"（exotic hypotheses）。滥用物质的人，多数是因为这让他们感觉很好。有专家指出，存在避免药物的强烈动机，也存在使用药物的动机。如果有人声称不理解为什么有人对药物上瘾，那么通常他们要么从未试过这些药物，要么在基因上对其有相当的抵抗力。

哥伦比亚大学的赫伯特·克雷伯说："人对自身易感性的判断很不准确。没人想做瘾君子。治疗的问题在于治疗师的目标与病人自己的目标并不相同，前者是戒断，而后者是控制。所有有毒瘾的人都希望偶尔能来上一管。其中一个问题是，他们曾经能够控制自己这么做。每个瘾君子都曾有过一段能控制用量的蜜月期。酗酒者可能有五到十年，而毒瘾者可能只有六个月。"因为愉悦而想重复一件事，和没有它就难以忍受因而必须重复它，二者之间的感受不太一样。通常，需求的决定性因素是某种外部环境，比如抑郁，因此比起没有抑郁的人，抑郁个体的成瘾要快得多。如果一个人有抑郁，从平常生活中获得满足的能力就会消失。物质滥用或可分为四个阶段：尚未考虑，指成瘾者根本不考虑戒除；考虑戒除；外部动机；内部动机。大多数人要经历这四个阶段才能摆脱依赖，获得自由。

医学文献称成瘾来自四方面问题："（1）情感，（2）自尊，（3）自我与他人的关系，（4）自我关爱。"我认为最值得关注的是，我们中有多少人成功地避免了上瘾。我们之所以有动机避免上瘾，部分是因为了解上瘾的危害和痛苦，部分是因为害怕失去自己的亲密关系，部分是因为自我控制的愉悦。然而，物质滥用的生理副作用才是最重要的理由。如果没有宿醉后的不适反应，我们周围恐怕会有更多的酒鬼和可卡因瘾君子。药物带来奖赏，也带来惩罚，怎样的药物使用程度会令奖赏大于惩罚，怎样又会令惩罚大于奖赏，其间的边界并不清晰。酒的抑制作用能帮人放松，摆脱社交状况下令人无措的焦虑，大多数非穆斯林社会都认可这种方式。偶尔使用可卡因产生的兴奋作用对抑郁的影响，就好像酒精对焦虑的影响一样，但可卡因的非法性反映了社会的不安。目前最常见的成瘾物是咖啡因和尼古丁。有位专长治疗成瘾的医生告诉我，有一次他去国外访友，期间体验到了一种酩酊大醉后的宿醉反应和严重的抑郁感受，持续了两天后他才意识到朋友家只有花草茶，他体验的不是酒精引起的脱水问题，而是咖啡因戒断症状。几杯强力咖啡后，他又恢复了正常。"这种情况我想都没想过，但咖啡可不仅仅是种习惯的口味：它能上瘾，只要习惯被打乱，就会产生戒断症状。"我们的社会并不反对不造成失能的成瘾，但我们确实反对使用特定的成瘾物质，哪怕只是偶一为之或者其实不会上瘾。对大麻合法化和烟草非法化的争论指出了我们在这一问题上的分裂态度。

　　基因不是宿命。爱尔兰的酗酒率非常高，但滴酒不沾者的比率也非常高。以色列的酗酒率极低，同时几乎没人滴酒不沾。一个社会里的人如果有酗酒倾向，那么面对成瘾物质时也会倾向于努力地自我控制。克雷伯说："酗酒不是手肘出了什么毛病，不是因为肌肉痉挛才把杯子送到嘴边。酗酒者确实有得选。然而，实行这些选择的能力会受多种变量的影响，情绪障碍可能就是其中之一。"嗑药是一种有意的行为，这么做的时候你是知道的。这牵涉了意志力。但我们有得选吗？如果知道当下的痛苦有办法马上减轻，阻止自己意味着什么？ T. S. 艾略特在《小老头》一诗中写道："知道了这些，会有什么宽恕？"在灵魂的暗夜里，是否最好别知道可卡因能带给你什么感受？

　　关于抑郁，尤其是关于焦虑和惊恐，最为可怕之处中有一点是，这些与意志力无关，发生在你身上的感受全无理由。有位作家曾说，滥用物质是用一种"舒适且可理解的痛苦"代替"难受且无法理解的痛苦"，消除了"当事人无法理解也无法控制的苦难"，代之以"当事人能理解的、药物造成的烦躁。"在尼泊尔，当大象踩到碎片或尖刺时，赶象人会把辣椒撒到它的一只眼睛里，大象的注意力就全都被眼睛的疼痛占据，不再注意脚底的疼痛，人就可以趁机把脚底的刺拔出来而不被踩死（然后立即把眼里的辣椒冲掉）。对很多抑郁者来说，酒精、可卡因、海洛因就是辣椒，这些难以忍受的东西所带来的痛苦可以令他们分神，不再盯着更难忍受的抑郁。

　　咖啡因、尼古丁、酒精是主要的合法成瘾物质，它们不同程度地融进我们的社会习俗和消费广告。咖啡因在很大程度上被我们忽略了。尼古丁虽然成瘾性极强，但不致醉，因此对日常生活影响较小；反烟运动的领袖最在意的是通常的尼古丁摄入过程中同时吸入的焦油会产生的作用。吸烟的负面作用会延迟出现，这使尼古丁成为最易滥用的药物：假如每次吸烟都会有严重的宿醉反应，人们的吸烟量就会少得多。由于不良作用——最明显的是肺气肿和肺癌——是长期吸烟的最终结果，所以很容易被忽视或否认。抑郁患者的高吸烟率反映的似乎不是尼古丁的独特属性，而是在前途无望的人中广泛存在的一种自毁性。吸烟的影响包括血氧量降低，这可能也会产生抑制作用。吸烟似乎还能降低血清素水平，但也可能是人因为血清素水平较低而受尼古丁吸引，进而开始吸烟。

在使人严重失能的成瘾物质中，最常见的是酒精，它可以非常有效地淹没痛苦之感。虽然抑郁中饮酒并不罕见，但有些人抑郁时反而喝得更少，这通常是因为他们意识到酒精是一种抑制剂，抑郁时过量饮酒会令病情严重恶化。我的经验是，当你经历纯粹的抑郁时，酒精并没有特别的吸引力，但当你经历焦虑之时，酒精却极具诱惑力。问题是，同样是酒精，既可以让人远离焦虑，又容易加重抑郁，于是你的感受从紧张和害怕变成了凄凉和一无是处。这并不是什么改善。我曾在这类情况下寻求酒精的慰藉，但事过之后我想告诉你一个真相：酒精全无帮助。

226

我曾体验过饮酒的各种社会习俗，我认为成瘾的构成要素高度受制于社会因素。在我的成长过程中，我家习惯晚餐时喝葡萄酒，我从 6 岁起就开始从酒杯里抿上两口。上大学后，我发现自己酒量相当不错，喝烈酒也没问题。但另一方面，饮酒在我的学校多少不被鼓励，喝酒太多会被认为是"有问题"。我服从了这样的标准。之后我到英国读大学，那里饮酒成风，饮酒有所保留的人会被看作"古板""没意思"。我不希望自己像只小绵羊，我又很好地遵从了这套新的体制。我先是开始着手英国那里的毕业论文，几个月后，我被介绍加入了一个晚餐俱乐部，入会的愚蠢仪式包括必须喝下两升左右琴酒。这对我来说是种突破，打破了之前一直令我苦恼的对醉酒的最初恐惧。那个阶段，我还没遭遇过严重的抑郁，但我是个焦虑的人，有时会突发惊恐。又过了几个月，我去参加一次晚餐，被安排坐在一个心仪已久的女孩旁边，我觉得酒精会缓解我的紧张不安，于是在晚餐时欣然喝下了两瓶半葡萄酒。很明显，她也同样窘迫，喝得跟我不相上下。第二天凌晨醒来，我们发现自己躺在一堆大衣上。这没什么羞耻的。

如果你愿意付出头痛的代价，还能为要写的课程论文读完材料，那一周里每天都喝得迷迷糊糊也没什么关系。我和我的朋友都从未想过我会有变成酒鬼的危险。

25 岁时，我开始写第一本书，内容关于苏联的先锋艺术家。我在英国的饮酒零零星星、强度很高，而我在俄罗斯的饮酒则很稳定，不过那并不是抑郁式的饮酒：在俄罗斯，我所在的那个圈子无酒不欢。莫斯科的水几乎不能喝。我还记得自己说过，要是有人把我的酒变成水，而不是反过来，那才是真正的奇迹呢。1989 年夏天，我和一群艺术家一起生活在莫斯科郊区的弃屋里。我觉得我每天都喝一升左右的伏特加。一个月过去后，我已经不关心我喝了多少：我习惯了中午跌跌撞撞地爬下床，发现一圈朋友在抽烟，用一个小电炉煮着泡茶用的开水，还用脏兮兮的玻璃杯喝着伏特加。我觉得他们的茶很恶心，像是温水里飘着点泥巴，于是我就喝起起床伏特加，接着这么过一天，并因为一直喝酒而浑身发软。这种持续的饮酒从来没让我喝醉过，回想起来，这对我有很大影响。我在美国是以倍受保护的方式长大的，而我与俄罗斯朋友的情谊很大程度上得益于这种集体生活和不断的饮酒。当然，我们中有几个人，即使以我们这个圈子的标准衡量，也喝得太多了。有个人会一直喝到烂醉，语无伦次地四处乱晃，然后昏睡过去，夜夜如此。他的鼾声像重金属乐队的打击乐一样响。一定要记住，别让他昏睡在你的房间，特别是你的床上。我记得有一次我和六个兄弟一起把这个丧失意识的大块头抬到地上，拖着他下了三段楼梯，这样他都没醒。要是在这里坚持我的美国饮酒标准，不仅显得无礼，而且会格格不入。更重要的可能是，饮酒把我这些莫斯科朋友从他们那既无聊又可怕的社会生活中解放了出来。他们在一个压迫性社会的迷惘历史时刻中过着边缘性的生活；我们要自由地表达自己，要像当时那样舞蹈、欢笑，要获得一种夸张的亲密感，就必须一直喝酒。"在瑞典，"我的一位俄罗斯朋友去过瑞典后说，"喝酒是为了避免亲密。在俄罗斯，喝酒是因为我们太爱彼此了。"

饮酒不是件简单的事：不同地方的人喝酒动机各异，酒精的影响也不同。北欧几国提高对酒精饮料的征税，据信是为了控制自杀率。我看过很多研究说酒瘾令人抑郁，但我不相信所有酗酒者都是抑郁的人。抑郁与酒精的关系，事关性情与语境，这二者都极为多变。我焦虑的时候，比如在令人焦虑的普通社交场合，或是一点抑郁式的焦虑掠过我心头时，我肯定会喝得更多，而我也发现艰难时刻我也对酒精有种令人不安的依赖。我的耐受度时高时低，反应也变化不定：我曾在酒后感到不那么紧张了，但也曾只喝了一点就感到了危险的自杀念头，感到无力、软弱和恐惧。我知道抑郁时不宜饮酒，如果在家，我不会碰酒；但在社交场合，对酒精说不很难，而更难的是找到缓解焦躁和引发消沉之间的界限。这方面我常常犯错。

228

过度饮酒必然会造成头痛，低效乃至无能之感，以及消化不良。长期的严重酗酒可能导致认知损伤甚至精神病，还会造成像肝硬化这样的严重生理疾患；酗酒者的寿命通常比不饮酒的人短。长期酗酒的戒断症状包括可致命的震颤性谵妄（DT）。90%在世的美国人一生中某个阶段饮过酒。在美国，有10%的男性和5%的女性会发展出生理性酒瘾，这意味着他们如果想要戒酒，就会经历心跳加速、震颤性谵妄、激越等症状。我们尚未完全理解大脑中与酒精有关的生理机制，也未完全理解饮酒的生理基础，但血清素似乎会影响一个人抗拒酒精诱惑的能力。高剂量的酒精似乎会对神经递质产生不良影响，可能是通过特定的 γ- 氨基丁酸（GABA）受体发生作用，而 GABA 受体也是药物"安定"的作用目标。持续饮酒会严重影响记忆，似乎也会永久性地损害组织新经验并将新经验纳入连续记忆线索的能力。也就是说，一个人会失去自己个人历史的基本形态，生活的记忆变成了点和线，而不是连贯的叙事。

针对无抑郁并发的酗酒，已有很多治疗模式，但如果抑郁和酗酒并存，精神动力治疗就显得最为有效。匿名戒酒互助会及其他十二步项目会提供支持性的环境，让人可以分享自己酗酒和抑郁两方面的经历。其他团体治疗，甚至是短期的住院，对酗酒和抑郁也都十分有效，似乎这二者有着同一个成因。对很多人来说，无论是否有同一个成因，这些疗法都很有效。哥伦比亚大学的医师对个体采用认知行为治疗来预防复发。这个项目已有书面资料，任何临床医生都可以按相同的方式实践。大卫·麦克道尔解释："这是一种非常'此时此地'的治疗形式。"典型的治疗过程在开始的一两周会回应患者的个人渴求，继而阐明个体复发的诱因，好找到解决方式。

229

安塔布司（双硫仑）这种药最近被用来治疗酗酒，安塔布司可以改变酒精的代谢，降低对酒精的耐受性，在某种程度上增进人的自律。有人一早醒来决心满满，到中午就发现意志已变软弱，他们就经常服用安塔布司来坚定戒酒的决心。处于戒断过程中的人常常摇摆不定，安塔布司则可以帮他们抓紧对自由的渴望，而非屈服于对成瘾物的欲望。有位医生，他治疗的物质滥用者较有地位，多是医生、律师。他让这些病人写下给执业执照管理委员会的辞职信，签字后由他保管。如果再犯，他就寄出辞职信。有人用药物来阻断成瘾物的效果，从而破坏物质滥用的动机。例如，纳曲酮就是一种可阻断海洛因效应的抗麻醉剂，也可以阻止酒精作用于脑啡肽，因此可破坏最常见的饮酒动机。若服用纳曲酮，就无法从通过酗酒获得任何快感。这种药物已经成功地帮人打破了成瘾模式，因为它铲除了人的动机性渴望。

大麻最早的书面记录来自公元前 15 世纪中国的一部关于草药疗法的书籍 *，但直到拿破仑的军队把它从埃及带回欧洲，大麻才开始在西方流行。像酒精一样，大麻也会扰乱 REM 睡眠。大脑中有一种特定的受体，会对大麻烟雾中多种化学物质的至少一种产生反应，这会接入大脑的愉悦—奖赏回路。大麻有抗激发性，在这方面类似于抑郁的症状。戒断大麻不愉快，但也不（像海洛因那么）痛苦，没有（酒精那样的）生命危险，过程也不（像可卡因那么）漫长，因此大麻通常被说成是非成瘾物。大麻会让你慢下来，可用作抗焦虑药物，事实上也可能有助于治疗激越性抑郁。由于大麻没有合法的获取途径，于是就很难控制摄入的量和配比；而大麻干叶制成卷烟点燃吸食，会产生约 400 种已知化合物，其中大部分的作用尚不清楚，因此大麻的作用并不单纯。一个没有成瘾的人偶尔使用大麻，以缓解高度的激越性抑郁，不能说不是某种自我治疗的合理模式。虽然关于大麻的医学用途已有很多研究，但尚未有研究关注将大麻用于精神疾患治疗的情况。经常性的使用大麻会产生抗激发性，"带来真正的神经与认知改变，而如果

---

\* 指《黄帝内经》，但此书成书年代有争议，战国说和西汉说更常见。

你总是吸大麻，这还可能变成永久性的生理改变"，麦克道尔说。当然，大麻也含有香烟的所有毒性，会对肺部造成严重的损伤。

230

硬毒品是致病率最高的药物。咖啡因和快克可卡因都是兴奋剂，但快克被归为硬毒品，因为它容易成瘾得多，对大脑的作用也更突然。硬毒品最容易令人沮丧抑郁，部分因为这些东西严重违法，获取它们可能会把你的生活搞得一团糟，还因为它们价格昂贵，通常品质不纯，而滥用毒品的人也常有酗酒倾向，以及，硬毒品作用于中枢神经系统的方式也导致抑郁。滥用兴奋剂的人，他们的亲属患抑郁的比率也很高。这可能表示抑郁的基因倾向也许会带来对可卡因及其他兴奋剂的使用。试过可卡因的人，只有15% 会成瘾，但对有成瘾倾向的人来说，可卡因是最容易成瘾的药物。让实验室中的大鼠在可卡因类的兴奋剂、食物、性交中选择，它们会一直选择兴奋剂，如果无限量供应，它们就会一直使用兴奋剂直至精疲力竭而死。

可卡因是一种代价高昂的抗抑郁剂，情绪会在快感高峰的 48 ~ 72 小时后激坠至谷底。"这种毒品会影响方方面面，"大卫·麦克道尔说，"会持续消耗你的神经递质储备，最终让你的情绪坠落谷底。"这种坠落的特点是强烈的激越、抑郁和疲劳。一个人经历苯丙胺或可卡因的快感，涌起多巴胺时，其实可能是在消耗多巴胺储备，最后导致脑内多巴胺水平下降。赫伯特·克雷伯说："假如情绪坠落的情况更糟一点、足够糟糕，就不会有人用可卡因了；假如情况足够轻微，那么使用可卡因也就无所谓。但事实上，可卡因引起的情绪坠落全都是负面的成瘾性，陷人于绝望之中。"成瘾程度越重，体验到的愉悦感就越少，随之而来的痛苦也越深。可卡因和苯丙胺似乎对很多神经递质系统有不良影响，除多巴胺以外，还包括去甲肾上腺素和血清素。然而，对有些人来说，戒掉毒品之后，对毒品的强烈渴望仍会持续几十年。

持续使用可卡因会加重抑郁的症状。一种十周的抗抑郁药疗程常能帮助想停用可卡因的人渡过停药后漫长的坠落余波；但视乎每个人的基本生理条件及神经损伤状况，抑郁可能需要永久治疗。经常性使用可卡因或苯丙胺，可能会对大脑的多巴胺系统造成永久性损伤，让人有了长期生理性

231

抑郁的基础。可卡因属于可能加剧长期抑郁的药物。它似乎会通过改变促肾上腺皮质素释放因子（CRF）的水平来改变大脑焦虑机制的运行。还不清楚大脑是否或何时有足够的可塑性从这样的改变中恢复。有些人大脑的代偿能力比其他人要好。有些人正在服用抗抑郁药，容易陷入严重抑郁，他们的大脑就是处于微妙平衡中的器官。关涉成瘾和药物滥用的脑区也参与情绪管理，与情感障碍有着密切的关系。对于这样的大脑，耗尽多巴胺储备，再搞乱 CRF，简直是惹祸上身。如果你有任何一点抑郁的倾向，决不要碰可卡因：无论第一次使用后高涨的感觉有多好，你过后都会感到糟糕透顶，完全不值得一试。

我在大学时用过可卡因，觉得它毫无吸引力。十年后我又试了一次，体验却完全不同：可能是因为年龄增长，可能是因为经历抑郁的大脑更为脆弱易感，也可能是因为我正在服用的抗抑郁药。这次，可卡因给了我一种充满喜乐的能量、旺盛的性冲动以及超级英雄般的神奇感受。我已经到了无法串起一个完整句子的地步，也不在乎我是否永远都无法做到这一点了。我只觉得一切问题的答案都如此简单直接。可卡因的快感会打碎你的记忆，使未来不被过去萦绕。足量可卡因带来的化学性快乐，完全与环境无关。我还记得我就坐在那儿，鼻子发麻，想着假如能让人生冻结在那一秒，我一定会这么做，永远停留在那里。我几乎从不用这样的药物，但绝不能说从来不想。让我远离可卡因快感的，是大脑失衡的阴影和灾难性的宿醉式反应。

鸦片剂是另一类常见的滥用物质。它十分危险，部分是因为使用方式，部分是因为它们都是抑制剂，即是说这类药物对抑郁没什么好处。另一方面，鸦片剂不会带来可卡因那种用药后无望的情绪坠落。1/4 ～ 1/2 的鸦片剂滥用者也患有抑郁。鸦片剂包括鸦片、海洛因及一些处方药如杜冷丁，它们对心智的影响就好像胎位对母体的影响一样。鸦片剂会遮蔽时间，让你记不起你的思绪从何而来，分不清这些想法是新是旧，也无法将它们彼此关联。世界将你包围起来。你的眼睛每次只能看到一个东西，心智每次只能承载一个想法。你不太在乎自己在做什么，因为当下已经失焦，变得支离破碎，而记忆通常也会如此失焦和破碎。鸦片剂的快感会持续数小时。这是一种完美的"无欲无求"的体验。我从未用过海洛因，但吸过鸦片，只有在吸过鸦片后我才会感到什么都不想要：不想梳头，不想吃东西，不想睡觉，不想起来，不想躺下，不想计划，不想变好，不想记得朋友。这是一种消除亲密感的药物，它扼杀了我的性欲，切断我与他人的联系，让我只是眯着眼躺着，盯着对角的空间。它激起一种快乐的萎靡，一种左右了你一切体验的慵懒。它也会让人产生短期的记忆丧失（我跟那个人说过什么吗？我知道那是什么吗？），如果这种情况持续很短，会构成一种快感，而如果持续时间延长，就会让人想到阿尔茨海默症。写到这里，我回想起鸦片如何解放了我的大脑，让我好像个气球人，安宁地浮在空中。鸦片剂被归为抑制剂，但其效果不只是简单地压抑感受，而是压抑了感受之后获得的一种喜悦。使用了鸦片剂，你就可以从焦虑性的抑郁面前溜掉。鸦片剂的快感像是人类堕落之前天真无邪的生活：无所事事即已足够。

有些人在停用海洛因及其他鸦片剂后，靠美沙酮治疗甚至什么药物都不靠来维持状态，这些人罹患抑郁的比例相当高。神经病学家称，这是因为大脑有了器质性损伤。心理学家说，这些人是先有抑郁，然后因抑郁又陷入药瘾。无论哪种原因，长期滥用鸦片剂后，你的情绪预后都不会太好。鸦片剂的戒断期非常可怕：渴求感非常强烈，抑郁又削弱了意志，都令戒断格外艰难。另一方面，海洛因并不像"向毒品开战"这样的口号暗示的那样高度易成瘾。在越南战争期间，大多数地面部队都使用了海洛因，当时人们害怕这些士兵回到美国之后，美国社会还要再和毒品打一场硬仗。实际上，研究表明，大部分越战退伍士兵回国后至少使用了一次海洛因，但只有一小部分人有持续性的瘾头。

迷幻剂和"俱乐部毒品"（如摇头丸 [MDMA]、K 粉 [氯胺酮]、神仙水 [羟基丁酸，GHB] 等）组成了另一类常被滥用的物质。可能我个人最喜欢（和最不喜欢）的药就是摇头丸，我只服过四次。有一次我吃了摇头丸后，说了很多我从来没能说出的感受，拯救了一段遇到困难的感情关系。后来这段感情又持续了一年，我在想，如果每隔六个月我就吃上一剂摇头丸，没准我就会拥有幸福的婚姻了。在最好的情况下，我是个充满激情的理想主义者，但吃了摇头丸后，我感觉我能拯救全世界，兴奋地准备付诸实践。我开始向能接触到的每个人传递巨大的爱。我的所有问题的解决方案都变得一目了然。不幸的是，我清醒之后，会发现我想出来的解决方案常常不尽如人意。与英国王室结婚无法解决我（或他们）的所有问题，也没有什么权宜之计能实现这个目标。给这本书起名为《来自黑暗的诗》或是《关于抑郁的小金书》也不是什么好主意。我也没有资质去阿根廷或其他什么地方做专业滑雪教练。然而，虽然这种清晰是虚假的，但对清晰的感受却很美妙。摇头丸也让我经受了难以置信的宿醉反应，整整三天时间里，我下巴疼痛，嘴巴干涩，脑袋里好像在进行法国大革命。在饮酒或服用其他药物后，我一般不太有糟糕的宿醉反应，但服用摇头丸后的低落期足以阻止我经常使用这种药物。

读了摇头丸的临床药理描述后，我倒尽胃口。想到自己竟然曾让这样一种物质进入身体，我不由得胆寒。即使是娱乐用途的剂量（100～150毫克），摇头丸也会损伤猴子和其他哺乳动物大脑的血清素轴突——神经细胞伸向其他细胞的部分。有证据强烈表明，它也会对人脑产生同样的影响。这种药物实质性地引起血清素和多巴胺存量的剧烈释放，之后储存这些物质的细胞就会受到损伤。不仅如此，它还会阻止更多血清素的合成。经常使用摇头丸的人血清素水平低于常人，有时比一般水平低 35%。研究者报告了一些案例：仅服用了一次摇头丸，就触发了永久性的精神疾病——有时是立即触发，有时在数年之后。抑郁者决不能降低自己的血清素水平，应该离这种物质越远越好。大卫·麦克道尔说："如果你在很长一段时间里大量服用这种物质，你可能会摧毁自己感受快乐的能力；长期来看，它引起的不良反应与可卡因的短期影响相同。大一学生超爱它，大二学生喜欢它，大三学生担心它，大四学生害怕它。酒精可以变成你的挚友，但摇头丸不行。我真正恐惧的是，过去二十年里服用了大量摇头丸的人觉得自己没什么问题，但等他们到了 50 岁，情况就会急转直下。用这种药的抑郁患者？我会对他们说：'二十年后，你是想用三种药还是十种药？'"

　　苯二氮䓬类——安定、赞安诺、克诺平及近亲（安必恩和索纳塔 [ 扎来普隆 ]）——可能是最让人困惑的药物：它们都有成瘾性，同时治疗精神疾患又有效果。这类药物抗焦虑非常有效，但由于它们与巴比妥盐或酒精之间存在交叉耐受性，因此通常不应为可能滥用这些物质的人开具。如果有什么问题既需要即刻处理，又需要长期解决，那么苯二氮䓬类在短期内就是有效的办法。但也要开始服用其他药物，好逐渐减少苯二氮䓬类的用量，然后只在特别需要帮助的日子里，调节性地使用苯二氮䓬类。长期每天服用苯二氮䓬类药绝非明智之举，而且十分危险。常在街头出售的苯二氮䓬类都是快速起效的氟硝西泮，得名 "约会迷奸药"，因为它们会引起暂时性的迷糊感，服药者不一定能坚持自己的想法或保护自己。然而一般来说，苯二氮䓬类药的滥用者，药物都得自处方。服用苯二氮䓬类药物之前，一定要反复思量，如果你觉得自己需要加大药量，应该搞清楚原因。用苯二氮䓬类药物覆盖精神疾病的症状，就好像用抗酸药治疗胃癌。

　　我是苯二氮䓬的忠实推崇者，因为我认为是赞安诺平息了我疯狂的焦虑，救了我的命。在激越期，我用赞安诺和安定助眠。我经历过十几次微型的苯二氮䓬类药物戒断。重要的是，只出于苯二氮䓬类的首要治疗目的而服用它：缓解焦虑；在这一点上，它们的功效相当一贯和稳定。焦虑严重时，我就需要更多的苯二氮䓬，一旦减轻，需要的药量也会降低。然而，我很清楚这类药物的危险。我曾沾过一点物质滥用的边儿，但在医生处方给我开出赞安诺之前，我从未对任何东西上瘾。在我和抑郁的第一回合结束时，我是骤然停药的。这不是什么好策略。赞安诺的戒断症状十分可怕——之前我已经按医嘱服用了几个月的赞安诺，平均每天 2 毫克。停服赞安诺后的至少三个星期里，我都无法安睡，感到焦虑和一种奇怪的踌躇不定，还一直感觉好像前一晚喝了十来升廉价干邑似的。我眼睛很疼，胃也翻涌。晚上，我一到将睡未睡之时，就会做无情又可怕的半醒噩梦，于是只好一直坐着，心脏狂跳不止。

　　完成本书初稿的几周后，我停服了再普乐，这种药曾数次从小崩溃中解救了我。结果我又遭遇了一轮急性戒断反应。我停药是因为再普乐让我在 8 个月里增重了 17 磅，但停药期间，我感到无法言说的可怕。我的多巴胺系统失调，我感到焦虑、退缩、不堪重负。我的胃脘处有一个结，好像是在我胃部周围有一圈收紧的体内套索。如果当时不是抱着改善的希望，我就会考虑自杀了。那令人惊惧的紧绷感，糟糕程度简直超乎我的记忆。我不停戳着自己的小肚腩，问自己为什么这么没用。我想知道，如果服用再普乐时每天做 1000 个仰卧起坐，我是否就能控制体重；但我也知道，服用再普乐时我每天连 100 个仰卧起坐都做不来。停用再普乐一下子打开了我的所有能量，让我烦躁不安，就好像突然把音响的音量推到最高，于是原本美妙的音乐也突然变得痛苦失真。那就是地狱。我忍受了足足三个星期，虽然没再崩溃，但在第三周结束时已经不再关心我的身体还能否让多巴胺系统恢复正常。最终，我选择了发胖但能正常生活，放弃了身材苗条却痛苦。我强迫自己放弃了一直喜爱的甜食，每天早上做 90 分钟运动，体重终于稳定在了某个并不让我高兴的数字上。我逐渐把药量降到一半，很快体重就下降了十磅。为了服用再普乐的同时提升并保持我的能量，我的精神药理学家加了右旋苯丙胺。又一种药？什么鬼——我只有在状态最差的时候才吃这种药。

　　我已不再定时服用赞安诺。但我是否对我的抑郁药鸡尾酒（怡诺思、威伯隽、布斯帕、再普乐）已经上瘾，于是才可能写作本书？我依赖它们吗？这个问题最尖锐的版本是：我服用的这些药物是否都将继续合法。海洛因最初是拜耳公司研发阿司匹林的人员研发的咳嗽药，而摇头丸在一战前即由德国药理学家取得了专利。药物经常在医药世界和滥用世界间来回挪动。现在，所有不会实质性损伤人体功能的药物似乎都得到了我们的认可。我想到在我与抑郁的最近一轮交锋中，再普乐发挥的作用。再普乐到底在我脑子里做了什么？如果停服再普乐让我产生了所有这些焦虑不安的戒断症状，那我算是对它产生依赖了吗？要是有人告诉我，最新发现是在这场对抗药物的战争中，再普乐其实是站在敌方一边的，我又会作何反应？

　　迈克尔·波伦曾在《纽约时报杂志》上发表言论，声称事实上，在宣布某种药物合法还是非法时，并没有始终一致的标准，他写道："媒体充斥曼妙的药物广告，不仅承诺了解除疼痛，还承诺带来愉悦甚至自我实现；同时，麦迪逊大道的广告业以一个'无毒美国'（drug-free America）的名义，花了同样的功夫来妖魔化其他药物。我们在追捧好药上花费越多（去年有200亿美元用于精神类处方药），在与邪恶药物开战上的花费也就越多（同年此项开支为170亿美元）。我们痛恨药物。我们热爱药物。或者，也许是我们痛恨着我们热爱药物的事实？"原则上，非法的致瘾药物会让人丧失所有活动能力，而抗抑郁药会让你比未服药时更好地发挥功能，同时不会引起长期危害。曾负责 NIMH 精神药理部门的威廉·波特评论道："我们做出的评判是，如果药物阻碍你体验到适宜的情绪反应，我们就不接受，因此可卡因是非法的。如果你不再能探察到预警信号和威胁，这问题就太多了。你会付出高昂的代价。那是不道德的。这就是我的结论。"相反，"没人会有强烈地渴求左洛复，"史蒂文·海曼说，"没人会千方百计去获得一片左洛复。"左洛复这样的药物也不会带来欣快或过度放松的状态。我们不能说一个糖尿病患者对胰岛素成瘾。可能我们的社会太强调延迟满足了，才让我们就是偏爱让人感受先差（副作用）后好（对情绪的效果）的药物，而不是先好（快感）后差（宿醉状态）的药物？还有，新一代的抗抑郁药"合成类固醇"对大脑好吗？精神病学家彼得·克莱默在他的著名著作《倾听百优解》中提出，是否是服用这些药物的人获取了某种不公平的优势，从而令其他人也感到服药的压力。这是否会复制现代化的效应，让人无法拥有自由时间，而被迫提高期待、加速生活？我们是否已经踏上了繁育超人的边缘线？

　　抗抑郁药很难放弃，这一点毋庸置疑：我在两年中有三次试图停服再普乐，皆以失败告终。让人停服 SSRI 类药物可能会相当困难。这些药物不会致醉，却让你感受更好，同时也确实有很多不良副作用，虽然主要是对个人而非社会的不良影响，但绝对是不良影响。我有些担忧自己整体的心理健康，还特别谨慎地重新适应我的大脑化学状况：我太怕重新坠入深渊，没有什么快感值得付出这样的代价。如今我非常不信任娱乐性药物，不怎么想借它们获得愉悦；但偶尔当我吃上一些、获得了快感时，我不禁会把这份飘飘然之感与我现在依赖的处方药带来的效果一做比较。我想知道，我现在这样一格格地持续提升自己的状况，是否与"飘飘然的快感"毫不相干。在改变后的状态下，我的写作其实很不错。我在整晚畅饮后写出过很好的篇章，也在吸高可卡因时诞生过灵感。我当然不想时刻都在这样的状态里，但我在想，如果一切皆有可能，我会往哪里提升自己的状况。我肯定要比现在提高几个档位。我想有无尽的精力，快速准确的反应，以及像韦恩·格雷茨基[*]那样明显的复原力。如果我找到一种可以让我拥有这些特质的药，这种药一定是非法的吗？很多证据表明，抗抑郁药不会立刻缓解情绪，而成瘾药物大多情况下会让人很快获得想要的快感。是否是因为起效的速度太快而让我们感到困扰，就好像是亲眼看见可怕的魔法显灵？如果有人发明了一种药粉，这种药粉不会损耗神经递质，也不会带来崩溃，如果我每隔 5 小时吸食一次，就可以拥有韦恩·格雷茨基那样的活动能力，那么这药粉一定得是非法的吗？

在我看来，我已不再独立了。药物不便宜，然而至少还可以定期方便地获取。我不介意说我依赖药物，也不介意说依赖和成瘾实是近亲。只要这些药有效，我就愿意服药。我每天口袋里都时刻揣着药片，这样要是因为什么原因一晚上回不了家，我也有药可吃。乘飞机时我都会带好几瓶药，因为我总是想，要是我被劫持或关进监狱，我得随身藏着药才行。珍妮特·本舒夫一次回忆起在关岛时入狱，在监狱里给她的精神科医生打电话。"他知道我在监狱里抑郁了，简直惊慌失措，更别说我在监狱里停了药。他竭尽全力让抗抑郁药能通过安保系统，送进来给我。这事实在是疯狂，我也要疯了。"

我每天要灌下 12 片药，以免自己太过低落。坦白讲，如果好好喝上两杯酒就能达到同样的效果（我知道这招对有些人管用），我会觉得是不错的替代方案，只要两杯不变成三杯、四杯或者八杯——但当一个人在对抗抑郁时饮酒，酒量通常确实会不断增长。酒精依赖可以被社会完全接受，即使它扰乱 REM 睡眠。我以前认识一位奇人，他每天 18 点整会尖叫着倒出威士忌："我的每一个细胞都想要酒精！"他安排自己的生活以适应他的傍晚怪行，我觉得他生活得很幸福。不过，有一次他去拜访一家摩门教徒

---

[*]  格雷茨基（Wayne Gretzky，1961— ），加拿大冰球名将（1979—1999），教练。职业生涯中多有肩伤、膝盖伤、背伤等，有些威胁职业生涯，但经历短暂低谷后都又顽强崛起。他是加拿大国家冰球联盟（NHL）史上得分最多的选手，迄今依然保持着 61 项纪录。

时，因为无酒可喝，他几乎没法撑过晚上。要是让这样一个人戒酒改吃百优解，那就简直愚不可及了。而对其他成瘾物质，法律常常是禁止而不是控制其使用——或者，就像滚石乐队的键盘手基斯·理查兹所说："我没有药物问题，我有的是警察问题。"我也认识有些人以高度自制和自律的方式使用大麻甚至可卡因，他们的心智状态和生存状态也都有改善。安·马洛的书《让时间停止：海洛因详解》令人信服地描述了用海洛因对情绪进行合理的控制。很多年她都间断地使用海洛因，从未上瘾。

自行用药的最大问题远非选药不当，而是信息常常不当甚至错误。"我和严重的可卡因成瘾者打交道，"大卫·麦克道尔说，"这些人每天用价值150美元的可卡因，每个月至少用22天。他们不喜欢药物治疗，认为那听上去不自然，和他们从毒品贩子那儿拿到的不一样！这些物质不受监管，完全不可靠。"

本书中提到的人，很多都有严重的物质滥用问题，很多也都认为自己的物质滥用要归咎于抑郁。谈及这两大麻烦的相互作用，蒂娜·索内戈表现出非同一般的坦诚。蒂娜有着不寻常的活力，极具幽默感，很有耐力。三年间，她写给我50封信件和数十封电子邮件。她只是假设我们之间有某种亲密感，于是就实现了这种亲密感。如她自己描述的，她喜欢"把黑暗的情绪写在纸上加热提炼"，结果有了一整套不得了的记录情绪起伏的档案。她与自毁、成瘾、抑郁紧紧地绑在一起，几乎无法辨出彼此间的界线。

蒂娜·索内戈是一名国际包机的空乘人员，她工作的包机运送美国军人前往战场，也运送乘客去海上航游、团体度假。她自称"悦人者"，她花了一辈子尽力对人足够好，这样别人就会喜欢她了。"我很有趣，"她说，"说话很大声，人也可爱、性感——你对一个空姐所有的期待我都能满足。我和我的乘客形成了完全快乐的情感纽带，八个小时，然后他们就走了。"她现在年过40，在她欢快的外表下，埋藏着她与抑郁和酗酒持续一生的抗争。她心思敏捷，但"智力在我家什么也不算，没人会想到智力这东西"。因为阅读障碍，她从未上过高中。她祖母是名女佣，在摩洛哥，这意味着要为雇主提供性服务；祖父是家具匠，在摩洛哥种大麻，制成大麻胶出口。

蒂娜的父母都是美国的第一代移民，她在加利福尼亚的一个摩洛哥人聚居区长大，在家讲法语、西班牙语和阿拉伯语的混合语。精神疾病在这个世界里没有容身之地。"我问的问题在我家里没有任何回应。所以我学会了表演，有一个外在的面具，这样就没人会看到我内里那个悲伤自厌的女人了。我被劈成两半。当这两半碰撞在一起时，抑郁就发生了。"蒂娜的父亲喜怒无常，可能也有抑郁，他需要躲开一切令人沮丧的东西。而母亲："[她]需要别人温暖的爱意呵护，但并不这样对待别人。她几年前对我说：'宝贝，我可不能只是为了理解你，就把自己弄得更敏感。'"蒂娜的姐姐和母亲如出一辙。"几年前我和她一起看电视，我问：'那个角色是谁？'她能把那个角色过去 20 年的每件事都告诉我。可是她连跟我出去约会的男人是谁都不知道。我长大的过程中，一直觉得自己像是残损货物。"蒂娜的父亲去世后，母亲再婚了。蒂娜很喜欢继父，认为自己现在相对还算不错的健康要大大归功于他。

　　蒂娜第一次全面崩溃是在 19 岁，那时她在以色列旅行，打算写一本关于当地集体农场"基布兹"（kibbutzim）的书。她姐姐不得不去以色列搭救她，把她接回家。几年后，她决定搬去罗马，跟她爱的一个男人在一起，而她到罗马后，"关系变得冰冷，性生活绝无可能，我也无话可说"。她陷入了另一场抑郁。像很多物质成瘾的抑郁者一样，她的自我厌恶来势汹汹，把她拉向了一些会用暴力对待她的犯罪分子。"罗马发作"后的几年，她嫁给了一个丹麦人，搬到哥本哈根。这段婚姻持续了不到两年。她丈夫的情妇遭到谋杀，她和丈夫都被长时间问讯。虽然他们都被释放了，但婚姻也毁了。丈夫把她赶出了家门，她又崩溃了一次。那时她在将士兵运往"沙漠风暴行动"*的飞机上工作。她正在罗马中途停留，忽然发现自己没法继续了。"我还记得那一刻。我点了一份鸡肉沙拉，却味同嚼蜡。我知道我抑郁了，滑坡极为迅速。我就是在那段时间真正开始饮酒的。我做的一切，都是把自己搞进最糟结局的事。我晕过去，再喝，再晕过去，再喝，再晕过去，再喝。我总是留一份绝笔：如果我不再醒来，给我母亲打电话。我是

---

*　"沙漠风暴"（Desert Storm）是海湾战争中（1991 年）美国及盟友进攻行动的代号。

在用酒精结束自己的生命。这是就我所知最方便的药物，便宜、容易获取，还能留些体面。"

她住进了南卡罗来纳州的一所精神病院，那里："就像一个临时等候区，那里的人本该努力治好你；但抑郁病人从来得不到任何关注，因为我们不像其他疯子那样搞出很大动静。我觉得自己像是只'四眼天鸡'，好像天要塌了。噢，还有焦虑！抑郁中的焦虑就像是你有一个可怕的秘密，每个人都会发现它，而你都不知道这秘密是什么。"她继续服用抗抑郁药和一些其他处方药，还把药物和酒精同服，想这样来克服焦虑。结果她有两次严重的痉挛发作，住进另一家医院，整整三天失去意识。

对蒂娜来说，抑郁不是麻木，而是痛苦。"我感到自己像一块浸透了激情的海绵，沉重而肿胀。我在痛苦中无法安静。我整夜不睡，在黑暗中给上帝写信。我不是个生来快乐自由的人。假如是由我的身体来选择，我会一直抑郁。当我还是个小姑娘的时候，母亲总是跟我说：'给我开心点，不然就带着你那张苦瓜脸回房间去。'我不是有意要那样的，我就是这么一个人。"对蒂娜·索内戈来说，与他人互动常常极为痛苦。"对我来说，约会是上帝最煎熬人的发明。我一度会在卫生间呕吐。我用结婚来逃避约会的痛苦——约会让我想死，还纳闷为什么没人约我出去。"蒂娜很快嫁给第二任丈夫，一位住在美国的马来西亚人。她的丈夫遇到了法律方面的麻烦，回了马来西亚的家，她也跟着去了马来西亚，住在婆婆家，一个传统的穆斯林家庭。家中的戒律令她完全承受不来。"我在那边时，崩溃迅速地螺旋升级；我飞回家，比过去 20 年病得都厉害。"

回到美国后，她继续饮酒，这是她能找到的控制剧烈焦虑的唯一方式。她定期去康复中心，短时间地恢复——至今她已经在康复中心接受了四次全程治疗。她的保险不覆盖对成瘾的治疗，但她还可以用精神健康方面的诊断来付治疗费。"康复项目？也就比去卢尔德朝圣强一点吧。"她说。

大约十年前，蒂娜·索内戈去了她第一次匿名戒酒会的会面，这个项目成了她的救星。她说那里是唯一一个她能与人坦诚相待的地方。这个项目没有让她脱离抑郁，但给了她一种不同的应对方法论。"当身体里不再有酒精遮盖那些坏情绪时，它们就像爆竹一样噼里啪啦爆出来。但谢天谢地，

至少我还是个酒鬼，还有些事情可做。我去了一个匿名情感互助会的会面，
为那里的所有人都感到非常难过，因为他们没有什么可以去除，也找不到
什么能修补的。酒鬼们都非常硬核。没有什么能比得上酒鬼说：'那，你有
没有喝一杯来克服抑郁？'我可以跟他们聊抑郁，就像我拥有它一样。这
就像拿到了大学学位，然后你就有权谈某些东西，而无须为此感觉奇怪了。
我们所有酒鬼想要的无非是，有人可以让我们把自己的故事讲出来，而我
们也知道他们愿意倾听。"

当她开始恢复"清醒"时，蒂娜·索内戈很绝望。"那是我最严重的一
次抑郁。我把自己关在公寓里与世隔绝。因为无法做决定，我吃了一个月
的火鸡肉和博洛尼亚三明治。抑郁是在刻意寻找着'无效'，而你想要多少
就总能找到多少。抑郁时，你一直想证明自己毫无价值。我们在匿名戒酒
会有过这个讨论：谁是我们的法官？我意识到，如果某个法官没有给出我
需要的负面回应，我就会再找一个。哪怕是现在，我开始迎头赶上了，我
都能听到姐姐说：'哦，你又自不量力了。'

"现在我已经挺过了第五、第六、第七次抑郁发作，那感觉就像：'它
回来了！我知道发生了什么！'它让我想起，当你还沉浸在电影中时，忽
然屏幕上开始滚动演职员名单，你又掉回了自己的生活。就是那种感觉：
电影结束了。我还是什么都做不了。但你确实意识到了这样的情况不会永
远持续下去，终于能够只是去等待。"

蒂娜已经连续五年参加匿名戒酒会了——"就像大脑的夏令营，"她
说，"我已经厌倦了找原因。为什么我一次次崩溃，变成了个酒鬼？如果能
知道原因也会挺有意思，但为什么浪费这个时间呢。知道答案不会让我感
觉更好。清醒就像一座金字塔，我们每踏上一级台阶，都觉得自己有了进
展，但总还有新一级台阶要上。往下看时，我们无法真的看见已经爬上的
那些台阶，因而感到绝望；但如果往上看，我们就能看到上帝的手指指向
天空，于是知道我们走的是条正确的路。"

蒂娜·索内戈向我描述了她感到酗酒和最严重的抑郁开始好转的那一
刻。"我当时在日本的一家百货商店，店中间摆着美丽的鲜花。我就停下
来，摸着那些花，说：'我和你们有了段关系。'我看着那些美丽的花说：

'我现在就和你们有了段关系。'那不意味着这关系会永远持续下去，也不意味着我要把你们带上。只是我现在和你们有了段关系，如此而已。于是，我至今还记得那些花，还记得它们在那一刻给我的喜悦。"几年后："我在法兰克福机场有了一次顿悟。我走来走去，喝咖啡，抽烟，想我的生活里到底发生了什么该死的东西，因为有些什么感觉起来不一样了。我不知道那是什么。然后我又知道了。我终于有了一个声音。我还不知道要拿它怎么办，但我知道我有了一个声音。"

这声音来之不易，却像号角一样嘹亮：蒂娜·索内戈终于能够惊人地积极乐观起来了。她现在是一名受过训练的踢踏舞者，会上到自己住的旅馆房顶练习跳舞，呼吸夜晚的空气。

"我怀念那些'饥饿'的年月。天啊，我怀念那些饥饿的年月。我怀念那些治疗师，他们拼尽全力要把我治好。我怀念那时的情绪体量，即便那都是不好的情绪。除非再次崩溃，不然我永远不会再体验到那么多情绪了。在这个'大大的抑郁'之后，生活对我将一直是场实验了。但我认识到了抑郁的果实；而假如在我病的时候有人对我这么说，我一定会扇他的耳光。我有一个梦想，召集一群严重抑郁和成瘾的劫后余生者共度一个晚上，为这大大的抑郁跳舞欢笑。这就是我对天堂的想象。" 242

我有很明显的非成瘾性人格。我曾经戒断某些物质，但从未感到有使用任何东西的强烈冲动。喝上一杯不会让我特别想再喝一杯。某种特别好的感受，如果我知道它危险，它就不会压倒我，让我想再感受一次。直到我开始服用再普乐之前，我对成瘾都没有怎么同情。并不是对再普乐成瘾让我改变了看法，而是再普乐摧毁了我的食欲设定点。现在，我会在吃过一顿完全正常的饭后仍然饥肠辘辘，可能会非常饿，让我在午夜出门找东西吃。我就饿着坐着，想吃得大腹便便该有多丑，想起几个小时的锻炼只能消耗掉那么点卡路里。然后我觉得，我如果不吃东西就会死，然后我就崩溃了，就去填饱自己。然后我开始痛恨自己这么做。我不会让自己呕吐，因为我不想进入这种模式，此外我的胃强如钢铁，几乎没什么能让我呕吐。再普乐让我对食物上瘾，某段时间我的体重因此涨了25磅。如果你发现有什么能像再普乐增进食欲那样增进情欲，你就会被卷入唐璜的命运。一种压倒性的、不可抵挡的驱动力把人推向自毁性的进食，我已经了解了那是怎样的体验。在我情绪波动正常时，好的情绪让我自律，我会避开巧克力小蛋糕；但抑郁的情绪会吸走我自律的力量。抑郁会激活成瘾。抵抗的欲望会消耗非常多的能量和意愿，当你抑郁时，说"不"太难了——对食物、酒精、药物都是如此。就是这么简单。抑郁让你变得软弱。而软弱是通向成瘾的必经之路。如果说"不"只会让你走向更难以忍受的悲惨境地，为什么还要说"不"？

# 第七章

# 自 杀

很多抑郁者从未有过自杀倾向，很多自杀者也并不抑郁。抑郁和自杀 二者之间不存在某个简明的等式，它们不是一个引起另一个，而是经常并存、相互影响的独立体。《精神障碍诊断与统计手册（第4版）》将"自杀倾向"列为抑郁的九个症状之一，但很多抑郁患者想结束生命的念头并不强于严重关节炎的患者：人类忍受痛苦的能力强得惊人。只有我们规定，自杀倾向是确诊抑郁的充分条件，这时才能说自杀者总是抑郁。

自杀倾向一直被认为是抑郁的一种"症状"，但事实上，它可能是与抑郁同时存在的另一个问题。我们已经不再将酗酒作为抑郁的副反应去治疗，而将它看作是与抑郁同时发生的另一个问题。自杀倾向相对于抑郁的独立程度（尽管二者常相伴而生），至少与物质滥用相同。《自杀之谜》的作者乔治·豪·科尔特说："很多临床医生相信，他们如果能成功地 [ 治疗抑郁 ]，也就治好了有自杀倾向的病人，好像自杀倾向只是以抑郁为基础的一种不良副反应而已。但某些有自杀倾向的病人却没有可诊断出的基础性抑郁，而且病人的自杀也常发生在走出抑郁后不久、甚至很久之后。"医生治疗一个同时有抑郁和自杀倾向的病人时，一般会把重点放在治疗抑郁上。虽然抑郁的疗愈可能有助于防止自杀，但并非必然如此。美国的自杀事件中，有近半数的当事人接受过精神科医师的治疗，但还是意外地结束了自

243

己的生命。我们的思考有不对劲的地方。我们不该把自杀倾向和睡眠失调等那一大堆症状搅在一起，也不该只是因为患者与自杀倾向相关的抑郁似有缓解，就不再治疗他的自杀倾向。自杀倾向是与抑郁相关的问题，但需要专门针对它的治疗。为什么不把自杀倾向分类为一种独立的诊断呢：与抑郁相关，也会有一定的重合，但本质上和抑郁是两回事？

　　有些人试图定义某种"有自杀倾向的抑郁"，结果都徒劳无功。在抑郁的严重程度与自杀的可能性之间，不存在很强的相关性：有些自杀事件似乎发生在轻性抑郁期间，而有些人身处绝境，却依然坚持活着。有些人住在内城的贫民区，身体残疾，挣扎在饥饿死亡线，从未有片刻体验过任何一种爱，所有子女也都卷入了帮派暴力，却还用尽自己的每一丝能量紧抓住生命不放。而有些人前途一片光明，却结束了自己的生命。自杀并非是艰难生活的极点，它来自超出心智和意识的某个隐秘之处。现在我可以回看自己那段短暂的准自杀倾向时期：那时看似无懈可击的逻辑，现在却无比陌生怪异，就好像是几年前让我染上肺炎的细菌。自杀倾向就像一种强大的病菌，侵入并占据一个人的身体。我一度也被这种陌生感绑架。

　　想做个死人、想去死和想自杀，这三者之间有细微但重要的差别。大多数人都时不时会希望自己是个死人，一切清零，超脱于悲伤。在抑郁中，很多人想去死，想主动改变身处的状态，从有意识的痛苦中解脱出来。而想自杀，需要超水平的激情和特定指向的暴力。自杀不是被动的结果，而是行动的产物。自杀需要坚信糟糕的现状永远都不会改善，还需要充裕的能量，强烈的意志，至少也需要一点冲动。

　　自杀者可分为四类。第一类人自杀时并不细想自己在做什么。对他们来说，自杀就像呼吸一样，急迫而无法避免。这类人最是冲动，最可能受特定外在事件的刺激而自杀。他们的自杀很可能突然发生。正如随笔作家阿尔瓦雷斯在他关于自杀的精彩沉思录《野蛮上帝》中所写，这些人"企图用一种驱魔仪式"来摆脱一些痛苦，若是在生命中，这些痛苦的尖锐性只会缓慢地消磨。第二类人几乎迷恋着舒适的死亡，他们将自杀当成某种雪耻，仿佛自杀是种可逆的行为似的。就这类人，阿尔瓦雷斯写道："自杀的困难在于，这种行为充满企图心，却只有当一个人超越企图心之时才能实施。"与其说这些人在逃离生命，不如说他们在奔向死亡，他们追求的不是存在的终点，而是湮灭的显现。第三类人的自杀出于一种错误的逻辑，似乎对于无法忍受的问题，死亡是唯一的逃脱之路。他们考虑自杀的各种选项，制订计划，做笔记，关心实际的方法，仿佛在安排一次外太空度假。他们通常相信，死亡不仅会改善他们的处境，还能解除爱着他们的人的负担（事实通常恰好相反）。最后一类人的自杀基于合理的逻辑。这些人因为身体疾病、精神不稳定或生活际遇的改变，不愿再承受生命的痛苦，他们认为未来可能获得的愉悦已不足以补偿当下的痛苦。他们对未来的预测也许准确，也许并不准确，但他们不被蒙蔽，再多的抗抑郁药或治疗也无法改变他们的决心。

245

　　是生存还是毁灭？这个主题被写得最多，而言之有物得最少，没有哪个主题能与之相比。哈姆雷特认为，决定取决于那"有去无还的无人知晓之邦"。然而若有人不惧未知，乐于闯进陌生经验的疆土，这样的人却并不怎么乐于离开眼下这个充斥飞矢投石的世界，到一种一无所知、多有可惧、万事皆堪盼望的状态中去。事实上，"心底的自觉意识确使我们都变成了懦夫；敢作敢为的血性被思前想后的顾虑笼罩，已是病态苍白"。这正是"生存还是毁灭"这一问题的真正所在：心底的自觉意识抗拒毁灭，不只是因为怯懦，还因为心底的意愿：要生存，要紧握控制力，要行其所必行。不仅如此，心智一旦有了自我意识就无法消除，要一个可以内省的生命去毁灭自己是自相矛盾的。正是我们内在的"思前想后的顾虑的笼罩"使我们免于自杀；自杀者可能不仅感到绝望，也短暂地失去了自我意识。即使只是在存在与虚无之间二选一——如果一个人相信死后空无一物，人的精神不过是化学物质的暂时性排布——存在者也无法构想"不存在"：存在者能构想体验的不存在，而非"不存在"本身。我思故我在。心智健康时，我的观点是，在死亡的那一边，也许有荣耀、安宁、恐怖或虚无，但只要还不真的知道那边到底有什么，我们最好还是不要孤注一掷，而要在我们栖居的这个世界最大限度地过好生活。"只有一个真正严肃的哲学问题，就是自杀。"阿尔贝·加缪如是写道。确实，在20世纪中叶，一大批法国人毕其一生探索这个难题，他们以存在主义之名来思考此类问题，而曾几何时，宗教即足以回答它们。

　　叔本华剖析了这个问题，他写道："自杀可以被看作一个实验，一个人类抛给大自然并强迫她作答的问题。这个问题就是：死亡会对人的存在，以及人对事物本质的洞察，造成怎样的改变？这是个笨拙的实验，因为要实施这个实验，就要毁灭提出这个问题并等待答案的意识本身。"实施自杀之前，不可能知道自杀的后果。拿一张往返票去死亡那边转一圈再回来，这个主意很有诱惑力，我就经常想自杀后死一个月试试看。一旦面对死亡明显的终结性，面对自杀的不可挽回，人就会退缩。意识让我们成为人，而一般的共识又是，我们所知的意识在死后不大可能继续存在：当问题得到回答时，将被答案满足的好奇心也已不存在。当我不愿意再活着，好奇于死后会怎样时，我也意识到死亡会消灭我的好奇。正是这种好奇让人活下去：我可以放弃生命中的一切外物，但不能放弃我的困惑。

　　虽然动物本能是活着的主导原因，但在一个世俗社会里，活着的理由仍然难以解释。"人生值得一活，这是为最必需的假设，"乔治·桑塔亚那写道，"如果不这么假设，它就是最不可能得出的结论。"我们必须要考虑折磨我们的种种困扰，但也许更紧要的是人皆有死的事实。死亡如此令人恐慌，避无可避，着实绝望，有些人因此觉得不如早点做了断。终极的虚无似乎令眼前的一点存在也失去了价值。其实，生命常常隐瞒人皆有死的现实，以此来抗拒自杀。如果死亡不值得骄傲，那是因为它总是被漠视。

　　我不认为人一定要失去理智才会自杀，尽管我想确实有很多失去理智的人结束了自己的生命，也有很多人是出于不理智的原因而自杀。很明显，对自杀性人格的分析，只能是要么采取回溯的方式，要么在某次自杀未遂之后进行。弗洛伊德自己也说，"我们没有合适的方法来接近"自杀问题。我们必须对这个话题抱有敬畏之心；如果精神分析是门不可能的职业，自杀就是一个不可能的话题。想要去死，真很疯狂吗？这个问题最终是一个宗教问题而非医学问题，因为答案不仅取决于在遥远的死亡一端有什么，还取决于我们把生命看得多高。加缪表示，我们多数人会把避无可避的死亡拖延几十年，这才真的疯狂。生命只是死亡的某种荒谬的延期吗？我相信，总的来说，大多数人在一生中经历的痛苦都多过愉悦，但我们渴望愉悦，渴望愉悦孕育的日积月累的欢乐。但反讽的是，大多数认定永生存在的宗教信仰都禁止自杀，禁止狂热的信徒从悬崖上一跃而下，加入天使的位阶（尽管宗教也会赞颂为信仰牺牲生命，如基督教的殉教等）。

很多珍惜生命的人也赞美自杀的力量。比如普林尼："活在我们尘世的所有悲苦中，能够自行求死是上帝给人类的最好礼物。"比如1608年，约翰·多恩在《生与死》中写道："每当苦难来袭，我都知道，这牢狱的钥匙，就在我自己手中，比起我手中的剑，没什么解药能像它这么快地解救我的心灵。"还比如加缪。叔本华宣称："我们总会发现，一旦生的恐怖超过了死的恐怖，一个人就会结束自己的生命。"我自己也曾在身陷抑郁时，体验过"生的恐怖"排山倒海而来，而当时危险的是，我几乎已经感觉不到对死的畏惧了。然而我相信，我的恐惧只是暂时的，缓和下来之后就可以承受。在我看来，理性的自杀不会是基于当下的行动，而一定取决于对长期情况的精细评估。我信奉理性的自杀，那不是绝望的后果，而是对生命徒劳无谓的回应。问题是，往往很难看出哪些自杀是出于理性，因此我认为，宁可拯救太多生命，也好过让太多人离世。自杀是个众所周知的一劳永逸之法，但针对的往往是暂时的问题。自杀的权利应该成为一项基本的公民自由：不应有人被迫违背自己的意愿而活。而另一方面，自杀倾向常是暂时性的，大量大量的人都很高兴自己被从自杀边缘拉回来，或是受到约束无法自杀。只要我想自杀，我都会希望有人来救我，除非我的确认为余生的喜悦不能抵消悲苦，真的到了这样的地步。

托马斯·萨斯，这位在精神健康界颇具影响力的评论家，主张限制精神科医师的权力。他说："自杀是一种基本人权。这不是说我们想要自杀，只是意味着社会没有道德权利来用强力干涉一个人做出这一行为的决定。"萨斯认为，如果强制干涉自杀者的行为，就是剥夺了他们的自我、他们的行动的正当性。"结果就是对自杀者严重的幼稚化和非人化。"哈佛大学做过一项研究，把自杀者的病史编辑过后发给医生，请他们诊断。如果不告诉医生这些是自杀者的病史，那么其中就只有22%被诊断为有精神疾病；而如果介绍中包含自杀的信息，诊断为精神疾病的比例就上升到了90%。很明显，自杀倾向让医生轻易地就做了诊断，很可能在一定程度上还会将病人

248　幼稚化——或至少出现些家长式作风。萨斯的观点有一些现实基础，但据此来做临床判断可能是极度危险的。而埃德温·施奈德曼，这位发起自杀预防运动的心理学家，则代表了另一种极端观点。他认为自杀是种疯狂的行为。他写道："在每一起自杀事件中，至少都有那么一点疯狂，因为在自杀中，思维和感受之间总有某种断裂，这会导致情绪无法被明确标识，或无法被分辨出更细微的意义色彩，也无法把传达给他人。这是一种所思与所感之间的病态'分裂'。其中存在着对控制的幻觉，存在着疯狂。"这种同义反复式的观点为剥夺一个人的自杀权提供了基础。"自杀不是'权利'，"施奈德曼针锋相对地反对萨斯的看法，"一如打嗝也不是'权利'。一个人如果感到不得不做，就会去做。"不过值得注意的是，人有时确实能控制打嗝，比如在公众场合，考虑到有别人在场，就会尽可能克制自己。

　　自杀的普遍程度十分惊人，而且比抑郁还要更经常被掩饰、杜撰。这确实是巨大的公共卫生危机，令我们不安到宁可视而不见。在美国，每 17 分钟就有一人自杀。自杀是 21 岁以下美国人的第三大死因，是美国大学生的第二大死因。例如 1995 年，因自杀而死的年轻人，比因艾滋病、癌症、中风、肺炎、流行性感冒、先天缺陷、心脏病而死的年轻人的总和还要多。1987—1996 年，35 岁以下的男性，死于自杀的多过死于艾滋病。每年有近 50 万美国人因试图自杀而入院。据世界卫生组织（WHO）统计，1998 年，世界范围内有 2% 的死亡出于自杀，超过战争，远远超过谋杀。最近瑞典的一项研究表明，在调查范围内，年轻人的自杀可能性比 20 世纪 50 年代提高了 260%。躁郁症患者有一半会试图自杀，重性抑郁者有 1/5。首次抑郁发作的人尤其可能试图自杀，而经过几轮发作的人一般都学会了在这样的循环中活下去。之前的自杀意图是预测自杀的最有力因素：成功的自杀，约有 1/3 不是首次；在试图自杀的人中，有 1% 会在一年内实施，10% 会在十年内实施。大约每 16 次的自杀尝试中，就会有一次成功。

249　　　我看过一份文件，声称抑郁人士的自杀可能是不抑郁的对照人士的 500 倍，同时又称抑郁患者的自杀率是社会通常看法的 25 倍。我也在另外的地方看到，抑郁会使自杀的可能性提高一倍。谁知道呢？这些比率很大程度上依赖于如何定义抑郁这个狡猾的恶魔。似乎出于公共卫生方面的原因，美国国家精神卫生研究院长期以来堂而皇之、甚至不可谓不科学地说："几乎所有自杀身亡的人都有达到诊断标准的精神障碍或物质滥用问题。"最近他们把"几乎所有"降为"90%"。对那些自杀未遂的人和自杀者的悲痛亲友来说，这个看法可以帮他们解除一些束缚自己的负罪感。虽然这有安慰效果，也有效地把人的注意力吸引到了与疾病相关的自杀高发上，但这个说法太夸张了，我认识的从事治疗自杀倾向的人，没有一位证实这种说法。

　　自杀的统计数据比抑郁还要混乱。人们最常在星期一自杀，自杀最经常发生在上午和中午之间，春天是最易自杀的季节；女性在一个月经周期的第一周和最后一周的自杀率很高（这也许可以用激素解释），而在孕期和分娩后第一年里的自杀率较低（显然这对演化有意义，但我们尚未找到明确的化学上的解释）。某个研究自杀的学派热爱比较统计数据，好像从相关性就能推断出因果性似的。其中有些相关性近乎荒谬：我们能算出自杀者的平均体重，或头发的平均长度，但这又能证明什么，有什么用？

　　伟大的 19 世纪社会学家埃米尔·涂尔干把自杀从道德领域中抽取出来，置于更理性的社会科学领域。自杀可以分类，涂尔干认为自杀有四种重要类型。利己型自杀发生在无法充分融入所处社会的人身上，无情和冷漠驱使他们永久地切断与世界的关系。利他型自杀源自个体被过度地融入了社会，例如帕特里克·亨利对"不自由毋宁死"这一思想的信奉，就可归入这一分类；利他型的自杀者是一些充满能量、热情和决心的人。失范型自杀是恼怒和厌恶的结果，涂尔干写道："在现代社会中，社会存在不再受习俗和传统的管束，个体越来越多地被置于彼此竞争的环境中。当他们对生活有越来越多的要求，不是在具体某个方面，而是任何时候都要求比已有的更多，这时，他们就很容易陷入一种渴望与满足失衡的痛苦中，因之而来的不满便会助长自杀的冲动。"查尔斯·布考斯基曾写道"比起已有的生活，我们要的更多"——我们无法避免的失望也许足以令我们结束生命。又或是像托克维尔特别写到的美国式理想主义："此世不完满的喜悦永远无法满足人心。"而宿命型自杀发生在生活极为悲惨、某种意义上又无法改变的人身上，例如，奴隶的自杀就可以算作宿命型。

　　临床上已经不再使用涂尔干的自杀分类，但这些分类在很大程度上界定了现代对自杀的看法。与当时普遍的认知不同，涂尔干提出，自杀虽是一种个人行为，但源自社会因素。任何一起自杀事件都是精神病理的结果，但精神病理性的自杀倾向经常出现，似乎就与社会建构有关。每个社会，自杀行为都有不同的语境，但可能每个社会都有一定比例的人自杀。社会的价值和习俗决定了哪些原因会在何种境况下导致自杀。事实上，一些认为自己是因特殊创伤而轻生的人，经常就表现出他们的社会中会驱使人走向死亡的某种倾向。

虽然很多没有意义的统计数据将自杀研究搅得杂乱无章，但仍可看出一些有意义的趋势。发生过自杀的家庭，其他成员自杀的可能远高于其他家庭。这部分是因为家人的自杀令其他成员想到了未曾想过的可能。也因为所爱之人竟然消灭了自己，这令活下去成了几乎无法忍受的痛苦。有位母亲，她的儿子上吊自杀了，她对我说："我感觉就好像手指被猛然关上的门夹住了，而我永远停在了尖叫中。"还有可能是因为在所谓的基因层面，自杀会在家族中传递。对收养家庭的研究表明，自杀者的血缘亲属比收养亲属更常有自杀倾向。同卵双胞胎的自杀倾向通常相同，即使他们一出生就被分开，完全不了解对方；异卵双胞胎则不会如此。单一功能的"自杀基因"不会有遗传上的选择优势，但引起抑郁、暴力、冲动、攻击性的多种基因组合在一起，可能就会形成某种基因地图，它既可能是自杀行为的某种预兆，也可能在一些特定的情况下带来优势。

在社会群体中，自杀也会"繁殖"。自杀的传染性毋庸置疑。如果一个人自杀了，就常有一批友人、同侪会效仿，青少年尤其如此。自杀的地点会一次次发生自杀，似乎带着死者的诅咒：旧金山的金门大桥、日本的三原山、铁路线的特定路段、帝国大厦等等。自杀最近流行于得克萨斯州的普莱诺、马萨诸塞州的莱明斯特、宾夕法尼亚州的巴克斯郡、维吉尼亚州的法尔费克斯郡，以及美国很多看似"正常"的社区。对自杀的公开描述也会引发自杀行为。19世纪初，歌德的《少年维特之烦恼》出版，结果欧洲到处都有模仿故事主角的自杀。每当媒体披露了一则重大的自杀事件，自杀率都会上升。例如，玛丽莲·梦露自杀后，紧接下来的一段时间里，美国的自杀率上升了12%。如果你在饥肠辘辘时看到一间餐馆，就很可能走进去；如果你已有自杀倾向，又看到了一则自杀的消息，就很可能会走出最后一步。看来，减少对自杀的报道会降低自杀率，这点显而易见。最近有证据表明，哪怕是出于最大好意的自杀预防项目也常会把自杀的想法带给某个脆弱易感的群体，这样的项目很可能反而提升了自杀率。但这些项目仍有帮助，有助于人们意识到自杀常是精神疾病所致，而精神疾病可以治疗。

与流俗的迷思不同的是，谈论自杀的人最可能自杀。试过自杀的人还可能再试，事实上，预测实际的自杀，最佳指征就是之前是否有过自杀企图。但没人充分利用这一事实。玛莉亚·欧肯多在 1999 年对治疗的研究中指出："虽然临床医生可能用自杀史作为预测未来自杀可能性的指标，但有自杀未遂史的病人相比其他患者，并未得到更多的治疗。这些病人有较高自杀风险，并联合既往的自杀行为导致的重性抑郁，但还不清楚治疗不足是因为他们所处的风险未被发现，还是因为尽管医生认识到了他们的易感性显著提高，却没有给他们充分的躯体治疗。"

尽管流行的存在主义观点引人入胜，但现实中的自杀并不纯洁精美、饶有形而上的意味，而是凌乱悚人、充满形而下的意味。我听过一种说法，重性抑郁"反正也是活生生的死亡"。"活生生的死亡"绝不美好，但终归不像绝对的死亡，总还有改善的余地。自杀的终结性令这一问题超越了本书的其他所有论题。抗抑郁药遏制自杀的能力急需衡量，以开发适当的药物。行业研究者发现，自杀倾向很难监测，特别是累积性的自我放弃通常也不会发生在所谓"长期"对照研究的 12 周期间。SSRI 是世界上最常见的一类抗抑郁药，但没有一种 SSRI 接受过防自杀效能方面的监测。在其他药物中，锂盐接受的测试最为严格：自行停止锂盐治疗的双相障碍患者，自杀率会提高 16 倍。有些药会减轻抑郁，但可能提高自杀的动机，因为这些药会整体提升一个人的动机；药物能减轻抑郁的麻木迟缓，但同时可能启动自我毁灭的机制。要将这种促成效应和因果关系区分开来看待，这很重要。我不认为一个人自杀会是药物的直接结果，除非他强烈的自杀倾向已经持续了一段时间。在给病人开出具有活化效应的抗抑郁药之前，应该先做细致的访谈。电痉挛疗法可以立刻减轻急性的或妄想性的自杀冲动。一项研究表明，对于同样严重的抑郁患者，接受药物治疗的人，自杀概率比接受 ECT 的患者高 9 倍。

与涂尔干大约同一时期，弗洛伊德提出，自杀常常是对他人的谋杀冲动转向了自身。心理学家埃德温·施奈德曼新近说，自杀是"180 度的谋杀"。弗洛伊德提出，"死之本能"总是与"生之本能"处在不确定的平衡中。这种魔力确实存在，也必然要为自杀负责。弗洛伊德写道："这两种本能或彼此对抗，或相互结合。因此，进食的行为是要毁灭食物，而最终目标又是与食物融合为一体；性行为是一种攻击行为，目的却是要最为亲密地结合。两种基础本能同时发生，又相互对抗，由此产生了生命现象的所有变化形式。"这里，自杀就是生存意愿所必需的对立面。卡尔·门宁格写过大量关于自杀的文章，他说自杀需要同时有"杀人的愿望，被杀的愿望，以及死的愿望"。依此思路，G. K. 切斯特顿写道：

> 杀人者杀一个人，
> 自杀者杀所有人。
> 对他自己而言，他抹去了整个世界。

面对为之准备不足的慢性压力，我们依赖并过分使用着神经递质。急性压力激起的神经递质涌动，无法在更持久的压力中保持不跌落。因此，经历着慢性压力的人更易耗尽神经递质。自杀性抑郁会有显著的神经生物学特征，可能引起自杀行为，或者只是反映了自杀倾向。真正的自杀企图通常由外界压力引起，往往包括饮酒、罹患急性疾病、遭遇负面生活事件等情况。一个人自杀倾向的程度，是由性格、遗传、童年和养育经历、酗酒或其他物质滥用、慢性疾病、胆固醇水平等决定的。关于自杀者大脑的信息，大部分来自尸检。自杀者的某些关键脑区，血清素水平较低。他们有过量的血清素受体，这可能反映了大脑试图弥补过低的血清素水平。在与抑制有关的区域，血清素水平显得尤其低下，这一缺陷可能营造出一种强劲的自由，让人受到情绪影响而冲动行事。被难以驾驭的攻击性所控制的人，同一脑区的血清素也偏低。冲动的谋杀犯和纵火犯比大多数人的血清素水平都低，也低于非冲动型的谋杀犯和其他罪犯。动物实验表明，血清素较低的灵长类动物与其他同类相比，更有可能冒险，也更具攻击性。压力既会导致神经递质的渗漏，也会过量产生分解这些递质的酶。尸检显示，自杀者脑内的去甲肾上腺素水平有降低，虽然这一结果的一致性不及对血清素的研究结果。分解去甲肾上腺素的酶显示出过量的存在，而令肾上腺素发挥功能的化学物质则数量不足。从功能性方面来看，这一切意味着，如果关键脑区的重要神经递质处于低水平，人就处于高自杀风险之中。这是约翰·曼反复得出的一致结果，曼是自杀研究的领军人物，在哥伦比亚大学工作，他使用了三种不同的方式测量了自杀倾向患者的血清素水平。在瑞典卡罗琳医院工作的玛丽·奥斯贝格从上述材料中推衍出了临床意义。她在一项开拓性研究中追踪了之前有过自杀企图且血清素水平较低的患者，其中有 22% 在一年内又实施了自杀。后续研究表明，抑郁者的自杀率是 15%，而血清素低的抑郁者自杀率为 22%。

既然压力导致血清素渗漏，低血清素会提高攻击性，而高攻击性又会引发自杀，那么不难想象，压力型抑郁是最易引发自杀的类型。压力引发攻击性，是因为攻击性常是应对短期威胁从而降低压力的最好方式。然而攻击性没有明确的指向，虽然在与袭击者战斗时有用，但也会转向自身。攻击性似乎是一种基础本能，而抑郁和自杀倾向是更为复杂、更为晚成的认知冲动。从演化的角度来说，学习自我保护行为的理想特质，是与学习自毁行为的不良特质纠缠在一起的。自杀的能力是一种负担，这种负担与意识相伴而生，而正是意识将我们与其他动物区分开来。

遗传可能决定了血清素的低水平。现在已经知道，设定色氨酸羟化酶水平的基因与高自杀率明显相关。不只是精神疾病相关的基因，冲动、攻击性、暴力等的基因也都会在相关方面打开高风险的闸门。有动物实验研究了成长过程中母亲缺席的猴子，结果表明，养育的剥夺会降低特定脑区的血清素水平。早期的虐待似乎会永久性地降低血清素水平，从而增加自杀的可能（更不用说虐待会引起认知层面的抑郁问题）。物质滥用会进一步降低血清素水平，也会降低胆固醇，这很有趣。关于儿童：由酒精或可卡因导致的胎儿神经性损伤，可能会使将来的儿童易患情绪障碍，进而引发自杀；缺乏母亲的关注可能会剥夺儿童早期发展的稳定性；节食也对儿童大脑有不良影响。男性的血清素水平低于女性，因此，一个处于压力下的男性，如果有低血清素的遗传倾向，成长过程中又缺乏父母关爱，滥用物质，胆固醇水平也低，那么就符合高风险自杀者的画像。对于这样的个体，提升血清素水平的药物就是防止自杀的良方。探测相关脑区血清素活动水平的脑扫描技术还不存在，但也许很快就会问世，有了这样的技术，也许就可以估测一个人自杀的可能性。更高级的脑成像技术也许最终能让我们查看抑郁者的大脑，估测谁可能自杀。我们还有很长的路要走。"对想要把脑内、神经突触上化学物质相互作用的复杂性减到最低的科学家来说，"凯·贾米森在她关于自杀的大作中写道，"这会是一个弥天大错，相当于早些时候的原始观点——引发心智错乱的是魔鬼的符咒或过量的雾气——在20世纪末的等价物。"

有证据表明，自杀率可以被外部因素控制：在难以获得枪支和巴比妥盐的地区，自杀率显著低于其他地区。现代科技令自杀比以往任何时候都更容易，痛苦也更小，这极其危险。当英国把燃气从致命的焦炉煤气换为毒性更小的天然气后，自杀率降低了 1/3，与燃气相关的自杀从每年 2368 起降低到 11 起。如果自杀倾向会以冲动的方式表达，那么减少随手可得的结束自己生命的方式，就会避免冲动成为现实。美国是世界上唯一一个主要自杀方式为枪支的国家。在美国，每年用枪自杀的人比被枪击谋杀的人都要多。十个枪支管控法规最不严格的州与十个最严格的州相比，前者的自杀率是后者的两倍。1910 年，在维也纳精神分析学会的一次会议上，大卫·E. 奥本海姆说："装弹的手枪会明确地催促主人去实现自杀的想法。"1997年，约有 1.8 万名美国人开枪自杀，回应了那个催促的声音。技术会因地点、年龄、处境而各不相同。在中国，大量妇女喝农药化肥自杀，因为这些东西非常容易获取。在印度旁遮普，一多半的自杀者跳到行驶的火车前结束自己的生命。

自杀常是展现了躁狂—抑郁情绪光谱中的抑郁一端，而这常用来解释高度成功者的高自杀率。成功者也倾向于为自己设下高标准，即使获得了自己的最高成就，也常常失望。自我检视、思维反刍也可能引起自杀，这在艺术家和其他富有创造力的人中很常见。但成功商人的自杀率也很高：似乎让人成功的一些特质也让人有自杀倾向。科学家、作曲家、商业高管的自杀率比一般人高 5 倍；而作家，特别是诗人，自杀率还要更高。

约有 1/3 实现了的自杀和 1/4 的自杀企图是由酗酒者实施的。酒醉或药物正在起效时，自杀者的自杀企图要比清醒时更可能成功。15% 的重度酗酒者会自行了断。卡尔·门宁格把酗酒称为"一种自毁的形式，用于避免更大的自毁。"对一些人而言，正是这种自毁性引起了自我毁灭。

进一步的探查更为微妙。我深陷抑郁时曾拜访一位精神科医师，当时我希望找他做治疗。他对我说，只要我承诺在治疗期间不自杀，他就接治我这个病人。我觉得，这有点像一个传染病专家同意治疗你的肺结核，前提是你永远不再咳嗽。我至今也不觉得那时的想法只是天真。有一次参加完一个脑成像的会议，我在乘飞机回家路上被拉入了一段谈话，对方看到我在翻看一本关于抑郁的书。"我对你在读的东西有点兴趣，"他说，"我自己也得过抑郁。"我合上书，听他讲自己的精神疾病史。他曾因严重抑郁两度入院。他有一段时间在服药，但这一年多都感觉不错，就停了药。他也不再做心理治疗，因为他已经解决了过去折磨他的问题。他曾因持有可卡因两次被捕，也曾短暂坐牢。他和父母联系不多，女朋友甚至不知道他得过抑郁。当时正是早上 10 点 30 分，他跟空乘要了一杯加冰威士忌。

"你经常跟陌生人说自己这么多事吗？"我尽可能温和地问他。

"嗯，有时会，"他承认，"有时我觉得跟陌生人说比跟熟人说更容易。你明白吗？没那么多评判什么的。但也不是任何陌生人——好像我对人有种感觉，我就是知道有的人合适，可以聊这些。就像我坐在你旁边就有这种感觉。"

冲动。不顾后果。"你拿过超速罚单吗？"我问他。

"哇哦，"他说，"你是会读心术什么的吗？我一直都有好多超速罚单，事实上我的驾照还被吊销过一年。"

　　如果我刚参加过一个心内科的会议，旁边坐着一个 300 磅的男士吞云吐雾，大嚼黄油棒，还诉苦说胸痛放射到了左臂，我可能觉得警告他正处于真正的危险中没什么不合适。但告诉一个人他有自杀风险，困难得多。我绕着这个话题打转，建议这位新朋友继续服药，告诉他最好跟一位精神科医生保持联络以防复发。有句话，某种社交惯例让我说不出口："你也许现在感觉不错，但你正朝自杀的方向发展，必须马上采取预防措施。"

　　自杀的动物模型并不完善，因为我们推测动物并不理解自己的终有一死，也无法自寻死路。你无法渴求自己不理解的东西：自杀是人类为自我意识付出的代价，其他物种中不存在可资比较的形式。然而，这些物种中有些个体会有意伤害自己，如果面对超量的变化无常，它们还会反复自伤。一直处于拥挤环境中的大鼠会咬断自己的尾巴。恒河猴如果不是母亲抚养长大，会在约 5 个月大时开始有自伤行为，哪怕再把它们放入猴群，这种行为也会持续一生。在这些猴子的一些关键脑区，血清素表现为低于正常水平：生物因素再次与社会因素相关起来。有一次我听说马戏团的一只章鱼自杀了，惊讶不已。这只章鱼惯于表演把戏来换取食物奖励。马戏团解散后，章鱼就被养在一只鱼缸里，没人再注意它的把戏。它的颜色渐渐消退（章鱼的色调变化会表达内心的状态），终于，它最后做了一套表演，没得到奖励，于是用尖嘴重重地刺伤了自己，就这样死去了。

　　考虑人类模型后，最近的研究发现，自杀和父母的死亡有紧密的联系。有一项研究提出，在最终自杀的人里，有 3/4 在童年时经历过某位至亲，多数时候是父母一方的死亡，因而受到创伤。在人生的早期无力处理这样的丧失，会导致他们整个一生都无力处理丧失。失去父母的少年往往会内化指责，终止自我价值感。他们可能也会放弃自己的客体恒常感（sense of object constancy）：如果一个人如此依赖的父母都可以说不定哪天就这么消失了，那还有什么可以信任？统计数字也许有所夸张，但显而易见的是，在同样的条件下，一个人丧失的越多，就越可能毁灭自己。

　　在生命早期的自杀非常普遍。在美国，每年有 5000 名 18—24 岁的人结束自己的生命，而试图自杀的则至少有 8 万名。在 20—24 岁的美国人中，每 6000 人就有 1 人自杀。自杀在年轻人中出现得越加频繁。在 15—24 岁的美国人中，自杀是排名第三的死因。这个年龄段的自杀率为何一路攀升，目前尚无共识。乔治·豪·科尔特曾写道："针对青少年自杀这场'大流行病'，有诸多的解释：美国道德神经的松懈、核心家庭的解体、学校压力、同辈压力、父母压力、父母倦怠、儿童虐待、药物、酒精、低血糖、电视、音乐电视、流行音乐（摇滚、朋克、重金属，取决于是哪个十年）、滥交、下滑的教会出席率、暴力的增长、种族主义、越南战争、核战的威胁、媒体、无归属感、物质的不断丰富、失业、资本主义、过度自由、厌倦情绪、自恋、水门事件、政府的幻灭、英雄的缺席、自杀的电影、太多的自杀讨论、太少的自杀讨论。"对自己的学业有很高期望的青少年，如果没有达到自己或父母的期望，可能就会自杀：学业优良的青少年，自杀情况比他们抱负较小的同辈更为普遍。青春期开始时及随后几年的荷尔蒙失调，也是青少年自杀的重要先决因素。

实施自杀的青少年常常是被保护着的，没见过死亡的凄凉。他们很多人似乎相信死亡不是意识的完全终止。在一所发生传染性自杀的学校里，一名自杀的学生在自杀前说，他还活着但朋友却死了，这让他觉得怪异。1999 年我拜访了格陵兰岛的一座小城，那里曾发生过奇怪的死亡。有一名学生自杀了，很快十几名学生跟着自杀。其中一名自杀追随者在自杀前一天说，他很思念他已经不在人世的朋友，似乎他结束自己的生命是为了抵达朋友去的地方。越是年幼，就越可能相信自杀企图不会导致死亡，于是可能用自杀企图来惩罚别人。我母亲曾经用我小时候的话来取笑我："我要去吃虫子，然后我就会死，然后你就会为对我不好而难过。"这些行为，无论有多少操纵人心的性质，都至少是在大声呼救。自杀未遂的青少年都需要我们温柔的关注。他们确实面临严重的问题，即使我们不理解，也必须接受问题的严重性。

虽然青少年时段有着突出的自杀峰值，但最高的自杀率出现在 65 岁以上的年龄段，而其中 85 岁以上的白人男性，更是每 2000 人就有 1 人自杀。有一种倾向让人非常难过，就是觉得老年人的自杀比之青年人较不足惜。绝望到了死亡的程度，无论影响的是谁，都极具毁灭性。毫无疑问，每活

258

一天，死亡都更近一点；但如果说每活一天，一个人的自我毁灭就更可接受，这样的主题变奏就太过诡异了。我们倾向于认为老年人的自杀是理性的，但事实上，这常是精神疾患未获治疗的结果。不仅如此，老年人一般而言对死亡有着丰富的理解，青年人自杀是为了逃避生活，寻求不同的体验，而老年人则倾向于将死亡看作一种终极状态。他们知道自己在做什么：在这个人群中，未遂的自杀远少于年轻人。老年人会用特别致命的方法自杀，而且较任何其他人群而言，都更少提前流露意图。离婚或鳏居的老年男性是自杀率最高的人群。他们很少寻求针对抑郁的专业帮助，通常会把自己的负面感受当作是对生命不断消逝的真实反映。

259

除了显性的自杀之外，很多老年人会采取慢性自杀行为：他们选择不进食、不照顾自己、放任自由，让身体完全崩溃。退休后，他们任由活动频率下降，很多时候还因贫穷或社会地位低下而完全放弃娱乐活动。他们把自己孤立起来。他们会患上抑郁且形式较为严重，比如有动觉问题、疑病症、偏执，同时身体开始也严重衰退。抑郁的老年人中，至少一半有部分幻觉性的身体不适，在自杀之前的阶段，他们常会认为自己比实际状况更无力，更难治。

自杀的报告率长期偏低，部分是因为一些自杀者伪装了自己的行为，部分是因为活着的亲友不愿意承认自杀的现实。希腊是全世界自杀报告率最低的国家之一，这不仅反映了这个国家阳光明媚的气候和宽松的文化环境，同时也是由于希腊教会规定自杀者不得葬入圣地。这是在希腊不报告自杀的特殊原因。社会羞耻度越高，自杀就报告得越少。还有很多情况可以称作无意识自杀：一个人生活得漫不经心，不慎丧命——可能因为轻微的自杀倾向，也可能只是莽撞。自我毁灭和自杀之间的界限可能很模糊。任由身体朽坏而不加维护，即是自杀倾向的原初形态。有些宗教会区分主动和被动的自毁：在绝症的最后阶段不再进食也许无可指责，但若过量服药就是罪孽。不管怎样，世上的自杀都比你想得多得多，无论你是怎么想的。

自杀的方式惊人地多。凯·贾米森在《夜幕疾坠》中列出了一些奇特的办法，比如喝滚水，扫帚把插进喉咙，缝衣针刺进小腹，狼吞虎咽地吃皮革和铁，跳入火山，把火鸡屁股刺进喉咙，吞炸药、滚烫的煤块、内衣、床单，用自己的头发勒死自己，用电钻在头上钻洞，不穿保暖衣物走进雪地，把脖子放进老虎钳，安排自我斩首，把花生酱或蛋黄酱注射进血管，开轰炸机撞山，在皮肤上放黑寡妇蜘蛛，在醋缸里淹死，在冰箱里窒息，喝酸液，吞爆竹，在身上放水蛭，用念珠勒死自己。在美国，最通常的方法是最显见的那些：枪支、药物、上吊、跳楼。

　　我从未在强大的自杀想象面前束手就擒。我常想到自杀，在我抑郁最严重时，自杀的念头总是挥之不去；但这念头倾向于停留在脑海里，笼罩在不现实的光影中，就像孩子想象自己年老时那样。状况恶化时我会知道，因为这时我想到的自杀方式花样繁多，某种程度上也更为暴力。我的想象不包括药柜里的药片，甚至也不包括保险柜里的枪，而是在想如果割腕，用吉列剃须刀刀片和用美工刀哪个更好。我甚至还测试过一根横梁够不够结实，用来上吊行不行。我还计算过时机：我什么时候会一个人在家，哪个时段可以把计划顺利完成。在这样的情绪下开车时，我常会想到悬崖，但接着就想到安全气囊，想到可能伤到其他人，而且这种方式总是让我觉得太过一团糟。这些想象都栩栩如生，非常痛苦，但至今为止也还只是想象。我有过一些算是近乎自杀的鲁莽行为，也常常想死。我在低落时会想象自杀来玩，就像心情好时也会想象弹钢琴来玩一样，但这些想象从未脱离我的控制，也没太转变为可以实现的现实。我有过摆脱生命的想法，但没有过要抹除我自身存在的冲动。

　　我能想象，假如我的抑郁更为严重或持续更久，我会有更主动的自杀倾向，但除非有确凿无疑的证据说我的状况无法好转，否则我应该不会自杀。自杀虽然会平息当下的痛苦，但多数情况下是为了回避未来的痛苦。我天生有种强烈的乐观主义，遗传了父亲家族的特点。或许完全是出于生化原因，尽管我的负面情感有时难以承受，但我从未觉得它们一定无法改易。我还记得在抑郁的低点时，有怎样奇怪的未来全然无望之感：搭乘小飞机时我感到了不合时宜的轻松，因为我真的不在乎我是机毁人亡，还是飞抵了目的地。当风险出现时，我就会愚蠢地以身涉险。我把尝试毒药当

261　成游戏，只是不会专门去寻找或制作毒药。我有一位受访者多次自杀未遂，他告诉我，如果我连割腕都从未试过，我就不算"真"抑郁。我选择不加入这种独特的比赛，但我确实见过有人承受巨大的痛苦，却从未想过自杀。

　　1997 年春天，我第一次跳伞，是在亚利桑那州。跳伞常被说成是"准自杀"行为，如果我真的死于跳伞，我想在亲朋好友的观念中，这铁定与我的情绪状态有关。但这似乎不像是自杀冲动，反而像是求生冲动——我相信很多准自杀行为都是如此。我去跳伞是因为能做到这事让我感觉很棒。与此同时，因为我把自杀的想法当成一种消遣，我也打破了自己与自毁之间的重重阻隔。跳出飞机的时刻我并不想死，但我已不像患抑郁前那么害怕死亡，也就无须严格地回避死亡。那以后我又跳了好几次伞，在经历了那么多无端的恐惧后，从这种大胆中获得的喜悦简直无法计量。每次站在机舱门边，我都感到真实的恐惧带来的肾上腺素涌动，这就像真实的悲痛一样，这些简单的真实对我而言无比珍贵。它提醒我这些情感究竟是什么。接着是自由坠落，是俯瞰纯净的田园，是势不可挡的失重无力、美与速度。然后就是谢天谢地的发现：哦，降落伞在的。伞篷打开后，上升的气流猛地阻止了坠落，我似乎在不断飘离地球，好像一位天使忽然来拯救我，带我飞向太阳。然后我又开始下落，非常非常缓慢，像是活在一个宁静的多维世界里。发现自己信任的命运不负所望，真是十分美妙。而发现这个世界可以支持我最冒险的实验，即使是在坠落中也感受到被这世界紧紧拥抱，真是莫大的喜悦。

　　我第一次强烈地意识到自杀大概是在 9 岁。我弟弟的同学的爸爸自杀了，我们在家谈到了这件事。他站在家人面前，说了些非同寻常的话，然后纵身跳出窗外。他的妻子和孩子们就看着他的身体在几层楼下变成一具没有生命的躯壳。"有的人就是会遇到自己解决不了的问题，直到最后无法忍受继续活下去，"我的母亲解释道，"而你一定要坚强地过完这一生，一定要活下去。"反正我当时并不理解这件事的可怕之处，反而感到奇异迷人，几乎有种色情的意味。

262　　　　上高二时，一位我最喜欢的老师开枪射了自己的头。人们在他的车里发现了他，旁边有本翻开的圣经，警察没注意翻开的是哪一页就给合上了。

我还记得我们在晚餐时谈论此事。那时我还没有失去过至亲之人，所以他自杀而死这件事，对当时的我并不像后来回想时那么深刻。那是我第一次直面死亡这件事。我们聊怎么没人知道圣经翻到了哪页，这失意的结局折磨着我内心的某种文学情感，比我这生命本身的逝去对我的折磨还多。

在我大学一年级时，我女友的前男友的前女友在学校跳了楼。我不认识她，但我知道自己包括在一条有她在内的"拒绝链"之中，这令我对这位陌生人的死感到内疚。

我大学毕业后几年，有位熟人自杀了。他喝了一瓶伏特加，割了腕，显然不满于过慢的血流速度，于是又爬上他纽约的公寓楼顶，从上面跳了下去。这一次我很震惊。他天性讨喜，聪慧英俊，是那种我偶尔会忌妒的人。当时我在为本地报纸撰稿。他常常一早就从一家通宵报亭买上一份，每次我发表了什么，他总是第一个打来电话祝贺我。我们不算亲密，但我永远记得那些电话，记得他那些有点儿过于崇拜的赞扬之词。他也会表现一些伤感，因为他对自身的职业发展彷徨不定，而他觉得我很清楚自己在做什么。这是我在他身上注意到的唯一忧郁之处。除此之外，我都觉得他是个开朗乐观的人。他很喜欢派对，事实上，他组织的派对都很棒。他认识的人都很有趣。为什么这样的一个人会割腕跳楼？他的精神科医生前一天还见过他，也搞不清楚这个问题。这时，是否还回答得出什么理由？这件事发生时，我还认为自杀是有逻辑的，哪怕是有缺陷的逻辑。

但自杀没有逻辑。曾与此种急性抑郁战斗过的劳拉·安德森写道："为什么总得有个'理由'？"给出的理由很少能充分解释发生的事。寻找线索、起因、类型，这是精神分析师和好友的任务。读过一系列自杀名录后，我就这样认为了。这些清单像越战退伍军人纪念碑的名单一样长，一样痛苦（而越战期间死于自杀的年轻人比死于战斗行动的更多）。临近自杀前，每个人都遭遇了某种急性创伤：被丈夫辱骂，被爱人抛弃，严重的自伤，至爱因病去世，破产，车子撞毁，有人只是某天醒来后就再也不醒来，有人痛恨周五的晚上。如果他们自杀了，这是因为他们有自杀倾向，而不是因为自杀是此种所谓推理的显见后果。医疗体系坚称精神疾病和自杀必然相关，而哗众取宠的媒体常暗示精神疾病并不会真正地影响自杀。这让我们能放心地指出自杀的原因。如果说急性抑郁总是来自不管什么事件的触发，那么自杀的原因就把这一逻辑推向极端。这里没有明确的界线。你有多强的自杀倾向才会去企图自杀，有多强的自杀倾向才会实施自杀，一种意向什么时候会变成另一种？自杀可能确实是（按 WHO 的说法）一种"造成致命后果的自杀性行动"，但在这后果背后，又有哪些有意识或无意识的动机？高风险的行为，从故意把自己暴露在可感染 HIV 的环境中，到挑起他人杀人的怒火，再到冰暴时滞留室外，这些都常是准自杀行为。自杀企图的范围则从有意识、有目的、完全故意的目标导向性行为，直至最轻微的自毁行动。凯·贾米森写道："矛盾的心理会逐渐积蓄成自杀的行为。"A.阿尔瓦雷斯写道："自杀的借口多是随口一说，充其量不过是为生者减轻内疚，安顿心灵，激励社会学家继续无休止地去追寻令人信服的类型和理论。这些借口就如同触发大战的边境小摩擦。促使一个人自行了断的动机，其实在其他地方，属于那个人的内在世界，迂回，矛盾，宛若迷宫，多数都在视野之外。"加缪写道："报纸上经常说起'个人悲痛'或'无法医治的病症'，这些解释都有道理。但我们得知道，这个绝望的人是否在同一天受到了哪位朋友的冷漠对待，这位朋友才是有罪之人，因为这足以让所有悬置着的怨恨和厌倦尘埃落定。"批判理论家朱莉娅·克里斯蒂娃描述了时机的深刻随机性："遭到背叛，致命的疾病，某些意外或残疾突然把我拉出正常人的正常生活，或是落到某个我爱的人身上并且也产生了同样激烈的影响，或者……我还能再说什么？每天都有无尽的不幸压在我们身上。"

1952 年，埃德温·施奈德曼在洛杉矶创办了第一所自杀预防中心，试图找出关于自杀的实用（而非理论上）的思维方式。他提出，自杀是爱意受挫、控制感破碎、自我形象受创、悲痛以及愤怒的结果。"自杀的剧本几乎像是会自我写就，似乎有自己的心灵。这迫使我们清醒地意识到，只要人可以成功地掩饰自己，无论是有意还是无意，就没有任何自杀预防项目可以百分百成功。"凯·贾米森在感叹"心灵的私密是道穿不透的屏障"时，说的就是这种掩饰。

几年前，我另一位大学同学结束了自己的生命。这次事件一直都算很特殊，从某些方面看，他的自杀更容易解释。在他死前几周，我收到了一条他的短信，一直想回电话约他吃个午饭。后来我应邀和几位我们共同的朋友小聚，聊到某个话题时我想起他，于是问："有人最近跟某某联络过吗？""你还没听说吗，"一位朋友答道，"他一个月前上吊自杀了。"出于某种理由，这对我来说是最糟糕的画面。我能想象他割腕伤口的样子，能想象他跳楼后身体摔得四分五裂。但他吊在一根横梁上，像个钟摆似的摇晃？这画面我怎么也想不出。我知道如果我回电话，约他吃午饭，可能也无法拯救他的生命，但自杀会激起周围的一切内疚：假如见了他，我也许就能发觉一些线索，就能做点什么。这样的想法在我脑海中挥之不去。

之后，我父亲一位商业伙伴的儿子自杀了，然后我父亲一个朋友的儿子自杀了，然后是我认识的另两个人，然后是朋友的朋友。自写作本书以来，我听到不少人失去了兄弟、子女、爱人、父母。也许我们有可能理解让人走向自杀的那些路径，但自杀真正发生的那一刻，采取最终行动时的那个心态，依旧无法理解，令人惊骇，怪异得让人觉得好像从来都未真的了解过自杀的那个人。

写作本书的过程中，我听说了很多自杀的消息，部分是因为我所接触的各个圈子，部分是因为既然我做了这么多研究，人们就希望从我这里找到些智慧或洞见，但实际上我完全没有。有位 19 岁的朋友克里茜·施密特，是在震惊下打电话给我的，她在安多弗学院的一名同学在宿舍后面的楼梯间上吊自杀了。这位男生被选为班长，因被抓到喝酒（17 岁）而遭撤职。他发表了卸任演说，得到了大家的起立鼓掌，之后就结束了自己的生命。克里茜和他只是点头之交，但在学校，这男生算是身处红人圈，而她有时会感到这圈子排斥着她。"开始一刻钟我都还不太相信，"克里茜在邮件里写道，"然后我就开始流泪。我想我同时感受到了很多东西：生命被主动切断，这让我有种无法言表的悲伤；对学校也很愤怒，这地方真是无聊到窒息，因为喝酒就对这男生做了这么重的处罚；而最强烈的，可能是恐惧，害怕自己哪天也觉得要在自己宿舍的楼梯间上吊。为什么我在学校的时候没去结识这男生？为什么我觉得自己是唯一糟糕、唯一悲惨的人，明明这个学校里最受欢迎的男生也会有如此多的相同感受？为什么竟然没人注意到他身上背着这等重负？大学二年级，所有这样的时刻，我都躺在宿舍，感到深深的悲痛和困惑，为我周遭的这个世界，为我过着的生活……那，我现在还好好的。我知道我不会走出最后那一步，我确实知道。但我离那一步很近，能感到那至少是一种可能。到底是什么——勇敢，病态，孤寂——能把一个人推过那条终极的、致命的边缘？我们什么时候会情愿舍弃生命？"第二天她又补充道："他的死搅起了、凸显了所有那些未被回答的问题，这些问题我必须要问，但同时又找不到答案，这带来的悲哀我现在几乎难以承受。"这在本质上就是自杀者留给生者的灾难：不只是失去了某个人，还失去了劝说这个人采取不同行动的机会，失去了联系的机会。每个人都最渴望联系的，就是自杀的人。"要是我们早知道该多好"，这样的恳求属于自杀者的父母，他们绞尽脑汁想弄明白自己的爱到底在哪儿出了问题，让这样的事出人意料地发生，想弄明白他们本可以说些什么。

但没什么可说的，说什么也无法平息自毁者的孤寂。凯·贾米森讲到自己有一次思维和情绪都很混乱，于是生了自杀的企图，那是个痛苦的故事："别人付出的爱很多很多，但都没用。无论家人多么关怀，工作多么美妙，都不足以克服我感受到的痛苦和无望，爱情无论多么浪漫热烈也都毫无影响。没有任何生机和温暖能穿透我的外壳。我知道我的生活摇摇欲坠；而且我坚信，如果没有我，我的家人、朋友、病人会过得更好。反正我也没剩多少生机了，我想我的死可以省得大家把精力和好意浪费在徒劳的差事上。"认为自己是别人的负担，这种想法并不少见。有位自杀的男性在遗书中写道："我反复想过后认为，如果我死了，对亲友的伤害会少一些。"

266    巨大的惨况不会让我想自杀，但在抑郁中，偶尔有些小事会把我压垮，让我有种荒唐之感。厨房里堆满了脏盘子，我却没力气洗。要么我干脆自杀算了。或者——看，火车来了，我可以索性跳到铁轨上。我要跳吗？但我还没下定决心，火车已经进了站。这些思绪就像清醒梦，我能看到它们的荒谬，但我知道它们是存在的。我不想死于这些思绪，也不想诉诸暴力，但从某种疯狂的角度来看，自杀似乎让事情变得简单。如果我自杀了，就不用再修补房顶、剪刈草坪，也不用再去淋浴。哦，想想看，再也不用梳头该有多好。与这种突发自杀倾向的对话让我相信，它更可能发展成自杀企图，而不太会是我抑郁最严重时的那种彻底绝望。它是突然然闪现在脑海中的一条出路。它虽然常出现在令人不快的情境中，但其实不是忧郁的感受。我也知道那种想要抹杀抑郁，但除了抹杀那个深受抑郁折磨的自己之外无计可施的感觉。诗人埃德娜·圣文森特·米莱写道：

> 我真的，必须与你——痛苦——共存吗？
> 共度我的全部人生？分享我的炉火，我的卧榻，
> 分享——哦，最糟的事！——同一个头脑？
> 我喂养我自己时，也在喂养你？

喂养自己的悲惨处境，终会疲惫到不堪承受。而那种无助带来的乏味，那种无法超脱，会把人逼得只想斩除痛苦，顾不上拯救自己。

　　写作本书的过程中，我曾与许多自杀幸存者交谈，其中一位特别令我惊惧。他自杀未遂的第二天，我在医院与他见面。他事业成功，富有魅力，婚姻幸福，住在美国一个海岸城市的优雅郊区，在一家顾客盈门的餐厅担任主厨。他本是受着周期性抑郁之苦，但两个月前停了药，认为不吃药也没问题。他没有告诉任何人停药的计划，但在完全停药前的几个星期，一直在适当地降低药量。开头几天他感觉还不错，但之后就开始不断出现明确的自杀念头，独立于其他的抑郁症状。他继续去工作，但头脑里总是冒出自我了结的想法。终于他下了决心，相信这么做有个好理由，那就是世界没有自己会更好。他处理了生活中的一些未竟之事，也安排了后事。某天下午，他觉得时候到了，就吞下了两瓶泰诺。中间他打电话到妻子的办公室道别，非常确信她能明白他的理由，不会反对他的决定。他的妻子开始还不确定他是不是在开玩笑，但很快意识到他是认真的。她不知道的是，甚至在通电话的同时，他还在一把把地服药。妻子一直反驳他的计划，最后他气恼地说了再见，挂了电话，把剩下的药都吃了。

　　警察半个小时之内就到了他家。这位先生意识到自己的计划可能要失败，就走到门外和警察聊天。他解释说，他妻子有些古怪，会做这种事专门让他不快，警察实在没必要留下来。他知道，如果他能再拖延一小时左

267

右，泰诺就会摧毁他的肝功能（他事先做过细致的研究）。如果没法让警察
离开，他希望至少能转移他们的注意。他请警察进门喝杯茶，还烧了开水。
他表现得很冷静，也很有说服力，警察信了他的话。他确实拖延了一会儿，
但警察说他们必须要跟进可能的自杀企图，很抱歉必须要带他一起去趟急
诊室。最后，他在千钧一发之际洗了胃。

在我跟他交谈时，他对整个过程的描述就像我有时描述梦境，在这样
的梦里我扮演的角色活跃得不像话，但我看不出这角色有什么意义。他经
过洗胃，慢慢恢复过来，受了很大震动，但思路十分清晰。"我不知道为
什么想死，"他对我说，"但我可以告诉你，就在昨天，这个想法还无懈可
击。"我们重温各种细节。"我认定这世界没有我会更好，"他说，"我仔细
想过后，认识到如果我死了，对我的妻子、对餐厅、对我自己，都会是莫
大的解脱。这就是奇怪之处，这似乎是个显而易见的好主意，非常明智。"

从自己这个好主意里捡回条命，让他大大松了口气。我不会说那天他
在医院里很快乐，与死神擦肩而过让他惊魂未定，就像空难幸存者那样。那
天大部分时间里，他的妻子都陪着他。他说他很爱妻子，也知道她很爱他。
他也喜欢自己的工作。也许是潜意识里的什么东西驱使他在准备好赴死之
时还是给妻子打了电话，而不是只写份遗书。这对他很难算得上什么安慰，
因为那完全不是出于他的显性意识。我问他的医生，这位病人还要住院多
久，医生说至少也要搞清楚他自杀的逻辑错在何处，也等血液中的药物浓
度降下来了，才能让他出院。"他今天看起来很健康，可以回家，"医生说，
"但如果前天他来医院，看起来也会很健康，无须住院。"我问这位男士觉
得自己是否会再试图自杀。这好像让他在预测另一个人的未来似的。他摇
摇头，脸色苍白，迷惑地看着我。"我怎么会知道？"他反问我。

他的这种迷惑不解和情感挫败在自杀者中很常见。乔尔·P.史密斯，
一位住在威斯康辛州的男士，曾多次试图自杀。他在写给我的信中说："我
很孤独。我认识的抑郁者中，绝大部分都或多或少感到孤独，他们丢了工
作，耗尽了家人和朋友的精力。我开始有自杀倾向。我的最终监护人，也
就是我自己，还没脱离岗位，但这更危险，因为他开始成为毁灭行动的拥
护者和执行者。"

母亲死的那天，我 27 岁，我理解也相信她自杀的原因。她当时处于癌症的终末期。事实上，我是和父亲、弟弟一同帮母亲自杀的，这个过程中，我感受到了与她之间强烈的亲密。我们都相信她的解释。不幸的是，很多信奉理性决策的人，包括《最后的出口》的作者德雷克·汉弗莱，还有杰克·凯沃尔基安[*]，似乎都认为理性意味着"直截了当"。要做出这种理性的决定不是易事。这个过程缓慢、纠结、怪异，其复杂性极为个人化，就像哪些爱情体验足以通向婚姻也完全因人而异。母亲的自杀是我生命中的剧变，尽管我钦佩她的选择，也相信那是明智之举。这件事仍然深深折磨着我，让我在它的细节面前常逡巡不前，羞于思考和谈论。但它现在就是我生命中的事实，无论谁问起，我都会勇敢说出来。然而真实发生的一切就像埋在我内心深处的尖锋，只要我一动，它就划出伤痕。

社会活动家着迷于小心地区分开"理性的"自杀和其他自杀。事实上，自杀就是自杀，无论发生在谁身上，都多少是种决绝、悲哀、有毒的行为。"最糟"和"最好"的自杀是连续体的两端，其区别更多在于程度，而非本质。理性的自杀一直是种流行而可怕的想法。陀思妥耶夫斯基的小说《群魔》中的叙事者问道，人是否会出于理性而自杀。"很多人会，"基里洛夫回答，"如果不是偏见作祟，还可能更多，多得多。我要说的就这些。"我们谈论理性的自杀，并将其与非理性的自杀相区别时，其实是在详细描绘自己或社会的偏见。如果有人因为痛恨自己的关节炎而自杀，这人似乎就是有自杀倾向；而如果是因无法忍受癌症的前景，那痛苦且失去尊严的死亡，于是索性自杀，这可能看起来就很理性。最近英国有法院裁决，准许某所医院违背一位糖尿病厌食症患者的意愿，给她强制灌食并注射胰岛素。病人非常狡猾，暗地里把要给她注射的胰岛素换成了掺水的牛奶，注射后她很快陷入昏迷。"那，这是厌食症的表现吗，"她的心理治疗师问道，"还是自杀行为，准自杀行为？我想这明显是极为抑郁和愤怒的表现。"有些人

269

---

[*] 凯沃尔基安（Jack Kevorkian, 1928—2011），美国病理学家，公开呼吁允许医生辅助终末期的病人自杀，并身体力行。

的疾病虽然痛苦但不立即致命，对这些人来说呢？因阿尔茨海默症或渐冻人症*而自杀算理性吗？是否有一种极端的精神状态，一个人接受了很多治疗但仍然苦闷，那么即便他没有生病，他的自杀会是理性的吗？对甲理性的，对乙可能就不理性，但所有的自杀都是不幸。

在宾夕法尼亚州的一所医院里，我遇到了一位盼望死去的青年，他还不到 20 岁。我特别想向他致敬。他生于韩国，出生后不久就被遗弃，发现时已饿得奄奄一息。他被送去了首尔的一家孤儿院，6 岁时从那里被一对美国夫妇收养。这对夫妇酗酒，常对他施以虐待。12 岁时，他成了受国家监护的孩子，被送往精神病院，我就是在那里结识了他。他因脑瘫而下半身瘫痪，说话对他来说都痛苦费力。在他全天候住院的 5 年间，曾接受过所有已知的药物和疗法，包括全部的抗抑郁药以及电痉挛治疗，但他仍无法摆脱痛苦的折磨。自童年末期起，他就无数次试图自杀，但因身处护理机构，总是获救；因为被困在封闭病房的轮椅上，他也很少能找到实施自杀的私密机会。他陷入绝望，试图饿死自己，然而失去意识之后，他又被静脉输注营养液。

尽管身体的障碍使他说话十分费力，但他完全能够进行理性的对话。"活着令我难过，"他对我说，"我不想像现在这个样子待在这儿。我就是不想活在这世上。我从未有过生活。我什么都不喜欢，也没有任何东西让我感到喜悦。我的生活就是这样：医院 9 号楼的楼上，再回到这里，1 号楼，并不比 9 号楼好。我的腿很痛，身上也是。我尽量不和这里的人说话，反正他们基本上也是自言自语。我吃了很多药治抑郁，但不觉得有什么效果。在楼上我用手臂举重，也用电脑。这能让我脑子里有点事想，转移我的注意力，不至于总想现状。但这不够。这一切永远不会改变。我永远都无法不想自杀。割腕的感觉很好。我喜欢看到自己的血。然后我就睡着了。当我醒来时，我心想：'该死，我又醒了。'"很多脑瘫患者都过着富裕、满意的生活。然而，这个年轻人受到如此严重的心理伤害，变得充满敌意，他

270

---

* 学名"肌萎缩性脊髓侧索硬化症"（Amyotrophic lateral sclerosis，ALS），亦称卢伽雷氏症（Lou Gehrig's Disease）。

可能永远都不会遇到很多爱，即使有人给他爱，大概他也无法欣然接受。他令我以及一些照顾他的人深受触动，但现实中还没出现那位英雄人物愿意倾尽一生去帮扶他：这世上有着无私到愿意奉献自己的人，但要照顾这世上所有像他这般时刻在与自己生命交锋的人，人数却还不够。他的生命就是身体和精神的痛苦，身体的无能和精神的阴影。在我看来，他的抑郁和求死之心似乎无法治愈，我庆幸自己没担负着确保他每次割腕后还能醒来的责任，也不是那个要在他绝食时把饲管插入他体内的人。

在另一家医院，我遇到了一位 85 岁的老人，他的身体健康状况良好。他的妻子得了肝癌，他们二人一同服下了剂量足以致命的巴比妥盐。他们已经结婚 61 年，约好共同赴死。妻子死了，他却活了下来。"我被分派治疗他的抑郁，"一位年轻的精神科医师对我说，"给他开药和治疗，好让他不至于因年老多病、持续受苦、妻子过世、自杀未遂等等患上抑郁。现在已经 6 个月了，他的状况还是没什么变化，而他还可以活 10 年。我治疗抑郁，但他得的并不是那种抑郁。"

丁尼生在他的诗作《提托诺斯》中讲述了一个类似的晚年悲剧。提托诺斯是黎明女神厄俄斯的情人。厄俄斯请求宙斯赐予提托诺斯永恒的生命，宙斯应允了。但她忘了同时请求赐予他永恒的青春。结果提托诺斯一天天永无止境地老去，又无法结束自己的生命。他渴望死亡，对他从前的情人说：

> 你的玫瑰色暗影冷冷地浸泡着我，连
> 你的光都是冷的，连我枯皱的脚
> 也在你的晨曦乍现中发寒，这时雾气
> 从片片朦胧的田地中升起，飘在
> 有权死去的一众快乐之人的家园和
> 那些更为幸运的已逝者的荒冢上空。

佩特罗尼乌斯写过一则故事，关于库迈的西比尔。*这位女先知注定永
生，却无永恒的青春，T. S. 艾略特因而在《荒原》绝望的题词中写道："孩
子们在问她：西比尔，你想要什么？她答道：我想死。"连安静地生活在新
英格的艾米莉·狄金森，也对逐渐堕入衰老和丧失得出了相似的结论：

> 心灵首先渴求欢愉，
>
> 再是免除疼痛，
>
> 再是那些小小的止痛片
>
> 消灭了痛苦，
>
> 再是沉睡，
>
> 再是——如果那是
>
> 心灵审判者的意愿——
>
> 死的特权。

我们全家在母亲得卵巢癌很久之前就开始讨论安乐死的话题了。20 世
纪 80 年代初，我们就都签了生前遗嘱，并且在纯理论层面上讨论过，在荷
兰，安乐死的合法已广为人知，而它在美国仍不合法，这是多么不开化的
政策。母亲常说："我憎恨疼痛。如果有一天我只剩下疼痛了，希望你们中
有谁可以给我一枪。"我们都大笑着同意。我们都憎恨疼痛，都觉得静静死
去是最好的死法：年迈苍苍时在家里睡着去世。那时我年轻乐观，觉得我
们都会在遥远的未来以这种方式死去。

1989 年 8 月，母亲被诊断出卵巢癌。住院的第一周，她就宣布要自杀。
我们都尽力不去理会她这个宣告，她也没有特别坚持。那时她说的并不是
考虑用这套方案来终结症状——她几乎还没有任何症状——而更像是对即
将到来的遭遇表达某种怒火，对即将失去自己的生命控制力表达深深的恐
惧。之后她谈起自杀，就像个情场失意的人谈起它；比起痛苦缓慢的康复

---

\* 库迈的西比尔（Sibyl at Cumae）是阿波罗的爱人，阿波罗为其赋予了预言之力和永生（另有其
他西比尔）。库迈是古希腊在意大利半岛的早期殖民地。出自古罗马作家佩特罗尼乌斯（Petronius,
c.27—66 A.D.）的长篇小说《萨蒂利孔》（*Satyricon*）。

过程，自杀可是快速便捷的选项。她好像是想用这种方式报复这个世界的怠慢：如果生活无法再像从前那样精致，毋宁全盘舍弃。

在母亲经历起一轮化疗的折磨时，这个话题暂时搁置。10 个月后，她接受了一次探查手术评估化疗的效果，我们发现治疗方案并不像我们希望的那样有效，医生于是开了第二轮化疗。手术后，母亲犹疑了很久，似是在阻止意识化为愤怒。当她终于又开始讲话时，愤怒像洪水一样喷涌出来。这次她说起要自杀，就是一种威胁了。我们的抗议都被劈头盖脸甩了回来。"我已经死了，"她躺在医院的病床上说，"我这儿还剩什么让你们爱呢？"或者她会命令道："你们如果爱我，就会帮助我从这样的惨况中解脱出来。"无论她对化疗有过怎样微弱的信念，那信念皆已荡然无存。她就那么躺着，仿佛如果有人给她那些"药片"，她就可以接受另一轮惩罚式的治疗，这样，只要她准备好了，任何时候就都可以停下来。

我们都倾向于迁就重病之人。大家没有回应母亲术后的愤怒和绝望，但对她任何别的要求都尽力满足。那时我住在伦敦，但每隔一周都回美国的家看她；弟弟在纽黑文读法学院，要长时间坐火车往返；父亲则不去坐班，待在家里。我们都紧紧围绕着母亲——她一直都是我们这个亲密家庭的中心——在轻松有意义的氛围（这是我们一直以来的态度）与可怕的肃穆之间摇摆不定。但当她放松下来，表现得像平时的自己后，她自杀的可能，虽然还略有余音，但还是再次消退了。她的第二轮化疗似乎开始起效，父亲也另查到了六七种治疗选择。母亲时不时还会谈起她对自杀的黑暗观点，但我们一直告诉她，还要过很久才需要考虑这种方式。

1990 年 9 月的一个大风天，我在下午 4 点打电话给家里，想知道那天应该出的检查结果如何。父亲一接电话，我就立刻意识到发生了什么。他告诉我，我们会继续现在的疗法，同时探索其他选择。我清楚地知道母亲会探索什么样的选择。所以 10 月某次午餐期间她亲口告诉我时，我本不该那么惊讶：她说技术细节已经解决，她现在已经拿到了那些药片。在患病早期，母亲即已无法强颜欢笑，失去了美丽的容貌，这也是治疗的一项副作用。它的破坏作用非常明显，只有父亲能设法做到视而不见。母亲患病前是个美人，化疗带来的身体方面的丧失令她极其痛苦：她头发掉光，皮肤过敏严重所以用不了化妆品，身体日渐瘦弱，双眼满是疲惫，永远低垂。而到 10 月的那次午饭时，她已经呈现出一种新的苍白，白得发光，有种缥缈的美，与我童年时她那种 50 年代全美标杆式的外貌全然不同。就是在母亲真的着手寻找那些药片之时，她也接受了（也许是过早地接受，也许不是）自己正在死去的事实，这种接受给了她一种光彩，既发生在身体上，也发生在内心深处。这对我来说，终究比她的衰朽更有力量。现在，回想那次午餐，我能想起很多，特别是母亲重新恢复的美丽。

　　那次午餐时我曾抗议，说她可能还有很多时间，而她说她一直都相信要谨慎计划，既然她已经有了那些药，就可以放松地享受余下的一切，不必再担心结局。安乐死是一种最后期限，我问母亲她要把截止日期定在何时。"只要还有好起来的可能，哪怕非常微弱，"她说，"我都会继续治疗。如果他们说只是在让我继续活着，但已无任何复原的可能，我就会停下来。真到了那个时候，我们就都知道了。别担心，我不会提前吃那些药。同时，我准备要享受剩下的所有时间。"

　　母亲拿到那些药之后，之前所有无法忍受的东西都可以忍受了，因为她确定地知道，当一切变得确实无法忍受时，就会终止。我不得不说，接下来的 8 个月尽管无情地通向她的死亡，却是她病后最快乐的时光；虽然有痛苦，或者可能正因为经受痛苦，那些日子模模糊糊地也成了我们生命中最快乐的时光之一。一旦安排好了未来，就可以全然活在当下，我们中还没人真的这么做过。我应该强调，母亲的呕吐、心慌、脱发、组织粘连等反应丝毫没有减弱，嘴巴的溃疡从没好过，要积攒好几天力气才能外出一个下午，几乎什么都不能吃，过敏得一塌糊涂，颤抖严重到有时都无法用刀叉——然而，持续化疗这种酷刑似乎忽然间变得不值一提，因为只要她决定不再承受这些痛苦，这些症状就不会再继续，疾病也无法再控制她。母亲是位令人追慕的女性，在那些日子里，她把自己交付给爱，我从未见过其他任何人像她那样。萧沆在《解体概要》中写道："可能的自杀带来安慰，将这个我们身处其中受苦的世界拓展到无限空间之中……还有什么财富会比我们每个人深藏内心的自杀更为宝贵？"

　　自那时起，我开始阅读弗吉尼亚·伍尔夫的遗书，尤为触动，她的遗书与母亲的离世有着极为相似的精神。伍尔夫对她的丈夫写道：

> 亲爱的：
>
> 　　我想告诉你，你已经给了我完满的幸福。没有谁能做得比你更多。请相信这一点。
>
> 　　但我知道，我永远无法撑过去了，我在浪费你的生命。这实在太过愚顽。无论谁再说什么都无法说服我。你做得到，没有我你会过得更好。你看，我甚至没法写好这封信，这正说明我是对的。我只想说，在这疾病来临之前，我们都幸福无比。这都是因为有你。没人能像你这么好，从第一天直到现在。所有人都知道这一点。
>
> 　　　　　　　　　　　　　　　　　　　　　　　弗
>
> 　　你能把我写的东西都销毁吗？

这封遗书异常动情，恰是因为它谈及疾病的口吻如此不动感情，冷静清晰。有人自杀是因为他们尚未发现或可能还未寻找有什么治愈之法。有些人自杀是因为他们的病确实不治。假如确信自己得了永久性的疾病，我也会自行了断。哪怕我知道疾病是周期性的，就像弗吉尼亚·伍尔夫对自己病情的了解那样，如果这周期太过令人不堪重负，直逼绝望，我仍会了此残生。伍尔夫知道无论她感受到什么痛苦，都会过去，但她不想再经历一次，然后等它过去；她已经花了够多的时间去等待，现在是时候离去了。她写道：

> 　　哦，要开始了，那恐怖：身体觉得好像痛苦的浪潮在心脏里鼓胀，把我掀翻。我不开心，不开心！坠落——啊上帝，真希望我已经死了。暂停了：我为什么感受到了这些？让我再看这浪潮升起。我看。失败。好，我去察觉它。失败。失败。（浪潮升起。）浪潮拍击。真希望我已经死了！希望我只有几年好活。我无法再面对这恐怖——（浪潮在我全身蔓延开来。）
>
> 　　这个过程继续着；又发生了几次，带着各种不同的恐怖。然后

274

到了危急关头，痛苦不再强烈，反而变得非常模糊。我迷迷糊糊睡过去。醒来时又开始了。浪潮又来了！不理性的痛苦：是失败的感觉，通常是某个具体事件。

最后我说，尽可能不动声色地旁观吧。来，拉自己一把。不要再这样了。我给自己讲道理。我遍查了快乐的、不快乐的人。我强撑着去突进、投身、摧枯拉朽。我开始盲目地前进。我感到障碍倒下。我说那不重要。什么都不重要。我变得僵直，又睡着。半梦半醒中感到浪潮又开始了，看到白晃晃的光，想知道这一次早饭和日光会怎么把它战胜。每个人都会经历这样的状态吗？为什么我几乎无法控制？这既不可信，也不可爱。这就是我的生命有大量的浪费和痛苦的缘由。

在第三轮抑郁期间，还不知道这次抑郁会很快过去时，我给弟弟写信说："我不能每隔一年就来这么一次。同时，我也在尽最大努力坚持下去。我买过一把枪放在家里，后来给了一个朋友保管，因为我不想因一时冲动就用它了结此生。这是不是很荒唐：害怕自己的结局是把自己的枪用在自己身上，于是只能把它放在另一个地方，告诉另一个人，别把它还给你？"自杀更多的是一种焦虑反应，而不是抑郁的结果：自杀这种行动来自备受折磨的心，而非清零的心。焦虑的身体症状非常强烈时，似乎就需要有身体上的回应：不仅仅是寂静的心理自杀和沉睡，而是身体上的自我杀戮。

母亲研究好了各种细节，父亲按事先的详尽计划从头到尾仔细检查，仿佛一次带妆彩排可以提前排解事件本身的部分痛苦。我们计划了我和弟弟怎么回到家，母亲怎么服下止吐药，一天中什么时间最适宜做这件事。我们讨论了每个细节，一直到殡仪馆的安排。我们同意在母亲去世两天后办葬礼。我们一起频繁地计划，好像是先前计划派对、全家度假、圣诞节那样。我们发现，像在其他情况下一样，这个过程中也有很多礼仪需要决定或沟通。母亲静静地开始向我们所有人非常明白地表达她的情感，想要在这几个月里让家人之间的所有差异变得显明。她说了她有多爱我们所有人，发掘出了这种爱的形态和结构；她解决了以前的摇摆，新造出了明确的接纳。她有很多朋友，但为每位朋友她都单独安排一天，和对方共度，向对方道别，尽管只有几个朋友知道她真实的计划，她要确保每位朋友都了解自己在她的情感里占了多么大的位置。那段时间她经常笑，她的幽默、温暖和包容不断散播，似乎连每个月用化疗荼毒她的医生和见证她衰亡过程的护士也包括了进来。一天下午，她要我陪她去给我那位90岁的姨婆买手提包，尽管这次"远征"让她在之后三天都精疲力竭，濒临崩溃，但也让我们两人都焕然一新。她读了我写的所有东西，感情混合着尖锐和宽容，我在别处从未遇到过，这是她生长出的一种新特质，比她之前对我的作品的洞察更为柔软。她把小物件送给别人，把还不到时候送人的大件东西整理有序。她着手翻新我们所有的家具。这样当她离开时，这个家还能保持井井有条。她还为自己的墓碑选定了设计。

就这样，她的自杀计划一点点接近现实，我们似乎都开始接受这一点。后来她说，她本想自己来做所有的事，但她又觉得，那样可能带给我们糟糕的冲击，糟过和她一起完成的这段回忆。而我们，是想要在场的。母亲总是为别人活着，我们也都不愿她孤独地死去。母亲在世的最后几个月里，我们都感到联结紧密，没有谁感到有什么秘密和安排被隐藏了，这很重要。我们的密谋让我们更为亲近，亲近过以往任何时候。

276

如果你从未自己尝试过或帮别人经历过这个过程，你甚至都无法开始想象自杀是有多困难。假如死亡是件被动的事，只发生在无法抵挡它的人身上，且假如生命是件主动的事，只有每天都持续投入才能继续，那么这个世界的问题将会是人口减少，而非人口过多。不计其数的人在寂静的绝望中活着，他们没有自杀是因为无法积攒起足够的条件去实施它。

母亲决定在1991年6月19日结束自己的生命，当时她58岁。如果继续等下去，她会变得太过虚弱而无法完成，自杀需要力量，也需要一种隐私，而医院里不存在这种隐私。那天下午，母亲去看了一位消化科医生，医生说肿瘤大得已经阻塞了肠道。如果不马上手术，她就无法消化食物。母亲说她之后会再联系医生，约手术时间，然后回到候诊室的父亲身边。他们回到家后，母亲给我和弟弟打了电话。"有个坏消息。"她平静地说。我知道她的意思，但很难让自己说出口。"我想时候到了，"她说，"你们最好能过来。"一切都像我们计划的那样发生了。

我开车赶往市郊的家，路经弟弟的办公室，接上他一起。那天下着瓢泼大雨，车流很慢。母亲的声音带着绝对的平静，语调富有逻辑，正是她谈及计划好的事情时的一贯语调，好像我们是要回家共进晚餐似的——她的声音让整个事情变得简单直接。我们到家后，看到她清醒而放松，穿着一条有粉色玫瑰图案的睡裙，外罩浴袍。"你应该吃点零食，"父亲说，"可以促进药物吸收。"于是我们去了厨房，母亲做了英式玛芬和茶。几天前吃晚饭时，母亲和弟弟吃到了一根叉形许愿骨，母亲拉赢了。*"你那时许了什么愿？"弟弟这时问她。她笑着说："我许愿这一切尽可能迅速而没有痛苦地过去，我的愿望实现了。"她把目光投向自己的玛芬，"我真是常常能实现我的愿望呢。"弟弟正拿出一盒饼干，母亲用她那特有的宠溺又嘲讽口气说："大卫，这是我最后一次说了，你能把饼干放到盘子里吗？"然后她提醒我拿来一些干花，是她之前就准备好，用来布置这处乡间的家的前厅的。这些形式性的东西，成就了亲密。我想，自然原因导致的死亡中有一种特定的、自然的戏剧性：突如其来的症状和发作，或是离世造成的中断令人震惊。但我们的经历中没有什么突如其来或意料之外，这就是古怪之处。没有戏剧性就是戏剧性的所在，整个过程非常节制，没人表现出任何失态。

母亲回到卧室，再次为把我们全都卷入进来而道歉。"但至少你们三个之后应该在一起。"她补充道。母亲总是坚信所有东西都要供应充足，她那时已经有所需剂量两倍的西康乐（司可巴比妥）。她坐在床上，把 40 片药倒到面前的毯子上。"我吃药吃得太烦了，"她挖苦道，"这件事我可不会想念。"她开始以一种行家般的娴熟服下这些药，就好像患癌症的两年里不得不吃的成千上万片药都是为这一刻而做的练习——自那以后我也学会了

---

\*  鸡类胸颈之间连接两条锁骨的分叉小骨（叉突），按西方习俗，二人各自许愿并一起拉断许愿骨，拉到较长一边的人能赢得愿望。

一把把地吃抗抑郁药。"我想应该可以了。"当小山般的药片消失后,她说。她尽力喝了杯伏特加,但也说这让她恶心。"这一定比你们看着我在医院病床上惨叫要好吧?"当然了,只是那幅画面还是一种想象,而眼前的画面已经成了现实。此类情形下,现实实在比一切都糟。

之后我们大概还有 45 分钟,她说了必须要说的所有遗言,我们也说了必须要说的所有话。她的声音一点点含糊起来,但对我而言,她的话明显都经过了仔细的思考。接着,她死亡的一幕来临了,因为在她的意识越来越模糊的同时,她说的内容也变得越来越清晰,在我看来,她说出了比她所能计划的更多的内容。"你们是我最心爱的孩子,"她看着我们说,"在你们出生之前,我完全无法想象我会对任何事物有那样的感受。忽然之间,你们就来了。我一生里读的书都在讲述母亲勇敢地说会为孩子而死,我那时的感受正是如此。我愿意为你们而死。我不愿意你们不开心。你们无论何时不开心,我也都会深深地难过。我想用我的爱把你们包裹起来,保护你们不被这世界上任何可怕的东西伤害。我希望我的爱可以让这个世界为你们变成一个快乐、喜悦、安全的地方。"大卫和我坐在父母的床上,母亲躺在上面,是她惯躺的位置。她握了一下我的手,然后握大卫的手。"我想要你们感受到我的爱永远都在,哪怕我走了,也继续包裹着你们。我最大的希望就是我给你们的爱可以陪伴你们一生。"

那一刻,她的声音很是稳定,仿佛时间都不再与她作对。她又转向父亲:"我愿意放弃几十年的生命,做那个先离开的人。霍华德,我无法想象如果你死在我前面,我会做什么。你就是我的生命。过去的 30 年里,你一直都是我的生命。"她又看着弟弟和我:"然后你出生了,安德鲁,然后是你,大卫。你们两个来到我的生命里,于是有三个人真正爱我。我也爱你们。这爱完完全全包裹、超越了我。"她看着我——我在哭,但她没有——温和地责怪我:"如果你让我的死成了你生命中的大事件,那可不是给我的大礼。你能给我这个母亲的最好礼物,就是继续去过美好充实的生活。享受你拥有的一切。"

然后她的声音变得越加迟缓,宛如做梦一般。"我今天很难过。因为要走了,我很难过。但即使有这样的死,我也不愿意把我的生命与世上任何其他生命交换。我全身心地爱过，也被全身心地爱过，我有过如此美好的时光。"她闭上眼，我们以为这是最后的时刻了，然后她又睁开眼，依次看我们每个人，最后目光落在了父亲身上。"我这一生里寻求过很多东西，"她说，声音慢得好像录音的播放速度出了错，"很多东西。而一直以来，天堂都在这个房间里，和你们三个在一起。"弟弟一直在抚她的肩膀。"谢谢你帮我摩背，大卫。"她说，然后永远合上了双眼。"卡罗琳！"父亲叫她，但她已经一动不动。我曾目睹过另外一场死亡——有人被枪射中——我记得当时只感到死亡不属于那个死去的人，而属于那把枪和那一刻。这场死亡却属于母亲自己。

美国当代哲学家罗纳德·德沃金曾写道："死亡主宰着我们，因为它不仅是虚无的开始，也是万有的结束。我们思考和谈论死亡的方式——我们会强调死的'尊严'——表明生命要以合宜的方式结束，死亡要忠于我们活着的方式，这些有多重要。"也许我无法对母亲的死做其他评论，但我可以说，母亲的死忠于她的生命。只是我未能预料到它是如何引诱我自杀的。里尔克在他的《安魂曲》中写道："在爱中，我们要练习的只是，对彼此放手。因为紧握不放来得很容易，无须学习。"如果我能理解吸收这样的教诲，可能也就不会坠入抑郁，因为，正是这极不平凡的死，预示了我抑郁的首次发作。我不知道我的脆弱易感程度如何，也不知道如果未曾经历这样一场凄凉的事件我是否还会崩溃。我对母亲的依恋如此强烈，我们的家庭观念又如此牢不可破，也许已注定了我终将无力承受丧失。

协助下的自杀是死亡的一种合法方式。最好的情况下，此类过程充满尊严，但这仍是自杀，而自杀基本上是世上最令人悲伤的事。既然你已经在协助这个过程，就仍然是某种谋杀，而有过谋杀，就很难继续轻松地活下去。它会跳出来，并不总是以什么美好的方式。我读过的由参与过安乐死过程的人所写的相关文字，没有哪篇不是某种深层辩解：撰写或谈论对安乐死过程的参与，免不了是在祈求赦免。母亲去世后，我承担了清理父母住处、整理母亲的衣物和私人文件等工作。洗手间充满了不治之症的残骸：护理假发的工具，缓解过敏反应的药膏和乳液，一瓶瓶的药片。药柜里满是维生素、止疼药、缓解胃部不适的药、平衡特定激素的药，以及各种各样的安眠药，用以帮她对抗疾病与恐惧合谋带来的无眠。在所有这些药后面，药柜的角落里，我发现了剩下的西康乐，就像是潘多拉魔盒里最后飞出来的礼物。我一直忙着把一瓶瓶药丢掉，但拿到这药时，我停了下来。我害怕自己也遭受疾病兼绝望的折磨，就把这瓶西康乐揣走了，藏在自己药柜最深的角落里。我想到10月的那天，母亲对我说："我拿到了那些药。等时候到了，我就可以那么做了。"

　　清理好母亲的洗手间十天后，父亲打来电话，大发脾气。"剩下的西康乐去哪儿了？"他问。我说我已经把家里所有给母亲的药都扔了。我还补充说他看起来很低落，一想到他能拿到那些药我就很不安。"那些药，"他说道，声音颤抖，"你没有权利扔掉。"停了很久，他又说："那些药是我留给自己的，以备万一哪天我也病了。这样我就不用再经历整个过程才能拿到它们。"我想，对我们每个人而言，母亲似乎还活在这些红色的药片上，仿佛谁拥有了这些置她于死地的毒药，谁就同时拥有了通向她生命的某种奇异门径。仿佛通过筹划服用这些剩下的药，我们也能以某种方式和母亲重新联结，仿佛我们能通过以她的方式死去而与她相聚。那时我明白了自杀的传染性到底是什么。面对母亲的丧失，我们的一份安慰，就是筹划让自己重复她离开这个世界的方式。

　　直到数年之后，我们才放弃了这种构想，为我们自己讲了一个更好的故事。对父亲而言，我从抑郁中的康复是他用爱与智慧与意志赢得的胜利：他曾试图拯救一位家人，结果失败了，但他救到了另一位。我们参与了一场自杀，避免了另一场。只要我的心理或生理状况在我自己或身边的人看来尚可改善，我就没有强烈的自杀倾向。但若事态大变，我的自杀条款就会对我自己完全清晰起来。我没有在低落时向自杀屈服，这让我倍感宽慰，甚至引以为傲。我也准备好了必要的时候再次直面逆境。要决定自行了断，我不必走多远的心路历程，因为在我的头脑和内心里，这比每天都不期而至、俨然成了上下午分界线的那些磨难，更容易面对。同时，我也已经拿回了我的枪，找好了拿到更多西康乐的途径。见证过母亲在最后时刻的安适后，我就理解了，当悲惨无边无际、康复又杳无希望之时，安乐死的逻辑

280

是多么无懈可击。从政策角度而言，把面对精神疾病的自杀和面对身体疾病的自杀合并讨论，并不是美好的事。但我认为二者有惊人的相似。要是母亲去世的第二天，报纸就公布了一项可以治愈卵巢癌的突破性发现，那就糟糕透顶了。而如果你唯一的症状就是自杀倾向或抑郁，那么在试过所有法门之前就自杀，就是悲剧。但如果你已经到了精神的崩溃点，明白你的生活已经太过可怕，也获得了他人的同意，那么自杀就是一种权利。然后——那会是极为脆弱和艰难的时刻——如果一个人无论现在还是将来都不愿再活下去，那么接受他的意愿，就成了生者的义务。

　　自杀作为一种控制力，这一点还未被充分探讨。对控制力的依恋驱动了母亲的死，而很多在迥异的情境下自杀的人，都有着这样的动机。阿尔瓦雷斯写道："说到底，自杀是选择后的结果。无论自杀的行为有多冲动，动机有多混乱，当一个人最终决定结束自己的生命时，那一刻，他都获得了某种暂时性的清明。自杀也许是种破产宣告，宣判生命只是一段漫长的失败。但就其结局而言，这个决定并不是彻头彻尾的失败。我相信有一大类的自杀者，他们结束生命不是为了死，而是为了逃离混乱，为了使自己的头脑清明。他们故意用自杀来为自己创造一种没有负累的现实，或是来打破他们不明智地强加给自身生活的那些类执念和必需。"

281　　娜杰日达·曼德尔施塔姆是伟大的俄罗斯诗人奥西普·曼德尔施塔姆的妻子，她曾写道："在战争中，在劳改营，在恐怖时期，人们考虑死（更别说自杀）的频率要比在正常生活中少得多。无论何时，只要终极无解的问题带来的压力和死的恐怖是以一种特别强烈的方式呈现出来的，关于生存本质的一般性问题就会退居幕后。如果在日常生活中，某种世俗的恐怖是如此显眼，我们还怎么能敬畏地对待自然之力和存在的永恒法则呢？或许应该用更具体的方式来谈论存在的丰富性或强度，在这个意义上，当我们绝望地紧抓生活不放时，所获得的，可能比人们一般的奋斗所求更为深刻地令人满足。"当我向一位苏联刑罚体系的幸存者提到这一点时，他确认了这个看法。"我们那时要反抗那些让我们活得更痛苦的人，"他说，"一旦生命被夺去，就意味着我们败了。我们几乎所有人都下定决心，不能让压迫者得逞。只有最强大的人才能活下去，但我们的生活正相反——差别在于点燃生命的是什么。想要夺取我们生命的人是敌人，是对他们的仇恨和反抗让我们活着。在苦难面前，我们的求生欲变得更加强烈。在那儿的时候，我们不想死，哪怕此前我们都是比较情绪化的人；但出来后就是另一回事了：劳改营的幸存者回归社会后，面对这个留给他们的世界，自杀的情况并不鲜见。当没什么要反抗时，我们活着的原因就必须来自内在的自我，而很多情况下，我们的自我已被摧毁。"

奥斯维辛的幸存者普里莫·莱维笔下描述的则是纳粹集中营，而非苏联劳改营，他观察到："多数情况下，自由的时刻既不愉快，也不轻松。多数时候，它的出现是在对抗一种毁灭、屠杀和痛苦的背景。当他们感到自己再次为人，所有人的悲苦也相应地随之回归：家园四分五裂或无处可寻，痛苦四处弥漫，自身的疲惫无穷无尽、无药可救，生活要在废墟瓦砾中重新开始、往往还要独自承担。"猴子和老鼠若被不当地与同类分离，生活在过度拥挤的环境中，或置于其他的可怕境况下，也会产生自伤行为；类似地，人类的绝望也有自己的天然形式和表达方式。有不少事，如果对一个人做了，他就会有自杀倾向，而集中营就是做这些事的地方。人一旦跨过了那条边界，就很难保持良好的精神。集中营的幸存者有很高的自杀率，有些人对此惊讶不已：集中营都熬了过来，却还要结束自己的生命？我却并不认为这足堪惊讶。对于普里莫·莱维的自杀，有很多的解释。很多人说要怪他的用药，因为在生命的最后几年，他表现出了太多的希望和光明。我却觉得自杀一直在他心中酝酿，他的心中从未有过被拯救的狂喜，没有任何东西能与他所知的恐怖相提并论。也许是药物、天气或其他什么东西松开了他的某种冲动，就像令一只老鼠啃断自己尾巴的那种冲动，但我想，经历过集中营的恐怖之后，实质性的任性想法一直都在他的心里。经历可以轻松地战胜基因，对一个人造成这样的影响。

在被剥夺权利的人中，谋杀比自杀更为普遍；而在有权有势的人里，自杀的比率比谋杀更高。与普遍的认识不同，自杀不是抑郁的心智最后的依凭。自杀也不是精神腐坏的最后一刻。新近出院的人，自杀率其实要比住院病人高，这不只是因为出院后脱离了医院的限制。自杀是心智对自己

282

的反叛，是一种双重幻灭，这种复杂性是完全抑郁的心智无法理解的。自杀是将自我从自我中解放出来的一种故意之举。抑郁的柔弱难以想象自杀，要有自我认知的能力，才能毁灭认知的对象。无论那个冲动有多少误导性，至少还是个冲动。如果无可避免的自杀算不上什么慰藉，它至少还是个执着的想法，是在放错地方的勇气和招致不幸的力量下做出的行动，完全的软弱和怯懦可没有这种能力。

在与癌症斗争的某个月里，母亲先是服百优解，而后服用了一种全新的药物。她说那种药让她太过麻木，还让她战战兢兢，再加上化疗的副作用，实在受不了。"今天走在街上，"她说，"我就想，我大概就要死了。然后我又想，午饭的时候咱们是吃樱桃还是梨？这两件事感觉起来简直差不多。"她的抑郁有充分的外在理由，她也笃信真实。就像我说过的，我认为她多年来都承受着轻性抑郁；如果我有抑郁的基因，我怀疑它们就来自母亲。母亲相信秩序和结构。我想不起来——在心理分析时我曾苦苦思索过——她有哪次违背过自己的承诺，有哪次约会迟到过。我现在相信，她在生活中保持这种军队般的戒律不只是为他人着想，也是因为这能限制一直存于她内心的某种怅然。我小时候最大的快乐就是让母亲开心。这并不容易，但我很擅长。回想起来，我觉得她总是需要把注意力从悲伤中转移出来。她痛恨独处。她曾告诉我那是因为她是家中独女。我想，她心中有个孤独的深潭，远比身为独女的孤独要更为深切。出于对家人强烈的爱，她控制着她的孤独，也很幸运地有能力做到这一点。然而，抑郁一直都在。我想这也是为什么她对自行结束生命此等严苛之事有如此充分的准备。

我聊自杀，不是因为它对死者而言总是悲剧，而是因为对身后之人而言，自杀总是来得太快、太突然。谴责死亡权，实是严重的伤害。我们都希望在自己的人生之外还有更多的控制，对他人的人生指手画脚让我们感到安全。没有什么理由禁止人去追求最原始的自由。然而我认为，有些支持死亡权的人把某些自杀断然地区别看待，是为了达成某种政策目的而说谎。每个人的痛苦极限，应该由他自己设定。万幸，大多数人为自己设的极限都很高。尼采曾说，自杀的念头让很多人在夜幕至暗之时活下来，而我会说，一个人对理性自杀的思考越完全，就越可能免于非理性的自杀。

"活过这一刻，我永远还能在下一刻结束自己的生命"，正是知道了这一点，让我得以撑过此刻而不被完全压倒。自杀倾向也许是抑郁的一种症状，但也是缓解抑郁的因素。自杀的念头让人能够熬过抑郁。只要我能给予或接受的东西好过痛苦，我就期望继续活着，但我不能承诺永不自杀。一想到在某个阶段我可能失去自杀的能力，我就无比地恐惧。

第八章

# 历　史

在西方，抑郁的历史与西方思想史紧密联系，可分为五个主要阶段。古代对于抑郁的看法与我们现在的看法有惊人的相似。希波克拉底认为，抑郁本质上是大脑的疾病，可以用口服药物的方法治疗，他的追随者关心的主要问题是脑内体液的性质及口服药物的正确配方。在黑暗的中世纪，抑郁被视作失去了上帝的眷顾，表明遭受抑郁的人被排除在神恩至福之外。抑郁正是在这一时期被污名化，在一些极端时期，抑郁患者被当作异教徒来对待。文艺复兴时期，抑郁被浪漫化，土星之下诞生了几位忧郁天才*，他们的颓废被视作洞见，而脆弱则是其艺术视野和灵魂丰度的代价。17—19 世纪是科学时代，人们通过实验来探寻、确定脑的组成及功能，试图以生物性、社会性的策略来驾驭心灵，免其失控。现代始于 20 世纪初的西格蒙德·弗洛伊德和他的学生卡尔·亚伯拉罕，至今我们在描述抑郁及其源头时，所使用的语汇仍有很多来自他们对心智和自我的精神分析思想。埃米尔·克雷佩林在他的著作中提出了精神疾病的现代生物学观点，将精神疾病看作与正常心智分离的、或是附加于其上的痛苦。

---

\* 当时西方的自然哲学及占星学说中，土星（农神）与阴冷、脾脏、忧郁情感等相关。另见本书第 286 页。

长期以来被称作"忧郁症"（melancholia）的困扰，现在用"抑郁"（depression）一词来指代，后者带有奇怪的因果色彩。"抑郁"一词首次在英语中使用是 1660 年，用于描述情绪低落，至 19 世纪中叶开始广泛使用。我这里用"抑郁"一词来描述现在我们用该词所指的心理状态。流行的看法把抑郁视作一种现代疾患，这大错特错。正如塞缪尔·贝克特观察到的："世上的眼泪，量值恒定。"虽然抑郁的形态和细节已有过千般变化，对抑郁的治疗也在荒谬和卓越间切换，但睡眠过度、进食不足、自杀倾向、回避社交、无尽的绝望等所有表现，即使不像山峦那么古老，也与山地部落的历史一样悠久。自从人类拥有了自我参照的能力，羞耻感就时起时落，对身体疾患和对精神疾患的治疗不断交替、交织。人们恳求内心的魔鬼，相应地也祈求外部的神祇。要理解抑郁的历史，就是去理解人类的这桩发明，也就是我们自己。对情绪和性格的理解及控制从古至今不断发展，我们这个百忧解勃兴、关注认知、部分异化的后现代，只是其中的一个阶段。

古希腊人拥护的观念是，健康的身体才有健康的心智。这与如下现代观念不谋而合：不良的心智反映了不良的身体，所有心智之病都与某种身体失调相关。古希腊的医学基于体液论，认为性格的成因要归结到四种体液：黏液、黄胆汁、血液和黑胆汁。恩培多克勒将忧郁看作黑胆汁过多的结果，而希波克拉底早在公元前 5 世纪末就提出了生理疗法，当时疾病和医生的概念才始出现，他的这一想法有着惊人的现代性。希波克拉底将情感、思想和精神疾病定位在脑中："是大脑使我们疯狂和亢奋，激起我们的恐慌和畏惧，不分昼夜地令我们失眠、心不在焉、无由地焦虑、不合时宜地犯错、有悖常理地行事。我们承受的这些痛苦都来自不健康的大脑，它变得异常地热、冷、湿、干，等等。"希波克拉底认为，忧郁混合了内在的和环境的因素，"灵魂若长期劳顿，就产生忧郁"。他也将由可怕事件引起的疾病和没有明显原因的疾病区别对待，将二者看作同一疾病的不同表现，而起因都是既冷且干的黑胆汁过量，打破了与其他三种体液之间的理想平衡。他说，这种失衡可能来自母体子宫，即有人可能天生就有这一倾向；也可能是创伤所致。黑胆汁的希腊文转写是 melaina chole，当它出现恶性过量时（希波克拉底认为这与秋天有关），就会有"悲伤、焦虑、精神沮丧、自杀倾向"和"厌食、消沉、失眠、易怒和不安"等症状，还伴随着"持续的恐惧"。希波克拉底提出，要平衡体液，就要调整饮食，口服曼陀罗草和嚏根草等毒草、通便与催吐的药草，以消除过多的黑黄胆汁。他还相信建议和行动有治疗作用：他分析了亚历山大之子帕迪卡斯二世的性格，劝服他与所爱的女子结婚，从而治好了他的忧郁。

接下来的 1500 年里，关于体温、位置及黑胆汁其他细节的理论变得越发复杂，这很有趣，因为其实并没有黑胆汁这种物质。胆囊分泌的黄胆汁可能变成深褐色，但绝不会变黑，而变色的黄胆汁似乎也不是 melaina chole 的所指。无论是否纯属假设，黑胆汁都是不洁的，除抑郁之外，它还会引起癫痫、痔疮、胃痛、痢疾和皮疹。有些学者认为，chole 一词（胆汁）经常用于与 cholos（愤怒）相关的意思，黑胆汁的概念也许源自愤怒的黑暗特质。还有人认为，将黑暗与负面或痛苦相联系起来，是人类的内生机制，在不同的文化里，抑郁都以黑色代表。黑色情绪的概念由荷马充分构建了出来，他的描述中有"不幸的乌云"，阴郁的柏勒洛丰就遭受着这样的折磨："但那天很快来了／就连柏勒洛丰也为众神憎恨。／他游荡在阿雷亚平原，孑然一身，／这奔走的逃亡者，伤心欲绝地／逃离众人踏出的寻常之路。"

在古雅典，对抑郁的医学观点和哲学／宗教观点泾渭分明。希波克拉底抨击使用"圣药"的治疗师是"骗子手和江湖郎中"，他们召唤神灵施以疗愈；他说："哲学家的所有自然科学著述，用在医学上和用在绘画上差不多。"苏格拉底和柏拉图对希波克拉底的有机体论持反对态度，他们认为，医生虽可医治轻微的病痛，但内心深处的障碍仍属哲学家的工作范畴。他们构建各种关于自我的概念，深刻影响了现代精神病学。柏拉图最早提出了这样的发展模型，认为一个人的童年会决定他成年后的性格；他谈到家庭会影响一个人一生的政治态度和社会态度，无论这影响是好是坏。他提出成人精神的三分模型——理性、欲望和意气，竟与弗洛伊德的理论十分相似。实际上，希波克拉底可算是百优解的祖师，而柏拉图则是精神动力疗法的祖师。从他们的时代一直到现在的 2500 年间，这两个主题的各种变体纷纷出现，天才和愚笨像活塞运动一样往复不止。

医生们很快开始建议通过服药来治疗忧郁。在希波克拉底之后的古代世界，裴罗提慕斯注意到很多抑郁者抱怨"头又轻又空，好像什么都没有"，于是他给病人戴上铅制头盔，好让他们充分意识到自己是有脑袋的。尼多斯的克吕西波斯相信，抑郁的解药就是多吃菜花；他还警告要少吃罗勒，认为这种香料会造成精神错乱。菲利斯逊和普利顿尼可斯反对克吕西波斯的观点，认为要治疗失去所有生命力感受的病人，最好的办法就是罗勒。菲拉古里乌斯认为，抑郁的很多症状是因为梦遗失去了过多精子，他开出的外敷药方混合了姜、胡椒和蜂蜜，用以控制梦遗。而当时反对菲拉古里乌斯的人认为，抑郁是禁欲造成的机体后果，要病人回归床笫之欢。

希波克拉底死后的70年里，亚里士多德学派深深影响了我们对思想的看法。亚里士多德既不认同希波克拉底忽视灵魂及灵魂哲学家的重要性，也不认同柏拉图将医生贬低为单纯的工匠。亚里士多德提出了另一种理论，认为自我是统一的，"身体失调会影响灵魂；除了那些由灵魂自身而生的疾病之外，灵魂的病症来自身体。情感也改变身体。"任何解剖学方面的机窍都配不上他在人类本性方面的睿智。他说"大脑只是缺乏一切感性能力的残余"，提出心脏具有调节机制，控制着四液平衡，使其免受冷热的破坏。与希波克拉底不同，亚里士多德认为抑郁并不尽是负面。亚里士多德从柏拉图那里借用了"神圣迷狂"的概念，并与忧郁症结合起来，使其医学化。尽管亚里士多德在找办法理解、减轻抑郁这种病痛，但他也感到天才需要有一定量冰冷的黑胆汁。他写道："所有在哲学、诗歌、艺术、政治上出类拔萃之辈，甚至苏格拉底和柏拉图，都有种忧郁的体质；事实上，有些人甚至就受着忧郁症的折磨。我们经常处于感到悲痛、却无法做任何归因的境地；每个人都会轻微地体验到这种感觉，但深陷其中的人会把此类体验当作天性中的恒常部分。轻微的闷闷不乐很常见，但严重者的表现与常人很是不同。一个人如果完全陷入这种情绪，就是严重的抑郁；而如果有着混合型的气质，他们就是天才。"在受到黑胆汁不良影响的古代天才中，半神赫拉克勒斯是最著名的一位；埃阿斯也受到其侵扰，《特洛伊陷落》* 中写道："埃阿斯的眼中喷出怒火，他的心重如千钧。"启发灵感

---

\* 《特洛伊陷落》（*The Sack of Troy*，或 *Illiupersis*）是前荷马时代的英雄诗系残篇之一。

的忧郁症这种概念由古罗马哲学家塞涅卡继续发展，他说："如果没有那么一点疯狂，就不会有伟大的天才。"这一观点在文艺复兴时期再次出现，自此风行不衰。

公元前4—前1世纪，医学与哲学并行发展，相互影响，对精神病学的描述也越发相近。这一时期，忧郁被看作是某种形式的普遍宿命，公元前4世纪的诗人米南德写道："生而为人，这已是足够的理由令我悲惨。"怀疑论者认为，研究可见世界才属重要，因此只看症状，并不深究其理论源头或深层意义。他们对希波克拉底和亚里士多德着迷的身体自我、脑的自我的本性这类宏大复杂的问题不感兴趣，而是试图将症状分类，勾勒出疾病的样貌。

公元前3世纪，尤里斯的埃拉西斯特拉图斯区分了大脑和小脑，认为智力居于大脑，而运动能力基于小脑；之后，加尔西顿的赫罗菲卢斯认为"运动的力量从大脑传入神经"，由此建立了大脑是监管神经系统的控制器官的理论。公元2世纪时，尼科米底亚的梅诺多图斯综合了所有的前人智慧，把症状导向的经验主义者、伟大的哲学家与早期医生三方的观点融合在一起。他建议抑郁者服用希波克拉底发现的嚏根草，进行亚里士多德提出的自我检视，还介绍用体操、旅行、按摩、矿物质水来帮助抑郁患者。这样的全套方案正是我们今天致力寻找的。

以弗所的鲁弗斯，梅诺多图斯的同代人，将忧郁症的幻觉与其他心智活动区分看待，认为忧郁是一种时断时续的失常，发生在原本强健的心智中。鲁弗斯记录了一些抑郁患者的幻觉：他在不同阶段治疗的一位男性认为自己是个陶罐；另一个人觉得自己的皮肤已经干裂，正从身体上片片剥落；还有个人认为自己没有脑袋。鲁弗斯注意到，有一些身体症状与抑郁的症状相似，这些身体症状现在我们已经知道是甲状腺功能减退，是一种激素失衡。鲁弗斯认为，忧郁的主因是食肉过多、运动不足、饮酒过量及用脑过度，还注意到天才很容易染上此病。有些忧郁症者"天生如此，由他们先天的脾性决定"，还有些人是"后天变成这样"的。他也谈到忧郁的程度和类型：一种是血液全被黑胆汁感染，一种是只影响头部，还有一种是只影响"疑病之人"。鲁弗斯发现，他的忧郁症病人还有性液堆积的苦

290

恼，这些体液腐坏后会感染大脑。

鲁弗斯提倡在抑郁病症尚未根深蒂固时就予以铲除。他建议用放血法，以及"用芦荟和寄生在百里香上的菟丝子做泻药，因为每天少量服用这两种物质，可以舒缓和疏通肠胃"。这个处方还可以添加黑嚏根草。其他建议包括规律地散步、旅行、饭前洗手。鲁弗斯也阐明了他的"圣药"，可算是当时的百优解，药方至少流行到文艺复兴时期，甚至之后还有人偶尔使用。这是一种药水，混合了药西瓜、筋骨草、石蚕、桂皮、肉桂、伞菌、阿魏胶、野香芹、马兜铃、白胡椒、甘松、番红花和没药，以蜂蜜调匀，取 7 克余，加入蜂蜜酒和盐水后服用。当时的其他医师使用各种各样的疗法，包括锁链和刑罚，在忧郁症者旁边用水管一直滴水使他入眠，让患者躺在吊床上，食用水分较多的淡色食物如鱼、家禽、低度酒和人奶。

罗马时代晚期出现了这方面的大量研究。公元 2 世纪时，卡帕多西亚的阿雷泰乌斯研究了躁狂和抑郁，发现二者既相关又相互独立。他相信存在灵魂实体，它会在身体中游荡，在愤怒之人的体内爆发（所以他们的脸会变红），在恐惧之人体内退缩（所以他们的脸会变白）。他认为，忧郁症者的黑胆汁水平"可能被沮丧和过度的愤怒扰动"，而体液和情绪有循环影响的关系，因此灵魂的生命能量一旦冷却，就可能导致严重抑郁，而抑郁也会冷却胆汁。阿雷提乌斯首次明白勾画了今天称之为"激越性抑郁"的病症——最近流行的观点错误地将其归咎于后工业时代的生活。而这种病症就像悲伤一样，有机而永恒地存在着。阿雷泰乌斯写道："忧郁者会孤立自己；害怕被烦扰、被禁锢；用迷信的想法折磨自己；胆战心惊；把自己的幻想当成真相；因想象的疾病而求医；诅咒生活，一心想死；会忽然醒来，被巨大的疲惫感笼罩。在有些情况下，抑郁似乎是种半躁狂状态：病人总是执着于同样的想法，可能同时既抑郁又精力充沛。"阿雷泰乌斯强调，严重的抑郁经常发生在本来就有悲伤倾向的人身上，特别是年老、肥胖、虚弱、孤独的人。他认为"医师之爱"是治愈这种疾病最有效的良药。他选择的口服药方是规律食用黑莓和韭葱，也倡导描述症状的精神动力学疗法，宣称他可以帮病人通过描述病症来释放恐惧。

生于公元 2 世纪的克劳狄乌斯·盖伦是马可·奥勒留的御医，很可能是希波克拉底之后最重要的一位医生。他试图综合所有前人在抑郁问题上的神经学和心理学研究。他描述了忧郁者的妄想：他有一位病人相信提坦神阿特拉斯会累，会把他托举的世界摔下来，还有一位病人认为自己是外壳脆弱的蜗牛。他在他们的妄想背后看到了恐惧和沮丧的混合。他看到"健康的青少年心在颤抖，因为焦虑和抑郁变得虚弱单薄"。盖伦的病人经受了"睡眠的匮乏和紊乱、心悸、眩晕……悲伤、焦虑、羞怯、觉得被迫害、被恶魔附体、被诸神憎恨。"盖伦和鲁弗斯一样，相信性欲释放不足会造成不幸的后果。他认为一位女病人的脑有问题，这是因性液未释放，从而腐败并产生了有害烟气所致，而他的治疗方式是"用手刺激阴道和阴蒂，于是病人获得了极大的快感，流出大量体液，遂痊愈。"盖伦还有自己专门的处方，其中不少成分和鲁弗斯的处方相同，但他建议用车前草、曼德拉草、椴树花、鸦片和芝麻菜等成分制成的解毒剂来治疗并发的焦虑和抑郁。有趣的是，在盖伦调制药方的同时，另一片大陆的阿兹特克人开始给囚犯服用强效迷幻药，以免他们患上抑郁，因为阿兹特克人认为抑郁是一种不祥之兆。他们给要被献祭的俘虏饮用一种特别的酿造酒，防止他们陷入绝望，冒犯到神灵。

盖伦相信灵魂是实体性的，也可称作精神，它就位于脑中。灵魂受身体中统御性自我的支配，一如上帝掌控这个世界。他结合四液说及温度、湿度的概念，提出了九类气质的思想，每类气质都是一种灵魂类型。一个人被忧郁症控制，这不应理解为病理现象，而是其自我的一部分。"有些人天生焦虑、抑郁、苦恼，总是闷闷不乐，对这样的人，医生能做的也很有限。"盖伦注意到，忧郁症可能是脑损伤的结果，也可能大脑完好，但外部因素改变了它的功能。当体液失衡时，黑胆汁可能会流入大脑，令大脑变干，而这会损害自我。"这种体液像一种黑暗物质，侵袭灵魂的居所，也正是理性的所在。成人被黑胆汁侵袭后，也会像怕黑的孩子一样陷入恐惧，他们的脑中暗夜持续不断，恐惧绵延不绝。正因为如此，忧郁症患者害怕死亡，同时又期盼死亡。他们逃避光明，热爱黑暗。"灵魂于是黯淡无光。"黑胆汁包裹着理性，而理性像是眼睛的晶状体，如果它清澈透明，就有清晰的视野，但如果它生病变得浑浊，就无法再看清楚。同样的原因也会导

292

致动物精神的特质变得沉重浑浊。"盖伦倾向于心理生物性的观点而非哲学观点，他尖锐地批评把忧郁归因于情感性抽象因素的人；但他认为这些因素会影响体液已经失调的人，加重其心智的病情。

医学史下一个阶段的起源要回溯到斯多葛学派的哲学观点。他们认为精神疾病系由外部因素引起，这种看法主导了罗马衰亡后的黑暗中世纪。基督教的兴起对抑郁者极为不利。虽然盖伦在中世纪仍被奉为医学权威，但他的精神药物治疗的概念与基督教教义相悖。他的疗法在精神旨趣上遭到放逐，应用越来越少。

圣奥古斯丁宣称，人与野兽的不同就在于天赐的理性，因此，失去理性，人就会沦为野兽。自这一立场很容易得出结论：丧失理性即表示被上帝厌弃，是上帝对罪孽灵魂的惩罚。忧郁是种特别有毒性的病症，因为忧郁者的绝望表明他并未认识到上帝的神圣之爱和怜悯，因此感受不到喜悦的弥漫。以这种观点来看，忧郁症是背离了所有的神圣事物。不仅如此，重性抑郁常被视为着魔的表现；一个可怜的愚人被恶魔附身，如果无法驱走恶魔，那他自己就只能随恶魔而去。基督教士很快就在圣经上找到了支持这种看法的证据。犹大是自杀的，以此推之，他当时一定是忧郁症缠身；因此所有忧郁症患者都必然有犹大那般的恶念。但以理书 4:33 中对尼布甲尼撒王的描述，被用来证明上帝用疯狂来惩罚罪人。公元 5 世纪，卡西安笔下的"第六场战斗"，对垒的是"心之疲倦与痛苦"，这是"诗篇第 90 篇中所说的'正午之魔'，令人嫌弃自身处境，产生厌恶、鄙弃、蔑视他人的心境，感到心灰意懒。"所涉诗篇的段落，从武加大拉丁文圣经中译出

如下："他的真理是护佑你的盾牌：你必不怕黑夜的惊骇。/ 不必怕白日的飞箭，暗中逡巡的家伙：那是侵犯，或正午之魔（ab incrusus, et daemonio meridiano）。"卡西安认为"黑夜的惊骇"指邪恶，"白日的飞箭"指敌对人类的袭击，"暗中逡巡的家伙"指睡时潜入的鬼怪，"侵犯"指附体，"正午之魔"指忧郁症——你可以在光天化日之下清楚地看到它，但它还是会把你的灵魂拽走，远离上帝。

其他罪孽可能在夜晚肆虐，但这一种大胆到不分昼夜。如果一个人不

再被上帝真理的盾牌护佑，那还能为他作何美言？也许惩罚才能有效地救赎此类无望：卡西安坚称，应该强制忧郁症者从事体力劳动，他的所有同胞都应躲避他、抛弃他。4世纪，本都的埃瓦格里乌斯用了相同的短语，说忧郁的颓丧是"正午之魔"，会袭击和诱惑苦行者；他将其列为一切在世之人都应抗拒的八大恶念之一。我为本书选了这一书名，是因为它把抑郁中的体验描述得如此准确。有了这个意象，人们即可想见抑郁者在困窘中遭受侵犯的可怕感受。抑郁有一种肆无忌惮的特性。多数"恶魔"、大多数形式的痛苦，都需要依靠黑夜的掩护，如果清楚地看到了它们，也就打倒了它们。而抑郁就站在阳光的照耀之下，认出它来并不会给它带来挑战。你可以明白所有原因和来由，但受苦程度毫不会亚于全然无知的情况。几乎没有另一种精神状态是这样的情况。

到13世纪，宗教法庭的时代，有些抑郁者因自己的罪被处罚金或受到监禁。在这一时期，托马斯·阿奎那在他有关身体和灵魂的理论中，把灵魂的等级置于身体之上，并得出结论说灵魂不会屈从于身体的疾病。因为灵魂在神的管辖下，所以它只会受上帝或撒旦的影响。在这样的语境下，某种疾病要么是身体的，要么是灵魂的，而忧郁症属于灵魂。中世纪的教会订立了九大罪孽（后被合并为七宗罪），其中一项是"怠惰"（acedia，13世纪译为"懒惰"）。这个词在现代的使用程度几乎和"抑郁"不相上下，它描述的症状，任何目睹或感受过抑郁的人都很熟悉——此前，类似的症状并不被视为恶习。乔叟笔下的教士，将抑郁描述为："[它]剥夺了探求中的罪人的所有美德。怠惰是人类之敌，因为它与勤勉和身体活力敌对，无法满足任何短暂的需要，还会因忽视而浪费、糟蹋、毁坏所有的世间美好。它使活人如在承受地狱之苦，让人变得乖张暴躁，步履沉重。"这段描写还有很长，字里行间充满了越来越多的不认同和批评。"怠惰"是一种复合的罪孽，教士历数了它的成分："它非常柔弱，如所罗门所言，无法承受任何艰难和苦修。这种逃避令人哪怕仅仅是要开始行些好事，都感到畏惧。毫无理性的悔恨，有时还有过度的恐惧，会令罪人感到绝望，丧失对上帝怜悯的希望，使他在想象中认为自己罪孽深重，悔过也无济于事。如果这种情形持续到一个人生命的最后一刻，就要算是一桩对抗圣灵的罪了。然后是懒惰贪睡，令人身心都迟钝无力。最后是厌世之罪，也叫悲伤，会使身心俱死。因为悲伤，人会对自己的人生感到烦闷，这样的人通常活不到他该活的大限。"

僧侣尤其易患怠惰，表现出疲累、萎靡、悲伤、沮丧、不安、厌恶修道院的小室和修行、渴望家庭及从前的生活。怠惰与悲伤（tristia）不同，后者引人重归上帝并悔改。中世纪的资料中没有写明意志力在其中扮演的角色。听任自己陷入怠惰是否是一种罪？还是怠惰是对犯下其他罪孽之人的惩罚？抑郁最狂热的反对者将其等同于原罪；宾根的希尔德加德修女能言善辩，她写道："就在亚当违背神律那一刻、那一瞬，忧郁便凝结在他的血液中。"

中世纪的秩序很不稳定，因此在那个敏感时代，心智的失序尤其令人恐慌。一旦理性受损，整个人类运行的机制就会瓦解，社会秩序也会分崩离析。愚笨是一种罪，精神疾病则是更重的罪。人要选择美德，理性乃是必需，如果没有理性，就没有足够的自控力做出这样的选择。古代思想家认为精神无法与身体分离，而中世纪的基督徒则认为，灵魂和身体几乎没什么关系。

现今在抑郁上附加的污名，就是源自中世纪的这种传统观念。灵魂来自神赐，应该完美无瑕，我们必须努力保持灵魂的完美；而在现代社会，灵魂的不完美成为了羞耻的主要来源。欺骗、残忍、贪婪、自大、缺乏判断力，这些都是灵魂的缺点，于是我们不由自主地试图压抑它们。一旦抑郁被归入这些"灵魂的苦难"，对我们似乎就变得可恶。有很多故事都在讲这种关联如何把抑郁塑造成最糟糕的形象。例如，画家胡果·凡·德·格斯在15世纪80年代进入一所修道院，但因天赋非凡，仍然常与外面的世界交通。某晚，胡果结束一次旅行回到修道院，记录上说他"受其想象的怪异失常打击，痛哭不止，说自己受了诅咒，万劫不复。他甚至要开始自残，幻影蒙蔽了他患病的心智。"教内的弟兄试图用音乐治疗他，据他们说："他的情形没有改善，不断说些不合情理的话，把自己当作地狱之子。"僧侣们认为他要么是陷入了艺术癫狂，要么就是邪魔附体，最后认定二者兼有，可能还因为喝了红酒而更为恶化。胡果被自己答应要完成的工作吓坏了，无法想象能按承诺完成。随着时间推移，以及宗教忏悔的大型仪式，最终他恢复了一段时间的平静，但后来又复发，死时状况严重。

中世纪以道德眼光审视抑郁，而文艺复兴时则为抑郁加上了光环。文艺复兴时期的思想家回到古代哲学家（多于回到古代医生）的看法，认为抑郁意味着思想的深度。人本主义哲学与日俱增地挑战着基督教教义（但有些状况下也强化了基督教的信仰、信条）。非理性的痛苦在中世纪被视为罪孽和诅咒，现在则被看作疾病（越来越多地称为忧郁症）和人格的决定性特质（越来越多地称为忧郁）。文艺复兴时期探讨抑郁的作家众多，而马西里奥·斐奇诺是其中最伟大的哲学家。他认为每个人身上都有忧郁，都是渴望伟大和永恒的表现。他写到一些忧郁症乃是常态之人："让人惊异的是，无论何时，只要我们空闲下来，就会坠入放逐一般的悲痛之中，即便我们不知道或从未思考过这悲痛的原因……观看愉悦的戏剧时，我们也时常叹息，而当戏剧落幕，我们带着更多的悲伤离场。"这里描述的忧郁藏身于日常生活的忙碌之下，是灵魂的恒久特质。斐奇诺回归到亚里士多德学派神圣迷狂的观点，进一步阐述道，哲学家、深刻的思想家、艺术家必然会比普通人更多地触碰到自己的忧郁，他们对忧郁的深刻体验表明他们已成功地将自己的心智提升至世俗生活的烦扰之上。对斐奇诺来说，经受折磨的心智更有价值，因为它一举揭示了心智对上帝的认识是匮乏的，这合该令人忧郁。在他解释神圣忧郁的本质时，这成了一则崇高的信条："只要我们是上帝在尘世的代表，就会因思念天国而持久苦恼。"认识的状态就是不满足，而不满足地后果就是忧郁。忧郁将灵魂与此世剥离，驱策灵魂走向纯粹。心智"离身体越远，就越趋近完美，所以，心智完全飞离之时，就是最理想的状态"。描述忧郁的神圣性时，斐奇诺承认，这一状态十分接近死亡。

斐奇诺接着提出，艺术创造力依赖于因暂时疯狂而坠落的灵感：忧郁症是产生灵感的先决条件。不过，斐奇诺也承认抑郁是一种可怕的病症，建议用锻炼、饮食调节、音乐等办法来治疗。斐奇诺自己也有抑郁，自己情绪低落时也想不到这些引人入胜的主张来改善抑郁；朋友探望他时，常

296

要用他自己的主张来劝慰他。像很多后文艺复兴时期关于忧郁的思想一样，斐奇诺的哲学来自他自身的经验。他说要在不忧郁的黏液与绝望的忧郁症之间驶出一条航路，这成了他 1489 年的著作第六章的标题："黑胆汁如何令人变得智慧"。

文艺复兴时期，人们试图将对古代思想的理解，与某些已被接受的中世纪"知识"融合在一起。斐奇诺把古代思想中的气质论和中世纪流行的占星学相结合，把土星描述成沉重、孤独、矛盾的星球，主管忧郁。炼金术士兼秘术师阿格里帕说，土星"本身就是神秘深思的创造者""它不事公众俗务，而是最高等的星球，把灵魂从外界事务召回内心，从低级事务中提升出来，升向至高的层次，授予其诸般科学"。乔尔乔·瓦萨里在记述当时伟大艺术家的著作中，也支持了这些观点。

与意大利相比，文艺复兴时期的英国更坚持中世纪对忧郁的看法，但来自意大利的影响在 15 世纪晚期开始显现。例如，英国人仍然相信忧郁来自"邪恶天使的恶作剧"，但也承认那些受此妨害、折磨的人不该为此负责。对文艺复兴时期的英国思想家而言，忧郁者体验到的罪孽之感是一种危险的不幸，而非缺少上帝之爱的表现，也不该与真正的罪人体验到的真正罪孽感混为一谈。当然，要区分妄想和真实并非易事。有一个"有忧郁体质、被悲伤扰乱心神"的学生称自己确实感到了某种"邪灵随风从肛门进入体内，在身体里蔓延，直到占据头脑。"虽然他最后治好了邪魔入侵的问题，但别人可没这么幸运。清教神学家乔治·吉福德就纳闷，"什么样的人最易被邪魔施以巫术妖法，成为后者的使役"，结果发现邪魔寻找的是"不敬神的人，他们盲目，全无信仰，深陷黑暗的无知之中。所有这些之外，若再加上忧郁体质，则忧郁会在这些人心中留下更深的烙印"。

在欧洲南部，和忧郁联系在一起的是天才，而北方则把巫术和忧郁联系起来，这给了前者很大的刺激。荷兰的宫廷医生扬·魏尔（其《魔鬼的把戏》一书被弗洛伊德列为史上最伟大的十部著作之一）为那些被指控为女巫的妇女辩护，说她们其实是忧郁症的受害者；他坚称这些不幸的女士是头脑中有病，使很多人免遭处决。他关注到主要是欧洲北部有大量男性指责女巫偷走了自己的阳具，因而辩称女巫的受害者常有妄想。魏尔坚称，他们周围的其他男性都能看到那些被"偷走"的器官好端端地待在原处，"那话儿"很少抛弃男主人而去。如果女巫的"受害者"有妄想，那么说她们是女巫的人只会更有妄想。英国人雷金纳德·斯科特采用了这一解释模型，他在1584年的一本关于巫术的书中提出，女巫不过是些抑郁愚钝的老妇，邪恶像蚊虫一样叮咬她们，使她们荒谬地把身边的问题都归咎于自己。在她们"昏沉的心里，邪魔终于找到了适宜的栖身之地，一旦伤害、不幸、灾祸、屠戮发生，她们很容易相信都是自己所为"。这种观点把一度被认为是宗教真理的事物指为妄想，称它们皆与忧郁性的精神疾患有关，因而遭到中世纪掌权者的强烈反对。虽然斯科特的书在伊丽莎白时期的英国广受阅读，但詹姆斯王仍下令烧掉此书，好像它本身就是女巫的化身。

疾病说逐渐取代了附体说。当时有一个法国案例，医师发现一个女巫"左侧短肋骨之下有辘辘之声，大约在脾脏附近"，这使得1583年的宗教大会下令，神父在驱魔前，"必须仔细调查着魔者的生活"，"因为他们常是忧郁症患者、精神错乱者或受了魔法的迷惑……更需要医师的治疗而非驱魔仪式"。文艺复兴的理性主义战胜了中世纪的迷信。

298

法国是第一个有效治疗原发疾病或想象型病症的国家。蒙田或多或少也有忧郁症，他坚信哲学乃是一种医药。他创造了一种抗忧郁的幻觉手术表演。例如，他说有一位女士认为自己吞了一根针，因而陷入恐惧，于是蒙田为她催吐，然后把一根针放在她的呕吐物中，她就痊愈了。

1599年，安德烈亚斯·杜·劳伦斯的著作《论忧郁症》以英文出版。杜·劳伦斯说，忧郁是"大脑的一种寒冷干燥的失调"，随之可能影响的"不是身体的状况"，而是患者的"生活方式，研究表明他们最易沉迷于此"。杜·劳伦斯把心智分成三个部分：理性、想象和记忆。他推断忧郁症是想象的疾病，认为忧郁症患者的理性仍完好无损，这也意味着从教会的角度看，忧郁症患者并未失去人性（其"不朽的理性灵魂"），因此不会受上帝的诅咒。他提出忧郁症有不同的程度，区分了"尚处于健康界限内的忧郁体质"和超出这些界限的忧郁体质。像讨论这一主题的其他作者一样，他的书也充满了对个案逸事的描写，包括"有位男士决定不再小便，就这么等死，因为他觉得自己只要一小便，全城人都会淹死"。这名男子显然是因为抑郁性的焦虑和对自身毁灭性的一丝感觉而无法行动，也给膀胱造成了创伤。最后，他的医生在隔壁放火，劝他相信全城都要被烧毁了，只有他的释放才能拯救全城，这样才让他克服了这种奇特的焦虑。

杜·劳伦斯最有名的大概是他那复杂的"向内看"概念：眼睛向内，看向自己的大脑。他未能讲清楚快乐的人向内看自己的大脑时，会看到什么绚丽的景象，但他信誓旦旦地表示，因为忧郁者的大脑充满黑胆汁，所以他们向内看时，看到的都是黑暗。"灵和黑气通过筋腱不断传输，从脑到眼，让人看到无数暗影和空中虚幻的幽灵，眼之所见的诸般形式又都传给了想象。"之后，不快依然继续，即使眼睛看向外界，这些黑色的影像还会不断闪现在眼前，忧郁者看到"很多尸体就像蚂蚁、苍蝇、长长的头发那般飞舞，此情此景，让人直想呕吐"。

当时，人们开始普遍接受用评估的方式来区分正常的悲痛和忧郁：丧失带来的悲伤是否适度，并测量有些人超出适度几何。这一原则在三个世纪后为弗洛伊德继续发展，至今仍用于抑郁的诊断。17 世纪初的一位医生写道，他有一位病人悲伤过度，以至于"无法从任何东西中获得乐趣"，终于辞世；另一位病人则"被忧郁困扰，母亲已过世一个季度，她还不知自己要怎么活下去，成天哭泣、游荡，无所事事"。另一位医生则写道，正常的不满或悲伤"易招致人性最大的敌人，即忧郁"。于是，忧郁就既属于过火的正常，也属于异常，这样的双重定义很快就成了标准。

到 16 世纪末，以及整个 17 世纪，"正常的"忧郁成了一种普遍的痛苦，既令人不适，又带来某种愉悦。斐奇诺和他在英国的赞同者的主张在正片欧洲大陆得到越来越多的响应。荷兰的列维努斯·莱姆纽斯，西班牙的瓦尔特和路易斯·梅尔卡多，米兰的约安内斯·巴普蒂斯塔·席尔瓦提库斯，以及法国的安德烈亚斯·杜·劳伦斯，这些医生都写道，忧郁会令一个人比未患忧郁的同辈成为更好的人，获得更多的启迪。对忧郁充满浪漫主义的亚里士多德式观点似乎横扫了欧洲，忧郁成了一种时尚。斐奇诺确定地把抑郁和天才等同起来，在他所在的意大利，所有自认为是天才的人也都期待自己患上忧郁。才华横溢的人有可能感到痛苦，而那些希望被误认为才华横溢的人则表演痛苦。在佛罗伦萨，斐奇诺周围聚集了一群世界主义的"土星"系知识分子。到意大利旅行的英国人见此情景，回到家就开始夸张自己的忧郁属性，假装成老道成熟的样子，又因为只有富人才有钱旅行，忧郁很快成了英国人眼中的贵族病。上层社会的反叛者——目光黯淡、神色凄切、沉默寡言、衣冠不整、暴躁易怒、性情乖戾、严肃冷漠——成了 16 世纪末的一种社会典型形象。当时的文学经常描述并嘲讽这样的人物，最著名的莫过于莎士比亚《皆大欢喜》中"忧郁的雅克"。

　　莎翁描写忧郁症的高超能力在哈姆雷特这个人物上表现得最为透彻，永久性地改变了人们对忧郁症的理解。从来没有哪位作家能像莎士比亚这般满怀同情地描写出了忧郁症的此等复杂性，将欢乐与悲伤如此紧密地编织在一起，显现出智慧与愚蠢的深刻本质，赋予了忧郁狡诈与自毁的属性。在莎士比亚之前，一个人的忧郁只是分立的存在；莎士比亚之后，人们无法再像从白光光谱中分离出靛蓝光那样，把忧郁与自我的其他部分轻易分开。三棱镜在一瞬间所揭示的，改变不了阳光的平常情况。

300

　　至《哈姆雷特》上演的时代，忧郁不仅是疾病，也几乎成了一种特权。17 世纪中期的一部剧中，有位愁眉苦脸的理发师抱怨自己感到忧郁，结果却遭到严厉的谴责。"忧郁？天啊，'忧郁'这个词也能从理发师的口中说出？你应该说沉重、呆滞、蠢笨；忧郁可是朝臣纹章的顶端羽饰！"据当时一位医师的记录，他的忧郁病人有 40% 都有头衔，尽管他主要是针对农家夫妇开业行医。来看病的贵族里，有 2/3 都说自己有忧郁情绪，这些贵族男女博学多闻，他们不仅说起阵阵悲伤，而是会基于当时的科学知识和流行描述做非常具体的主诉。其中有一位病人"希望有什么东西可以阻止从脾脏涌起的怨气。"基于嚏根草调制的药品仍然最为常用，治疗这位男子的医生开的处方包括罗迦第圣药、青金石、嚏根草、丁香、甘草粉、龙涎粉和圣散，*把这些药物在白葡萄酒中溶解，再加入琉璃苣。有人借助星盘探询独立的信息或决定治疗时间，还有人会考虑放血。当然，宗教辅导也

---

\* 罗迦第圣药（Hiera Logadius）以研发者命名，是芦荟及一些香料的混合物；龙涎粉（diambra）是龙涎香和其他香料混合而成的消化药物；圣散（pulvis sanctus）是一些成方，体现为一些药石（如番泻叶、酒石酸氢钾、四叶草、肉桂、良姜等）混合的粉剂。

常被认为是不错的主意。

　　就像在百忧解时代早期，每个人似乎都要罹患抑郁，要与抑郁战斗，还要谈论自己与抑郁的战斗；17 世纪初也是如此，本没有忧郁症的人也开始关注忧郁的问题。17 世纪 30 年代和 20 世纪 90 年代遇到了相同的情况，与这种疾病相关的字眼——"忧郁"或"抑郁"——意义越发混乱不清。当"怠惰"还被看作罪孽之时，只有那些病到失能或是有妄想型焦虑的人才会承认自己有这样的症状。而到 17 世纪，"忧郁症"一词已被添加了深刻、深情、复杂甚至天赋等意义，人群中开始流行没有医学病因的抑郁行为。很快人们就发现，虽然真正的抑郁可能很痛苦，但抑郁行为却可能带给人愉悦。他们瘫在沙发上几个小时，盯着月亮，思考着关于存在的问题，承认自己对一切困难的畏惧，对别人的询问不置一词，总之，所有曾被看作怠惰表现而须避免的行为都呈现在他们身上。而这种基本的症状表现方式，也就是我们现所说的抑郁。这样的忧郁症是一种值得称道，不断被当事人玩味的小病痛。真正患有严重忧郁症的人会获得众人的同情和尊重，再加上多种医学进步，这真是自盖伦的罗马时代以来忧郁症患者待遇最好的时代。这种备受爱怜的心智状态也被称作"白色忧郁"，似是在发出微光，而不是投下阴影。弥尔顿的《沉思者》一诗精细描述了 17 世纪的这种观念：

> ……欢迎你，女神，贤明而崇高，
> 欢迎你，至为神圣的忧郁，
> 你圣洁的容颜过分灿烂，
> 以致人类的视觉无法承受。

弥尔顿甚至大加赞颂修道院式的隔离、阴郁、久远的年代：

> 找到那个安宁的隐居之所，
> 粗毛罩袍，青苔小屋，
> ……
> 直到年深日久的经验确使我获得

某种先知的洞见。

这些喜悦、忧郁，请赐给我，

我愿选择与你一起生活。

17 世纪还出现了史上最伟大的探索抑郁成因之人，罗伯特·伯顿。他倾其一生著就《忧郁的解剖》一书，综合了千年以来的思想和不断涌现的个人观点。在弗洛伊德的《哀悼与忧郁症》问世之前，这本书是最常被引用的关于抑郁的著作，它含义微妙，充满矛盾，结构不佳，却又博大精深，综合了亚里士多德和斐奇诺的哲学，莎士比亚笔下人物的感觉，希波克拉底和盖伦的医学洞见，中世纪与文艺复兴教会的宗教冲动，以及个人对疾病的体验和自省，并试图将所有这些调和在一起。伯顿在哲学与医学之间，科学与形而上学之间，建立了确实的纽带，带我们走上了一条统一精神与物质的理论之路。但我们也不能太过认同伯顿，他调和彼此冲突的观点的方法，是容忍各观点之间的矛盾。他很擅长针对同一个现象给出六种不同的解释，却完全不提这种现象可能是多因素决定的。现代读者有时会觉得这有点奇怪，但如果去翻阅近年来 NIMH 发表的文献，就会发现抑郁之所以症状复杂，正因为它往往由多因素决定，就是说，抑郁是多条路径的共同终点，无论发生在谁身上，特定的一系列症状都可能是一条或者多条路径的结果。

针对忧郁，伯顿提出了一种生理性解释："我们的身体如同一个时钟，如果一个齿轮出了故障，其他部分也都会有问题，整个装置就会失灵。"他认为："哲学家为冷热定出了 8 个等级，我们同样也可以定出 88 种忧郁，因为受害者遭忧郁侵染的方式繁多，陷入这恐怖深渊的程度也深浅不同。"之后他又说："就连海神普罗透斯自己也没有那么多的形态。你可以为月亮做件新衣，尽显忧郁者的本色；很快也会发现一根丝线在空中飘动，那是忧郁者的心。"伯顿做了如下的一般性区分：基于大脑的"头部忧郁"，"全身性忧郁"，以及来自"肠、肝、脾、黏膜"的所谓"肠气忧郁"。在此基础上他进一步分类，创制了一幅痛苦图。

伯顿也把忧郁和只是感到"迟钝、悲伤、烦恼、沉闷、恶意、孤僻、敏感、不快"等区分开。他说，任何人都可能在生活里体验到后面这些特质，不能仅依此就断定他们得了忧郁症。"人人皆由女人所生，"他引用圣公会《公祷书》说，"都缺乏恒心，常陷困境。"这不是说我们都是忧郁症患者。事实上，伯顿说："苦难伴随我们一生。任何凡人想在此生追寻永久的快乐基调，都十分荒唐可笑。这样的想法荒谬绝伦，一个人要是不明白这点，不能做好准备忍受这样的现实，就不适合活在这个世上。你无法打破这样的命运，也无法避开，但可以培养自己宽厚的气度，让自己不要陷入其中无法自拔，要承受痛苦，持久忍耐。"

人只有能够承受不幸，才能活在世间。我们每个人都会遭受不幸，而不幸也很容易脱离控制。虽然小小的咳嗽不难忍受，但"持续不断的咳嗽很可能引起肺的病变；忧郁的刺激也是如此"。伯顿确定了非常现代的原则：每个人都有不同程度承受创伤的能力，是创伤的大小和承受力的高低二者共同决定了疾病是否发生。"同样的事情，有人觉得只是像跳蚤咬了一口，却可能施加给另一个人无法忍受的折磨。有人可以靠自己一个人的调整和良好的承受力克服困难，而另一个人却会全无支撑之力，而是时刻暴露在欺侮、伤害、悲痛、贬损、丧失、怒火、谣言等等的侵袭之下，全面屈从于激情，脸色大变，食欲减退，睡眠消失，精神萎靡，心情沉重……是忧郁压垮了他。就像一个人因负债入狱后，所有的债主都会找上门来；如果一个病人感到任何一丝不满，眨眼工夫所有烦恼都会一起袭来，他就像只跛脚的狗或是断翅的雁一样一蹶不振，最后就得了忧郁之疾。"伯顿也简要说明了焦虑的体验，正确地将其纳入了对抑郁的描述："白天里，他们还会被一些可怕的东西吓到，被怀疑、恐惧、悲伤、不满、担心、羞愧、苦恼等这么不驯的野马撕成碎片，无法获得一时片刻的安静。"

伯顿用各种方式描述忧郁症患者："怀疑、忌妒、怨恨""贪婪""抱怨、不满""易生报复之心"。他也写道："忧郁的人大多聪慧，而且［他们的忧郁特质］常常会让他们感到神圣的狂喜，那是某种'热忱'……使他们成为杰出的哲学家、诗人、先知等等。"他提到与忧郁症相关的宗教话题时很有技巧，以服从当时的言论管制，但他仍断言，过分的宗教狂热可能是忧郁的表现，可能滋生狂乱的绝望；他也认定，有些人认为自己收到了上帝的可怕指令，但无力完成，因而感到难过，很可能陷入了忧郁的妄想。最后他终于说，忧郁既是身体的病，也是灵魂的病，但之后，他又像杜·劳伦斯一样，避免提及任何理性的丧失（这令人失去人性，变成动物），而只说这种病是"失去想象力"。

伯顿为当时治疗抑郁的方法归类。有些不合法的方法"来自邪魔、法师、女巫，方式是魅惑、符咒、巫术、幻象等"，而有些合法的方法则是"直接来自上帝最初的恢宏宣告，经伟大自然的传达，是医生、病人、药物共同的旨归和作用。"虽然他在书中零散地提到数十个疗法类目，但最后他也强调"最重要的"是尽力直接找出"心中的激情和不安所在"，建议对朋友"敞开心扉"，追求"欢笑、音乐和令人愉快的陪伴"。他提出自己的独门药方：金盏花、蒲公英、灰烬、柳木、柽柳、玫瑰、紫罗兰、释迦果、葡萄酒、烟草、罂粟浆、小白菊、"在星期五的木星时辰采摘的"圣约翰草，还要戴用驴子右蹄制成的指环。

伯顿也谈到自杀的难题。虽然忧郁在 16 世纪晚期风行一时，但法律和教会仍然禁止自杀，经济处罚更强化了禁令。在当时的英国，如果有人自杀，他的家人就必须交出自杀者的所有动产，包括犁、耙、货品及生产生活必需的其他物品。英国某小镇的一位磨坊主给了自己致命的伤害，临终前懊悔地说："我被国王罚没了所有财产，让我的妻儿一贫如洗。"这一话题也受当时的言论管制，于是伯顿探讨自杀的宗教含义时依旧小心谨慎，但他承认，急性焦虑非常难忍，并提问："在身陷忧郁的情况下，一个人对自己施以暴力，这种行为是否合法？"后来，他又写道："他们过着这样肮脏、丑陋、令人厌倦的日子，在这悲惨的生活中找不到任何慰藉和疗愈，终于以死来平复这一切……当自己的刽子手，自我处决。"这样的言论十分惊人，因为在伯顿之前，抑郁和忤逆上帝的"自戕"之罪是判然有别的。事实上，"自杀"一词似乎是在伯顿这部巨著出版后才开始出现。书中包括这样的故事：有些人因政治或道德的原因结束了自己生命，他们如此选择皆出于深思了自己的冤屈，而非出于疾病本身。伯顿也谈了非理性的自杀者，把两类问题结合到一起，于是，之前认为是被诅咒的自杀行为从此成了独立的讨论主题。

304

伯顿描述了一系列引人入胜的忧郁性妄想。比如某男子觉得自己是贝类。"[有些人相信]自己完全是玻璃做成，所以要承受无人接近的痛苦；有些人觉得自己是软木塞，轻如羽毛；另一些人则觉得自己像铅一样重；有些人害怕头从肩膀上掉下来，或者肚子里有青蛙，等等；还有人不敢过桥，不敢接近池塘、岩石、陡峭的山峦，不敢躺在有横梁的房间，因为怕自己会忍不住想上吊、投水或从高处跳下去。"当时，这些妄想是忧郁的典型特征，此类记录充斥于医学文献及一般文献当中。荷兰作家卡斯帕·巴莱乌斯在人生的不同阶段里，认为自己是玻璃做的，或是稻草做的，随时会着火。塞万提斯写过一篇传奇故事《玻璃博士》，讲的就是一个相信自己是玻璃做的人。当时这样的错觉实在普遍，有些医生干脆就称之为"玻璃妄想症"。当时所有西方国家的通俗文学中，都有这样的现象。很多荷兰人相信自己的臀部是玻璃的，要竭力避免坐下打碎臀部；有个人坚持要用稻草把自己包好放在箱子里才能旅行。卢多维库斯·卡萨诺瓦写过很长一篇记述，说一位面包师相信自己是黄油做的，害怕会融化，坚持要赤身裸体，只用树叶遮盖，以保持低温。

这些妄想产生了一套一套的忧郁行为，使人畏惧平常环境，活在持续的恐惧中，抗拒来自任何人的拥抱。被这些行为困扰的人似乎也都有那些常见症状：莫名悲伤、持续疲惫、缺乏食欲等等，今天我们把这些症状与抑郁相关联。这种妄想倾向可以说在较早时期即已出现：教皇庇护二世讲到法国国王"疯子"查理六世，说他早在14世纪时就相信自己是玻璃做的，在衣服中缝入铁骨架，保护自己在摔倒时不会摔碎；上溯古代，鲁弗斯也记录了这类妄想。这妄想在17世纪到达高峰，即便在今天也并不陌生。最近有报道称一名抑郁的荷兰女子相信自己的手臂是玻璃做的，害怕打碎手臂而不愿穿衣。情感型精神分裂症患者常有幻听幻视；强迫症患者也止不住会有此等非理性的恐惧，比如惧怕不洁。不过，随着现代性的推进，抑郁的妄想性质也已经减退，不再像之前那么特别。17世纪的妄想者其实是在表现他们的偏执和对阴谋的恐惧，感到生活的寻常要求已超出他们的掌控范围，而这些感觉也正是现代抑郁的典型特征。

我还能想起，我自己抑郁时无法做寻常之事。"我没法坐在电影院里。"

在某一个阶段，有人邀我去看电影，想让我高兴起来时，我这么回答。后来我说："我没法出门。"我无法合理解释这些感受，我并不是觉得自己会在看电影时融化，或是会被户外的微风变成石头，原则上我知道自己出不了门是根本没理由的事；但我很确定地知道我就是做不到，就像现在知道自己无法一跃就跳过一座高楼。我可以（也确实）把问题归咎于血清素。对于 17 世纪的抑郁妄想为何有如此具体的形式，我还没看到令人信服的解释，但似乎在抑郁的科学解释和治疗出现之前，人们设想出这些解释性的盔甲，是为了装进去自己的恐惧。只有在一个更成熟的社会里，一个人才能在害怕被触碰、害怕站着或坐着的同时，无须把恐惧具体化，比如认定自己有一副玻璃骨骼；只有在周围人更有见识的环境里，一个人才能在体验到非理性恐惧的同时，无须表示自己是害怕融化。这些妄想可能会令现代的执业医生困惑不已，但置入当时的语境，也不那么难于理解。

306

勒内·笛卡尔是 17 世纪医学的伟大变革者，至少从哲学观点看是如此。他提出的意识的机械论模型虽然仍与奥古斯丁身心分离的传统观点相去不远，但在医学方面，尤其是精神疾病治疗方面，衍生出了特别的分支。笛卡尔特别强调了心智与身体二者间的相互影响，在《论灵魂的激情》一书中，他描述了心智状态会怎样直接地影响身体，但他的后继者则更多地基于身心全然分离的假设进行研究。结果，一种笛卡尔主义生物学开始主导人们的思想，而这种生物学很大程度上并不正确。笛卡尔主义生物学导致了抑郁者命运的大反转。什么是身体，什么是心智，抑郁是"化学的失衡"还是"人性的弱点"，这样的计较无休无止，正是笛卡尔留给我们的遗产。直到近些年，我们才开始解开这个困惑。不过，笛卡尔主义生物学为何会有如此力量？正如伦敦大学的一位心理学家所说："就我的经验而言，如果没有身心之分，就没有这方面的问题。"

托马斯·威利斯的研究专注于证明心智易受身体影响，他在中世纪发表了《关于兽性灵魂的两篇论述》，关于忧郁，这是最早的清晰一贯的化学理论，该理论没有承续古代那些牵涉脾脏肝脏黑胆汁的体液论。威利斯认为，血液中的一种"燃起的火"，由"含硫的食物"和"含硝的空气"滋养，大脑和神经汇聚由此产生的精气，引导人的感觉和动作。对威利斯而言，灵魂是一种物质现象，在肉眼可见的身体中，它是"氤氲的恶灵"，"依着血淤之气而生"。威利斯设想，一系列的环境都可能令血液变咸，限制其中的火焰，这会降低脑内的光明，让忧郁从大脑的一片昏暗中浮现出来。威利斯认为，血液的盐化会因各种外界环境而起，如天气、过度思虑、运动不足等。忧郁者的大脑固着在其黑暗的视野中，并把黑暗融入个性。"因此，当生命之火变得微弱时，每一个动作都会使它摇曳颤抖，也就难怪忧郁患者有着可说是不断沉陷、几近瓦解的心智，并总是感到悲伤和恐惧了。"此类影响如果持续，就会造成大脑的器质性改变。忧郁的血会"把附近的身体挖出空洞"，"精气的酸性特质"和"忧郁的污秽"会改变"大脑本身的构造"。之后，精气"不再遵从原有的轨迹和方式扩张，而是密集地占据新的异常空间"。尽管此类原理的来源模糊不清，但它暗示的事实已经得到现代科学的确认：持续的抑郁确实会改变大脑，刻出"异常空间"。

17 与 18 世纪之交，科学大步前进。关于人体的新理论不断发展，出现了一系列关于心智及心智失常的生物学新论，于是对忧郁症的解释也发生了显著改变。尼古拉斯·罗宾逊提出了一套身体的纤维模型，在 1729 年，他提出抑郁是由于纤维失去弹性而引起。罗宾逊并不信任我们现在所说的谈话治疗。他写道："努力用声音的影响来改变人的官能可绝非易事，难过尝试说服一个人走出最强烈的狂热。"这就完全抛弃了忧郁者自我解释的能力在疾病治愈中的作用。

18 世纪早期，赫尔曼·布尔哈弗延续这种主张，提出了所谓的医疗力学模型，以水力学的理论来解释所有的人体机能；他将身体看作"有生的活体机器"。布尔哈弗认为，大脑是一种腺体，神经液从这个腺体流出，经血液流遍全身；血液则由不同物质混合而成，如果物质组成失衡，就会出现问题。当血液中的油脂物质堆积，神经液供应不足时，就会发生抑郁。此类情形下，血液循环就会受阻，流不到合适的位置。布尔哈弗论称，这通常是因为人在繁重思考时消耗了过多的神经液；解决方法就是少思考，多运动，让血液成分更加平衡。和威利斯一样，布尔哈弗也发现了某种真相：特定脑区的血液供应减少，可能引起抑郁或妄想；而老年抑郁的发作常是因为血液无法在脑中正常循环，特定脑区已经变厚（仿佛凝结了一般），无法吸收血液中的营养。

这些理论都是对人的去人性化。1747 年，布尔哈弗的大力拥护者之一，朱利安·奥弗鲁瓦·德·拉美特利出版了《人是机器》一书，震惊了虔信世界。他被法国法庭判决驱逐至莱顿，后又被逐出莱顿，42 岁时死于柏林的偏远地区。他提出，人不过就是一种会产生机械动作的化学物质联合体；这种纯科学的理论最终也为我们承袭。拉美特利坚称，活的物质具有烦躁的本性，所有的行动都源自烦躁。"烦躁是我们所有感觉、所有愉悦、所有激情、所有思考的源泉。"这种观点基于一个人类本性的概念，首要的就是秩序。抑郁这样的失常不是人类本质功能本身的要素，而要算精致的机器发生了故障，无法履行功能。

到这里，只差一小步就可以把忧郁理解为一般性的精神疾病问题的一个侧面了。弗里德里希·霍夫曼首次系统而有力地提出了后来发展为遗传理论的观点，他写道："疯狂是一种遗传性的疾病，常会持续一生；病程有时会长时间地中断，这时病人看起来完全正常；但依然定期复发。"霍夫曼建议使用一些非常传统的疗法来治疗忧郁，而后还充满怜爱地说："对于为爱痴狂的年轻女子，最灵的药就是婚姻。"

整个 18 世纪，身体和心智的科学解释都在不断加速发展。但在这个理性时代，失去理性的人处于严重的社会劣势。尽管科学发生了大跃进，但抑郁者的社会地位却发生了大跃退。斯宾诺莎在 17 世纪末说的一段话预示了理性的胜利："我们越了解一种情感，就越能控制它，心智的反应也就越少被动，[……且] 每个人都有力量清晰明确地理解自己，理解自己的情感，也有能力使自己更少地屈从于后者。"这样一来，忧郁者的形象不再是恶魔附体，而成了自我放纵之人，拒绝为精神健康维持不难的自律。除了宗教法庭时代，18 世纪很可能是史上精神障碍带来的痛苦最为严重的时期。一方面是布尔哈弗和拉美特利在进行理论探索，另一方面是严重的精神病患一旦被他们的亲人如此归类，受到的对待一半好像实验品，一半像刚从林中捕获的待驯野兽。18 世纪的人执迷于礼节和习俗，敌视不遵从者，看到从殖民地带回来的异族就心痒难耐；那些行为古怪、似会威胁习俗的人被施以严酷的惩罚，不管他们属于什么阶级，来自哪个国家。这些人被隔离出原有的社会，送到光怪陆离的英国伯利恒疯人院，或是恐怖的法国比赛特尔精神病院，这些地方能把最为冷静理智的人都给逼疯。虽然这些机构存在已久——伯利恒建于 1247 年，到 1547 年成为贫困精神病人的容身之地——但到了 18 世纪才独立出来。"理性"的概念暗示着人性的和谐，本质上是一种墨守成规的观念；"理性"是由大多数人的意见定义的。把极端者纳入社会秩序的想法与这种理性背道而驰。以理性时代的标准来看，精神的极端状况全然不在逻辑的连续体上，完全游离于被定义出来的连贯整体之外。在 18 世纪，精神病人是没有权利没有地位的局外人。妄想症和抑郁症患者受到极大的社会压制，连画家威廉·布莱克都抱怨："鬼魂都没有不合法！"

在各种精神病患中，抑郁者有个相对温顺的优点，因此比起躁狂者或精神分裂患者，所受虐待的残暴程度稍低一点。肮脏、污秽、折磨、悲惨，这是忧郁者在整个理性时代与摄政统治时期的命运。严重心理病症的患者也是可能康复的，但这种观念被社会压制；一旦表现出精神失常，你就要到精神病院度过余生，因为你就像一头被捕获的犀牛一样，不可能再有人类的理性。当时伯利恒的首席医生约翰·门罗博士说，忧郁很是难缠，"要疗愈失常者，'管理'和医学同样重要"。身患最严重抑郁的人常被施以最可怕的治疗。布尔哈弗自己就曾提议用巨大的身体痛苦分散病人的注意力，减少他们对心智之苦的关注。让抑郁者溺水的做法并不少见，还有人生产出繁复如波希的画作*一般的机械装置，通过旋转让忧郁症患者晕厥或呕吐。

病情略轻（但仍然严重）的抑郁者常常感到自己因为患病而偷偷摸摸地过活。作家詹姆斯·鲍斯韦尔曾写长信给朋友，描述他抑郁的体验；在他之后，诗人威廉·考珀也做过同样的事。他们的文字流露出那整个时代都与抑郁如影随形的悲苦感受。鲍斯韦尔在 1763 年写道："这封信里没有

---

\* 希罗尼姆斯·波希（Hieronymus Bosch，1450—1516），尼德兰画家，作品元素庞杂，时而会使用旋转机械、旋转木马一类的意象。

别的，只有你这位可怜朋友的悲惨。我的忧郁已经到了最惊人、最折磨人的程度。我整个人都坠入了深渊。我的心里充满了最黑暗的想法，所有的理性之力都弃我而去。你能相信吗？我在街上发狂地跑来跑去，痛苦呼号，泪流满面，从内心最深处发出呻吟。啊，我的老，天，爷！我都忍受了些什么！哦，我的朋友，我是有多可怜！我能做什么？我对什么都没兴趣。一切都显得毫无意义，都那么沉闷无味。"在同一年晚些时候，他在给另一位朋友的信中又写道："一种深深的忧郁攫住了我，我觉得自己衰老不幸，孤立无依。所有可怕的念头，只要你想得出，都反复把我侵袭。我对事物抱持普遍的猜忌，一切似乎都充满了黑暗和痛苦。"鲍斯韦尔开始每天给自己写十行文字，发现虽然这些文字里有很多省略号，但在经历抑郁的同时描述自己的体验，能让自己保持某种程度的清醒。所以我们可以看到这样的记录："你陷入可怖的忧郁，心里都是最可怕的、最不该有的想法。你回到家祷告……"几天后："昨天你晚饭后状态很差，被极端的想法吓得发抖。你犹疑、困惑，躺下来，说这就寝，几乎读不了希腊文……"

　　鲍斯韦尔曾记录诗人塞缪尔·约翰逊的生活，后者也得过严重的抑郁。两人都经历过一段时期抑郁，正是这种共同体验联结了他们。约翰逊坚称，伯顿的《忧郁的解剖》是唯一能让他"比预计早两小时"起床的书。约翰逊总是察觉到人终有一死，害怕浪费时间——尽管抑郁最严重的时候，他也会躺很久，什么都不做。约翰逊写道："那条黑狗，我总是想抗拒它，但要驱赶它的时候，我已被夺去了一切过去帮到我的东西。我起床，独自一人吃早饭，这时黑狗就在那儿等着分吃，从早饭直到晚饭，它一直不断地吠叫。"就像有一次，鲍斯韦尔借德莱顿的诗句对自己说的那样："忧郁就像'大智慧'，或与疯狂十分类似；但在我看来，二者界限分明。"

　　威廉·考珀诗化了自己的悲痛，但也许比鲍斯韦尔还令人绝望。考珀在1772年给一位表亲的信中写道："我努力不在信中写我的悲痛和沮丧，然而我所有活泼的和弦似乎都崩坏了。"之后一年，他经历了严重的崩溃，有一段时间彻底什么都做不了。那段时间里，他写了一系列骇人的诗，有一首的结尾是："我，遭受审判，葬在地面之上的／血肉之墓中。"考珀未能在写作中找到救赎，一天十行文字不太能缓解他的绝望。事实上，虽然他知道自己是伟大的诗人，但他觉得自己的文字才能几乎与抑郁的体验毫不相干。1780 年，他写信给约翰·纽曼说："别人信任的是我可怕的'秘密自我'，而非为了任何目的而把它表达出来的力量。我承受着无人能担的重负，只能凭一颗坚硬非凡的心一力支撑。"大约在同一时期，爱德华·扬格写到过"内心深处的陌生人"，并描述了世界的苍凉："这就是世界的忧郁版图！不过／更悲伤！这世界就是人类的真实模样！"托比亚斯·斯摩莱特写道："14 年来，我的内心一直有座医院，我以最痛苦的专注研究自己的病例。"

　　女性的命运更加艰辛。德芳侯爵夫人写信给一位住在英格兰的朋友，说："你不可能想得出，总是思考却全无所得是怎么一回事。再加上无法轻易满足的品位，还有对真理的巨大热爱。我真觉得，自己从未出生过会更好。"在另一封信里，她以厌弃自己的口吻写道："告诉我，可憎的生活，为什么我仍然害怕死亡。"

　　18 世纪晚期的新教禁欲者把抑郁归咎为社会的堕落，指出在怀旧的贵族阶级中，患病率特别高。曾经是贵族高雅的标志，现在却标志着道德沦丧和脆弱，而解法就是剔除傲慢。塞缪尔·约翰逊称，艰辛可以避免脾气，他注意到："苏格兰的居民整体而言既不富裕也不奢华，就我所知，疯狂也很少见。"约翰·布朗认为："我们阴柔的、缺乏阳刚的生活，加上我们的海岛型气候，引得'低精气和紧张障碍'日渐多发，这人尽皆知。"埃德蒙·伯克说："忧郁、沮丧、绝望和经常发生的自杀，都是我们以阴郁的观点、松懈的身体来对待事物的结果。对于所有这些罪恶，最好的解药就是锻炼或劳作。"伏尔泰笔下的老实人戆第德即使在自己的麻烦已经了结后，仍然奋力拼搏；最后，沮丧女主人公问他："我想知道什么最糟，被黑人海盗抢掠百次，屁股上的肉被削掉，遭受保加利亚军团的铁拳，在宗教火刑上被鞭笞、吊起，被刀割，在大帆船上划桨——其实就是经历我们经历过的所有惨况——还是坐在这儿无所事事？"这个问题直到她和戆第德开始照料菜园时才解决：翻土对情绪有最好的功效。不过，相反的看法仍在流行，认为上流社会的生活可以提升精神，而工作会降低层次。霍勒斯·沃波尔开给朋友一个药方，"处方：住在伦敦三百六十五天"，好卸下这位朋友疾病的重担：没有哪种乡下甜酒能治好这病。

到 18 世纪末，浪漫主义的精神开始涌动，纯粹理性太过乏味，逐渐破灭。心灵开始变得崇高，忽然间成为壮丽而又令人心碎的东西。抑郁再次涌入，获得了斐奇诺时代以降最多的倾慕。托马斯·格雷捕捉到了这个时代的情绪：再度将抑郁视为知识的来源，而非远离知识的蠢事。他的《墓园挽歌》成为经由悲伤而接近真理的智慧范本，人们可以从中学到"条条光荣之路，无非引向坟墓"。在伊顿公学的草坪上，他看到：

致他的每桩苦难：众生皆凡人，
注定都要悲叹。
对别人的痛苦乃是温柔的，
对他自己却是冷酷无感。
……
别再有了。无知才是至福，
愚蠢才是智慧。

S. T. 柯勒律治在 1794 年写道，他的愿望被"悲痛的喜悦"麻痹，"神秘的欢愉有一对暗色的翅膀，孵化着动荡的心"。伊曼努尔·康德认为，"因正当合理的疲倦而忧郁地远离这喧嚣的世界，乃是崇高"，而"基于原则的真正美德也有相关特点，也似与忧郁的心境思绪最相和谐"。在这样的情绪中，19 世纪迎接了抑郁的到来。

在告别 18 世纪之前，我们也该来看看在北美殖民地发生了什么，那里新教的道德力量比欧洲还要强大。忧郁问题极大困扰着移民者，感到苦恼和困扰，于是到达麻省以后，关注这一问题的一个美国学派很快发展了起来。自然，美国移民比同时代的欧洲人更为保守，常表现出这样各种极端的宗教观点，喜欢用宗教来解释抑郁。与此同时，他们却要应付抑郁的高发。他们的生活极为艰难，社会仍保持一定的拘泥、僵化，死亡率极高，孤立感异常强烈。他们无法施用霍勒斯·沃波尔的处方，也没什么炫目或

312

有趣的方法可以驱散忧郁的精神。把重心放在宗教救赎、宗教奥秘中也让人心烦意乱，因为这种唯一的生活重心仍是全然不确定的东西。

313        在这样的社会里，忧郁症患者几乎被视作遭受了邪魔的作祟，因他们自身的软弱或忽视上帝的救赎而成为牺牲品。科顿·马瑟是第一个长篇讨论这些问题的人。虽然他早年倾向于极端的道德评判，但当他的妻子莉蒂亚得了"犹如撒旦缠身"的抑郁后，他的立场也有了缓和、改变。之后的几年，马瑟对忧郁问题投入了大量的时间和关注，开始酝酿一种理论，神圣层面与生物层面、超自然与自然在其中以复杂的方式同步发展。

        1724 年，马瑟出版了《毕士大的天使》一书，这是美国第一本关注抑郁的书。他在书中更多关注抑郁的治疗，而不谈这一病症的邪祟成因。"谁若是这些可怜的忧郁患者的朋友，就别对烦人的事太快感到厌倦，一定要耐心承受，耐心对待他们的胡话和愚蠢。我们这些坚强的人，必须承担弱者的缺点，要以耐性、谨慎、豪情的宽宏怜爱他们，像对待孩子那样迁就他们，给予他们的表情和言语只有和善。如果他们对我们说出（像匕首一样）激烈的言辞，我们也不能以牙还牙地报复；说话的不是他们，而是他们的瘟病！他们还是和以前一样。"马瑟提出的疗法奇异地混合了驱魔、生物方面有效的方法（"用紫繁缕煎成药汁，再加上圣约翰草的顶部也煎成汁，用作治疗疯狂的特效药"）及相当可疑的元素（"把活燕子切成两半，放在剃光的头上用热气熏"，还有"近 120 毫升含铁药浆，溶入适当溶剂，每次服一汤匙，每天两次"）。

        1794 年，亨利·罗斯的书在费城出版，他将激情视为"增强或削弱生命力与自然机能"之能力的一部分。他坚称："激情若超出其秩序和限度，就成了放纵，应予避免；不是因为这会扰乱心智的宁静，而是因为会伤害体质。"他以最模范的清教主义传统，建议人们平心静气——减少强烈的感受和性欲——这是防止人越界发疯的最好手段。这种清教徒的概念在其他地方都已逐渐消失，但在美国仍十分普遍。直至 19 世纪中叶，美国还盛行着与疾病紧密相关的宗教复兴。美国是发生"福音式神经性厌食症"的地方，这种病的患者相信自己配不上上帝的赐予，于是自行断食（也常剥夺睡眠），直到把自己饿病甚至饿死；时人称他们为"饥饿的完美主义者"。

*

如果理性时代是一个对抑郁特别糟糕的时代，那么从 18 世纪末持续至维多利亚全盛期的浪漫主义时期，则是对抑郁格外优渥的时代。这时，忧郁不但被视为是具有洞察力的状态，而且其本身就是一种洞见。这实在本就是一个痛苦的世界，上帝在自然中显现，但其精准的状态无法确定；工业的兴起也本质是明显的，但却无法显现具体精确的外貌；而工业的兴起也首次繁育出现代主义的异化，让人和自己的产品疏离开来。康德认为，崇高总是"伴随着些许恐怖或忧郁"。在这个时代，绝对的积极基本上并非神圣，而会被看作天真无知加以谴责。显然，在过去，很久远的过去，人与自然曾十分亲近，后来人类失去了与荒野的亲密关系，可说是也无可挽回地失去了某种喜悦。这个时代的人直接表达对过去时光的悼念，悼念的不只是年华老去，不只是丧失青春活力，而是时光本身无法留住。这是歌德《浮士德》的时代，主人公曾对时间说："留下来吧，你多美！"并愿为此出卖灵魂，万劫不复。童年囊括了天真与喜悦，童年的流逝则引人步入阴暗、痛苦的堕落成年。就像华兹华斯所说："我们诗人以欢乐的年轻时代为始／但以消沉和疯狂为终。"

约翰·济慈写道："我几乎爱上了安逸的死亡。"因为生命的试炼乃是强烈的痛苦，难以忍受。在他经典的《忧郁颂》和《希腊古瓮颂》中，他语带难忍的悲伤，谈起时光的短暂，这短暂令至宝贵者至伤悲，以致最终喜与忧并无分别。关于忧郁本身，他说：

　　她与美共居一处——那有着必死劫数的美，
　　还有欢乐，总是将手指放在唇间，随时
　　准备飞吻道别；毗邻的还有痛楚的愉悦，
　　只要蜜蜂来吮吸．它就变成毒液。
　　哎，在供奉快乐的殿堂里，
　　隐匿的忧郁也有她至高的尊位。

雪莱也如此刻画了人生无常，光阴易逝，伤悲暂缓后随之而来的只有更大的伤悲：

　　　今天微笑的花朵
　　　明天就会枯萎，
　　　我们愿其留驻的一切
　　　诱一下人就飞。
　　　……
　　　呵，趁现在时光还安静潜行，
　　　做你的梦吧——且憩息，
　　　等醒来再哭泣。

意大利的贾科莫·莱奥帕尔迪也有同样的感怀，他写道："命运留传给我们这个种族的／除死之外别无他物。"托马斯·格雷曾在乡间墓园思索着美，那是一种郁郁寡欢；而这是最早的虚无主义，与前者相去甚远，是一种彻底无谓的图景，更像圣经《传道书》（"空的虚空，凡事皆虚空"），而不像《失乐园》。在德意志，这种感受有一个忧郁之外的名字："在世之苦"（Weltschmerz）或厌世。这成了一个镜片，所有其他感受都透过它才获感知。歌德，悲观厌世最伟大的代表人物，可能比其他文学家都更多地描绘了这种生存状态那狂暴、悲剧性的本质。在《少年维特之烦恼》中，他叙述了迈入真实崇高的不可能性："那段时间，我渴求快乐的无知，希望超脱出来，进入陌生的世界，希望在那个世界里得到大量的精神食粮和喜悦，借此填充、满足我那充满志向和渴望的胸襟。如今我将从那广大的世界返回：哦，我的朋友，我是带多少失望的希冀和破灭的理想而归？……难道人都会在最需要力量时感到无力？当人喜悦地一飞冲天，或痛苦地下坠沉沦，两种情形里，就在他渴望迷失在完满的无限中时，他不都会被迫驻足，再次返回呆滞冰冷的清醒状态？"这里，忧郁就是真相。夏尔·波德莱尔把"脾气"一词及与之伴生的情绪引入了法国浪漫主义。他笔下邪恶不幸的惨淡世界，也和歌德那奋力追求崇高的世界一样，无法超越忧郁：

　　　沉重的天空低垂如盖，
　　　盖着痛苦渴念光明的精神；

辽阔的地平线全部隐而不见，

因这黑暗的白日比黑夜还要凄惨。

……

没有鼓乐的灵车队列，

缓缓走过我的灵魂；破碎、悲伤

的希望在哭泣，而不幸那般凶猛、无所不能，

把他那黑色的旗帜插在我低垂的头颅上。

诗歌这条线索之外，还有一条哲学的线，沿康德的浪漫理性主义、伏尔泰的乐观主义及笛卡尔对激情一定程度的摒弃，一直追溯至根植于哈姆雷特内心的那可怕的无能与无助，甚至追溯至 12 世纪的《世界沉思录》。黑格尔在 19 世纪初送给我们一句话："历史不是生长快乐的沃土，快乐的时期在历史上乃是篇篇白页。世界的历史上确有几段满足的时刻，但是满足不等于快乐。"这否定了追求快乐是自然的状态，否定了文明追求快乐理所应当，从而催生了现代犬儒主义。我们现在看来，这种看法平淡无奇，但当时却是阴郁的异端：真相是，我们一出生就进入了惨况，并将一直悲惨地活下去，理解悲惨并与之亲密共存的人，才最为知晓历史的过去与未来。但阴沉的黑格尔也在另外的地方说，向绝望投降乃是迷失。

在哲学家中，索伦·基尔克果可算是抑郁的封面人物。他不受黑格尔致力于抗拒绝望的影响，而是遵循所有真理，直至不合逻辑之处，奋力斗争，决不妥协。他从自己的痛苦中得到了奇特的慰藉，因为他相信痛苦的诚实和真实。他写道："我的悲伤是我的城堡。在极度忧郁时，我也热爱生命，因为我爱我的忧郁。"基尔克果似乎相信快乐会令他衰弱。他无法爱身边的人，因而转投信仰，把信仰当作一种对遥远事物的表达，远到为绝望所不及。"我站在此处，"他写道，"像一个弓箭手，弓已拉至最大极限，却被要求射五步之外的靶子。我做不到，弓箭手说，但把靶子放到两三百步以外，你就知道了！"早期的哲学家和诗人谈论忧郁的个人，而基尔克果视人类为忧郁。他写道："罕见的不是有人会陷入绝望，绝不是，罕见的、极为罕见的，是从不真正陷入绝望的人。"

阿图尔·叔本华是比基尔克果更大的悲观主义者，因为他完全不相信痛苦会令人高贵；而他也是一位反讽格言作家，认为生命和历史的延续比悲剧还要荒谬。他写道："生命这桩事情，回报远不能覆盖成本。我们且看看它吧：这世上充满着不断索求的生灵，唯有靠彼此吞食才能延续一段生命，在焦虑和欲望中度过光阴，时常忍受可怕的苦痛，直至最终落入死神的手中。"在叔本华看来，抑郁者活着，只是因为有最基本的本能，"这是第一位的、无条件的本能，是所有前提的前提"。对亚里士多德的"天才皆忧郁"的古老看法，叔本华的回应是，任何有真正智识的人都会认识到"自身状况的悲惨"。像斯威夫特和伏尔泰一样，叔本华也相信工作的作用：不是因为工作孕育喜悦，而是因为工作可以使人分心，不再关注自身根本性的抑郁。"如果世界是个奢华舒适的伊甸园，"他写道，"人类要么会无聊至死，要么会自行了断。"即使身体上的愉悦是可以将人带离绝望，这也只是自然赋予的必要分心手段，好让种族存活下去。"如果孩子只会被出自纯粹理性的行动带来世上，那人类种族可还会存续？难道就没有一个人对后代有足够的同情，因而让他们免于生存的重负？"

是弗里德里希·尼采，真正试图把这些观点带回关于疾病与洞察力的特定问题上。"我问过自己，是否之前的哲学、道德、宗教的所有至高价值，都不能与弱者、精神病人和神经衰弱者的价值相比：以温和的方式而言，这些都代表了相同的病症。健康和病态并无本质不同，古代的医师、甚至现代的某些医疗从业者都这样认为。事实上，这两种存在之间只有不同的程度区别：正常现象的夸大、失衡和不和谐，构成了病理性的状态。"

到19世纪，有精神问题和精神疾病的人又变回了人。在过去的几百年里，他们活得有如动物，这时则变成了中产阶级习俗的模仿者——无论他们是否情愿如此。菲利普·皮内尔是最早的精神疾病疗法改革者之一，他在1806年出版了《论精神错乱》一书，提出"针对疯狂的道德疗法"这一概念，而由于"大脑的解剖学和病理学仍然极度模糊"，这种疗法对他来说应算是唯一的前进道路。皮内尔按高标准建立了医院。他说服他的员工主管："要努力让所有事都在他的保护之下，要像慈爱的父母一般保持警惕。

他从不忘记真正的慈善事业的原则。他极为关注医院的饮食,让最挑剔的人也没有机会抱怨或不满。他以严格的纪律管理内部人员,严厉处罚每一起虐待和暴力行为——员工的职责乃是服务病患,对他们施暴,实乃有罪。"

19 世纪的主要成就是建立了精神病照护院(asylum)系统,精神病人可以接受住院治疗。塞缪尔·图克就管理着一所这样的机构,他说:"对忧郁症患者来说,与他们谈论让他们沮丧的对象,应该说极不明智。要采取完全相反的方法。每项手段都要诱导病人的心智脱离凝思,他们的心智最喜爱凝思,但这样的活动会带来不快乐。这些手段包括身体锻炼、散步、谈话、阅读以及其他单纯的消遣。"根据另一家精神病照护院院长的说法,相对于上个世纪惩罚性的捆绑和怪异的'驯服'技术,上述活动的效果是:"忧郁症患者不再因渴求平常的关怀而病情加重,不再有之前夸张的性格。"

精神病照护院像雨后春笋一样纷纷建立。1807 年,英国每万人中有2.26 人被判断为疯子(严重抑郁患者也被归入此类);1844 年,这个数字是12.66 人,到 1890 年,变成了 29.63 人。维多利亚晚期,疯子的人数达到了世纪初的 13 倍,精神疾病的真实增加只能解释一小部分原因;事实上,在英国议会推行两部精神病法案(1845 年、1862 年)后,被确认为患有严重精神疾病的人增加了一倍。这部分是因为人们越来越愿意承认自己的亲人有疯症,部分是因为精神正常的标准更加严格,部分是维多利亚时代工业主义造成的破坏。同样是还没严重到要进伯利恒医院的抑郁患者,一度要静静地躲在厨房里,现在则被带离狄更斯式的英式快乐家庭,放到视野之外,好不致干扰社会的交际。照护院给了他一个活动的社群,但也切断了那些天然爱他的人对他的陪伴。精神病照护院的增长也与"治愈"率的提高密切相关:如果住院期间,有些人的病情确实能够好转,那么无论是谁可能正处在一生悲苦的边缘,都把他送到可能拯救他的地方,就几乎成了一种义务。

精神病照护院的规范经过了长期的修订。1807 年,这已是英国议会特别委员会的一个辩论主题。议会通过的第一部精神病法案要求每个郡都要为严重的精神病患、包括严重抑郁患者设立精神病照护院,而 1862 年的精神病法案修正案开启了自愿入院的可能,这样一来,有精神疾病症状的人

318

如果有专业医学人士的证明，就可以自行入照护院。这一条款清晰地表明了精神病照护院制度已经发展到了什么程度：要让自己住进 18 世纪的疯人院，光是疯了远远不够。到这一时期，已经有靠公共资金运作的郡立精神病照护院，私人经营的营利性精神病照护院，还有收容急性严重病患、经费来源兼有公共资金和私人慈善捐助的注册医院（如伯利恒疯人院，该医院在 1850 年收治了约 400 名病人）。\*

19 世纪是一个分类的时代。所有人都在争辩疾病的性质与参数，每个人都在重新定义以往被简单视为忧郁的疾病，将其重新归类、进一步归类。分类与治疗的大理论家接踵而至，每个人都对前人的理论做些细微的调整，认为这会大幅度地改善治疗。早在 19 世纪的第一年，英国医生托马斯·贝多斯就提出问题："把疯症都归为一类，或是细分到几乎每个病例都自成一类，是不是都没必要？"

在美国，本杰明·拉什相信，所有的疯狂都是慢性的热病。不过，这种状况受外在因素影响。"从事某些职业的人更容易疯狂，诗人、画家、雕塑家、音乐家的倾向最强。这些人的工作需要运用想象力和激情。"拉什的病人中，妄想型抑郁的情况很严重。例如，其中一个是船长，坚信自己的肝里有一只狼。另一个人相信自己是株植物，他已经相信自己需要浇水，而他的一个朋友为人有点爱恶作剧，在他头上小便，于是激怒了他，而他的病也就治好了。尽管拉什没有像其他人那样把对病人的同情上升到了皮内尔的程度，但他也不似前人，他相信倾听病人的作用。"无论一个病人对自己病况的想法有多离谱，他的病始终是真实的。因此，医生有必要注意倾听他对自己症状和病因的乏味无趣的讲述。"

在德国工作的 W. 格里辛格回到希波克拉底的观点，彻底断言"精神疾病就是脑的疾病"。虽然无法找到这些脑疾的病源，但他坚称病源一定存在，并坚称应找到大脑的问题所在，并加以预防性或疗愈性的治疗。他

---

\*  按英国的医疗体制，与精神病照护院相比，注册医院（registered hospital）是严格意义上的医疗机构，有诊断权，若诊断问诊者需要入院，无需院外的专业证明。

承认一种精神疾病会转为另一种，这种看法我们可称之为双重诊断，它是"单一精神疾病"（Einheitspsychose）原则的一部分：这个原则认为，所有精神疾病都是一种疾病，一旦大脑出了问题，任何情况都可能发生。这一原则使人们接受了躁郁症，理解了在两种极端状态之间波动的病人可能得的是一种病，而不是两种疾病剧烈地轮换。基于这些工作，脑解剖日益常见，对自杀者的脑解剖案例尤其增多。

格里辛格也是第一个提出如下看法的人：有些精神疾病只能治疗，有些则可以治愈。基于他的工作，大多数精神病照护院开始将病人分类，把尚有可能康复并回归正常生活的病人与较为无望的病人区分开。虽然真正疯癫的病人仍然过着可怕的生活，但其他病人的生活开始大大接近于常人。抑郁者再一次被"当人"对待，这使他们免于跌入全面的不能自理。与此同时，格里辛格这个方向的研究开始取代宗教的地位；始于维多利亚晚期的社会标准改变也许某种程度上与大脑医学模式的兴起有关。

320

在格里辛格的手中，抑郁得到了全面的医学化。而在 20 世纪最具影响力的精神疾病史中，米歇尔·福柯提出，抑郁的医学化是一个庞大的社会控制架构的一部分，这架构与殖民主义相关，也是在巩固统治阶级对下层阶级的凌驾和对财富的支配。统治阶级把认为生活太过困难的人归类为"有病"，把他们从社会中移除出去，借以施加各种级别的社会压力和困境，这些做法实在并不人道，且可能受到处境悲惨但受控较少的阶级的反抗。若要强有力地压迫工业革命中的无产阶级，就要把他们之中那些徘徊在自我边缘的人剔除出去，以免他们警示到周围的人，引发革命。

福柯的书读来确实过瘾，但他造成的影响比他研究的对象还要疯狂。抑郁者无法引发革命，因为他们几乎无法起床穿上鞋袜。我在抑郁时完全无法加入革命运动，就像无法使自己被加冕为西班牙国王一样。真正抑郁的人不是因精神病照护院而隐形的，他们从来都极少被看到，因为这种疾病切断了他们与他人的联系和情谊。无产阶级（或者说，其实是任何阶级）的其他成员对严重抑郁者的一般反应是厌恶和不适。未曾受此疾病困扰的人不喜欢看到这种病，因为这让他们感到不安，还会引起焦虑。说严重患病者被"带离了"他们本来的生活环境是违背现实的，现实是他们的生活环境在尽一切可能排斥他们。没有一个保守派的议员曾走上城市街头去招揽病人进入精神病照护院，填满照护院的人都是被自己的家人送进来的。找到社会合谋者的企图还在继续，就像一部冗长的阿加莎·克里斯蒂小说，但里面的每个人又都是自然死亡。

人满为患的精神病照护院部分是维多利亚时代晚期常见的异化的结果。无数人以各种形式谈论过这个问题，从社会秩序的中坚（如阿尔弗雷德·丁尼生老爷、托马斯·卡莱尔），到热情的改革者（查尔斯·狄更斯、维克多·雨果），再到颓废的社会边缘人士（奥斯卡·王尔德、若利斯-卡尔·于斯曼）。卡莱尔的《拼凑的裁缝》一书按年代叙述了在一个过度拥挤的世界中发生的疏离，那是一种普遍性的抑郁，预示着布莱希特和加缪的思想。"对我来说，宇宙中充满了声音，它来自生命、来自目的、来自意志甚至来自敌意：它是巨大、无生命、不可度量的蒸汽机，轰轰转动着，却像死一般冷漠，一段段地将我磨碎。"后面他又写道："我活在持续不断、无边无际、徒劳渴望的恐惧中，全不知因何颤抖、胆怯、忧虑：好像天上和地下的所有东西都会伤害我；好像天地是吃人怪兽无边的大嘴，我在其中瑟瑟发抖，等着被吞噬。"

在这个悲伤的时代，生活本身已经是如此重负，又要如何忍受？美国哲学家威廉·詹姆士最直接地谈到这些问题，正确地指出早期现代主义异化的明显来源，就是人对至高无上、仁善为怀的上帝那毫无疑议的信仰已经崩溃。尽管詹姆士有着赤诚的个人信仰，但他也敏锐地读出了怀疑信仰的进程。"我们19世纪的人，"他写道，"有了演化理论和机械论哲学，对自然的了解已经太全面、太充分，以至于自然无法再充分展现任何上帝的特质，我们也就无法毫无保留地尊崇任何上帝了。对于这样一个娼妓，我们无法奉献任何忠诚。"他曾向一群哈佛学生演讲："你们很多人都是读哲学的，应该已经切身体会到了往最抽象处对事物刨根问底所滋生的怀疑心和不真实感。"关于科学的胜利，他写道："自然的物理秩序，若像科学所知的那么简单，便无法向任何人揭示和谐的精神意图。那只能是'天气'而已。"这就是维多利亚时代忧郁的本质。纵观人类历史，对上帝的信仰有时多，有时少，不断变化；但放弃上帝的概念，放弃意义，就从此为持续

至今的诸多烦恼开辟了道路；那些觉得自己被全能的上帝抛弃的人也感到
悲伤，但相比之下，这些烦恼还要凄凉得多。相信自己被强烈地憎恶是痛
苦的，但发现自己被巨大的虚无所漠视，某种意义上乃是前代之人无法想
象的孤独。马修·阿诺德曾表达这种绝望：

> 因为这个世界，
> 犹如梦的国度，展现在我们面前，
> 它如此多姿、美好、崭新，
> 可是既无喜悦、光明、爱恋，
> 又无确信、平和，痛苦也无助援；
> 我们身处漆黑的莽原，
> 被挣扎和逃遁的纷乱惊惶所席卷，
> 此地的黑夜里，愚昧的军队厮杀绞缠。

322

这就是现代抑郁的形式，失去上帝的危机比遭受上帝诅咒的危机更常见。

如果说詹姆士廓清了以往的信以为真与哲学发现之间的哲学鸿沟，那
么英国杰出的医生亨利·莫兹利就廓清了随之而来的医学鸿沟。莫兹利首
先描述了一种可以自行辨认但无法自愈的忧郁。"哭泣是自然的，"莫兹利
说，"但因为一只苍蝇停在前额上而突然哭起来就不自然了，我认识的一位
患忧郁症的男士就是这样。[忧郁症]就像是落在他和[物体]之间的一层
面纱。了无生趣这种面纱，比其他任何一种都更能在他和物体之间施加阻
断。他的状态是觉得自己惊慌失措，莫名其妙。宗教的应许和哲学的慰藉，
在不需要的时候特别激励人心，在最需要的时候却毫无帮助，对他来说不
过是无意义的字眼。那不是真正的心智错乱，只是内心深刻的痛苦令其无
法正常运作。然而，这些人遭受的痛苦比真正的疯狂更糟，因为他们的心
智还足够完整，能感知到自己的惨况，他们也更有可能以自杀告终。"

乔治·H.萨维奇曾写过关于疯狂和神经症的著作，他提出，哲学与医
学间的隔阂最终需要消除。"那也许省事，"他写道，"但把身体和心智、生
理症状与精神症状分离对待，不是哲学的做法。忧郁症是一种精神抑郁的

状态，无论从显见的成因来看，还是从它特殊的形式来看，不幸皆不合理。精神上的痛苦取决于生理的、身体上的改变，与环境没有直接关系。是悲痛的溶液饱和了，析出了妄想的结晶，使妄想有了明确的形态。"

在 20 世纪，在理解和治疗抑郁方面有两项重大的运动。其中之一是精神分析，近年来，它催生了关于心智的各种社会科学理论。另一项是精神生物学，为更为绝对主义的分类法奠定了基础。两者都会有时候看起来是在主张尤为令人信服的真相，有时候看起来又极为荒诞不经；有时提出相当多的真知灼见，有时又推出荒谬的结论。两者都披上了一种半宗教式的自我神秘化外衣，假如这样的情况发生在人类学、心脏医学或古生物学中，只会让人笑掉大牙。真实的情况无疑融合了两种思想流派的元素，但也很难说两者的结合就是全部的真理；而两者彼此的评价造成了激烈的争斗，又产生了过头的言论，很多情况下还不如罗伯特·伯顿 17 世纪的《忧郁的解剖》准确。

有关抑郁的现代思想始于弗洛伊德自 1895 年起公开的一系列"与弗利斯的通信"（1887—1904）。弗洛伊德阐述的"无意识"概念，取代了灵魂的普遍观念，为忧郁建立了新的落脚点和病因。同时期，埃米尔·克雷佩林发表了他的精神疾病分类法，其中定义了我们现在所知的抑郁。这两个人分别代表了解释疾病的心理派和生化派，他们带来的分裂，精神健康领域至今还在努力弥合。虽然对抑郁的这两种不同解释版本的分立一直在伤害现代对抑郁的思考，但单独看二者，它们本身仍相当重要，如果没有二者的并行发展，我们也无法开始寻求综合二者的智慧。

富有想象力的精神分析架构已存在多年，尽管形式扭曲失真。精神分析与曾经流行过的放血疗法有很多相似之处。二者都假设有一些内在的东西阻碍了心智的正常运作。放血法是生理性地移除身体里的毒性体液，精神动力疗法则是要将被遗忘、被压抑的创伤从无意识中释放出来，从而消除其影响。弗洛伊德认为，忧郁是哀悼的一种形式，来自丧失生本能、即丧失食欲或性欲的感受。"有生命力的人容易产生焦虑神经症，"弗洛伊德写道，"而缺乏生命力的人则易患忧郁症。"他把抑郁称为"临近兴奋的吸干效应"，会产生"内心的出血""伤口"。

但针对忧郁的第一份系统性的精神分析解释不是弗洛伊德给出的，而是卡尔·亚伯拉罕，他在1911年发表的文章至今仍居于这个领域的权威地位。亚伯拉罕首先直言了焦虑和抑郁的关系："[它们]相互关联，就如同恐惧和悲痛的关系一样。我们对即将来临的不幸感到恐惧，而对已经发生的不幸感到悲痛。"因此，焦虑是对将要发生的事情的烦恼，忧郁则是对已经发生的事情的烦恼。对亚伯拉罕来说，一种情况就蕴涵着另一种；神经压力的来源不可能只在过去或只在未来。亚伯拉罕说，当你想要什么东西，但知道自己不该拥有它于是也不该去努力获得它，这时你就会焦虑；而当你想要什么东西，努力争取后却失败，这时你就会抑郁。他说，一个人的恨若妨碍了爱的能力，这时就会出现抑郁。当一个人的爱被拒绝，他就会偏执地感到世界都在跟他作对，于是就会恨这个世界。他不愿对自己承认这种憎恨，于是发展出了一种"未完全压抑的施虐心"。

亚伯拉罕认为："当有大量被压抑的施虐心时，就会有同样严重的抑郁情感。"病人会从抑郁中得到某种愉悦，这源自他的施虐心态，但自己意识不到这点。亚伯拉罕对一些抑郁症患者进行精神分析，报告他们有显著的改善；但这些病人是因真正的洞见而得到了救赎，还是因感到这总归是知识而获得了安慰，这就不得而知了。最后，亚伯拉罕承认，会引起抑郁的创伤也会引起其他症状，而"我们一点也不明白为什么在某个时刻有些人会往一个方向发展，而另一些人会往另一个方向。"用他的话来说，这就是"治疗的虚无主义式绝路"。

六年后，弗洛伊德写下了他简短而富于创建性的文章《哀悼与忧郁症》，就当代对抑郁的理解而言，此文的影响力可能超过其他任何单篇文章。弗洛伊德质疑所谓忧郁症的一致性：抑郁的定义"即使在描述心理学中也经常变动"。弗洛伊德问，我们如何解释这样的事实：很多我们急于缓解的忧郁症状也同样发生在悲痛之中？"我们从不把悲痛当作一种病状，也不把哀悼者送去治疗……我们认为一切这样的干涉都不适当，甚至有害……这其实只是因为我们非常了解如何解释那些状态，于是它们看起来就不属于病理性范畴。"（现在这种观点也不一定成立了。《新英格兰医学期刊》最近发表了一篇论文，认为"既然正常的丧亲事件可致重性抑郁，那么悲痛中的患者只要抑郁症状超过两个月，也应接受抗抑郁治疗"。）然而，抑郁者牺牲了自尊。弗洛伊德写道："在悲痛中，世界变得贫乏而空虚；在忧郁症中，则是自我本身［变得贫乏而空虚］。"哀悼者的痛苦是由真实的死亡引起的；而忧郁症患者的痛苦，则是由对缺憾的爱的矛盾体验引起的。

325　　没有人会自愿放弃他渴望的东西。自尊的丧失一定是源于非自愿的丧失，弗洛伊德认为这也是无意识的——意识中的丧失，其痛苦通常都会随时间流逝而平复。弗洛伊德提出，忧郁症者的自责其实是对世界的不满，他的自我已分裂成两部分：一部分是实施威胁的"指责的自我"，一部分是畏缩恐惧的"被指责的自我"。弗洛伊德在各种忧郁症状中看到了这一冲突：例如，被指责的自我想睡觉，但具威胁性的自我却用失眠来施以惩罚。这里，抑郁其实是连贯一致的人或说自我的崩溃。忧郁者因为对所爱对象的矛盾而愤怒，采取报复行动。他把愤怒转向内在，以避免惩罚所爱的人。弗洛伊德写道："正是这样的施虐，也只有如此，才能解决这里的难题。"甚至自杀倾向都是把针对他人的施虐冲动转向了自身。自我的分裂是将所爱之人内化的一种方式。如果你责备的是自己，你就总有感受投诸的对象；如果你需要责备他人，而这人可能死去或离去，你的感受就失去了对象。"通过逃进自我，"弗洛伊德写道，"爱逃离了虚无。"自责式的自恋是无法忍受丧失和背叛的结果，会引发抑郁的症状。

亚伯拉罕回应了《哀悼与忧郁症》一文，提出抑郁有两个阶段：失去所爱对象，以及通过内化而复活所爱对象。他把这种失调描述为遗传因素的结果，是失去了母亲的乳房而原始冲动依然固着，是由于真实的或感知到的来自母亲的拒绝早早地伤害了某人对自我的爱，也是对这种最初的失望模式性的重复。"忧郁、抑郁的来袭，是对爱的失望招引来的。"他写道。之后，忧郁之人就变得对关注"不知满足"。

把弗洛伊德和亚伯拉罕的见解套用到一个人的生活里并不困难，尽管是以简化了的方式。在我第一次崩溃时，我已经被母亲的去世摧毁了，在梦境里、想象中、写作里，我都已经把她融进了我的自我之中。失去她的痛苦令我发狂。我也为曾给母亲造成的痛苦而悔恨，为我心中徘徊不去的复杂矛盾的感受而悔恨；她的死令我们的关系无法画上完满的句号。我相信自责和各种内在机制的冲突极大地影响了我的崩溃——这些都集中在我出版小说的时候。我后悔亲手将一份隐私蓄意破坏，因为母亲最为重视缄默。无论如何，我都决定出版，这让我感到从内心恶魔的手中解脱了出来，但也让我觉得好像是在公然挑战母亲，让我感到内疚。当我要高声朗读这本书，公开宣讲我正在做的事情时，自责就开始将我吞噬；我越是尽力不在这种情况下想起母亲，母亲作为"内化的爱的对象"就越是闯入我的脑海。我第一次崩溃的一个次要原因是对浪漫爱情的失望。第三次崩溃是由一段感情的告终引起的，我在那段感情里投入了我所有的信念与希望。这次则没有太多复杂的因素。虽然朋友跟我讲我有点发狂，但我感受到的就是绝望和自我怀疑。我无止境地控诉自己，用这种方式来控诉那个对方。我自己的注意力都放在那个人身上，而我真的希望获得她的注意。她已经不在我的生活里，但还在我心里。我的焦虑简直非常接近我的童年和我丧母之事的模式。啊！我可一点儿都不缺少内化的施虐心！

326

精神分析的重要拥护者都针对这些主题做了更细致的改进。梅兰妮·克莱因指出，每个儿童都要经历一份悲伤，就是失去哺育自己的乳房。婴儿渴求乳汁的明确笃定，以及这种渴求得到回应后的满足，都有着伊甸园般的美妙。只要听过婴儿渴求喂养的哭喊，就会知道如果不把他所渴望的乳汁给他，就会导致灾难性的暴怒。写作本书时，我的侄子刚出生一个月，我看到（或投射出）他的拼挣和满足，那与我自己的情绪非常相似；我还发现就在他母亲为把他抱到胸前花掉的那几秒钟里，某种近似抑郁的东西就从他那里流露了出来。现在本书接近收尾，他也因断奶而要放弃乳房，于是表现得很不开心。"在我看来，"克莱因写道，"婴儿的抑郁'心位'（position）在儿童发展中居于核心位置。儿童能否正常发展，能否培养出爱的能力，很大程度上取决于自我如何渡过这个节点性的处境。"

法国的精神分析学家又向前跨了一步。雅克·阿松借用拉康神秘的解构人类的观念来谈抑郁，他认为抑郁是第三种激情，与可能激发抑郁的爱或恨一样有力和急迫。阿松认为没有无焦虑的自主。他说，在抑郁中，我们没有适当地独立于他人，而把自己看作与世界是连续的。对他人的渴求是生命冲动的本性；而我们在抑郁中无法感知到另一个独立的人，也就没有渴求的基础。抑郁不是因为离想要的东西太远，而是因为与其融为一体。

西格蒙德·弗洛伊德是精神分析之父，埃米尔·克雷佩林则是精神生物学之父。克雷佩林区分了后天的和遗传的精神疾病。他认为所有的精神疾病都有内在的生化基础。他说有些疾病是永久性的，有些是退行性的。克雷佩林为混乱的精神疾病界带入了秩序，认为确实有些疾病就是特定的、容易界定、可以分辨的，每种疾病都有独特的特征，而最重要的是有可依时间进展来理解的可预测的结果。这种基本的断言也许有误，但给了精神科医师极为有用的基础，让他们可以根据显现的症状来治疗。

克雷佩林把抑郁分为彼此相关的三种类型。关于最轻微的一种，他写道："似乎渐渐出现了一种精神上的迟钝，思考变得困难，病人觉得很难做决定，很难表达自己，在阅读和日常对话中也难以跟上思绪。他们无法对周遭事物产生平常会有的兴趣。他们联想的过程明显变得迟缓，无话可说，想法和思考都极为贫瘠。他们看起来呆滞迟钝，说自己实在觉得疲累不堪。病人只能看到生活的黑暗面……"诸如此类。克雷佩林总结道："这种形式的抑郁，病程大同小异，改善只能日积月累，持续时间从几个月到一年多不等。"第二种抑郁包括消化不良，皮肤失去光泽、头脑麻木、做焦虑的梦等等。"这种形式的抑郁，病程多样，有时会有部分缓和和非常缓慢的改善，持续时间在 6～18 个月之间。"第三种抑郁则包括"不连贯的、梦境般的妄想与幻觉"，而这通常会是长期的心理状态。

整体而言，克雷佩林认为："疾病的预后并不乐观，只有 1/3 的病例能够康复，另 2/3 的精神状况则会恶化。"他的处方是"静养"，"逐渐增加鸦片或吗啡的用量"，以及各种饮食限制。他分类列举了抑郁的病因："最重要的原因是遗传缺陷，70%～80% 的病例都由此引起；"他写道，并认为，"而外在病因除了妊娠外，酒精摄入过量或是最突出的一点，其他还包括精神受冲击、贫困及急性病。"这里没有什么空间能放入像分裂的自我或口欲期对乳房的固着等复杂不清的原理。克雷佩林让诊断变得极为清晰，他的一位同代人称之为"逻辑和审美的应有之义"。虽然这种清晰让人心安，但常常是错的。1920年，克雷佩林自己甚至都不得不承认他的假设必须在有限的意义上来对待。他开始臣服于更大的智慧，相信疾病永远是复杂的。加拿大医师威廉·奥斯勒爵士总结了一种新的思维方式，他写道："不要告诉我病人得了哪种病，告诉我是哪种病人得了这病！"

328

阿道夫·迈耶是美国的瑞士移民，深受威廉·詹姆士和约翰·杜威等美国哲学家的影响，持实用主义取向。他对克雷佩林和弗洛伊德的观点都不赞成，而是调和在当时已是针锋相对的各种心智和大脑方面的观点。他的原理一旦得到清晰的阐述，就合理到仿佛是老生常谈。谈到克雷佩林时，迈耶最终是要说："从假想的细胞改变中尝试解释出一阵癫症或一种妄想机制，而这样的改变我们既无法触及也无法证明，以现阶段的组织生理学而言，这是毫无缘由的做法。"他把这类科学显现的虚假精确描述为"让同义反复成为神经病学"。另一方面，他也认为崇拜精神分析的风潮既过度又愚蠢。"任何尝试发明一堆新名词的行为都会很快遭到报复，"他说道，并补充，"我的常识无法让我不加批判地接受整套整套关于人类一定会怎样、应该怎样运作的理论系统。""绕开无用的猜谜游戏才能释放巨大的新能量，"他评论道，最后问，"既然机能障碍带来了一系列明了又可掌控的事实，让我们能致力于其上，那我们为什么一定要如此坚持对一些不明障碍使用'生理疾病'一词呢，它不过就是个表达而已。"这是精神病学走向动力治疗的开端。迈耶认为人有无限的适应能力，体现在思维的可塑性中。他不认为每个新病人的体验都会引出绝对的定义和宏大的洞见，但认为治疗必须基于对某个特定病人的理解。他告诉学生，每个病人都是"大自然的一项实验"。病人很可能有遗传倾向，但遗传不意味着不可变。迈耶成为他那个时代最优秀的医学院、约翰·霍普金斯大学医院的精神科主任，训练出美国整整一代的精神科医师；他的妻子，玛丽·布鲁克斯·迈耶，则成为世界上第一位精神病学社会工作者。

迈耶结合了弗洛伊德的婴儿期经验决定论及克雷佩林的基因决定论，得出了行为控制的观点，这是一种非常有美国特点的学说。迈耶最大的贡献就是他相信人有能力改变：不仅可以放下错误观念，借助医药摆脱生物性的前定，而且能学着以一种让自己不那么容易患精神疾病的方式生活。

他对社会环境非常感兴趣。美国，这个奇特的新兴国家，吸引人们到来并重新塑造自己，他为此感到兴奋，也带来了一种对自我革新的热忱，这同时体现了自由女神和"新疆土"的精神。他把外科医生称为"手工业者"，内科医生称为"药品使用者"，而精神科医生则是"传记使用者"。在快去世时，迈耶说："医学的目标很奇怪，就是要让自身变得不被需要，让自身对生活的影响带来的是，今天的医学在明天不过是常识。"这就是迈耶所做的。读过他的很多文章后，你会发现其中对人类体验的定义，就是在医疗领域实现托马斯·杰斐逊、亚伯拉罕·林肯等政治伟人的理想，以及纳撒尼尔·霍桑、沃尔特·惠特曼等艺术大家的理想。这是一种平等与朴素的理想，在这里，多余的外部装饰都被剥除，以揭示每个人的本质人性。

抑郁在精神分析方面与生化方面的真相得到了诸多揭示，再辅以演化论，人类于是再度疏离和异化。迈耶在美国病患身上的工作极富成效，但他的主张在欧洲并未得到像在美国那样的欣然接受。欧洲大陆反而在 20 世纪中期孕育出基于孤寂的新哲学思想，特别是加缪、萨特、贝克特等人的存在主义思想。加缪刻画了一种荒谬，既给不出一个继续活下去的理由，也给不出一个终结生命的理由。萨特则跳入一个更为绝望的世界。在萨特第一本谈论存在性绝望的书中，他描述了现代抑郁的很多典型症状。"有些事已经发生在我身上，"《恶心》一书的主人公说道，"我无法再去质疑。它像疾病一样来临，不像寻常的确定事物，也不像任何明白显见的事物。它一点点狡猾地到来；我感到有点怪异，有点心烦，如此而已。一旦安了家，它就再也不动，只静静待着。我还能说服自己什么事都没有，那只是虚假的警报。而现在，它不但壮大。"不久之后，他接着说："现在我知道了：事物在我看起来是什么样，它们就真的完全是什么样；在它们背后，什么都没有。我存在，这个世界也存在，我也知道这个世界存在，仅此而已。这对我来说并无区别。这很奇怪，任何事物对我来说都没什么区别：这把我给吓到了。"最后他说："我苍白的倒影在我的意识中波动……忽然间，'我'越来越苍白，最终消逝。"这是意义的终结，一个人对其他一切事物的意指都终结了。"我"消失了：要解释自我的减缩，还有什么方式比这更好？而比起贝克特那开创性的作品，《恶心》描绘的已经是极为欢乐的画面了。在贝克特的作品中，无论是工作还是其他任何东西都无法带来哪怕是暂时的救赎。对贝克特而言，感受是一种诅咒。他在一部小说中写道："但无论我出生与否，活过与否，已死或垂死，又有什么所谓？我要继续做一直做着的事，不知道我在做什么、我是谁、我在哪儿或者我是否存在。"在另一部小说里，他描述了："眼泪 [ 是怎样 ] 从我一眨不眨的眼中流出，沿我的脸颊流下。是什么让我如此哭泣？时常如此。这里并没有什么让人悲伤的。或许是液化的大脑。过去的欢乐无论如何已经完全离开我的记忆，假设我的记忆中还有过这些欢乐的话。如果我实现了其他的自然机能，那都是无意的。"一个人还能有多惨淡？

330

20 世纪中期的几十年里，关于抑郁的神经科学被两个问题困扰着。第一个问题是，情绪状态在脑中的传递方式是电脉冲还是化学脉冲。最初的假设是，如果大脑中有化学反应，这些化学反应就附属于电反应，但没有证据支持这个想法。第二个问题是，由内而生的内源神经症性抑郁与自外而来的外源反应性抑郁之间，是否存在差别。内源性抑郁似乎都是由外在因素引发的；而引起反应性抑郁的"反应"，通常是一生中对环境的各种糟糕反应，而它们又提示着一种内在的秉性。各种实验"表明"了一种抑郁对一种治疗有反应，另一种抑郁对另一种治疗有反应。直到 20 世纪的最后二十几年，才有人想到所有的抑郁都牵涉基因与环境的相互作用。

尽管这部分地是因为在这一问题上现代思考有着二分的本性，但也因为一个历史更久的问题。抑郁患者不喜欢这样的想法：自己在面对某些困难时崩溃了，而别人却可以挺住同样的困难。社会喜欢说抑郁是由内在的化学过程引起的，总归不受患者的控制。就像中世纪的人倾向于把自己的病症藏在"耻辱墙"后一样，生活在 20 世纪下半叶的人也是如此，除非，他们可以宣称自己得的是内源性抑郁，其降临没有任何外在原因，只是遗传蓝图的实现，任何针对思想的治疗方案都不会有一点点作用。正是在这样的背景下，抗抑郁药变得如此流行，因为其作用是内在的，且相对来说未获理解，所以它们一定影响了我们绝不可能凭有意识的心智控制的机制。抗抑郁药像私人司机一样奢华：你只须在后座坐下来，放松，让别人或别的东西去面对交通灯、警察、坏天气、交通规则、绕行等等的挑战就行了。

331        抗抑郁药的发现是在 20 世纪 50 年代初。这方面的故事，最迷人的一个版本是，有一群因患肺结核而被隔离的病人服用了异烟酰异丙肼，这种刚合成的药物本来是要治疗他们的肺病，却让他们产生了奇妙的狂喜。不久，这种药物就开始用于非结核病人的治疗（它对肺结核几乎不起作用），也就是说，对这种药物的发现要早于对其作用的发现。事实上，这一重大发现最早是来自内森·克莱恩（在美国发现了异烟酰异丙肼这种单胺氧化酶抑制剂），还是卢里与萨尔泽二人（也是在美国展示了异烟肼的早期可喜效果，但不知其机制），抑或罗兰·库恩（在德国工作，发现了伊米帕明这种三环类药物），已经成了大量民族主义的、捍卫自尊的争论的主题。由于异烟酰异丙肼会引起黄疸，生产商在其上市后很快就召回了。异烟肼从未大量上市。而伊米帕明却是现在世界卫生组织官方认可的抗抑郁药，也是百优解出现之前全世界的一线抗抑郁药。库恩对这些药物的兴趣基于分类学；他认为这些药物可以分类编目使用，而分类的诉求自克雷佩林起就令德国的研究者十分着迷。另一方面，克莱恩从精神分析开始，在试图证明某个关于自我能量位置的理论时，发现了他的药物。而卢里与萨尔泽是实用主义者。虽然库恩的药最成功，但他没达成自己的目标：他的药没有明显受逻辑支配的反应，因此也无法界定抑郁的分类。另一方面，克莱恩本想帮助患者应对他们过去的创伤，却意外地发现很多人不再在意那些创伤。卢里与萨尔泽只想减轻抑郁患者的抑郁，算接近了自己的目标。

       抗抑郁药的发现令人振奋，但要搞清楚它们如何起效、为何起效，则完全是另一个问题。1905 年，神经递质理论提出；1914 年，乙酰胆碱被分离出来，1921 年，其作用得到了证明；1933 年，血清素被分离了出来；1954年，研究者才提出脑内血清素可能与情感功能有关；1955 年，一篇发表在《科学》杂志上的文章指出，在某些情况下，行为是生物作用的直接结果。明显降低脑内血清素水平的药物会令动物镇静或抽搐。同年晚些时候，另一位研究者发现，这种药物也会降低另一种神经递质、即去甲肾上腺素的水平。如果尝试去促进去甲肾上腺素分泌，似乎会使动物的行为恢复正常，但对去甲肾上腺素本身并无影响，它仍然所余无几。原来这种促进药物作用于多巴胺，又是另一种神经递质。去甲肾上腺素、肾上腺素、多巴胺、血清素等都属于化学物质"单胺"（皆因其化学结构中有一个胺环而得名），而开始投入使用的一批新药即是单胺氧化酶抑制剂，可有效提高血液中的单胺水平（氧化分解单胺，而 MAOI 类抑制氧化）。　　　332

三环类抗抑郁药的功效也得到了证明，本应产生相同的作用；但测试发现，这类药物会降低血液中去甲肾上腺素的水平。进一步的实验表明，去甲肾上腺素虽然不在血液中自由漂流，但仍然存在于身体里，最终，朱利叶斯·阿克塞尔罗德，这位在新成立的 NIMH 工作的美国科学家，提出了"再摄取"这一想法。去甲肾上腺素释放后，会在一个叫"突触间隙"的真空地带产生某种作用（有些甚至会落在间隙外，被代谢掉），然后被释放它的同样的神经重新吸收。阿克塞尔罗德，这位 1970 年诺贝尔奖的获得者后来表示，如果他当时懂得更多，绝不会得出这种牵强附会的假设。但这假设确实有用。很快三环类药就证明能阻断这种再摄取机制，提高了突触间隙的去甲肾上腺素水平，而未提升其在整个身体和血液中的含量。

在接下来的 20 年里，科学家们一直在争论哪些神经递质真的重要。最初的看法是血清素最为重要，之后这种观点被新的认识取代：情绪受去甲肾上腺素的强烈影响。约瑟夫·希尔德克劳特 1965 年发表于《美国精神病学杂志》的论文综合了所有信息，提出了一个统一的理论：情感是由去甲肾上腺素、肾上腺素、多巴胺一同调节的（统称为儿茶酚胺）；MAOI 可阻止这些物质的分解，提高它们在脑中的含量，因此也提高它们在突触间隙的含量；而三环类药因其能抑制再摄取，也能提高儿茶酚胺在突触间隙的含量。

这一理论的发表标志着精神分析学家与神经生物学家的断然分裂。尽管突触间隙理论与自我升华理论并非全不相容，但两者差异之大，应该足以使大多数亲近其中之一的人认为这两种理论不可能同时成立。最近的学术研究有力地质疑了我们对抗郁药作用的大部分假设，检视了希尔德克劳特颇具影响力的观点中的漏洞。许多新观点复杂且技术化，但主旨都是，虽然有些化合物的确影响儿茶酚胺的水平，也的确都是有效的抗抑郁药，但　　　333

二者的关联并不明确；更广泛的研究表明，许多影响脑内儿茶酚胺水平的化学物质并没有抗忧郁功效。

希尔德克劳特的思想直接衍生了血清素理论，两者几乎相同，只是涉及另一种神经递质。关于突触间隙递质量的再摄取理论，发展为受体理论，后者更关注神经递质的目的地，而非递质本身。这类理论认为，如果受体没有正确地发挥作用，就算神经递质供应充足，大脑也会像神经递质已耗竭那样运作。后来又发现，高水平的神经递质会降低受体的敏感性。受体理论最早由一个苏格兰科学家团队于 1972 年发表，漏洞似乎和再摄取理论一样多：有些与受体结合的物质不具抗抑郁的性质，而有些特别有效的抗抑郁药（如米安色林、伊普吲哚）不与受体结合，也不影响神经递质水平。不仅如此，受体不是稳定的实体，传来的物质常一次次被打回。受体不断变化，脑内的受体数量很容易变动。服药半小时，即同时改变突触间隙的神经递质水平，以及受体的数量与位置。

一项发表于 1976 年的理论认为，早期抗抑郁药的作用会延迟，是因为这样一组受体：β-肾上腺素能受体。在服用大多数抗抑郁药的几周后，这种受体的敏感性会下降。这是另一项既未被证实也未被推翻的理论：事实上，在选择性血清素再摄取抑制剂出现、科学家试图把抑郁重新定义为血清素系统的问题后，这种理论基本被忽视了。早在 1969 年，阿尔维德·卡尔松就提出，已有的抗抑郁药所以有效，可能是因为其周围性作用影响了血清素，而不是因为其主要作用影响了去甲肾上腺素、肾上腺素和多巴胺。他向生产抗抑郁药的主要医药企业之一嘉基公司阐述了这一想法，但嘉基公司说，他们对以血清素系统为目标的抗抑郁药不感兴趣。与此同时，瑞士一个科学家团队开始开展实验，想改变当时抗抑郁药的结构，并于 1970 年开发出第一种血清素药物。经过九年的测试，该药物于 1980 年在欧洲正式上市。不幸的是，像几种之前也充满希望的药一样，它有严重的副作用，虽然在临床上很成功，但很快退市。卡尔松与丹麦的研究者合作，于 1986 年推出了西酞普兰（商品名喜普妙），第一种可以投入使用的血清素药物，至今在欧洲仍是最常用的药物。关于这类药物的作用模式，产生了越来越多的理论，你方唱罢我登场，就在此时，在礼来制药公司工作的美国科学家汪大卫于 1972 年开发出另一种血清素药物氟西汀。礼来公司本想把这种药作为降血压药使用，但没有特别的效果；到 20 世纪 80 年代早期，他们开始考虑将其用作抗抑郁药的可能。1987 年，这种药物以"百优解"为名上市。其他 SSRI 类药也很快跟上。氟伏沙明（商品名兰释）在欧洲上市，很快在美国也能买到。舍曲林（商品名有左洛复、Lustral）、帕罗西汀（商品名有 Paxil、赛乐特）和文法拉辛（商品名怡诺思）也在十年间相继上市。这些合成物质都可以阻断血清素的再摄取，结构各不相同，都有多重功效。

　　关于抑郁的最新科学发展，正回应了希波克拉底的看法：抑郁是大脑的疾病，可以用口服药物的方法治疗；公元后 21 世纪的科学家比公元前 5 世纪的人更懂得调配药方，但本质上，基本的概念是转了一圈又回到原点。与此同时，社会理论与亚里士多德的思维模式相似，不过特定种类的心理治疗已较其远祖更加成熟。最令人烦恼的是，这两种观念依然在争论不休，仿佛真理不在它们二者之间，而是另有所在。

# 第九章

# 贫 困

　　抑郁跨越阶级的界限，但抑郁的治疗却非如此。这意味着大部分贫困且抑郁的人会一直贫困且抑郁下去。实际上，人贫困和抑郁的时间越久，贫困和抑郁的程度就会越重。贫困令人抑郁，而抑郁也会致贫，同时导致机能障碍和社会隔离。贫困的卑微是与命运的一种被动关系，表面上较为强有力的人出现这样的状况时会要求立即治疗。贫困的抑郁者认为自己极端无助，以至于他们既不寻求支持，也不大胆接受支持。整个世界都会和贫困的抑郁者解除关系，其中也包括他们自己：他们失去了自由意志，这是人之所以为人的最重要的品质。

　　抑郁侵袭的若是一名中产阶级人士，相对就比较容易识别。你的生活基本不错，但突然开始持续地感觉很差。你无法保持高功能来做事，没有去工作的意愿，对生活没有任何控制感，觉得自己永远都不会取得任何成就，而生活体验本身也变得毫无意义。你越来越孤僻退缩，越发有紧张症的表现，于是开始吸引朋友、同事和家人的注意，他们不理解你为什么要放弃这么多一直以来都带给你快乐的东西。你的抑郁与你私人的现实情况是相悖的，但也无法在你真实的公共处境中得到解释。

　　然而，如果你一路滑至社会阶梯的最底层，抑郁可能就不那么显而易见了。对生活悲惨、饱受压迫的穷人来说，生活一直很糟，他们对生活从未有过良好感受，总也不能得到或保住体面的工作，从未期望过有什么成就，当然也从未想过能对发生在自己身上的事有任何控制。这些人的正常状态与抑郁有很多共同点，因此他们的症状存在归因问题。什么是症状性的表现，什么又是合理的表现而非抑郁症状？单纯的生活艰辛与患有情绪障碍之间有巨大的区别，虽然人们常常假设抑郁是困苦生活的自然结果，但现实通常相反。抑郁令人丧失能力，一个人会因此而穷困潦倒，一直困在社会最底层，自助的想法反而带来巨大的压力。治疗贫困者的抑郁通常可以让他们发现内在的雄心壮志、能力和欢愉。

　　抑郁是个很大的领域，其中有众多子类，一些子类已得到深入研究，比如女性的抑郁、艺术家的抑郁、运动员的抑郁、酗酒者的抑郁等。这个清单会越来越长。即便如此，对穷困人口的抑郁的研究仍十分有限，而这也说明问题所在。这很奇怪，因为相比于一般人群，抑郁更常发生在贫困线以下的人群身上，事实上，福利受助人的抑郁发病率是一般人群的 3 倍左右。如今，独立于生活事件来谈论抑郁已渐成流行。而事实上，大多数贫困的抑郁者都符合抑郁的多个初发症状。经济上的困难仅仅是问题的开始。这些人与父母、子女、男女朋友、丈夫或妻子的关系通常很恶劣。他们没接受过良好的教育，没有能使自己从悲伤或痛苦中轻易分心的事，比如带来满足感的工作或是有趣的旅行。他们对好的感受没有基本的期望。在将抑郁医学化的热潮中，我们往往假定"真"抑郁的发生与外界物质条件无关。真相才不是这样。美国有大量的贫困人口受抑郁的困扰，他们不只有身处底层的忧惧低下之感，也患有临床疾病，症状包括社交退缩、无法下床、食欲紊乱、过度恐惧或焦虑、强烈易激惹、反常攻击性以及无法照顾自己或他人。显而易见，几乎所有美国的贫困人口都对自身处境不满，但其中许多人还受抑郁所困，生理上无法构想、也无法采取行动改善自己的运气。在当今这个福利改革的时代，我们要求穷人平地起身，自力更生，但困在重性抑郁中的穷人连平地都没有，无从起身。他们一旦出现症状，无论是再教育课程还是公民素养课程就都难有助益。他们需要的是以药物和心理治疗实施的精神病学干预。几项横跨全美的独立研究已充分证明，这类干预相对经济又极为有效，且大多数贫困的抑郁者摆脱抑郁之后，都会积极地改善自身状况。

贫困很容易触发抑郁，而减轻贫困也可以触发从抑郁中康复。自由主义政治一直着重减轻贫困生活的外部惨况，并假设这样能使人更幸福。我们绝不应该低估这个目标。但有时减轻抑郁比解决贫困问题更为可行。人们普遍认为，必须先纠正失业，才能出色地解决失业者的精神健康问题。这个推理很糟糕，因为解决精神健康问题很可能是使人重返劳动力队伍的最稳妥方式。与此同时，有些人被剥夺了权利，而为他们代言的人担心百优解会被加到自来水中，好让这些可怜人去容忍不该容忍的事。不幸的是，百优解不能让可怜人快乐起来或保持快乐，所以，警世者描绘的父权式极权主义图景没有现实根据。社会问题的后果要认真对待，但这永远无法取代解决社会问题本身。然而，接受了适当治疗的贫困人群也许能够与自由主义政治一起改变自己的生活，而这些改变可以带来整个社会的变化。

治疗贫困人群的抑郁症有充分的人道主义依据，经济依据至少也同样充分。抑郁者给社会造成巨大压力：85% ~ 95% 有严重精神疾病的美国人处于失业状态。尽管他们中许多人努力过着被社会认可的生活，但也有人在滥用药物，进行自我毁灭的行为，时有暴力。他们将这些问题传递给孩子，这些孩子很可能精神发育迟缓，情绪失调。如果一个贫困母亲的抑郁得不到治疗，她的孩子往往会进入福利系统和监狱系统：母亲的抑郁未获治疗，则儿子比起其他儿童成为少年犯的可能性大大提高；抑郁母亲的女儿比其他女孩更早进入青春期，这几乎总是伴随着滥交、早孕及情绪不稳。对于这个群体，治疗抑郁的花销比起不治疗要少。

在美国极难找到持续治疗过抑郁的穷人，因为没有连续统一的方案确认并治疗这一人群的抑郁。"医疗补助"白卡（Medicaid）的受益人有资格得到全面护理，但他们必须申请，而抑郁人士即使通晓事务，意识到自身的条件，也很少行使权利或争取本该得到的东西。寻找可能需要治疗的人并为其提供治疗，即使他们不愿意寻求帮助，这种积极的外展项目有着道义上的正当性，因为那些被诱导接受治疗的人几乎总是很高兴得到这样的关注。与其他疾病相比，抗拒治疗尤其是抑郁的一项症状。美国许多州都为贫困抑郁者提供基本充分的治疗项目，但患者要能够到访正确的诊室，填写对的表格，排在对的队伍里，提供三类带照片的身份证件，了解并报名参与治疗项目等等。没有几个贫困的抑郁者有这样的能力，他们的社会地位和各种严重问题令他们几乎不可能发挥如此高的功能。要想治疗这个群体，必须先解决抑郁的病症，再解决患者对病症的被动性。谈及各类精神健康干预项目时，NIMH的院长史蒂文·海曼说："找病人不像是克格勃开着面包车把人拉进车里。但我们确实需要追查病人。这可以在工作福利项目中进行。如果想最有效率地把人从福利系统过渡到就业人口中，这是个很好的起点。对这些人来说，生命中有个人真正对他们感兴趣，可能是前所未有的体验。"大多数人开始时都会觉得前所未有的体验不舒服。绝望而不喜获助的人通常无法相信，帮助能让他们重获自由。要救他们，只能通过热忱如传教般的强力劝诫。

服务这个人群的相关成本很难估算出具体数目，但有13.7%的美国人生活在贫困线以下，而最近的一项研究表明，在接受"有子女家庭补助"（AFDC）的户主中，约42%符合临床抑郁的诊断标准，这个比率超过全国平均水平2倍。而在领取福利的怀孕母亲中，符合同样标准的人更多达53%。另一方面，有精神障碍的人进入福利系统的可能比健康人高出38%。我们在识别和治疗贫困抑郁者方面的失败不仅残酷，而且昂贵。汇编社会问题统计数据的机构"数理"政策研究公司（MPR）确认，"很大一部分福利人群……有尚未诊断和／或未经治疗的精神健康状况"，而为这些人提供服务将"增强他们的就业能力"。各州及联邦政府每年将大约200亿美元现金转账给贫困壮年及其子女，并为这些家庭花费大致同样金额的食品券。保守估计，如果25%的福利人口患有抑郁，其中一半可以有效治疗，而这其中2/3的人可以回到有生产性的工作中（至少是兼职），考虑治疗费用之后，福利成本仍可节约8%之多，即每年节约35亿美元左右。因为美国政府还为这些家庭提供医疗保健和其他服务，真正的节约可能还要多得多。目前，福利官员不做抑郁的系统筛查，福利项目基本由不太做社会工作的行政人员执行。福利报告中描述的明显故意不遵守规则的行为往往由精神障碍引起。自由主义政治家往往强调，可怜的穷人阶层是自由放任经济的必然结果（因此不能通过精神健康干预得到纠正），而右翼人士往往视这个问题为懒惰的结果（因此精神健康干预无法纠正）。事实上，对很多穷人来说，问题既不在于没有就业机会，也不在于缺乏就业动机，而是严重的精神健康障碍令他们无法就业。

　　一些针对贫困人群抑郁的先导性研究正在进行当中。多位在公共卫生机构工作的医生惯于了解这个人群的需要，他们的经验已经表明，贫困抑郁者的诸多问题是可管控的。20 年来，乔治城大学的心理学家珍妮·米兰达一直倡导为内城贫民提供充足的精神健康保障。最近，她完成了一项在马里兰州乔治王子郡的女性治疗研究，这个郡毗邻华盛顿，苦于贫困问题。在马里兰州，计划生育诊所*是贫困人口仅有的医疗服务，于是米兰达选择了一家进行随机抑郁症筛查，然后将她认为有抑郁的人纳入治疗方案，解决他们的心理健康需求。最近，弗吉尼亚大学的艾米莉·豪恩斯坦进行了一项关于农村妇女抑郁的治疗研究。起初她研究的是受抑郁困扰的儿童，然后转而治疗他们的母亲。她的工作基于弗吉尼亚州农村的白金汉郡，当地人大多在监狱或少数几家工厂工作，其中很大一部分人是文盲，1/4 人口没有电话可用，很多人的住房不合标准，没有隔热，没有室内卫生间，常常也没有自来水。米兰达和豪恩斯坦都将物质滥用者筛出她们的方案，将他们转介给戒毒项目。约翰·霍普金斯大学医院的格伦·特雷斯曼，过去几十年里一直在巴尔的摩的 HIV 阳性和艾滋病贫困人群中进行抑郁的研究和治疗，这一人群中大部分也是物质滥用者。特雷斯曼既是进行治疗的临床医生，也积极地为这一群体代言。每位这样的医生都使用持之以恒的医护技术。在所有这些工作中，每位患者每年的治疗成本完全低于 1000 美元。

　　这些研究结果出奇地一致。在所有这些研究中，我都获准全面地接触患者，让我意外的是，跟我见面的每个人都认为自己的生活在治疗期间至少有些许改善。那些从严重抑郁中走出的人，无论处境有多可怕，都开始朝向正常的生活慢慢攀登。他们感到自己的生活更好了，也确实生活得更

340

*　计生诊所（family planning clinic）是美国的福利医疗项目，针对意外怀孕、避孕等性健康问题提供一系列咨询和医护服务，主要由各州政府出资，亦有公益组织参与。

好了。他们了解到了自主的力量，也开始切身施行；即使面对几乎不可逾越的障碍，他们通常也有很快的、有时堪称显著的进步。他们可怕的生活经历远远超出了我的预期，让我不得不和治疗他们的医生反复确认这些故事是否准确。他们康复的经历也如灰姑娘的故事一样难以置信，宛如南瓜马车和玻璃鞋一般可爱。每每遇到正在接受治疗的贫困抑郁者，我都会一次又一次地听到惊人的进展，这令我好奇：经历了如此多的错乱之后，他们是如何在这样的帮助下焕然一新，改变了整个人生？"我请求主派给我一位天使，"一位女士说，"他答应了我的祈祷。"

洛莉·华盛顿是珍妮·米兰达研究中的一员，她 6 岁时，酗酒的祖母有一位残疾朋友开始对她性侵。七年级时："我觉得没有理由继续活下去了。我做了学校的作业，做了所有能做的事，但就是高兴不起来。"洛莉开始越发孤僻。"我只想自己待着。有段时间，每个人都以为我不会说话，因为有那么几年，我不对任何人说任何话。"像许多性侵受害者一样，洛莉认为自己长得丑，体型差。她的第一任男友在身体上和言语上都对她很残忍。她17 岁就生了第一个孩子，之后她设法"逃离了他，但不知是怎么做到的"。几个月后的一天，她和姐姐、一位表亲及这位表亲的孩子、还有家族的一位老朋友在一起。"[ 那老朋友 ] 一直只是个朋友，非常好的朋友。我们在他家，我们所有人都在，我知道他母亲总在梳妆台上摆放漂亮的花。于是我去看花，因为我爱花。然后突然，不知为何屋里所有人都不见了，我不知道怎么回事。他强奸了我，很暴力，我尖叫着呼救，却无人应答。然后我们下楼，和我姐姐一起坐上汽车。我说不出话，很害怕，还在流血。"

洛莉因这场强奸而怀孕，并生下了这个孩子。不久，她遇到了另一个男人，并在家庭压力下与他结婚，哪怕他也实施家暴。"我婚礼的一整天都不好，"她对我说，"就像去参加葬礼，但他是我当时最好的选择。"之后的两年半，她给他又生了三个孩子。"他也虐待孩子，尽管是他想要孩子的。他总是咒骂吼叫，打孩子屁股，我无法接受。任何小事他都会发脾气，而我无法保护孩子们。"

洛莉患上了重性抑郁。"我有一份工作，但不得不辞职，因为我无法工作了。我不想下床，觉得没有理由做任何事情。我本来就很瘦小，这会儿越发消瘦。我不会起床吃饭或干什么，完全不在乎。有时我会坐着，只是哭啊哭，哭啊哭，不为什么，只是哭，只想自己一个人待着。我妈妈帮我带孩子，甚至她的腿截肢之后还在帮我——她最好的朋友不小心走火打伤了她。我也没有什么可对自己的孩子们说的。他们离家之后，我会锁门上床。他们3点钟回家，那时我就害怕，而这个时刻又来得很快。我丈夫说我又蠢又笨又丑。我姐姐吸快克可卡因，很成问题，她有六个孩子，还得由我来照顾她最小的两个孩子，其中一个生下来时有毒品的后遗症。我好累，实在太累了。"洛莉开始吃药，主要是止痛药。"我会吃泰诺或任何止痛的东西，会吃很多，或任何我能得到的、能让我入睡的东西。"

终于有一天，洛莉一反常态，积极主动地来到计划生育诊所做输卵管结扎。她28岁，要负责养11个孩子，很怕再生一个会吃不消。她去的那天，碰巧珍妮·米兰达在筛选研究对象。米兰达回忆道："她绝对是抑郁的，与我见过的所有抑郁者一样抑郁。"米兰达迅速将洛莉纳入团体治疗。洛莉说："他们跟我说我'抑郁'了，这让我松了口气，我知道了我确实有具体的问题。他们让我参加一次会面，那好难。我到了那里没有说话，只是一直哭。"精神病学界的认知是，你只能帮助那些希望被帮助并自己遵守预约前来治疗的人，但这在抑郁群体中显然无法成立。"然后他们不断打电话让我去，坚持再坚持，好像永远不会放弃。他们甚至来我家找过我一次。我不喜欢前几次的会面，但我听了其他女性讲她们的故事，意识到她们和我有一样的问题，于是我也开始告诉他们一些事情，一些从未告诉过任何人的事情。治疗师问很多问题，好让我们改变思维方式。我只觉得自己在蜕变，开始变得强大起来。每个人都开始注意到，我进来时态度已经不同。"

两个月后，洛莉告诉丈夫她要离开。她也努力让姐姐去戒毒所，姐姐拒绝后，洛莉就与她断了联系。"我不得不离开那两个把我往下拉的人。我们没有争吵，因为我没有回话。我丈夫那时努力不让我参加团体治疗，因为他不喜欢我身上的改变。我只是告诉他：'我走了。'我那时多强大，多开心啊。我外出散步，这是这么久以来我第一次专门为了自己开心而留出时间。"洛莉又花了两个月，找到一份服务于美国海军的儿童看护工作。有了新的工资，她带着自己负责的孩子们一起安顿进了新公寓，孩子们小的2岁，大的15岁。"孩子们开心多了。他们现在总是想做事情。我们每天说几个小时的话，他们现在是我最好的朋友。我一进家门，放下外套和手包，大家就会拿出书来读，一起做作业，做所有事。我们时常开开玩笑。我们一起聊各种职业，而之前他们都没想过职业的事。我最大的孩子想加入空军。一个孩子想当消防员，一个想做牧师，一个女孩还想做律师呢！我跟他们聊毒品，他们见过我姐姐的状态，所以他们现在不碰毒品。他们不像以前那样哭，也不像以前那样打架。我让他们知道，他们可以和我聊任何事情，我不在乎那是什么事。我收留了姐姐的孩子们，包括有毒品遗留问题的孩子，他也在好转。医生说，他从未期望那个男孩会这么快开始说话，开始用马桶，他的进步比他们预想的要快得多。

"我的新家里有一间男孩的房间，一间女孩的房间，还有一间我的，但他们都喜欢爬到我的床上，和我在一起，晚上我们就围坐在床上。这就是我现在唯一需要的，我的孩子们。我从没想过能活到这么好。开心的感觉真好。我不知道这能持续多久，但我当然希望是永远。很多事都在变：我穿衣的风格，看起来的样子，做事的方式，感受的方式。我不再害怕。我能走出门而不害怕。我觉得那些糟糕的感受不会再来了。"洛莉笑了，然后摇着头思考了片刻："要是没有米兰达医生和治疗，我还会在家里卧床不起，甚至也许已经不在人世了。"

洛莉接受的治疗不包括精神药物干预，也没有严格基于认知模型。这蜕变是由什么带来的呢？一方面，是来自她的医生团队持续而热切的关爱照顾。就像柬埔寨的农帕莉总结的，爱与信任可以是很好的理由，有别人在乎你遇到了什么事，知道这一点，本身就足以深刻影响你的行为。洛莉声称，把她的病称作"抑郁"是给了她慰藉的，这令我惊讶。米兰达形容，洛莉"明显"有抑郁，但这一点对洛莉并不明显，甚至她遭受最极端的症状时也没有意识到这一点。给她的病一个称呼，是她康复过程中的重要一步。可以称呼、可以形容的东西就可以控制："抑郁"一词把洛莉的抑郁从她这个人中分离了出来。如果她能把自己身上所有自己不喜欢的部分都归为一个疾病的方方面面，而把好品质都留给"真正的"洛莉，那她就更容易喜欢这个真正的洛莉，也更容易让这个真洛莉去对抗困扰她的问题。明白了抑郁的概念，令她在社会意义上掌握了有力的语言工具，可以把一个更好的自我区隔出来，并为之赋能，而这样的自我正是蒙受抑郁之人所渴望的。虽然人人都难以准确表述抑郁，但这个问题在极度缺乏这套词汇的贫困人口中尤其严重，这就是为什么团体治疗这样的基本工具可以带给他们如此巨大的转变。

因为贫困人士接受精神疾病这套语言的机会有限，他们的抑郁通常不以认知形式表现出来。他们较少体验强烈的负罪感，也不太对自己明确讲个人失败的感受，而这种感受在中产阶级的抑郁中扮演着极为重要的角色。他们的病痛常表现为明显的躯体症状：失眠、疲惫、恶心、恐惧、无法与人建立联系。这些问题进而使他们易患躯体疾病，而生病常是压垮骆驼的最后一根稻草，令轻性抑郁的人越过边缘。贫困的抑郁者确实会去医院，但一般是去看身体的病痛，但其中很多都是心理病痛的症状。密歇根大学的胡安·洛佩兹在贫困抑郁的西班牙语人群中进行过大量的精神健康工作，他说："如果一位贫困的拉丁裔女性看上去抑郁了，我会让她试试抗抑郁药。我们就跟她说这对她一般疾病的补药。药物起作用后，她会很开心。她本人不觉得自己的状况是心理方面的。"同样，洛莉也不觉得自己的症状属于疯狂的范畴，而只有疯狂（急性幻觉性精神病）对她而言才是精神疾病的样子。她的字典里没有一种不会让她胡言乱语却让她衰弱的精神疾病。

露丝·安·简森出生于弗吉尼亚州农村的一个拖车房中，她长得有点胖，戴着眼镜。17岁那年，她怀孕了。孩子爸爸几乎不认字，之前从她的学校退学；而为了与他结婚，她也中断了自己的学业。他们的婚姻是个大灾难。有一阵她去工作，勉强做到收支平衡，但生下两人的第二个孩子之后，她离开了那个男人。几年后，她嫁给了一个在建筑工地操作机器的工人。她努力考到了卡车驾照，但还不到六个月，她丈夫就告诉她，她的本分是在家里照顾孩子、照顾他。他们生了两个孩子。露丝尽力把日子过下去，但"即便有食品券，一星期用200美元养一家六口也很难"。

很快，她开始日渐消沉，到第二次婚姻的第三年时，她已经毫无生气。

"我只是决定,好吧,我在这儿,我存在,就这样了。我结婚了,有孩子,但没有生活,基本上一直感觉很糟。"当她父亲去世时,她说自己"完全失守了":"那是我的最低谷。我爸爸从没打过我们,但折磨不是身体上的,而是心理上的。我们即使表现很好,也从来没有表扬,而总是被他批评。我猜我以前的感受是,我如果无法让他高兴,也做不成其他任何事情。我当时只觉得自己从没能让他足够满意,现在已再也没有机会。"给我讲述这段人生时,露丝开始落泪,等到讲完,她已经用光了一整盒面巾纸。

露丝躺到床上,大多数时间就待在床上。"我知道有什么地方出了问题,但没把这和医学名词联系起来。我完全没有能量,开始越来越胖。我在我们的拖车房里应付着该做的事,但从不外出,完全停止沟通。然后我意识到,我在冷落自己的孩子。必须得做点什么了。"露丝·安有克罗恩病,她虽然几乎什么都不做,却开始表现出看似与压力有关的症状。她的医生获知艾米莉·豪恩斯坦的研究,推荐她去参加。露丝开始服用帕罗西汀,开始见玛丽安·凯内尔,一位为艾米莉·豪恩斯坦研究中的女性全职服务的治疗师。"如果没有玛丽安,我可能会一直待在同样的坑里,直到不再活着,不复存在。如果没有她,我今天不会在这里。"露丝再次落泪,告诉我说:"玛丽安让我在自己的内心寻找,让我一直找下去,从头到脚。我发现了我是谁。而我以前不喜欢我找到的这个,不喜欢我自己。"

露丝平复了一下,对我说:"然后改变开始了。他们告诉我我很有爱心。我本来都不知道自己有颗心,但现在我知道它在里面,有一天我会完全找到它。"露丝又开始工作,在"有事忙"人才服务公司做兼职临时工。很快,她升职为办公室主管,之后逐渐减掉抗抑郁药的药量。1998 年 1 月,她和一个朋友买下了这爿生意,成了这家全国连锁公司的一家特许加盟店。为了好好管理账目,露丝开始通过晚间课程学习会计。不久,她还录了一则有线电视广告。"我们与失业办公室合作,"她说,"为失业者找工作,把他们介绍到私营企业。我们在自己的办公室让他们做我们的帮手,以此培训他们,在他们学到良好技能后把他们送出去。我们现在服务 17 个国家。"她体重曾高达 210 磅,而现在她定期去健身房,加上高强度节食,体重已降至 135 磅。

之前，她的丈夫只想让她在厨房等他，无论抑郁与否，于是她离开了他。但现在她在给他时间适应她的新自我。我上一次见她时，他还在盼望与她和解。她满面春风地说："有时候会有一个新感觉袭来，把我吓到。我要花好几天想清楚那是什么。但我现在至少知道，我的感觉都在的。"露丝与她的孩子们有了深刻的新关系。"我晚上帮助他们做作业，我的大儿子认定电脑最棒，现在他在教我如何用电脑。这真的帮他增强了自信。今年夏天，我们让他在我们公司工作来着，他很棒。不久前他还在抱怨自己很累，几乎总是不去上学。直到最近，他唯一有动力去做的事似乎只是躺在沙发上看电视。"日复一日，她会把较小的孩子留在她母亲家，母亲有残障，但行动力还足够照顾孩子。不久，露丝购置新居的按揭获得了批准。"我是企业主，还有房产了。"她笑着说。采访接近尾声时，露丝从衣袋里掏出个东西。"哦，我的天啊，"她长叹一声，按着寻呼机上的按钮。"我坐在这儿的这段时间里，有 16 个电话打进来！"她穿过院子小跑到她的车旁，我祝她好运。"你看，我们做到了，"上车前她打了电话，"从头到脚找到自己，再从脚到头重新来过！"她热起引擎，开走了。

　　抑郁本身已是可怕的负担，而对那些有多重身心疾病的人来说，抑郁更具创伤性。大多数贫困抑郁者也患有躯体症状，他们疲惫的免疫系统也容易受到侵袭。帮助抑郁者相信悲惨生活和抑郁可以分开，这已是不易，而要说服承受重症的人相信他的消沉可以治疗，就更困难了。事实上，痛苦带来的困苦，凄惨人生带来的困苦，甚至没有什么对象的困苦，这些都能解开，一个方面的进步可以进而改善其他方面。

　　当希拉·赫尔南德斯来到约翰·霍普金斯医院时，她的医生说她"基本已死"。她携带 HIV，患有心内膜炎和肺炎。长期使用海洛因和可卡因严重影响了她的循环系统，令她双腿已不管用。医生为她植入希克曼氏管这种中心静脉导管，希望通过静脉输注营养让她增强体力，可以承受针对感染的治疗。"我让他们把这导管拿出去，我可不要这样；"我们见面时，她这样回忆道，"我说：'如果必须留着，我就留着这个用它服毒。'"就是那时，格伦·特雷斯曼来看了她。她告诉他，她不想和他说话，因为她快要死了，死之前就会离开医院。"哦不，不许你这样，"特雷斯曼说，"不许你离开这儿，结果就是愚蠢又无益地死在街头。你的想法真是疯了，是我听过的最蠢的想法。你要留在这里，戒掉毒品，治好所有这些感染。如果把你留在这里的唯一方法是宣布你有危险的精神病，那我就会这么做。"

希拉留了下来。"我是 1994 年 4 月 15 日住的院，"她告诉我，讽刺地嘎嘎笑着，"那时我都不把自己看作一个人。我记得很小的时候我就感到非常孤独。我尽力摆脱那种内心的痛苦，于是开始服用毒品。3 岁时，我母亲把我送给了陌生人：一个男人和一个女人，那男人在我 14 岁时对我进行性骚扰。我身上发生了很多痛苦的事，我只想都忘掉。我早上醒来会因为醒来而愤怒。我觉得我是完全没救了，因为我只是在地球上浪费空间。我为吸毒而活，也为活下去而吸毒，而毒品又让我更加抑郁，所以我只想死了算了。"

希拉·赫尔南德斯住了 32 天院，期间接受了肢体康复和戒瘾治疗，还开始服用抗抑郁药物。"结果我发现，住院之前我感受到的一切，都是我自己想错了。这些医生告诉我，我可以做这做那，其实还是有些价值的。那种感觉就像重获新生。"希拉放低声音说，"我不信教，从来没信过，但那是一种复活的感觉，就像耶稣基督的故事那样。我第一次活了过来。出院那天，我听到鸟在歌唱，你知道吗，我之前从没听见过！那天以前我都不知道鸟会唱歌。我还第一次闻到花草的味道，甚至天空都是全新的。你知道，我之前从来没有注意过云朵。"

希拉的小女儿那年 16 岁，已经生了第一个孩子，几年之前就退了学。希拉说："我看到她要走上我熟知的痛苦之路。至少，我把她救了出来。她取得了高中同等学历（GED），现在读大学二年级，还是一名认证护理助理（CNA），在丘吉尔医院工作。相比之下，大女儿的经历更坎坷，她那时已经 20 岁；但现在她终于也上大学了。"希拉再没有碰过毒品。不出几个月，她回了霍普金斯医院，这次是作为一名行政人员在医院工作。她在一项肺结核临床研究中做维护权利的工作，并为研究的参与者争取到了长期住房。"我的生活焕然一新。我总是在做这些帮助他人的事，你知道吗，我非常享受这些。"现在，希拉的身体非常健康。虽然她还是 HIV 阳性，T

淋巴细胞却已经翻倍，检测不到病毒载量。她还遗留了一些肺气肿，但吸氧一年后也能自己独立呼吸了。"我现在不觉得自己有任何问题，"她开心地宣称，"我今年 46 岁，准备再活很多年。生活还是那个生活，但我可以说，至少大多时候我是快乐的，每天我都感谢上帝和特雷斯曼医生，是他们让我活了下来。"

见过希拉·赫尔南德斯后，我同格伦·特雷斯曼一起上楼去读他在希拉刚开始住院时写的病历："多重障碍，创伤，自残，自杀倾向，抑郁或双相障碍，身体糟糕透顶。不太可能活很久。根深蒂固的问题可能会使她对现有的治疗策略没有反应。"他笔下的人似乎与我认识的女人全不相符。"那时看起来是相当无望的，"他说，"但我觉得有必要试试。"

过去十年里，关于抑郁的起因有大量的争论，但有一点应该显而易见：抑郁通常是遗传性的脆弱易感被外来压力激活的结果。在贫困人口中检查抑郁就像在煤矿工人中检查肺气肿。"这整个文化的创伤是如此可怕而频繁，"珍妮·米兰达解释说，"即使是最轻微的脆弱易感都很可能被触发。这些人会频繁地经历突发难料的暴力侵袭，用来应对此类事件的资源却非常有限。但检视他们充满心理社会风险因素的生活，你会惊讶地发现，这一人群至少有 1/4 没有抑郁。"《新英格兰医学期刊》已承认了"持续经济困难"和抑郁之间的关系，贫困人口的抑郁发病率在美国各阶层中最高。没有资源的人更在人生逆境中触底反弹。"抑郁与社会的阻力紧密相关，"研究决定精神状态的社会因素的乔治·布朗说，"资源匮乏和贫困会干掉一个人。"抑郁在贫困人群中非常普遍，以至于不会受到人们的注意和质疑。"如果你的朋友都是这样，"米兰达说，"抑郁就包含了某种可怕的常态化。你会把痛苦归结于外在事物，相信这些外在因素无法改变，并假定也没有什么内在因素可以改变。"像其他人一样，穷人也会反复发作，从而产生器质性机能障碍，它会按自己的规则自行前进。如果不去关注这个人群的实际生活，治疗就不太可能成功；如果一个人在余生还会不断重复受创，那么当下把这个人从重复创伤造成的生理混乱中拯救出来就收益寥寥。没有抑郁的人有时可以利用他们有限的资源改善地位，逃离他们人生中的一些典型困难；但抑郁的人却很难维持他们在社会秩序中的地位，遑论改善。所以，对待穷人需要新的方式。

一般来说，美国贫困人口的创伤与缺钱并不直接相关。相对而言，美国的穷人少有温饱问题，但很多人有习得性无助感，而这正是抑郁的先兆状态。在动物研究中，动物如果在既不能战又不能逃的情况下遭受痛苦的刺激，就会产生习得性无助，会进入一种驯顺状态，很像人类的抑郁。同样的情形也发生在意志力较弱的人身上。而最困扰美国穷人的，是被动性。乔伊斯·钟是乔治城大学医院住院服务部的主管，与米兰达有密切的合作。早先，钟已经在治疗一个困难人群。"一般情况下，我治疗的人至少可以预约并前来看诊。他们明白自己需要帮助，也会寻求帮助。但我们这个研究中的女性绝不会自行来我的诊室。"在乔治王子郡，在开展这项治疗的诊所里，我和钟边乘电梯边讨论这个现象。到楼下时，我们看到钟的一位病人站在诊所的玻璃门里，等一部三个小时前给她叫的出租车。她没想到出租车会不来，没想到试着打电话给出租车公司，也没想到可以发怒或沮丧。钟和我开车把她送回了家。"她和反复强暴她的父亲住在一起，"钟说，"因为她要那么做才有足够的钱生活。面对那样的现实时，人会失去争取任何改变的意愿。我们无法为她另寻住所，无法改变她生活的现实。这很棘手。"

对贫困人口来说，最简单的现实问题也会带来极大的困难。艾米莉·豪恩斯坦说："一位女士解释说，当她需要周一来诊所时，她请表姐妹萨迪帮忙，萨迪再让自己哥哥来接上她送她来诊所，同时她嫂子的姐妹照顾她的孩子，但如果她那个星期要工作，那么她的姨妈在镇上的话可以帮她照看孩子。然后这位患者还得找另一个人来接她，因为萨迪的哥哥送她之后马上要去工作。然后，如果我们周四见面，还要麻烦另外一大帮人。无论哪种情况，3/4 的时候，那些人还不得不取消约定，让她在最后关头想辙。"这种情况在城市里也同样严峻。洛莉·华盛顿因为暴雨错过了一次预约，因为她在安排好 11 个孩子的看护，腾出看诊时间，料理好其他一切之后，发现自己没带伞。她在倾盆大雨中走了五个街区，等了十分钟公交车，终于浑身淋透开始发抖，于是转头回了家。米兰达和她团队的治疗师们有时会开车到患者家，带他们来团体治疗，而玛丽安·凯内尔会安排在女患者家里看诊,好省去她们来拜访她的困难。"有时我们无法判断她们失约是因为抗拒治疗,像我们对中产患者的失约假定的那样,"凯内尔说,"还是仅仅因为要安排一切并遵守预约对她们的生活来说挑战太大。"

乔伊斯·钟说到她的一位患者:"当我给她打电话,做一些电话治疗后,她非常解脱。但当我问她是否本来也会打给我时,她说:'不会。'打电话找到她,要她回我的电话,都太难了,不止一次我都准备要放弃了。药已经吃光了,她却还什么也不做。我得去她家,给她补充处方上的药物。我花了很久才明白,她的行为不意味着她不想来。她的被动其实是性格上的,这对一个幼时反复遭虐待的人来说并不反常。"

说到的这位患者卡丽塔·刘易斯,曾长期受到深深的伤害。看上去,三十几岁的她无法对生活做出多大的改变。其实治疗只是改变了她对生活的感受,但这种感受的改变对身边人的影响相当大。她从幼年到青少年时期都遭到父亲的虐待,直到她大到可以反击。怀孕后,她退了学。她女儿茉莉出生时就患有镰状细胞贫血。卡丽塔可能从小就有情绪障碍。她对我说:"多小的事情都能惹我生气,让我勃然大怒。我会找茬吵架。有时候,我就是一直哭一直哭,哭到头痛,然后头痛会严重到让我想自杀。"她的情绪很容易变得暴力,有一次吃晚饭,她用叉子捅破了她一位兄弟的头,差点杀死了他。她有好几次服药过量。后来,她最好的朋友发现她试图自杀,对她说:"你知道你女儿多在乎你吗。茉莉的生命里没有父亲,而现在她连母亲也要没有了。你觉得她会怎样?如果你自杀,她会变成你现在这样。"

珍妮·米兰达觉得卡丽塔的问题实在已经超过了处境带来的困难,于是让她服用帕罗西汀。卡丽塔自开始服药后,就与她的姐姐聊了父亲对她们的所作所为,而两个人之前都不知道彼此遭遇的一切。"我姐姐永远不会和父亲打交道了。"卡丽塔解释道,而且她也从不让自己的女儿单独跟外祖父共处一室。"我以前不敢见我女儿,有时候一连几天都不见,因为我怕把自己的情绪发泄到她身上,"卡丽塔说,"我不想让任何人打她,更不能是我,而我那时却总想打她。"

现在,当悲伤来袭时,卡丽塔可以应对。"'妈妈,你怎么了?'茉莉会问。我会说:'没什么,我只是累了。'她会尽力逼我说出来,但之后她

350

会说：'妈妈，一切都会好的，你不用担心。'然后她会抱着我亲，再拍拍我后背安慰我。现在，我们彼此总是传递着满满的爱意。"因为茉莉的天性似乎与卡丽塔相似，这种不带愤怒的抚育能力标志着一个飞跃。"茉莉说：'我以后会像我妈妈一样。'我只会说：'我希望你不会。'我想她会很好。"

一个人要在生活中做出积极的改变，这里发挥作用的是一些极为基本的机制，我们大多数人都是在婴儿期学会它们的，就在母婴互动、这类彰显了因果的联系之中。我一直在观察我的五个教子教女，他们最小的 3 个星期大，最大的 9 岁。最小的那个会用哭来吸引关注，得到食物。2 岁的孩子会去打破规则，好搞明白他能做什么，不能做什么。5 岁的教女被告知，如果她可以保持房间整洁六个月，就可以把房间刷成绿色。7 岁的那个一直在收集汽车杂志，学会了关于车的一切。9 岁的教子宣称，他不想像父亲那样离家上学，与父母动之以情，晓之以理，现在，他去了一所本地的学校。他们每个人都意志坚强，会带着一种力量感长大。这些年幼时成功宣示力量的行为，比这些孩子的相对富裕和聪明对他们的影响更为深远。如果这种宣示得不到别人的回应，哪怕只是消极的回应，结果都是有毁灭性的。玛丽安·凯内尔说："我们必须给患者展示一堆一堆的感受，帮他们理解一桩感受是什么，这样他们可以了解自己的情感生活，而不是仅仅压抑它们。然后我们得让他们相信，他们自己可以改变这些感受。这之后我们会定下目标。对其中一些人来说，甚至连想到自己要什么并告诉自己这个想法，都是革命性的。"我想到农帕莉，她曾在柬埔寨致力于教人们在红色高棉时期的全面麻木之后如何去感受。我想到未被认出的感受带来的困难。我想到那个让人与自身心智相协的使命。

"我有时觉得我们是在新千年里组织着上世纪 60 年代的'意识觉醒团体'。"米兰达说。她在爱达荷州农村的"做工穷人"群体中长大，但本人却没有"长期意志消沉"，而这样的表现，她现在每天都会在"失业且无自尊"的人群中看到。

当基儿·斯特森生活在美国南部农村犯罪横行的艰难文化中。她是一名饱受种族偏见和暴力的非裔美国人，感觉四面八方都是威胁。她随身携带一把手枪。她是半文盲。我们在当基儿的家中谈话，那是个又老又破的拖车房，窗户封死，每件家具都散发着腐烂的气味。我在那里时，唯一的光源来自电视机，我们说话时电视上一直播放着《人猿星球》。尽管如此，她的家是整洁的，并不让人不舒服。

"就像是一种伤痛，"我一进门她就说，跳过了任何的介绍，"就像别人把你的心从身上把出来，然后心还一直跳；就像有人拿着一把刀，一直一直都在刺你。"当基儿幼年时被祖父性侵，她告诉了父母。"他们真的不在乎，只是对这事避而不谈。"她说，之后性侵持续了很多年。

我们常常难以分清，在当基儿的心智里，什么是玛丽安·凯内尔工作的效果，什么是帕罗西汀的效果，又有什么是主的效果。"随着我逐渐接近主，"她对我说，"他带我进入了抑郁，又走了出来。我向主祈祷他的帮助，他给我派来玛丽安医生，她告诉我要更积极地思考，服用这些药，就能获得拯救。"认知疗法的精髓就在于通过控制负面思维来引起行为的改变。"我不知道为什么我的丈夫总打我，"当基儿边说边捶打自己的手臂，"但离开他之后，我只是一个又一个地换男人，我寻找爱，但全找错了地方。"

当基儿的孩子们今年分别是 24 岁、19 岁和 13 岁。她在治疗中得到的最大启示是一个非常基本的认识。"我意识到父母做的事会影响孩子。你知道么？我以前不知道。我一直做好多错事。我让儿子过着地狱般的日子，我自己的儿子唉。我那时要是更通情达理一些会怎样？但当时我不知道。所以我就让孩子们坐下，对他们说：'不管是谁来跟你们说，你们妈妈做过这个做过那个，我现在告诉你们，那些都是真的。不要做我做过的那些事。'我也告诉他们：'你没有什么事是坏到不能来跟我聊的。'因为假如以前有个人能听我说话，宽慰我说一切都会没事的，那我的人生会很不一样，我现在意识到了。你的父母意识不到你的很多问题都来自他们，你开始找爱全找错了地方，那都是他们的责任。我的好朋友枪击他侄子后，我给他交了保释金，我知道他看到过他母亲和不同的男人在一起，他们当着他的面在车里做爱，而那影响了他的一生。他妈妈到现在也不明白这个道理。不论暗中做了什么，早晚都会暴露出来。"

而今，当基儿已成为社区的某种资源，她把自己控制抑郁的方法教给朋友和陌生人。"好多人一直问我：'你是怎么改变的？' 自从我积极思考以来，我总是大笑，总是笑。现在，发生在我身上的是，主开始派人来让我帮助他们。我说：'主，你可以告诉我他们需要听什么，也帮助我去倾听吗？'"当基儿现在会倾听她的孩子们，也倾听她在教会认识的人。当一名教友有自杀倾向时："我告诉他：'你不是自己一个人。我以前也那样过。' 然后我说：'我走出来了。没有什么事坏到走不出来。' 我说：'你开始积极思考，我跟你保证，那个现在离开你的女孩，她会打电话给你的。'他昨天告诉我：'如果没有你，我现在已经死了。'"当基儿在家里的地位也有变化。"我在或多或少地在打破一个模式。侄男外女们会来找我，而不是找他们的父母，不倾听的模式已经打破。他们告诉我，自从开始和我聊天，他们就想要活下来。我会对他们每个人说，如果你有问题，就去寻找帮助。那就是上帝把医生们放到世界上的原因，就是来帮助你的。我大声说给这些人听，他们要不择手段地生存。任何人都可以得救。有一个女人抽烟酗酒，和我丈夫搞在一起，对，和他在一起，也没有道歉，然后又和我的新朋友搞在一起，但她来找我时，我也帮助她，因为想要她变好的话，就得有人帮助她。"

贫困抑郁者的情况不体现在有关抑郁的研究数据中，因为这些数据反映的研究主要基于有医疗保险的人群，这些人已经是中产阶级，或至少是工薪阶层。提高弱势群体的期待是个复杂的问题，而在人们心中植入错误的目标的确会有危险。"我永远不会停止看钟医生，"一个女人自信满满地告诉我，虽然人们已经反复向她解释过研究的实际截止时间。让人心碎的是，如果她在研究结束后再次崩溃，可能无法再获得帮她走出来的这类帮助，虽然参与这些研究的所有治疗师都觉得有道德义务为患者提供后续的基本服务，不论付费与否。"如果因为会提高期待而对急病患者的治疗有所保留，"豪恩斯坦说："呃，那就是在道德问题上丢西瓜捡芝麻。我们尽力为他们提供一套可以自己用在新情况中的技能，就是尽我们所能帮助他们免于沉沦。"长期服药的花销是个很大的问题。一些基于行业的项目向穷人发放抗抑郁药，一定程度上解决了这个问题，但这些项目完全不够满足对药物的需求。我认识一位泼辣的宾州医生，她告诉我，药品销售会给她"几大卡车"样品，请她发给贫困患者。"我告诉他们，我会用他们的产品作为一线药物，治疗那些可以付费也可能终生续药的患者，"她说，"作为交换，我告诉他们我需要接近于无限量的产品供给，好给我的低收入患者免费提供药物。我开那么多的处方，聪明的销售总会同意。"

精神分裂症在低收入群体中的发病率是中产阶级的两倍。研究者最初假设，是生活的困难以某种方式触发了精神分裂，但最新研究表明，是精神分裂导致生活困难：精神疾病花费昂贵，又令人糊涂，而一个发病于青少年时期又损害生产力的慢性病往往会把患者的整个家庭在社会阶梯上拉低一两级。这个"向下流动假设"对于抑郁似乎也同样成立。格伦·特雷斯曼谈到贫困艾滋病患者群体时说："这个群体中的很多人一生中都一事无成。他们无法拥有亲密关系，也无法长期投入一份工作。"人们把抑郁视作艾滋病的后果之一，但事实上，抑郁通常是艾滋病的先导。"人若是有情绪障碍，性生活会更不小心，更容易滥用药物。"特雷斯曼说："没什么人是因为避孕套破掉感染 HIV 的。很多人是因为再也无法打起精神加以检点而感染 HIV。这群人被生活挫折锐气，找不到其中的意义。如果我们能更广泛地普及抑郁治疗，从我的临床经验来看，美国的 HIV 感染率至少可以减半，会大幅节约公共卫生支出。"抑郁这种疾病带来 HIV 感染，进而使人无法恰当地照顾自己（和他人），这都导致庞大的公共卫生支出。"艾滋病卷走全部金钱和家产，通常也带走朋友和家人。社会抛弃艾滋病患者。于是这些人会沉沦到社会最底层。"我遇到的研究者都在强调治疗的必要性，但也谈到良好治疗的必要性。"我只能信得过让很少的一些人来为这个群体提供照护。"豪恩斯坦说。在这些研究之外，只有极少数病得很重的穷人能得到治疗，而他们得到的精神健康保障，标准低得可怕。

我采访过仅有的几位患有抑郁的贫困男性都是 HIV 阳性。他们是少数必须面对自己的抑郁这一现实的人，因为贫困男性表现抑郁的方式更常把他们送入监狱或停尸房，而非抑郁治疗计划。被发现情绪障碍时，男性确实比女性更抗拒被拉入抑郁治疗。我问我采访的女性，她们的丈夫或男友是否可能有抑郁，很多都说有，她们也都跟我谈到自己患有抑郁的儿子。米兰达研究中的一位女士说，她那个曾把她打得淤青的男友，和她吐露过心声，说他想找一个团体治疗自己，但又觉得全程参与下来"太难为情"。

一天下午，在霍普金斯医院，弗雷德·威尔逊来找我谈话，把我吓了一跳。他身高近两米，戴着几个金戒指、一个大金吊坠和一副太阳镜，头发几乎剃光，肌肉很是发达，看起来体积有我的五倍。他正是我过马路时会躲开的那种人，而我们聊着聊着，我意识到躲避这样的人确实是个好主意。他曾经毒瘾很重，为了继续吸毒，他曾经抢劫，暴窃商店和住家，击倒老妇好抢她们的手袋。他已经流浪了一段时间，人很凶悍。虽然人们很有理由对他感到义愤，但这个可怕的男人身上却有一丝绝望和孤独。

弗雷德的治疗突破发生后，他意识到自己可能是因情绪障碍而开始吸毒，而不"只是被白粉搞砸了"。我见到他时，他正在寻找一种可以帮到自己的抗抑郁药。弗雷德很有魅力，有种苦命人的微笑，他体会过身处世界之巅的那种感受。"我总有能力拿到想要的一切。一旦有这个能力，人就不会真正努力做事什么的，只会直接去拿。我以前不知道有耐心是怎么回事，我的生活里没有限制。"他说："以前我没有预防措施，你懂吗？我只是去拿自己想要的，'嗨'个痛快。'嗨'，你懂吗？有了这个，我可以对自己有所接受。它帮我渡过那些怪罪和羞耻。"弗雷德"从街头被送去监狱"之后

做了 HIV 测试，不久后发现，他母亲也是 HIV 阳性。她死于艾滋病之后："似乎什么都不重要了，因为生命的最终结果永远是死亡。我达成了一些目标，老兄，我都在考虑该做些别的什么，你知道吗？不过不管怎么说，我只是开始越发不喜欢自己。然后有一次在街上讨生活时被捕，我意识到，我活成现在这样，是因为我自己做的选择。我转而直面问题了，你懂我意思吗？因为那时我孤单一人。没人会在你需要毒品的时候就给你，除非你有钱买。"

弗雷德的医生为他制定了一套治疗艾滋病的服药方案，但前段时间他停药了，因为药物没有让他感觉很好。他的副作用不大，药物带来的不便也不大，但他觉得"死之前，我还不如享受一下"，他对我说。他的艾滋病医生很失望，说服他继续服用抗抑郁药，他们希望这些药物可以唤醒他内

心活下去的意愿，让他开始服用蛋白酶抑制剂。

强大的意志力通常是抵御抑郁的最佳壁垒，而在抑郁人群中，坚持下去的意志和对创伤的忍耐力常常相当惊人。贫困抑郁者中很多人个性非常被动，到了毫无抱负的地步，这类人是最难帮助的。而另一些人，即便身处抑郁之中，也保持着对生活的热情。

特蕾莎·摩根是艾米莉·豪恩斯坦和玛丽安·凯内尔的一位患者，她性格温婉，生活中却点缀着超乎现实的苦难。她住在一所大约两个拖车房宽的房子里，就在弗吉尼亚州白金汉郡的中心，在"信仰通途"圣会以南5英里，"金矿"浸礼会教堂以北5英里。我们见面时，她事无巨细地为我讲述她的故事，仿佛她毕生都在记笔记似的。

特蕾莎的母亲15岁便怀孕，16岁生下她，17岁遭特蕾莎父亲的毒打，不得不爬出家门。特蕾莎的祖父命令她母亲搬出去，躲得越远越好，如果她再回到郡里，或是再试图联系特蕾莎，他就把她送进监狱。"我爸爸那年22岁，所以他才是大混蛋；但以前他们总是跟我说，我妈妈是个放荡女人，而我会变成她那样的人。我爸爸总是告诉我，单单是我的出生，就毁了他的一生。"特蕾莎告诉我。

特蕾莎很小就被诊断出有一个无法手术治疗的良性肿瘤，这个血管瘤位于直肠和阴道中间。她从5岁生日那天起，每晚都遭到近亲性侵，直到9岁那年，其中一个性侵者结婚搬了出去。她的祖母告诉她，男人统治家庭，而她应该闭嘴。特蕾莎去教堂，去上学，那就是她生活的全部。她的祖母坚信严格规训的效用，这意味着她每天都会挨打，什么家用物品都会用到：祖母用插座延长线抽她，用扫帚柄和煎锅打她。她的祖父是个除虫专家，她从7岁起就花很多时间在房子下面逮黑蛇。特蕾莎八年级时，过量地服下了祖母的心脏病药。在医院，医生为她洗胃，建议她接受心理治疗，但祖父说他的家人谁都不需要帮助。

十一年级时，特蕾莎第一次和男孩约会，那个叫莱斯特的男孩"好像碰到了我的灵魂，我们彼此可以坦诚地聊天。"一次莱斯特送她回家后，她父亲走了进来，狂暴地发火。他身高不到1.6米，但体重超过300磅，他坐

356

在特蕾莎身上（当时她不到 1.5 米高，重 105 磅），把她的头撞到地上，持续几个小时，直到鲜血流过他的指间。特蕾莎的额头和头皮至今还布满疤痕，严重得看上去像是烧伤。那天晚上，他还打折了她的两根肋骨、下巴、右臂和四根脚趾。

特蕾莎给我讲这个故事时，她 9 岁的女儿莱斯莉在和宠物腊肠犬玩耍。后者对这一大堆细节熟悉得很，好似一个熟读《受难》的教徒。但这些细节确实在她心中留下了烙印：听到任何真实的恶行时，莱斯莉都会开始对狗有攻击性。然而，她一直不哭，也一直没有打断我们的对话。

在那次暴打之后，莱斯特邀请特蕾莎搬到他家与他们同住。"前三年都好极了。而之后他就很想让我像他母亲那样，不工作，甚至不开车，只待在家里，把他内裤上那些印子洗干净。可我不想那样。"特蕾莎怀了孕，于是他们结婚。莱斯特以"到处跑"来证明他的独立，留下特蕾莎照看婴儿。"莱斯特以前喜欢我，因为我有想法，"特蕾莎说，"以前我给他讲事情的时候他会喜欢。因为我，他才去听了好听的爵士乐，不再听 Lynyrd Skynyrd 乐队的那些玩意儿。以前我会跟他聊艺术和诗歌。而现在，他只想让我待在家里，和他母亲一起，因为那是她的家。"

一年后，莱斯莉刚出生不久，莱斯特发作了大面积中风，导致左脑大部分受损。那年他 22 岁，在修路工程中操作重型器械，这时他半边身子瘫痪，说不出话。之后几个月，另一个血栓又毁了他的一条腿，导致截肢，而后医生们才发现他的隐性疾病，一种导致血栓的狼疮；还有别的血栓损伤了他的双肺。"我本可以离开的。"特蕾莎说。

莱斯莉不再玩了，抬起头来看她，目光茫然而好奇。

"但莱斯特是我此生的挚爱，即使我们的感情已经开始经历艰难；我从不轻易放弃。我去医院看他，他一只眼睁，一只眼闭。脸已开始肿起来，开始斜向一边。因为严重肿胀，医生把他左边的头骨取了，直接从他的头上锯下来。但他见到我很快乐。"特蕾莎就住在了医院，教他使用床上便盆，帮他小便，开始学手势，现在他们就是用这些手势来沟通。

讲到这里，特蕾莎停了下来。莱斯莉走过来，递给我一张照片。"那是你 1 周岁生日那天，是不是，宝贝？"特蕾莎温柔地对她说。照片里有一个高大帅气的男人，像木乃伊一样全身裹着布，连着好几台监视器，抱着一个小小的女孩。"那是中风之后四个月。"特蕾莎说。莱斯莉又郑重地拿走了照片。

整整半年后，莱斯特才回了家。特蕾莎得到了一份全职工作，在工厂剪裁儿童服装。她必须在家附近工作，这样才可以每几个小时就回家看看莱斯特。拿到驾照那天，她拿给莱斯特看，他泪流满面。"现在你可以离开我了。"他用手语说。讲到这里，特蕾莎大笑起来："但他会发现我没有那样做。"

莱斯特整个人都支离破碎。他会彻夜无眠，每小时喊特蕾莎帮他大便。"我回到家，做晚饭，洗碗，洗几大盆衣服，打扫整间房子，然后我就会睡着，有时候就瘫倒在厨房里。莱斯特会打电话给他母亲，她在电话里听到他的呼吸声会打回来，电话铃声会把我叫醒。他以前会拒绝吃晚餐，但现在他总想让我给他做个三明治。我当时一直努力保持喜气洋洋的态度，免得他伤心。"莱斯特和莱斯莉总在争抢特蕾莎的注意力，会彼此抓挠，扯对方的头发。"我开始情绪失控，"特蕾莎说，"莱斯特甚至都不会试着做他该做的锻炼，行动力越来越差，变得超级胖。我想，那段时间我自己也很自私，无法用应有的状态去同情他。"

特蕾莎已经刻意无视她的血管瘤有段时间了，但此时压力导致血管瘤变大，她开始从肛门大量出血。这时特蕾莎已当上工头，但工作还需要每天站立八到十个小时。"体力活加上流血，还有照顾莱斯特和莱斯莉，嗯，我觉得我应该应付得了压力，但还是有点儿疯魔。我们有一把 22 英寸雷明顿带托长手枪，枪管 9 英寸。我坐在卧室地板上，拧上枪管，把枪放进嘴里，按下扳机。然后我又按了一次。把枪放在嘴里的感觉真好。然后莱斯莉敲门说：'妈妈，不要离开我。求求你了。'那一刻，我放下枪，向她保证我永远不抛下她一个人。"

"那年我 4 岁，"莱斯莉自豪地说，"那之后，我每晚都来和你一起睡。"
特蕾莎拨了一个自杀干预热线，讲了四个小时电话。"我就那么放声痛哭。莱斯特当时患有葡萄球菌感染。然后我得了肾结石。肾结石让我无比疼痛，我告诉医生，如果他不帮忙，我会把他的脸撕下来。当人身体真的不行了，心智就也想休息。我吃不下东西，一个月都没怎么睡着，躁动不安，痛苦难堪，流血不止，还因此患上贫血。我就这么心怀仇恨地活着。"她的医生带她去见玛丽安·凯内尔。"玛丽安救了我的命，这毋庸置疑。她教会我如何再次思考。"特蕾莎开始服用帕罗西汀和赞安诺。

　　凯内尔告诉特蕾莎，没有什么力量可以强迫她做所有她之前做的事，她必须只做那些值得做的。不久之后的一天晚上，莱斯特大闹一番，特蕾莎平静地放下了煎锅，说道："来吧，莱斯莉，拿上几件衣服，我们走。"莱斯特突然记起来特蕾莎是有能力抛弃他的，于是瘫倒在地边哭边求。特蕾莎带着莱斯莉离开家，开着车转了三个小时，"就为了给爸爸一个教训"。她们回家时，他满怀愧疚，他们的生活有了新的开始。她安排他开始服百优解。她解释了他们的生活加给她的负担。医生们告诉特蕾莎，如果想防止血管瘤继续出血，她需要停止不必要的走路、锻炼、活动。"我还会把莱斯特抱下车，还会抬他的轮椅。我还会打扫房子。但莱斯特必须很快学会独立生活。"特蕾莎不得不因健康原因辞掉工作。

　　莱斯特现在在一家洗衣房叠围裙。有一辆残障人士专用公车接他上班，他每天都去工作。在家里他会刷碗，有时甚至会帮助吸尘。他每周的残障补贴和工作加在一起有 250 美元的收入，一家人就靠此过活。

　　"我从未抛弃过他；"特蕾莎说。她又突然自豪起来，"人们跟我说我会受不了，但现在我们的关系很稳固。我们可以聊任何事情。他原来是个该死的红脖子，保守的老粗，现在已经变成了一个自由主义者。我已清干净他长大过程中习惯的一些偏见和仇恨。"莱斯特学会了自己排尿，几乎可以用一只手穿衣。"我们从早到晚都在聊天；"特蕾莎说，"而且你知道吗，他是我的一生挚爱，即使对很多发生过的事情我很后悔，但我不会放弃我们和这个家的任何一部分。但是，如果没有玛丽安，我只能熬到出血致死，就那样结束了。"

　　听到这里，莱斯莉爬上特蕾莎的膝头。特蕾莎抱着她前后摇摆，突然激动地说："今年，我找到了我妈妈。我在电话簿里找到她的姓，打了大约 50 个电话号码之后，我找到一个表亲，又几经调查 [ 找到了她 ]。我妈妈接电话时说，这些年来，她一直都在等我，希望我会打给她。现在，她就像我最好的朋友。我们总和她见面。"

"我们爱外婆！"莱斯莉宣布说。

"是的，我们爱她，"特蕾莎同意，"她和我都被我爸爸和他的家人虐待过，所以我们有很多共同点。"特蕾莎说她不太可能有能力站着在工厂劳动了。"有一天莱斯莉能在晚上照顾莱斯特的时候，而且如果医生能让我多活动一些，也控制了血管瘤的话，我会上夜校完成高中学业。我读高中时，在黑人女教师威尔逊小姐那里学过艺术、诗歌和音乐。我会回学校，多读读我最爱的作家：济慈、拜伦、爱伦坡。上星期，我给莱斯莉读了爱伦坡的《乌鸦》和《安娜贝尔·李》两首，是不是宝贝？我们从图书馆借的那本书。"她又看着墙上的印刷画说："我喜欢雷诺阿，别觉得我在矫情，我是真的爱这幅；还有那幅马的画，一个英国画家画的。我还爱音乐，我爱听广播里播的帕瓦罗蒂。

"你知道我小时候在那个可怕的家里想要什么吗？我想成为一名考古学家，去埃及和希腊。和玛丽安的谈话帮我不再犯疯，让我再次开始思考。我是如此怀念用脑子！玛丽安那么聪明，而我那么多年只和莱斯莉交流，还有一个没读完九年级又不会说话的丈夫……"她走神了一分钟，"天哪，外面的世界有那么多美好的东西等着我。莱斯莉，我们会去找到它们，对吧，我们是不是会全都找到？就像我们找到了那些诗歌一样。"我开始背诵《安娜贝尔·李》，特蕾莎也加入进来。莱斯莉抬着头，认真地听我和她母亲一起打着节拍背诵这首美国诗歌的前几句。"'但我们爱上了一种爱，而它不止于爱。'"特蕾莎说着，好似在形容自己的人生之旅。

为这些人提供更好服务的困难也包括不信任带来的阻碍。我为一家知名新闻杂志写过一篇专题文章，后来改编为书中的这一章，杂志社告诉我因为两个原因需要重写。第一，我在文中描述的人生经历都可怕到难以置信。"到了可笑的地步，"一位编辑对我说，"我是说，没有人会经历这么多事情，如果他们真的经历了，那怪不得他们会抑郁。"另一个问题是，我描述的恢复过程都太快，太戏剧化。"想自杀的无家可归女性几乎变成对冲基金经理，"编辑略带刻薄地说："这整个故事读起来相当荒唐。"我力图解释，这正是故事的力量所在，人们能将真实的绝望处境扭转得难以辨识；但我无法说服编辑。我发现的真相竟然比虚构故事更离奇，更叫人无法忍受。

当科学家们第一次观察到南极臭氧层空洞时，他们以为是观察设备出了问题，因为空洞巨大到难以置信。结果，空洞就是真实存在的。美国贫困人群的抑郁空洞也是真实而巨大，但与臭氧层空洞不同的是，前者是可以填补的。洛莉·华盛顿、露丝·安·简森、希拉·赫尔南德斯、卡丽塔·刘易斯、当基儿·斯特森、弗雷德·威尔逊、特蕾莎·摩根，以及我花大量时间采访的另几十位贫困抑郁者，他们的经历我无法想象。但我确定一点：人们至少从圣经时代就一直在试图以物质干预解决贫困问题，而过去的十年里，这类干预已遭厌弃，人们意识到了，用金钱当解药是不够的。如今，我们彻底改变了福利体制，天真地以为如果不给穷人支持，他们就会更努力工作。给他们药物和治疗方面的支持，让他们能正常生活，可以不再抑郁而重振旗鼓，难道不值得吗？能改变这群人生活的社工是很难找，但若没有使意识觉醒的项目，没有拨款，那些有才能也有奉献精神去服务于这个群体的人也很难施展，而那可怕的、白费的、孤独的痛苦会继续下去，永无止境。

# 第十章

# 政　治

在当今对抑郁的描述中，政治发挥着与科学同等重要的作用。什么人研究抑郁，在为之做什么，谁接受治疗，谁未接受治疗，谁受到责怪，谁得到悉心照料，人们付钱做什么，忽略什么……所有这些问题都由权力高层决定。政治也决定着治疗的流行趋势：应该把人送进治疗机构，还是让他们在社区中接受治疗？抑郁者的治疗应该继续由医生进行，还是由社工来做？患者需要何种类型的诊断才能保证政府拨款的介入？对那些无法形容也无法理解自身体验的边缘人群来说，抑郁方面的词汇可以赋予他们强大的力量，而这套词汇又总在受人操控。社会中较强势的人群通过这些词汇体验着他们的抑郁，虽然没有阴谋，但这些词汇仍是受国会、美国医学会（AMA）和制药行业的拨转。

抑郁的定义对政策决定有重大影响，而政策又会影响患者。如果说抑郁是"简单的机体疾病"，那我们就必须像治疗其他简单的机体疾病一样治疗抑郁，这意味着保险公司必须为重症抑郁提供像癌症治疗一样的保险覆盖。如果抑郁的根源在于个性，那就是抑郁患者的错，就应该像愚蠢一样不予多加保护。如果抑郁可以在任何时候影响任何人，那就需要考虑预防措施；如果抑郁只影响贫困、未受良好教育或政治代表不足的群体，那在美国这个并不平等的社会中就可以不那么强调预防。如果抑郁者会伤害他人，那么为了社会的利益必须控制他们的病情，但如果抑郁者只是待在家里或消失不见，他们的隐蔽性就容易使自己的遭到忽视。

362　　　　最近十年，美国政府对抑郁的政策有所改变，并还在继续改变，很多其他国家也在这方面做出了重大的改变。有四个主要因素影响着针对抑郁的观念，从而影响政府层面相关政策的执行。第一个因素是医疗化。美国人心中有种根深蒂固的思想：我们不需要治疗某人自己造成或因性格弱点所患的疾病，尽管肝硬化和肺癌至少还都有保险。大众普遍坚持认为，看精神科医生是自行放纵，更像是做头发，而不是像看肿瘤专家那样。将情绪障碍当作医学上的疾病治疗否定了这种愚蠢的想法，解脱了患者的责任，让人更容易为治疗"辩护"。影响抑郁观念的第二个因素是大量的过分简化，虽然奇怪的是，2500年来人们都未能说清楚抑郁是什么。特别是，流行的假设认为，就像胰岛素水平低导致糖尿病一样，抑郁是血清素水平低的结果，而制药行业和食品药品监督管理局（FDA）都大力强化了这个想法。第三个因素是成像。将一个抑郁者大脑的成像（用颜色标示新陈代谢率）和一张正常大脑的成像（以相似办法标色）摆在一起比较，效果是惊人的：抑郁者的脑是灰色的，而快乐者的脑五颜六色。这个差别既令人伤心，又看似科学，虽然成像完全是人造的（颜色反映的是成像技术，而非实际的色彩），这样的图像却胜过千言万语，往往可以说服人们相信立即治疗的必要性。第四个因素是精神健康游说团体力量微弱。"抑郁的人抱怨得不够。"来自密歇根州的民主党众议员琳恩·里弗斯说。对特定疾病的关注通常来自各个游说团体的共同努力，努力提高对疾病的认识：艾滋病患者和有患病风险的人群付出了大力的行动，刺激社会对艾滋病做出了积极反响。不幸的是，抑郁者往往觉得日常生活都难以招架，因此无法为自己伸张权利。而且，很多得了抑郁的人，即使正在好转，也不愿谈论抑郁：抑郁是个不可告人的秘密，而如果秘密不被揭开，就很难为他们伸张权利。伊利诺伊州的共和党众议员约翰·波特是劳工、卫生与公众服务、教育（LHHS）拨款小组委员会的主席，掌管众议院精神疾病预算的讨论。他说："当人们到他们的议员那里宣告某种疾病的严重性时，我们都会很震惊……一位众议员会听到一个故事，于是要为某种疾病预留某个数额的款项，我就得推

翻已有决议的修正案，好回应这位议员的激动之情。国会成员常常试图指
定预算，但很少为了精神疾病而这样做。"然而，美国确实有几个精神健康
游说团体致力于为抑郁者争取权利，其中最知名的是全美精神疾病联合会
（NAMI）及全美抑郁和躁郁协会（NDMDA）。

对于这方面的进步，最大阻碍可能仍是社会污名，这种污名只与抑郁
相连，其他疾病都没有这样的情况。NIMH 的史蒂文·海曼称之为"公共
卫生灾难"。我写这本书时采访的很多人都请我别用真名，不要公开他们的
身份。我问他们，如果别人知道他们得了抑郁，他们到底认为会发生什么。
有位男士虽然病得很重，却有非常成功的事业，在我看来，这完全可以表明
他的强大，而他却说："人们会知道我是个弱者。"人们可以勇敢"出柜"，
公开谈论自己的同性恋身份，公开自己酗酒，自己不幸沾染性病，甚至有
人公开自己虐待儿童，却仍然觉得公开谈论自己的抑郁经历太过丢脸。我
大费周章才找到本书故事的各位主人公，不是因为抑郁很少见，而是因为
能够对自己及外界坦白抑郁经历的人太过例外。一位抑郁的律师一年前曾
休假过一段时间"为将来打算"，他说："没有人会信任我。"他编造了一整
套故事，用来填补他停工那几个月的空白，花了很大精力（包括捏造度假
照片）证明他的故事。我采访他之后，在他的大办公楼等电梯时，有位初
级职员来和我搭讪。我的借口是必须见律师谈合同，那位年轻的职员问我
做什么工作。我说我在写这本书。"哦！"他说出我刚刚采访过的那人的名
字。"我认识一个人，"他主动说，"他真的完全崩溃了。抑郁，精神病，什
么都有。有段时间整个人都疯了。其实他现在还有点怪怪的；他在办公室
摆奇怪的海滩照片，给自己编了一堆故事，真是有点疯了，你知道吗？但
现在他回来上班了，专业上来讲，做什么什么成。你真应该见见他，有可
能的话应该去了解一下。"这个故事里，律师因他与抑郁抗争的能力，似乎
更是赢得了声誉而非疾病本身的污名，而他虚伪的掩饰如同劣质植发一般，
没起作用——比任何自然形成的东西都要荒谬得多。但是这种秘密性无处
不在。《纽约客》杂志上的文章发表之后，我收到很多来信，上面的署名有
"来自一个懂得这些的人""诚上，匿名""一位老师"等。

我一生中写过的主题中，从未遇到如此多的秘密倾诉者：在晚餐聚会

上，火车上，任何我说出这个写作主题的地方，人们都会向我讲述各种惊人的故事，但几乎所有人都说："但请不要告诉任何人。"我采访过的一个人打电话给我说，她母亲威胁她，如果这本书透露了她的名字，就再也不和她说话。心智的自然状态关闭了，深层感受也通常保守为秘密。我们只能通过别人告诉我们的信息认识他们。而无人能打破另一个人深不可测的沉默屏障。"我从来不提这病，"一个人谈起他与抑郁的抗争，曾这样对我说，"因为我看不出有什么用。"我们无从知道抑郁有多普遍，因为抑郁的实情实在鲜获谈及；而实情如此鲜获谈及，部分也因为人们没有意识到抑郁有多普遍。

　　我有过一次很特别的经历，那是在英国，我去参加一场家居派对。有人问我做什么工作，我诚实地说我在写一本关于抑郁的书。晚餐后，一位女士在花园里走向我，她很美，金色的长发紧紧盘在脑后。她轻轻地把一只手搭在我的手臂上，问我是否可以交谈一会儿，于是在之后的一个小时中，我们在花园里来回踱步，她给我讲述了她可怕的痛苦和与抑郁的抗争。她当时在吃药，药物有些帮助，但她仍觉得无法应对很多状况，害怕自己的心智状态最终会毁掉她的婚姻。"求求你了，"交谈就要结束时，她说，"不要告诉任何人这些事，尤其不要告诉我丈夫。他不能知道这些。他不会理解，也不会受得了的。"我向她保证我会保密。那是个美好的周末，白天阳光灿烂，夜晚篝火惬意，人群满是愉悦地打趣，包括这位向我倾诉秘密的女士在内。周日午饭后，我与这位抑郁女士的丈夫一起去骑马。回到马厩的半路上，他突然转头对我尴尬地说："我不太说这个的。"然后他停住了马，也停住了言语。我以为，接下来他会问我一些关于妻子的事，因为他好几次看到我和她讲话。"我觉得大部分男人都不会真正理解。"他咳了一声。我鼓励地微笑。"抑郁，"他终于说道，"你在写抑郁，对吧？"我回答是，又等了一会儿。"是什么促使你这样的人写那样的话题？"他问。我说我自己有过抑郁，开始要给出我通常的解释，但他打断了我。"你有过抑郁？你抑郁过，而现在写一本抑郁的书？因为这就是我想说的，而且我不喜欢说太多，但这是事实。我这段时间一直感觉很糟，想不出来为什么。

365 我的生活很好，婚姻很好，孩子们很好，所有都好，和大家关系都很亲密，但我已经必须去看精神科医生，他给我开了一堆该死的药片。现在，我觉得更像自己一点了，但你看，我真的是我自己吗？你知道我什么意思吗？我永远不会告诉妻子或是孩子们，因为他们根本不会理解的，会因此觉得我不是个好家长之类的。我很快就会停药，但你看，现在的这个我是谁？"我们简短的对话结束时，他要我保证会保密。

我没有告诉那位男士他的妻子也在服用同样的药物，也没有告诉妻子她的丈夫有能力理解她的状况，太能理解了。我没有告诉他们两任何一位，带着秘密过活很累，他们的抑郁可能因羞耻而加重。我没有说基本信息都不沟通的婚姻是脆弱的。但是，我对他们两人分别都说了，抑郁通常有遗传性，他们该注意自己的孩子。我决定在这一点上打开天窗说亮话，因为对下一代人我有这个义务。

近年来，众多领域的名人颇为瞩目的陈述无疑对抑郁的去污名化起了作用。如果蒂珀·戈尔、迈克·华莱士和威廉·斯泰隆*都可以讲述抑郁的经历，那么也许不那么有名的人也可以谈论。我也因为出版本书而失去了便利的隐私。然而，我必须承认，谈论我的抑郁使我更容易忍受它，也更容易防范复发。我推崇公开谈论抑郁经历。保守秘密沉重而令人疲惫，而决定具体什么时候表述一直以来保密的信息更是非常麻烦。

有一点令人震惊，但却是事实：无论你如何形容自己的抑郁，其他人都不会真正相信，除非他们看到你、跟你谈话时你看起来极度抑郁。我在伪装自己的情绪状态上很在行，就像一位精神科医生对我说的，我"痛苦地过度善于社交"。然而，当一位普通熟人打电话给我，说他在做匿名戒酒会的功课，想为他时不时的冷漠道歉时，我吓了一跳，他说，他不是因为傲慢而冷漠，而是对我"看起来完美"的人生满怀忌妒。我没有历数我生活中无数的不完美，但我问他，他怎么会在读过我《纽约客》上的文章，表达了对本书进展的兴趣之后，还说忌妒我，还觉得我的生活看起来完美

---

*　戈尔（Tipper Gore），美国社会活动家，前副总统阿尔·戈尔之妻；华莱士（Mike Wallace），美国记者、媒体名人，曾采访安兰德、达利等；斯泰隆见第四章及附录"人名表"。

无缺。"我知道你有过抑郁，"他说，"但抑郁似乎对你没有任何影响。"我说，抑郁其实改变并决定了我之后的整个人生，但我能感到他没有理解我的话。他从没见过我畏缩在床上，完全不会理解那个画面。很奇怪，我的隐私这时就不会被发掘。一位《纽约客》的编辑最近对我说，我从未真正抑郁过。我反对说，从未抑郁的人一般不会假装抑郁，但无法说服他。"拜托，"他说，"你有什么好抑郁的？"可我到康复时，已被吞噬。我的病史和持续间隔性的发作在他看来无关紧要，而我公开声明自己在服用抗抑郁药一事似乎也根本不令他担心。这是社会污名化的奇怪反面。"这一整套抑郁的说辞我都不信。"他对我说，好像我和书中写到的人都在谋划着从世人那里攫取比我们应得的更多的同情。我不止一次碰到这种偏执，但仍然感到惊讶。没人跟我祖母说她并不真的患有心脏病。没人会说皮肤癌发病率的升高是大众想象出来的。但抑郁是如此可怕，如此令人不悦，结果很多人宁愿否认疾病，也不愿接受患病的人。

即使这样，公开讨论和令人生厌之间还是有明确的分别。谈论抑郁让人郁闷，而一个人总谈论自己所受之苦的话，简直无聊至极。人抑郁时，可以说是无法自控，抑郁就成了他的全部，但这不意味着抑郁得成为此人余生闲谈中的首要话题。我经常听到人说："我花了很多年才告诉我的精神科医生……"然后心想，在鸡尾酒会上不断重复你和精神科医生说的话，真是疯了。

偏见仍然存在，主要源自不安全感。最近有一次我和几位熟人一起开车，路过一家知名的医院。"哦，你们看，"其中一位说，"伊莎贝尔就是在那里给自己上电刑的。"他在耳旁晃动左手食指，意指她疯了。我的社会活动冲动全部喷涌上来，于是我问他伊莎贝尔到底怎么了，不出所料，她在那个医院里接受过电痉挛治疗。"她一定经历过一段艰难的日子，"我说，试图为这可怜的女孩辩护，又不想看起来太过热心，"想想被电击有多触目惊心。"他突然大笑起来："前几天我试着修理妻子的吹风机时，差点给自己来了个电击治疗。"我非常相信做人该有幽默感，也没有真的被他的话冒犯，不过我确实试过想象，如果我们路过的是伊莎贝尔做过化疗的医院，会不会开相似的玩笑。但我无法想象。

国会通过的美国残疾人法案（ADA）为残障人士提供了重大支持，要求雇主不能污名化精神疾病患者。这项政策带来了一些难题，在《倾听百优解》出版之后，这些难题很多都得到了公众的考虑。如果一个人工作不力，老板有权要求他服用抗抑郁药吗？如果一个人开始变得孤僻，老板可以因无法适当行事而解雇他吗？我们当然不应阻止病情可控的人做力所能及的工作。但另一方面，真相也很残酷，截瘫患者做不了行李搬运，胖女孩当不成超级名模。如果我雇了一个时常陷入抑郁的人，我也会颇感挫败。对抑郁的偏见加上实际对待，都在强化抑郁者的劣势，这在有些方面很明显，在另一些方面不那么明显。美国联邦航空管理局（FAA）不允许抑郁者从事商业飞行；飞行员如果开始服用抗抑郁药，就必须退休。这项规定很可能导致大批抑郁的飞行员回避治疗，而我猜，这比起允许飞行员服用百优解，乘客会更不安全。即便如此，人能够走出最严重的危机，药物也给人很大力量，但恢复能力也是有限度的。我不会投票给一个情绪脆弱的总统。但我不希望事情是这样。如果有人通过个人经验理解像我这样的人都经历了什么，那让这人来统治世界也蛮好。我是当不了总统，如果我试图当总统，对世界来说会是场灾难。但这个规则有少数例外：亚伯拉罕·林肯和温斯顿·丘吉尔都患有抑郁，但两人都以焦虑和顾虑作为领导力的基础，但这确实需要真正非凡的品格和一种在重要时刻不让人失能的抑郁。

另一方面，抑郁并不会让人变得一无是处。保罗·贝利·梅森在和我相识之初，人生已有大部分时间都罹患抑郁，事实上，当时距离他第一轮ECT已有50周年。他的人生饱经创伤：青春期，他表现出"不守规矩的问题"时，他母亲请来几位友好的三K党成员来揍他。之后，他被迫住进精神病照护院，在那里差点被人打死，最终，他在一次患者暴动中设法逃脱。近20年来，他都在靠全额残疾人社会保障过活。这段时间里，他取得两个硕士学位。将近70岁时，在年老和病史的双重重压下，他找人帮他找工作，却被各级官员逐个告知，像他这样的人是找不到工作的，干脆不要试了。我读过一长串梅森寄到他所在的南卡罗来纳州的康复服务处的电邮，他寄给州长办公室的、寄给他能想到的所有人的电邮——他发送时都会抄送我一份——所以我知道他办事效率有多高。服药时，他应该大部分时间都功能正常。他写下的字数大到难以估量。梅森被告知，像他这样情况的人，可以做的工作都是体力劳动，而如果他想要一份脑力工作，没人帮得到他。他偶尔做过几份教书的工作，大多时候都需要辛苦地通勤到离家很远的地方，通过教书，他得以保持身心完整。与此同时，他写下几百页几百页的文字为自己的情况辩解，解释自己，寻求帮助；而这一切只争取到几份格式化的回信。读过这些回复后，我怀疑保罗的信从未转给过某个能帮助他的人。"抑郁为自己建起监狱，"他在给我的信中写道，"我坐在这间公寓里，几乎无法应对，无法努力寻求找工作的帮助。当我无法忍受孤身一人时，比如去年圣诞节那天，我就坐地铁绕着亚特兰大转圈。在现在的状况下，这是我和其他人走得最近的时候了。"我遇到的很多其他人都有他这样的情绪。一位女士因为事业受挫觉得受到了社会的孤立，她写道："在失业的重压下，我终于快要窒息了。"

理查德·巴伦在国际心理社会性康复服务协会（IAPSRS）做过一段时间的理事，这个协会是为非医学专业的精神健康工作者建立的，现有近2000名成员。他写道："[抑郁者自己] 已经开始表达他们深深的担忧：没有工作，他们无从建立自尊，与社会脱节，失去收入，在社群中的生活因此变得空虚，这显示出工作作为恢复过程的基本部分有多么重要。"对现今援助项目的一项分析，揭示出了一个可怕的问题。在美国，可以将自己归入残障人士的抑郁者，有资格得到社会安全残障保险（SSDI）和社会安全生活补助金，一般也够格得到"医疗补助"（白卡），后者可以支付往往很昂贵的持续治疗费用。得到 SSDI 和 SSI 的人害怕开始工作，那样他们会失去这两项福利，事实上，只有不到 0.5% 的人会放弃 SSDI 或 SSI，再次就业。"严重精神疾病的次文化中没有'民间智慧'，"巴伦写道，"人们以为返回工作岗位的人会立刻失去全额的 SSI，且再也不能获得，这个想法不可撼动，也彻底错误。精神卫生系统认同就业是一个重要的目标，却还没有能力为康复服务拨款。"

虽然最快付诸实践的精神健康研究是在制药行业内部进行的，但在美国，大脑最原始的运作机制是由美国国家精神卫生研究院发表的。NIMH 位于马里兰州贝塞斯达市的一个巨大园区中，是美国国家卫生研究院23项预算之一；NIH另有一项预算拨给物质滥用及精神卫生服务部（SAMHSA），这个部门做一些与抑郁有关的工作，但不隶属于NIMH。在NIMH和SAMHSA，让应用研究带来立竿见影的益处属于次要，主要的是让基础研究带来人类知识的进步。"如果我们能够揭开抑郁症的秘密，"议员约翰·波特务实地说，"就可以在防治上大做文章。在研究上投入资金，可以最终挽救生命，减少痛苦。人们已经开始看到，这样做的收益，相比投入是非常巨大的。"

在20世纪90年代初期，美国国会请六位著名的科学领域诺贝尔奖得主挑选两个学科做重要研究。六位科学家中有五位选择了脑的研究。国会宣布1990—2000年为"大脑十年"，并为脑研究倾注了大量资源。"国会通过的单项法令中，这一项对推进人类自身认识有极为重大的作用。"西弗吉尼亚州民主党众议员鲍勃·维斯说。在大脑十年中，精神疾病方面的拨款大大增加。波特说："人们开始明白精神疾病像其他疾病一样，也是疾病。人们以前视精神疾病为花钱的无底洞，需要永无止境的精神治疗，总是在花费，却不一定有进步。几款新药改变了这一切。但现在我担心人们开始忘却那些未被药物帮助或无法被药物帮助的人。"

在美国政府内部，明尼苏达州民主党参议员保罗·韦尔斯顿和新墨西哥州共和党参议员皮特·多梅尼西是完善精神健康法律最大力的倡导者。当前最核心的政治斗争在于保险的平等。即使有全方位健康保险的美国人，通常也只有有限的精神健康保险；实际上，在美国，75%以上的健康保险计划对心理疾病的覆盖都比其他疾病要少。一个人的精神健康险的最高保额，可能比"常规"疾病的5%还要低，终生保额和全年保额都是如此。法律规定，从1998年初开始，拥有超过50名雇员的美国公司不能提供精神健康险最高保额较低的保险计划，但这些公司仍可以要求雇员为精神疾病支付较其他疾病更高的自付（患者而非保险公司的付费金额），所以实际上，不同疾病仍然未被平等地覆盖。劳莉·弗林是全美最大的游说组织、全美精神疾病联合会的主席，她说："大多数保单赔付我女儿的抑郁症治疗费用都很不够，但假如她患的是癫痫症，赔付就高很多，这简直令人难以置信……我治疗风湿性关节炎的话，自付不高，因为那是个'真正的'病；而我女儿的病就不是？精神健康很难定义，没有几个人有完美的精神健康。对于我个人的快乐，社会没有义务也支付不起保险。然而，精神疾病没这么复杂。精神疾病患者正在加入其他弱势群体的行列，一同奋起争取应得的权益。"美国残疾人法案保护那些有"精神和身体残障"的人士，但精神疾病仍是就业的巨大障碍，也承受着严重的污名化。"人们还是觉得如果你非常坚强，精神问题就不会找上门来。如果你的生活方式真的很健康，有好的家教和正确的动机，你就不会患精神疾病。"弗林说。

像其他政治运动一样，这个运动也依靠过度简化。弗林说："就像肾病、肝病一样，精神疾病也是化学失衡。"事实上，人们在某种程度上希望两者兼得：既想得到治疗，又想得到保护。"我们制订出今后五年的行动计划，让人们理解这些疾病仅仅是脑的障碍，以此终结歧视。"这个计划实施起来颇为棘手，因为精神疾病是脑的障碍，但也是别的问题。患有双相障碍的罗伯特·布尔斯廷是全美最著名的公开精神病患之一，他已成为精神疾病方面的公共发言人。他说："在这个'运动'中有些人，听到'疯狂'这个词被用错，真的会疯掉。"

健康维护组织对抑郁者很不利。西尔维亚·辛普森是约翰·霍普金斯医院的临床医生，她在工作中时常和 HMO 发生冲突，经历都很可怕。"为了让患者继续接受治疗，我在花越来越多的时间与'管控型医疗保险'的公司代表讲电话。患者仍然病得很重很重，但只要当天没有严重的自杀倾向，他们就会要求我让病人出院。我会说患者需要留下来，他们只会说：'我否决。'我会让患者家属打电话给律师，再争取一下。显然，患者们病得太重，做不了这些。我们感到必须让患者留院，直到他们可以安全地离开。于是患者的家庭最后要自掏腰包，如果他们付不起，我们就把账单勾销。我们无法维持这样的政策，况且这还让保险公司有机可乘。这也令患者更加抑郁，简直是太糟了。"在财力较小的医院里，领导者不那么有决心，通常很难如此消化患者的债务，而抑郁者完全不可能与保险公司争论自己保单的条款。弗林断言道："我们知道很多患者被 HMO 要求出院，可还没准备好，结果自杀了。这些保险政策正在制造死亡。"珍妮·米兰达说：

"一个人如果拿枪对准自己的头，就可能得到保险赔付。把枪放下的话，就只能自生自灭了。"

抑郁症是一种花费非常昂贵的疾病。我的第一次崩溃花了我和保险公司五个月的时间，看精神药理学家 4000 美元，谈话治疗 1 万美元，药物 3500 美元。当然，我也省下很多钱，因为那时我不打电话，不去餐馆，不买衣服也不穿衣服，住在父亲家也为我自己家里省了不少电费。但经济状况仍然很难。"假设你的保单支付一年看 20 次精神科医生的一半开销，"罗伯特·布尔斯廷说，"另外，药费超过 1000 美元的部分，保险支付 80%。人们觉得这样的保单已经很好了。谁付得起这么多钱呢？第二次住院时，保险公司说我的最高保额已经达到，我弟弟只得用他的美国运通信用卡支付 1.8 万美元，只为让我住进医院。"后来布尔斯廷把他的保险公司告上法庭，赢到一笔和解费，但很少人有资源打这样的官司。"现在，不住院的话，我每年花大约 2 万美元维持心理健康。即使是最简单的抑郁，每年也会花上 2000 到 2500 美元，而住院三个星期更是要 1.4 万美元起步。"

《美国医学会杂志》（*JAMA*）最近估计，事实上美国每年在抑郁症上的开销是 430 亿美元，其中 120 亿为直接开销，310 亿为间接开销。这其中，80 亿美元的损失是因为本可在工作岗位上创造价值的人过早离世，230 亿美元的损失来自工作岗位上的病假或生产力低下。这意味着，平均每个雇主每年在每名抑郁雇员身上损失 6000 美元左右。"这项研究的模型低估了抑郁带给社会的真实成本，"*JAMA* 写道，"因为模型不包括痛苦及其他生活质量问题的反向作用。此外，这些估算很保守，因为研究没有考虑其他重要花销，比如家庭的保险外自付费用，抑郁造成的非精神状况导致过多住院，以及如果患者的症状源自抑郁，这时为得出一般性的医学诊断，要做非常多的诊断性检查。"

参议员韦尔斯顿在 1996 年第一次引入了精神健康方面的立法，此后他一直带头争取将区别对待精神疾病和身体疾病的情况判为非法。虽然平等对待两类疾病的立法尚未落地，但认为身体疾病和精神疾病确有区别的观念正在瓦解。而固守生物性的观念，用化学减轻个人的责任，使精神疾病等同于主要的身体疾病，在政治上是个方便法门，甚至很有必要。"如果可以不时状告拒绝平等对待两类疾病的保险公司，且如果我们的目的是让保险覆盖医生定义的、描述的所有身体病症，那么根据心理障碍即身体障碍的原则，就不能排除精神疾病。这样会很有意思。"参议员多梅尼西说。最近，初始的平等法案通过了，但"就像一罐意大利面那样，中间满是漏洞"，俄亥俄州民主党众议员马西·卡普图尔如此形容这个法案。法案不适用于雇员很少的公司，允许为医保设置最高总保额，允许保险公司在精神疾病的住院或门诊服务上设定严格限制，还允许保险公司给精神疾病设定比身体疾病更高的自付部分和免赔额。这项法律虽然在精神上振奋人心，却几乎未能改变现状。韦尔斯顿和多梅尼西希望引入一项更严格的法案。

原则上，国会中没什么人反对治疗精神疾病患者，而"反对来自竞争"，众议员波特说道。虽然《国会记录》中有越来越多的报告论及自杀的悲剧本质和精神病症的危险，呼应这些数据的立法却难以通过。如果保险范围扩大，成本就会增高，而在当今美国的体制下，这意味着享受医保的人会减少。保险成本每增加1%，就会有40万人失去保险。因此，如果平等对待精神疾病使医保成本增加2.5%，就会有超过100万美国人失去保险。但相关实验表明，平等对待实际上并不一定使成本增加超过1%；有足够精神健康保险的人能够更规律地进食和锻炼，并及时看医生，令预防药物更有效，所以精神健康保险很大程度上能够收回成本。此外，越来越多的证据表明，和一般人群相比，重性抑郁者更易患其他疾病（包括感染、癌症和心脏病），所以精神健康保险项目一定程度上也为保障身体健康在经济和社会方面做出了很好的平衡。在引入平等对待原则的地区，第一年的整体额外负担小于家庭保险金额的1%。然而保险业游说团体却一直担心开销会失控，参议院中的辩论显示，很多参议员仍认为精神健康保险的经济因素问题重重。

"因保险的限制而推迟干预，不能节约成本，"新泽西州共和党众议员玛吉·卢克玛坚决地说，"其实还在增加成本。"众议院成立了精神健康工作委员会（在认为"精神疾病工作委员会"听起来太可怕之后），由两位众议员卢克玛和卡普图尔担任主席。而在参议院，对平等对待的讨论将其归为人权问题。"其实我本人同意由市场决定，"参议员多梅尼西说，"但我觉得，如果我们还是如此对待这么庞大的一群人，还跟他们说'请继续挣扎'，这是在侵犯人权。我们不能将精神病患作为某种怪胎对待。"内华达州民主党参议员哈利·里德说："如果一名年轻女子患有月经问题，我们会马上带她看医生，如果一名年轻男子患了哮喘，他也会立即得到治疗。但是，如果这两个人不再与人交谈，身高1.5米就有290磅的体重，那你看，没人会理会。我最近说：'主席先生，我认为我们应该为自杀开一次听证会。'我们为确保人们安全驾驶会花大笔资金，为保证飞行安全也做出很大努力。但是我们为每年死于自杀的三万一千个生命做些什么呢？"

在众议院，有关抑郁的讨论焦点是精神疾病患者危及他人。多起疾病有关的暴力事件变得具有标志性：约翰·辛克利枪击里根总统，大学航空炸弹客，小罗素·韦斯顿在国会山枪杀两名警察，被诊断患有精神分裂症的安德鲁·戈德斯坦将一名女子推至纽约地铁的列车下；多起邮局枪击案及更为可怕的学校枪击案，发生在利特尔顿和亚特兰大、肯塔基州、密西西比州和俄勒冈州、丹佛和阿尔伯塔等等地方。最近新闻报道显示，1998年，有超过1000起杀人案归因于精神病患。相比躁郁症或精神分裂症，牵涉到抑郁的情况少得多，但激越性抑郁确实会使人做出暴力行为。对危险性精神疾病患者的关注加重了疾病的污名，强化了公众对精神病患的负面认知。然而，这些偏见对筹款却极为有效，很多人不会花钱帮助陌生人，但情愿花钱保护自己，而"那样的人会杀死我们这样的人"，这样的论点也促成了政治行动。英国的一项最新研究表明，虽然只有3%的精神病患被认为会危及他人，但关于精神病患的新闻报道中有近一半都关注这个人群的危险性。众议员卡普图尔说过："国会中非常聪明的成员也只愿对精神疾病心存防御，而不愿试着理解可怕行为的诱发条件，所以他们想建起铁丝网，加强警力，以避免本应靠增加精神卫生拨款来解决的问题。我们花着几十亿美元保护自己不被这些人伤害，但本可以花少得多的钱来帮助他们。"克林顿总统一直坚持不懈为精神疾病患者维权，并大力支持了蒂珀·戈尔的白宫精神疾病大会。他对我说："我们只能希望，在利特尔顿和亚特兰大的惨剧之后，在国会山的几位警察被枪杀之后，人们会警觉起来，注意到问题的紧迫性。这方面需要重大的立法变革，以免悲剧接连发生。"

众议员琳恩·里弗斯指出："众议员们不论亲切与否，都不会仅因为某种正确的抽象道德感做决定。我们要让大众都能够理解，这才是最有利于他们自己的选择。"她大力支持卢克玛和卡普图尔的议案，也像两位众议员一样为议案的措辞表达歉意。议案使用的不是伦理责任的道德语言。这个议案在韦斯顿国会山枪击案之后不久提出，谈的是自我保护。"我们当然想帮助非暴力的精神病患，同样也想控制暴力的精神病患，"卢克玛对我说，"而我们是有优势的那群人。想要获得任何真正的支持，我们必须向人们展示这个议案服务的是他们自身的迫切利益，这样他们才会为此做些什么。我们需要讨论防止随时可能发生在他们或他们选民身上的可怕罪行。我们不能只讨论某种更好、更繁荣、更人道的状态。"经济方面的论据很少使用，国会也仍然很难接受把人从社会救济转入资本主义体系中的意见，虽然麻省理工学院（MIT）最近的一项研究显示，人患上重性抑郁后，工作能力会急剧下降，但有了抗抑郁药物的治疗，工作能力会回到基本水平。另外两项研究显示，支持性地雇用精神疾病患者，是经济上最划算的处理方式。

最近的一些探寻抑郁症与其他疾病关系的研究正开始得到立法部门甚至 HMO 的重视。如果未获治疗的抑郁确实使人更容易感染、患癌症和心脏病，那么忽视抑郁的代价就很昂贵。政治上讽刺的是，未获治疗的抑郁越昂贵，用于治疗抑郁的拨款就会越多。自杀身亡的约翰·威尔逊曾竞选华盛顿特区的市长，他说过："我相信死于抑郁的人比死于艾滋病、心脏问题、高血压等其他任何疾病的人更多，只因为我相信抑郁能使人患上所有这些疾病。"

虽然人们为保险平等争论不休，却没人讨论该为没有保险的抑郁者做些什么。在很多州，美国"退休医疗保险"红蓝卡（Medicare）和医疗补助白卡提供不同级别的服务，但两者都没有外展项目，而大部分贫困抑郁者无法自己振作起来寻求帮助。我觉得发言支持对贫困抑郁者给予治疗很重要，于是去了国会山，分享了本书上一章中的故事。我在那里的身份有点奇怪，既是偶然的社会活动者，又是记者。我想了解政府在做什么，也想说服政府大力改革，这样既有利于国家，也有利于那些深深感动过我的受访人。我想分享作为局内人的知识。参议员里德认识到情况的本质，他说："几年前，我装扮成无家可归的样子，穿着破烂衣服，头戴棒球帽，在拉斯维加斯一间流浪者收容所从下午待到晚上。第二天，我在雷诺市又乔装改扮了一次。我发现，不论写多少篇文章解释百优解和现代神奇药物如何治愈抑郁，也帮不到这群人。"里德本人出身贫穷，父亲死于自杀。"我意识到，父亲如果可以和人说说话，服用药物，很可能不会自杀。但我们现在没有那方面的法律。"

和"精神健康平等法案"的联合支持人、参议员多梅尼西见面时，我向他详述了我收集的逸事和数据信息，然后提议把故事中显而易见的趋势完整地记录下来。"试想，"我对他说，"我们如果能把确凿无疑的数据汇总在一起，就能解决所有偏见、信息不全和党派站队的问题。试想，如果我们可以说，为严重抑郁的贫困人口提供健全的精神健康治疗有利于美国经济，有利于退伍军人事务部（VA），有利于社会利益、即有利于现今为抑郁未获治疗的后果付出高额代价的纳税人，也有利于在这方面投资的收益人，他们眼看就要失去希望；那么，改革之路会是怎样？"

"如果你的问题是，只要变革能为每个人带来经济和人性方面的益处，我们就能期待很大的变革，"多梅尼西说，"那么很遗憾，答案是否定的。"有四个因素阻碍联邦政府发展对贫困者的保障。第一个，可能也是最困难的因素，就是国家预算的结构。"我们现在精打细算地安排好所有项目和项目成本，"多梅尼西说，"但我们必须讨论的问题是，所述项目是否会扩大从而需要更多资金，而不是总体上是否会为美国财政部省钱。"我们无法立刻减少其他成本，不能在一年里把监狱系统和社会保障的钱都拿出来支付一个新的精神健康外展服务，因为后者的经济益处要花很长时间才会积累出来。"我们对医疗供给系统的评估完全不基于产出。"多梅尼西确认道。第二个因素是，国会的共和党领导层不喜欢给医疗保险业下指示。"那样就成了强制命令，"多梅尼西说，"有些人在各个层面都支持此类立法，但在思想观念上反对国家强制州政府、强制保险公司或强制任何人。"1945年通过的联邦法律麦卡伦-弗格森法案规定各州自行管理医疗保险。第三个因素是，政治人物任期有限，很难专注于社会建设的长期进展，而更会在意对

376

选民生活有立竿见影效果的短平快重大举措。第四个因素，正如参议员韦尔斯顿悲伤而讽刺地所形容的："我们生活在代议制民主之中，政治家要捍卫选民关心的议题。选举当天，贫穷又抑郁的人会躺在家中的床上，被子蒙着头，这意味着在政府中没什么人代表他们的权益。贫困抑郁者可不是什么有权能的群体。"

从与极度弱势的群体密切接触转换到与力量强大的人群密切接触，这个过程总有些奇怪。与国会议员的对话和与贫困抑郁者的对话同样令我难以平静。两党为精神健康的平等问题争论不休，共和党人和民主党人都如多梅尼西所说，在"争着看谁更爱国家精神卫生研究院"。一直以来，国会投票批给 NIMH 的资金都多于预算，1999 年，克林顿总统批准了 81000 万美元。而在众议员约翰·波特的倡导下，国会将这个数字提高到 86100 万美元——波特在国会连任了 11 届，是拨款小组委员会的主席，能力出众，并大力支持基础科学研究。2000 年，国会把"社区健康服务整笔拨款"增加了 24% 至 35900 万美元。总统也请他的人事办公室给予求职的精神疾病患者一些方便。"如果我们要做有同情心的保守派，"卢克玛说，"不如就从这里做起。"每一项重要的精神健康议案都得到了民主、共和两党的支持。

在国会为精神病患斗争的人，很多都是因自身的经历而参与其中。参议员里德的父亲死于自杀，参议员多梅尼西的一个女儿患有严重的精神分裂，参议员韦尔斯顿有一个精神分裂的兄弟，众议员里弗斯有严重的双相障碍，众议员卢克玛与做精神科医生的丈夫结婚近 50 年，众议员鲍勃·维斯考虑做公职，是因为他大学时有一个暑假在精神科病房工作，在那里与精神疾病患者建立了关系。"不该是这样的，"韦尔斯顿说，"我多希望我仅仅是通过研究和道德探究就能理解精神疾病。但对很多人来说，精神疾病的问题仍然极端抽象，而疾病的紧迫性只会因被动的密切接触变得显而易见。我们需要发起教育上的行动，为立法行动铺平道路。"韦尔斯顿谈起精神病患时富有同情心，仿佛认识所有这些人。1996 年的平等法案在参议院听取意见时，他在国会发表过激动人心的演说，讲述自己的经历。多梅尼西并不多愁善感，却也简述了自己的经历，之后又有几位参议员陈述了自己朋友和家人的故事。那天的参议院发生的，不像是一场政治辩论，而更像实证支持治疗（EST）。"人们在投票前来到我面前说：'这对你真的真的很重要，是不是？'我对他们说：'是的，比什么都重要。'我们就这样获得了足够的票数。"韦尔斯顿回忆道。这项法案从一开始就更像一个象征性的行为，而未必能带来重大的改革，因为法案将是否增加治疗总体成本的决定权留给了保险公司，并没有提升患者的保险质量。

很多社区健康项目都在 20 世纪 90 年代后期缩减了开支。通常，如果本该在这些项目中得到照护的人出现暴力行为，那么这些项目会被认为难辞其咎；但如果能让大家都安静下来，那么依照世界大部分地区的标准，它们就算是尽到了职责。这些项目不足以保护健康人不受病人的影响，因此受到媒体的苛责。人们时常质问这些项目是否服务于健康人群的利益，却很少问项目是否帮助到目标群体。"大批的联邦税收拨给了这些项目，"众议员卢克玛说，"而有力的证据显示，这些钱都分流到了各种无关的地方项目中。"众议员维斯将 1993 年的克林顿医保辩论形容为"本身就是一场致郁的经历"，他说国家卫生研究院没有为地方商会提供具体信息说明普遍的平等对他们有益。社区精神诊所就算存在，往往注重的也是相对简单的状况，例如离婚。"诊所应该用来发放药物、提供后续治疗并为所有病症提供口头咨询。"众议员卡普图尔说。

法律界支持公民自由，而社工及立法群体则认为对发疯、患病之人不予干预是犯罪，住院与否是双方争论的焦点。"在这一点上，极端的公民自由至上主义者既无能又不重要。他们在公民自由的伪装之下强加给人异常残酷的惩罚，罔顾社会其实已经拥有能够使人好转的科学。这很残酷，因为假如我们那样对待动物，美国防止虐待动物协会（ASPCA）就会找我们麻烦。如果谁不服药或不按能完成后续治疗，也许应该强制他再次住院。"卢克玛说。这样的政策是有先例的。肺结核的治疗就是一例。如果一个人患了肺结核，却没有足够的自制力按时正确服药，那么在美国的一些州，护士就会每天去找患者，要求他服用异烟肼。当然，肺结核有传染性，如果不加控制，可能变异并导致公共卫生危机；而如果精神疾病会危及社会，干预也可以依照肺结核的模式进行合理化。

20 世纪 70 年代是精神病院的全盛时期，非自愿住院的法律是那个时期的重要议题。而如今，大多数想要治疗的患者却难获治疗。大型机构相继关门，短期治疗机构则强迫尚未准备好自行面对世界的人出院。1999 年春季的《纽约时报杂志》写道："现实是，医院迫不及待地想要 [患者] 离开。"然而与此同时，却有另一些人被强迫住院。如果可能，吸引人们自行就医要优于强迫治疗。进一步说，至关重要的是就可以施用何种强制达成普遍一致的标准。已经有人并无资格甚至心怀恶意，却擅自判定谁是病人，不经正当程序而监禁他人，于是造成了极大的侵害。

人们可以在大门敞开的机构住院。大多数住在长期治疗机构的患者可以自行沿车道走上马路，只有少数患者要接受 24 小时监护或住在司法病监。照护机构与入住者签订自愿的合约。法律学者往往支持让人自行生活，即使他们自毁前程；而精神疾病社工及其他与精神病患密切接触过的人，往往支持干预主义。谁该决定何时给人心智的自由，何时又予以否决？大体来说，右翼的观点是，疯症患者即使不造成主动的威胁，也必须被关起来，才不致把社会拖垮。左翼的观点是，谁的行事不是出于基本权力结构，就不应侵害任何人的公民自由。中间立场的观点是，一些人确实需要被带入治疗，而另一些人不需要。因为对诊断的抵触和对治愈的绝望都是精神疾病的症状，非自愿住院仍是治疗的必要部分。

"我们需要把这些人当人对待，尊重他们的个性，但也要将他们与主流社会联系起来。"众议员卡普图尔解释说。美国公民自由联盟（ACLU）采取中庸的立场，它声明："如果有效的治疗合理可期，那么在患精神疾病、精神错乱、病情恶化、未获治疗等状态下游荡街头的自由，就不是自由，而是放任自流。"问题在于，人们太多时候只能选择完全托付或完全放任，因为当前的治疗系统基于断然的精神病分类，缺乏大多数抑郁者需要的中间阶段治疗方案。我们必须检查那些在街上叽里咕噜说话的人，评估他们自杀倾向的动向，判定他们对他人的潜在危险，然后再试图预测哪些人虽一度抵触治疗，但恢复后还是会感恩于自己曾被强迫治疗。

没有谁想要抑郁，但有些人不想被人好好治疗——我定义的"好"。他们应该有什么选择？我们应该让他们退缩进自己的疾病中吗？应该为这样的退缩付出社会代价吗？应该通过什么正当程序决定这些事情？这里潜在的官僚主义风险令人生畏，永远都无法很好地解决"谁需要什么"的微妙协商。我们如果承认完美的平衡是不可能达到的，就必须假定有两个选择：或是把一些本该自由的人关起来，或是让一些会自我毁灭的人拥有自由。实际上，问题并不是治疗是否应该强加给人，而是何时强加，由谁来强加。考虑这个问题时，我无法避开希拉·赫尔南德斯，这位 HIV 阳性的可怜女性曾要奋力挣脱霍普金斯医院的强制住院，只想自由地死去，而现在她开心地活着，手机铃声每分钟都会响起。然而，我也记得那位患有脑瘫的韩国男孩，他有多重严重障碍，包括阻止他自杀的身体残障，被迫过着不会快乐又不允许逃脱的生活。虽然做了很多思虑和考量，我仍然找不到这个问题的正确答案。

抑郁者的攻击性问题酿成了防御性的法律。虽然抑郁者很少有暴力行为，但相关法律条款仍与精神分裂症处于同一范围。精神疾病患者是个多样化的群体，而将精神疾病作为整体对待的法律给这个群体造成了极大的痛苦。维洛布鲁克学校是一间收治智力低下者的机构，它问题重重，甚至在不知情的患者身上做过实验。在 1972 年对维洛布鲁克历史性的诉讼之后，提供尽可能"最少限制的安置"，这一政策一直占据主导。精神疾病患者可能会因为攻击性行为被剥夺权利，也会因州政府行使国家监护（parens patriae）权而失去权利，此时政府像对待未成年人一样，对精神病患持保护态度。ACLU 认为不应继续推行国家监护，这一办法确实在苏联等地被滥用，这个词也更多地与家长作风式的警力联系起来。但为了维护这样的法律原则，我们应该支持让多少人受苦？

治疗机构中最保守的是总部位于华盛顿特区的治疗倡导中心（TAC）。中心的态度是，一些人即使未表现出明显、即时的威胁，也应该被关起来。中心主任助理乔纳森·斯坦利抱怨道，只有犯罪的元素受到了治疗："大家某天去中央公园，百分百能遇到 20 个精神病患，但人们全心关注的却是被推到地铁车厢下的那两百万分之一的可能性。"斯坦利认为，"去机构化"是个不幸的结果，肇因是政府疯狂节省开支，而公民自由至上主义者的辩护又搞"错"了对象。去机构化本应为这群人带来多样的治疗，但结果全非如此，反倒是以往可以帮抑郁者逐步返回社区的多层治疗系统已经消失，于是太多时候，患者只会被完全监禁或完全不管。提供完整的社工力量，将抑郁者从绝望中慢慢提升到高功能水平，这种想法还未在政府决策层中流行开来。治疗倡导中心大力支持肯德拉法（Kendra's Law）这样的法案：这个纽约州的法案允许对不吃药的精神病患提起诉讼，给他们定罪。抑郁者被告上法庭，罚款，再被放回街上自生自灭，因为没有地方或预算为他们提供充分的治疗。他们若造成太多麻烦，就会被当成罪犯关起来：很多情况下，去机构化的结果是把人从医院转到了监狱。而在监狱里，患者受到的治疗既不充足也不合适，于是也造成了大量的麻烦。斯坦利表示："没人会比监狱看守更想要一个好的精神卫生系统。"

华盛顿特区的贝兹伦中心则位于谱系中自由主义的一端，该中心认为患者的入院应该总是自愿的，并把精神疾病定义为解释性的。他们说过："试想，说某人洞见不足，通常仅仅是因为他与进行治疗的专业人士意见不同。"有时确实是这样，但并不总是如此。

VA 的前身、退伍军人管理局仍然主张精神病症与强有力的军人形象殊不相配，在他们的总研究经费中，精神病学方面的占比不到 12%。事实上，精神疾病可能是最经常困扰退伍军人的问题，PTSD、无家可归和物质滥用，在这群人中都很常见。既然纳税人的很大一部分钱都花在了训练这些军人上，还对他们相对地疏忽，就尤其令人费解了，也进一步揭示出精神健康政策方面的政治天真。抑郁的退伍军人，尤其是越战老兵，在美国无家可归人群中占很大一个部分。这些人一连经历两项创伤：一个是战争本身，杀人的恐怖，看到周围废墟的凄凉，还有在极端危险的环境中保命；另一个则是强制的亲密接触和团体动力，很多退伍军人几乎对军队标准的组织性上瘾，等回到自己的生活中，必须自己决定做什么时，他们就会迷失。国会的退伍军人委员会估计，到医院看病的退伍军人中，约 25% 的人初步诊断是精神疾病。由于美国一半以上的医生都在退伍军人医院接受过某种形式的培训，这些医院的偏见也传播到平民医院和急诊室中。

众议员卡普图尔为我讲述了她去芝加哥附近一家退伍军人管理局医院的故事。她在急诊室时，警察带进来一名状况很糟的男性，值班的社工说：

"哦，这是我的一位常客。"卡普图尔问她这是什么意思，她解释说，这已经是这名男子第 17 次因心理健康问题被收治了。"我们把他收进来，清理干净，给他服药，让他回家，几个月之内，他又会回来。"对于发生这种事的精神卫生系统，我们能怎么评价呢？"17 次急诊，"卡普图尔说，"你知道如果我们提供足够的社区照护，避免 17 次急诊收治，能省下多少钱帮助其他人吗？治疗不足的成本，比优秀的治疗还要高很多。"

今天，非自愿住院率似乎又有回升，恢复了老样子。我们离开了整体化、伤害性地对待抑郁者的精神卫生系统，得到的新系统却零散而有限。"现在的情况比旧系统的时代好，以前就是把人锁在屋里，锁到钉糟木烂；"纽约州公民自由联盟的贝丝·阿鲁尔说，"但是，据我们现在对精神疾病的来源和治疗的了解，公立系统甚至比 20 年前还要落后。"现实是，一些人没能力自己做决定，的确需要非自愿住院，而另一些人虽然患病，却不需要这样强制住院。最好的方案是提供一个逐级的医护系统，在不同级别提供全面服务，也包括为很难坚持治疗方案的门诊病人积极地做外展服务。我们必须建立正当程序的指导原则，让所有要求住院的人也接受同样的检查，检查过程必须有监督和制衡。这样的正当程序要为患者考虑的，必须既包括他们可能带给社会哪些威胁，也包括他们不必经受哪些痛苦。我们必须制定标准，来判定人何时进监狱，何时非自愿地入住精神病院，何时非自愿地接受精神治疗，以及何时自愿地接受精神治疗。一些人掌握信息充分，也不给别人添麻烦，如果他们不想治疗，必须给他们这样的空间。我们也必须建立不含利益关系的高效系统，来监管以上种种事宜。

琳恩·里弗斯是美国国会中唯一公开自己的精神疾病斗争史的成员。她 18 岁时怀孕并结婚，为了养家，先是做切菜的帮厨，后来做特百惠塑料碗盒（Tupperware）的派对女郎。生下第一个女儿后不久，她开始显现出抑郁的症状。病情加重后，她去看了医生。她做汽车工人的丈夫有一份"蓝十字 / 蓝盾"（两家保险公司 1982 年合并）的家庭共同保单。"我想这份保单支付了六次看精神科医生的费用。"她讽刺地对我说。之后的十年里，她和丈夫的到手薪水，一半都付了精神科的账单。21 岁时，她已经难以工作，害怕接电话。"那段时间很惨，持续了很久。每次抑郁发作都持续好几个月，我也在床上一待就是几个月，每天睡 22 小时。这儿有很多人觉得抑郁就是悲伤，不论我告诉其他议员什么，他们都不懂。他们不理解抑郁是空虚，是浩瀚无边的空空如也。"

为支付治疗费用，里弗斯的丈夫做两份全职工作，很多时候还会再做一份兼职，他留着汽车厂的职位，在大学工作，晚上还送比萨。他送过一阵报纸，还在玩具店工作过。"我不知道他哪儿来的这些力气，"里弗斯说，"我们只是做了不得不做的事。我无法想象罹患精神重疾却无家人支持，会是怎样。无论有没有家人支持，都已经很可怕了，而如果家人、如果愤怒——（停顿片刻）我不知道有谁能怎么活下来。那时他还照顾着我。我们的两个孩子还小。我能照顾他们一点点，但很有限。我们反正是超越现实地坚持下来了。"里弗斯至今还觉得对孩子们有所亏欠。"虽然，我就算在车祸中断了脊骨，残障程度也不过如此，却会觉得有理由需要如此长时间的疗愈。但在抑郁中，每当孩子们在学校有麻烦或遇到任何问题，我都会想，都是因为我，因为我不在那儿，因为我这也不是那也不是。面对自己无法控制的事，我总是感到愧疚。"

20 世纪 90 年代初，她终于找到了药物的"完美组合"；现在她服用锂盐（用量曾高达每天 2200 毫克，但现在稳定在每天 900 毫克）、地昔帕明和布斯帕。恢复到一定程度后，她立即开始了为公众服务的事业。"我是会走会说话的精神健康研究广告。我证明了恢复的可能。如果你愿意对我寄予希望，我会给你回报。大多数困于这个障碍的人都是这样：他们只是想获得一个机会创造价值。"里弗斯在照顾家人的同时，兼修了本科学位，毕业成绩优秀，接着又去读完了法学院。她在将近 30 岁时，病情相对得到了控制，并当选了密歇根州安阿伯市教育委员会的委员。两年后，她因为其他原因做了子宫切除手术，继而贫血，六个月没有上班。而在她决定竞选国会议员时："我的竞选对手发现我有过精神疾病，于是试图暗示，我那段时间停止工作是因为精神崩溃。"有一次里弗斯在电台做热线访谈，一个对手安排的人打进电话，问她是否真有过抑郁的问题。里弗斯立即承认她有过，花了十年时间才稳定住。那次访谈后，她去参加当地一个民主党委员会的会议。她走进房间时，一位当地的民主党要人说："琳恩，我听了你的电台访谈。你是在干什么，你疯了吗？"她平静地说："我当然知道，那就是那个电台节目的重点。"她对问题平静而沉着的处理方式使问题迎刃而解。她后来赢了国会议员竞选。

众议院也有几位其他成员告诉过里弗斯他们患有抑郁，但不敢告知自己的选民。"一位同人说，他想告诉别人，但又觉得不能那样做。我不了解他的选民，也许他不能说出来。多数抑郁患者无法非常准确地做出这些判断，因为他们正深陷内疚之中。抑郁是种非常孤独的病。但就像我的同性恋朋友说的，'出柜'把他们从重负下解脱了出来，我也同样因公开病史得到了解放：我的抑郁再也不是问题。"众议员鲍勃·维斯称精神疾病为"人人都有的家庭秘密"。

"抑郁的人还必须自行去问诊，"琳恩·里弗斯说，"必须找到所在社区的精神健康服务机构。请你记下来，你提到'社区精神健康'时我冷笑来着。听我说，如果你等着一名汽车工人穿过厂房找到他的工会代表，说'我儿子有精神分裂症，我妻子有躁郁症，我女儿在经历精神病发作'——这种事不会发生的。这个国家还没有进步到可以宣称我们需要什么治疗的程度。不仅如此，开处方的常常是一知半解的医生，健康维护组织为了省钱，还给这些医生一份药品处方集，规定药物的开具上限。患者如果反应特异，和处方集中的药物不吻合，那也没别的选！即使病情稳定了，仍须加以应对，而且方法必须改变，患病时奏效的方法，健康时并不奏效。"她震惊于持续精神动力支持经费的削减，认为这会增加整体的社会支出。"整个儿一团糟。"她说。

乔·罗杰斯是南宾夕法尼亚心理健康协会的执行会长，他非常亲和，因不修边幅而奇妙地有了一丝权威之感，谈吐着实不凡。他可以夸夸其谈、驰骋哲思，但依然精明而务实，盯准目标，须臾不离。我们初见是在费城一家酒店共进午餐，他身穿蓝色西装，系着条纹领带，拿着一个行政风满满的公文包。在我看菜单时，他说他在纽约住过一阵子。"哦，你当时住在哪里？"我问。"华盛顿广场。"他说，从桌上的面包篮中拿了一个小圆面包。"我现在就住在华盛顿广场附近，"我边回应边合上菜单，"那片街区很棒。你当时住哪里？"他黯淡地一笑，说："华盛顿广场。就在广场里面，一张长凳上。住了九个月。我那段时间无家可归。"

　　和琳恩·里弗斯一样，乔·罗杰斯也从精神卫生系统的"顾客"端转到了"供应"端。他们兄弟姐妹四人，都在佛罗里达州长大，母亲酗酒，父亲随身带枪，基本不顾家，时不时还想自杀。虽然他父母出身相对富足的家庭，但两人的功能障碍却使全家陷入极度贫困。罗杰斯回忆："我们住的房子都要散架了，蟑螂到处爬。有时候，买食物的钱会消失不见，后来我才知道，父亲赌博成瘾，所以哪怕他能挣到什么钱，我们也看不见。我们倒也没挨饿，但相比父母的家庭背景，我们真的很穷。"罗杰斯13岁就退了学。他父亲会习惯性地掏出一把鲁格手枪（Luger），告诉儿子他时刻准备自杀，而罗杰斯则培养出了应付这种情况的技巧。"我12岁时就学会了把枪从他手中拿走藏起来。"与此同时，母亲的酗酒愈演愈烈，常常住院，也多次试图自杀，虽然罗杰斯形容说她并非真的要自杀。他16岁时父亲去世，20岁时母亲去世。

　　"现在回想起来，我觉得治疗可以帮到我父亲，"罗杰斯说，"但不知会不会帮到母亲。"从13岁到18岁，罗杰斯本人基本没做什么，但18岁时，他开始学习高中同等学历课程，也遇到了一名喜欢的女子，开始试着建立自己的生活。他去了一次贵格会集会，遇到了一位心理学家试图帮助他。最终他还是陷入了危机，有一天，他开车停在一个停车标识前，无法决定向前向后还是向左向右。"我就坐在那里，完全地迷失了。"不久之后，他有了严重的自杀倾向。在贵格会朋友的帮助下，他去医院看病，得到了诊断，开始服用锂盐。那是1971年，罗杰斯没地方可去。女朋友离开了他，父母也已去世，他靠着社会安全金过活。

　　罗杰斯曾多次住院。抗抑郁药治疗在当时刚刚起步，罗杰斯就靠镇静性精神药物维生："那些药让我觉得自己已经死了。"他痛恨医院："我开始更好地表现，因为我想离开那个倒霉地方。"到现在，一谈起州立医院，罗杰斯还会不寒而栗。"我在一家州立医院住了六个月，那个气味真是……他们每年在每个患者身上花12.5万美元，至少该有套像样的硬件设施。我要和两三个人共用一间病房，一起被锁在一个很小的空间里。工作人员不够，也没受过良好的培训，不会聆听患者的任何倾诉。他们经常虐待患者，也非常独裁，我反叛的个性很难忍受。这些地方就是监狱。只要还有拨款，就没人会考虑让患者出院：没有一个人的职能是尽力解除纠缠患者的繁琐程序。在这种地方待得久了，会毁掉一个人。"在医院里，他必须服用强力镇静剂，这让他变得"易于管理"，虽然这往往也不解决任何实质问题；同时，在没有抗抑郁药治疗的情况下，镇静剂带来的焦虑和易激惹更使他退缩进了一团愁云惨雾。罗杰斯不相信因为人们事后会心怀感激，所以应该强迫他们治疗。"如果你走进一家酒吧，把一个酗酒的人抓去戒断中心，再给他妻子提供心理辅导，他也可能感激你，但这是对社会准则和公民自由的一种侵犯。"他说。

参观州立精神病院的经历让我震惊。在神志相对正常的世界里全然疯掉会让人迷失、难过，而被关在一个遍地疯子的地方则是可怕透顶。从州立系统里，我挖到了各种虐待故事。记者凯文·黑尔德曼做过一个聪明又勇敢的暗访，他自称想要自杀，主动住进纽约布鲁克林区伍德哈尔医院的精神病房。"那里的整体环境不像是治疗，更像是看管。"他写道。他引用纽约州精神健康办公室专员特别助理达比·佩尼的话："在我自己的经历中，如果处在心神错乱的状态，我最不想待的地方就是[州立医院的精神科]住院病房。"伍德哈尔不遵循任何有意义的纽约州官方精神健康保障政策。患者没有机会与心理学家对话、互动，一天里也没有结构性的安排，只是连着看十小时电视。他们的房间肮脏不堪，也无从得知发给自己的药都是什么。他们被迫接受全无必要的镇静剂和行动限制。黑尔德曼与一名护士有过一次有意义的交谈，护士告诉他，生个孩子也许可以缓解他的抑郁。而为了这样的服务，纽约州每天要花1400美元。

考虑治疗机构时，我更感兴趣的是好医院的质量，而非差医院的悲惨。我的目的不是寻找虐待故事，而是想知道州立治疗机构的模式是否明智。是否应该住院的问题非常难回答，我也没找到解决办法。为精神病患设立的短期机构水平参差不齐，在这种机构的病房里，我住过相当长的时间。如果我需要这样的治疗，会毫不犹豫地住进约翰·霍普金斯这样的医院。但是，病人会住多年甚至一辈子的长期公立机构，状况截然不同。我参访过几次费城附近的诺里斯顿医院，每次时间都不短，这所机构的工作人员全心致力于帮助患者。我遇到的医生、每日与住户打交道的社工还有这里的主管，都给我留下了很好的印象。在遇到的患者中，也有多位我很喜欢。即使如此，诺里斯顿医院还是让我倒吸冷气、毛骨悚然，去那里参访是我研究过程中最苦恼最困难的任务之一。我宁可自己在绝望中挣扎不休，也不想在诺里斯顿住上一阵。住院或许是当今最好的解决方案，诺里斯顿的问题也许无法完全解决，但如果我们想填补干预方面的法律空白，就必须承认这些问题的存在。

诺里斯顿医院的园区乍看起来像一所东海岸的二流大学。医院建在一个青葱的山顶之上，从那里可以俯瞰山下的全景。草坪保养良好，其上树荫茂密，新联邦风格的红砖建筑上爬满藤蔓，医院的几个大门日间都开着。从美学上讲，基本上患者在医院里比在医院外要好。然而，医院的现实却像冷战背景的经典电视连续剧《囚徒》一样可怕，也像无魔法版的"爱丽丝奇境"。在这里，看似无法理解的逻辑掩饰了逻辑的全面崩塌。慢慢地，我学到了这里独有的一套词汇。"哦，她情况不太好。"一名患者会偷偷向我形容另一名患者。"她再不小心，会被送回 50 号楼的。"没人会回答你 50 号楼发生过什么。50 号楼，即急诊服务部，在病人眼中乃是可怖的诅咒之地。终于进入 50 号楼后，我发现其实它并没有警告中的那么差，但另一方面，30 号楼却真的超级糟糕。为防止自残，楼里的大多数人都处于身体约束和持续的监视之中。一些人被裹在网里，这样就无法实施自杀的企图。我没看到什么不合适的干预，被如此对待的人大都确实需要如此，但旁观之下，它们还是很糟糕，而把这些病患集中起来，实在更加可怕，就像杜莎夫人蜡像馆地下室中的罪犯蜡像一般。人们在医院各处耳语着不同楼宇和号码的等级，加上恐惧和对自由的限制，只能使早已陷入抑郁的人病情更加严重。

我非常不喜欢待在那里，残酷现实直击我的要害。假如我贫穷又无依无靠，假如我没得到治疗，那这样的地方会不会就是我的归宿？这个可能性让我只想尖叫着跑出那些美丽的大门，回到自己安全的床上。这里的人在外面已经没有什么可以称为家的地方了。虽然这里满是医生和社工，但精神病患数量更多，而我渐渐有了一种可怕的感觉，似乎"我们和他们"处在对立面。由于情感障碍是州立精神病医院中第二普遍的诊断，我搞不清自己到底属于"我们"还是"他们"。我们依照一致同意的标准过活，坚持理性，因为理性一次又一次得到证实。假如你去到一个地方，那里所有东西都充满氦气，你可能会不再相信重力，因为支持性的证据太少太少。在诺里斯顿，我对现实的掌控正变得岌岌可危。在这样的地方，人全无任何确定性，在这里的语境中，心智正常变得很奇怪，就像心智失常在外面的世界里那样奇怪。每次去诺里斯顿，我都会觉得心灵在失重、解体。

388

　　我第一次参访是在一个宜人的春日，政府部门安排了这次行程。有位抑郁的女士自愿与我谈话，我们就一起坐了下来。我们在漂亮的小山丘上一个类似亭子的地方，喝着无法下咽的咖啡，咖啡只是温热，可塑料杯子却快要化掉了。我采访的这位女士善于言谈，也很"中看"，但我还是局促不安，这不完全是因为塑料味的咖啡。我们开始交谈时，那些从来不谙社交习俗的人会走过来站在我俩中间，或打断我们的对话问我是谁、在做什么。还有一次，有人过来拍我的脖子，好像我是只贝灵顿㹴犬。有个从未谋面的女人站在三米之外盯着我们看了一会儿，然后突然大哭不止，我试图安抚她也没有用。"哦，她就喜欢喊叫。"另一个人安慰性地向我解释。来这儿的人，就算之前不疯，离开这里的时候也肯定得疯了。诺里斯顿的人数相比它的繁盛时期——那时它是兼作精神病院的库房——减少了很多，所以园区里有一大半楼已经荒废。这些空楼多建于20世纪60年代，呈现着内城贫民区学校那种功利主义、现代主义的色彩，散发着阴森可怖之感，铁链紧锁，连续空置多年，在房梁和空空如也的死寂之间，大量绿兮兮的霉菌若隐若现着腐烂的生机。

　　精神分裂症患者站在诺里斯顿医院各处，与别人看不到的火星人聊天。一名愤怒的青年以拳捶墙，快要患上紧张症的病人一脸茫然呆滞地旁观，一动不动，或是抑郁，或是服了镇静剂。那些"无法用来自残的"家具破破烂烂，使用它们的人也疲惫不堪。为早已过完的节日制作的褪色美工纸装饰悬挂在大堂，仿佛从患者上幼儿园时就一直挂在那里了。没人记得给这些人成年人的待遇。我参访诺里斯顿的十几次里，每次都有个人坚称我是她的母亲，连珠炮般地向我提问，我根本无从回答。还有人看上去极为焦虑易怒，命令我立刻离开，赶紧滚蛋，免得惹上麻烦。有位面部严重畸形的男士，自居是我的朋友，让我不用在意，不用离开，一个月后每个人都会习惯我。"你没那么糟，没那么丑，留下来，你会习惯的。"他抽象地说着，用一种平平的独白腔调，我在其中连个装饰都算不上。有位胖得可怕的女士找我要钱，不停抓住我的肩膀强调这件事。在诺里斯顿的每时每刻，在长篇大论之下，都持续响着非言辞的喧嚣，形成通奏低音，我完全无法逃离：人敲东西的声音，尖叫的声音，山响的打呼声，叽里咕噜的说话声，哭声，奇怪的窒息声，毫无顾忌的放屁声，以吸烟为唯一爱好的男女折磨人的咳嗽声。在这些地方，人与人之间毫无感情，只有吵啊吵，吵啊吵，争吵声直从四壁和地板渗出。诺里斯顿虽有封闭的建筑和巨大的草坪，但仍然没有足够的空间。那里的患者禁锢在悲惨之中。四成患者因抑郁住进这样的机构，他们想要恢复健康，却来到了世上最致郁的地方。

即使这样，诺里斯顿仍是我参观过的最好的公立长期照护机构，那里的工作人员令我敬佩，因为他们不但敬业，也有智慧和爱心。患者大都得到了可能的最佳治疗。这里绝不是伯利恒疯人院：人人都吃得很好，用药得当，受到一名专业工作人员像慈爱的父母一般的照顾。在诺里斯顿的人很少受伤，每个都干干净净，穿着整洁。人们一般都能说出自己有什么病，为什么住在这里。工作人员也无私地给予患者的极大量的爱护。这里，虽然感觉疯癫，却也让人感到安全。患者在这里受着保护，不会受外界或内心的可怖自我的伤害。这里的问题仅仅是长期治疗特有的问题。

在医院住了几年之后，乔·罗杰斯从长期照护机构转到佛罗里达州的一个过渡住所，在那里他得到了更好的治疗，服用了一些不错的药物。"但我对自己的理解开始改变：开始视自己为精神病患。他们告诉我我无法治愈，觉得我去上学没什么意义。那年我二十五六岁。他们说我应该乖乖待在那儿，领社安金。结果，我病得很重，完全丧失了自我感。"离开过渡住所后，罗杰斯流落街头，这样过活了大半年。"我越试图重新振作，就越分崩离析。于是我试了一个'地理'疗法，是时候远离自己的习惯和人际圈子了。我认为住在纽约市会很棒，但也不知道在那儿要做什么。最后，我找了张不错的公园长凳——那时纽约没有那么多流浪汉，我又是个看起来不错的白人小青年。我衣冠不整，但不脏乱，人们对我感兴趣。"

罗杰斯会为给他10美分的陌生人讲他的故事，但不说任何可能把他送回医院的信息。"我想如果我回去，就再也出不来了。我想别人会把我送进去。我已经不抱任何希望，但我太害怕自杀的痛苦。"那是1973年。"我记得有一次，周围人山人海，喧闹地庆祝着什么，我问人们为什么庆祝，他们告诉我越战结束了。我说：'哦，那真好。'但我当时理解不了那意味着什么，正在发生的又是什么，虽然我记得自己参加过一次反对那场战争的游行。"后来，天气日渐转冷，罗杰斯也没有厚外套。他睡在哈德逊河边的大栈桥上。"那时，我自认为已经和其他人类足够疏远，如果我去接近哪个人，他会被吓到。我很久没洗澡、没换衣服，当时可能挺恶心的。有些来自某个教会的人来找我，我知道他们见过我在附近溜达，他们说可以把我送到东奥兰治的基督教青年会（YMCA）。假如他们说的是带我去医院，我会跑出一百英里，他们再也见不到我。但他们没有那样做，他们留意着我，等我做好心理准备，然后给我一些力所能及的事情做。我没什么可损失的。"

罗杰斯就这样第一次体验了外展服务，这成了他日后制定社会政策的基石。"孤独迷失的人通常急需一点与他人的接触，"罗杰斯说，"外展服务可以奏效。我们必须愿意走出去与抑郁者互动再互动，直到他们做好准备一起去治疗。"乔·罗杰斯有过抑郁，但抑郁是压制在个性之上的疾病，而罗杰斯的底层个性十分坚毅。"幽默感也许是最重要的，"他现在说，"在最混乱最抑郁的时候，我仍然能找到开玩笑的事。"罗杰斯搬进东奥兰治基督教青年会，住了几个月，找了份洗车行的工作。后来他搬去了蒙特克莱尔基督教青年会，在那里遇到了现在的妻子。婚姻"有巨大的稳定性作用"。罗杰斯决定去上大学。"可以说我们俩是轮着来的。她会一次次发作抑郁，我来照顾她；然后我们互换。"26岁那年，罗杰斯开始在精神健康领域做志愿工作，"那时候我只对这个有些了解"。虽然他非常不喜欢州立医院："确

实要为急需帮助的人提供点什么，那我想我们可以改革医院，把医院变得
更好。我尝试了很多年，但我发现那个系统无法改革。"

东南宾夕法尼亚心理健康协会是罗杰斯创建的非营利组织，致力于为
精神病患增强权能。罗杰斯帮助宾夕法尼亚州成为了全美精神卫生最先进
的几个州之一，他本人监督了州立医院的关闭，提出绝好的社区精神健康
倡议，这些倡议现在有约14亿美元的年预算支持运行。如果一个人将要完
全崩溃，那么这发生在宾夕法尼亚就会很不错，事实上，很多邻州居民会
搬来宾州，为的是利用这里的医疗系统。宾州的费城一直以来都有很多无
家可归的人，这届市长当选后，支持重新开放已关闭的精神病院，并把运
行中的医院填满。罗杰斯说服他关掉了这些机构，代之以其他照护系统。

宾州当前系统的指导原则是，人们不应留在以疯狂为给定规则的医院
里，而应该住在更大的社区中，时刻接受正常神志的积极影响。宾州的重
症患者住在结构化的长期住宿服务机构。这些地方不大，每所机构可能有
15张床，提供强力的支持和密切的照护，不断强调以融入社区为目标。这
些机构高强度的病例管理，让精神病社工与患者建立一对一的关系。"这个
人差不多要跟着患者到处走，视情况做一些干预；"罗杰斯说，"这须得是
个激进的计划。在职业生涯的早期，我合作过一个抑郁者，他威胁说要给
我法院禁止令。我不接受他的拒绝，会硬去见他，如果确有必要，我也会
把他的门踢开。"这些机构还提供心理社会性康复项目，帮人学会"正常"
生活的实用知识。在宾州，80%因抑郁住院的患者在这种情况下表现出了
改善。一个人若是危及他人或自身，比如住在严寒的户外，会受到全方位
的干预，最强的措施包括强制收容和治疗。唯一持续抵制这种治疗的人是
滥用药物的精神疾病患者，尤其是海洛因成瘾的人，这些患者必须先戒瘾，
州立精神卫生系统才会为他们提供照护。

罗杰斯还建立了一个他称作"无须预约中心"的连锁机构，建在临街
的店面，工作人员通常是正在中心进行康复的患者。机构为刚刚开始应对
结构化环境的人提供就业，给状况一团糟的人提供了一个可以散散心、接
受结构化建议的去处。流浪群体恐惧于比较积极的干预，而一旦介绍他们
来这类组织，他们会一来再来。无须预约中心提供了介于精神隔绝与陪伴

391

392

之间的过渡空间。现在，宾州建起有些警察国家味道的庞大跟踪系统，但这的确防止了人的失控、失踪。数据库包括州立系统中的所有治疗，包括每位患者的每次急诊记录。"我输入自己的名字，"罗杰斯说，"被搜索结果吓到了。"如果宾州系统的哪位患者'不告而别'，社工会把他找出来，继续定期跟进他的情况。想要逃离这样的关注，唯一的办法是康复。

整个项目的问题，是脆弱性。在最实际的层面，项目的资金不稳定：大型精神病院这类庞然大物有既定的成本，而非机构性的项目在预算危机时期很容易被削减。而且，即使在开明繁荣的地区，精神病患要融入社区，也需要包容。"人人都是支持去机构化的自由主义者，直到自家门廊出现了第一个流浪汉。"众议员鲍勃·维斯说。最大的问题是，这些独立和融入社区，对一些精神病患而言是难以招架的。一些人在医院这样完全隔绝的环境之外无法自行生活。这样的人不断地被赶进世界，世界的运转让他们不堪重负，这对他们自己，对遇到他们、想帮助、照顾他们的人来说，都没有帮助。

这些困难都不会让罗杰斯气馁。他用"胡萝卜加大棒"的手段，软硬兼施地迫使医院关闭，一方面向高级政府官员示好，一方面在集体诉讼案中状告他们违反美国残疾人法案。罗杰斯参考了 20 世纪 60 年代凯撒·查韦斯领导的"联合农场工人"（UFW）运动：就是，他试图把精神病患们联合起来，让这个弱势群体作为集体发声。50 年代是强制住院的全盛时期，那时约有 1.5 万名患者被"储存"在费城附近的机构里。罗杰斯关掉了其中两个，仅留存了诺里斯顿，收有几百名患者。罗杰斯集体诉讼案主要的反对力量来自医院中隶属工会的员工（主要是维修工）。随着患者达到足够的健康程度，罗杰斯建议将他们从医院转到长期社区照护机构中，从而实现医院的关闭。"我们减少住院人数，逐渐关掉医院。"

如果大医院里都存在虐待的情况，那么基于社区的项目更容易出现同等乃至更严重的虐待问题。在这些项目中，监督和制衡很难维持。大量官员和精神健康工作者各有自己的小片管区，内在运作各有不同。原则上负责监管这类中心的人员，通常只会偶尔来走马观花一下，怎么可能完全看清运作状况？监管权力下放之后，有可能保持高标准的警惕性吗？

\*

　　什么构成精神疾病，谁应该得到治疗，这样的问题问题很大程度上取决于公众对"神志正常"的认知。一边是正常，另一边是疯狂，而二者的区别既是类别的，也是量度（程度）的。说到底，一个人对自己的大脑要求什么，对别人的大脑又要求什么，这方面是有政治的。这种政治没什么不对，这是我们自我定义的一个重要部分，也是社会秩序的基石。也不该去推敲它背后有什么串通；除非相信在复杂问题上可以干干净净地达成共识，否则就必须接受一个奇特的混合：个人意见混合公共历史，是这两者决定了我们作为社会性动物的所有方式。意识不到抑郁政治的存在，比抑郁政治本身更成问题。这个政治无法回避。没钱的人比有经济特权的人享有的自由更少。抑郁的政治也会影响人的余生。轻症之人比重症患者更自由，这大概理所当然。20 世纪 70 年代末，因支持自杀权闻名的托马斯·萨斯提出反对用药的论点，他声称，让精神科医生有权以处方干预患者的个人生活，不符合任何自然法则。人有抑郁的权利，知道这一点很是有趣；有趣的还有，在适当的理性条件下，人可以决定不服药物。不仅如此，萨斯还做了他无权的事：使他的患者相信，他们停药，乃是在有力地自我实现。这样做是政治行为吗？萨斯的一些患者觉得是。我们对精神科医生"负责任行为"的定义也是政治性的。作为社会整体，我们反对萨斯的观点，而他也在一位患者以极其残忍痛苦的方式自杀后，不得不向其遗孀支付 65 万美元的赔偿。

　　保护人免于死亡，和允许人拥有不治疗的公民自由，哪个更重要？在这个问题上，人们进行过大量的讨论。《纽约时报》最近刊登的一篇专栏文章尤为堪忧，作者是一位在华盛顿保守主义智库工作的精神科医生，她在回应卫生署长最新的精神卫生报告时提出，帮助轻性患者就是在剥夺重症患者，仿佛心理健康治疗是一种有限的矿物资源。她斩钉截铁地声称，无人监管的人不可能好好服药，而那些最终进了监狱的（患有如精神分裂症、躁郁症这类重病的）精神疾病患者，大概就是该当如此。她同时也提出，有 20% 的美国公民受精神疾病的困扰（显然包括所有重性抑郁患者），而这些人中很多不需要治疗，所以不该得到治疗。这里的关键词是"需要"，因为需要牵涉了生命质量，而非生命的存续。的确，很多人能在抑郁的摧残下存活下来，但他们如果是没有牙之类的，也能活下来。人靠酸奶和香蕉也能度过余生，但不能因此让现代人没有牙活着。一个有畸形足的人也可以就这么活着，但现如今找办法重塑脚型也很常见。事实上，反对治疗的论据和外界对精神疾病老生常谈的论点一样：只有那些对他人造成即时损害或威胁的人，才必须接受治疗。

· ·

医生通常从药品销售那里得知医药的最新进展，不挂职教学医院的医生尤其如此，这是个喜忧参半的状况：它保证了医生接受到继续教育，在新产品问世时获知其优点；但这种形式的继续教育并不充分。在所有疗法中，制药业最注重药物。"这使我们更偏向用药；"密歇根大学的心理学和神经科学荣休教授利奥特·瓦伦斯坦说，"药物很好，我们对制药公司也心存感激，但很可惜，教育过程没有更好的平衡。"此外，因为是制药业在资助很多最大最全面的研究，所以对可以获得专利的物质，研究要优于无法获得专利的物质、如圣约翰草；对新的药物疗法，研究量也大于其他新疗法、如眼动疗法。国家级的研究项目不足以平衡制药公司资助的研究。顶级医学期刊《柳叶刀》最近刊登了一篇文章，作者乔纳森·里斯教授提议整体重建专利程序，使当前无法得到专利的疗法有利可图，其中包括他称为"基因组学和信息学"的治疗。然而眼下这个领域的经济刺激少之又少。

制药业从业者深知，在自由市场中，最好的疗法也很可能在商业上最为成功，他们对好疗法的追求当然与对利润的追求交织在一起。但我相信，相比大多数其他行业，制药公司的高层们并不像某些哗众取宠的政客所说的那样，在恣意地榨取社会。现代医学的许多标志性发现，都是因为制药企业的大型研发项目才得以可能，而药企花在开发新产品上的费用，约是其他行业的七倍。这些项目意在获利，但赚钱的方法如果是为病人发明疗法，大概比发明强大的武器或发行低俗的杂志来得崇高。"新药的发明必须在制药行业内部。"汪大卫说，他是礼来制药公司发明百优解的三位科学家之一。离开国家精神卫生研究院、来到礼来的威廉·波特说："是这里的实验室科学家推动了百优解的研发。这项重要的研究是制药业资助的。社会做了这个选择，给了我们这个能带来巨大进步的系统。"假如制药业没有开发出救了我命的那些药物，后果我不敢设想。

　　虽然制药业做出了如此的贡献，但它依旧是一个行业，也有现代资本主义的各种诡计。我参加过很多由制药公司举办的培训会，它们都在研究和利益诱惑间左右为难。有一次会议在巴尔的摩水族馆举行，与会者可以在"双相障碍的神经生物学及治疗"讲座和"贵宾及家人专享：黄貂鱼喂食及表演"中二选一。我最后参加了一款重要抗抑郁药品在美国的上市仪式，这个产品后来很快获得了很大的市占率。虽然上市的运作受监管部门的严格控制，即宣传产品的措辞要受食药监局的管辖，但上市仪式仍像一出精心调定了情绪的马戏，空中飞人节目都不能及。而且它还是个狂欢得不协调的露天嘉年华，烧烤、迪斯科派对、制造浪漫的情节比比皆是。药品上市是美国企业界醉心于产品销售的缩影。在美国竞争激烈的推销性市场中，任何产品的销售者都是这样被调动销售激情的。我觉得歌舞升平无伤大雅，但确实与向重病患者推销产品有点格格不入。

　　在各场主题发言期间，销售们聚在一个庞大的会议中心里。听众的人数惊人地超过 2000 人。我们全部入座后，舞台中升起一整个交响乐团，像音乐剧《猫》中的群猫造型，演奏"忘记你的烦恼，开心起来"，之后演奏了"惊惧之泪"乐团的《人人都想统治世界》。在这个背景下，一个绿野仙踪般的声音欢迎我们来到这个美好新产品的上市仪式。投影仪把巨幅照片投射到 22 英尺高的屏幕上，多幅大峡谷，还有一幅森林小溪。继而灯光走强，一个布置得像建筑工地的场景展现出来，乐队开始演奏平克·弗洛伊德乐队《墙》专辑中的选曲。舞台后部，一面巨大的砖墙缓缓升起，上面写着竞品的名称。* 一群头戴矿工头盔、举着十字镐的高踢舞者在一个电动脚手架上表演着柔术杂技，五颜六色的激光从空间后方的一个布景宇宙飞船中射出，形成产品标志的形状，击倒其他抗抑郁产品的标志。舞者踢起

---

* 本段中，"忘记……"一句（forget your troubles, c'mon get happy）出自爵士歌曲"Get Happy"，作于 1930 年。英国乐队惊惧之泪（Tears of Fears）成立于 20 世纪 80 年代，《人……》一曲（Everybody Wants to Rule the World）原版使用了体现新浪潮风格的合成器，发表于 1985 年。前卫摇滚专辑《墙》（The Wall）发表于 1979 年，演出现场风格强烈，"灯光""砖墙"皆是其中的典型元素。

工作靴，不协调地跳起爱尔兰吉格舞*，与此同时，明显由舞美石膏制成的砖墙轰然崩塌，粉尘飞扬。销售团队的领导踏过废墟，欢快地高喊着屏幕上显示出的数字，他对未来的利润充满热情，仿佛刚刚在综艺《家庭问答》中大获全胜。

这豪奢的仪式让我非常不舒服，但确乎让大家都激情洋溢，比赛中场的拉拉队表演都极少能激起观众如此大的热情。这场滑稽表演行将结束时，观众已经准备好迎面直击病痛。开幕仪式后，是对销售人员人性的严肃恳求。房间的灯光暗下来，开始播放为这一场合特别制作的短片，其中记录了在研究第三阶段服用过产品的人。这些真实的人已从可怕的痛苦中走了出来，一些半辈子都因顽固抑郁而失能的人因为本产品而得到了缓解。图像如上市仪式的其他方面一样有边缘虚化的效果，但人物都是真的，我也看到销售代表们被这些人真实经历的苦难深深感动。离开那个特大型礼堂时，人们是带着使命感的。之后的几天，上市的自我矛盾腔调依然持续，销售的进取心和同理心同时得到鼓励。但是最后，每个人都得到很多产品：我带回家一件T恤、一件Polo衫、一件防风夹克、一个记事本、一顶棒球帽、一个登机箱、20支笔和一系列像古驰品牌（Gucci）那样醒目显示商标的其他物品。

大卫·希利是英国精神药理协会（BAP）的前秘书长，他质疑过抑郁治疗的批准过程。在他看来，制药业使用SSRI一词，迄今都是在对人体机能做错误的简化。希利写道："抑制血清素再摄取的药物可能抗抑郁，就像选择性抑制儿茶酚胺再摄取的化合物也可能抗抑郁。事实上，证据强烈显示，在严重抑郁的病例中，早先一些作用于多个系统的化合物可能比新化合物更有效。电痉挛疗法几乎肯定最不针对某个特定神经递质系统，但很多临床医生认为它是当前最快速有效的疗法。这意味着，抑郁不是某一神经递质或特定受体的障碍，而是在抑郁障碍中，多个生理系统都在某种程度上不达标、关停或失去了同步。"这意味着很多制药公司宣传的产品特性

---

* 吉格舞（Jig）的有类似芭蕾的脚尖动作，因此用高勒靴子会"不协调"。

事实上对消费者并不特别有用。联邦政府在20世纪60年代建立了基于疾病细菌模型的监管系统，系统假定每个疾病都有一种特定的解药，每种解药也作用于一个特定的疾病。毫无疑问，当前美国食药监局、国会、制药公司及一般大众的措辞方式反映的观念是，抑郁侵入一个人体内，恰当的治疗可以将它驱赶出去。"抗抑郁药"这个分类假定存在"抑郁"这类疾病，这真的有道理吗？

如果抑郁是影响世界多达1/4人口的疾病，那它其实还算一种疾病吗？抑郁取代了受抑郁折磨之人的"真正"个性吗？假如我能每天只睡4个小时就能正常生活，那这本书花一半时间就可以写完了。我对睡眠的需要严重降低了我的能力。我当不了国务卿，因为那份工作的基础要求是一天工作15个小时。我选择成为作家的原因之一是因为可以自行调控的日程，和我共事过的人都知道，除非被逼无奈，我从不在早上开会。我偶尔服用非处方药、那个叫"咖啡"的东西，来帮自己在睡眠不足时坚持下来。咖啡这药可不完美，它作为短期治疗对我的睡眠障碍相当有效，但若作为睡眠的替代品长期服用，则会使我焦虑、恶心、头晕、降低工作效率。因此，咖啡不足以让我能像国务卿那样日理万机。假如世界卫生组织做一项调查，看看人们因为需要每晚六小时以上的睡眠每年失去了多少有效工时，很可能会发现嗜睡造成的损失比抑郁还要大。

我遇到过每晚需要睡14个小时的人，他们就像重性抑郁患者一样，很难应对当今社会和职业生活的需要，处于很大的劣势。疾病的界线在哪里？如果出现比咖啡因更好的药物，谁会被算作病人？我们会不会制出一个国务卿式理想睡眠时刻表，并开始向每个需要每晚睡4小时以上的人推荐药物？那样做会不好吗？那些拒绝药物治疗、睡足自然需要的人会怎么样？他们会无法跟上节奏。但假如大多数人都能利用这个假想药物，现代生活的快节奏还会快得多。

希利说："20世纪70年代，人们把主要的精神障碍定义为单一神经递质系统与其受体的障碍。支持所有这些提议的证据多从未存在过，但这套语言有力地支持了精神病学这一学科自身理解的转变：从量度的变成了类别的。"的确，这可能是当前对抑郁症的理解最令人担忧的一点。这否认了连续体的概念，将患者定为或是有抑郁或者没有，或是抑郁者或者不是，似乎"有一点抑郁"和"有一点怀孕"一样不可理喻。类别模型很有吸引力。在这个日渐与自身感受疏离的年代，我们可能很希望医生做一个血检或脑成像就知道自己是否有抑郁、有哪类抑郁。然而，抑郁是存在于所有人身上的一种情感，时而可控，时而失控；抑郁成为疾病，是某种普遍共有的感受变得超量，而不是有外来的东西侵入。抑郁因人而异。要问什么使人抑郁，你也同样可以问"什么使人满足"。

医生可以帮患者调整药量选择，但也许有一天，人们可以像服用抗氧化维生素一样服用 SSRI 类药，这些物质的长期效果明显，副作用极小，不致命，也容易控制。SSRI 类药有助于维护脆弱的心理健康，帮心智保持强健。服用错误的药量或不坚持服药会影响药效，但正如希利指出的，人们会相当小心地服用非处方药，通常不会服用过量。我们会在自己身上反复试错，找到适合的药量（开 SSRI 类药处方的医生大致上也是这样做的）。即使在极端过量的情况下，SSRI 类药也不致命甚至不构成危险。希利认为，药物的处方药地位对药物有美化作用，这一点在抗抑郁药物上尤其显著；抗抑郁药相对来说副作用很少，所针对的疾病目前仅存在于患者的解释之中，除却患者的自我汇报，无法以任何医学手段检验。除了询问患者，我们无法决定某种抗抑郁药是否必要；在美国，询问过程通常由全科医生进行，而全科医生对药物的了解不必做过深入研究的普通人更多。

现在，我的药物方案已经过精心的计划和特别的平衡，而假如没有一位出色专家的贴心诊治，我自己没有能力挺过上一次崩溃。但我认识的服用百优解的人，很多只是去医生那里要求开药。他们看诊前已经自行诊断，而医生没理由怀疑他们对自己心智的了解。哪怕是不必要的服用，百优解似乎也没有什么特别的影响，而那些对它没反应的人很可能停止服药。人们为什么不能完全自行做出这些决定呢？

我采访的很多人因"轻性抑郁"服用抗抑郁药物，生活因此变得更加快乐美好。我也会这么做的。也许他们真正想要改变的是个性，就像彼得·克莱默在《倾听百优解》中所说的那样。将抑郁作为化学或生物问题对待是公关噱头，至少在理论上，我们也可以找到暴力的脑化学，假如我

388 正午之魔

们想，也可以就此鼓捣一番。所有的抑郁都被视为侵入性疾病，这一观念或是基于"疾病"含义的巨大扩张，把各种特性（从嗜睡到讨厌到愚蠢）都包括了进来，或是基于现代虚构的方便。然而，严重抑郁这个灾难性的情况现在是可以治疗的，我们也必须尽力治疗，以保证在公正的社会中人能过上富足健康的生活。抑郁的治疗应为保险覆盖，得到国会法案的保护和杰出研究者最高度的重视。这里有一个明显的悖论，指向一个存在主义式的问题：什么构成一个人，什么又构成人的痛苦。我们拥有生命权和自由权，这相对而言很直接；而我们追求幸福的权利却变得日渐费解。

我的一位老友曾对我说，性已经被其公共存在毁了。她说年轻时，她和最初的几个情人只能由最粗糙的本能指引着有新的发现，对彼此都没有特别的期望和标准。她对我说："现在你读过那么多文章，说的都是谁该在什么时候怎样有多少个高潮。你被告知该做什么，用什么姿势，有怎样的感觉。你被告知了所有事的正确和错误做法。那现在还有什么机会发现什么呢？"

脑功能失调也曾是私密之事，本书中也记述了一些相关的历史。那时，人们无意间就有了脑功能失调，情况有多糟很大程度上是个人化的，身边的人如何应对这个情况也是个人化的。而现在，我们是在各项方针的指导下陷入心理病痛。我们乐此不疲地进行人为分类，用公式化约精神疾病。抑郁不再是公众的隐私，而成了一个外表上有序的序列。这便是政治和抑郁的交汇。这本书本身也无奈地纠缠于抑郁的政治中。读者如果仔细阅读本书，可以学会如何变得抑郁：有什么感受，什么想法，什么行为。然而，每个人的挣扎都有其个体性，都无可取代。抑郁就像性，保留了一丝遏制不住的神秘光晕。每次都是新的体验。

400

# 第十一章

# 演　化

以往对抑郁的大量讨论都集中在"谁会得抑郁""什么是抑郁""抑郁何时发生""抑郁在哪儿发生"等问题上。而演化学家则把注意力转向了"为什么有抑郁"。对"为什么"的兴趣始于追溯历史：演化生物学解释了事物如何变成现在的样貌。为什么这种明显讨厌又根本无益的状况会发生在这么多人身上？它带来过任何好处吗？它是否只是一种人性的缺陷？为什么它没在很久之前就被淘汰？为什么特定的症状往往集中出现？这种障碍的社会演化与生物演化有何关系？如果不去检视先于抑郁的那些问题，就无法回答上面的问题。从演化的角度来看，我们为什么会拥有情绪、情感？到底是什么原因让自然选择了绝望、沮丧、易怒，而相对来说只有很少的喜悦？检视抑郁的演化问题，就是检视生而为人究竟意味着什么。

情绪障碍显然不是简单、个别、零零散散的状况。迈克尔·麦圭尔和阿方索·特罗伊西在二人合著的《达尔文主义精神病学》中指出，抑郁，"其发生可能有已知的诱因，也可能没有；有时可能在家族中遗传，有时则不；同卵双胞胎的发病率也不一致；有时会持续一生，有时又会自行消失。"不仅如此，抑郁明显也是多种作用因的共同结果。"有些抑郁者成长生活在社会逆境之中，另一些人并非如此；有些人的家族成员普遍抑郁，另一些人并非如此；可能引起抑郁的生理系统（如去甲肾上腺素、血清素等）也存

402

在显著的个体差异。而且，有些人对一种类型的抗抑郁药有反应，对另一种则没有；有些人对药物治疗全无反应，但电痉挛疗法却对他们有效；还有人对任何已知的疗法都没有反应。"

这表明我们所说的抑郁似乎是种特殊的分类，其中包含各种状况，而这些状况都没有明显的边界。就好像有种状况叫"咳嗽"，其中包括可以用抗生素治疗的咳嗽（肺结核），可以用调节湿度治疗的咳嗽（肺气肿），可以用心理疗法治疗的咳嗽（神经症性的咳嗽），有些需要化疗（肺癌），有些则可能难以医治。有些咳嗽如果不治疗会有生命危险，有些是慢性的，有些是暂时的，有些是季节性的。有些咳嗽会自愈。有些咳嗽与病毒感染有关。那什么是咳嗽？我们只能把咳嗽定义为多种疾病都会有的一种症状，而非自身就是单一种疾病，尽管我们仍可看到咳嗽本身引起的继发症状：咽喉疼痛，睡眠不佳，说话困难，刺痒之感，呼吸不畅，等等。像咳嗽一样，抑郁不是一种合理的疾病类别，而是会引起继发症状的一种症状。如果我们不知道哪些疾病会引起咳嗽，就无从理解"难治性咳嗽"，就可能会找出各种理由来解释为何有些咳嗽似乎无法治疗。现在，我们还没有一个清晰的体系来分清抑郁的不同类型及其不同含义。这样一种疾病不太可能有一个单一的解释。它如果是因一系列的缘由而发生，就必须用多重体系加以检视。目前的模型内在地就有些杂乱无章，用了一点精神分析的思想，一点生物学，几种外在因素，随意混合成疯狂的拼盘。我们需要先理清抑郁、悲痛、人格、疾病，之后才能真正理解抑郁的心理状态。

动物最基本的反应是感觉。所有的生物在饥饿时都会不快，吃饱后都很满足，这就是我们为什么要努力喂饱自己。假如饥饿不是这么一种让人难受的感觉，我们就会饿死。我们的本能让我们找到食物，如果这些本能无法满足，例如无法获得食物，我们就会体验到极度的饥饿，会尽一切所能缓解这种状况。感觉常常会触发情感：我因为饥饿而感到不悦，这就是对这种感觉产生了一种情感反应。昆虫和很多无脊椎动物似乎都有感觉，也对感觉产生反应，但很难说清情感出现于动物等级的何处。情感并非专属于高等哺乳动物的特性，但也不适合用于描述变形虫的行为。我们因这

403

种可悲的缺陷而烦恼，称述事物时有一种拟人化的倾向，例如，说一株缺

水的植物在枯萎时是难过的，或说汽车总是出故障是因为脾气不好。要区分这种投射和真实的情感，并不容易。那一大群蜜蜂是在愤怒吗？那条逆流而上的鲑鱼是坚毅的吗？享誉的生物学家查尔斯·谢灵顿在年近50岁时写道，在用显微镜观察一只跳蚤叮咬时："无论那是不是一种反射行为，似乎都充满了最暴力的情感。在利立浦特小人国尺度的世界里，这一幕堪比福楼拜的《萨朗波》中潜行的狮子。这似乎是一扇小小的窗口，让人不禁想象弥漫在昆虫世界中的浩瀚'情感'。"谢灵顿描述的是，人类眼中所见的行为，往往反映了情感。

如果说情感（emotion）是比感觉更为复杂的问题，那么情绪（心境，mood）这个概念的复杂程度还要更胜一筹。演化生物学家 C. U. M. 史密斯把情感比作天气（现在有没有下雨），把心境比作气候（这个地区是否潮湿多雨）。情绪是一种持续的情感状态，为感觉引起的反应涂上色彩。当情感拥有了自己的生命，不再囿于直接触发它的事件时，它就构成了情绪。人会因饥饿而不快，进入一种易怒的情绪，这种情绪并不一定会因吃了东西而得到缓解。很多物种都有情绪；一般来说，物种的发展程度越高，就会有越强有力的情绪独立于直接的外在环境而产生。人类尤其如此。甚至是未患抑郁的人有时也会情绪低落，因微小的事物似在昭示生命的短暂，因突然深深思念离去之人或逝去的时光，因我们活在一个转瞬即逝的世界、而此事带来的悲伤颇有些令人无力。有时人就会在没有任何明显理由的情况下难过起来。而那些经常抑郁的人，偶尔也会情绪高涨，这时阳光特别明媚，事事美好宜人，世界充满了可能，过去只是段小小的序曲，引来的是光明的现在和未来。为何会有这样的现象，仍是生化之谜和演化之谜。情感的选择优势比物种对情绪的需要更易理解。

抑郁是一种类似于癌症的机能紊乱，还是像恶心一样，发挥着防御功能？演化学家认为，抑郁太过常见，所以不能简单地归为功能失调。与抑郁伴生的某些机制似乎在某些阶段有助于人类繁衍。由此可提出四种可能，每种都至少揭示了部分真相。首先，抑郁可能在人类出现之前的演化中发挥某种功能，而这种功能现在已失去其作用。其次，现代生活的压力与我

404 们大脑的演化不相容，我们去做那些与我们的演化状况不符的事，结果就会抑郁。第三，抑郁本身在人类社会中发挥着有益的功能，有时人抑郁是件好事。最后，和抑郁有关的基因和因之而来的生物结构，也和其他更有用的行为或感受有关，即抑郁是大脑生理中某种有用突变的附带结果。

　　第一种观点，认为抑郁曾发挥某种有用的功能，而这种功能现在已失去其作用，就是说抑郁其实是一种遗迹，来自我们多种退化的情感反应。正如心理学家杰克·卡恩指出的："人对汽车、电插座之类的真正危险没有天然的恐惧，却把时间和精力浪费在害怕无害的蜘蛛和蛇上。"对这些动物的恐惧，在我们的物种发展过程中的某个阶段，可能发挥了重要的作用。依此模式，抑郁经常集中在一些看似无足轻重的小事上。安东尼·史蒂文斯和约翰·普赖斯提出，最初等级社会的形成需要某些形式的抑郁。尽管低等有机体和一些像红毛猩猩这样的高等哺乳动物是独居者，但大多数高等动物会形成社会群落，这可以更好地防御猎食者，更容易获取资源，更有利于物种繁殖，也带来了合作捕猎的可能。无疑，自然选择偏爱集体性。人类对集体性的冲动尤其强烈。我们居于社会之中，大多数人都强烈地依赖着某种归属感。被人喜爱是生命中最大的愉悦之一，而被排斥、忽视或在其他方面遭遇冷遇，是我们最糟糕的一种体验。

　　有的人走到哪里都是老大。没有领袖的社会会一片混乱，迅速解体。个体在群体中的位置会随时间改变，领导者要一直守护自己的地位，与挑战者对抗，直到终被打败。在这样的社会里，抑郁对解决统治权冲突有重要的作用。如果低等级动物挑战领袖的行为不被压制，那么挑战就会不断发起，群体将永无安宁，无法正常运转。如果失败后挑战者不再逞强，退回到某种抑郁状态（更多以被动性而非存在性危机为特点），它也就承认了胜利者的成功，并暂且接受了这种统治结构。居于被统治地位的个体通过顺从权威，也使自己不致被胜利者杀戮或逐出群体。因此，通过这种轻到中

405 度的适当发作，抑郁能使等级社会达到和谐状态。而如果经历过抑郁的个体，其抑郁不断复发，可能意味着不断战败的个体应该避免再度争斗，以减少对自己的伤害。演化学家 J. 伯奇内尔曾说，大脑中枢不断监测着个体相

对于其他个体的地位，我们都是依这种内化的等级概念运作的。某场争斗的结果会决定大多数动物如何排定自己的等级；有些动物没有切实的可能提升自己的地位，这时，抑郁有助于阻止它们贸然挑战自身的等级。而对人来说，一个人哪怕没有积极参与到提升社会地位的活动中，也常会遭到他人的批判和攻击。抑郁可以让这样的人离开遭受这些批判的环境：他们不再活跃，因此也不被打压（在我看来，这个理论有点像"大锤打蚊子"）。抑郁中的焦虑成分与恐惧密切相关：害怕成为被猛烈攻击的对象进而被赶出群体——在动物社会和人类的狩猎采集时代，这会带来致命的后果。

这种从抑郁在演化方面的结构出发的论证，与我们当下经历的抑郁并无太大关系，我们当下的社会拥有大量的外在结构性原则。在群居动物社会中，群体结构由身体力量决定，而身体力量则通过争斗中一方消灭或打败另一方呈现出来。罗素·加德纳多年主持跨物种比较和精神病理学（ASCAP）学会，研究人类抑郁与动物模型的关联。他提出，对人类而言，成功更多地依赖于自己完成某事，而不太依赖压倒别人。单纯阻止别人成功并不能给自己带来成功，成功是因为自己的成就。这并不是说人类完全脱离了竞争和伤害他人的事，但在大多数人类社会体系中，竞争的建设性要高于破坏性。在动物社会中，成功的本质目标是"我比你强"，而在人类社会中，成功在更大程度上是"我太棒了"。

加德纳认为，动物社会的秩序是由真实可测的个体力量决定的，相应地，弱者会发展出类似抑郁的状态；而在人类社会中，公众的意见决定社会秩序。因此，如果所有狒狒都能够打倒（且确实打倒了）某只狒狒，后者就会行止抑郁；而如果所有人都觉得某个人很差劲，这人也可能抑郁。当代经验也证明了等级假说：社会等级下降的人确实会变得抑郁，这有时会让他们更能接受较低的社会等级。但请注意，拒绝接受低等级的人通常也不会被逐出当代社会，事实上，其中有些人甚至成了受人敬仰的变革者。

抑郁和冬眠颇有亲缘，是一种焦虑不安的冬眠。在冬眠中，个体通过安静和退缩保存能量，减缓所有的身体系统，这似乎支持了抑郁是冬眠的遗迹。抑郁者渴望蜷缩在床上、不想出门，这也让人联想到冬眠：动物不会在野地里冬眠，而会在较为安全舒适的巢穴中。某种假说认为，抑郁是退缩的一种自然形式，只会发生在安全的环境中。"也许抑郁与睡眠有关，"NIMH 的托马斯·维尔提出，"因为抑郁总是和睡眠的场所有关，与在家有关。"抑郁也伴随着催乳素水平的改变，这种激素会令鸟连续几周安坐孵蛋。这也是退缩和静止的一种形式。关于较轻的抑郁，维尔说："如果一个物种的某些成员在大群同类中会过于焦虑，不去高处，不进隧道，也不特立独行，总是躲开陌生者，一嗅到危险就回家——那它们很可能比较长命，有很多后代。"

我们需要认识到，演化论在推定目的时有其特异性。自然选择不会扫尽病碍，也不会无限趋近完美。自然选择偏好某些基因表达。人类大脑的演化速度远远赶不上生活方式的变迁。麦圭尔和特罗伊西称之为"基因组滞后假说"。毋庸置疑，现代生活的负担与我们大脑的演化并不相容。我们去做那些与我们的演化状况不符的事，结果很可能就会抑郁。演化心理学的一位领军人物伦道夫·内瑟说："我想，一种生物的天性乃是生活在 50 到 70 个同类的群体中，现在却要与几十亿同类共同生活，那么这对谁来说都不容易。谁知道呢？也许是饮食，也许是活动频率，也许是家庭结构的改变，也许是婚配模式和性获取方式的改变，也许是睡眠，也许是直面进入了意识的死亡本身，也许都不是。"南卡罗来纳医学院的詹姆斯·巴伦杰补充道："激发焦虑的因素过去并不存在。你常去的地方都离家不远，大部分人能学会应对一个地方的生活。现代社会激发焦虑。"演化论提出一个范式，认为特定环境里的特定反应都曾经有其功用；而现代生活激起"精神症状会聚"反应，常是在它们并无用处的环境中。抑郁的发病率在狩猎采集社会或单纯的农业社会中往往较低，在工业社会中较高，在转型社会中更高。这也支持了麦圭尔和特罗伊西的假说。现代社会有上千种困境是传统社会无须面对的。不花时间学习应对策略，几乎不可能适应这些困境。其中，慢性压力很可能是最糟糕的一种。在野外，动物面对的往往是短暂的严酷挑战，解决的方式是非生即死。除了持久的饥饿，它们没有什么慢性压力。野生动物不从事让自己后悔的工作，不会强迫自己年复一年地与讨厌的对象交往还要保持冷静，也不争夺后代的监护权。

　　或许在我们的社会里，这种高强度压力的主要来源还不是这些显而易见的折磨，而是自由，以无穷无尽、不充分知情的形式呈现给我们的自由。荷兰心理学家 J. H. 范登贝格于 1961 年出版了《人性本变》一书，他认为不同的社会有不同的动机系统，每个时代都需要新一轮的理论发展，因此，弗洛伊德关于人性的著作在 19/20 世纪之交的维也纳和伦敦可能十分正确，但对 20 世纪中叶的人、生活在北京的人就未必如此。范登贝格提出，在现代文化中，不存在对生活方式的所谓知情选择。他谈到职业世界的全貌已无法窥见：职业不断分化，越发多元，带来的不同可能已经超出了人的理解能力。在前工业社会，一个孩子可以走遍自己的村子，看大人们工作，通常会对可以选择的工作有较为透彻的理解——做铁匠、磨坊工、面包师傅都是怎样的——之后在此基础上做出选择（如果他有得选）。牧师的生活细节也许并不清楚，但其生活方式却一目了然。后工业社会可就完全不是这样了。没几个人从小就知道对冲基金经理、健保系统专员或是副教授到底在做什么，也无法知道自己去做这些工作会是怎样的情况。

　　在个人领域也是如此。直至 19 世纪，一个人的社会选择还很有限，除了少数的冒险家和异教徒，人们都在同一个地方生老病死，被严格的阶级结构束缚。在英格兰和威尔士交界的什罗普郡，佃农没有多少婚姻伴侣的选择，只能在当地年龄和出身相当的女子中决定。他可能无法与真爱结成夫妇，只能和别人成婚，但至少他已审视过可能的选择，知道他可以做什么，正在做什么。上流社会人士较少被地理区域束缚，但他们人数很少。他们往往了解所有可能联姻的对象，清楚选择的整个范围。并不是说跨阶级的婚姻不会发生，也不是说人们不会移居他地，但这样的情况并不常见，一旦发生，就是有意地背离传统。高度结构化的社会不提供无限的机会，这有可能让人更容易接受自己的命运，至少对于大部分人来说是这样——当然，经过自省而完全接受自己的处境，在任何时候、任何社会都很少见。随着交通的发展，城市的扩大，阶级流动性的增强，婚配对象的范围也突然开始超常地极速扩大。生活在 18 世纪中叶的人还可以说他们了解过所有可能的异性对象，之后选择了最合适的一位，但他们如果被迫到了更近的时代，就较难确信是在所有接触过的人中做出了最好的选择。我们中的多数人会在一生中遇到几千人。因此，失去了最基本的确信之感，即不知自己是否选对了职业、找对了配偶，会令我们有种被剥夺的感觉。我们无法接受不知该做什么的状态，也依然固守着"选择应该基于所知"的想法。

从政治角度看，自由常常带来负担，因此摆脱独裁的转型常常引发抑郁。从个人角度看，奴役和过度的自由都是压迫性的情况。世界上有些地方正深陷难逃贫困的绝望之中，而一些较为发达的国家则受困于人口的流动性，受困于 21 世纪的游牧生活：人们过着不断连根拔起又不断重新定居的生活，要适应新的工作、新的人际关系甚至新的幻想。有位作家就这个问题讲了一个故事：一个男孩的家庭在短时间里搬迁了三次，最后他在后院的橡树上吊自杀了，留下一封钉在树上的遗书，写着"这是这里唯一有根的东西"。一位公司高管平均每年要飞 30 个国家出差，一位城市中产阶级员工所在的公司不断转手、工作内容不断重设、上级和下属年年更换，一名独居者每次去杂货店购物时遇到的都是不同的收银员——他们也都在持续不断地经历着这种断裂之感。1957 年，一家美国超市的农产品区平均有 65 种产品，购物者认识所有的水果和蔬菜，每样也都吃过。而 1997 年，一家美国超市的农产品区平均有超过 300 种产品，提供上千种产品的超市也不在少数。哪怕是选择自己晚饭吃什么，你都会进入不确定的地带。选择的剧增并不带来方便，反而令人头晕目眩。当类似的选择呈现在所有方面——你住哪儿、做什么工作、买什么、和谁结婚——结果就是一种集体的不安，依我看，这很大程度上解释了工业社会抑郁患病率升高的原因。

不仅如此，我们还生活在一个令人眼花缭乱、手足无措的科技时代，我们无法具体了解身边大多数的产品如何工作。微波炉怎样运转？硅晶片是什么？如何用基因工程改造玉米？使用手机时，我的声音是如何传递的，与一般电话相比有何不同？科威特的一台银行机从我的纽约账户上划的账是真的钱吗？这些特定问题的答案固然都能找到，但要搞懂生活中所有小小的科学问题则是沉重的任务。哪怕一个人明白汽车马达如何工作、电从哪儿来，对他而言，日常生活的真正机制也已经越发费解。

我们面对很多具体的压力，准备却很不足。家庭的解体当然就是一例，还有独身生活的出现，职业女性与孩子之间缺少接触乃至亲密，日常工作中全无身体活动和锻炼，生活在人工照明之下，失去宗教的慰藉，强行吞下当今的信息爆炸……这个清单几乎可以无穷无尽地列下去。我们的大脑怎么能准备好处理和承受所有这些变化，怎么会不精疲力竭？

　　许多科学家赞同这样的看法：既然抑郁到今天依旧存在，那么它在我们的社会中就还在发挥功用。演化学家想要看到抑郁的存在有利于特定基因的繁衍；但如果我们观察抑郁者的生育率，就会发现抑郁其实降低了繁衍。抑郁像身体疼痛一样，都是令某些危险的活动和行为痛苦得难以忍受，以此警告我们要远离这些活动和行为，这就是抑郁最明显的功用。演化精神病学家保罗·J. 沃森和保罗·安德鲁斯认为抑郁其实是一种沟通手段，并为演化场景建模，据此将抑郁视为一种社会疾病，因其在人际交往中的作用而存在。在他们看来，轻性抑郁会引起强烈的自省和自我审视，在此基础上一个人才可能经过深思熟虑来决定如何改变自己的生活，使其更适合自己的性格。这样的抑郁可能是、也经常确实是个秘密，发挥的是私密的功能。焦虑是事前的烦恼，经常是抑郁的一个组成要素，它可以帮我们避免麻烦。轻性抑郁是与触发环境无关的低落情绪，它可以刺激我们回到因一时犯傻而脱离的状态，我们往往在失去它之后才发现其价值；也可以让我们为真正的错误懊悔，避免再犯。我们常常依据投资的古老原则做出人生的决断：高风险可能带来高回报，但代价对大多数人可能都太过高昂。如果一个人无法放弃一个确实无望的目标，抑郁便可解决这种局面，强迫他放弃。对自己的目标过于执着，无法放弃明显不智的依恋，这样的人就特别容易抑郁。"他们试图在人际关系方面做些事情，这些事徒劳无功，但他们无法放弃，因为他们投入了太多的情感。"伦道夫·内瑟说。情绪低落可以为一个人的固执设下界限。

　　抑郁当然能阻断一些有负面影响的行为，如果没有抑郁，我们也许就要忍受它们。比如，过高的压力会导致抑郁，而抑郁会让我们避开压力。睡眠不足可能导致抑郁，而抑郁也会让我们增加睡眠。抑郁的一项主要功能就是改变不利于繁衍的行为。通常，抑郁是一个信号，提醒我们资源错配严重，需要重设重点。现代生活中有太多这样的实例。我听说有一位女士努力想做一名专业小提琴家，老师和同事都不赞成，她于是陷入急性抑郁，对药物和其他治疗的反应都极为有限。当她放弃音乐，转而把精力投向她更擅长的领域时，抑郁减轻了。抑郁虽然会让人有寸步难行之感，但也可能是一种有力的动机。

更严重的抑郁可以唤起他人的关注和支持。沃森和安德鲁斯认为，假装自己需要他人的帮助，并不一定能确保得到帮助；大家都很聪明，不会被假的需要蒙蔽。抑郁是种便利的机制，因为它带来了有说服力的现实：如果你抑郁了，那么你确实很无助；如果你确实很无助，你就很可能获得他人的扶助。抑郁是一种代价高昂的沟通方式，但也正因代价高昂，才显得尤为可信。沃森和安德鲁斯说，正是它真实的可怕之处促使他人伸出援手；抑郁发作导致的功能失调可以有效地用作"利他主义诱导装置"。它或许也能让那些给你带来困难的人远离你，不再添麻烦。

411

我的抑郁令我享受到了家人和朋友的各种帮助。我得到的关注远超我的常规期待，身边的人用各种方法减轻我在财务、情感、行为等多方面的负担。我从对朋友的各种义务中解脱出来，因为我就是病得太重，做不来那些事。我中止了工作，对此我别无选择。我甚至因抑郁获准缓缴账单，各种烦人的家伙也只得不再打扰我。事实上，因为第三次抑郁发作，我得以延长本书的交稿期限，并且十分坚决；虽然我可能感到脆弱，但我可以坚定地说"不行，我无论如何都无法继续工作"，别人只能适应我的状况。

演化心理学家爱德华·哈根把抑郁视为一种权力游戏：它可以让一个人在自己的需要被别人回应之前，先回避掉为别人服务。我不同意这个看法。抑郁者对身边的人提出很多需求，但如果没有抑郁，他们无须提这些需求。这些需求被完全满足的几率也很小。抑郁可以被当作有效的勒索，但做这样的勒索太痛苦了，结果也难以预期，并不是达成特定目标的优选办法。虽然在痛苦中获得支持令人感激，也令人体验到本来难以想象的深切的爱，但最好还是不要这么痛苦，也别需要这么多支持。不要。我相信情绪低落和身体疼痛发挥着同样的功能，它们都会因痛苦的后果而让人避免特定的行为；但要说抑郁是达成社交目标的一种手段，这种流行观点在我看来没什么道理。如果重性抑郁是让独立个体寻求帮助的自然策略，那最多也只是种高风险的策略。事实是，多数人会被抑郁吓走。虽然有些人会更同情表现出抑郁的人，无私地支持他们，但更多人的反应是反感厌弃。陷入抑郁后，你可能发现曾经信任的人并不可信，这种情况并不少见——虽然这样的信息很有价值，但你可能宁愿从不知情。我的抑郁让我分出了朋友中哪些是金，哪些是沙，但代价又有多高呢？只是因为在艰难中发现对方不可靠，就断了那些带给我快乐的关系，值得吗？我对这些人来说又是怎样的朋友呢？而友谊究竟又在多大程度上关乎可靠？在危难中的可靠，又与善良、宽宏、仁慈这些品质有什么关系？

在所有的演化理论中，最具说服力的观点或许是：抑郁是机能的失效，412而这种失效也在发挥功用。多数时候，抑郁源自悲痛，也是悲痛的一种畸变形式。要理解忧郁症，就不能不谈哀悼：抑郁的基本模式存在于悲伤之中。抑郁可能是一种有用的机能受了阻滞。我们的心率会在一定范围内改变，使我们可以在不同的环境和气候下正常运转。真正的抑郁就像是心脏无法把血液输送到手指和脚趾，其实是一种没有什么内在优势的极端状态。

悲痛对人类有深刻的意义。我认为，悲痛最重要的功能存在于依恋关系的形成中。我们遭受失去时，如果蒙受的痛苦不足以令我们害怕，我们也就无法深深地去爱。爱的体验将悲伤融入了自身的强度和广度。人不愿伤害所爱之人，只想提供帮助，这也有助于物种的存续。在认识了世界的艰难之后，爱能让我们继续活下去。假如我们发展出自我意识的同时却无爱的能力，我们就无法忍受生活的投石箭弩。我还没见过这样的对照研究，但我相信，一个人如果有强大的爱的能力，就更可能顽强地活下去，也更有可能被爱，而这也会让他们继续活下去。"很多人把天堂视为一个充满无限力量和变化的地方，"凯·贾米森说，"而不仅是无忧无虑。你也许想消除某些极端情况，但不会希望把整个连续体切掉一半。在希望人们受苦和不想让人失去情感体验广度这二者之间，界线非常细微。"爱意味着脆弱易感，而拒绝或谴责脆弱就是在拒绝爱。

重要的是，爱让我们不会太轻易地放弃依恋关系。离开真爱之人会让我们煎熬，这是生而为人的感受。或许预期到悲痛，对情感依恋的形成也至关重要。丧失让我们沉思，让我们紧紧抓住拥有的人和事物。如果失去一个人之后不会绝望，那我们就只会出于享乐才把时间和精力花在某人身上，一旦享乐不再，我们不会多停留一分钟。内瑟说："演化论常被看作一种消解价值的实践。演化生物学家对道德行为复杂性的解释，都好像那只是一个为个体自身基因传递的自私利益服务的系统。当然，个体的很多行为明显有这方面的目的，但其行动的原因也经常在这些参数之外。"内瑟研究的领域是承诺："动物无法向彼此做出有条件的复杂承诺，不会讨价还价说'如果你将来为我做这个，我就为你做那个'。承诺指的是此刻许诺未来去做某事，但那时这件事也许不符合你的最大利益。我们大多数人都凭这样的承诺而活。霍布斯看到了这一点。他认为，我们拥有承诺的能力，是这一点让我们成为人。"

做出承诺的能力对一个人的基因传递有着演化优势，这是稳定的家庭单元的基础，为年幼的个体提供理想的生长环境。虽然这种能力提供的是演化优势，但我们一旦拥有了它，就能以我们选择的任何方式来使用，这些选择中就有人类的道德标准。"人类的科学概念是还原性的，让我们将关系主要看作相互之间的操控和利用，"内瑟说，"但事实上，爱和恨的感受总会延伸到不那么实际的地方。它们完全不符合我们的理性主义体系。爱的能力也许提供了演化优势，但面对爱时如何行动却是我们自己掌控的过程。超我推动我们去做那些牺牲自己的快乐而令他人受益的事。"它邀请我们进入拥有道德选项的王国，但如果我们力图消除悲痛和它较温和的近亲——懊悔，这个王国也就失去了意义。

有些昆虫是从卵囊中孵化出来，卵囊里压缩了足够的食物供给，但这个过程完全是自生自灭；这些昆虫需要的是性冲动，不是爱。不过，对依恋的追求甚至存在于爬行动物和鸟类的世界中。它们有卧在蛋上保持温暖的本能，而不是生下蛋就一走了之，任凭蛋变冷，被压碎，或是被路过的动物吃掉——显而易见，孵蛋的行为更有利于繁殖。在多数比爬行动物高等的物种中，母亲会喂食自己的子女，比如鸟类，它们的后代存活率更高，这也增加了小鸟长成大鸟并继续生育的成功率。最初的情感，也是最显著地受到选择的情感，就是我们所说的母子之爱。爱应该很可能萌发于最早的哺乳动物中，驱使这些动物照顾自己的新生幼崽：它们没有蛋壳的保护，却要无助地进入这充满威胁的世界。母亲如果紧紧陪在后代身边，保护它们不受掠食者的伤害，全心照料喂养它们，那么与不顾后代死活、任由它们被掠食者袭击捕食的母亲相比，前者传递自身遗传物质的机会要大得多。比起被母亲冷漠对待的后代，受母亲保护的子女发育到成熟期的机会要多出很多。自然选择更偏爱付出爱的母亲。

其他各种情感也发挥着各种特定优势。充满愤怒与仇恨的雄性会更有力地与其他雄性竞争，试图摧毁对手，从而提升自己的繁衍机会。保护配偶的雄性也有竞争优势，它会赶走配偶身边的其他雄性，好在每次雌性进入繁殖期时，都能维持住自己基因的传递机会。对产子数量较少的动物来说，最有利于遗传物质传递的组合，就是一位充满爱和关怀的母亲加一位忌妒与保护性的父亲（反之亦然）。多情的动物有更多的繁殖机会。在竞争的环境中，易被怒气激动的动物有更大的胜算。爱是种内含缺陷的情感，有着种种形式，包括情欲、博爱、友情、孝顺、母性等等，它们都依照"奖惩模型"运作。我们表达爱，因为爱会带来巨大的满足；我们不断表达爱，表现出保护性，因为失去爱是创伤性的体验。如果我们不会因失去所爱而痛苦，如果我们可以享受爱的喜悦却对所爱的毁灭无动于衷，我们就不会有现在这么强的保护性。悲痛让爱变成了自我保护：我们会照顾所爱之人，以免自己陷入难以承受的痛苦之中。

在我看来，最合理的观点是：抑郁本身没有什么用处，但相关的情感广度有无法估量的价值，可以说明我们所知的一切极端情感的合理性。

抑郁的社会演化与生物化学演化相互联系，但并不等同。现在的基因图谱还不足以让我们确切得知基因的哪些功能可能致郁，但这种状况似乎与情感的敏感性相关，而敏感是一项有用的性格特征。也可能正是意识的结构打开了抑郁的通路。当代演化学家正在研究"三重脑"（或称"三层脑"）理论。脑的最里层是爬虫脑，与低等动物类似，是本能的所在。中间一层是边缘系统，存在于演化程度较高的动物脑中，情感就在这里。最外层的脑仅存在于高等哺乳动物，如灵长类和人类中，是认知脑，为推理、高级

414

的思维形式及语言活动不可或缺。大多数人类行为牵涉所有这三层脑。在
著名的演化学家保罗·麦克林看来，抑郁是专属于人类的烦恼。它是三层
脑在运作中脱节的结果：要时刻让本能、情感、认知同步进行，就必然会
有这样的后果。面对社会逆境时，三重脑有时无法协调自身的反应。理想
状态下，一个人本能地想退缩时，应该体验到负面的情感，并经历认知的
再调整。如果这三个过程同步进行，这个人就会体验到正常、非抑郁性的
退缩，离开令本能脑活跃度下降的活动或环境。但有时，更高级的脑层能
会和本能脑作对。例如，一个人可能在本能层面退缩，却在情感层面亢奋
和愤怒。这会引起激越性抑郁。或者，一个人在本能层面退缩，却做出一
个意识层面的决定，要努力争取自己想要的东西，结果不得不承受可怕的
压力。我们每个人很熟悉这样的冲突体验，它确乎会造成抑郁或其他困扰。
麦克林的理论几乎完全符合之前的看法：我们的脑在执行与其演化状况不
符的任务。

　　牛津大学的蒂莫西·克罗在三重脑的理论上又进了一步。他的理论非
常独特，无论是否接近真相，都令人耳目一新，与各种主流的心智演化理
论中一些时而难以置信的主张截然不同。他提出了一个"语言演化"模型，
认为自我意识源自言语，而精神疾病源于自我意识。克罗从拒斥现代分类
体系开始，把各种精神疾病放在连续的谱系上。在他看来，一般的难过、
抑郁、双相障碍、精神分裂症等等，都只是程度的不同，而非种类的不同，
即差异是量度性的，而非类别性的。他认为，所有的精神疾病都由共同的
原因引起。

　　克罗认为（但生理学家反对）灵长类的脑是对称的，而人类之所以成
为人类，即人类的物种形成点，就在于非对称的脑（他基于非常复杂的遗
传学论证，根据男性 X 染色体的突变提出这个观点）。在从灵长类到人类的
演化过程中，随着大脑体积相对于体型大小而言不断增长，某种突变使大
脑的两半球发展出某种程度的独立性。因此，灵长类无法通过一侧大脑去
看另一侧大脑，但人类可以。这开启了通向自我意识之路，令个体觉察到
自我的存在。一些演化学家认为这本可能是个简单的突变，与针对每侧大
脑的增长因数相关，但随着演化不断进展，这种非对称有了深远的意义。

接下来，大脑的非对称性成为了语言的基础，右脑的概念和感知，由左脑进行表达或加工。语言能力位于大脑两侧，这一概念似乎来自中风患者的证据支持。只左脑中风的病人可以理解概念、感知物品，但无法叫出任何东西的名字，也无法使用语言或调取语言相关的记忆。这不只是发音的问题。左半球中风的聋人可以用动作、手势来表达情感（像所有人类和灵长类一样），但无法使用手语，也无法理解我在将词语组成句子、将句子组成段落的过程中都在使用的深层语法。另一方面，右脑中风的病人保存了智力，但失去了这些能力通常能表达的概念和感受。他们无法进行复杂的抽象，情感能力也严重受损。

是什么样的解剖结构使我们容易遭受情绪障碍？克罗提出，精神分裂症和情感障碍可能是我们为非对称大脑付出的代价，而他把人类的思虑、认知、语言都归因于神经的这一发展。他还提出，所有的精神障碍都是大脑两半球的正常互动失调的结果。"两侧的交流可能太多或太少；两半球的运作如果没有协调一致，就会造成精神疾病。"他解释道。克罗认为，非对称性"增加了互动中的灵活性"，"拓展了学习能力"，也"提高了与同物种成员的沟通能力"。然而，这些发展会延缓大脑的成熟，人脑的成熟速度比其他物种都要缓慢。但人脑似乎也比其他物种有更强的成年时期可塑性：你很难教一条老狗学会新把戏，但老年人类要适应行动不便的晚年时，却能学会一套全新的动作方式。

我们的灵活性允许我们获取新的理解和洞见，但也意味着我们可能走极端。在克罗看来，正是这种弹性让我们偏离了正常的人格范围，发展出精神病性的特点。这种改变也会被外部事件触发。在这个模型里，演化选择的不是可塑性的特定表现，而是可塑性本身。

对大脑非对称性的研究现在已不再是热门课题，在美国，最引人注目的研究正在位于麦迪逊的威斯康辛大学进行，主持者是神经科学家理查德·J.戴维森。不断进步的脑扫描设备令戴维森的研究得以可能。现在，科学家可以在大脑里看到五年前看不到的各种内容，而再过五年，他们很可能还会看到更多。脑成像专家结合使用正电子发射断层成像（PET）和磁共振成像（MRI），大约每 2.5 秒就能得到整个大脑的一幅三维快照，不过空间信息只能让误差不超过 3.5 毫米。MRI 有更好的时间和空间分辨率，而 PET 在定位脑神经化学反应方面更为准确。

417 戴维森先是定位了应"正常"刺激而出现的脑神经化学活动：当被试看到色情照片或听到吓人的声音时，哪些区域会出现什么反应。"我们想观察情感反应的参数。"他说。一旦找到了脑的哪些区域对特定的影像产生反应，就可以测出大脑持续活跃的时长。他发现，情况因人而异。有些人看到可怕的照片后，会产生强烈的神经化学反应并很快消失；另一些人有同样的强反应，但要很久才会平复。且情况在任一被试身上都是稳定的，就此而言，有些人的脑很"干脆"，有些人的则较迟缓。戴维森认为，大脑恢复慢的人比恢复迅速的人更易患上精神疾病。戴维森在威斯康辛大学的研究团队对接受六周抗抑郁药治疗的患者进行测试，探测到他们大脑的恢复速度有明显改变。

这些改变应该是发生在前额叶皮质，且并不对称：一个人从抑郁中恢复时，激活和失活速度都有增长的是左前额叶皮质。我们知道，抗抑郁药会改变神经递质水平。神经递质可能控制着不同脑区的血流速度。戴维森解释道，无论是因何种机制："[前额叶皮质]激活的非对称性（左右两侧活动的差异），都与个人气质，情绪，以及焦虑和抑郁的症状有关。右侧更活跃的人更易患抑郁和焦虑。"像克罗一样，戴维森最终也对抑郁状态的类别纯度提出了质疑："区分人类和其他物种行为的一个关键点就是我们调控情感的能力更强。同时，我们也有它的反面：我们让情感失控的能力也更强。我想可以证明，这两种机制都与前额叶皮质的活动高度相关。"换句话说，我们的麻烦正是我们的优势带来的后果。

此类工作不但显示了情绪障碍的遗传学进展，还有重大的实践意义。研究者如果能在抑郁的脑中精准定位变活动的具体区域，就可以开发出刺激或抑制该区域的设备。最近的研究发现，抑郁患者的前额叶皮质在血清素的代谢方面出现了异常。大脑的非对称刺激可能由此产生。也可能有些人的大脑有生理性的非对称，如毛细血管分布不对称，从而影响了血流。

418 大脑的有些活动模式在生命早期就已确定，有些则会改变。我们现在发现，成人的脑细胞能够再生，也确实会再生。我们经历抑郁时，可能某些脑区的细胞会增加，另一些脑区的细胞则减少。新技术可能最终会使我们能促生或损伤特定的脑区。有些早期研究表明，在左前额叶皮质施加重复经颅磁刺激，即用集中的磁力增加特定位置的活动，会减轻抑郁的症状。或许可以通过外部干预或自身审慎的努力来学习激活左脑。复原力是可以习得的，尤其在年轻人中间。或许也可以扫描大脑、在早期就捕捉到左前额叶皮质的失活并采取预防措施——"比如可能包括使用药物"，戴维森说——好帮人们尽早避开抑郁的陷阱。

有些人左前额叶皮质较为活跃，有些人则是右前额叶皮质（这与左利手或右利手无关，决定利手偏好的是其他脑区）。多数人左前额叶皮质更活跃，右侧更活跃的人则更易体验到负面情感。右侧的活跃度也能预测一个人的免疫系统有多大可能受到抑制，还与皮质醇（应激激素）的高基线水平相关。虽然脑的活动模式在人成年之前大不会稳定下来，但在母亲离开房间时，右脑更活跃的婴儿会变得更为慌乱，而左侧更活跃的婴儿则更可能探索房间，没有明显的不快。不过对婴儿而言，脑的平衡还会改变。戴维森说："可能是，在生命早期，人脑系统有更大的可塑性，环境有更多机会塑造这方面的回路。"

如果把这种观点和克罗关于语言的一些观点放在一起，会得出很多有趣的推论。"学步的孩童开始说独词句时，我们首先会注意到的就是他们会指着所说的东西，"戴维森说，"独词句是在给物体贴标签。而一开始，他们几乎毫无例外地都是用右手去指。孩子在经历一种积极的体验，明显对所指的物体感兴趣，并努力走向那个物体。对大多数孩子来说，最初的语言使用是很愉悦的体验。我有一个直觉，还未经过任何系统性的研究：语言的左脑偏侧化发展其实是积极情感左脑偏侧化的副产品。"

这种直觉也许会成为情感宣泄的神经解剖学基础。说话是积极的，也会一直保持积极。说话是人生至乐之一，我们所有人的沟通意愿都极为强烈（包括无法发出连贯语音的人，他们会用手语、手势或书写表达自己）。抑郁者失去了谈话的兴趣，而躁狂的人则会喋喋不休。在各种不同的文化中，提振情绪最为一致的方式就是说话。反复琢磨负面事件令人痛苦，但谈论当下的痛苦则有助于缓解。我常常被问到，治疗抑郁的最好方法是什

么，我总会说，要去谈论它：不是要为之激动到歇斯底里的程度，而就是
清楚地讲出自己的感受。如果家人愿意倾听，就和他们聊；和朋友聊；和
心理治疗师聊。戴维森和克罗很可能找到了谈话起效的机制：很可能某些
类型的谈话激活了左脑的某些区域，而正是这些区域会因精神疾病而减少
活动。对我们的社会来说，用清晰的言语表达来疏解情绪，这一点至关重
要。哈姆雷特哭诉道，他"一定要像个荡妇一样，用话语敞开心扉"。虽
然伴随着罹患精神障碍的可能，但我们演化出的毕竟是借助言语敞开心扉
（此处或可说是敞开我们的左前额叶皮质）的能力。

　　即使是对我们尚无丝毫理解的疾病，有效的疗法依然存在；尽管如此，
理解一种疾病中不同要素的关系也会帮我们认清其直接病因，从而采取相
应措施。这可以帮助我们理解一群相互关联的症状，看到不同的体系如何
彼此影响。大多数解释疾病的体系——生化的，精神分析的，行为的，社
会文化的——都支离破碎，很多东西都未解释，而甚至现在流行的综合方
法也非常没有规律，缺乏系统性。为什么特定的感受和行动是在疾病中而
非健康状态中相关？"精神病学最急迫的需要，"麦圭尔和特罗伊西写道，
"就是拥抱演化论，开始识别最重要的数据，检验针对障碍的全新解释。如
果对所研究的物种没有深入理解，就企图解释其正常或非正常的行为，结
果只会误入歧途。"

　　我不太认同理解了抑郁的演化会对治疗有特别的效用。然而，这对于
做出治疗的决定却至关重要。我们知道扁桃体的用处有限，理解它们在人
体中的作用，也知道治疗扁桃体感染比摘除它们更麻烦，而摘除它们对身
体没什么影响。我们知道阑尾如果发炎，可以切除而不必治疗。另一方面，
我们也知道如果感染的是肝脏，那就必须治疗，因为如果摘除某人的肝，他
就会死。我们知道必须祛除皮肤癌，但青春痘不会造成系统性炎症。我们
理解自己身体不同部分的运作机制，基本也明白遇到某种功能失调时，适
当的干预大概是什么类型和程度。

　　但显而易见，在何时治疗抑郁的问题上，并不存在共识。抑郁应该像
扁桃体一样摘除，像肝病一样治疗，还是像青春痘一样听之任之？抑郁是

轻性还是重性对做出治疗决定重要吗？要正确地回答这些问题，我们需要先知道为什么抑郁会存在。如果抑郁在狩猎采集时代是有用的功能，但与现代生活并不相关，那大概就应该摘除。如果抑郁是脑的一种故障，但也牵涉其他关键脑功能必需的神经回路，那就应该治疗。如果某些轻性抑郁是一种自我调节机制，那就应该听之任之。演化论也许可以提供某种类似"统一场理论"的东西，揭示出抑郁研究中不同思想流派之间的结构性关系，这会让我们决定是否治疗，何时治疗，以及如何治疗这种疾病。

# 第十二章

# 希　望

　　安琪·斯塔基受过不少抑郁之苦。她是家里七个孩子中最小的一个，她的家人几乎从未抚摩或拥抱过她。后来她在学校被楼管性侵，13 岁时又被强奸。"我差不多 3 岁就开始抑郁了。"她说。她小时候常会把自己锁进楼梯下的小隔间，在墙上画墓碑。7 岁时，她的父亲死于胰腺癌。她今年 38 岁："我有时还能听到他的尖叫。比如我躺在床上或是坐在屋里，就又听到他的叫声，然后被吓得魂飞魄散。"她小时候最好的朋友是一个邻居。她去敲门才发现，邻居已经上吊自杀。17 年前，安琪高中毕业，自此以后几乎一直全天候住院，中间几次短暂出院，搬入有监护的社区住宅。她患有分裂性情感障碍，这意味着她不但有重性抑郁，还会幻听到有声音指示她自我毁灭。她的惊恐让她无法与世界正常互动。她企图自杀多次，多得没人记得住，但因为她成年后主要住在治疗机构中，所以一次又一次获救，甚至有一次她蓄意跳到一辆汽车前都活了下来。她的胳膊因切口无数而变得疙疙瘩瘩；医生最近告诉她，她已经没有柔韧性的皮肉，如果再继续割伤自己，伤口会无法愈合。她多次自焚，把肚子的皮肤弄得斑驳不堪。她也试过把自己勒死（用塑胶袋、鞋带、血压计臂带），直到"我的头变成紫色"，现在脖子上的疤痕就是证据。她的眼皮褶皱不平，因为她用点燃着的烟头烫过。她头发稀疏，因为她会自己拔。她的牙齿已经烂了一部分，因为长期服药的副作用会导致口腔干燥，诱发牙龈炎。现在医生给她开的药物如下：每片 100 毫克的可致律（氯氮平），每日 5 片；25 毫克可致律，每日 5 片；20 毫克洛赛克（奥美拉唑），每日 1 片；200 毫克思瑞康（喹硫平），每日 2 片；5 毫克达多帮（奥昔布宁），每日 4 片；20 毫克来适可（氟伐他汀），每日 1 片；10 毫克布斯帕，每日 6 片；20 毫克百优解，每日 4 片；300 毫克诺立丁，每日 3 片；25 毫克妥泰（托吡酯），每日 1 片；2 毫克 Cogentin（苯甲托品），每日 2 片。

我第一次见安琪是在参访宾州的州立机构诺里斯顿医院的时候，当时她是那里的病人。我惊愕不已，为她的伤疤，为药物导致的浮肿，为她这样的身体状况。但与这里眼神空洞的许多人相比，她表现得更愿意交流。"她很黏人，"她的一位护士告诉我，"但她天性特别善良。安琪与众不同。"毋庸置疑，所有人都与众不同，但安琪有一种满怀希望的动人气质，就她的人生经历而言更显弥足珍贵。她经历过那么多苦难，内心深处却还那么温暖，充满想象力又宽厚，她的人格魅力会让人忘记她被残害的外表。她的病掩盖了她的个性，却没有摧毁它。

后来我和安琪亲密了起来，也详细了解到了她的自残模式。她最喜欢用马口铁罐头盖割伤自己。有一次，她把手臂割得稀烂，严重到需要缝四百针。"割伤自己是唯一带给我快乐的事。"她告诉我。身边找不到罐头时，她会想尽办法把牙膏管的底部展平，用它从身上割下一丝一丝的肉。她甚至在针对自残烧伤进行的清创（清除坏死组织的手术）过程中都这样做过。在诺里斯顿州立精神病医院这个小世界里，"我进进出出 50 号楼，就是急救中心"，她告诉我。"我一割伤自己就得住进去。以前是 16 号楼，但现在是 50 号楼。我住 1 号楼，那儿是普通住院楼。有时候我会去 33 号楼的卡拉OK 之夜消遣一下。这次我必须住院，因为我的躯体性惊恐不断发作。我的脑子也不好用，你知道吗？好像一直在跳过内容，那感觉吓到我了。我得一直跑卫生间——真是奇怪了，整个身体对一点点的焦虑就有这么大的反应！昨天我们去了商场，太可怕了。连小店铺都很可怕。我只好吃了一把安定文，但这样都没什么帮助。我很怕自己会完全失控。昨天，我特别快地进出商店，去了大概十次卫生间。我没法吞咽。离开医院去商场时我很怕去商场，但到该回来的时候，我又很怕回医院。"

　　身体的疼痛对她来说向来不可或缺。"我告诉他们别给我缝针，别让我好过，"她说，"让我再难受些。特别疼的时候我会感觉好一些。如果必须得感受痛苦，我宁可那是身体的，而不是情感的痛苦。对我来说，疲惫不堪、难以呼吸时，身体的疼痛是一种清除。我觉得钉合比缝合好，因为钉合更痛，但痛得还是不够久。割伤自己时，我想死；可如果我被撕得稀碎、烧个干净之类的，谁会来照顾我？你看，我不是个健康人。"有段时间安琪病得特别重，三年里都要接受一对一的监护，连如厕时都没有隐私。有时候医护人员不得不把她绑在床上。她住过紧锁的病房，也穿过很多次身体网：那是一张大网，把暴力的患者包裹起来让他们完全动弹不得。她形容那个经历可怕到无法用语言形容。她对自己吃的药了如指掌，是个知识丰富的患者。"只要再想一下可致律，"她说，"我就要开始把药都吐出来了，你懂吗？"她也接受过大量的电痉挛治疗。

　　最近一次住诺里斯顿医院时，安琪告诉我她每天给母亲打电话，每个月有两个周末会回家和母亲一起过。"在这世上，我爱我妈妈胜过一切，比爱自己还爱她，那样。她实在不容易。有时候我想，她有七个孩子，也许留下六个也行。我走了的话不会留下她自己一个人。我折磨她够久的了。她不需要我来把事情弄得一团糟。我的病带来重压，对，重压，还有难堪，这些都伤害了她。我的抑郁，她的抑郁，我姐妹的抑郁，我兄弟们的，你知道吗？永远都没个了结，我觉得。得直到我们死。我真希望自己能找到一份工作，给她些钱。他们说我太担心我妈妈了，但你知道，她73岁了。我去她家，打扫卫生。再急急忙忙赶回家做清洁。我会一直一直做清洁，一边极度不安。我疯狂地做清洁。我喜欢洗东西。我妈妈也确实很感激。"

　　我们第一次见面时，安琪明显很紧张，因为长期接受 ECT（她接受过30 轮）和大剂量用药，她特有的记忆问题尤其令她失能。她一句话说到一半时就会忘记后半句。她谈到自己小小世界里的小小慰藉："我不明白为什么人们对我这么好。我以前恨死我自己，恨我做过的所有事。上帝一定觉得我有点价值，因为，我的意思是，我两次被车撞，把自己割到血都流光，可还活着。我丑，还很胖。我没办法——有时候我脑子太乱了，都无法思考。医院，就是我的生活，你懂吗？那些症状，它们不会就这样结束的。抑郁和那些孤独的感觉。"

　　安琪敏锐地觉察到了我们之间的沟通困难，于是几周后，她寄给我一封信来"说清楚"。她在信中写道："我做了这么多自杀自残的事。一切都让我精疲力竭。我觉得自己已经没了脑子。有时我会开始哭，然后害怕永远都停不下来。我失控了，无休无止地失控了。有那么多的人我都好想帮助，哪怕只是一个拥抱。只是拥抱本身就让我快乐。有时我会写诗。诗会对我和别人说我之前病得多重，但也显示出希望是存在的。爱你的，安琪。"

　　之后的一年里，安琪从诺里斯顿医院搬到一个重点辅助看护住所，后又搬到宾州波茨敦一个看护较少的地方。超过 14 个月，她没有割手臂。种类繁多的药物似乎起了作用，让可怕的声音远离了她。离开诺里斯顿前，她对我说过："真正让我害怕的是我自己无法足够振作起来，无法做事，像是去买东西，或走三段台阶，还有应对其他人，所有这些。"但她过渡得非常顺利，有如神助。"现在，"出院大约一个月后，她对我说，"我比之前任何时候过得都好。"之后她就继续一点点变好，培养出之前完全意想不到的信心。她还会听到一个声音叫她名字，但这声音不是之前听到的那个折磨人的恶魔之声。"多数时候，我一点儿都不想伤害自己了。之前自残好像是种强迫，而现在我还会想到它，但不再像以前那样，完全不像以前那样了。以前如果有人打个喷嚏，我就会割自己。现在我觉得我想活在这里，但愿能一直活下去！"她对我说。

　　让我惊讶的是，不同于很多自残的患者，安琪从未企图伤害他人。住院那么多年，她从未打过人。她讲到有一次她点燃自己的睡衣自焚，然后开始害怕因自己的燃烧而让整个楼陷入火海。"我想到了会因我而烧死的人，于是很快就把我身上的火扑灭了。"她加入诺里斯顿医院的顾客满意度团队，那是医院内部为患者权利发声的团体。她和医生们出访，虽然觉得害怕，但还是在多所学校讲述了医院的生活情况。去她的监护住所看她时，我观察到，她总是那个教别人做事的人：她给别人演示如何做饭（花生酱香蕉三明治），耐心几近无限。"我得把生活过下去，"她对我说，"我就是特别想帮助别人。也许过一阵子，我会觉得我也可以为自己做点什么。现在和我同屋的这个女人，她真是个好心人。她接你电话的时候是不是听起来像个小甜心？她有好多问题，不做饭也不打扫。她根本不做多少事。但她很甜，没人能对她苛刻起来。大概这两个月我都在试着教她怎么削该死的黄瓜皮，但她学不会。"

安琪爱写诗，把时间都花在努力为自己的经历发声：

> 我多希望能哭出来，
> 像天空那样轻易哭出来，泪水不再
> 像以前那样轻易涌出，它们
> 困在灵魂深处。
>
> 一片空无，我害怕。
> 你感觉到了这空无吗？我猜
> 它是自己内心的恐惧。我该
> 勇敢起来，对战这恐惧，
> 但这是一场
> 历时太久的战争。我好累。
>
> 孩子们在长大，泪水
> 在我眼中满溢。错过
> 他们的成长，像错过四季
> 变换，错过玫瑰花绽放
> 于春日，错过雪花飘落
> 在寒冬。还有多少年华，
> 我只得错过？这些年华不会
> 为我或孩子们停留，它们为什么
> 要停留？年华会继续绽放、
> 盛开，而我的人生会继续
> 伫立不动，如寂静的池塘。

就在安琪从监护住所搬到低度监护住所前，我去看的她。她给我制作了一个礼物：一个刷成亮蓝色的鸟舍，后面贴着一个便条，写着"房租到期"。我们到波茨敦购物中心的一家中餐馆吃午饭。我们聊了《丕平正传》，是她唯一一次去纽约时看过的音乐剧。我们聊了她申请的一份兼职工作：在熟食店帮忙做三明治。申请失败了，她垂头丧气。本来想到要工作，她是很兴奋的，虽然她害怕收银台，害怕给人找钱时必须做算术。"我的数学也就在三年级水平，"她对我吐露心声，"真的很差。我的注意力也短得像个 3 岁小孩。我觉得是药物让我这样的。"我们聊了她最爱的书，《麦田守望者》。我们也聊了她那时做的梦。"我总是梦到海洋，"她说，"梦里的房间就像这间，那儿有面墙，墙后面就是海洋。我怎么也到不了那里的海滩，到不了水边。我不停努力挣扎啊，想过去水那边，但就是不行。其他时候我也会梦到炙热的感觉。太阳开始把我晒伤，头发也渐渐烧焦。我害怕太阳的炙热。你知道，即使在现实生活中，在日落时，我也会尽力去没有窗的地方，那时太阳会变红，会吓到我。"我们还聊了一点她的记忆缺陷。"我是我一个侄女的教母，"她说，"但我记不住是哪个侄女，又不能问，因为太难堪了。"

后来，我和安琪断断续续地联系了半年，再见面时，她询问我的近况。我告诉她我的抑郁有一点复发。那之前我刚刚肩膀脱臼，第三次崩溃。我们又去了那家中餐馆。安琪先把盘中蔫蔫的白菜重新摆了一下。一分钟后她说："你知道吗，这之前我真的很担心你。我是说，我以为你可能自杀了之类的。"

我试图安慰她："呃，其实不完全是那样的，安琪。我那时确实很糟，但大概没你想的那么危险。或者说至少后来看没那么危险。你知道，我服用再普乐，也做了很多调整，很快就有了改观。"我笑着张开双臂："你看，我现在好好的。"

安琪抬起头看我，笑了："那太棒了。我之前可担心了。"我们俩就都吃饭。然后她勇敢地说："我永远也不会好的。"我告诉她要一步一步来，说她当时真的不错。我告诉她，她比两年前我第一次见她时好一千倍。我对她说，你看，一年前你连想都想不到可以出门，住你要搬去的那样的地方。"是呀，"她说，那一刻有点害羞的自豪，"有时候我真恨药物，但它们确实对我有帮助。"

我们吃过冰淇淋，去到餐馆旁边的一家一元店。安琪买了咖啡和几样她需要的东西。我们上车，开回她此时的住处。"我真开心你来了，"她对我说，"我没想到你今天会来这儿。希望你没觉得是我硬把你拖来这里的。"我说看到她的进展我很兴奋，我也很高兴今天来了。"你知道，"她说，"只要能恢复到可以做事，我就想上一个有名的节目，比如《奥普拉秀》。那是我的梦想。"

我问她为什么想上脱口秀节目。

"我就是想告诉别人我的想法，"我们回到车上时她说，"我想告诉所有人：不要割自己，不要伤害自己，不要恨自己。你知道吗？这真的太重要了。我真希望自己早点明白这些。我想告诉所有人。"我们安静地开了一会儿车。"你写这本书的时候，会尽力告诉别人我说的这些吗？"她问我，然后有点紧张地笑了笑。

"我会尽力告诉别人你刚说的话。"我回答道。

"你保证？这太重要了。"

"我保证。"

接着我们去了她的新住处，那个低度监护住所。我们到处参观，看向窗外，我还爬了一段户外楼梯，去到楼后一个天台上看风景。这里和她之前住的那个有点要塌的地方有天壤之别。这里刚刚翻修过，看着像间宾馆，每间两卧公寓都铺满地毯，有一台大电视机、一张扶手椅、一个沙发和一个设备齐全的厨房。"安琪，这地方真不错。"我说。她说："是呀，这里真好，比以前那里好多了。"

我们又开回她即将搬离的地方。我们双双下车，我给了安琪一个长长的拥抱。我祝她好运，她再次感谢我来看她，告诉我我的探望对她意义多么重大。我谢她给我做的鸟舍。"天啊，真冷。"她说。我回到车上，看着她迈着沉重的脚步，缓缓从停车场走去她的前门。我开出车位，准备离开。"再见，安琪。"我说。她转身挥手。"别忘了，你保证过的。"我离开时，她向我大声喊道。

那看起来是一幅快乐的画面，在我的脑海里，它一直是。但不到六个月，安琪又割开了手腕和肚子，被送回医院，住进重点看护精神病房。我再次开车到诺里斯顿看望她，看到她手臂上布满火山一般的血疱，因为她把滚烫的咖啡泼在大大的伤口上，好减轻漫溢的焦虑。我们说话时，她在座位上前后摇摆。"我就是完全不想活了。"她一遍又一遍地说。我想出这本书里写的每句有用的话。"不会一直这样的。"我对她说，虽然我猜对她来说，很多时候都会这样。在抑郁这件事里，仅有英雄主义和眼中的光是不够的。

一位精神分裂的女性不停加入我们的对话，坚称自己杀死的是一只瓢虫（ladybug），而不是一位淑女（lady），还说她的家人强奸她，因为他们误会了此事，认为她杀死了一位淑女。她想让我们把这件事写清楚。一名脚码奇大的男子不停对我耳语着阴谋论。"滚。"安琪终于忍无可忍，对他们大吼。然后她用面目全非的双臂环抱自己。"我受不了这样，"她说着，满怀愤怒、难过和悲惨，"我永远也离不开这地方了。我只想用头撞墙，直到头破血流，你知道吗？"

我离开之前，一位看护人员问我："你对她抱乐观态度吗？"我摇摇头。"我也不乐观；"他说，"我乐观过一阵子，因为她不像大部分人那么疯，但我错了。她现在很认得清状况，但还是病得这么重。"

安琪对我说："他们曾经把我从最糟糕的情况中救了出来，所以我想他们还能再救我一次。"

不出六个月，这场风暴就平息了，她重获自由，回到了之前那间不错的公寓。她现在非常积极愉悦。她也终于得到一份在杂货店装袋的工作，自豪无比。在中餐馆，那里的人似乎很高兴见到我们。我们聊天时回避了"总是"和"永远不会"这样的词。


人们总在问我，为什么，为什么你要写一本关于抑郁的书？他们似乎无法理解我为什么愿意全情投入到这个令人不快的主题中，我也必须承认，研究开始时，我也常觉得自己的选择很蠢。我给出过几个还算合适的回答。我说我觉得我有一些前人没说过的话要说。我说写作是一种出于社会责任的行为，我想帮人们理解抑郁，了解如何最好地照顾抑郁患者。我承认自己得到了一份高额的预支稿酬，也承认我觉得这个主题能激发大众的想象，而我想出名，想受人爱戴。但直到写了大约 3/4 的时候，写作本书的意义才完全地对我展现了出来。

抑郁者强烈而粉碎性的脆弱易感超乎我的预想。我也没有意识到这种脆弱与个性的各种交互方式都是怎样、又有多复杂。写作本书的过程中，我的一位密友订婚了，她的未婚夫以自己的抑郁为借口，在情感方面极为自我放纵。他对性持拒绝和冷淡的态度，要求她给他吃，给他钱，安排他的个人生活，因为让他自己负责任太痛苦了。他一连几小时闷闷不乐时，她会温柔地安抚他，而他却记不得她生活中的任何细节，也不跟她聊她的事。很长一段时间里，我都鼓励她忍一忍，觉得问题会随着病情减轻得到解决，却没有意识到这世上任何治疗都无法把他变成一个有骨气的人。后来，我的另一位女性朋友告诉我，她的丈夫对她实施身体暴力，把她的头撞到地上。他之前几周都举止怪异：面对普通的电话都偏执妄想，也对狗满怀恶意。在遭受他凶恶的身体攻击后，她惊恐地打电话报警，之后他就住进了精神病院。他确实有某种分裂性情感障碍，但仍属有罪。精神疾病常常展现出人糟糕的一面，但并不会真的将人完全改变。有时人糟糕的一面是可怜、需要关怀又充满渴望的，这些都是凄惨却动人的特性；而有时糟糕的一面粗暴又残忍。精神疾病把大多数人完美地掩盖在黑暗之中的痛苦现实展现了出来。抑郁会放大性格。我觉得，长远来看，抑郁会让好人变得更好，坏人变得更坏。抑郁既可以毁掉人的比例感，使人妄想，错误地感到无助，但也可以成为通往真相的窗口。

第一位朋友的未婚夫和第二位朋友的丈夫在本书中不占多少篇幅。在研究中或研究之外，我遇到很多抑郁者让我感觉不太好或没什么特别的感觉，我基本上决定不写他们的事。我选择描写我崇敬的人。本书的人物大多坚强、聪颖、坚韧不屈，或有其他方面的与众不同。我不相信世界上存在所谓的"普通"人，也不认为讲述某种"典型"的实情可以传达包罗万象的真实。通俗心理学书籍的通病就在于，它们总试图找到一种没有个人特色的"一般"人类。读过如此多的韧性、力量和想象力后，你会了解到的不但有抑郁的可怕，还有人类生命力的复杂。我曾和一位严重抑郁的老先生交谈，他对我说："抑郁的人没有故事，我们没什么可说的。"但我们每个人都有故事，真正重获新生的人更有扣人心弦的故事。在现实生活中，情绪只能存在于烤面包机、原子弹、"禾谷灿灿的田野"（狄金森语）形成的杂乱之间。本书存在的意义，是为出众的人和他们的成功故事创造一个更有保护性的环境，我相信，这些帮助过我的故事也能帮到别人。

有人患上轻性抑郁会完全失能，而有人患有重性抑郁，却仍能奋力生活下去。"有些人在任何情况下都能继续，"在哥伦比亚大学研究物质滥用的大卫·麦克道尔说，"这不意味着他们的痛苦更少。"对此我们很难做出绝对的衡量。"不幸的是，"英国伦敦大学学院的儿童心理学家黛博拉·克里斯蒂评论道，"对于自杀、痛苦或悲伤，是没有测量仪这种东西的。我们无法客观地衡量人病得多重，或症状是什么。我们只能聆听人们的倾诉，承认他们的感受就是那样的。"疾病和个性也会相互影响：一些人能够忍受的症状会毁掉另一些人，有些人则几乎没有任何承受能力；一些人可能会向抑郁投降，另一些人则与之对抗。鉴于抑郁极能令人丧失动机，人确实需要某种生存冲动才能不向抑郁认输，坚持挺过去。幽默感是抑郁者能够恢复的最佳指征，通常也最能表示别人是否会继续爱他。保持幽默感，就有希望。

当然，在完全不好笑的经历中保持幽默感很有难度，但这样做极为必要。抑郁期间，最应牢记的是：失去的时间无法挽回。这灾难的几年，不会在你生命的最后关头补上。无论抑郁吞噬掉多少时间，它们都一去不返。经历病症时流失的分分秒秒，再也不会与你重逢。不管感觉多糟，你都必须倾尽全力活下去，哪怕当下能做的一切只有呼吸。耐心等它过去，把等待的时间尽可能填满。这是我给抑郁人士的一大建议。把握住时间，不要盼着自己的人生消失。哪怕是觉得快要爆炸的分分秒秒，也是你人生中的分分秒秒，一旦失去就不再拥有。

对抑郁的化学过程，我们有着惊人的盲信。我们力图把抑郁从抑郁者身上剥离，于是陷入了自古以来有关边界的争论：哪里是本质的，哪里又是制造的。我们在力图将抑郁与人分开，将治疗与人分开，于是把人解构成了虚无。哲学家托马斯·内格尔在《利他主义的可能性》中写道："人的生活并非主要在于被动地接受各种刺激，无论它们是否愉快，是否带来满足；人的生活很大程度上在于活动和追求。一个人必须过自己的生活，别人没有资格过他的生活，他也没有资格过别人的。"什么是自然的、真实的？寻找贤者之石和不老之泉，都比寻找情感、道德、痛苦、信念、正义等的真正化学过程更为可取。

这不是一个新的问题。在莎士比亚的晚年剧作《冬天的故事》中，珀迪塔和波利克赛尼斯在花园中争论真实和人造的界限：什么是真的，什么又是创造。珀迪塔问道，植物嫁接是不是"一种技艺，……/ 人类与那伟大的创造性自然共享"，波利克赛尼斯回答道：

> 还没有任何办法能把自然造得更好，
> 但自然创造了这个办法。所以，说到这个
> 你说给自然添彩的技艺，这技艺是
> 自然造出的。你看，甜美的姑娘……这种技艺
> 确能填补自然的不足——毋宁说改变自然，但
> 这技艺本身就是自然。

我很高兴人类想尽了一切办法把技艺强加给自然：我们想到了烹饪食物、把来自五大洲的食材放入同一盘中，我们繁育出现代犬种和马种，我们把矿石铸成金属，把野生水果杂交、培育出今天所知的桃子和苹果。我也很高兴我们发明了中央供暖和室内管道系统，想出如何建造大楼、大船和飞机。我激动于快速通信的手段，惭愧地说，我很依赖电话、传真和电子邮件。我很高兴人类发明了一系列科技，可以保护牙齿免于腐蚀，让身体免患某些疾病，让很大一部分人口活到老年。我不否认，所有这些技艺都有不利的结果，最严重的包括环境污染和全球变暖、人口过载、战争和大规模杀伤性武器。但权衡之下，我们的技艺是在引领我们自己进步的，而在对每项新发展的适应中，我们也变得对这些技艺习以为常。我们已经忘记，如今人们热爱的多瓣玫瑰曾是对自然不光彩的挑战，在园艺师插手之前，

自然无法让林中开出这样的花。海狸第一次建造水坝，猴子用对生的拇指加其他手指剥开香蕉皮，这些是自然还是技艺？上帝造了葡萄，可以酿成醉人的饮料，这是否让醉酒成了某种自然状态？醉酒时，我们就不再是自己了吗？饥饿时呢，吃多时呢？那么我们是谁？

如果说嫁接是 17 世纪对自然攻击的缩影，那么抗抑郁药和越发可能实现的基因操控便是 21 世纪对自然攻击的缩影。莎翁四百年前阐述的原则同样适用于现代的新技术，两者似乎都是在改写事物的自然秩序。如果人性是自然的，那么人的发明也是自然的。无论是什么原始生命力创造了变形虫，它也创造了能被化学物质影响的人脑，以及人类，而我们人类最终能想出合成什么化学物质、合成出什么效果。我们修补或改变自然时，所用的技术，是我们把各种观念进行独特的组合后得到的，而这些观念都来自自然世界。谁才是真正的我？真正的我活在一个各种操控都有可能的世界里，也接受了其中某些操控。这就是我。我不会因为患病或因为得到治疗，就更真实或更不真实。

人需要不断努力才能保持状态良好。也许我朋友的未婚夫别无选择，只能像个混蛋一样行事，也许他的头脑生来就道德沦丧。也许我另一个朋友的丈夫生来就残暴。可我觉得没这么简单。我觉得每个人都有一种叫作"意志力"的自然本性，所以我不同意"化学前定"观，也反对它创造的道德空子。我是谁，如何尽力做好人，如何崩溃瓦解又如何重新振作，都是包括在一个统一体之内的。这个统一体中也包括吃药、接受电击、坠入爱河、崇拜上帝和科学。安琪·斯塔基以坚强乐观的精神，公开讲述诺里斯顿医院中的生活。她怀着无比纤弱的柔情，花无数小时尽力教她的室友如何削黄瓜皮。为了帮我写这本书，她花了时间写下自己的想法。她把母亲的家从里到外刷个干净。抑郁影响了她的能力，却没有影响她的品格。

人想要清晰地划定自我的界限。事实上，在体验和化学过程的混沌中，并不存在一个像黄金矿脉那般纯粹的本质性自我。人类机体是一系列复数个自我，它们彼此屈服或选择。我们每个人都是某些选择和境遇的总和，而自我存在于我们的选择和世界交汇的狭窄空间中。我想到我的父亲，想到在我第三次抑郁时来我家住下的那些朋友。只是走进医生诊室、接受治疗，就变得如此宽厚有爱心，这是否可能？宽厚和爱要耗费巨大的能量、努力和意志。我们能否想象，某一天，这些品格会免费可得，人们可以接受品格注射，让我们每个人都无须努力就变成甘地或特蕾莎修女？是杰出的人对自己的光彩拥有权利，还是光彩也只是随机的化学构造？

　　我满怀希望地阅读报纸的科学版面。将来，抗抑郁药会被其他神药取代；如下图景也不再无法想象：那时我们能绘出大脑的化学过程图，用治疗让人在指定情况下疯狂地爱上指定的人。不久人们也能自主选择，是为糟糕的婚姻接受谈话治疗，还是借药理学家的干预重续深情。如果我们能解锁衰老和所有失败的秘密，繁育出一整个种族的"神"来取代人类，他们永无恶意、愤怒或忌妒，总以道德热情行事，为宇宙和平的理想全情投入，那会是怎样？也许所有这些都将发生，但依我的经验看，药物再好，也仅是给了你一种重塑自我的方式，它本身不会重塑你。我们永远无法逃离选择本身。人的自我在于选择，每一天的每一个选择。是我自己决定了每天服药两次。是我自己决定了和父亲讲话。是我自己决定了打电话给我弟弟，自己决定了养一条狗，自己决定了闹钟响时起床（或不起床），自己决定了有时无情、有时自我、常常健忘。本书写作的背后有一套化学过程，我要是能掌握这套化学，也许就能利用它再写一本，但那也是个选择。在我看来，思考作为存在的根据，不如选择来得有力。我们的人性不在于化学过程或环境，而在于我们基于自身所在的时代、自己的品格、年龄和所在环境，去利用既有科技的意愿。

　　有时候我真希望能看到自己的大脑。我想知道里面刻着怎样的印记。我想象它是灰色、潮湿而精妙的。我想到它就待在、嵌在我脑袋里，有时我觉得这奇怪的东西就是我，在过着生活，时而好用，时而坏掉。真的很奇怪，这是我，这是我的脑，而这是活在我脑中的痛苦。看这里，你能看到这东西上的哪里被痛苦划伤，哪里打结成块，哪里又微微发光。

　　可以说，相比不抑郁的人，抑郁者对周围世界的观察更准确。那些认为自己不太受人喜爱的人，可能比那些自认受人爱戴的人更接近现实。抑郁者的判断力可能强过健康人。一些研究表明，抑郁和不抑郁的人回答抽象问题时水平相当。然而当问及自己对特定事件的掌控力时，非抑郁者的

433

自我判断无一例外地高过实际水平，而抑郁者的评估则很准确。在一项用电脑游戏进行的研究中，游戏过程进行半小时，抑郁者会准确记得自己打掉多少个小怪物，而非抑郁者猜的自己的数字比实际高 4 ～ 6 倍。弗洛伊德评论道，忧郁之人"比不忧郁的人更能发现真相"。对世界和自我完全准确的理解并不是演化的题中之义，因为这并不服务于物种保存的目标。过度乐观的看法导致愚蠢的冒险，但适度的乐观有着强大的选择优势。"常人的思想和感知，"谢莉·E. 泰勒在她新近出版的惊人著作《积极错觉》中写道，"其特色不在于准确性，而在于对自我、世界和未来的积极的、自我强化的错觉。而且，这些错觉实际看来具有适应性，能促进而非破坏心理健康……与常人相比，轻性抑郁者对自我、世界和未来的看法应更准确……[但他们]明显缺乏常人身上促进心理健康并缓冲挫折的错觉。"

事实上，存在主义与抑郁感同样真实。生命是徒劳无谓的。我们无法知道自己为什么来到世上。爱总是不完美的。个人身体的隔绝性也永远无法突破。不论在这世上做什么，人终会死去。能够容忍这些现实、关注其他事物并继续生活，是种选择优势，让人努力、寻求、找到、不放弃。我观看卢旺达图西人和孟加拉饥民的影像：他们中很多人失去了所有家人甚至熟人，没有任何赚钱的预期，找不到食物，患有痛苦的疾病。他们几乎没有任何改善的希望。*但他们还在继续生活！他们要么是有一种充满生命力的盲目，让他们为存活而抗争下去，要么是有一种我无法理解的憧憬。抑郁者看世界看得太清楚，于是失去了盲目具有的选择优势。

重性抑郁给人的教训太过严厉：为避免冻疮，人不需要去撒哈拉沙漠。世上大多数的心理痛苦是不必要的，而某些重性抑郁患者所体验的痛苦最好是能加以控制。然而我相信，我们是否想要完全掌控自己的情感状态，是否想要一种完美的情感止痛剂好让悲伤变得像头痛一样可以消除，这样的问题一定会有答案。终结适度的悲痛就是在准许兽性的行为：我们若是

---

\* 图西族是卢旺达的少数民族，在多次种族冲突及大屠杀（特别是 1994 年）中受害。孟加拉历史上有数次严重饥荒，最近一次发生在 1974 年，死亡人数或在百万级。

永远不会因自身行动的后果而悔恨，很快就会毁掉彼此和世界。抑郁是大脑的错误发放。如果人的皮质醇失控，应将其调回正常。但也别太矫枉过正。放弃我们想要做的事和真正做的事之间的根本冲突，结束反映此种冲突及困难的黑暗情绪，乃是放弃人的本质和做人的好处。有些人大概是焦虑和悲伤得不够，不足以使他们免遭麻烦，他们过得好像也不太好。他们太乐天派，太无畏，也不善良。善良的灵魂又有什么需要？

　　渡过抑郁而情绪稳定的人，对日常生活的快乐常常有更强的觉察。他们有能力获得某种现成的欢欣，并深深理解生活中的所有美好。他们如果本就是好人，很可能还会变得异常宽厚。其他疾病的幸存者也可能如此，但即使奇迹般治愈最严重癌症的人也没有这种"元快乐"：能够体验或给予快乐的快乐，是这种快乐丰富了重性抑郁劫后余生者的人生。艾米·古特在《有益和无益的抑郁》一书中详尽阐述了这个想法，她提出，抑郁强加的长时间暂停和其间的反复思虑，通常会令人在生活中做出积极的改变，尤其是在失去亲友之后。

　　人类的"正常"并非客观事实。发明减轻抑郁甚至最终可能影响悲伤的药物和技术，意味着什么？演化心理学家伦道夫·内瑟评论道："现在，我们大多数时候能控制身体的疼痛。我们体验到的身体疼痛有多少真有必要？也许 5%？我们需要疼痛对自己发出受伤警示，但我们真的需要持久的疼痛吗？只要问问患有慢性风湿性关节炎、结肠炎或偏头痛的人就知道了！当然如下只是类比：我们体验到的心理痛苦又有多少真有必要？多于5% 吗？假如可以在母亲去世的第二天吃一片事后紧急止痛片，就能摆脱痛苦难忍的无用悲伤，那会意味着什么？"法国心理学家朱莉娅·克里斯蒂娃为抑郁找到了一个深刻的心理作用："这压垮我们的悲伤、让我们无法动弹的迟钝，也是抵抗疯狂的盾牌、甚至最后的盾牌。"也许更直白的表述是，我们依赖着自己的悲伤，超乎我们所知。

　　抗抑郁药的使用不久前还被归为"反常"，并被详尽记述过自己的极端抑郁的玛莎·曼宁称为"泛滥和贬低"；而随着人们寻求将其正常化，抗抑郁药物的使用日渐增多。1998 年，有超过 6000 万张处方开具了 SSRI 类药物，更不用说还有大量处方开具的是非 SSRI 类药物。现在，SSRI 类会

用于治疗想家、进食障碍、经前综合征、慢性关节痛、家养宠物抓挠过多，
当然最多还是用于轻度悲伤和常见的悲痛。开这些处方的不仅有精神科医
生，还有全科医生和妇产科医生；我还认识一个服用百优解的人，他的处
方来自足病专科医生。环球航空 800 号航班（TWA800）失事时，*等待亲人
消息的家属收到抗抑郁药作为缓解性措施，就像也得到了额外的枕头和毯
子。我对这种普遍的用药不置可否，但我觉得用药应在知情和深思熟虑的
情况下进行。

　　据说每个人都因自身的缺陷而获得了美德。如果消除这些缺陷，相应
的美德是否也会消失？"药理学的盛世才刚刚迎来曙光。"伦道夫·内瑟
说。而哥伦比亚大学的罗伯特·克利茨曼说："研发中的新药很可能将会快
速、简单、便宜且安全地阻断人们不想要的很多情感。这可能最晚到下一
代就会成为现实。我预测人们会接受这个情况，因为人们如果能让自己的
感觉更好，通常就会去做。我能想象几十年后的世界是个药理学乌托邦，
也同样容易想象那时的人会非常轻松，以致忽略自己的社会责任和个人责
任。哥白尼之后，人类还未面对过如此剧烈的转变。几个世纪之后，未来
的新社会在回看我们时，可能会觉得我们是一群被不可控的情感奴役并致
残的生物。"果真如此，我们会失去很多，但无疑也会获得很多。

　　人在经历过抑郁之后，对危机的恐惧会有所减轻。我现在有数不清的
缺点，但与经历所有这些抑郁之前相比，我变成了更好的人。只有经历过
抑郁，我才会想写这本书。一些朋友试过劝我不要和书中写到的人建立关
系。我很想说抑郁让我无私，让我学会爱穷人和受压迫的人，但事实并不
完全如此。如果有过抑郁这样的经历，你无法眼看着同样的故事在另一个
人的生命中展开而不觉惊恐。对我而言，从很多方面来说，投身到他人的
悲伤中比袖手旁观容易得多。我痛恨那种无法触及他人的感觉。美德不一
定总是但行好事、不求回报，但爱别人可以带来某种平静，这是远离他人
无法获得的。目睹抑郁者的痛苦让我忍不住想做点什么。我觉得我可以帮

---

\* 1996 年 7 月，TWA800 从纽约起飞后不久突然毫无征兆地爆炸。事件引起了多种猜测，直到
  2000 年 8 月才公布最终了调查结果。TWA 在 2001 年被美国航空并购。

上忙。什么都不做，就好像看着别人把上好的红酒洒满餐桌。扶起酒瓶并擦干桌上的酒，比起忽视眼前发生的一切要容易。

抑郁到最低谷时，是极为可怕的孤独感，而我从中学到了亲密的价值。我母亲与癌症抗争时说过："别人为我做的一切都很棒，但独自困在这个背叛了我的身体里，依然很糟糕。"而独自困在背叛了自己的心智中至少也同样糟糕。看到别人困在自己的心中时，我们能做些什么？我们无法用爱把抑郁的人拉出惨境（虽然有时可令其分心）。有时候，我们可以想办法去他的住处陪他。静坐在他人心灵的黑暗中并不愉快，但在外旁观这颗心灵腐烂，实在更糟。我们可以只在远处焦急，也可以不断、不断地走近抑郁的人。而有时接近的方式就是沉默甚至远离。我们作为局外人无法做什么决定，但应该去认清情况。抑郁最主要的就是孤独，但也可以孕育出孤独的反面。因为抑郁，我爱得更多，也得到了更多的爱，而对本书采访对象中的很多人，我也有同样的感触。很多人问我他们能为抑郁的亲友做些什么，我的答案其实很简单：减轻他们的孤独。与他们一起喝茶，长时间聊天；在同一间屋里坐在他们旁边，或安安静静，或选择任何适合情况的方式。但一定要去做，欣然地做。

麦琪·罗宾斯患过严重的躁郁症，她说："我以前总是非常紧张，不停说话。后来我开始在一家艾滋病人住所做志愿工作。他们有下午茶时间，我的任务是为患者拿茶、蛋糕和果汁，和他们坐在一起聊天，因为他们中很多人无人探望，很是孤独。我记得刚开始的一天，我坐在几个人旁边，试着发起和他们的聊天，问他们7月4日独立日做了什么。他们告诉了我，但仅此而已，都没有把话头继续下去。我想，他们这样可不怎么友好，对自己也没有帮助。然后我突然意识到：这些人是不会闲聊的。事实上，那前几句简短的回答之后，他们就完全不会说话了。但他们不想我离开。于是我决定，我当下和以后，都要和他们一起在这里。这个场合就仅仅是这样的：我是没有艾滋病的人，看上去也没有病重或垂死，而我可以容忍他们病得很重、生命垂危。所以那天下午我就陪着他们，没有说话。爱就是你在一旁，单纯地关注着他们，无条件地关注。如果那时他正在受苦，那这就是他的状况。你和那样的状态在一起，而不是疯狂地试图为之做些什么。我学会了那样做。"

　　抑郁的幸存者继续服药，等待着。有人接受精神动力治疗，有人接受电痉挛治疗，或手术。我们继续生活。人无法选择会不会抑郁，也无法选择何时或如何好转，但可以选择用抑郁来做什么，尤其是在摆脱抑郁之后。有些人短暂地恢复，知道自己还会再次陷入。但恢复时，他们努力用自己的抑郁经历丰富并改善人生。而对另一些人来说，抑郁只是绝对的惨境，他们永远无法从中获得什么。抑郁之后，抑郁者可以很好地找到办法，让这样的经历启迪智慧。乔治·艾略特在《丹尼尔的半生缘》中描述过抑郁好转时刻的神奇感触。故事中，弥拉已经准备好自杀，后来被丹尼尔救了回来。她说："但在最后关头——昨天，当我向往着水来把我淹没时，我觉得死亡是怜悯的最佳形象——然后上天就活灵活现地来找我了，这让我感到了信任。"上天不会活灵活现地去找那些生活全然平静的人。

　　我的第三次崩溃是一次迷你崩溃，发生在本书的写作末期。那段时间我无法应对任何方式的沟通，于是在电子邮件里写好自动回复的信息，说我暂时联络不到，在电话答录机上也留下相似的信息。遭受过抑郁的熟人都明白这些信息说明什么。他们一分钟也没有浪费，一些人给我打了几十通电话，想提供力所能及的帮助，而且热心地这么做了。"只要你打电话，我会立刻过去陪你住，"劳拉·安德森写道，还寄来了一盆茂盛的兰花，"一直待到你变好为止。如果你喜欢，当然随时欢迎你来我家，如果你需要搬来住一年，我也会在这里陪着你。我希望你知道我会永远在身边支持你。"克劳迪娅·韦弗写信问我："有个人每天查看你的状况会比较好吗，还是这些留言对负担太重了？如果留言是负担，你不需要回复这条，但不论你需要什么，给我打电话就好，任何时候，不论白天黑夜。"安琪·斯塔基常常从医院的付费电话上打过来，查看我是否还好："我不知道你需要什么，但我总是担心着你。请照顾好自己。如果你感觉特别差，就随时来看我吧。我真的很想见你。如果你需要什么，我会尽力为你争取。请发誓你不会伤害自己。"弗兰克·鲁萨科夫给我写了一封非同寻常的信，提醒我希望的宝贵特质。"我盼着听到你变好并踏上新征途的消息。"写完，他在信中署名："你的朋友，弗兰克。"我觉得自己在很多方面都对所有这些人投入了感情，但这些自发的真情流露还是令我惊讶。蒂娜·索内戈说，如果我需要她，她会请病假来；或者给我买张机票，带我去什么地方放松一下。"我也是个不错的厨师。"她对我说。珍妮特·本舒夫带着水仙花来我家，送给我她亲手抄录的诗句，都选自她最爱的诗作，字迹清晰。她还带来个睡袋，这样就可以睡我的沙发，只为不让我孤身一人。这样的回应很是惊人。

即使在抑郁者最绝望的恳求，比如"为什么"或"为什么是我"中，也藏着自我检视的种子，而这个过程通常会有成果。艾米莉·狄金森说到过"那洁白的养料——绝望"。抑郁确实可以解释生命的合理性，并支持生命继续下去。未经检视的生活对抑郁的人来说是不可接受的。这也许是我最大的意外发现：并不是抑郁令人叹服，而是遭遇抑郁的人可能因抑郁而变得令人叹服。我希望这个基本事实能够给受苦的人一些养料，可以在这些亲历痛苦之人的心中激发出耐心与爱。像安琪一样，给那些没有自尊的人带去自尊的治愈，也是我的使命。我希望通过这本书中的故事，他们也许不仅会学到希望，也学到某种自爱。

某些特定种类的逆境很有价值。我们谁都不会选择通过这样的方式学习，因为艰辛可不愉悦。我渴望过轻松的生活，为此愿意、也已经确实做出相当大的妥协。但我已经发现，从我生命的这个际遇中是可以得到些什么的，其中也能找到一些价值，至少除去病情笼罩最严重的时候是这样的。

约翰·弥尔顿在《论出版自由》中谈到，如果人不认识恶，就不可能体味到善。"一个年轻人考虑作恶，丝毫不知追随罪恶会得到什么后果，然后拒绝了，那这样的美德只是空洞且不纯净的美德；罪恶的纯洁只是粪便般的纯洁。"于是对悲伤的最深认识成了完全体味快乐的基础，因而使快乐本身更加强烈。30年后，已经更为睿智的弥尔顿在《失乐园》中写了堕落后的亚当和夏娃在了解到人性的完整谱系时所获得的智慧：

> ……自从我们的眼睛
> 睁开以后，我们确实发现了、也发现我们认识了
> 善与恶，善失去而恶到手，

　　　那是知识的恶果。

有些知识虽然教会我们很多，但还是最好不要得到。抑郁不仅教给人很多有关快乐的事，也会抹杀快乐。它是知识的恶果，而这知识我宁可从未沾染。然而，人一旦有了知识，便可寻求救赎。亚当和夏娃就发现了：

　　　上天给予的力量，从绝望中进出的
　　　新的希望，和快乐。

带着这崭新的、另一种人类的快乐，他们启程去过短暂而美好的一生：

　　　他们回头看，注视着伊甸园
　　　的整片东侧，这里迄今都是他们的乐土
　　　……
　　　他们滴下自然的眼泪，旋即擦拭干净；
　　　整个世界全在他们眼前，供他们选择
　　　安身之处，而神意就是他们的指引：
　　　二人手挽着手，慢慢移动流浪的脚步，
　　　走出伊甸园，踏上他们孤寂的旅途。

440

世界也这样在我们眼前，我们也是以这样的脚步行走于孤寂的旅途，也一定是令人困顿又无尽宝贵的知识的幸存者。我们带着勇气和过多的智慧前行，但也决心找到美好所在。陀思妥耶夫斯基说："然而，美会拯救世界。"从悲伤的世界回归的那一刻总是神奇的，有时美得令人瞠目。那几乎要值得让人去绝望中走上一遭。我们谁也不会在天赐的众多特质中选择抑郁，但被给予抑郁这一特质后，我们这些幸存者很可能会在其中找到些什么。人类就是这样的。海德格尔认为痛苦是思想的起源，谢林认为那就是人类自由的本质。朱莉娅·克里斯蒂娃屈从于痛苦："因为抑郁，我有了一种至高的、形而上的清明……悲伤、哀悼中的精致是人类的印记，绝非胜利但却细微，时刻准备好抗争，也有着创造力。"

现在我时常测量自己的心理体温。我改变了睡眠习惯，更容易把事情放下，对他人更宽容，也更有决心不浪费我能找到的快乐时光。我的自我发生了细微的变化，不再接受以前会接受的那类打击，还有了些显现自己的小窗，但也有了一些如蛋清般精细、纤弱、清亮的部分。现在对我的抑郁后悔，就等于对我自己最本质的部分后悔。我太容易也太经常生气，轻易就把自己的脆弱易感加诸他人，但我觉得自己对他人也比以前更加宽厚。

"家里变得很乱，"一位与抑郁抗争了一辈子的女士告诉我，"我没法读书。抑郁什么时候会回来、会再次来袭？只有我的孩子们能让我活下去。我现在状况稳定，但抑郁永远不会离开我。不论在某个时刻多么开心，我都永远忘不掉它。"

"我甘心接受终生吃药，"玛莎·曼宁在对话中突然激动地说，"我也心存感激，对药物心存感激。有时候我会看着这些药片心想，这就是痛苦和我之间的全部吗？我能记起小时候的我不是不快乐，但会禁不住想，我得活完我的整个生命，可能要这样活80年。这个想法那时应该是相当沉重的。我最近想过再生个孩子，但两次流产之后，我意识到自己受不了这种压力。我减少了社会活动。你不是战胜了抑郁，而是学会了应对和妥协。你力图待在缓解期。必须有很大的决心、花很多时间才能不放弃。你已经如此接近自杀后又重拾了生命，这时最好守护住生命，你明白吗？"

我们力求守护生命，坚守"有益抑郁"的概念，这至关重要。"如果能重新来过，我不会这样度过。"在为治疗抑郁而破坏了大脑的几个月后，弗兰克·鲁萨科夫说。我与他、他的父母和他的精神病医生一起度过了一个下午，他们讨论着残酷的现实：他的扣带回切开术还没有起效，可能必须二次手术。然而，他却在以他温而而鼓舞人心的方式计划着六个月后恢复正常生活。"但我觉得自己因为抑郁收获了很多，也成长了很多。我与父母、兄弟和朋友都变得亲近了很多。我对医生也有这样的感觉，他人很好。"来之不易的平和有着令人动容的真实。"抑郁确实也有好的方面，只是身处抑郁中很难看到。"后来手术起效了，他又写道："我说过如果能够重新来过，我不会这样度过。我猜会是这样。但现在因为我觉得最糟的日子已经过去，我会感恩于有过之前的经历。我确实相信，在住过30次院、做过脑手术之后，我变成了更好的人。一路上我遇到了很多好人。"

"一旦明白自己和心智在余生中都不会和睦相处，我就失去了一种重要的纯真；"凯·贾米森耸了耸肩说，"我真是受够了构建性格的经历。但我珍视自己的这个部分，无论谁爱我，爱的也都是带有这个部分的我。"

"我妻子和我结婚才几年而已，还从未见过我抑郁，"罗伯特·布尔斯廷说，"没见过。我和她详细讲过，也请别人和她讲过抑郁是怎样的。我尽我所能让她做好准备，因为我肯定会再次抑郁。在今后40年中的某些时候，我还会在房间里爬行。这让我很害怕。如果有人对我说'把你的腿砍下来给我，我就把你的精神病带走'，我真不知道自己会怎么做。不过生病之前，我心胸无比狭窄，不可思议地自大，全然不懂脆弱是为何物。因为有了这些经历，我现在变成了一个更好的人。"

比尔·斯坦说："在我的努力中，最重要的主题就是救赎。我仍不知道自己在其中的角色。我被圣人和英烈的故事深深吸引，觉得自己无法忍受他们经历的一切，我还没准备好在印度建收容所。但抑郁让我走上了正确的道路。我遇到一些人，知道他们没有我那种程度的体验。因为经历过如此灾难性的疾病，我的内心图景有了永久的改变。我以前一直对信仰和善有兴趣，但没有经历过这些崩溃的话，我不会有现在的动力和道德目标。"

蒂娜·索内戈说："我们走过地狱，是为了寻找天堂。我得到的褒奖很简单。现在我能够明白以前无论如何也无法明白的事了，而我现在不明白的事，如果真的重要，有一天我也会明白。是抑郁让我变成了今天这样。我们的收获如此悄无声息，却又如此振聋发聩。"

"需求是我们最大的财富。"麦琪·罗宾斯说。如果我们正是通过自身的需求了解自己，并对别人敞开心扉，那么需求就能孕育亲密感。"我因为知道从别人身上需要什么，就也能在别人身边支持他们。我想我学会了给予我所需要的东西。"

克劳迪娅·韦弗说："情绪是另一种疆界，就像深海或是外太空。是这么多的低落情绪给了我勇气。我觉得我比大多数其他人都能更好地处理惨痛丧失，因为我对其中所包含的感受有着丰富的体验。抑郁不是我道路上的障碍，而是我的一部分，我要带着它前行。我相信，在人生不同的节点，它能帮到我。至于怎么帮，我不知道。但我仍然相信我的抑郁，相信它的救赎之力。我是个非常坚强的女人，而这一定程度上就是因为抑郁。"

劳拉·安德森写道："在别人不特别知道我需要他们的善意和原谅时，抑郁给了我善意和原谅。有些人可能会因为一个错误的行为、一句带刺的错话或一个显然无理的评判而令人反感，我会被这些人吸引。今天晚上我和一个人争论死刑，我试图不带太多个人经验去解释清楚，人是可以理解可怕的行为，理解情绪与工作、关系及其他一切之间的可怕联系的。我绝对不希望抑郁成为公众和政治的借口，但我觉得一旦经历过抑郁，你就会更深、更直接地理解判断力的暂时缺失怎样让人行事恶劣，也许甚至都能学会如何包容世上的恶。"

倘若有一天我们迎来了永远摆脱抑郁的大喜日子，我们也会因此失去很多。如果土地无需雨水就能养活自己和人类，如果我们征服了天气，宣告太阳将永远闪耀，我们难道不会想念阴天和夏日暴雨吗？如果英国在十个月的阴惨天气后出现了罕见的夏日艳阳，那看起来会比热带的阳光还要明媚晴朗；同样地，近来的快乐也让我感到巨量又包容，超乎我之前的任何想象。奇怪得很，我热爱我的抑郁。我不喜欢经历我的抑郁，但我爱抑郁本身，爱抑郁之后的自己。叔本华说："人是因自己有多么迟钝和无感 [ 而满足 ]。"当剧作家田纳西·威廉斯被问及快乐的定义时，他的回答是"无感"。我不同意他们的说法。既然我已经从古拉格般的境遇中劫后余生，我就知道，如果还得再回去，我还能活下来。从某种奇特的意义上来说，我比自己想象得有信心得多。这几乎让抑郁看来是值得的( 但并不是 )。我觉得我不会再试图自杀，也不会在战争中或飞机沙漠失事时轻易放弃生命。我会竭尽全力活下来。就好像是，我的生命在和我彼此对立、痛恨、想逃离彼此之后，现在已永结纽带，如胶似漆。

抑郁的反面不是快乐，而是生命力，而在写下这句话的一刻，我的生活充满生命的活力，即使悲伤时也是如此。也许明年某一天，我醒来时又失了心智，活力大概也不会一直伴我左右。但与此同时，我发现了我必须称之为"灵魂"的东西，那是我自己的一部分，但以前我对它一直无法想象，直到七年前的一天，那地狱般的经历意外造访。这是个宝贵的发现。我几乎每天都有短暂一瞬的无望之感涌上心头，每次也都会想自己是否又在恶化。我不时会有一阵迅如闪电的惊悚瞬间，想有辆车从我身上碾压过去，于是必须咬紧牙关留在人行道上，等到交通灯变绿。我有时会想象自己可以多容易割腕，或心怀渴望地舔尝手枪的金属枪口，也会想象沉睡下去、永不苏醒。我恨那些感受，但我知道是它们促使我更深刻地看待生命，去找到并紧握住活着的理由。我从心底里无法完全后悔自己的生命之旅。每一天，我选择活下来，有时顽强不屈，有时候违背那一刻的理智。这难道不是一种难得的喜悦吗？

# 第十三章

# 后　来

（本章献给 T.R.K）

自我第一次重性抑郁至今，已经过去了 20 年。我身患一种精神疾病已近半生，已无法想象没有它的自己会是什么样子。与其说抑郁是发生在我身上的事，不如说它是我本人的一部分；在有些日子里，它就是关于我的"唯一那件"事，而一直以来，它至少都是关于我的"一件"事。我不再想象自己有一天会脱离治疗，就像我不会想象自己会放弃进食或睡眠。由于我经历了抑郁，很难说清这一疾病在多大程度上定义了我；由于我对世人谈论抑郁，借此表明我对抑郁的公众立场，也很难说清它在多大程度上刻入了我的人格个性。写作本书使我成了一名"专业抑郁者"，这是个挺怪的身份。在我上本科的大学，有一门课把这本书发给了学生，还邀请我做客座讲师。读大学时，我曾梦想过成为一位卓有成就的作家，作品能被这里的学生研读。但怀揣那个梦想时，我可从未料到我的作品会是变态心理学这门课上布置给学生阅读的回忆录。

对我的抑郁的任何思考都变成了一个辩证问题。一方面，与从前相比，我现在的生活已经很少被抑郁影响，最初几次发作中的黑暗似乎只是遥远的梦。而另一方面，感到安全几乎又总是我偶尔复发的序曲，而当抑郁来袭，我又会完全感到自己永远无法逃脱那黑暗。一方面，我比以前更习惯这种坠落感了，也能感受到抑郁在酝酿着准备发作，就像关节炎患者能感到降雨的迫近。而另一方面，每次发作我仍会震惊，忘了它会对身体产生什么影响，会带来多少不安：它会让我的胸口多紧张，人又多迟缓。我忘了它对自我的粉碎，忘了我要挣扎着不去相信那些扭曲的想法。不抑郁时，我能从抑郁中获得力量和美，抑郁时则全无这样的发现。我已经能比过去更好地掩盖抑郁，甚至在感到垂死或想死的时候，我还能惊人地正常发挥日常功能。但焦虑仍是我最可怕的敌人，每过一段时间，我醒来时就会感到没法应付接下来的这一天。要保持状态相对稳定，一套心理治疗加药物的方案应该说不是多高的代价，但我痛恨要为之付出的时间和筹划。我厌恶自己这个脆弱的大脑，知道做任何计划时，我都要预备好我的心智可能一经通牒就立即将我背叛。我尚未将抑郁抛在身后，只能尽力将其遏制。

过去这 20 年里，命运待我不薄。我与约翰相遇并结婚，他是我见过的最善良的人。我有了孩子，他们既需要巨大的幸福，也给了我巨大的幸福。我们可以为自己创造某些方面的稳定感，但稳定感也来自他人，而约翰就像是我的压舱石。我状态低落时，他耐心又温和。在抑郁中，我不再孤独，这是一处关键的改变。我主观上会感到生活无法忍受，但通常在理智上知道这感受并不符合实情：我实际上有很好的生活。我找到了一位优秀的精神药理学家，他制定的药物方案多数时候都很有效，副作用也相对很小。我们也弄懂了问题隐约浮现时应该怎样修补。在谈话治疗方面，我去看的精神分析师兼具智慧和幽默，这两种特质都不可或缺。只要我对抑郁的一些早期预警漫不经心，他就提醒说："安德鲁，在这个房间里，我们都永远不会忘记，你完全可能乘上一部特快电梯，飞降至精神健康的'地下特价大卖场'。"

我管控着自己的生活。我从未有一天漏掉服药。在两位医生的帮助下，我尽量在意识到最微弱的复发征兆时就立即调整服药剂量和行为。感到特别焦虑时我可以服用普萘洛尔，这种 β 阻断剂能减缓我的心跳，让我保持呼吸，也没有苯二氮草类药物的那种镇静作用。2012 年，我先是增加了再普乐的药量——这种药在之前 15 年里都帮我平息了临床性焦虑——过上几个月再降一些，最后花了近两年才重回先前的剂量。要找准时机来面对可能不断放大的不安，简直太难了。只要似乎又有临床性症状的威胁，我就重新提高药量。我狂爱睡眠，几乎愿意推掉任何事情来保证我睡得足够。如果夜里孩子们需要有人起床照顾，约翰会去做。我有规律地锻炼，既是为了自己的精神健康，也是为身体的健康。我喝酒极少，咖啡更少——虽然巧克力是我的弱点，但我如果感到焦虑就不能吃巧克力，真惨。

　　与此同时，我还有些不愿做出的让步。我过的是紧张而炫目的生活，也不会剥夺自己过这样生活的权利。我到处旅行，也为太多人付出；我钟爱自己的想法，也渴望了解别人的想法；我在家庭、朋友和工作之间转圈，笨拙却充满热情。我宁愿一边服药一边栖居在这样的世界里，也不愿减少药量而与这世界隔绝。状况良好时，我竭尽所能做事，有时看起来很像双相障碍2型。但我的这些行为并不是轻躁狂，而只是说明我了解自己的能力任何时候都可能弃我而去，因此我要对生活正常的日子尽可能加以利用。

　　我的孩子们有时也是我的抗抑郁药。我曾对自己立下诺言，一旦身为人父，我就决不再考虑自杀，如果能避免的话也不在孩子身边表现出抑郁；和孩子们相伴也强化了这些良性的责任。在我轻度或中度抑郁时，他们的声音有种奇效。当然，他们也会惹我生气担心，但总是让我感到这世界多了牵绊。我尽力保护他们免受我抑郁的影响，也保护他们无须使用缓和我抑郁的能力，因为我不想让他们担起这种责任。无论何时我状态不好，约翰都会给我巨大的帮助；比起孤零零地独处自己的房间，我感到一起待在我俩的房间里更安全，也不会把他从我的现况中隔绝出去。抑郁还在早期时，爱会带来帮助，但恶化到一定程度时，大部分爱的力量就消散了。当我的焦虑让我对孩子们的笑声充耳不闻时，我就知道情况开始严重了。这种时刻，我的任务就是保护孩子们不受我撒手不管的影响，做出我希望能表现出的样子。这肯定是世上最让人疲惫的差事了，然而一旦成功做到，也会带来某种冷酷的满足感。


　　在21世纪里，我的生活可以用阶段性的复发来标记。2002年，我试着停服一段时间左洛复，想逃脱这种药在性方面的副作用。忽然间我发现自己充满了无尽的性能量，量大得惊人，还伴随着对自己魅力的幻觉。这为我和约翰的关系增添了情趣，同时，我感到在和邮差、杂货店员的交往中似乎都暗含了性的意味。和帮我家遛狗的人打交道时，我都有种性的冲动，甚至和狗之间都有。出现这些状况后不久，我就开始沉入汹涌的绝望，我已经很久没有尝过这种滋味了。我用了六个星期才意识到自己已经完全疯了。我重新服用左洛复，情况慢慢平息下来。

　　2003年圣诞节，约翰从明尼阿波利斯市搬到纽约市和我同住。我已经要他这么做很久了，但他真到了纽约后，还是激起了我的多种焦虑。上一个搬来和我同住的人最后以一种令人痛苦的方式从我的生活中消失的，而约翰在家里这件事触发的焦虑远非我能应付。那之前我已经做了一个错误的决定，在约翰搬来的一个月前停了再普乐，因为这种药让我变得臃肿懒散。现在我的化学状况和情感状况都很不稳定。得到了自己想要的却变得闷闷不乐，这似乎很没礼貌，我担心这会破坏我们的关系。我得想想怎么解释我的坏情绪是其他事引起的。那次抑郁全力击倒了我，我几乎无法说话。一个月前，我看了一部可爱又傻气的音乐剧，这时我就一遍遍听录音，仿佛那些欢快得不像话的歌曲唱出的可爱节奏是拯救我快乐的绳索。

　　就在圣诞节后，我本该乘一架军用飞机去南极，做一次三天的新闻报道。我一直一直都很想去南极，也已经买好了所有必需的衣物装备。然而，事情很快明朗了，我没法完成这次旅程了，我所有退不回的支出都化为乌有，这样的荒唐事让我沮丧不已，几乎发疯。我状况好的时候，是不明白那有什么难的。我只须把一些衣服扔到一个行李箱里，坐一段时间飞机，就能看到壮美的景色，有友善的专家相伴，晚些时候还能描述我的这番经历。不到两年前，我还勇敢地去往战时的阿富汗，为《纽约时报》做报道。现在，我感到好像要窒息了一样，简直无法呼吸。我让我的编辑失望了，也让我自己失望了，因为我本以为自己已经度过了这种显而易见的荒谬日子。我感觉不错的时候，觉得抑郁只是堕入放纵，是不想花力气做困难的事。然后抑郁来袭，一记猛击：我做不到。那个冬天我无法乘军用飞机飞到南极，这件事的难度不亚于我要从纽约游泳去南极。于是我重新服用再普乐。我和约翰都在调整，适应我们新的亲密关系。我一点点地重新找回了自己生活的氧气。

　　我最近一次严重发作是在2012年底，那时我出版了《背离亲缘：那些与众不同的孩子、他们的父母以及他们寻找身份认同的故事》一书。我感到那种无休止的暴露感又降临了：我已经用了十几年写这本书，一想到它有可能失败，就让我感到生命耗尽。我最初一次抑郁是在 1994 年，正逢我出版小说《石船》之时，这种同时性扭曲了我之后所有的出版体验。这时，我害怕没人会注意到我的新书，担心我采访过的人会在我的描述中发现不实之处，也很在意我的论述中是否有一些可怕的缺陷或脱节，而我忽略了它们。但基本上，我担心的不是任何我能叫出名字的东西，我只是在担心。每时每刻都在担心。我感到自己好像被插到了一个电插座里，没法自己断开。别人一直在对我说"你一定兴奋极了"，我尽力去配合他们。我宣称自己很兴奋。我表现得很兴奋。我上电视、广播节目，兴奋地讲话。但与此同时，我感到这世界好像要走到尽头了，感到我爱的人即将遭遇悲剧性的死亡，感到我好像要忘了如何吞咽或呼吸。我感到哪怕我收回最无足轻重的承诺，都会坠落而死；而如果以这种玩儿命的速度继续下去，我又感到我会爆炸而死。

　　我做了推广新书的第一轮演讲，知道自己做得不够好，我的想法乱作一团。我会突然感到自己衰老无望。我的压力急剧升高，开始体验那种熟悉的惊恐，感到无法撑过一整天。夜里无法入睡时，我想这样的疲惫一定会葬送我的功能，但终于开始昏昏欲睡时，我又害怕自己会睡过头，错过早晨约好的事情。我会在酒店房间里醒来，却无法叠好衣服放进行李箱。我总是害怕我的行李会丢，或者忘记下面应该去哪儿。

　　但出书毕竟让人激动。没有想哭的感觉时，我也会喜悦地祝贺自己。那是一段奇异的混合期，我总是感到过分喜悦同时又糟得不行。唯一能打破这种极端状态的似乎就是我的孩子：与他们在一起时，我感到清醒和快乐。但只要他们离开房间——或是我离开房间，后者发生得更频繁，鉴于我正在努力做那么多事情——这种效果就消失了，我的绝望中又混合了离开他们的内疚。

　　精神疾病带来的一个问题就是它让你永远无法确定什么是"真实"，什么"只是你头脑中的想象"。在我的新书巡回宣传的第一天，我就感觉像是有了耳部感染。我想我是否还能乘飞机，但巡回宣传离不开飞机出行，我们之前也是很努力地才把此行安排好。所以我还是上了飞机，同时也在担心耳朵该怎么办。我听不到听众提的问题。我给医生打电话，他建议我使用大剂量的阿弗林（羟甲唑啉），一种非处方鼻喷雾。可能因为听觉阻塞，我也失去了平衡感，觉得站不稳。我差点错过一趟航班，因为没听到不断重复的广播通知换了登机门。我开始耳鸣，左耳里的声响就像永不停息的尖厉刹车。

最终，我在迈阿密书展期间去了一家急诊诊所，里面挤满了尖叫的孩子。一位年轻的医生向我保证，说我的耳朵没问题，但我可以滴一些抗生素。我开始猜测，这些分散了我的注意、让我不再困扰于书评的症状，也许是癔症性的，我也在想这听力丧失会不会是抑郁的原因或者产物。那天晚上，朋友们请我去他们的海滨公寓共进晚餐，其中一位是精神科医生，他给我写了一张处方，开了药效更强的抗生素，我服用了一周。

我和耳鼻喉科医生约了时间，好在感恩节回纽约的时候去就诊。给我检查后，他说："你有感觉神经性听力损失。"他解释说，我似乎有一只耳朵失去了大半听力，很可能是永久性的。他开了类固醇类的药给我，让我几星期后再去做另一项检查。他说我另一只耳朵可能失聪，几率就像这只一样。他表示我可能感染了一种病毒，损坏了内耳的毛细胞。他还补充说我也该去检查一下听觉神经上有没有肿瘤。

感恩节那天，我坐在拥挤的节日餐桌前，却听不到周围的声音。尽管身处亲人和朋友中间，我却感到彻头彻尾的孤独。我决定取消后面的新书巡回行程。开始取消。又决定不取消。我的编辑认识一位西雅图的医生，如果我在长假周末结束时到那里，他可以给我的耳朵做个检查。于是我飞到西雅图，录制了几个广播访谈，然后去了神经科诊所，那位医生给我开了一系列要直接注射进鼓膜里的类固醇。此后我有了一套新例程：每到一座新的城市，我就会去一家新的医院，重填一遍所有相关文件，往耳朵里捅针头，再被车拉着去做媒体见面和演讲。我一直问自己是否真的失了听力，也一直想象，我是用抑郁让自己失聪的吧，就仿佛抑郁也是我自找的一样。我很快会发现人类为什么要有立体听力。我那时已经完全丧失了平衡感，摔了好几次跤。我左耳听不到声音，感觉耳道里像卡了一个网球，虽然医生们个个都保证里面什么都没堵。

　　我左耳有些永久性听力损失，还有似乎也是永久性的耳鸣，这些躯体症状令我烦恼不堪。我现在已经远没有开始时那么难受了，也许是因为我的听力器质性地恢复了一些，或是因为我不再像之前那么为此焦虑。我能努力听清机场广播。有时我在嘈杂的餐厅会犯难，不过我觉得这个问题本来也已经困扰了我多年。我戴了几个月助听器，后来发现不戴也可以了——可能是因为我的听觉毛细胞恢复了，或是一些附带的炎症治愈了，或是我的负面情绪过去了。我又没事了，也不再莫名其妙地摔跤。我肯定是生理上出了问题，心理上也出了问题，而我至今也不知这两者是否相关联或如何相关。

451

　　这便是抑郁留给我的遗赠之一。我很少知道我的精神健康和生理健康是怎样彼此影响的。我很愿意对心智和身体有笛卡尔追求的确定，但我没有。我每次胃疼，都不清楚扰乱我消化系统的究竟是我不理性的恐惧，还是食物中毒。睡不着的时候我会想，这究竟是因为我的脑子有时也像别人的一样在飞速运转，还是我可能快到了临床性焦虑的程度。我想确切地知道，我在何时确实面对着别人的敌意，何时只是自己过分妄想。我谨防自己陷入抑郁；我除了承认自己搞不来数学、民间舞和团队运动外，几乎从不在任何方面认输。我会尝试玩悬挂式滑翔或者去战区采访这种所谓壮举，因为我发狠地一味追求不让抑郁成为我的牵绊。当我与朋友感情变淡，我总是试图弥补；我把一切过归咎于我的精神状态，而不去怪岁月的无情流逝带来的磨损。我怀旧的愁绪就体现为努力弥补过去。我患了抑郁这种神经症，又为我的抑郁而神经过敏。

　　人们问我，如此公开地谈论精神疾病方面的挑战，是否给我带来了巨大的负担。他们觉得我会因为这些事受到嘲弄。我要高兴地说，即使别人嘲弄我，大部分也是在我背后，不过我确实会偶尔在推特上受点揶揄。作为一个专业抑郁者，我最惊人的发现就是抑郁竟如此地普遍。当我告诉别人我身患抑郁时，普遍的反应几乎都是"我一直很担心我姐姐"或是"我最好的朋友去年自杀了，我因为不理解这种病感到十分自责"或是"我已经抑郁很多年了"。我很少遇到谁不做这样的剖白。有时我觉得，我的书好像是机场里那种全身扫描仪，可以让机场人员看到人们在衣服里藏了什么东西。一些极度自制的人，很多是陌生人，展露了自己或至亲每天面对的麻木和痛苦。有时会有我从未见过的人在公共场合拥抱我，因为这本书里那些抑郁的故事减轻了他们的孤独感。我有幸享有这些信任和热情，尽管我自己的情绪也很脆弱，再承担别人的情绪可能也不容易。

我一直都收到抑郁人士的来信，寻求我的建议。我并不一定有超越书中这些文字的智慧，但这些信件既美好又糟糕：美好是因为有时信里提到我写的或说的东西帮到了他们，因为这些信件建起了共同体；糟糕是因为它们每天都向我揭开生活的痛苦，揭开人们经受的折磨，这些人有的尚未接受治疗或对治疗还没有反应，有的干脆迷失在了生命中途的一片黑暗丛林之中。有些日子里，我感觉自己像是传播智慧的大师，而有些日子里，我又感觉自己是个连自己都帮不了的抑郁病人。我最喜欢的一封信来自一位未附回信地址的读者："我本来要自杀的，但我读了你的书，改变了主意。"我情绪低落时，有时会对自己吟诵这句。我已经知道，我的所思所感，很多人也都有。悲惨确实喜欢同伴。发现自己的痛苦不过是平凡之事，这会给人巨大的慰藉。

抑郁的人应该记住，那些最无法忍受他们在场的光鲜人士很可能自己就是抑郁者，害怕抑郁蔓延到自己身上；残酷的角斗场容不下脆弱易感，这正是对脆弱的保卫。但现在，我一般认为谈论抑郁是比较容易的——只要抑郁发生在过去。没有抑郁时，我可以穷尽细节，就像我在这本书里写的，在公众演讲中说的那样。然而抑郁时，我无法跟人谈论它。它忽然间变得令我羞愧难当。

这种反应的荒谬性仍然留在我身上。这本书已经以 24 种语言出版；我比以往更为公众熟悉，这样的情况有些复杂。当我不得不因精神健康状况而取消某个计划时，我仍要编造出一长串躯体疾病，为我虚构的流感或想象中扭伤的脚踝而致歉。六周后，我才能向我的撒谎对象承认，当时我是有些低迷，但在那个当下似乎不可能承认这一点。这部分是出于这样一种潜在的事实：你必须有生机勃勃的精神状态，才能摆脱抑郁的污名。我患上了一种内化的"恐月症"*，这是对精神疾病的一种自我憎恨式歧视。在抑郁中，我看低自己，把抑郁看作一种失败；但康复后，我知道那些都是无稽之谈。我也会被别人的同情压垮。抑郁是一种孤独的疾病，身处其中时，你的孤独无法突破。想安慰你的人如果无法提供任何真正的慰藉，就很容易陷入痛苦。你会因为让他们经历了这些痛苦而感到内疚，尽管被人离弃的话，状况还会更糟。

　　美国副总统乔·拜登在美国精神病学会2014年的会议上讲了一位朋友的经历，这位朋友的孩子有严重的抑郁，按这位父亲的说法，孩子好像"拴在一根细绳的一端，飘向太空"。这位朋友说他攥着那根细绳的另一端，想把自己的儿子收线收回来，但也知道如果拉得太用力，绳子就会断，他会永远失去儿子。所以他只是尽可能地好好攥着绳子。拜登表达的是一种强化人际联结的承诺，好让我们所有人都能更安全、更容易地收回精神疾病患者。他说，更好的精神健康服务会让这根细绳不那么容易断掉。我后来见到他时，他主张，结束对精神疾病的偏见是我们这一代的公民权战争，他赞赏那些奋战在一线的人。我说，作为一个被诊断患有精神疾病的人，我很感谢他，而看到一位现任政治家支持这项被污名化的事业，我也感到了莫大的鼓舞。"你们才是勇敢的人。"他回应道。

　　这种拉着细绳的不确定感总是萦绕着抑郁者的亲友，他们经常问我，自己该做些什么。我会建议说抑郁通常是可以治疗的，他们应该鼓励自己所爱（甚至只是喜欢）的人去寻求治疗。然后我会告诉他们，不要让抑郁的人真的陷入隔绝。有些抑郁者希望有机会进行热闹的交谈，这是在确认自己有在参与社会。更多的抑郁者会觉得交流是种负担，那么就在他们附近安安静静地坐坐，也是不错的主意。有些抑郁者无法忍受任何人跟他们共处一室，那么可以就坐在门外，但别离开。如果我们在最低谷时为自己编织一个私密的茧并藏身其中，抑郁就只会恶化。抑郁者也应该记住，要尽自己所能避免独处。对抑郁者的亲友，我还有一条建议，就是不要表现

453

---

*　恐月症（luna-, selenophobia）表现为畏惧月亮，伴随战栗、僵硬、气短等身体征候。在西方历史上，它常与恶灵、狼人等污名有关。

得太怕抑郁。他人的恐惧会让身涉抑郁的人感到莫大的负担。我们没有那么可怕；无论抑郁与否，我还是同一个人。情绪并非性格。

　　要是认识一个抑郁的人会让人震惊，那么一个抑郁的人都不认识，可能更值得震惊。我们会觉得自己能辨识出所爱之人的抑郁，也能在他们需要帮助时伸出援手，但抑郁经常是一桩守卫森严的秘密，甚至能躲过博识的双眼。2009 年 10 月 17 日，我的大学室友、也是一生的好朋友特里·罗西·柯克自杀了。那以后我一直悲痛于失去了这份友谊，也悲痛于我的天真无知：特里一贯的爽朗风度让我以为他不可能陷入抑郁的魔爪。尽管我号称是抑郁专家，却误读了特里传递的信号。任何人如果有所爱的人结束了自己的生命，他都得挣扎着逃脱自责的阴影。自杀就像是痛失了千百次的帮助机会，像是所有人都失去了拯救死者的能力。

　　我和特里的其他朋友都承认，我们无法改变他的悲伤，但我会想也许我们可以聊聊那些能从悲伤中锻造出的欢愉——他那无情的欢欣没让他学到这一点。我们也许都可以提醒他，在被悲伤压倒的同时，一个人仍能在
454 其中找到意义，找到足够的理由活下去。奇怪的是，特里正是教我明白这一点的人之一：我们的友谊是复原力方面的漫长一课。在我身处黑暗的日子里，支撑我活在世上的脚手架，有一部分就是他。我不由得想，是怎样的随机生理过程让特里没有撑过去，而我却还活在这世上。我们的抑郁有本质的不同吗？还是不同在于我们对抑郁的态度，我们各自的治疗？我们当中，有些人能继续活下去，有些人不能。没人能假定特里会因自然原因而死。特里认为没人会真的为他哀痛，但被他抛下的哀伤欲绝的伴侣，以及一大群承受着悲痛的朋友、亲人、学生、同事，这些人都希望自己能让特里在生前就感受到他们的爱，像在他死后对他的这份爱一样。抑郁是一场最孤独的战斗。

　　自从本书 2001 年首次出版以来，我见过了数千位抑郁者。有些人正在接受极佳的干预，状况不错；有少数人得的是难治性抑郁（治疗对其无效），他人无法帮助；有些人回避寻求帮助，因为他们连这个念头都不喜欢。然而，很多人迈出了痛苦的一步，承认自己的精神疾病并去寻求治疗，但仍

未得到有效的照护。"我已经很努力了，"我在丹佛的一次讲座后，有人向我坦白，"如果我现在自杀，谁也不能说我没努力过。"他的治疗方案并不适合：他是激越性抑郁（会过度亢奋），却服用活化药物（正会令人亢奋）。就在同一次活动中，还有人抱怨自己已经失了做任何事的意愿，结果发现他在服用大量的镇静剂。很多人能从自己的初级医疗医师那里拿到抗抑郁药，虽然有人服用左洛复或百优解后，病情会很快缓解，但还有很多人的短期药效并不显著，需要更多的后续治疗、药量调整及多种药物的结合。

这里所需的治疗能力需要一种科学和艺术的奇异结合。我们对大脑的理解充其量只是很初级，一流的精神药理学家也仍然要凭借直觉和勉力为之的灵感工作。我们对精神疾病的治疗没那么有效，花费巨大，还包含着无数副作用。尽管如此，理解大脑、对战精神疾病方面的最新进展，仍令人目眩神迷。这有点像太空探索：与从前奋力才能做到点火升空相比，我们的知识已取得了指数级的增长，但我们的进步也凸显了还有多少东西要学习。国会议员帕特里克·肯尼迪称之为："要像约翰·F.肯尼迪派宇航员去探索外空间那样，探索我们的内在空间。"作为一个深受抑郁之苦的人，我很感恩自己生活在这个时代而非50年前，我得到的那些有益治疗，50年前都没有。而我希望，50年后，有我这样心理状况的人回看我的治疗方案时，会震惊于竟然有人要忍受如此粗陋的干预。

455

关于过去15年的发现，我也希望我能报告一些更鼓舞人心的消息。所谓的抑郁的神经营养因子假说认为抑郁和压力会使神经可塑性受损，而抗抑郁治疗——心理疗法、药物、电痉挛、脑深部刺激（DBS）甚至睡眠剥夺——都可以提升脑源性神经营养因子（BDNF）的水平，而BDNF有助于新神经元的形成和突触的发育。这是一个重要的观点，但它尽管有助于解释已有的疗法，却还未能为开发新疗法提供基础。

有几种新药上市了，帮助了一些之前的药物没帮到的患者。这些新药包括来士普（艾司西酞普兰），一种有效的SSRI（这类药包括百优解、左洛复、喜普妙等等）；Savella（米那普仑），一种选择性去甲肾上腺素再摄取抑制剂（SNRI），与怡诺思类似，也被批准用于纤维肌痛的治疗；心达悦（伏硫西汀），一种 SSRI，对血清素受体有新型作用，似乎与其他血清素类药物同样有效。有 Symbyax，百优解和再普乐的一种混合制剂，可治疗难治性抑郁。有 Viibryd（维拉佐酮），与现有的 SSRI 类药功效类似，但据称这种药特别能激活某些关键的血清素受体。有 Intuniv（胍法辛），主要用于儿童的 ADHD，可能对焦虑也有一些作用，特别是患有 PTSD 的人群。Latuda（鲁拉西酮）是一种非典型抗精神病药物，对双相障碍的抑郁期也有帮助。一些普遍的关注转向了 5- 羟色氨酸（5-HTP）上，它作为非处方类营养补充剂售卖。尽管还缺乏支持性的研究，但我已经和一些人有过通信，他们表示这种补充剂帮到了自己——这是血清素的一种前体。

　　如果接受过至少两轮足疗程的抗抑郁药循证治疗，抑郁仍无缓解，这类抑郁就被归为"难治"。美国国家精神卫生研究院首先提出了一项举措，要找到"对难治性抑郁迅速起效的疗法"。最有希望的药物是氯胺酮，这是一种麻醉剂及兽医镇静剂，长期在街头以 K 粉的名义售卖。这种药物可阻断脑内 N-甲基-D-天冬氨酸（NMDA）的受体，这一效果其他药物均无法实现。之前所有的抗抑郁药作用的都是多巴胺、去甲肾上腺素或血清素；而氯胺酮影响的是谷氨酸，这是人体神经系统中最常见的神经递质。氯胺酮似乎也有其他效果，还不清楚其中哪些会对抑郁起调节作用。有些学者认为，这种药物的抗抑郁功效可能源于其 μ 阿片样作用，就是类似于吗啡。氯胺酮兼具镇静和兴奋的作用，部分地类似于可卡因和苯丙胺。

　　已有证据表明，氯胺酮在其他药物不起作用的患者身上高度有效，其中高达 70% 的人病情有所缓解。更为传统的抗抑郁药要花几周才能见效，但氯胺酮几小时内就会起效，一天之内即能发挥全效，而效果对于很多病人都至少能保持几天；给药一个月后，仍有 1/4 的人可感受到一些效果，不过复发的平均时间点不到两个星期。每隔几天给药一次，可以让疗效保持一段时间。使用氯胺酮后，自杀的念头会很快消退。这种药物通常以静脉注射或吸入喷雾的方式给药，口服氯胺酮对抑郁尚无疗效。用于抑郁的剂量要比用于麻醉或用作娱乐性毒品的剂量小得多，但针对接受电痉挛治疗的病人也会使用较高的剂量，作为补充麻醉剂。

　　不幸的是，在更大的范围内应用氯胺酮治疗抑郁尚不可行。作用于

NMDA 受体的谷氨酸如果太少，有可能触发精神病，而如果太多，则会杀死关键神经元。不仅如此，由于谷氨酸会影响学习、记忆、认知、感知、情感等，必须小心权衡是否要对其操控，潜在的有害副作用也非常多。氯胺酮也可能伤害肾脏和肝脏。而且，任何已知被用作毒品的药物都特别容易滥用。以往，抑郁者使用兴奋剂或鸦片剂从未产生长期的改善，因此何时、如何及对谁使用氯胺酮，仍然是复杂难解的问题。由于食药监局已批准氯胺酮用作麻醉剂，获取这种药物比较容易，实践中也存在一些"江湖"医药，江湖郎中会用这些药物尝试配制"家常自制"鼻喷雾。对氯胺酮治疗抑郁的对照研究都显示了乐观的前景，但数量很有限。斯坦福大学精神病学系前任系主任艾伦·F. 沙茨伯格警告，要小心"氯胺酮的危险滑坡"。

科学家一直在寻找能开启与氯胺酮相同的神经通路的药物。其中包括力如太（利鲁唑），已被批准治疗"渐冻人症"；还有一些证据支持东莨菪碱，这种药物通常用于减轻晕车晕船。还有一些研究聚焦于 GLYX-13，它与氯胺酮的作用模式类似，也很可能没有引发幻觉和精神病的危险；这种药已进入食药监局的快速审核程序。

然而，制药业已基本放弃了新型精神类药物的研发工作。有几种有前景的药物没有通过临床实验，而大脑的高度复杂性已表明越发令人生畏。随着百优解的上市，大药厂的乐观主义浪潮已逐渐消退，不过强生公司最近获得了食药监局的"突破性认定"，可将氯胺酮开发为一种治疗抑郁的专利性鼻喷雾。这意味着药物批准会大大加速，让新药在经受通常必需的大规模研究之前，即可为患者获得（公司也有了获利渠道）。尽管有这个例外，我们依托的发现仍是 30 年前对特定神经递质的认知，我们需要另一项重大的创新，才可能开拓出别种方法。基因组学、表观遗传学、电生理学的研究者都在与临床精神科医生合作，以期达成这一目标。2007 年，精神疾病基因组联盟（PGC）成立，这表明，在商业部门之外还有极大的希望。这一团体致力于识别精神健康的遗传因素，荟萃了大量的研究进行元分析，或可指向特定遗传变异与主要精神疾病（包括抑郁）的关联。

药物开发在停滞不前，但同时，聚焦于光电磁等方面的研究却颇有进展,相关的新旧方法都在得到越发广泛的使用。这种差异反映了药理学创新的缺乏,以及对药物的负面报道。这印证了对抑郁的如下观点,它是"一种神经回路障碍,不仅仅是化学失衡",这句话出自 NIMH 院长托马斯·因赛尔。反过来,这也回应了如下日渐普遍的理解:抑郁是脑内的复合性失调。因赛尔还总结道,将"抑郁看作某种'心律失常'"是该领域最重要的进展。

　　电痉挛疗法在很长时间里令人生畏,既因为过去实施这种疗法的方式很残忍,也因为它会造成记忆丧失。新发现的一种电击形式"超短脉宽",已减轻了这种副作用。对 ECT 的研究不断继续,努力让这种对严重抑郁最有效的干预手段不再那么可怕。ECT 有一段很有问题的历史,而改善这个治疗过程也无甚利润驱动。该疗法的效果仍然只比 50% 高一点,副作用也不小:我见过后悔选择 ECT 的人。但我也见过被它拯救了的人。现在,有太多抑郁者本可从这种疗法中获得帮助,却连考虑都不考虑。"ECT 一直是对严重抑郁最有效的疗法,这毫无疑议;"因赛尔在给我的邮件中写道,"但对它的使用却在减少,而不是增加。近期的改进已经减少了一些不良作用,但仍未改变萦绕这种疗法的'污名'。"

　　磁惊厥疗法(MST)是 ECT 的一种变体。它像 ECT 一样引发癫痫,但因为头骨不会像阻断电流那样阻断磁力,这种疗法的作用会更准确。ECT 常作用于较大范围的脑区,而 MST 可以针对更具体的脑区实施,引发较为集中的癫痫,而非全脑癫痫。不过,引发一个脑区的癫痫显然也会影响很多其他脑区。因此,即使只有一次癫痫,其后续影响可能也很广泛。早期的比较研究似乎表明 ECT 和 MST 同等有效。

　　但以上都是针对住院病人的治疗,需要麻醉,也产生副作用。在取得了这些进展的同时,经颅磁刺激再度回归了视野。这是一种针对门诊病人的疗法,将脑组织暴露在强磁体的作用下,从而实现去极化。治疗时,病人要头戴一种遍布磁铁的头盔,头盔与 TMS 的机器相连,治疗一般会持续几周,每天进行。一旦病人从抑郁中恢复,可能就需要重复这一治疗过程以保持疗效。TMS 的设备已经改进,医师可以控制脉冲波形,这已经证明是 ECT 中的重要变量。而此类疗法如何才能与药物治疗、谈话治疗更好地配合，有待进一步研究。

一些双相障碍患者为诊断生理疾病而接受磁共振成像，其后报告了情绪得到改善，这一偶然发现的进展让医生开始探索使用比 TMS 更弱的磁力。一种简单的变体是低场磁刺激（LFMS），有些研究者认为这种方法在一次治疗后就能改善抑郁情绪。这种刺激已用于关节炎和一些其他生理病痛、帮助伤口愈合，发挥了中等效果。被试把头放进一个看着有点像微波炉的设备里，保持 20 分钟。LFMS 不会引起生理感觉。被试把头拿出设备后，抑郁的标准量表得分要低于进入设备之前。小规模的双盲研究发现，LFMS 的效果稳定地好于安慰剂，但结果有些混乱，因为效果很大程度上取决于采用了哪种抑郁评分工具来衡量前后的改变，以及被试的诊断是单相抑郁，还是双相障碍的抑郁阶段。这个过程完全无侵入，应该也没有副作用。TMS 聚焦于特定的脑区，而在 LFMS 中，磁场的作用区域非常广泛。TMS 所需强度超过 100 伏 / 米（这是电磁场的标准度量单位），而 LFMS 使用的刺激还不到 1 伏 / 米。有批评者指出，研究的规模仍然较小，还需要设定更复杂的节点，也尚无研究表证明积极效果的持久性。但这个概念非常有吸引力。

经颅微电流刺激（CES）是"电子药物"的一个类别，在这一领域也已经开展了大量实验性工作。这一治疗是把电极连接到头部，发送一个微弱的电流通过大脑。CES 被用于治疗抑郁、焦虑、失眠、慢性疼痛、纤维肌痛、成瘾、认知失调及大量其他疾病，其中很多可能同时发作。CES 背后的理论已有两百多年的历史。1804 年时已经使用低压电刺激脑皮质来治疗忧郁症，但结果喜忧参半。20 世纪 30 年代抛弃了这种低压电疗法，转而使用 ECT，而后者又在精神药理学面前相形见绌。苏联的研究者仍然对低电流有兴趣，继续探索其应用。1953 年，此类技术在西欧重又偶尔用于临床，1963 年在美国也获批准，但仍处于边缘地位。直到最近情况才有扭转，因为随着神经成像和电脑建模的发展，人们可以获得数据，得知应在何处安置电极、使用多大的电流、持续多长时间才能引发大脑活动的显著改变。这一治疗是想提供 ECT 的一些好处，但无相应的风险和副作用；或达到 TMS 的效果，但无须使用复杂的设备。而 CES 产生的电场，要比 TMS

或 ECT 低 100 至 1000 倍。

对 CES 的评价不尽相同：有大量文献称其在特定条件下无效，同样有很多研究描述了它的积极作用。在争论的双方，都有来自声名卓著的组织的重要科学家发表论文。2015 年，美国有四家公司生产获批的家用 CES 设备，还有更多的专利在申请中。购买这样的设备需要处方，但处方可以从任何保健医师那里获得，包括持证按摩治疗师。大多数保险不报销 CES 设备的费用，因为它们仍处于"实验和探索"阶段。

尽管各种 CES 设备略有不同，但大部分都使用电池，通过夹在耳垂的夹子或由头戴装置固定的湿海绵来传递电流。此类设备不会引发癫痫。关于放置电极的准确位置、刺激的持续时间、电极的大小、电流的强度等问题，一直都有持续的争论。大部分电流会被头皮吸收。似乎有些电流可以经过大脑，但在脑中的作用可能来自带电的头皮，而非直接来自电流。

CES 有两种。一种是经颅直流电刺激（tDCS），目标是通过极化大脑，将其震回常态。这是唯一一种不使用脉冲电流的电子药技术。据称，阳极电荷会增加脑内的信号传导，而阴极电流则会减少这种传导。电刺激最直接影响的是靠近电极的脑区，对大脑的其他部分则可能产生后续影响。举例来说，如果直接刺激运动前区皮质，运动前区皮质就会激活运动皮质。脑成像表明，这些效应可在脑内保持并传播。

另一种是经颅交流电刺激（tACS），它的原理似乎不是极化脑组织，而是有节奏地刺激脑皮质的神经回路，因此可能会增强大脑的一般功能。有些交流电由时涨时落的电波实现，有些则以脉冲电荷的形式发出。脑深部刺激和 ECT 中，常使用此种间歇性电流刺激。还有一个用途叫"利摩日电流"（高频间歇电流），用来增强麻醉效果，以减少外科手术中让病人保持无意识的必需麻药剂量。研究表明，脑电图中可测出，tACS 改变了脑波，这说明病人更放松了；但还缺乏证据表明在使用电流后这些变化还会持续。有些证据显示，这种刺激会引起神经递质、甚至内啡肽的释放，可能也会刺激血液流向脑干和丘脑。

此类设备可在一系列诊断中开具，背后却没有系统的理论解释其工作原理，这颇令人不安。但这就是抑郁治疗的常态。毕竟 ECT 背后也没有系统连贯的理论，抗抑郁药背后的理论也不多。CES 背后的主要理论是，电荷会增加血清素、去甲肾上腺素、β-内啡肽及其他神经递质的分泌；也有几位科学家认为，电荷会降低皮质醇这种应激激素的水平。脑电图和 MRI 研究表明，CES 改变了脑神经的发放模式。与很多其他实验性疗法相比，CES 的毒性似乎更低。虽然已有一些很好的相关治疗方案，但 CES 的有效性还存在争议。如果确实有效，就是为抑郁患者提供了一种有用的选项。一台 TMS 机器价值 6 万美元，必须由受训技术人员操作，而开具鲁拉西酮处方，可能造成每个月高达 2000 美元的花费。一台 CES 设备价值 600 美元，可以在家无限次使用。不仅如此，使用 CES 设备没有性或增重方面的副作用，而这些副作用困扰着很多服用精神药物的患者。

　　伊戈尔·加林克是双相障碍家庭中心主任，也是纽约西奈山医院贝丝以色列医疗中心精神病学与行为科学部的副主任。他开展了一项小规模的盲法实验，研究 CES 在治疗双相障碍抑郁阶段的疗效，发现这一方法对 2/3 的病人都有帮助。"这不是奇迹，而是有效的治疗，"他说，"脑内产生了客观的变化。"加林克发现，一开始，使用假冒机器的患者会产生显著的安慰剂效应，但两周后这一效应就会消退，而使用 CES 机器治疗的患者，病情的改善则一直持续。在参与研究的 16 名病人中，有 2 名不得不退出，因为他们开始有轻躁狂症状。加林克说："我个人的看法是，它可能对焦虑比对抑郁更好。我自己用过几次，30 分钟后，感觉像是吃了片赞安诺：有点晕乎乎的，更放松，但思维可能不太清楚。"他猜想，很少有人进行关于 CES 的高质量研究，可能是因为获利动机较低，他希望有人可以就 CES 与抗抑郁药的比较开展大规模的研究。

　　加林克在研究中使用了 Fisher Wallace 刺激器这种交流电的 CES 设备，每天在家使用两次，每次 20 分钟。使用者在两团圆形小海绵上各安一个电极，浸湿海绵，再把海绵塞到头带下面，正置于太阳穴上方，开启轻度交流电。为了更好地了解 CES，我拿到了一个 Fisher Wallace 刺激器，每天用两次，持续了几周。这个设备由米黄色塑料制成，很像空调遥控器，运行时可以别在腰带上。绑上电极后，我觉得自己像个《飞越疯人院》里的临时演员；我 5 岁的孩子第一次看到我戴这个设备时，指责我好像一个邪恶的

火星人。在设备开启的 20 分钟里，上面的指示灯会不停闪烁，最后会自动
熄灭。我有了一个新发型，我叫它"CES 波"头：如果你把浸水的丝瓜络
放在头发上绑紧，发型就会变。这种发型在有些人那里一定好看，但反正
不是我。感觉像是爱上了新的奥刚储能盒或是乌伊加通灵板，我有点难以
自拔。*打开设备开始通电后，视野边缘会出现轻微的闪烁，好像有人在身
后 30 米外打报警闪灯；整段时间里我都觉得好像是迪斯科女王戴安娜·罗
丝准备进入舞场。太阳穴也有刺痛感，好像电极是用钢丝球做的一样。

食药监局已发现，这种装置最坏的情况下也是无害的。但为家用而设
计的疗法经常存在很大的问题。罗兰·纳德勒是斯坦福法律与生物科学中
心的研究员，也是斯坦福神经科学与法律跨学科小组（SIGNAL）的联合主
管，他提到有一项研究发现，如果正确使用直流电的 tDCS 设备，可提升
人的数学能力，但如果错误使用，反而会降低数学能力。他继续说："把电
流射进一个人的大脑可能不算是一项业余活动。当然，有很多东西被人用
来自我伤害，但我们都管控得很少或者根本没有管控。但电子药大概更接
近真的处方药，需要专业能力来保证明智的使用。"

我对 Fisher Wallace 刺激器的功效抱一种不可知论的态度。开始用它时
我并没有严重的抑郁，但我觉得它还是提升了我的情绪。我并没有脱胎换
骨的感受，但它让我进入（也可能只是同时发生）了一种愉悦的轻躁狂状
态，当然我本来有时也会有这种体验。它肯定不会让我想睡觉，事实上使
用它之后我感到精力相当充沛。它似乎可以帮我改善晨间情绪，而早晨一
般都是我压力最大的时段。我的焦虑和顾忌都稍有减轻。但我也清楚精神
干预有显著的安慰剂效应，这让我非常难以衡量哪部分体验反映了干预本
身的疗效，哪部分是源自我的乐观。我持续使用了一段时间，然后就不再
用了，就像我也弃用了助听器、为我的后腰制定的各种锻炼及一些强力的
口腔卫生措施。电击大脑可能是种蠢行，但如果你有严重抑郁，任何没有
严重副作用的非侵入性治疗看起来都值得尝试。我一直想再用回我的刺激

---

\* 奥刚（orgone）被认为类似于以太能、灵能（伪科学概念），乌伊加通灵板（Ouija board）是一
种近似心形的小板，可用于与灵交流，方法有类似笔仙或扶乩之处。

器，或许什么时候我会这样做。

2005 年，食药监局批准了一种更具侵入性的电疗法治疗抑郁，迷走神经刺激（VNS），这一疗法之前用于治疗癫痫。迷走神经是 12 对脑神经中的一对，经过颈部，连通大脑和很多其他器官及系统。使用 VNS 时，一根电线会环绕迷走神经，并与一个电池组相连，电池组则永久植入锁骨附近的皮下。这种方法如何作用于抑郁还不清楚，尽管猜测它可用于调节去甲肾上腺素和 γ- 氨基丁酸。VNS 的试验结果不一，但它似乎对特定患者的难治性抑郁有一些可能的功效。像所有手术介入一样，这种疗法有一定风险，副作用包括声音嘶哑、咳嗽、颈部或下颌疼痛、恶心及睡眠呼吸暂停。

脑深部刺激作为治疗抑郁的方法，侵入性更强，但也更有效，从某些角度来讲更具革命性。率先开展它的是海伦·梅伯格，她自 2004 年以来一直在埃默里大学工作。梅伯格在功能性神经成像领域工作多年，在 21 世纪最初几年，她发现抑郁者大脑的胼胝体下扣带区内的布罗德曼 25 区，有反复出现的异常。此前没人注意到过这一相关性，事实上 25 区此前就很少被研究。在开发新成像策略的时候，梅伯格渐渐相信，抑郁和 25 区颇有联系。她也注意到，患者如果对抗抑郁药反应良好，这个区域的异常也会迎刃而解，于是假设她发现的这种调节异常或对患者的情绪至关重要。

她找到了多伦多的同行安德烈斯·洛扎诺，一位神经外科医生，也是使用 DBS 治疗帕金森症的专家。她想和洛扎诺一同开创一种新的治疗方案，希望能基于她的见解建立一种有效的疗法。她假设，为帕金森症患者开发的植入式脑电极可用于刺激 25 区，调节这一区域的过度活跃状态。要设计一个全新的神经外科手术程式并非易事，因为神经解剖很复杂，任何介入都必须慎之又慎。而对机构伦理审查委员会及其他监管部门而言，监督此类程式也很艰巨。但梅伯格仅用了两年时间，就为使用 DBS 治疗抑郁患者做好了准备。她使用的设备类似于一个大脑起搏器。在立体定向术的引导下，外科医生从头骨的一处开口插入一根细细的实体电线，前端是 DBS 电极或引脚，再通过 MRI 扫描获取信息，将其导入与 25 区相邻的白质，再将另一端与锁骨附近皮下的电池组相连。电池向大脑发出恒定的刺激；依所需电流的不同，电池使用 2~4 年后需要更换。与 CES 和 TMS 不同，它们是在前额叶皮质上粗略地定位目标，DBS 依靠的则是绝对精确的放置。

　　梅伯格只与难治性抑郁患者合作，这些患者因自己的疾病而长期失能，对心理疗法、药物、电痉挛疗法等均无反应，而她已让很多这样的研究参与者重返生活。他们在手术中必须保持清醒，梅伯格不会告诉他们何时打开了设备，但打开后几乎马上就有反应。一名患者在几秒钟内就说："你刚刚做了什么？"梅伯格问他："怎么了？"他回答："好像我一直被锁在一个房间里，和十个尖叫的孩子在一起；噪声持续不断，永无停歇，无法逃脱。不管刚才发生了什么，这些孩子都已经离开这座大楼了。"在梅伯格和她的同行发表的研究中，以及其他团队发表的更多研究中，近 2/3 接受电极植入的人在术后得到了改善，超过 1/3 的人其抑郁得到了显著缓解。第一位植入电极的人接受 DBS 治疗已逾十年。发表的数据也显示，在开始阶段对 DBS 有反应的人中，约 2/3 也有良好的后续反应；当出于实验的原因而关闭设备时，他们在几周之内又会退回到抑郁状态。当然，大多数抑郁患者不用选择脑外科手术，执行这一方案总需要仔细选择。但梅伯格的创新很重要，这有两个原因。首先，它帮助了之前看起来毫无希望的人，在针对难治性抑郁的所有疗法中似乎也最有疗效。第二，它让研究者意识到了 25 区的关键作用，有些研究者会继续探索如何用侵入性更小的办法来调节这一区域的活动。

　　梅伯格告诉我，想要参加治疗试验的抑郁患者写来的信都要把她淹没了。对陷入绝望的人来说，康复的可能就像一根救生索。但切入一个人的大脑总是有风险的，像其他神经外科手术一样，这个手术也可能失败。有些人的病情并未改善，有些人还遭遇了严重的并发症。有一项多中心研究梅伯格并未参与，叫"布罗德曼 25 区脑深部神经调节"（BROADEN），受 DBS 设备生产商圣犹达医疗公司的监督。但后来食药监局暂停了试验，因为这项研究未通过一项"（无）效用分析"\*：这一分析是要判定在达成研究之前设定的目标上，接受治疗的患者与对照组相比是否显著优异。无效暂停反映的是研究在预设目标方面的表现如何，而非程式本身的安全性。圣犹

---

\*　作者在揶揄"效用分析"（utility analysis）的"无效"（futility）。

达公司尚未做出解释，但试验暂停很可能说明了，要么是使用假冒设备的患者表现得比预期的好，要么是使用真设备的患者表现得比希望的差。无效暂停只能说明在最初的试验中使用的测量系统有误。

　　然而，研究一项可能造成伤害的治疗程式时，遭遇这样的进展很是令人苦恼。梅伯格提出，BROADEN 很可能包含了过多的节点。"因为不具备所需技术，就放弃某些必须去做的事，这是我们都不想看到的；"她补充说，"不幸的是，取得进步的唯一方式就是继续去做这样的手术。"但《自然》上的一篇综述指出，DBS 仍然有内出血的手术风险，还可能引发像自杀意图和轻躁狂这样的心理并发症；手术也很昂贵。《科学美国人》博客的作者约翰·霍根对梅伯格的工作表示了疑虑，他的反对很模糊，只是觉得针对梅伯格的正面报道都太天真了，他认为她的研究规模太小。她直接参与了 50 个人的植入工作，尽管使用了谨慎的、适合对这种相对较小的人群的方法，并获得了一致的效果，但对任何研究而言，这个样本量都太小了。霍根注意到，媒体对梅伯格工作的报道，只覆盖到了状况改善的患者，却未提及未改善的患者，而侵入性脑外科手术如果失败，将是糟糕的体验。记者艾莉森·巴斯对梅伯格与一些 DBS 设备制造公司间的财务关联提出异议；尽管大多数创新者会因其发明而受褒奖，但巴斯坚持认为梅伯格没有完全披露她与生产商的财务关系。DBS 的研究者现在已经为他们的工作起草了伦理守则。

　　要理清这些糟糕的问题，人们还须努力。有些参与 BROADEN 的外科医生是第一次做这个手术。第一次也关系重大：哪怕是和梅伯格一同工作的外科医生，也会在做过几次手术后有所提高。BROADEN 的一名试验对象，史蒂夫·奥格本，写信给我说："我是斯坦福大学的 3 号病人，是研究中最后几个接受植入的病人之一。我在 2013 年 12 月 4 号取出了植入物——因为有多种并发症，包括严重的慢性头痛，被称作'弓弦样'的瘢痕组织，植线后遗症（活动及舒适度受限），还有副脊神经和枕神经的外科损伤及瘢痕损伤。现在我就是这项研究的附带伤害：我一直有严重的头痛和胸痛，右肩和右臂都萎缩了。我也尝试了所有能想到的支持渠道。"后来他又补充说："最近我见到了另一个 BROADEN 的参与者，他是在加州大学的另一所著名分校参与了试验，现在也有了'弓弦'，幸好现在还没引起疼痛。但对他来说，参与试验造成的心理创伤甚至威胁到生命安全。"人们似乎还不清楚，这些问题在多大程度上是因为手术本身的不成功，多大程度上又反映了潜在疾病的持续影响。但脑手术决不能随意对待，这个手术至今只在一小群人身上进行过测试。梅伯格向我承认："植入电极后，可能会产生瘢痕组织，而如果碰到了重要神经，还可能产生疼痛综合征。"

梅伯格指出，对 DBS 植入的反应可能会被"理想电极放置以外的很多因素"破坏，包括"可能影响评定量表的未识别的精神合并症，个性特征，植入后才显露出的多种心理或环境因素"。她强调，选择正确的被试极为重要，比如 DBS 对初步诊断为焦虑的人效果不佳。"我们能改变的是大脑，不是生活，"她说，"即使手术有效，蜜月期也会在四到六个月里过去：你应该去做事。你得去找工作，也许并不顺利。你的情感状态和其他人一样，会受生活压力的影响。"换句话说，这个手术只修补它能修补的东西。"为你更换髋骨的医生可以祝贺你能跑马拉松，但不会归功于自己，"梅伯格注意到，"而你如果跑不了马拉松，也不该对医生生气；我们很多人都做不到这样。DBS 可以帮那些动不了的人放开刹车，但他们也必须进入驾驶状态，踩下油门。他们得克服所有情感方面的不良习惯，养成好习惯。"

我们也必须考虑经常提到的加德纳技术成熟度曲线，这个理论认为，任何新技术在膨胀的预期下都会达到一个初始的顶峰，然后沉入预期幻灭的低谷，最后形成生产力的平台期。梅伯格自己也抱怨过人们"错把我当成救世主"，她还说："科学的发展速度永远无法快到满足临床的需要。我相信这个疗法，但只有时间能说明它的应用是怎样的。"DBS 是新技术。梅伯格最初的结果很惊人，但我们不能忘记，其他技术在一开始看上去也非常有希望。虽然电痉挛疗法的效果近乎奇迹，但胰岛素休克疗法和脑叶切除术因常有伤害性，最终被认定为不可靠。即使是更无害的各种抑郁疗法，从药物到精神分析，也常伴随着有些人难以承受的副作用。还没有人找到哪种方法在对治疗严重精神疾病有效的同时又不引起伤害。基于现有的证据，我们需要做的，是对有希望的技术进行谨慎而持续的研究。

2014 年，BROADEN 研究被停止后，梅伯格和她的同事发表了一篇论文，针对 DBS 对之有效和对之无效的试验对象，本文反映了进一步的研究情况。他们发现，反应良好者脑内形成了不见于无反应者脑内的连接，这些连接远远超出了 25 区的范围，甚至超出了胼胝体下扣带区。他们识别出一个在三种连接中都存在的"指纹"，要使设备的效果达到最优，就必须形成这三种连接。这一发现将帮助医生更精准地放置设备，或有助于在手术前即能通过扫描准确定位任一个体的设备应放置在何处，使所需连接的范围更广。此外这可能也表明了，针对任何特定个体的刺激都应怎样校准。它还为脑内的靶区选择提出了一种可能的新算法，这对 BROADEN 研究的先驱者来说本可能有益。托马斯·因赛尔对圣犹达公司的试验表达了保留态度："就我了解的情况而言，他们标记刺激的位置或记录其影响的方式，会使负面结果无法充分显露意义。这可能像是做药物试验，剂量却不给足。指纹才是正确的方法：识别出一个靶点，然后必须去改变它，这样才能知道为了对抗抑郁治疗有反应，你确实得到了足够的剂量。"

　　还有人做了一些工作，用 DBS 作用于脑的腹侧内囊／腹侧纹状体，不过尚未像梅伯格在 25 区的工作一样成功。德国有研究者尝试用 DBS 作用于另一目标，缰核，取得了一些有希望的初步结果。他们关于第一名被试的报告透露，这名被试表现出某些形式的抑郁已有 46 年，发展成难治性抑郁已有 9 年，而接受试验后症状完全缓解。刺激意外停止后，她经历了严重的复发。之后对另外两人的植入也显示出了类似的结果。

　　对缰核的上述工作反映了对抑郁中奖励系统与日俱增的关注。哈佛大学的一个心理学家团队开展了一项实验，他们给被试两个选择：完成简单的任务，获得较少的酬劳；或是完成较难的任务，获得较多的酬劳。要求会不断地越来越难，被试也要不断选择。非抑郁者选择较困难任务要远比抑郁者持续的时间久，这表明与心情愉快的人相比，抑郁者从金钱中获得的愉悦更少，可能的奖励对他们的行为似乎影响更小。这种二分性也呈现在其他动物物种中。与对照组相比，被设计诱导出抑郁类症状的小鼠在放弃与奖励相关的选择时，时间要早得多。科学家一直在努力理解抑郁是如何从其遗传或表观遗传源头变形为情感和行为的，答案也许是，在抑郁中，奖励回路不够活跃，而惩罚回路却过度活跃。

奖励通路高度复杂，延伸经过多个脑区，涉及各种神经递质。对于奖励回路如何被娱乐性毒品激活，已经有数十年的研究，所得的信息并不一致。但尽管成瘾和抑郁都与奖励回路相关，二者的机制完全不同。人们正在利用新的成像、遗传、病毒载体、光控遗传等方面的工具来更准确地判定缰核对回路的影响。从这些研究中获取的新知，昭示了在特定区域治疗方面的进展。现已证实，有些人的抑郁始于缰核，另一些人则始于 25 区，这让我们可以识别抑郁的亚型，从而发展出更有针对性、更个性化也更为有效的疗法。

直接刺激小鼠缰核似能调节缰核，激活奖励回路并抑制惩罚回路。小鼠不再表现出抑郁的行为。一个研究团队写道，缰核"发挥着情感信息枢纽的作用"。这一结构也许"在把情感信息转化为适当的行为反应时居于中心地位"，如果过度活跃"可能导致抑郁，抑制它则可能减少抑郁症状"。韦恩·古德曼、弗里茨·亨和他们在纽约西奈山医院的同事已经开始了美国首个以缰核为靶点的 DBS 研究。

其他开发中的非药物技术还包括聚焦超声、近红外光疗法、光控遗传刺激（迄今只对小鼠有效）。超声可用于消融（就像是第四、七章中鲁萨科夫接受的扣带回切开术，那带给了他显著改善）而无需手术，也可用作与磁力相似的刺激物。近红外光可将神经细胞去极化，调节其生长。这些技术的应用还有待继续探索。啮齿动物体内的微生物蛋白"视蛋白"，暴露在光线中时会打开神经元离子通道。这种敏感性可以产生一种 DBS 的变体，这时探针放射的光可以取代电流，刺激大脑深部的靶点。而要更准确地确定外科医生要在什么位置插入光照、使用靶点刺激或用超声进行消融，还须进一步研究。像 DBS 一样，所有这些程式都需要对抑郁回路有更多知识。我们已经发现抑郁是一种节律失常，但还未找到控制它的方法。

对那些电子药或脑手术吸引不了的人，还有几种准行为技术已投入使用。保妥适（A 型肉毒毒素）已广泛用于整形美容，它会麻痹肌肉，从而去除皱纹。首次发现了季节性情感障碍的诺曼·罗森塔尔，把保妥适用于抑郁患者，麻痹他们皱眉时用到的肌肉，结果发现他们的抑郁显著减轻。罗森塔尔和一位美容皮肤科医生开展了一项研究，被试接受保妥适或生理盐水注射；六周后，52%接受保妥适注射的人有改善，而接受安慰剂的人中有改善的只有15%。这项研究能够重复，巴西和瑞士的研究都得到了类似的结果。面部表情不仅反映情绪，也会创造或保持情绪，这不是个新看法。达尔文曾提出面部表情可以调节精神状态。19世纪的心理学家和哲学家威廉·詹姆士写道："我们因痛哭而难过，因发出击打而愤怒，因颤抖而害怕。而不是因具体情况感到难过、愤怒或害怕，才去痛哭、击打或颤抖。"

另一个团队的研究表明，解决失眠能促进抑郁治疗的疗效。在一个小型研究中，在失眠问题得到解决的被试里，有87%的人对抗抑郁药有积极的反应——这个比例是失眠无法缓解的人的2倍。看起来，我们不仅会因为抑郁而睡不好，也会因为睡眠打折扣而抑郁。在多数相关的睡眠研究中，参与者会接受一种针对失眠的认知行为治疗，学习管控自己的作息时间，白天不待在床上，避免在床上看电视、看书，白天也不要打盹，等等。很多此类研究是杜克大学的安德鲁·克里斯塔尔指导的。他把睡眠描述为"巨大而未经探索的精神病学前沿"，并补充说："身体有复杂的昼夜节律，却在精神病学中被我们经常忽略。我们的治疗基于便利而开展。我们在白天治疗，却不花什么力气去搞清楚夜里在发生什么。"

最后，有一些研究者提出，抑郁提示在大脑之外也有某种生理问题。这一观点的支持者认为，抑郁的感受很像生病，同样是精神不振、动力下降、十分疲惫，因此有人认为抑郁是一种其他方面无症状的身体疾病。加州大学洛杉矶分校的临床心理学家乔治·斯拉维奇说："我甚至都已经不再把抑郁当作精神疾病状况来谈论了。抑郁确实涉及心理，但也同样涉及生物属性和生理健康。"纽约州立大学石溪分校的图尔汉·坎利提出，由于感染会导致炎症，因此"与其把重性抑郁障碍（MDD）概念化为一种情感障碍，我建议将其重新概念化为某种形式的感染性疾病"。还有人认为，炎症表现出的是一种过敏反应。自封的专家、反对传统的精神病学家凯莉·布罗根坚称，抑郁完全不是脑的疾病，而是一种消化疾病，坚称是失调的微生物组导致了炎症（及抑郁），可以用无麸质饮食和天然补充剂治愈。"原来它可能完全不在你的脑袋里，"布罗根写道，"而是在肠道、免疫、内分泌系统的互联之中。"

细胞因子、蛋白质释放到血流中会触发免疫反应，从而触发炎症。有一些抑郁者的细胞因子水平较高，而如果给一个人注射提升细胞因子、加重炎症的疫苗，也会引发抑郁。有炎性状况的人，如风湿性关节炎患者，常会抑郁（当然慢性疼痛本身就令人抑郁）。已经有医生尝试用抗炎药物增强抗抑郁药物治疗的效果。一项研究发现，抗炎药物塞来昔布（如"西乐葆"）会增强抗抑郁药瑞波西汀的疗效。

470
当然，营养不良也会对精神健康产生不利影响；任何抑郁的人都应将规律均衡的饮食定为目标。炎症很是磨人，其症状与抑郁也颇有重叠，但要证明两者间存在真实的因果关系，还缺乏证据。用抗炎药剂治疗抑郁的科学原理，无论是药理学还是营养学方面的，至多也不过是刚刚起步。

有很多新疗法是为难治性抑郁开发的。远观起来，这些疗法也许较为边缘化，要么效果可疑，要么带来创伤，只适用于一小部分的患者。然而，只有遇到这样一个人，我们才会意识到开发这些疗法的紧迫性。本书首版之后，我很快又重新联系了一位熟人，他已经和典型的难治性抑郁战斗了很久，在过去15年里，他都在尝试这个领域几乎所有的新方法。他的故事展示了这种障碍地狱般的复杂性，而医治它的复杂性同样令人无所适从。

罗伯·弗兰克尔在婴儿期就被诊断为"成长受阻"。终其一生，他都会在3月的第三或第四周发作季节性抑郁。"每次我都知道，因为一切的味道都不一样了。我能想起最晚到二三年级的时候就有这问题了。我记得被强迫去室外玩——而在一年的其他时间里，无论天气多冷或多热，你都很难让我待在房间里。"这个模式在高中阶段一直持续，大学时进一步恶化，抑郁的发作完全延伸到了3月之外的时间里。罗伯那时还没找到一个词来形容他的痛苦。"大部分时候的感觉像是故障。我苦苦地挣扎。'我为什么没法开始做任何事？为什么心不在焉？为什么没法关心其他人、其他事，也没法关心我自己？为什么不能投身世界？为什么不能和任何人说话？'"

获得一个学位后，他搬去了美国西海岸，找了一份工作，是在一个中心给心理有疾患的孩子做老师。他和大学时的女朋友结婚，有了一个儿子。他经历了一些糟糕的日子，但一开始还能应付。之后，糟糕的日子来得越来越多，持续的时间越来越长，他也感到自己越发无能。很快，他生活在了近乎一成不变的惨境之中。一位精神科医生诊断他患有注意缺陷障碍，给他开了兴奋剂，右旋苯丙胺和得理多。这个诊断似乎能解释他为什么无法专注于任何事。服药后，他减轻了不少体重，身材变好了，但也感到了自杀倾向。接着，他妻子在华盛顿（特）找到了一个新职位，于是他们搬去了华盛顿。罗伯开始去找一位新的专科医生看病，这位医生告诉他，他得的其实是颞叶癫痫，不是 ADD，于是罗伯不再吃治 ADD 的药，而开始服癫痫药物。他的痛苦持续恶化，因此他咨询了另一位医生，这位医生终于给他做出了抑郁的诊断，并收他住院。罗伯开始服用伊米帕明（对他毫无作用），然后是锂盐（毁了他的食欲），然后是百优解（有帮助），然后是左洛复（帮助更大）。"开始服用左洛复六周后，我有一天醒来说：'嗨，这太棒了。'"他回忆道。那是 1996 年，他 30 岁，觉得自己解脱了。

　　罗伯的医生说："有了我们取得的这些进展，这个时代得抑郁也是件令人兴奋的事了。"说这话时，他带着一种"暧昧的反讽"（罗伯的话）。但左洛复的疗效消退了，罗伯很快再度深陷抑郁。他的医生开始调配药物鸡尾酒，加怡诺思，再加威伯隽。罗伯没有感到任何副作用，这也让他很困扰，他觉得副作用"至少证明药物确实产生了些影响"。他坚持服药，同时也寻求各种谈话治疗。因为妻子想获得更好的工作，他们再次搬家，先搬到阿尔伯克基，又搬到纽约。他几乎无法正常做事，最终妻子提了离婚。

　　独自生活在某些方面是种解脱，但这种孤独也加剧了他的抑郁。他从一种药跳到另一种。单胺氧化酶抑制剂（一类较早的抗抑郁药）没能赶走他的抑郁，却令他感到了自杀的急迫。然而，他回忆道："我常常想：'我要像这样吃多少年药，才能等到儿子足够大，让我能结束自己的生命？'"父性最终让罗伯活了下来。"跟儿子在一起总是会好一些，"他继续说，"哪怕是现在，他已经 14 岁，更愿意找他的朋友而不是跟父母在一起。哪怕是现在，都有帮助。"

　　近些年，他的医生想让他试试氯胺酮，但没能让他进入药物实验。"他试尽了办法，"罗伯说，"离子发生器，远远脱离相关适应症但对某些人有些许帮助的法子。他试得越多，我对治疗的反应越小。"罗伯忍受了一个疗程的电痉挛治疗，丧失了之前大概八个月的记忆，有三周生活在一种"纯然的迷雾"中。但他并没有感到快乐多少。他对脑深部刺激感兴趣，他想象那是把一个带电的硬币从头骨上的一个投币口投进去。但他也不符合这种治疗的资格，因为他有睡眠呼吸暂停，这会令外科手术的结果复杂化。

"我知道怎么起床，知道怎么找到一份工作，知道家庭和事业都是什么。但我就是下不了床。而下了床，又就是没法离开椅子或沙发。或者我就整天待在地板上。起床出门，之前都只是小事。而现在哪怕是冲个澡都是十二步重担，虽然第一步是最难的，但在任何一步我都可能卡住。我现在正穿过公寓。我卡在了桌子边。卡在了冰箱边。卫生间。我把水打开，15 分钟后关上。我身上湿了，但没法把自己擦干。"

由于活动大量减少，他的体重增长了很多。他说到自己一次次去医院，也一次次被要求给自己的情绪打分，从 1 到 10。他说："我打了 0.001。我的抑郁好像是在一个花生酱湖的湖底走路，我不知道湖岸在什么方向，也不知道离湖面上的空气还有多远。"

虽然艰难，但罗伯承认："有过不错的日子，有过不错的时光。哪怕情况最糟的时候，也会有几分钟还不错。我从未有过哪怕是一两天失去性欲。无论我有多抑郁，跟一个人说话时，我都能对他／她的话做出反应。无论多想自杀，我都还能讲笑话。"在住院处，他被问到是否能保证自己不会试图自杀，"我一向诚实，"他说，"于是我的房间里除了一张床垫，什么都没有。我哭啊哭，一切都很糟糕。然后我会读上一本大卫·雷科夫的好玩的书，开怀大笑。他们就会觉得我在假装。"没有表现出所有外在迹象的人总是获得更少的同情，但几乎没有任何一位抑郁人士会在所有时候都表现出所有的抑郁特点，有能力笑是件好事，但这不表示这样一个既有自杀倾向又瘫软无力的人就不是处在糟糕的情况中。心理学一直在追求能宣称自己是门科学，抓住各种量表和症状一览表来证明这一点，但抑郁并没有被良好地定义。虽然罗伯抑郁失能已是多年，但他有时会有与疾病严重程度不符的表现。"我确实有所有的症状，"他坚持说，"但不是所有时候都有所有的症状。它们会变来变去。我有时食欲不错，有时能笑，有时能睡着，然后……"

罗伯现在的医生觉得值得试试经颅磁刺激。第一个疗程集中在左脑。治疗很痛苦，也没起作用，所以几个月后，医生转而刺激右脑。"感觉像是乒乓球从我头上弹起来，"罗伯说，"但没有结果。"一年后，罗伯的医生告诉他，机器已获改善，建议他们再试一次。完全没用。"我变傻了。我很难跟上一番谈话。在 IQ 测试的记忆单元，我比正常值低了 10 个标准差。我记不住一个句子。我也说不出一个句子。"

他的医生联系了哈佛大学一直在研究 TMS 的研究人员，他们不太确定地建议应该试试在两侧都使用磁极。"于是我们先做了右侧，几分钟后又做了左侧，"罗伯回忆道，"我马上就能感到，这会有用。"我最后一次和罗伯交谈时，他已经在双侧 TMS 治疗中度过了 14 个月的准缓解期。人生第一次，他在 3 月里只有非常轻微的低落。"我在周一感到的阴暗，到周四就消失了。"他说。罗伯十年来每一年的新年愿望都在这一年里成真了。"我今年的愿望就是明年可以许一个更好的愿望。"

他每周有 6 天接受 TMS，每侧脑各 4 分钟。他吃饭更规律了，开始去健身房，瘦了 30 磅。他还在服用药物鸡尾酒：拿地尔（一种 MAOI），利必通（拉莫三嗪，一种抗痉挛药，有稳定情绪的作用），左甲状腺素（合成激素），还有鱼油、叶酸、维生素 D。最终他获准使用氯胺酮，他的医生给他肌肉注射。唯一的效果就是让他疲惫，所以他停用了。我想知道罗伯是否会重新教书，但他受不了再让任何孩子失望了。他还是害怕离开自己住的街区。"我甚至去不了布鲁克林，"他承认，"害怕去城里。"听他说着，我想到了南极。"过去 12 年里，无论我一开始有多好，后面都会崩溃，最后住院；"他又说，"这次我觉得不会。我四处过上几个小时，都真的感到不抑郁了。我一直在想：'噢，是时候给老朋友打电话了。'我仍然'成长受阻'，但我只是吃药，做磁疗，尽力争取最好。我不再在那个花生酱湖底了。现在我好像爬上了高空秋千的跳台。生活就是这架秋千，我要尽力跳出去抓住它。我有可能抓不住，再次坠落。但至少我现在还在跳台上。"

尽管发展新方法上有一些进步，但老方法却出现了令人不安的倒退。20 世纪 90 年代开始流行整体上贬损精神分析，特别针对弗洛伊德。那时我们的理解已经是，精神疾病是脑的疾病，于是我们不再需要像俄狄浦斯情结和客体关系这种神话般的胡言乱语。像任何理论观点一样，弗洛伊德范式当然也需要随时间推移而修正，但摒弃其洞见是一个错误。对大脑的理解永远不应阻止我们理解人类思维的复杂性。在解读人类意识时，精神动力是最有用的成套词汇之一。

临床也越来越少地注重其他形式的谈话治疗。保险公司极力主张用药，去医生那里问诊一次即可开出，只在偶尔的情况下才需要复诊，这样的情况有利于投资。而心理治疗的结果太开放，也太主观。这种观点从多个层面来看都很愚蠢。首先，有的人对药物的反应会比其他人好，把药片当作包打天下的灵药太过幼稚。抑郁是孤独之病，大量证据表明，人际接触能获取大量信息，是最好的解法之一。感知到有人在关注你的体验，这非常让人安心。对药物的需要让人感到自己支离破碎，而心理治疗让人感到完整。不仅如此，也有可靠的证据支持以下结论：平均而言，结合使用心理治疗和药物，要比单独任一种方法的效果都更好。心理治疗有助于避免严重的复发，与不断进出医院相比，在经济上也是更好的选择（哪怕对保险公司而言）。认知行为疗法对轻到中度抑郁的治疗有可靠的记录，但这种疗法和其他类似的有效策略都应用得太少。同时，无证江湖郎中也轻易挂牌营业，承诺着根本不可能的疗法。与不合格的脑外科手术相比，这些危险没那么急迫，但当信任遭侵犯，烂建议满天飞，疾病被听任恶化时，事情就很容易出岔子。

一旦谈话治疗这个婴儿被连同洗澡水一起泼掉，对生物精神病学的攻击也就火力全开了。谈话治疗地位的动摇是出于蔑视，而生物治疗则常因恐惧而受到挑战。无论世界上出了什么问题，抗抑郁药都会被当作罪魁祸首。科伦拜枪击惨案的凶手之一埃里克·哈里斯 * 曾服用抗抑郁药，这一情

---

　* 　1999 年 4 月 20 日，美国科罗拉多州杰弗逊郡科伦拜高中（Columbine High School）发生枪击

况令反对精神病学的激进分子指控抗抑郁药是导致惨案的原因之一。一名受害人声讨道："制药公司向不知情的公众投放这些药物，它们已经是我们面对的最大的恐怖分子了，为什么我们还要担心其他国家的恐怖分子？如果无法信任食药监局确实履行了对我们纳税人的职责，我们还怎么感到安全？"悲剧之后，很快有一篇文章发表，重点内容是一名医生写道："我非常羞愧，因为我们给国家提供的服务太差了，对抗抑郁药的副作用，我们向公众宣教得很不够。"然后他个人又向"所有受抗抑郁药不良影响的孩子的家长"道歉。像《合法嗑药》《药物大决战》《疯狂的科学》《百优解：万能药还是潘多拉？》这样的书谴责这些药物，不仅因为它们让我们对自己的生活体验感到麻木，还因为它们带来杀戮。

在食药监局的公开证词中，一名自称专家的人指责抗抑郁药会引起一长串疾病："过去几十年的研究表明，损害血清素的代谢会引起噩梦、潮热、偏头痛、心脏周围疼痛、呼吸困难、支气管疾病恶化、无由的紧张和焦虑、抑郁、自杀（特别是暴力自杀和反复试图自杀）、敌意、暴力犯罪、纵火、物质滥用（包括酗酒和毒瘾）、精神病、躁狂、大脑器质性病变、孤独症、厌食症、鲁莽驾驶、阿尔茨海默症、不顾惩罚的冲动行为及好争辩行为。谁要是觉得以化学方式引起这些反应是具有疗愈性的，这简直超出我的理解，而这些反应正是我们在过去 15 年间，在我们的社会中见证到的，它们正是这些药物广泛使用的后果。"认为抗抑郁药是从孤独症到阿尔茨海默症的各种社会苦难的根源，这样的推论未免可笑，但这些指责通过媒体报道悄悄进入了公众视野，也能影响公众的看法，继而影响立法。

对抗抑郁药的大量批判集中在两个主要方面。首先，一些研究者认为，抗抑郁药的效果完全在于安慰剂效应。其次，很多人声称抗抑郁药会驱使人自杀。他们进一步提出，精神病学用医药方法对待正常状态，其实是助长了精神病学自称要解决的绝望；抗抑郁药的广泛使用恐怕全都是受贪婪的制药业的煽动；我们无法在大脑中为精神疾病定位，这证明开发药物治

案，13 人丧生，24 人受伤。两名青少年学生凶手哈里斯（Eric Harris）和迪伦·克莱伯德（Dylan Klebold）亦随即自杀身亡。

疗方案并无基础。这些观点引人注目地发表在欧文·基尔希的《皇帝的新药》、罗伯特·惠特克的《一种流行病的解剖》、丹尼尔·卡拉的《精神错乱》、彼得·布赖金的几本书及《新英格兰医学期刊》前编辑玛西亚·安吉尔的数篇很有影响的文章中。其中有些著述对学术对话产生了影响，有些抓住了大众的眼球；安慰剂是否像药物一样有效，成了新闻节目《60分钟》的一期论题。

这些作者的大部分主要观点已被驳倒。基尔希力图证明安慰剂对抑郁与药物同样有效的工作已受到多个角度的挑战。证据表明，他记录的被试对安慰剂的高反应很大程度上要归结于研究的结构、持续时间及被试招募过程。皮姆·屈珀斯等人分析了比基尔希更为广泛的数据，发现安慰剂确实高度有效，但抗抑郁药的有效性更为稳定一致。康斯坦丁诺斯·丰图拉基斯发现，基尔希错误计算了药物与安慰剂的平均差。埃文·卡拉也有评论，用他自己的话说是："关于精神类药物，有一个费解但明确的事实：整体而言，它们确实有效。"基尔希坚称，尽管抗抑郁药对急性抑郁患者有些作用，但对较轻度的抑郁几乎无效。在 *JAMA* 上，罗伯特·吉本斯与芝加哥大学的同事指出了基尔希等人研究的方法论瑕疵，重新分析了近5000患者的数据得出结论："所有药物组的全年龄段患者，比起接受安慰剂的对照组患者，都显著地有更多的改善。"研究表明，虽然很多人呈现了强大的安慰剂初始反应——部分可由他们在临床实验中受到的密切关注预测——但超过40%的人很快回到了原来的状况，而服用药物的被试只有不到20%发生了同样的状况。停药研究提供了更有力的例证。服用抗抑郁药的被试在状况改善后，在双盲条件下停药，即一部分人继续服用抗抑郁药，一部分人改用安慰剂，结果几乎每项研究都发现，服用安慰剂的被试复发率更高。整体来说，患者对安慰剂的反应率是1/3，对抗抑郁药有反应的则占到一半：这是很大的差异。

约翰·克里斯塔尔，耶鲁大学精神病学讲席教授及美国神经精神药理学院院长，针对安吉尔贬损精神病学方法有效性的文章，写了一篇雄辩的回应。他写道："安吉尔贬低了精神科医生和他们的病人所面对的真实世界的挑战，选择性地忽视了会挑战到自己主张的科学进步，而关于精神病学方面的神经科学状况，她呈现的信息也是有倾向性和高度选择的，这滥用了她作为《新英格兰医学期刊》前编辑的身份，进一步令精神病学领域和精神障碍患者蒙受污名。安吉尔写了一篇充满片面事实的文章，看起来像是在呼吁社会放弃精神科诊断、抗抑郁药物及精神病学方面的神经科学。安吉尔全然漠视了她的所有行动对社会和罹患精神障碍的个体的负面影响。她没有提供任何改变现状的选项或最终或可加速缓解人类痛苦的建设性议程。相反，她向唯一一条通往更好的诊断、更有效的药物治疗和转化神经科学的路径发起了攻击。"

我自觉有资格来评论传说中的安慰剂效应，因为我有过这样的体验。有几次我开始服用某些药物时，起初感到这回应该对了，但最终证明这药对我没有帮助。每次都有一点乐观主义碎片让我觉得我正处于康复的阵痛中，让我把每个明媚时刻都归功于新药。然而，一两个月后，我只能承认这种药并未影响我的精神状态，帮到我的只是我天生的轻松性格。所以，我了解那种任何新开始都会带来的"希望之跃"，也了解它会如何消退。安慰剂效应反映了一种因终于尝试了某样东西而振奋的释放感，反映了积极行动带来的启示及正向期待激发的头脑兴奋之感。在一项研究中，有半数被试被告知他们接受的一定是抗抑郁药，另一半被告知他们只有 50% 的几率收到抗抑郁药而非安慰剂。研究发现，对活性药物的反应受到个体期待的调节。确知自己服用的是药物的被试，与被告知服药概率为一半的被试相比，病情改善率几乎是两倍。但这不意味着药物本身无效。如果吃的药不合适，我会出现安慰剂反应，然后又差下去；如果药物合适，也许我同时会有安慰剂反应和真实的药物反应，之后会保持良好状态。

在《精神病学新闻》杂志上，当时的美国精神病学会主席约翰·M. 奥尔德姆注意到，公众很大程度上把安慰剂等同于带有虚假魔术性质的"糖丸"，但在精心设计的研究中，被试服用安慰剂的环境就是"一个治疗项目，有细致关爱的专业人士查看被试的状况，让被试处于支持与希望的交织之中"。这种关爱、体贴的环境是对话的重要部分，却常常缺失。向一位兴趣强烈的医生充分讲述自己的情绪和行为，能缓解人的无助和挫败之感。这是所谓的安慰剂效应的一个重要因素。《美国精神病学杂志》2013 年的一篇文章指出，我们需要理解安慰剂效应，这样才能在临床试验中将其影响最小化，保证它不会掩盖有效药物的信号；也才能在临床实践中将其作用最大化，如果我们能更敏锐地了解到安慰剂是如何及为何发挥作用的，也许就能用它帮助抑郁者。使用安慰剂的研究应该限制、控制过程中的人际接触及传递希望的信息，这些都会产生安慰剂效应。临床工作者应该认识到，各种形式的希望信息及人际接触都值得我们探索。心理治疗是最容易提供这些元素的所在：与一位受过训练、抱持关切的引导者建立联结，可以让很多情绪障碍人士支撑下去，而引导者使用的方法则关系不大。

反药物斗士们有时以这样的事实为武器：我们并不完全理解精神类药物的机制。他们的话针对的仍是"化学失衡"论，这种理论认为精神健康不佳的人神经递质不足，但该理论已经过时了十年。提高神经突触间的血清素有助于缓解抑郁，不意味着抑郁是由血清素水平低引起的：就像德国科学家维尔纳·沃尔比尔冷冰冰地指出的，服用阿司匹林能缓解头痛，也不能证明头痛是由阿司匹林不足引起的。不仅如此，反对精神类药物的人常常对神经营养因子假说及支持这一假说的最新证据视而不见，这一假说认为，一些抗抑郁药与神经元的生长相关，这或可解释它们的有效性。

这些批评认为，我们如果不理解所治病症，就无法理解治疗，这是一个真实的难题。现在，我们并不理解精神疾病的生物机制，也不真正理解药物是如何与之对抗的。但这并不仅限于精神病学。我们同样不完全理解大部分癌症的病因，现在只是开始按照基因型对癌症重新分类，取代按癌症发作的组织或系统所做的分类。精神科医生的诊治主要依赖于患者的自我感受汇报，而非生物标记，但美国国家精神卫生研究院正在准备一项重大的改变，以解决这种压倒性的主观性带来的模糊。"研究领域标准框架"（RDoC）就是NIMH的一个新项目，旨在"定义'功能'（如恐惧神经回路或工作记忆）的各基本维度，通过从基因到神经回路再到行为等的多单元分析来研究功能，打通各种传统定义中的'障碍'"。这将为"可靠、有效、以人为中心"的抑郁治疗方法带来可能。换句话说，研究者必须不借助传统的精神疾病分类而解开各症状的生物机制，使我们能识别风险和潜在的复原力，发挥大脑的可塑性，避免而非后续导致急性症状的反复。这些状况最初发生在基因中，在分子层面表达，进而影响细胞、改变神经回路和生理状况，最终发展为我们要治疗的行为。该领域的一位领军研究者埃里克·内斯特勒在与他人合作的一篇论文中认为："精神病学急需这样一个基于底层的遗传和神经生物因素的诊断体系，是这些因素决定了那些宽泛的综合征的各种亚型。如果可能，会有一个中间步骤来识别与特定范围的行为异常伴生的生物特征标记，以预测不同的治疗反应。"

因赛尔曾评论道："症状是大脑异常的晚期呈现。"但基因筛查、脑扫描及其他建模技术很少用于问题的早期探查、诊断及解决。抑郁是很多不同过程的共同终点，也受生活环境的改善或仅仅是时间推移带来的改善的影响。因赛尔把抑郁等同于发烧："我们能在大部分干预中看到 50% 的反应率，这并不稀奇。如果我们给所有发烧的人使用抗生素，也差不多会是这样。"有些人康复是因为药物，有些人是由于自身的免疫力，而并未从药物中获益太多，有些人则根本不会好转。这不是说抗生素无效；没有它们，那些可用抗生素治疗的疾病导致的伤亡会急速攀升。

有人宣称，抗抑郁药在某些情况下会引发自杀念头，驱使脆弱易感者结束自己的生命，这种状况在儿童和青少年群体中尤为频发，也很容易在治疗早期出现，这激起了强烈的公众警惕。疾病控制与预防中心（CDC）坚称，美国每年有 200 万青少年试图自杀，几乎占到此群体总数的 1/12。这个数字约是高中阶段抑郁学生的 1/3。青少年的大脑生物特性与成年人有诸多不同。最近有一项研究得出结论："使用 SSRI 类药物可能与降低成年抑郁患者的自杀风险相关。而对于青少年，使用 SSRI 类则可能提高自杀倾向。"食药监局的一项元分析回顾了包括近 10 万名被试的 372 项研究，核对了这些研究的结果。尽管该综述的方法论受到批评，但它也表明，抗抑郁药在成年、老年人群中可以降低自杀企图，但在 18—24 岁年龄组可能会将自杀念头或企图提升 2%（食药监局检讨的临床实验中没有真的发生自杀事件）。然而，值得注意的是，在青少年自杀事件的尸检中，很少在死者血液中发现抗抑郁药成分，这表明，大部分成功实施自杀的青少年要么没有得到精神类药物，要么没有服用医生开的药。此外，这些实验还呈现了强大的安慰剂效应：食药监局发现，未服抗抑郁药的抑郁青少年尝试自杀的比例是服用安慰剂者的 5 倍之多，而在现实生活中，要选的是治疗还是不治疗，而非使用药物还是安慰剂。

2004 年，食药监局强制在 SSRI 类上放一个黑色方框，这是对已批准药物的最强烈警告，说这些药物可能触发儿童的自杀念头。2007 年，这一警告也扩展到了青少年。这个黑框令很多医生在开抗抑郁药处方时踌躇再三。警告给出之后的一年，开给儿童的 SSRI 类处方下降了 20%，而青少年自杀率上升了 12%：这是自 1979 年开始收集数据以来最激烈的一次飙升。开给成人的此类处方也急剧减少，尽管黑框中的警告并不适用于成人，而研究也明确地发现了该药物可以保护成人免于自杀。甚至连抑郁的诊断量都下降了。这一警告看起来已经产生了广泛的寒蝉效应。自那之后 SSRI 类的处方率有所上涨，但一直未达到 2004 年的水平。类似地，加拿大和荷兰也出现了儿童及青少年自杀增加与抗抑郁药使用减少的同步发生。耶鲁大学开展的研究表明，SSRI 类处方率的下降还与青少年犯罪、学业不良、物质滥用相关，不过其间的因果关系尚显不足。

罗伯特·吉本斯在《普通精神病学档案》中写道，整体而言，"更多的 SSRI 类处方与较低的儿童自杀率相关"，而类似地，"SSRI 类的处方率也与低龄青少年的自杀率负相关。"他断言："因此这些数据表明，最近把使用精神类药物会有风险产生自杀意念及行为的黑框警告扩展到青少年，可能在美国进一步减少了抗抑郁药物疗法，增加了抑郁个体的自杀倾向。"在另一项研究中，他检视了各国家层面的数据，发现在 SSRI 处方率更高的国家，青少年自杀率更低。成因并不总是像相关性可能表明的这么明显；更高的 SSRI 处方率也可能意味着有更多父母认识到了孩子的抑郁，而这也会进一步提升孩子的精神健康状况。但吉本斯的研究清楚地表明，这些药物对儿童和青少年有益。康奈尔大学威尔医学院精神药理学主任理查德·A. 弗里德曼在《新英格兰医学期刊》的文章中写道："是初级保健的提供者在看护和治疗很大比例的抑郁病人，所以他们务必了解：抑郁如果不加治疗，那么在发病率和死亡率方面引起的风险要远远高于使用抗抑郁药，与后者相关的风险非常小。"他得出结论："因此我认为，食药监局应考虑彻底移除这一警告……我认为我们不能忽视这些流行病学数据的分量，也不能忽视食药监局的建议真的很可能无意间阻碍了抑郁患者寻求治疗，阻碍了医生开具抗抑郁药处方。"

　　成人是否会受抗抑郁药驱使而自杀，这个问题力度更弱，但也有相当数量的研究。吉本斯对退伍军人管理局患者的元分析回顾了近 25 万个案例，服用 SSRI 类药物的患者，自杀风险仅是未用药患者的 1/3，尽管服用 SSRI 的人极有可能患有急性抑郁。美国 SSRI 类处方增长量最大的地区（大部分是城市中心），自杀量也有最大幅度的下降。纽约市的抗抑郁药处方率极高，在该市报告的所有自杀中，仅有 1/4 的自杀者在服用抗抑郁药，这表明到目前为止，未治疗的抑郁是自杀的最显著原因。整体而言，美国的自杀率在 SSRI 上市前一直在攀升，SSRI 上市后已经下降。在丹麦、匈牙利、瑞典、意大利、日本及澳大利亚分别开展的各项研究也表明，自杀率在过去几十年间是在下降的。

　　媒体的注意力都集中在这样的说法上：有些人在服用抗抑郁药后不久就会实施自杀或试图自杀。这似是事实，但并不能由此确定说药物是自杀的原因。大部分人获得处方、开始服抗抑郁药时，状态都极度抑郁。这些药物一般要花几个星期才能开始起效。自杀企图的最高风险出现在药物完全起效前的时期，正是患者经历最严重的抑郁且未得缓解的时间点。事实上，自杀感受常是促使人去寻求治疗的因素。西雅图群体健康研究所（GHRI）\*的格雷戈里·西蒙发现，统计显示，最高的风险是在抑郁患者开始服药前的一个月；而开始服药后，哪怕药物尚未见效，自杀风险也会降低，因为患者会预期自己有所改善，这令他们更能忍受仍然存在的症状；药物完全起效后，风险会稳步下降。同样的轨迹也适用心理治疗：自杀风险在治疗开始前的一个月里最高，在治疗开始后的第一个月有所下降，并随着治疗继续进一步显著下降。

　　很多药物都会在少数人身上诡异地起相反的作用：有人服用安眠药后更为清醒，有人服用止痛药后疼痛反而加倍。因此，即便 SSRI 类药物与自

---

\*　GHRI 于 2017 年接受了凯撒医疗集团的并购，现已更名为"凯撒集团华盛顿健康研究所"。

杀之间整体上的相关性未获证明，传言中的说法也须当作是低发生率却高风险的可能加以考虑。不当用药会带来灾难性的影响，例如抗抑郁药会令一些双相障碍患者忽然陷入精神病。问题在于衡量权责冲突，而非找到永远安全或永远危险的药物。显而易见，两个方向上都存在危险。如果我们没有意识到药物的风险，就会令服药者陷入险境；如果我们高估了药物的风险，就是在阻碍人们寻找可能拯救生命的干预手段。对一个人来说，开始服用抗抑郁药后的自杀倾向与他服药前的自杀念头密切相关。这也强调了问抑郁者正确的问题有多重要。

这一争论仅仅是一个例子，表现出了对话已被多么痛苦地撕裂，在对话中，很多公共人物都发现，非此即彼地或是全盘否定药物的风险，或是把现代生活的所有问题都归咎于药物，这样只是为自己便利行事。难题在于，有些抑郁患者的最大收益来自药物，有些人来自心理治疗，有些人来自电子药或脑手术，有些人来自生活方式的改变，有些人来自各种替代疗法，而大部分人的最大收益是来自复杂且高度个人化的多元策略混合，其中任何一种都有可能出大问题。新闻说每个抑郁病例都与众不同，对一个人有效的办法在另一个人身上就可能不起作用，人们的积极性因而受了打击。但这个不讨喜的事实却是真相。好的精神病科学还有待提高技艺水准，治疗的医生不仅需要博识多闻，更需要细致入微。

与询问当下情绪相比，回顾一个人与自杀想法相关的生活史或可揭示更多东西。有两个半结构化的评估访谈可以测量自杀想法和行为：一个是用于回顾性分析的哥伦比亚自杀评估分类算法（C-CASA），一个是用于预测性分析的哥伦比亚自杀严重程度评定量表（C-SSRS）。专业与非专业人士都常困惑于自杀企图的构成因素。在哥伦比亚的两项方案中，自杀企图被定义为一种有意图结束自己生命的自伤行为。这种定义不会施用于割伤自己但无意寻死的人，也不包括用自伤行为吸引注意（操控）或释放内在痛苦（也称"自杀性姿态"）的情况，但会用于错以为服用过量维生素药片便可致死于是一次服用大量维生素的人。两项方案都需要证据证明意图和行为之间存在关联。

　　有些并非自杀企图的行为被归为了自杀企图，有些真正的自杀行为却被遗漏。在自杀想法的构成因素方面，也还没有达成共识：有些医生坚持认为，某人如果宣称自己还是死了更好，就是有自杀倾向；而有些医生则主张，这种绝望和自杀意图之间并没有直接的联系。这些不一致显然会随着定量数据的积累而造成歪曲。C-SSRS 量表的制定就是对数据进行标准化，以此来评估准备行为（如囤积药片或装有弹药的武器）、中止的企图（如接近自杀但未实行计划）及先前的企图。

　　直到进入新世纪的若干年后，自杀倾向才开始在批准药物的临床试验中受到检视。这意味着之前对自杀倾向的报告皆属自发，而非系统性的统计，结果很多自杀想法未获报告。由于药物试验不把对自杀的影响设为评定目标，因此有关自杀倾向的报告仍停留在一鳞半爪的状态。C-SSRS 的开发者凯莉·波斯纳认为，提交给食药监局的数据过度呈现了自杀想法，而对自杀行为则呈现不足，她希望自己的量表可以带来有意义的清晰性。2008年起，食药监局即建议在新的药物试验中加入这一程序。现在一些临床试验中使用的 AVERT 系统可以在线管理这些工具，那种药物自杀方面分数较高，系统会自动联系法律顾问。

　　疾控中心采用哥伦比亚测量方案，编写了"自我暴力监控"（SDVS）的培训资料。这些培训在高中开展，有很多高中教师报告说会有他们觉得有风险的孩子前来求助。培训资料也在急诊室的接诊检查中和物质滥用中心投入使用。对于日常工作中要直面暴力的人群，自杀很常见：对警察群体中的自杀，精神健康工作者已表达过担忧；而在最近的伊拉克战争中，士兵的自杀身亡数量比作战身亡数量还高。美国陆军已在其行为健康数据的入口网站和住院病人记录系统中加入了评分量表。海军陆战队已系统地使用了这一服务，培训所有支援性人员掌握其用法：每次一名律师或牧师与一名海军陆战队士兵谈话时，前者都要对后者进行评估访谈。空军、海军、国民自卫军、退伍军人事务部中也都在使用这些工具。这样的访谈可以帮初级保健的提供者识别出迫切需要精神健康服务的患者。有几个州已经强制要求学校、矫正机构和医院使用这一评估。

　　自杀是永久性的危机，是导致成人死亡的第四位原因，几乎有一半的

483

自杀者在自杀前的一个月里去看过医生。大多数情况下，医生对患者的死亡毫无防备。元分析表明，这些评估可以识别自杀风险最大的人，从而显著减少自杀。

约有 13% 的女性在孕期罹患抑郁，待产女性对抗抑郁药的使用正在上升。一项研究发现，从 1999 年到 2003 年，使用医疗补助白卡的女性增长了超过一倍；现在，约有 8% 的孕期女性在服用这些药物。对于有抑郁史的女性来说，这个数字还要高得多。怀孕很容易引起抑郁复发，孕期停用抗抑郁药的女性，复发的可能近 3 倍于坚持服药的女性。

对分娩时脐带血的抽样表明，胎儿血液中的抗抑郁药水平高于母亲血药水平的一半。羊水中也含有这些药物。有些研究表示 SSRI 与特定的胎儿心脏缺陷之间存在关联，也有些研究并未发现这种相关性。关于抗抑郁药与流产、早产、低出生体重的因果联系，数据的显示也不尽相同，有些数据支持抗抑郁药会小幅提高新生儿罹患一种肺部障碍、即"持续性肺动脉高压"的可能。在 1/3 的案例中，服用 SSRI 的母亲分娩的婴儿发展出新生儿适应综合征，包括神经过敏、胃食管反流、打喷嚏等症状，这些症状一般程度都较轻，常在 48 小时内即得缓解。但偶尔会有新生儿惊厥的报告。出现这些问题是因为药物的影响，还是断脐后停药的影响，目前还不清楚。有一项小样本研究发现，上述问题与"基亚里畸形"、即小脑扁桃体下疝畸形存在关联。另一项研究发现了快速眼动睡眠和非快速眼动睡眠结构的改变，但还不清楚这种变化有何重要性或含义。在早期发展阶段暴露在高水平 SSRI 下的成年雄性小鼠，性活动会减少，探索行为会受抑制，REM 也被改变。还有一项研究提出，这些问题很多也会出现在一度服用 SSRI 但受孕前即已停药的女性身上。所有这些当然都会令准妈妈们害怕，她们经常因为这些模糊、无法量化又无法否认的风险而避免服用 SSRI。

有些研究表明，孕期服用抗抑郁药有可能会促使子女发展出孤独症。然而，鉴于大量文献都支持父母或家族中有人患抑郁或其他精神疾病是子女患孤独症的风险因素，因此很难确定孩子的孤独症是因为母亲在孕期服药，还是因为母亲携带了精神脆弱的基因。规模最大的一项研究是丹麦在

2013 年开展的人口普查，该研究尝试将母亲的抑郁作为控制变量，结果没有在 SSRI 与孤独症之间发现联系。

抗抑郁药存在风险，而孕期抑郁带来的问题绝不会更少。一篇综述承认："母亲在孕期的情绪困扰或压力水平可能影响儿童的发展，这一概念历来都强有力地存在于不同文化中，也广泛深入大众心理学。"动物研究表明，承受压力的哺乳动物母亲更可能有神经发展薄弱的子代。患有抑郁或焦虑的孕期女性可能会被压力引发神经生物机制的改变，这会引起子宫环境的变化，从而影响胎儿发育。事实上，孕期抑郁确与流产、早产、低出生体重的高发相关，这些也正是与母亲使用 SSRI 类药物相关的问题。抑郁的母亲面临先兆子痫的风险也更高。最近的研究表明，抑郁女性所怀的胎儿，右侧杏仁核的微结构会有改变。有些证据甚至表明，如果准妈妈在孕期的头三个月压力极大，生下的孩子之后患精神分裂症的可能就更大。一篇综述指出，孕期女性的压力体验与混合偏手性（做不同事倾向选用不同手）、情感障碍、认知能力降低有关。孕期的焦虑和抑郁会提升子女未来患精神疾病的可能。一项针对内城贫民区女性的纵向研究发现，如果母亲在孕期曾患抑郁，其子女患抑郁的可能是出生前未受抑郁影响的子女的近 5 倍。其他研究表明，抑郁母亲分娩的新生儿"肌肉张力和耐力都更低，活跃度和健壮度更低，更易怒，更难安抚"。另一项近期研究发现，接受抗抑郁药物治疗的母亲，她们的孩子拥有标准的语言及认知能力，而未接受治疗的抑郁母亲，她们的孩子会有语言和认知能力的不足。抑郁还与其他很多健康问题相关：抑郁的女性更有可能超重，更不愿意锻炼，更有可能在孕期饮酒、吸毒，更可能不遵守产前自我保健规程。

伊丽莎白·菲特尔森是哥伦比亚大学的一位精神病学家，工作重点是孕期女性，她写信给我说："服用 SSRI 确实会对一些（但肯定不是全部）胎儿产生神经发展方面的影响，但这方面的长期影响是什么，甚至是否存在长期影响，仍无定论。我们不知道产前受 SSRI 影响的婴儿在神经发展方面所受的细微影响在他们进入儿童期后是否仍然显著，也不知道哪些胎儿更易受药物影响，哪些更易受母亲情绪的影响，以及如何区分开这两种影响。女性在孕期甚至分娩之后，是否'需要'服用抗抑郁药，对这一问题，社会心理一直存在着矛盾。和女性谈这个问题时，我会从平衡已知和未知风险的角度来谈。"

玛丽·格斯特是一个活泼自信的小女孩，直到 1979 年的一天，就在她 4 岁生日前夕，她从睡梦中醒来，开始害怕地尖叫。她的母亲克莉丝汀跑来，发现她在哭喊："妈妈，我不会走了！"玛丽每次试着站起来时都会摔倒。很快，她被诊断为幼年型类风湿关节炎。每天早晨，玛丽的父母都要用热水帮她泡澡，放松她的关节，好开始一天的活动。"她从一个非常独立的学龄前儿童变得异常恐慌，"克莉丝汀回忆道，"因为她太小了，还无法明白正在发生的事情。"学前班的课间，其他孩子都跑下楼梯，玛丽要抓住扶手，落在所有人后面，一点点挪动。"我很佩服她的应对方式，"克莉丝汀说，"她的内心极具复原力。只要跟速度有关，她总是最后一名。但她的体育老师说她没有一次要求过免做活动。"

到了青春期，玛丽的健康进一步恶化，除了理疗之外，她还要每周接受注射。"她对这个世界充满了愤怒。"她的母亲回忆道。之后，她参与了一项医学试验，接触了其他遭受类风湿关节炎的女孩，其中很多人的残障程度比她还严重。那是一个转折点。她决心重塑自己的生活。她无法参与任何有身体接触的运动乃至任何包含跑步的事，于是她成为了一名很有竞争力的游泳者。尽管她从来不是速度最快的那一个，但她在高中和大学游泳队里都是队长之一。大学毕业后，她的关节炎有了自发的好转，2008 年，她经过数月训练，不顾膝盖和脚踝的肿胀，完成了一次铁人三项赛。"她有着如此强烈的决心。"克莉丝汀说。

大学毕业后，玛丽还加入了美国志愿队，为有严重行为障碍的孩子担任课堂助理。她找到了自己的志业，很快被哥伦比亚大学录取，攻读特殊教育的硕士学位。硕士毕业之际，她开始为患孤独症的幼儿服务，先是在纽约，之后到华盛顿州，后来又到父母居住的俄勒冈州工作。她的督导注意到，在从事特殊教育的这么多年里，很少有教师有玛丽这样的天赋，能凭直觉感受到学生的需要。"玛丽是个很有力量的人，"他解释说，"不是说她追求成为这样的角色，而是她对同事和学生的影响很有力量。在玛丽

486

身边，你会感到慈悲、动力、平静和支持。"玛丽的朋友能回忆起她奇特的幽默感和富有魅力的机智。但玛丽患有抑郁和焦虑，可能是关节炎触发的早期创伤的残迹。她不停地工作，以保持情绪受控，同事们坚持说自己从未干预过她的工作；事实上，很少有人知道她在应对着怎样的问题。她有服药，这减弱了她的症状；她也参加正念训练，这帮她管住了自己的焦虑。她总有一大群朋友，但几乎不向任何人吐露自己的抑郁。"那些年里，她跟我、跟她的治疗师分享很多抑郁方面的事，但除此之外，我觉得她真的是紧守着秘密。"克莉丝汀说。玛丽有时向母亲坦白，说她只想死。克莉丝汀回忆道："她第一次这么说的时候，我的寒意从脚趾一路往上，我想：'我不可能正在听自己的孩子说这个。'但我确实听到了。接下来她总是会说：'但你不用担心，妈妈。我没什么计划，也不想真的做什么。'她是在表达她的感受有多可怕多强烈。我从未试图去轻视她的感受。"看到玛丽一次次从这样的状态中好转，克莉丝汀会提醒玛丽说："尽管我知道你现在感觉不到，但情况会变好的。之前都变好了，之后也会变好。"

像很多有急性焦虑的人一样，玛丽发现酒精会减弱她的症状。"一开始，"玛丽告诉母亲，"那很有趣，然后既有趣又麻烦，最终只有麻烦。"酗酒是抑郁的继发症状，"是她逃离悲伤的尝试"，克莉丝汀说。在很长时间里，玛丽甚至对最亲近的人都保守着这个秘密，但最终她还是直面了这个恶魔，做了一个月的戒断康复；之后大部分时间她都远离酒精，尽管还没有完全戒掉。她偶尔会体验到一波波绝望袭来；有一次给国家自杀干预热线打了电话，她说那次热线有帮到她。后来，有几个朋友说起玛丽曾把他们从自杀边缘拯救了回来，但他们没人知道她自己也考虑过自杀。而她母亲知道。母女俩每周一次，在玛丽教课的学校附近的一个公园见面，一起花很长时间散步，这时玛丽会细说自己的困境。玛丽和她的治疗师一起做了一个计划，商讨如果再出现自杀的想法该如何应对。但大部分时候，药物可以帮玛丽继续生活下去，她的悲伤只是因为尚未找到真爱并组建家庭。她向克莉丝汀哀叹道："我觉得我会是个非常好的妈妈。"克莉丝汀回答她："哦宝贝，你会是个超级棒的妈妈。"

玛丽跟男性约会过，也有过几段长期的同居关系，但结果都不理想。

2013 年春天，她坠入爱河，怀孕，在短暂的求爱期后结婚。她读到过孕期服用抗抑郁药的危险，决定停药。由于她有抑郁病史，有一位精神科的主管护士会监测她在孕期的情况，并建议她如果在任何时候希望恢复服药，打个电话来就能立即获得处方。

　　"很快我们就看到了她的'螺旋式坠落'。"克莉丝汀回忆道。玛丽在网上做了大量搜索，坚持说自己做了正确的决定。但她的抑郁和焦虑不断加重，很快她形成了强迫性执念，觉得孩子一定会出什么问题。她和丈夫做了基因测试，还有好几次超声检查，显示胎儿一切正常，心跳有力。但玛丽每天晚上都花几个小时在网上深挖信息，勾画所有可能出问题的情况。克莉丝汀说："认为孩子就是会出什么问题，而无法换个角度看问题，这种不理性的执念折磨着她，就这么折磨着她。她的医生努力让她安心。我会说：'宝贝，如果你不上网，应该会好很多。你读的都是非常特殊的案例。'但当然，这些都是理性的说法，而理性不是她当时的状态。"玛丽的丈夫因为她的状态而忧虑抓狂，每天都要跟克莉丝汀说话。2013 年秋天，在怀孕几个月后，玛丽对克莉丝汀说："我就是无法想象自己做一个母亲。"对比玛丽两年前的自信和当时的绝望，克莉丝汀的心都碎了。她问玛丽，心理治疗有没有帮助。玛丽答道，她和治疗师共处一室时是有帮助的，但效果并不能持续。

　　到 11 月最后一周的感恩节时，玛丽的病情恶化已不容否认。她还能尽力正常工作，但到了周末，她就疲惫得什么也做不了。她会去父母家，只是坐着。克莉丝汀会尽力劝她去散散步，但这也变得越来越困难，她只能摩挲玛丽的后背。有时玛丽会说话，有时话也不说。克莉丝汀说："她也严重地缺乏睡眠，因为她睡几个小时后就会在惊恐中醒来，担心孩子会出什么问题。然后她要去上一天课，教室里都是需求很多的孩子。然后回家，又要面对一晚上的折磨。我能从她的眼睛里、从她的脸上看到，她是那么痛苦，那么痛苦。"

　　克莉丝汀竭力劝说玛丽继续服药，但玛丽几乎无法做出任何决定。感恩节刚过，她终于开始勉强每天吃一种抗抑郁药，并同意几周后加一种抗焦虑药。圣诞假期就要到了，大家都希望她能尽快好转，在 2 月底孩子出生时能有明显改善。"她本来一直都觉得游泳有帮助。她有个朋友也是老师，她们每周见面一次，在附近的游泳池游泳。而她后来也不再去游泳了，这不是个好信号。"她母亲说。感恩节过去一周后，玛丽去父母家时，她的焦虑明显恶化了。她完全没话说。在克莉丝汀看来，她好像是在"另一个世界"。12月9号，玛丽又去看母亲，一起坐了一会儿。然后克莉丝汀出门去参加一个合唱，父亲邀玛丽共进晚餐，玛丽拒绝了。她丈夫后来说，玛丽那天晚上很晚才回家，他问玛丽被什么事耽搁了，玛丽承认自己只是一直坐在车里，车就停在家门前。

12月10号，她在学校教了一天课。她本来预约了下午5点的心理治疗，但又给治疗师的语音信箱留言说："我做不到了。"治疗师以为她在说预约的时段，就给她回了一条留言："别担心预约。但我很担心你。给我打个电话。"但玛丽再也没有收到这条信息，因为她直接去了父母家那栋楼的16层。怀孕六个半月的她，跳楼自杀了。

"我不相信那会发生，"克莉丝汀说，"但那一直是我深藏的恐惧。她怀孕时我一直在担心，比她生命里的任何时候都要担心。我们非常强烈地感到、也完全相信，在玛丽的心里，她的行动都是出于爱。那是玛丽走到今天的唯一缘由。她担心自己会成为别人的负担。她觉得孩子会出严重的问题，这想法折磨着她，让她觉得如果生了这孩子却不能照顾好，那最好还是不要把她带来世上。"

玛丽自杀后，她的治疗师感到没法面对其他病人，暂停了近一个月的工作。她坚持对克莉丝汀说，她从没相信过会是这样的结果。"玛丽的治疗师了解她的自杀想法，"克莉丝汀说，"了解她情绪低落，会说自己想死。但治疗师也相信玛丽不会自行了断，玛丽的主管护士也说了同样的话。玛丽在死前一个月见了她的护士，去之前，我说：'宝贝，你得告诉这位女士你的感觉到底有多差，不然她没法帮助你。'之后我问她是否做到了和护士聊自己的状况，她有些犹豫，然后说：'嗯，我努力试了。'我想她并没有跟任何人说她的绝望程度。"

后来，克莉丝汀在美国自杀学协会（AAS）印发的小册子上读到了两个家庭的故事，两家的女儿都患有严重的抑郁。一个家庭强行把孩子送去了精神病院，在医院里，女儿用床单自缢身亡。另一个家庭选择不让孩子住院治疗，结果孩子过量服药自杀。第一个家庭觉得如果自己没让女儿住院，她就会没事；另一个家庭则觉得如果自己让女儿住了院，她就会没事。"甚至在玛丽死前，我已经在担心她的压力会对胎儿产生的影响，"克莉丝汀说，"我们觉得，不管正确与否，假如玛丽能一直服药，哪怕是早点恢复用药，她都有可能活下来。我知道有些父母服药，后来孩子出了问题，他们会觉得，不管正确与否，假如他们停药，孩子本来会没事。该怎样选并不是清晰明了的，人们会做自己觉得最好的选择。"

谁能想到儿时关节炎的创伤对玛丽情绪障碍的形成起了怎样的作用？谁能知道为什么让玛丽漂亮地渡过了漫长煎熬的复原力，最后竟然失效？谁能凭直觉感到她让自己继续工作的能力——甚至在生命的最后一天她都还在为满满一教室的孤独症孩子上课——在多大程度上阻碍了她获得本可帮她活下来的照护？谁能猜出假如她坚持服药，不担心未出生的孩子，又会发生什么？"我愿意讲述玛丽的故事，因为这也许可以帮别人避免相同的悲剧。但这不是一个待解的谜，而是我们要接受的东西。"克莉丝汀说。

罗尼·卡琳·拉宾在 2014 年 9 月的《纽约时报》上发表了一篇文章，强调了孕期使用抗抑郁药的不利一面，把 SSRI 和一系列不幸联系在一起，包括孤独症、ADHD、3 岁时的低语言能力、早产、心脏缺陷、畸形足、持续性肺动脉高压、阿普加评分*低、低出生体重等。"其他专家认为，现在是时候重新考虑怀孕女性广泛使用这些药物是否合理了。"拉宾写道。她引用了这样一位专家的话："这不一定是人们愿意听到的消息。每个人都会更乐于见到药物没问题的观点。"

产后支持国际联盟（PSI）是怀孕女性及新妈妈精神健康问题方面的领军性团体，其中的医学界成员愤怒地回应了拉宾的文章，认为这"很可能是在助长不必要的恐惧"："文章暗含着，女性选择在孕期开始或继续服用

---

* 阿普加（Apgar）是 appearance（外貌，这里特指肤色）、pulse（指心率）、grimace（指喉反射）、activity（指肌张力）和 respiration（呼吸）五个词的首字母组合，是评定新生儿器官系统的生理指标和生命的方法。

抗抑郁药及其他药物是出于盲目，这是侮辱和贬低人的看法。作者刻意拣选了一些研究来支持自己不准确、误入歧途的假设，对那些未发现风险的提升与孕期服用 SSRI 有关的研究视而不见。真正的风险与胎儿暴露在未被治疗的抑郁和焦虑中相关，而这些被一再记录到的确凿研究都被系统性地忽视了。"他们总结道："这种报道明确地希求劝阻女性去获取所需的治疗，实在难辞其咎。现在，社会不应谴责女性做出的选择，而应该支持她们，对她们经历的痛苦折磨表达同情。"

麻省总医院女性精神卫生中心也带着同样的惊愕回应了《纽约时报》这篇报道："拉宾女士似乎太轻视抑郁了，就好像抑郁是粉刺或脚癣之类的小毛病。所有女性只要有选择，无疑都更想在孕期避免服用任何药物。孕期服用抗抑郁药牵涉一系列复杂的决定，轻率地描述这一情况，才真的可能把患者置于险境。这样的描述，往最好里说也是不完整的，往坏里说就是不负责任。"

拉宾倚赖的专家是亚当·乌拉托，他曾大力揭露孕期女性使用药物的危险。他在 2012 年评论道："想象一下全部怀孕女性中有 5% 的人开始受一种病毒的影响，而美国每年有 20 万女性怀孕。想象这种病毒会引起显著的孕期并发症，超出基线概率。在感染这一病毒的孕妇中，超过 10% 会流产，高达 20% 甚至更多的人会早产。新生儿有 30% 会在出生几天后表现出受到该病毒的影响，有时相当严重，伴随惊厥和呼吸困难。这样的情况假若发生，会被视为一场公共卫生危机，社会将付出巨大的努力来应对。但这种流行病正在发生，而从很多方面来看，它并未得到正视。怀孕女性和公众对此都毫无意识。我说的，就是孕期暴露在抗抑郁药作用下这样一种流行病。"在我和乌拉托交谈时，他把 SSRI 类药物和沙利度胺* 相提并论，

---

*　这种药物具有镇静作用，1957 年初上市时主要针对妊娠反应，因此得名"反应停"，兼用作安眠药。但随后的几年里，医学界渐渐发现了它的副作用：引发神经炎，也影响胎儿四肢发育。欧洲和加拿大也出现了至少数千例畸形新生儿和数千例胎死。在美国，因为 FDA 职员凯尔西的坚持，该药未通过上市审批（但有试用分发）。此次事件后，FDA 的审批流程走上正轨，大大加强，不再只是收钱发许可的过场。

1998 年，FDA 批准了沙利度胺上市，用于控制 2 型麻风症的一些反应，并严格限制了孕期、备孕女性的服用。2006 年，该药进一步被批准为针对多发性骨髓瘤的用药。2017 年，中国有团队

断言说 SSRI 的广泛使用反映了科学共同体受制于大药厂，就像肺科专家一度受制于香烟公司那样。他坚持说，抑郁本身是否会导致流产、早产、低出生体重等还不清楚，但 SSRI 绝对和所有这些问题都有关联。

"他应该是混淆了因果和相关，"为回应拉宾发表的文章，伊丽莎白·菲特尔森写信给我说，"事实上，抑郁和 SSRI 二者都与这些不良的妊娠后果有相关性，但是否有因果关系还并不清楚。未获治疗的抑郁与低出生体重或早产之间的相关，是因为疾病本身、行为方面的干扰因素，还是因为抑郁与不良的生育后果之间有深层的生物性（遗传、生理或炎性）关联？"菲特尔森提到，抑郁本身的发病率和死亡率都很高，缓解抑郁，会减轻母亲和家庭的痛苦，降低自杀风险和产后抑郁的可能。她同意，治疗抑郁不一定会降低与之相关的其他不良后果的风险，如早产、低出生体重等。"不幸的是，抗抑郁药物治疗不会影响这些方面，"她写道，"但如果一名女性正在受苦，这不能成为不去治疗她的理由。女性若患有抑郁，无论是否已获治疗，都应被视作'高危妊娠'，因为无论治疗与否，有些相关性都明显存在。然而，治疗抑郁确实可以令一名女性、甚至常常是一个家庭正常运转，可能还会可惜地发展，从而显著改变婴儿出生后的环境。这种保护效应难以衡量，但对儿童长期的情感及认知发展非常重要。"这就是说，虽然孕期中的抑郁有确定无疑的风险，但孕期后的抑郁会引发更多问题。抑郁的新妈妈会感到不堪重负，丧失活力，她们的孩子在很多发展量表中的得分也不如同龄人。准妈妈在孕期中如果抑郁严重，可能要花许多个月才能恢复，这段恢复期中，面对孩子的需要时，她的回应能力会受严重影响。

哥伦比亚大学的一位心理生物学教授杰伊·金格里奇提出，乌拉托所担心的抗抑郁药的影响都是短期的，通常也不显著，但要了解后续可能表现出的影响，还需要更多时间。胎儿发展的特点是极强的神经可塑性和第一阶段的特异化；青春期是另一个显著变化期，以脑皮质特别是前额叶皮质的成熟为标志。金格里奇把相当于妊娠晚期的小鼠暴露在 SSRI 之下，发现生出的小鼠在青春期出现了神经元异常。它们的工作记忆减退，这损害

---

的研究显示，该药或可用于缓解化疗后的呕吐反应。

了它们在空间任务上的表现，而未受 SSRI 影响的小鼠可以轻松地完成这些任务。当然，动物和人的反应常常不同。但血清素的生物作用在整条演化树的上上下下，从软体动物到人类，基本都保存完整。像小鼠一样，血清素也广泛分布在人类胎儿的脑中；对人类而言，血清素水平在生命的前两年会上升，然后回落，在接下来的三年里达到成人水平，而此时，血清素只存在于几十万个血清素细胞中。

虽然情感神经回路在人的一生中都受调节，但回路的形成主要是在胎儿期和婴儿期。同样的因素，若能改变已形成的系统的功能（提升血清素水平似可缓解成人的抑郁），就也可能改变仍在变化中的系统的结构（系统尚在发展中时提升血清素水平，可能不利于大脑基本情感中心的发展）。"很有趣，而且与直觉相反："一篇综述指出，"单胺信号过多，似乎比过少更不利于正常发展。"但另一些动物研究证明，母亲照护不足可能导致"焦虑及抑郁相关行为的持续加重，认知功能的改变，以及成年后对应激源的神经内分泌反应紊乱。"换句话说，药物和药物针对的状况可能会产生近乎相同的作用。

芬兰的一项正在进行的纵向研究似乎在支持这些担心。如果母亲在孕期服用 SSRI，孩子在婴儿期和童年似乎没什么问题；但 14 岁的孩子如果在胎儿期曾暴露在 SSRI 之下，会比母亲也曾在待产期经历抑郁但未服用 SSRI 的同龄孩子更可能遭遇抑郁。在临床实践中，金格里奇使用多种医药方法，为一些母亲在孕晚期减少药物，如果可能就使用非药物疗法。不过他说："我决不会让一个母亲在怀孕时抑郁。我总是把母亲的健康放在第一位。如果没有母亲，孩子该怎么办呢？"

几乎可以肯定，有些妊娠会受抗抑郁药的不良影响，但问题严重而持久的情况大体不多。如能控制住自己的抑郁，认知行为疗法或其他非药物手段经常是最好的选择。大部分女性会尽力让非药物方法发挥作用。但对很多抑郁者来说，无论是否怀孕，仅接受谈话治疗是不够的。更大范围的文献表明，与严重抑郁相关的风险常会超过与药物相关的风险。有些女性接受的照护质量不佳，最后在两边都得到最差的结果：她们患了抑郁，且在孕期用药。在这个问题上，到处都是争论，选择很是艰难：是在孕期抑郁，承受麻烦的后果，还是在孕期用药，面对不清晰的影响。

重要的是，不要因为孩子在神经系统发展上的挑战而责备他们的母亲。这方面的研究也为"冰箱妈妈"的阴影笼罩——有人用这个词指责一些母亲因为冷漠对待孩子而使他们患了孤独症和精神分裂。一些女性已在承受无法避免的压力，再去对她们说，她们的不快乐或针对痛苦进行的治疗，正在危害她们的孩子，可能会事与愿违。责备一些女性因为服用抗抑郁药伤害了自己的孩子，责备另一些女性因为抑郁伤害了孩子，这会带来一种只输无赢的局面，本身就令人抑郁。这个问题上没有放之四海而皆准的正确答案，在这些状况下，征引研究也许会适得其反，但女性需要一些自由空间来做出自己的选择：像在很多医疗健康领域一样，审视两个不尽如人意的选项，尽可能多地获取信息，最后二选其一。有些人的抑郁可能非常严重，药物显然是最好的选择；对于另一些人，药物不良作用投下的阴霾会可怕到不堪设想。而大多数人会落在变化莫测的中间地带，需要咨询产科医生和精神科医生来决定该怎么做。有些人选择了不使用精神类药物，但在孕期中也许需要改变想法。在不确定性面前，整套事项都需要有灵活性。任何错误的简化都是在骗取女性的自我决定权。

很多女性顺利通过了孕期，却在分娩后遭遇抑郁。新妈妈有三种程度的消极反应：产后情绪低落，产后抑郁（PPD），产后精神病。产后低落会影响 50% ~ 80% 的新妈妈，以情绪化、焦虑、哭泣、睡眠困难、易激惹为特点，似与激素有关。

产后抑郁影响的人相对较少，症状包括悲伤、疲惫、低自尊、缺乏精力、无法入睡、对多数乃至所有活动缺乏快感或兴趣、啼哭发作、焦虑、易激惹。统计上的估计差异很大，部分是因为对产后抑郁的定义差异很大，不过产后抑郁应该会影响 10% ~ 30% 的新妈妈。与产后低落或一般的抑郁发作相比，产后抑郁的主要特点在于症状的发作点和持续时间。症状如果在分娩后一个月内出现，持续达两年，习惯上就看作产后抑郁，不过大部分症状会在一年内自行减退。分娩后一到三个月的女性，轻中度抑郁的发病率比非分娩女性约高出 3 倍。产后抑郁和其他形式的抑郁在症状上很难区分，只是产后抑郁患者的悲伤情绪也许会以新生儿为中心。

　　产后精神病是产后抑郁的极端形式，通常与双相障碍相关，经历这种疾病的女性可能会出现自杀意念，或想要伤害甚至杀死自己的孩子。同样，对其发病率的估计也有很大差异，但总归发病很少。一项研究发现，在产后第一个月，女性遭遇精神病发作的几率会增加35倍。另一项研究引用了"孕产妇死亡保密调查"（CEMD）的数据，这一调查发现，精神疾病和自杀是孕产妇死亡的首要原因——尽管在欠发达社会，分娩本身仍是产妇死亡的主要危险。一般而言，蓄意谋杀的女性最常杀害自己的孩子。灵长类学家莎拉·布拉弗·赫尔迪写道："在这个方面，人类女性与其他灵长类完全不同。其他灵长类和我们一样，通常每次生一个孩子。但野生猴类或猿类母亲蓄意伤害自己孩子的事，还没有过发现。"

　　没有人能确定这些不同程度的精神损伤是处于一个连续体上、还是不连续的状态，产后抑郁是否与女性在其他生命阶段经历的抑郁不同，以及女性的产后抑郁与孩子出生后父亲可能遭受的抑郁在多大程度上有所不同。此外，大多数产后抑郁方面的医学文献会持续关注其对孩子的影响，这些影响可能很可怕，值得关注；但对母亲的关注缺乏到了惊人的地步。比如一项重要研究有这样的陈述："治疗产后抑郁的最终目标是减少抑郁的症状和不良后果，从而令婴儿在母亲的抑郁和精神类药物下的暴露最小化。"而母亲自身的痛苦竟全未纳入考量。

　　产后抑郁的状况及其各种变体发展迅速。独立的诊断条目从1992年起才开始在《精神障碍诊断与统计手册（第5版）》（DSM-5）和《国际疾病分类》（ICD）中列出。从症状上看，产后抑郁与其他形式的抑郁相似。产后抑郁方面的工作基于两种量表：一种是爱丁堡产后抑郁量表，是一份有十个项目的问卷；另一种是更简短的产后抑郁筛查量表。尽管如此，很多专家仍然完全不相信有产后抑郁的存在。《英国医学通报》上有文章声称："没有确实的证据证明轻中度的抑郁在分娩后比在非分娩人群中更常见，也没有任何证据表明分娩后抑郁的临床特点或治疗有任何不同。"在一篇文献综述中，卡迪夫大学的伊恩·琼斯作结道，分娩后出现的抑郁和精神病，与其他生命阶段出现的此类情况并无显著不同，不过他也承认这些诊断或

495

有助于甄别哪些女性需要在之后的分娩中受到监测。

　　有一个历史悠久的理论认为抑郁的母亲是自身激素的受害者。社会科学家已对激素的角色提出质疑，激素应该充其量只是产后抑郁这个复杂过程的影响因素。很多人认为，抑郁源于初为人母的实际挑战。也有人称，我们所说的产后抑郁只是反映了女性对自己的失望，因为她们没有实现那种体验到十足欣快的普遍期望。这些部分是医学问题，部分是政治问题。女性主义者批判这种诊断是一种父权制的企图，要把对保守性别角色的抗拒定义为精神病态。一位学者作结道："[母亲]不允许像面临其他变迁时那样悲痛哀凄，如果这样做了，就会被病态化。"也有人主张，西方社会只关注成为母亲的幸福，而将这一转变中的任何负面体验都视为对社会秩序的挑战。这些批评者认为，要解决产后抑郁问题，要治疗的不是个人，而是社会。

　　对产后抑郁的任何理解都必须承认激素在短时间内变化的影响，但也必须深入探索身为人母的社会体验，承认可能导致母亲抑郁的那些经历。这就要检视母亲因其与丈夫、家庭和社会的关系转变而要遭遇的挑战。来自伴侣、家庭和机构的支持，与产后抑郁已呈现出负相关性。身为父母的疲惫非同小可，而母亲必须要应对抚养一个婴儿的压力时，对关系的满足感也会突然下降。产后抑郁最普遍的先导条件中，有一个是缺乏与儿童相处的经验，还有一个是缺乏伴侣或朋友的支持。初为人母可能会让人感到孤立，而无论对于母亲还是孩子，疏解这种孤立感常是医疗上的当务之急。

　　这类抑郁也常包含可能由新母亲自我形象的改变而引起的苦恼。大量的非病理性悲伤都与母职相关。母职总是浸染着某种程度的悔恨，因为孩子的出生蕴涵了分离，这对母亲和孩子来说都不容易。很多抑郁的母亲在照管孩子时有负罪感，觉得自己做得不够、能力不足。女性对母职的熟练感会随时间增长，有自我实现的效应：信心激发能力，一如能力也激发信心。产后支持国际联盟的谢丽尔·贝克对该主题的研究做了一篇综述，描述了女性会怎样经历一个"螺旋式坠落"，其中包括"愤怒、负罪感、不堪重负、焦虑和孤独"。她解释道，母职会带来丧失与悲痛之感，而现代流行的各种子女教养观中都没有这两种感受的足够空间。她还解释说，女性被赋予了对母职的错误期待，如果生活不符合这些不可能实现的理想型，她们就会抑郁。实际上，女性体验到的一些悲伤，其核心是正常的，但她们为此感到糟糕，这种糟糕之感就成了产后抑郁的本质。如果女性觉察到那些念头是人之常情，问题也许就会缓解。而陪伴也能减轻她们的惨况。

我采访一些女性，她们经历过不同程度的产后抑郁。一位女士回顾她的孕期，回忆道："我那时感受很差，更难好好照顾自己。我吃得没有我想吃的多，但我知道抑郁的时候我应该吃东西。我能想象这会对胎儿有多大影响。"另一位女士回忆了她在家里的头几个星期，她说："像是这样一条界线：'一切都好极了，而我就是在抑郁中不堪重负的感觉好奇妙。'我是说，我就只能掉眼泪。"突然进入无私状态，这种转变并不是对每个人都有吸引力，与我交谈过的女性中，就有几位抱怨，伴随着为母之责的，是自我意愿的丧失，她们感到自己被社会期待和孩子的需要限制。很多母性的依恋披着恐惧的外衣，而恐惧会令人虚弱不堪。保护的冲动让人到处都看到威胁；对孩子身上将会发生之事的焦虑，会吞没其他所有情感，也像是爱的证据。这对物种来说当然至关重要，但也很折磨人。某位女士的体会是："做了母亲，那些让你感到喜悦的东西，同样会让你感到害怕。"

人们普遍假设，"产后抑郁"这个术语中的科学含义会污名化那些消极的母性感受，但恰恰相反，我发现对很多我采访过的女性而言，这个分类给了她们安慰。大部分曾与此类感受抗争过的女性在知道困扰自己的是一个普遍的问题后，都有了重获清白之感。对与自己的状态，她们越能接受生物性的解释，就越愿意原谅自己。对很多人来说，产后抑郁的医学解释是一种解放。即使它有着社会根源，但能从医学角度看待自己的抑郁，看来还是对她们有所助益。女性最大的恐惧是自己的抑郁可能危及孩子。尽管大多数抑郁本质是个人问题，但产后抑郁具有公众性，因为它隐含着对他人的威胁。

我见过的称自己有严重产后抑郁的女性，都会有失控之感，当然包括对孩子，但也包括对自己感到失控。其中一位女士最后开始写"愤怒日记"，每次发脾气都记下来，并记下触发情绪爆发的原因。她希望通过从多种情绪中看待自己的心路历程，能把它捋清楚。她描述过面临要孩子的决定时，

497

自己彻底的自我怀疑，后来还写了因为女儿的黏人她疲惫又易怒。

　　其中还有一位女士纳达·哈菲兹，孕前即被诊断为双相障碍，她回忆道："从医院回家后，我总是哭。我跟孩子说话会哭，在电视上看到什么会哭，跟丈夫吵架会哭，跟我妈妈聊天也会哭。但我不知道这是因为激素还是因为太疲惫了。因为我本来不是个爱哭鬼。我不是情绪化的人，至少在公共场合不是。有了女儿后，我就有了超严重的产后抑郁。我本来已经感觉很糟很糟了。所以他们给我开药，精神科医生每隔一天见我一次，按紧急病例对待我。"在意识到自己的情绪可能会对孩子有怎样的影响后，她终于开始规律地服用抗抑郁药：她无法为了自己照顾好自己，但可以为孩子们这样做。

　　另一位女士吉尔·法纳姆，每次孩子一哭就会自责。她的抑郁内含着无休止的自我批判；我问她，儿子的话说得怎么样，这时她就开始历数自己做的所有可能减缓儿子语言发展的事。有时她像是在抢先自我鞭挞，好像是要把这事做在所有别人之前。她产生了一种近乎病态的恐惧，要避免在陌生人面前给儿子换尿布，因为儿子不喜欢换尿布，而如果别人看到她做了让自己的儿子不开心的事，她就会觉得丢脸。吉尔承认，她抑郁最严重的时候，如果儿子哭了，她的反应不是把儿子抱起来，而是离开房间。她无法承受的不是儿子的痛苦，而是自己面对儿子痛苦时的不胜任感。她相信每个问题都有一个正确答案，别人都知道那个答案，只有她不知道。

　　产后抑郁与别种抑郁的最大区别也许在于，产后抑郁的患者无法退入静默当中，而必须不断操劳，照顾一个无助的小生命。对她们而言，早期做母亲的体验经常像是没有回报的爱。在人生的其他时候，她们遇到的人可以用感情回报感情，但现在，她们的爱遇到的只是孩子的需要。对这些女性中的很多人来说，与一个新生儿在家比自己在家还要孤单。一个女性自己在家的话，可以看电视、读书；但与一个新生儿一起在家，她就得完成一系列无穷无尽的任务，而她照顾的这个人除了打个嗝、发点鼾声之外，几乎无法给她任何积极反馈。

　　不过，角色扮演可以让角色成真。很多女性模仿依恋，从而促进了依恋的产生。纳达一直把依恋视为一种繁重的义务，直到她真正爱上了自己的孩子，责任最终变成了愉悦。在我访谈过的女性中，抑郁会减缓、弱化母亲的身份认同与依恋的形成，但不会完全抹杀它们。事实上，有时抑郁会成为动力，形成特别深刻、清晰、审慎的亲密关系。抑郁不会构成爱的匮乏，哪怕它可能伴随着这样的匮乏。对于我访谈过的母亲而言，抑郁的作用是鼓动她们去投入。有时说到爱，她们觉得它好像在长长的楼梯尽头，要奋力才够得着，但她们觉得这东西只要付出足够能力就能得到。通过付出这样的努力，她们也更深地把自己交付给孩子。

大脑和自我太复杂了，无法用单独一个词来理解。"认识你自己"是有史以来最狡猾的教导。精神病学仍然处在婴儿期，不完美，甚至缺陷严重，但有缺陷不意味着一文不值。很多人在接受并不需要的治疗，但更多更多的人没有得到本可令自己受益的治疗。担忧的患者有时会把时间和金钱浪费在一些治疗师上，后者声称可以解决问题，却靠这些问题发家致富。制药公司用金钱的力量影响了医生，造出了双重效忠的大网，常使治疗决断出现偏差。而在一个世纪前，你如果去为自己的精神痛苦寻求诊断，是不会有什么所得的，能说的无非是这样的痛苦内嵌于人类的境况。而现在，承认自己内心的混乱，可以让你获得技术支持，有可能缓和这些混乱。因为诊断可以执行了，于是就有了更多的诊断。虽然很多人攻击《精神障碍诊断与统计手册》的膨胀，但《国际疾病分类》也已扩展到了类似的程度，新的生理疾病也在被不断勾画出来。

499

越来越清楚的是，抑郁有无数原因，包括基因易感性（这进而也令人更易受外部因素和表观遗传的影响）、压力、内分泌疾病、头部创伤、炎症（包括脑部炎症）、大脑退化（如帕金森症或阿尔茨海默症中的情况）、营养不良（特别是缺乏叶酸或维生素 D）、糖尿病及某些癌症。对于不同的人，起效的疗法也不同，但医生也在不断地努力确定何种疗法会对谁起效。2013年，考利·麦格拉斯、海伦·梅伯格及其同事在《JAMA 精神病学》上发表了一项研究，识别出了一个生物标记，可将对药物反应良好的人与更适合认知行为疗法的人区分开：对药物有反应的人，右前脑岛表现出了高出平均水平的活跃度，而此区域活跃度低于平均水平的被试则更易接受认知行为疗法。他们运用功能和结构成像工具建立了算法，可以帮助临床工作者识别抑郁患者的亚群。理想情况下，这一发现可以让医生评估抑郁的类型，为每个个体推荐最有希望的疗法。其他可能的生物标记还包括端粒长度、成纤维细胞生长因子或神经肽Y（氨基酸缩合而成）的水平，以及皮质醇、食欲刺激激素、瘦素、脱氢表雄酮（DHEA）等激素。

　　尽管过去20年间的医药进步增强了我们帮助抑郁患者的能力，但仍存在五个重大问题。首先，在寻求帮助的患者中，只有很小比例得到了最佳治疗。西蒙·威斯利教授在2014年被委任为英国皇家精神科医学院院长，当时他指出，在英国遭遇精神问题的人中，得到了任何一种治疗的人只有1/3，这意味着得到有效治疗的患者比例一定小得多。而现在在美国，神经精神障碍占了疾病的1/5；对65岁以下的所有年龄段来说，这都是最令患者失能的疾病类型。在美国，有600万人罹患精神疾病。与20年前相比，现在有更多的儿童受到了精神健康照护，更多的成人精神疾病患者有资格申请残障援助，医疗补助计划（白卡）也承担了更多的精神卫生支出。而在有这些状况的美国人中，得到任何形式治疗的人不足一半；这些人中，得到最低限度可接受的照护的人又不足一半；再在这些人中，充分受益的人不到1/3。这意味着，在精神疾病患者中，充分受益的人只有1/12。

　　第二，科研共同体分散，研究很少被转化为有用的干预。托马斯·因赛尔指出，认知行为疗法对轻中度抑郁的疗效30年来已充分显示，成像研究也揭示了CBT对大脑活跃度的影响。而尽管这一技术在课程中常被提到，还是只有不到20%的社会工作者（美国数量最大的治疗师群体）接受了这种疗法的督导培训。虽然学界对氯胺酮一直有研究兴趣，但出于商业原因，其应用一直停滞，直到食药监局介入，情况才有改变。因赛尔在给我的信中写道："至少这五年来，一些小规模的临床试验已经为氯胺酮的有效性提供了证据。想想看，持续6周的治疗可以换成只需6小时的！但它是非专利药物，因此制药公司没有动力去研发。结果我们只能眼看它在学术研究中凋谢。"在理解精神疾病的遗传方面，我们已经有了众多巨大的突破，确实地发现了一百多种精神疾病基因，但几乎没有发展出任何相应的疗法。因赛尔补充道，我们不仅要发展"可得性和数量"，还要发展"选择和质量"。

第三，污名仍然笼罩着抑郁者，令他们的生活更为艰难孤独，影响甚至超过疾病本身，也降低了他们寻求治疗的可能——特别是治疗遭受的污名不亚于疾病本身。众所周知，社会认知一向顽固。但希望让科学和社会行动的进步彼此促进，从而构建一个让患者更容易康复、可以更安全地患病的社会，也算合情合理。然而求职表格的问法一向是"你是否曾被诊断患有癌症或心脏病"和"你是否曾接受过精神疾病的治疗"。措辞的差别显示了潜藏的社会假设：一个人哪怕成功地治疗了心智，也还是有着不祥的疾病。

第四，不平等。平等原则是，治疗精神疾病的资金投入应该与治疗所谓生理疾病相当；而很多抑郁患者得不到支持，被任由每况愈下、陷入绝望。在美国，要为这一问题负责的是保险公司，在英国则是"国民健康服务"（NHS），但无论哪种情况，资金的差异都反映了一种认识：这些疾病更次要，帮助相关患者只是第二位的事，相应的费用也不讨喜。不过，由于平价医疗法案（奥巴马医改）的推行，更多高风险的年轻人可以获得父母保险的覆盖，他们已经在寻求和接受相应的医疗服务。

最后，抑郁的人在最基本的自理方面都表现不佳。用因赛尔的话说，抑郁的到来，"伴随着无望、无助、深深的失能。现在要找到水平足够的照护还很难，而被这一疾病掌控的人尤其难以去做必需的调查。我经常说，抑郁的挑战在于，疾病本身就妨碍治疗。我们不会在癌症或心脏病中看到这种状况。"

改善这种状况的一个策略是必须发展抑郁中心，这是效仿美国在20世纪70年代建立的癌症中心及后来建立的心脏病、糖尿病中心。第一家全国性抑郁中心于2006年在密歇根大学成立，中心有来自密歇根州10所学校和机构的135位抑郁及双相障碍专家。中心提供全面的临床服务，倡行公共政策的创新，还资助了一系列社会与生物学研究。因此，该中心还有这样的强大优势：可以利用数万名抑郁及双相障碍者的遗传资料，编制有史以来最大的数据库。要开展有效的遗传研究，先决条件就是规模充分、组成多元的取样，这方面迄今都还很初级。中心也资助一些研究，会比制药业开展的研究更为长程。正如中心执行主任约翰·格雷登指出的："癌症的一轮研究持续 5 年，而抑郁的只持续 12 周。"

在格雷登的带领下，密歇根大学综合抑郁中心建立了。格雷登的愿景还包括建立一个全国抑郁中心网络（NNDC），为医生提供更好的服务、更便利的资料获取，更好地整合相关研究。2007 年，来自 16 个医学中心的代表在安阿伯市会面，筹划这一网络。2008 年，他们正式建立了一个非营利的全国联盟。至 2015 年，已有 21 个中心建立。NNDC 成员齐心协力，把医学进步的成功扩散开去，目标是让"每个美国人都能在 200 英里内获得抑郁的专业咨询和医疗服务。"该组织每年举行一次会议，并正在筹备一份科学期刊。最近，随着新的加拿大抑郁研究与干预网络的建立（它仿效NNDC 的模式运营三个中心），又有一个新的联合会形成。格雷登盼望着创建一个全球体系。

一些机构将抑郁构建为公共想象中的一种医学疾病，这有助于减少患者的羞耻感。癌症中心摩肩接踵，那里的人问题相同，彼此关照，也明白还有大批的人与自己同在这番艰难的旅程之中。抑郁中心拥挤的候诊室也能缓解痛苦，因为这有力地证明了这种疾病的存在，消除了污名化带来的孤立之感。

2014 年我与一位知名的文化批评家交谈，颇令我惊喜。她说："你写这本书时如此开诚布公地讲自己的抑郁，真是很有勇气。现在已经不需要你那时那么大的勇气了。"她善意的话包含的假设是，抑郁的污名正在消退，人们越来越能够坦陈自己的抑郁。某些条件下确实如此。认为精神疾病患者应该"出柜"的看法已广获认同。这一变化始于百优解在 1987 年获准上市，并随着多次公共卫生运动的开展而不断加速。一些项目将对精神疾病的公开讨论带入学校，如杰德基金会的"爱更响亮"活动，活动得到了美国音乐电视网（MTV）的支持，旨在帮助所有被社会拒绝的人发声。名人们也经常披露自己的精神疾病，像《扪心问诊》这样的电视剧也为公众提供了讨论这些挑战的词汇。女演员格伦·克洛斯联合创立的"改变内心"

（BC2M）团队制作了风趣的电视广告，力图让精神疾病获得承认、去污名化。克洛斯告诉我，如果人们知道自己有多么频繁地在与患精神疾病的男男女女来往，就会不那么害怕了。"无知会带来污名，"她解释道，"如果某种东西影响了我们中1/4的人，你就不能去害怕它。"

然而，对抑郁患者仍有费解的敌意时常见诸大众媒体。2014年春，爱尔兰记者约翰·沃特斯写道："我不相信抑郁。没有这种东西。它是编出来的，是一派胡言，是消极逃避。"我们能想象有公众人物会这么说癌症、心脏病或艾滋病吗？演员罗宾·威廉姆斯在2014年自杀身故后，他的女儿塞尔达在推特上受到了网络喷子的攻击，他们把威廉姆斯的死归咎于她，发给她一些可怕的篡改图，声称这些是威廉姆斯的尸体。看来，抑郁仍然会唤起歇斯底里的敌意。

比个人的阵发攻击性更令人不安的，是深植于美国健康保险系统和联邦政策中的对抑郁者的歧视。2013年，一名加拿大女性被拒绝入境到美国旅游，因为她之前曾因抑郁住院一年半。这位埃伦·理查森收到通知被拒绝入境，除非她能从三位多伦多医生中的某人那里获得"医疗许可"，这三位医生是获得由美国国土安全局承认的。她自己的精神科医生的许可"不足以证明"。她本已开始了旅程，要取道纽约，登上一艘去加勒比的邮轮。

边检人员称，他们是在按照"美国移民与国籍法案"第212节执行公务，此节允许巡逻人员拒绝旅客入境，只要该旅客有任何疾病或障碍会威胁任何人的"财产、安全、福祉"。他们还给了她一份书面通知，建议她在进入美国前取得一份医学评估，因为她曾有"精神疾病发作"。获得报道的此类措施受害者，理查森不是第一个。2011年，洛伊丝·卡梅尼茨，一名加拿大教师和图书管理员，因曾自杀未遂而被禁止入境美国。安大略精神健康警方记录核查联盟的前任联合主席瑞恩·弗里奇称，那一年他已经听说了八起类似事件。理查森事件后，弗里奇写信给我说："我的感觉是有很多人都被美国拒绝入境了。我还听说，有来自加拿大及边远地区的各类精神健康倡议与觉醒组织的管理层代表，本来要出席会议或其他正式活动，但都在边境遭拒。"这可能是因为这些人自己的精神健康史。

对抑郁的游街示众反映的是一种倒退，退向的是优生学观念，它将任何精神疾病的征兆都视为社会排斥的基础。1990 年的美国残疾人法案禁止雇主歧视精神疾病患者。我们维护抑郁的美国公民在任何地方皆可工作的权利。难道我们不应该维护抑郁的旅客入境的权利吗？在社会的任何部分嵌入歧视，都会促使歧视也在其他部分滋长。大多数为同性恋者服兵役权抗争的美国人，不是因为自己想做同性恋士兵，而是因为任何带有"官准偏见"的安排都会损害所有同性恋者的尊严。相似地，拒绝埃伦·理查森入境的边境政策不仅对外国人不公平，也是在冒犯数百万与精神疾病搏斗的美国人。

　　污名化任何残障状况都很糟糕了，污名化相应的治疗就更是恶劣。理查森不是因为抑郁被拒绝入境，而是因为在她自杀未遂后，警察把她带去了医院，还提交了一份美国官方可查阅的报告。寻求帮助的人比未求助的人更有可能控制自己的恶魔。但理查森事件只会给人警告，让人别去为了精神疾病而求助。如果我们令他人对治疗望而却步，怕治疗以后会对自己不利，我们就是在支持否认，支持不配合医疗，支持托辞借口，就是在塑造一个更病态而非更健康的社会。1993 年，美国国会通过了法规，禁止 HIV 携带者入境，使美国成为少数几个持这种偏执立场的司法辖区之一，仅有的其他几个司法辖区是亚美尼亚、文莱、伊拉克、利比亚、摩尔多瓦、阿曼、卡塔尔、俄罗斯、沙特阿拉伯、韩国和苏丹。有社会活动团体进行游说，反对这一禁令，使其最终在 2009 年解除。奥巴马总统表示，他认为这一禁令已经引起了对 HIV 携带者和艾滋病患者的歧视，从而会阻止人们去进行病毒检测，间接引起疾病蔓延。

　　埃伦·理查森在 2001 年自杀未遂，致于截瘫。后来她获益于有效的治疗，过上了有意义的生活。有些人哪怕面临困难，也去尽力改善自身状况，并深深地投入生活，我们应该为他们喝彩。确保尽可能多的人能利用各种可能的支持而不受政府非难，这既是出于人道，也是为了我们自己的利益。

　　我仍与大部分写作本书时的采访对象保持着联络。2001 年以来，有些人已然好转，有些人还在挣扎，大部分人之于困境是进进出出。有几位最近遭遇丧亲，特别是父母过世，人到中年常常不免这样的事。有些人成为了父母。我问过他们，在我们千禧年之际的访谈后，他们的抑郁有怎样的发展轨迹，对他们的生活又有何影响。

安琪·斯塔基放射出的勇气几乎无穷无尽。自她的母亲——她与外部世界的主要接触——去世之后，安琪必须要变得更独立了。到 2014 年初，她已经出院三年，是她此生中最长的出院时段。她正准备从一个支持性生活环境搬去一个更独立的环境，为此感到紧张，这很可理解。她绝没有逃脱恶魔的困扰，但她还是想方设法把日子过充实。最近，她被诊断出肺部病变，是吸烟引起的，医生要求她马上戒烟。吸烟一直是她为数很少的乐趣之一。尼古丁依赖也是一种自我用药的形式，普遍存在于有精神病倾向的人群中。但安琪一向意志坚定，开始全力戒烟。

比尔·斯坦把接受我最后一次采访以来的 13 年生活描述为"意料之外地稳定"，尽管他在这期间失去了母亲，一段长期的感情关系也告终结。"母亲是我们家的壁垒，是雕琢天性的力量，我已为她去世的可能性恐惧多年；"他写道，"但我有能力去处理那些她去世后的吊唁电话和相关法律事宜。那种感觉很奇怪，特别是对于一个单身的人：忽然间如此毫无羁绊，父母都已不在人世。然而，尽管感到了彻底的孤独，我还是应付了这种场面，克制了自己真正的悲痛。"我询问过这是否为他树立了信心，他回复说："人只有遭遇过如此令人失能的精神疾患，才能理解清醒有多珍贵，或者只是能正常做事有多珍贵。自 1987 年底以来，我的功能基本正常了，那之前几乎有两年我都堕在深渊。但我仍害怕再来一次重性抑郁复发，这样的想法一直清清楚楚地待在我的日常意识里。"他也好奇癌症幸存者是否也有类似的焦虑。"我成了一个很好的中距离跑步者，我为此骄傲。这些锻炼对情绪状态的作用怎么强调都不为过。我马上要 60 岁了，特别会回忆起我的父亲，不断复发的抑郁是他青少年时代的背景。83 岁时他又崩溃了，在生命的最后七年里从未康复。因此我时常觉得老年人面对抑郁时会特别脆弱。但本世纪初答应接受采访时，我已不再觉得自己会有相同的遭遇。"

弗兰克·鲁萨科夫结婚了，有了两个孩子，成了一位事业成功的科学记者。本书出版后的十年里，他花了很多时间照顾自己癌症晚期的母亲和阿尔茨海默症的父亲。他写道："如果妈妈做得到，我会跟她一起散步。有一天我问她，她和爸爸是怎么在我得病的这么多年里让我坚持下去的。她并没有一个确切的答案，但她记得我父亲擅长某些事，比如让我去住院，她则擅长另一些事。她第一次告诉我，在我康复了一段时间之后，我的医生曾请她和父亲在霍普金斯医院的大型教学研讨会上发言，去讲他们是如何照料我的。对于这个邀请，母亲回答说：'我们只是做了所有父母都会做的事。'但医生们并不同意她的说法，坚持说：'你们做的事太伟大了，大多数父母都做不到。'我父母没有去做那个发言，但我很高兴在多年之后听到这番话。母亲温柔地分享着这个故事，声音里似乎跳动着骄傲的音符。"

母亲去世后，照顾父亲占据了弗兰克很大一部分生活。"今天结束工作后，我开车去巴尔的摩看父亲。老爸在睡觉，但我握了一会儿他的手。父亲住在失忆护理中心，几乎整天待在同一个楼层，楼层锁着门。这和我住院时的情形一样。我生病的时候，觉得封闭病房的小空间和安全感更舒服。我希望父亲有相似的感受，我认为他一定会的。我住院时，父母每次来看我都会给我带半升左右本杰瑞冰淇淋（Ben & Jerry）。现在我去看父亲时，都会给他带一杯麦当劳奶昔。"

我好奇弗兰克如何看待他病情急剧又严重的那些年。"那之后我交了很多好运。"他说。我问他是否仍须服药。"我还在吃做扣带回切开术时吃的那三种药，"他说，"我的医生不想换掉看起来有效的药。我一早一晚要吃药，它们提示了我还有病。但服药的感觉更像在刷牙。我只是按例行事。"

真知灼见并未把这样的平静带给我访谈过的每个人。蒂娜·索内戈给我写信说，她工作的航线已经停飞，之后她再未找到空乘工作。她说："多希望我能告诉每个人我幸福地结婚了，后院养了条狗，工作很好，还读了博士啊。但相反，我只是开始明白了自己什么时候要失去理智了，也在学习应对之法。我之前有学英语的第二语言教学，至今仍很喜欢，但我现在是在本地一家收容所工作。丈夫什么的，我还在找呢。人们说最不报期待的时候，它会翩然而至。好吧，我已经18年没期待了，所以也许我应该尝试期待一下？"此前蒂娜曾被诊断为双相障碍2型，此时仍在努力爬出最近一次抑郁。"我本来还不错，"她写道，"然后，砰的一下，开始走下坡路。不过谢天谢地，这次我有朋友，不用再住一次精神病房。我更理解我的疾病了，医生也给我开了新药。不过对我来说，就是过好每一天。"我为她的英勇气概而感动，却也感到了她的孤独。蒂娜外向而欢快的行止和她内心的不安一直是对奇特的床伴；先前的工作唤起了她合群的一面，失去它后，她在花更多的时间清醒地面对自己的精神痛苦。

麦琪·罗宾斯出版了一本睿智又尖锐的诗体小说《苏茜·宙斯井井有条了》，讲的是她的双相情感障碍之旅。她以机智、时常摧枯拉朽的韵文，叙述了苏茜的故事，与她自己的故事极为相似：从神志正常到崩溃再回归更为睿智的自己。我要把这部诗体小说推荐给所有正在与双相障碍斗争的人（和没在做此斗争的人）。小说出版几年后，麦琪取得了精神分析师的资格，开始在曼哈顿私人执业。她的一个病人也是我的朋友，她说麦琪拯救了她的生命。

我问起麦琪她仍在继续的斗争。"我很幸运。威伯隽和德巴金对我一直有效，心理治疗起辅助作用。不过公平地说，有效的可能是心理治疗，药物在起辅助作用。就我的情况而言，抑郁总是出现在一段躁狂期之后，而我的医生和我都知道要怎样打破躁狂期：吃几天再普乐中止其发作。我不再特别需要如此行事，但需要时，我的精神健康完全在于去选择不要待在躁狂状态中。上世纪 80 年代时，我觉得这说着容易做来难：躁狂让人非常兴奋，我过去甚至怪异地感觉'合该如此'。我不确定是否能说这种体验在一开始就感觉'不对'，但现在我知道我绝对控制不了之后的发展。就好像是我有了选择，可以抓住一条闪电。这选择很奇妙，但这主意真差劲。"

麦琪的精神疾病经历也影响了她精神分析师的工作。研究生训练期间，她要做访谈，其间，她被问到"是否能在来访者的'原生质'被大肆翻搅时，保持自己'原生质'的完好。说到帮助他人的能力，没有什么能比得上这样的经历了：先是让自己的'原生质'乱了套，之后慢慢将它纳入控制。这能打造'情感肌肉'。我无须在治疗中提及自身的经历。我就是知道，在血液和骨髓里都知道，我也曾身处对面这个人现在的处境，而我走出来了。我觉得别人和我在一起时能感觉到这一点。"麦琪的助人之力源自她的自助之力，又强化了后者。她也坦言："但在我自己的生活里，我还是会悲伤，会暴怒。我经常感到不应有的羞愧。你说抑郁的反面不是快乐，而是生命力，你是对的。抑郁的反面是生命。"

　　2014 年初，克劳迪娅·韦弗开始重建自己的生活。"2001 年起，我就停了所有的药，"她告诉我，"也没再费心去找别的选择，它们要么不管用，要么作用细微到让我注意不到有任何感受上的差别。2004 年，我的第一个孩子出生不久，我最好的朋友自杀了。我有两年时间是在悲痛中度过的，但我还是接受了事实，因为我理解了他的人生故事。"克劳迪娅的丈夫有八年都没有工作，这为婚姻带去了很大压力，而压力一直是克劳迪娅抑郁的触发源。"生了第三个孩子之后，我说我们需要做些心理咨询。我感到压力令我开始分崩离析，情形就和我十几岁时在寄宿学校时一样。他做了十个月的咨询，然后退出了，说这对他没有帮助。"

　　克劳迪娅很快签字离了婚，尽管如此，她依旧坚持接受心理治疗。"对于我为什么这么久以来都感到抑郁，我有了更多更多的了解。我有焦虑，我家里的每个人也都焦虑。我之前从未意识到，因为这看起来很正常，我身边的每个人都是如此。现在我能理解是什么触发了我的抑郁，它要来的时候也能感受到。我也更擅长辨识和应对焦虑了。谈话治疗的价值无法估量。它比药物费时长得多，但我获得了改观，而这对周围每个人都在产生积极的影响。我感到我将得到人生的第二次机会。"离婚有可能触发灾难性的崩溃，但对克劳迪娅来说，离婚是一种解放。她有了动力去重估所有的情感关系，一个清爽、崭新的起点令这些转变都清晰具体了起来。

　　劳拉·安德森无法忍受抗抑郁药，于是关注营养，发现食用含高质量蛋白质和脂肪时，自己的感受最好。本书首版后的几年里，她的状况越来越稳定。35 岁时，她发现自己怀孕了，于是结了婚。"我的丈夫很有活力，也很强健，他非常想拥有一个家庭。对此我也很高兴。"她写道。怀孕 8 周时，她得知自己怀的是双胞胎。"那时我还没感到真的是抑郁了，因为和我在奥斯汀的时候完全不一样。我充分投入到生活之中，有朋友，有陪伴，有几只狗，还有份好工作：应有尽有。我丈夫为双胞胎激动不已，我也是——怎么能承认你不是呢？？但焦虑就在那里，还有负罪感。"

　　尽管劳拉的丈夫是个好父亲，劳拉还是觉得他不支持她的友谊。再加上抚养双胞胎的压力给婚姻制造了无法承受的紧张，最后，劳拉终于感到自己又一次崩溃了。这次全是慢动作：开始她相信自己可以掌控，但之后抑郁不断积累，绝望仿佛大陆架一般堆积延伸。最终，她感到自己就要窒息了。"我总是问正在经历艰难的人一个非常基本的事，我都很难相信自己忽视了它那么长时间，"她告诉我，"我问他们：'什么是你的"情感食物组分"，就是你需要哪些东西让自己状态良好，感到充实、有活力、有联结？'真的，对我来说，这些就是对抗抑郁的屏障。朋友，音乐，狗，交流。当然，和朋友在一起，有交流，是最重要的。我有一位相处多年的男朋友，人很可爱，听我倾诉悲伤后，他说：'亲爱的，对于咱们这样的人啊，总有一些夜晚会出现凶星。这是我们的命运。关键在于知道如何继续下去。'"

劳拉从婚姻中逃走了，把5岁的两个女儿留给了丈夫："我受不了看着女儿们跟我的抑郁战斗。我自己待着，开始感到缓过来一口气。那是段艰难的日子，我好像正在游向水面去换气，却无处可去，只能潜回未知的水域。但我的女儿们让我惊喜。离婚后，我马上发现自己又能毫无保留、毫不犹豫地与她们一起欢笑了，我们以自己的方式和程度来享受乐趣。一个女儿说：'妈妈，你不再一直哭了！'这当然又让我忍不住落泪。孩子们发现之前，你都不知道自己的生命力已经回来了。我花了大概一年才认识到，有一部分的劳拉、一部分生命力又回来了。我想，抑郁的一部分悲伤和妄想就是我们并未意识到自我的慢慢丧失。"劳拉习惯性地失去自我，再找回来，每次找回后都比之前失去的更多一点活力，这是一个在绝望和清明之间往复的循环。她憎恨这个循环，但这也为她保存了可以播撒四方的美好善意，那是她的天分：先前悲伤的时候在哪里失去了亲密关系，后面就在哪里快乐地把它重拾回来。一般而言，抑郁人士维系亲密关系并不容易；而在劳拉，失去婚姻让她能重建与孩子的关系，也重建了自己。

我在抑郁中找到了自己的共同体。公开谈论精神疾病的人常常会出席同样的论坛，很多人成了朋友，他们就是我的抑郁伙伴。你会惊讶于他们有多风趣。在圣路易斯的一个抑郁会议上作为主讲嘉宾发言时，我认识了同为主讲嘉宾的一个人，他成了我一个最风趣、最聪明的朋友。我与我的精神药理学家和他的婚姻伴侣建立了令人愉快的关系。我也认识了我后来

509

的伴侣，当时正值《正午之魔》的新书巡回推广，他采访了我。在明尼苏达州圣保罗的一次关于抑郁的采访，听上去不像是一个伟大爱情故事的确切开始，但对我们来说，就是如此。

被彼此理解的人深爱，同时仍会时不时因抑郁而感到隔绝，这很令人讶异。善意似乎也无法渗透抑郁带来的孤独。我在本书中说感谢我的抑郁，而只要它留在过去，我就仍对它心存感激。但我痛恨它的死灰复燃，以及死灰复燃的不息可能。要不加美化、也不加妖魔化地书写抑郁，这是很有挑战性的工作，从某些角度而言，我在两方面都有犯错。但这也许就是最诚实的方式。我的感受并非介于感恩和恐怖之间，而是两者都包括，且是以极端的方式感受的。我就是我的抑郁。或者，我是我自己，抑郁则间或侵入其中。这两种说法都是事实。我活在永恒的问题中：抑郁会给我未来的悲伤扫上怎样一抹不同。如果父亲去世，如果我的婚姻经历困难，如果不幸发生在我的哪个孩子身上……我无法想象要如何接受这样的事，害怕抑郁会侵入我的悲痛，害怕要应付汉密尔顿抑郁量表、应付医生和药物，而不是穿越悲伤和丧失。我不想在生活美满时感觉惨兮兮的，但同样不想在生活不幸时让抑郁再来添乱。

人总是觉得当下的现实就是永恒。我觉得8月份去买厚外套很难；类似地，感觉良好时，比如正写下这些文字时，我也觉得自己永远不可能再有之前那么糟的感受。但抑郁是一个季节，我循环地经历抑郁，就像循环经历冬天，一次又一次。现在我会强迫自己囤积"围巾"和"保暖内衣"，即使其他所有人都已在游泳池边玩耍。每时每刻我都在准备应对间或来袭的恶魔。那么对我而言，事情有了哪些变化？我不仅在夏天就为寒冬做准备，也学会了在要冻僵的时候勾画春天。我努力地为抑郁的再次到来而准备——即使状态最好时，也铭记情况可能糟到什么程度——这会在某种程度上提醒我，这种努力的反面存在着衰弱。而夏天也像冬天一样，会再次到来。我已学会了在状态最差时想象好的感受，而这用昂贵的代价换来的技能，像正午的日光，穿透恶魔般的黑暗。

# 注　释

　　注释中许多网址是本书2001年初版时我获取信息的来源。如果读者想找到最初的网上资源，可以在网站 http://www.archive.org 的时光机（Wayback Machine）中输入注释中的网址查找。

　　本书受到诸多有关抑郁的卓越著作的影响。其中，我特别推荐彼得·怀布罗那典雅又易读的《分离的情绪》（Whybrow, 1997），凯·雷德菲尔德·贾米森感人至深的《不安的心》和《夜幕疾坠》（Jamison, 1996, 1999），朱莉娅·克里斯蒂娃令人费解却见解卓著的《黑日》（Kristeva, 1989），威特考尔夫妇的《生于土星之下》（Wittkower, R. & M., 1963），以及斯坦利·杰克逊严谨的《忧郁症与抑郁》（Jackson, S., 1986）。所有的直接引用，但凡见诸刊物的，我都标明了出处。其他引用则均来自我在 1995—2015 年做的个人访谈。

9　题词来自米哈伊尔·布尔加科夫的《白卫军》（Bulgakov, 1996, p. 302）。*

**关于本书写作方法**

11　发表在《纽约客》上的文章题为《忧郁的解剖》（Solomon, A., 1998）。

12　格雷厄姆·格林的引语来自他的《逃避之路》一书（Greene, 1980, p. 285）。

13　我父亲的公司叫森林实验室。该公司未参与喜普妙的开发，但曾生产其异构体。

13　我暗指《石船》这部小说（Solomon, A., 1994a）。

13　凯·贾米森，玛莎·曼宁，梅丽·丹夸是，便属于讨论过抑郁这一主题之"毒性"的几位作者。

---

*　原文的每条注释都详列了全部的参考文献信息，与后文"参考文献"乃至正文多有重复。此处译文从简：a. 作品名、作者名等不全部翻译乃至列出，亦基本不收入相关附录（除非有解说必要），而在文献首次出现处和其后必要处以美国心理学会（APA）引注格式标注，读者可于参考文献中查阅详细信息；b. 因行文需要，仍会列出、翻译一些文献名、作者名等，其后反复/集中出现的，不尽标注 APA 格式信息；c. 不见于正文和参考文献的作品名、人名，随文括注；d. 条目标号页码为边码。

## 第一章　抑郁

15　抑郁（depression）和忧郁（melancholy）两词大体都使用普遍且可算同义，尽管有些作者
　　致力于区分二者。但"重性抑郁"一词则指一种精神疾病状况 *DSM-IV*（pp. 33945）中的"重
　　性抑郁障碍"标题下给出了定义。

16　隐修沙漠的圣安东尼的故事来自的伊莱恩·帕格尔斯（Elaine Pagels）一次演讲。

16　《雅各的房间》的引文，第一处取自 140-41 页，第二处取自第 168 页。

17　关于"法定死亡"的讨论，见舍温·努兰的《我们如何死亡》（Nuland, 1997, p. 123）。

19　所谓"快感缺失"，即无法体验到愉悦，弗兰西斯·蒙迪摩尔在《抑郁：情绪疾病》（Mondimore,
　　1995, p. 22）一书中如是定义。

21　抑郁公式出自 1989 年版《精神病学综合教材》（Kaplan, H. & Sadock, 1989, p. 870）。

24　两处引用均出自叔本华的《随笔与格言》，第一处取自 42—43 页，第二处 43 页（Schopenhauer,
　　1970）。

25　1900 万这一数字来自 NIMH 网站 www.nimh.nih.gov/depression/index.htm。约有 250 万儿童
　　罹患抑郁的数字可通过汇编一系列统计数字得出。Shaffer et al.（1996）发现，在 9—17 岁
　　的儿童中，约有 6.2% 曾在六个月之内患过某种情绪障碍，4.9%患重性抑郁。若以后一项
　　百分比乘以 1990 年人口普查中 5—17 岁儿童的数字（约 4500 万），可得到 250 万的粗略估
　　计。感谢费思·毕特罗夫（Faith Bitterolf）和塞威克利学院图书馆在这一问题上的帮助。

25　230 万这一数字来自 NIMH 网站 www.nimh.nih.gov/publicat/manic.cfm。

25　单相抑郁是美国及世界范围内 5 岁以上人口残障的首要原因，这一信息来自 NIMH 网站
　　www.nimh.nih.gov/publicat/invisible.cfm。重性抑郁是发达国家的第二大疾病负担，信源也
　　是 NIMH 网站（www.nimh.nih.gov/publicat/burden.cfm）。

25　抑郁夺去的年份多于战争、癌症、艾滋病 /HIV 的总和，来自世界卫生组织的《2000 年世
　　界卫生报告》（World Health Organization, 2000）。这一信息来自报告的附表 4，在肺癌和皮
　　肤癌项目上，对美洲和东地中海地区的部分死亡率分组有效，对欧洲、东南亚、西太平洋
　　地区的所有的死亡率分组都有效。附表 4 详情可见 www.who.int/whr/2000/en/statistivs.htm。

25　躯体疾病会掩盖抑郁，这是很常见的看法。杰弗里·德·韦斯特在一篇文章中写道："据
　　估计，美国有 77% 的精神健康问诊发生在初级保健医的诊室……而这些患者中，只有不到
　　20% 是在主诉心理方面的症状、苦恼。"（Wester, 1996, p. S4）伊丽莎白·麦考利等人写道：
　　"已有大量记录表明，躯体化已经成为抑郁的一种呈现方式，在那些难以承认和表达情感状
　　态的个体和 / 或文化中尤其如此。"（McCauley et al., 1991）更多信息可见另一篇文章《躯
　　体化主诉》（Cadoret et al., 1980）。

25　这里给出的百分比来自 D. A. 雷吉尔等人（Regier et al., 1993），研究称："重性单相抑郁的
　　患者有着中等的精神健康服务使用率，使用此服务的人中，有近一半（49%）会得到一些
　　专业照护，27.8% 受特殊精神健康 / 成瘾部门照护，25.3%受一般医疗部门照护。"（p. 91）

25　确诊抑郁的总人口中，超过 95% 由家庭医生诊治，这一信息来自 Thakore & John（1996）。

25　成人如患抑郁，只有 40% 的几率获得确诊，而儿童的几率仅有 20%，这一信息是 NIMH
　　主任史蒂文·海曼在 1997 年 1 月 29 日的一次口头访谈中提到的。

25　对服用百优解及其他 SSRI 类药物的人数估计，出自《抵制百优解》一书（Glenmullen, 2000,
　　p. 15）。

25　抑郁的死亡率被广泛研究，但各项结果并不完全一致。15% 这个数字 Guze & Robins（1970）
　　一文提出，并经弗雷德里克·古德温与凯·贾米森的《躁郁症》一书中一项涵盖 30 项研究
　　的全面综述确认（Goodwin, F. & Jamison, 1990, pp. 152–53）。也有研究（Blair-West et al.,
　　1997）提出较低的比率，这一研究表示，如果采用当前对抑郁水平的估计，以 15% 来估算，

自杀总人数将比现在记录的数字高出 3 倍。最近有些研究者提出 6% 这一数字，但这个数字是基的人口取样中包含的住院病人比例过高，高得不太真实（见 Inskip et al., 1998）。最新的一项研究（Bostwick & Pancratz, 2000）提出，死亡率对一直住院治疗的抑郁患者而言，是 6%，对有过住院治疗经历的患者是 4.1%，而对从未住院治疗的患者是 2%。需要强调的是，这些计算中牵涉的统计问题极为复杂，用不同方法计算死亡率会得到很不同的比率，大部分都高于 Bostwick & Pancratz 这项研究中提出的数字。

25　抑郁情况的年代累积，各项比率的比较，数据来自跨国合作组织（见 Cross-National Colla-borative Group, 1992, p. 3100, Figure 1）。

26　发生抑郁的人群越发年轻，这一观点来自 D. 雷吉尔等人的文章（Regier et al., 1991）。

26　关于超模对女性有负面效应，有一份特别雄辩的诠释（Wolf, 1990）。

27　赫尔曼·斯皮茨在《智力的崛起》一书中写道："韦氏智力量表把 IQ 值为 55—69 的人群归为轻度迟滞；而在斯坦福-比奈智力量表中，这一 IQ 区间为 52—67。"（Spitz, H., 1986, p. 4）

30　这些颜色的药片是白色的布斯帕和再普乐，粉色的怡诺思速释剂，深红色的怡诺思缓释剂，以及青绿色的威博隽。

31　很多研究都指出皮肤癌发病率正在增长。其中一篇写道："据美国黑色素瘤发病率及死亡率的最新数据，过去几十年来，黑素瘤越发多见，其发病率及死亡率两方面的增长都居于各类癌症的前列"（Ball et al., 1999, p. 35）。

31　希波克拉底的抑郁观会在本书第八章详述。

33　红色高棉的恐怖统治有很多记录，我推荐电影《杀戮战场》（*The Killing Fields*），它生动再现了那些暴行。

38　奥维德的话转引自凯·贾米森的《夜幕疾坠》（Jamison, 1999, p. 66）。

### 第二章　崩溃

44　我与俄罗斯人相处的故事，写在我的第一本书《铁塔：开放政策时期的苏维埃艺术家》（Solomon, A., 1991），以及此后为《纽约时报杂志》撰写的一系列文章中：《8 月里的三天》《苏维埃残垣艺术家》《年轻俄罗斯的反叛颓废主义》（Solomon, A., 1991, 1992, 1993）。

44　文中提到的摇滚乐队名为"中俄高地"（Middle Russian Elevation）。

45　格哈德·李希特的引语见于他如诗般的日记，它们以《日常绘画练习》一名出版（Richter, 1998, p. 122）。

47　我在肾结石手术期间收尾的文章题为《反叛的失聪》（Solomon, A., 1994b）。

48　下丘脑和大脑皮质的功能同时性，在《分离的情绪》一书中多有提及与解释（Whybrow, 1997, pp. 153–65）。

48　在我看来，这些百分比仍是基于困难且不确定的科学，因此有很大的差异。但我仍采用了这些统计数字，它们可以反映一些普遍的共识（来自 Rutter & D. Smith, 1995, p. 576）。

48　我未用太多篇幅撰写躁郁症相关的内容，这是一个完全应该单独写出多本著作的主题。关于这一疾病各种具体问题发学术探讨，可见 F. 古德温与贾米森的《躁郁症》一书。

52　朱莉娅·克里斯蒂娃的话引自《黑日》第 53 页。

52　艾米莉·狄金森的这首诗是我在世界的全部历史中最喜欢的诗之一，选自她的诗全集（Dickinson, 1960, pp. 128–29）。

53　达芙妮·默金的引言出自《纽约客》（Merkin, 2001, p. 37）。

54　伊丽莎白·普林斯的诗未公开出版。

55　伦纳德·伍尔夫的引言出自他的书《重新开始》（Woolf, L., 1964, pp. 163–64）。

55　抑郁中发生的这些情况，归纳自各种资料以及与医生（无论临床与否）、专家的大量访谈，数目众多，不胜枚举。大部分这些过程的基本特点，都在怀布罗《分离的情绪》150—67页得到了精彩生动的描述。1999年4月号《今日心理学》刊登了另一篇抑郁生物特性的概要。查尔斯·内梅罗夫也撰文总结了抑郁的神经生物特性，包含了更多细节的、非学术的讨论，涉及这里谈到的很多复杂问题（Nemeroff, 1998）。

56　提升TRH水平也许是对抑郁有用的治疗，至少暂时如此，这一观点在F.古德温与贾米森的《躁郁症》第465页有所阐明。

56　现在有大量研究支持这一观点：抑郁会在一生中越来越严重。我与NIMH的罗伯特·波斯特和密歇根大学的约翰·格雷登详细探讨过这一问题。

56　贾米森的引言出自《夜幕疾坠》第198页。

56　动物大脑癫痫方面的观点，大部分来自苏珊娜·韦斯和罗伯特·波斯特的研究。有关"引燃"现象及其在情感障碍中的应用，参见他们的文章Weiss & Post（1998）。

57　关于动物大脑单胺系统损伤的信息来自胡安·洛佩兹等人的文章（López et al., 1997）。关于抑郁和单胺系统、和皮质醇的关系，见他们的另一篇文章（López et al., 1999）。

57　对抑郁中压力反应的解释，基于密歇根大学的胡安·洛佩兹、伊丽莎白·扬，以及里士满弗吉尼亚医学院的肯·肯德勒的研究。对抑郁的解释多如繁星，但我认为密歇根的科学家基于压力的模型非常令人信服。

58　关于基于实验的酮康唑使用研究，参见Wolkowitz et al.（1999）。

58　伊丽莎白·扬在一次口头访谈中，向我讲述了罗伯特·萨波尔斯基对狒狒的研究。对空管人员的研究，参见Rose et al.（1982）。

58　心肌梗死发作后心脏会变虚弱，这一观点已被广泛承认。但心脏损伤的严重程度，取决于心脏内坏死组织区域的大小。数据表明，孤立的损伤并不一定带来比对照组更高的复发率，但弥漫性冠脉病变则几乎一定会增加复发率。不过，任何人只要历过一次心脏病发作，都应密切关注心脏状况，也应接受治疗以防止复发。感谢康奈尔大学的约瑟夫·海耶斯博士在这一问题上给我的帮助。

59　胡安·洛佩兹对大鼠压力系统的研究见López et al.（1998），对自杀后皮质醇水平提高和肾上腺扩张的研究见López et al.（1997）。

60　关于持续压力对大脑影响的研究可见诸很多文章，很大一部分研究由罗伯特·萨波尔斯基带领。关于大脑对压力的反应，相关信息可见萨波尔斯基团队的文章（Sapolsky et al., 1990）；关于生物压力与社会地位的相互影响，见萨波尔斯基本人的两篇文章（Sapolsky, 1990, 1995）。格雷登对重性抑郁的流行病学讨论，可见Burns et al.（2000）。

60　关于抗抑郁药的文献主要基于短期研究，它们表明抗抑郁药在2—4周内起效，在6周内达到最佳效果。我自己的经验则强烈说明要经过多个月，这些药物才能完全发挥效果。

60　有80%的患者对药物有反应，但只有50%对任何药物都有反应，这一信息来自Whooley & Simon（2000）。

61　我提到的这位朋友是迪耶里·普吕当，第五章会讲他的故事。

62　抑郁的首次发作与生活事件高度相关，而之后的复发会越来越不依赖于生活事件，这一想法最早由埃米尔·克雷佩林在《躁郁症的疯狂和偏执》一书中提出（Kraepelin, 1921）。这方面研究非常充分，结果也十分一致。最近一项研究（Kendler et al., 2000）综述了这一主题的文献，且该研究本身也发现了"强有力且一致的证据表明两者的相互作用越来越弱，即之前抑郁发作的次数越多，压力性的生活事件与重性抑郁发作的相关性就越弱。"

62　乔治·布朗在抑郁与丧失的关系方面的工作发表在多种学术期刊上，本书的参考文献选取了一小部分。若想简要了解他的工作，我推荐阅读其《丧失与抑郁障碍》一文（Brown, G., 1997）。

63　在她关于自杀的《夜幕疾坠》一书中（第294页），凯·贾米森有一句话很好地总结了她的这一重要观点："有自杀倾向的抑郁，其全然的无望之处在于，它有着蔓延的本性，会令任何试图施以援手的人感到无能为力。"

65　托马斯·阿奎那对恐惧的评说，选自其《神学大全》的前两卷（Aquinas, 1882, p. 187；英译本 Aquinas, 1981, pp. 702–3）。感谢美国天主教大学的约翰·F. 威佩尔博士和凯文·怀特博士帮助我找到、翻译、解释这些段落。

65　情感障碍、酗酒与基因的交叠关系极为复杂。古德曼和贾米森的《躁郁症》第 210 页对现有的观点、研究、结论有精辟的总结。我也很推荐大卫·麦克道尔和亨利·斯皮茨的《物质滥用》（McDowell & H. Spitz, 1999）、马克·加兰特和赫伯特·克雷伯的《物质滥用治疗教科书》（Galanter & Kleber, 1999）这两本书。

65　关于焦虑障碍的统计数字来自 Hall（1999, p. 45）。

65　有关焦虑与睡眠更深入的讨论，可阅读 Mellman & Uhde（1990）。

66　西尔维亚·普拉斯的引言出自她的《钟形罩》一书（Plath, 1971, p. 3）。

66　简·凯尼恩的诗句出自《与忧郁较量》一诗（Kenyon, 1993, p. 25）。

77　丹尼尔·哈尔姆斯的引言出自《发生》一书（Kharms, 1993, p. 3）。

78　阿尔托的引言来自他一幅画作的标题。见现代艺术博物馆的的阿尔托展品目录《安托南·阿尔托：纸上作品》（1996）。

78　盖茨比的话出自弗.司各特·菲茨杰拉德《了不起的盖茨比》（Fitzgerald, 1953, p. 66）。

79　简·凯尼恩的诗句出自《回家》一诗（Kenyon, 1993, p. 32）。

85　急诊医学的标准教科书是《急诊医学：概念与临床实践（第 4 版）》（Rosen et al., 1998）。

## 第三章　治疗

101　T. M. 鲁尔曼的引言出自她卓越的著作《两心两意》（Luhrmann, 2000, p. 7）。

102　鲁尔曼的引言出处同上（第 290 页）。

103　《岁月》的引言出自第 378 页（Woolf, F., 1937, p.378）。

103　美国心理学会专业执业部的执行主任拉斯·纽曼（Russ Newman），在一封给《美国新闻与世界报道》（U.S. News & World Report，又名《美新周刊》）编辑的信（1999 年 4 月 26 日）中写道："研究已经清晰地表明，在很多抑郁案例里，首选疗法其实是'首选的多种疗法'：是心理治疗与药物的结合。"（第 8 页）最近一项研究有相似的结论（Keller et al., 2000）。对大众媒体上相关研究的概述，见 Goode（2000b）。埃伦·弗兰克做过一系列研究，比较谈话和药物疗法在不同人群中的效果。她的一项老年病学研究（Frank & Reynolds, 1999）得出结论："使用两种 [ 治疗策略 ] 的组合疗法应是避免复发的最佳临床策略。"这一领域的其他初步研究（Klerman et al., 1974; Weissman & Paykel, 1974）也支持组合疗法会提高疗效。

107　认知行为疗法的基本描述参见阿隆·贝克影响重大的著作《抑郁》（Beck, A., 1967）。在更近期的出版物中，我特别推荐《抑郁的心理治疗（第 2 版）》（Williams, J., 1992）。

107　"习得性乐观"这个短语来自马丁·塞利格曼，是他一本著作的标题（Seligman, 1990）。

109　人际疗法的基本方法体系在米尔娜·韦斯曼等人的《人际心理疗法完全指南》（Weissman, M. et al., 2006）一书中有详述。

111　将教授视为治疗师的研究是 Strupp & Hadley（1979）。作者写道："这项研究的结果一致且直接。与经验丰富的专业心理治疗师的治疗对象相比，接受大学教授的心理治疗的患者，平均而言表现出了一样多的好转。"（p. 1134）

111　这里对抑郁人士的神经递质的讨论，积累自大量的书籍、文章和访谈，不胜枚举，但其中很多观点在怀布罗的《分离的情绪》中有清晰的阐释。

111 关于色氨酸和抑郁关系的讨论，见 Delgado et al.（1990）和 Smith, K. et al.（1997）两文。

112 关于血清素的合成和功能，《分离的情绪》224—27 页有出色且富有洞见的探讨。

112 受体理论在大卫·希利的非凡著作《抗抑郁药时代》中有全面解释（Healy, 1997, pp. 161–63, 173–77）。

112 药物的间接作用影响神经递质的观念，及所谓"内稳态"问题，《分离的情绪》150—67 页有鼓动性的讨论。

113 SSRI 类药物对 REM 睡眠的影响来自迈克尔·塞兹在美国精神病学会 2000 年度大会（APA2000）上的报告"睡眠与抑郁"（Thase, 2000, May 14）。SSRI 对脑温的作用，是更大的化学过程的一部分。人们已经注意到，抑郁时体温经常升高，特别是在夜间。但这一升高只是相对的：抑郁期间的体温在夜间只是比正常时下降得少。抑郁中这种较高的夜间体温与其他过度唤起的指标，如失眠，是同时存在的。抗抑郁药能降低这种较高的体温，这应该说是件好事，是种正常化。相关的观点迈克尔·塞兹和罗伯特·豪兰合作的一章综述（Thase & Howland, 1995）中有所讨论。

113 多数关于动物研究、与母亲的分离、攻击性以及神经生物特性改变的信息，来自 NIMH 资助的"自杀研究研讨小组"（NIMH, 1996）。但总体上，这一领域已有大量文章发表。我特别推荐 Clarke et al.（1996）作为该主题的介绍性文章。

113 在母子分离及皮质醇方面有很多研究（Byrne & Suomi, 1999; Lyons et al., 1999）。Hrdina et al.（1979）详细解释了抗抑郁药对相关抑郁状况的缓解。

113 对长尾黑颚猴首领的研究，见 Raleigh et al.（1984）。血清素升高会减轻这些问题，在另外两篇文章（Raleigh & McGuire, 1991; Raleigh et al., 1991）中有所讨论。

114 对动物的冒险行为、攻击性和血清素的研究，见 Mehlman et al.（1994）。

114 对猴子等级与血清素的研究，在《达尔文主义精神病学》一书中有所综述（McGuire & Troisi, 1998, pp. 93–94, 172–74）。

114 SSRI 可以扭转攻击模式的证据，见 Sanchez et al.（1993）。

115 对很多 SSRI 类药物（特别是百优解）的副作用出现频率，都有一些争议。多数医生认为，很多副作用、特别是性欲下降和性快感障碍的出现频率，在初期试验中被制药公司严重低估了。

115 安妮塔·克莱顿的信息出自她在 APA2000 上的报告（Clayton, 2000）。

116 服用抗抑郁药六个月后不能持续服药的统计数字也来自一份 APA2000 上的报告（Nurnberg, 2000）。

116 促进性欲的药物清单出处同上。

117 万艾可对夜间勃起的效用，出处同上。

117 每天服用万艾可的主张，出处同上。

117 安德鲁·尼伦伯格和朱莉娅·沃诺克都在 APA2000 上报告了自己的研究（Nierenberg, 2000; Warnock, 2000）。

118 为躁郁症患者开任何抗抑郁药的处方都必须慎之又慎。一般来说，抑郁症患者服用抗抑郁药的同时也需要服用情绪稳定剂：锂盐或抗惊厥药。

119 感谢哥伦比亚大学的大卫·麦克道尔博士与我讨论苯二氮䓬类药物的成瘾问题。

120 关于电痉挛疗法的疗效，数字不尽相同：怀布罗在其《分离的情绪》中引用的比率是 85%～90%（第 216 页）。蒙迪摩尔在其《抑郁：情绪疾病》中估算的数字更高，超过 90%（第 216 页）。我在这里给出的数字反映的是很多已发表的有效率的大概平均值。

121 右单侧 ECT 比双侧损伤性小，但同样有效，这一观点见 Sackein et al.（2000）。他们在文章中报告，施加 500 发作阈值的右单侧 ECT 与双侧的同样有效，但认知上的副作用不到后者的 1/6。

122　对 ECT 方法更为一般性的讨论，见蒙迪摩尔的《抑郁：情绪疾病》和埃利奥特·瓦伦斯坦的《伟大又绝望的治疗》（Valenstein, 1986）。

122　关于 ECT 引起的并发症造成的死亡，统计数字来自《电女孩》一文（Patton, 1999）。

122　理查德·艾布拉姆斯的引言出自他的著作《电痉挛疗法（第 2 版）》（Abrams, R. 1992, p. 75）。

123　曼宁向我描述了这些抗议者，他们之中有组织在一起，派发反对"电子思想控制"传单的团体。类似这样的抗议发生在一个由麻省北安普顿的私人书店资助，在史密斯学院图书馆举办的活动上。

125　炸弹客泰德·卡辛斯基的这段话出自他的宣言。我要声明的是，我赞赏他的见解，但谴责他的做法。

133　夏洛蒂·勃朗特的话出自朱丽叶·巴克的《勃朗特》一书（Barker, 1994,p.599）。感谢艺术家伊莱恩·赖歇克（Elaine Reichek）让我注意到这段话。


## 第四章　替代疗法

135　契诃夫的引言出自简·凯尼恩的诗《与忧郁较量》的题记（Kenyon, 1993, p. 21）。

137　有很多关于锻炼和抑郁的研究，其中最严谨的一篇是 Blumenthal et al.（1999）。

138　关于饮食在对抗抑郁中的作用，在《食物医生》一书中有一番非常易懂的讨论（Edgson & Marber, 1999, pp. 62–65）。

139　鱼油及 ω-3 脂肪酸与抑郁症状的关系，见 Calabrese et al.（1999）中的描述。

139　经颅磁刺激和重复经颅磁刺激同时受到低见效率和抑郁的高复发率的影响。Hollander（1997）一文一般性地介绍了 TMS 的过程、理论和方法。关于更为专业和和研究导向的信息，可见另两篇文章（Triggs et al., 1999; Pascual-Leone et al., 1996）。

140　诺曼·罗森塔尔在他的《冬日忧郁》一书中陈述了他对季节性情感障碍的看法（Rosenthal, 1993）。

140　人造光和自然光下的照明水平，可自 Norden（1995, p. 36）得出。计算基于：居家室内照明 300 勒克斯，新型灯箱 1 万勒克斯，晴天 10 万勒克斯。

140　眼动疗法的文献有限，但在这方面与抑郁有关的最好的书是 Manfield（1998）。

141　我在塞多纳的治疗地点是"魔法度假村"（Enchantment Resort）。

142　卡拉汉的有趣想法总结在 Gallo（1999）中。卡拉汉夫妇在合著的《止住创伤的噩梦：思维场疗法》（Callahan, R. & J., 2000）中讨论了他们针对创伤的技术。我不认为卡拉汉的研究有真正的临床意义，不过他的思考模式对采用更为传统的治疗实践的人是有帮助的。

142　库尔特·哈恩的段落来自《飓风岛拓展训练学校读本》第 71 页，这本非常好的普及读物由飓风岛拓展训练学校刊发，在学校书店"学校储物柜"出售。

144　在催眠和情绪障碍这一主题上，迈克尔·亚普科著有一部令人印象深刻并颇有助益的专著，名为《催眠与抑郁的治疗》（Yapko, 1992）。

144　关于睡眠和抑郁的理论，可参见匹兹堡大学的迈克尔·塞兹和宾夕法尼亚大学的大卫·丁格尔的研究。NIMH 的托马斯·维尔也是这方面的专家。正文中对睡相改变的描述来源众多，既有出版物也有口头描述。见托马斯·维尔的三篇文章（Wehr, 1979, 1990, 1992），以及 Berger et al.（1997）。这方面的更多信息，亦可见塞兹和豪兰的综述章节（Thase & Howland, 1995）。

144　《崩溃》的引文在第 75 页（Fitzgerald, 1993）。感谢机敏的克劳迪娅·斯旺（Claudia Swan）建议我加入这个段落。

146　关于"北极式停摆"，详见 Blix（1989）此篇同名文章。

146 有关圣约翰草的文献数量巨大，其中很多彼此重复，一些对其效果大肆渲染，很多相当愚蠢。此处我引用了诺曼·罗森塔尔的《圣约翰草》一书（Rosenthal, 1998）。金丝桃和白介素 -6 的有关信息来自 NIH 国家补充和替代医学中心（NCCAM，现已更名为"国家补充和整合卫生中心"NCCIH）的网站：https://nccih.nih.gov/health/stjohnswort。

147 我认为安德鲁·韦尔的写作非常恼人，完全不推荐阅读。他在这些方面的观点，Zuess（1997, pp. 66–67）有很好的总结。

147 杜兰大学的托马斯·布朗博士反对圣约翰草，因其"被很多人因为天然所以安全的物质兜售，这其实有点不合逻辑"（Brown, Thomas, 2000）。像其他抗抑郁药一样，这种植物会引起多次急性躁狂发作（Nierenberg et al., 1999）。有证据表明，给牛和羊服用这种植物时，剂量较高会引起皮肤敏感（Araya & Ford, 1981）。

147 关于圣约翰草及其与其他药物相互作用的信息，见 https://www.nccih.nih.gov/events/stjohnwort。另一篇近期发表的论文也对当前数据做了综述（Fugh-Berman, 2000）。

147 与圣约翰草同时服用时药效降低的药物信息来自 2000 年 12 月《消费者报告》的《情绪"阿司匹林"？》一文（Consumer Reports, 2000）。

147 S- 腺苷甲硫氨酸（SAMe）的对照研究，见 Bressa（1994）。

148 SAMe 催生躁狂倾向的描述也来自《情绪"阿司匹林"？》一文。

148 关于 SAMe 和动物神经递质水平的信息，可见 Brown, R. et al.（1999, pp. 74–75）。

148 SAMe 与甲基化之间的联系是由 Lipinski et al.（1984）提出的。

148 美国年度针灸消费数据来自：https://nccih.nih.gov/health/acupuncture。

149 为克劳迪娅·韦弗开出顺势疗法处方并施行治疗的，是帕米·辛格（Pami Singh）。

158 海灵格的巨作是《谁在我家：海灵格家庭系统排列》（Hellinger, 1998）。莱因哈特·利尔负责巴伐利亚州的林德霍夫治疗中心，在那里执行他的大部分治疗。利尔在美国的访问由雷吉娜·奥尔森（Regine Olson）安排。

162 对弗兰克·鲁萨科夫写作的引用出自未刊手稿。

166 对塞内加尔人巫术传统的讨论，见 Simmons（1971）。

171 瑞波西汀已通过所有测试，正待食药监局批准。法玛西亚公司在最近的一封电子邮件中写道："我们还未得到食药监局的许可，也无法猜测这个药品何时能够上市。基于法玛西亚在 2000 年 2 月 23 日收到的食药监局的批准函，产品必须补充进行美国临床试验后才能得到批准。"要了解更多信息，请访问法玛西亚的网站 www2.pnu.com。

171 关于物质 P 的更多信息，可参见默克的网站 www.merck.com。对物质 P 作为抗抑郁药物的介绍，见 Nutt（1998）。

172 "大约 3 万"这一数字来自 Venter et al.（2001）。文中提到："对基因组序列的分析凭强有力地证据揭示出了 26588 个蛋白编码转录物，此外计算机还推导出 12000 个基因与小鼠相配或有其他较弱的证据。"感谢爱德华·R. 温斯特德（Edward R. Winstead）让我注意到这篇文章，也感谢波利·舒尔曼（Polly Schulman）为我解释 3 万个基因的每一个都有 10 个变体的数学意义。

## 第五章  人群分布

173 女性患抑郁的几率是男性的 2 倍，一般文献都反复采用这个数字。支持这一结论的统计数字是哥伦比亚大学的米尔娜·韦斯曼等人在文章《重性抑郁和双相障碍的跨国流行病学》（Weissman, M. et al., 1996）中得出，并进行了国际核验的。

173 抑郁的性别差异始于青春期是一个相当普遍的观念，屡见于大多数这一主题的文献。见苏珊·诺伦-霍克西玛的《抑郁的性别差异》一书（Nolen-Hoeksema, 1990）。

173 虽然对女性抑郁生理因素的争论尚无结论，但无法否认的是，下丘脑和垂体激素系统中的雌激素和孕酮波动会对情绪产生影响。对这些现象的讨论可见诺伦-霍克西玛的《抑郁的性别差异》64—76 页。

174 怀孕或刚经历分娩的女性的自杀统计数字，出自 Harris, E. & Barraclough（1994）。

174 产后抑郁的数字反映了这一问题上一系列差异极大的统计结果。要获得准确数字会遇到两个问题。首先，定义产后抑郁的严格程度极大影响了发病率的数字；其次，很多与抑郁症状相似的症状其实是分娩的生理后果。苏珊·诺伦-霍克西玛就一项研究写道："新妈妈群体中看似很高的抑郁发病率，是因为她们感受到的很多疼痛和睡眠问题，是随怀孕和分娩而来的，而不是因为她们表现出了抑郁的全部症状。"她继续写道："产后女性非精神病性抑郁的发病率估计从 3% 到 33% 不等。"她给出了一个平均值：8.2%。这些引言出自她的《抑郁的性别差异》62—65 页。韦尔塔·泰勒在她关于产后抑郁的书中（Taylor, V., 1996）报告说有 10%—26% 新妈妈会经历这种疾病。

174 严重产后抑郁和轻性产后抑郁的统计数字，出自诺伦-霍克西玛的《抑郁的性别差异》62—64 页。更年期抑郁在书中 70—71 页有述。

174 血清素合成速率的统计数字出自 Margolis & Swartz（1998）。

174 认为权利的剥夺是女性抑郁的源头，这一问题在大量书籍文章中都有讨论，包括诺伦-霍克西玛的《抑郁的性别差异》、吉尔·阿斯特伯里的《为你疯狂》（Astbury, 1996）和达娜·克罗利·杰克的《消音自我》（Jack, 1991）三种著作。

174 承受严重压力的女性的产后抑郁统计数字，见诺伦-霍克西玛的《抑郁的性别差异》第 68 页。她的引言出自 60—61 页。

175 大学生中男性和女性的抑郁比率相同，关于此点及相应解释，出处同上（26—28 页）。

175 男性与女性的整体抑郁比率，见米尔娜·韦斯曼等人 1996 年的文章《重性抑郁和双相障碍的跨国流行病学》（见本章 173 页第一条尾注）。女性患惊恐障碍和饮食障碍的比率更高，而男性患孤独症、ADHD 及酗酒的比率更高，这一问题我曾在一次与史蒂文·海曼的私人通信中讨论。

175 对女性的权利剥夺，关于此种情况的性质的信息，并非从同一处逐字摘录。很多作者都用不同方式描述并解释了这些纷繁错杂的现象。我的列举不是为了给出定论或穷尽所有现象。如果读者想更深入地了解这些观点，我推荐苏珊·诺伦-霍克西玛的《抑郁的性别差异》、阿斯特伯里的《为你疯狂》和黛娜·克罗利·杰克的《消音自我》。

175 对抑郁的两种女性主义解释，及抑郁和婚姻地位相关联的概述，可见诺伦-霍克西玛的《抑郁的性别差异》96—101 页。

175 在"抑郁障碍发作中生活事件的角色"这一主题上，乔治·布朗也曾做过很多有趣的研究。他和同事的多项研究发现，耻辱感和困境感是引发女抑郁的事件中关键的描述性因素（Brown, G. et al, 1995）。关于生活事件角色在造就抑郁上的重要性，其他科学家也有发现载于诸多文章。女性对子女的关心是一个典型的引发抑郁的事件，这与传统性别角色一致。但有一篇文章写道："现实中，如果男性在家庭角色中有重要投入，这种抑郁发作的性别差异就不会发生。"（Nazroo et al., 1997）

175 米尔娜·韦斯曼针对女性和抑郁的演化理论，来自一次口头访谈。

176 关于儿童时期遭受性侵的人在成年后的抑郁状况，信息来自 Gladstone et al.（1999）。

176 关于厌食症和抑郁的信息，见 Pollice et al.（1997）和 Altshuler et al.（1985）。

176 弗洛伊德对朵拉的描述来自他的文章《一个癔症病例的分析片段》（出自 Freud, 1953–74, vol. 7）。达娜·克罗利·杰克在《消音自我》的 109—32 页对朵拉案例进行了女性主义视角的讨论。

176 对抑郁和女性主义的相关观点的讨论，见诺论-霍克西玛的《抑郁的性别差异》。关于对母职的期待和产后抑郁的讨论，见韦尔塔·泰勒的著作（Taylor, V., 1996, pp. 35–58）。

176 达娜·克罗利·杰克的引言出自她的《消音自我》32—48 页。

177 阿斯特伯里的分析出自她的著作《为你疯狂》，引言出自 2—3 页。

178 男性对女性的自杀比，出自埃里克·马库斯的《为何自杀》一书（Marcus, E., 1996），他在书的第 15 页写道："每年约有 3 万人自杀，其中 24000 人是男性，6000 人是女性。"

178 单身、离婚、鳏居男性的抑郁率，见米尔娜·韦斯曼等人的文章《重性抑郁和双相障碍的跨国流行病学》。

180 关于犹太男性的抑郁的统计数字，可见 Bower（1995, p. 346）。

180 抑郁母亲的孩子的特质，可见 Radke-Yarrow et al.（1993）和一份递交 NIMH 的资助申请计划（Riley, p. 32）。

181 Bower（1990）报告了一系列研究，发现最早发生在三个月大婴儿身上的抑郁。

181 母亲的抑郁对年幼的孩子有迅速而严重的影响。蒂凡妮·菲尔德是该领域的一位专家，已有逾 20 年的发表经历，她的文章关注的抑郁，近乎就属于"新生儿"："婴儿在行为、生理、生化过程中表现出的'失调'，可能源于出生前暴露在了母亲的生化失衡之下。"（Field, 1998, p. 200）不幸的是，这些有害影响似乎还会持续。另一篇文章（Jones et al., 1997）描述了一项研究，这项研究跟踪一些抑郁母亲的孩子，从三个月大一直跟踪到 3 岁。这八个孩子在婴儿期都表现了脑电波失衡，其中七个到 3 岁时仍呈现这一形式的失调。然而，研究也表明，即便是最基本的来自母亲的关注和互动，都能极大地缓解问题。Peláez-Nogueras et al.（1996）认为，母亲抚摩自己的孩子时，这种平静而亲密的互动会对婴儿的情绪和社交发展有重大的积极影响。其他研究（如 Hart et al., 1998; Field et al., 1982 等）也表明，家长教育能可观地减轻母亲的抑郁带来的伤害。

181 对母亲症状缓解一年后的孩子状况的研究，见 Lee & Gotlib（1991）。

181 对社交障碍、抑郁、惊恐障碍、酒精依赖的十年追踪研究，见米尔娜·韦斯曼等人的文章《抑郁父母的子女》（Weissman, M. et al., 1997）。

181 对抑郁母亲的孩子和精神分裂症母亲的孩子的对比，见上文提到的 NIMH 资助申请计划（Riley, p. 32）。

181 ADD、分离焦虑、品行障碍、身心疾病主诉增加等方面的问题，见 Milling & Martin（1992）一文和 Fassler & Dumas（1998）一书。

182 萨莫罗夫对抑郁母亲的 2—4 岁的孩子的研究，见他的一篇文章（Sameroff et al., 1982）。

182 对高血压的研究见 Guyton et al.（1972）。这里引用的信息出自文中第 12 页的表格。

183 勒内·斯皮茨在 1946 年的一篇文章中概述了依恋性抑郁（Spitz, R., 1946），在 1965 年的一篇合作文章中给出了一个病例（Spitz, R. et al., 1965）。

183 我对"发展迟缓"的描述出自对帕懒吉特·乔希（约翰·霍普金斯医院）和黛博拉·克里斯蒂（伦敦大学学院青少年医学部、米德尔塞克斯医院）的访谈。

184 得到 1% 统计数字的研究是 Poznanski et al.（1970）。得到 60% 的研究是 Petti（1978）。

184 儿童自杀的数字出自 Milling & Martin（1992, p. 328）。NIMH 的相应网页曾汇报 1997 年的情况：自杀是 10—14 岁儿童的第三位死因。

185 三环类药物对儿童和青少年无效，见 Ryan et al.（1986）。关于 MAOI 对儿童和青少年抑郁作用的研究更少，部分是因为这些药物"需要抑郁青少年在冲动、顺从、性成熟方面都高度敏感"（Kye & Ryan, 1995, p.276）。Ambrosini（2000）很好地总结了大部分临床医师的一般性观点，他写道，迄今为止的研究"表明，儿童和青少年的情感障碍反映的是一种不同的生物实体，此类实体对药物治疗有不同的反应模式"（p. 632）。

187 米尔娜·韦斯曼等人的文章《抑郁青少年成人后》中描述了儿童时期曾患抑郁的人一生的轨迹（Weissman, M. et al., 1999）。

187　直到后弗洛伊德时代，很多关于儿童抑郁的问题才终于被提出。儿童抑郁作为临床现实已有充分记录，但抑郁发作的数字似乎会在青春期猛增。米尔娜·韦斯曼等人在文章《抑郁青少年成人后》中写道："现在已经显而易见，重性抑郁通常在青春期就会发作一次。"约有 5% 的青少年罹患抑郁是一个常被引用的统计数字，我的来源是 Meisol（1999）。

187　我强烈推荐一部影片《以日为夜：认识青少年抑郁》，由抑郁及相关情感障碍协会和约翰·霍普金斯大学医学院合作制作，对影响今日年轻人的各种抑郁，本片都做了有力且有启发的记录。

187　很多研究和统计数字都提到父母常低估孩子的抑郁。其中一篇文章写道："在尝试自杀的青少年中，有 57% 被发现患有重性抑郁。但自杀青少年的父母中，只有 13% 相信自己的孩子有抑郁。"（Chua-Eoan, 1999, pp. 46–47）

187　对高中生自杀想法的统计，来自乔治·科尔特的《自杀之谜》一书（Colt, 1991, p. 39）。

187　米尔娜·韦斯曼等人的开创性工作已开始揭示出儿童和青少年抑郁的临床现实情况。很多研究者逐渐开始关注早期诊断的长期效果。韦斯曼与人合作的文章《成人后的抑郁青少年》写道："主要的发现是，青春期发作的重性抑郁在成年后仍会延续。"（Weissman, M. et al., 1999, p. 1171）

188　早期抑郁和成人期抑郁的相关性倍数见 Fombonne（1995, p. 573）。

188　70% 这一数字来自 Milling & Martin（1992, p. 325）。

188　性侵导致抑郁这一观点，在阿那特伯里《为你疯狂》的 159—91 页中讨论。Gladstone et al.（1999, pp. 431–37）认为，性侵是抑郁的间接原因。

188　俄罗斯孤儿院的故事记述在 Talbot（1998）中。

189　很多文章和研究都表明老年抑郁患者未得到足够治疗，包括学术文章和大众文章。Rimer（1999）探讨了诸多原因和后果，文章引用了宾夕法尼亚大学医学院老年精神病科主任伊拉·卡茨（Ira Katz）博士的话："去看初级保健医生的老年患者中，患抑郁达到临床显著程度的不止 1/6，但只有 1/6 获得了充分的治疗。"而另一篇文章（Zubenko et al., 1994）解释道："我们也观察到，老年重性抑郁的识别是受了阻碍的，因为老年患者抑郁情绪看起来不像较年轻的成人那么明显。而且，随着年龄渐长，身体疾患也不断加重，这使得鉴别诊断老年人的重性抑郁更为复杂，进行跨科室评估时更是如此。"

189　埃米尔·克雷佩林对老年抑郁患者的看法见 Gottfries et al.（1992）。

189　住在养老院的老人患抑郁的可能性是一般老人的 2 倍，这一看法出处同上。

189　老人看护机构中有超过 1/3 的老人患有抑郁，这一提法出处同上。

189　关于老年人抑郁的社会维度及拥有一个好友的重要性，见 Hays et al.（1998）。

189　老年人的神经递质水平较低，见 Gottfries et al.（1992）。

189　老年人的血清素水平相对较低，出处同上。

189　血清素随自然衰老而发生的降低不一定会带来直接的不良后果，有很多研究提出了这一观点。Lawlor et al.（1989）雄辩地写道："无论在动物还是人类身上，与正常衰老相关的脑内血清素（5HT）的改变，其功能显著性很大程度上还是未知。"

189　老年人对抗抑郁药的反应延迟，相关信息见 Zubenko et al.（1994）。

190　老年人抑郁的治疗成功率，出处同上。

190　关于老年人短期住院治疗的方案，信息出处同上。

190　老年人的抑郁症状，载于 de Leo & Diekstra（1990, pp.21–38）。

190　"情绪失禁"（emotional incontinence）这个措辞来自 Herrmann et al.（1996）。

192　抑郁在预测阿尔茨海默症和年老失智方面的作用，Weiner, M. et al.（1994）有讨论。

192　阿尔茨海默患者的血清素水平，出处同上。

193　血清素水平降低是否引起痴呆，相关研究见 Cross et al.（1984）和 Cross（1990）。

193 关于 SSRI 类药物对运动技能和智能的作用，见 Gottfries et al.（1992）。

193 Harris, M. et al.（1989）写道："一般来说，有阿尔茨海默症的抑郁患者与较年轻的抑郁患者相比，需要的药物剂量更低，药物治疗的尝试期也要更久。"

193 使用曲唑酮和苯二氮䓬类药物治疗老年人抑郁，见 Herrmann et al.（1996, p. 26）。

193 对阿尔茨海默症性攻击欲的激素治疗，相关信息出处同上。

193 对抑郁和中风的讨论及相关统计数字，见 House et al.（1996）。

193 哭个不停的患者的例子，出自格雷特·安德森的文章（Andersen, 1995）。

193 治疗后恢复工作的患者的例子，出处同上。

194 对《疯狂旅行者》中的引用出自该书的引言（Hacking, 1998, pp. 1–5）。

194 爱德华·肖特的情况，见他的著作（Shorter, 1997）。

195 《柳树为我哭泣》中的引言出自该书 18–19 页（Danquah, 1998）。

200 新加坡一份杂志的特稿是 Tan（1999）。

202 关于同性恋抑郁的段落大量引自理查德·C. 弗里德曼和珍妮弗·唐尼的研究，特别是他们的两篇文章《内化的恐同与消极的治疗反应》（Friedman, R. C. & Downey, 1995）和《对同性恋身份的心理疾病患者的精神分析所呈现的内在恐同与重视性别的自尊》（1999）。他们的工作最后将整合、增补成书出版，题为《精神分析与性取向：性科学与临床实践》（MS）。我详细咨询过理查德·C. 弗里德曼，他预先提供了本书中的一些补充信息，我用来连接两篇文章的几个案例，所用的语言已征得弗里德曼和唐尼的认可。

202 1999 年对男性双胞胎的研究，见 Herrel et al.（1999）。他们使用了越南战争期间设立的一个登记系统，比较了完全是异性恋和曾有过同性伴侣的人。除了令人震惊的自杀尝试率之外，研究还表明，异性恋男性有自杀意念的比率是 25.5%，而同性恋中这个比例为 55.3%。

202 2000 年对 17—39 岁男性自杀企图的研究是考查了 3648 名随机选择的对象。主持实验的人后来发表了这项研究（Cochran & Mays, 2000a）。这两位研究者还使用了另一个包含 9908 名调查对象的数据库，研究仅与异性发生性关系的人群和前一年曾有过同性伴侣的人群的惊恐障碍情况，这项研究即 Cochran & Mays（2000b）。而后一项研究不得不舍弃 2479 人的数据，因为他们在前一年没有性伴侣（我想这让他们很抑郁）。

202 新西兰的这项长期研究请被试从 16 岁起，评价自己的性取向和性关系，并揭示出了很多病症的风险因素（Fergusson et al., 1999）。

202 1999 年在荷兰进行的这项研究有 5998 名被试，其中男性和女性同性恋都至少有一项符合 *DSM-III-R* 的精神问题的诊断率高于异性恋。同性恋男性当前的和一生的抑郁及焦虑发病率都更高，同性恋女性有更高的重性抑郁发病率及酒精与药物依赖率。见桑德福特等人的文章（Sandfort et al., 2001）。

202 对明尼苏达州青少年的这项研究包含了七到十二年级的 36524 名学生（Remafedi et al., 1998）。研究表明，同性恋和异性恋女性的自杀意念没有差别，但异性恋男性有自杀意念的比率是 4.2%，而同性恋男性自杀意念的比率是 28.1%。

202 表明同性恋男性的自杀企图是异性恋男性的 6.5 倍的这项研究，有 3365 名调查对象，见 Garofalo et al.（1999）。

202 表明 7.3% 的同性恋学生实施过 4 次及以上的自杀企图、而异性恋学生这个比率为 1% 的这项研究，包含 1563 名调查对象。研究中，同性恋／双性恋学生显示出比异性恋学生更高的自杀意念；12% 的同性恋学生曾试图自杀，异性恋为 2.3%；7.7% 的同性恋在过去十二个月中有过一次需要医疗看护的自杀企图，异性恋为 1%。见 Faulkner & Cranston（1998）。这项研究表明，同性恋学生在受伤、患病、暴力致死、药物滥用、自杀行为等方面都有更高的风险。

202 圣地亚哥郡有 10% 的自杀者为同性恋男性，这一发现见 Rich et al.（1986），这是一项无对照组的研究。有研究者试图在纽约市区域重复这一结果，未能成功（Shaffer et al., 1995）；但他们仅研究青少年自杀这一课题，是从家人和同侪获取性取向信息的，而这些人在很多情况下不大可能了解这些信息，也有很多情况下不愿意承认（甚至不愿意向自己承认）孩子的性取向。

202　关于同性恋男性的社会处境、恐同环境下的子女抚养及对恐同态度的早期内化，相关研究见 Maylon（1982）。

204　表明同性恋学生的财物更易被窃、被故意损坏的研究，见 Garofalo et al.（1998）。文章作者发现，群体中的同性恋学生更容易从事多种药物滥用、高风险的性行为及其他高风险行为。

204　两次大战期间柏林犹太人的自杀率非常高，这一情况见 Saloman（1998, p. 10）；不过 2001年初犹太博物馆的萨洛曼作品展览，对这一主题有更多丰富的阐释。感谢詹妮·利文斯顿（Jenni Livingston）让我注意到这些素材，并提出前纳粹德国时期的犹太人自杀情况与现代美国同性恋人群自杀情况的关联。

205　父母更想要自我认同为异性恋的孩子，即便他们不开心，相关的《纽约客》问卷，见 Hertzberg（1998）。

208　让·马洛里的《极北之地最后的王》一书虽然近年来屡遭恶评，但书中以令人激动而热情的笔调描述了格陵兰因纽特人的传统生活（Malaurie, 1982）。

208　格陵兰的自杀率见 Curtis & Bjerregaard（1995, p. 31）。

213　"极地癔症""山地流浪者综合征""皮划艇焦虑"的描述出自 Lynge（1997）。我必须要感谢约翰·哈特（John Hart），他提出了比较马来西亚人的说法"横冲直撞"（running amok）。

213　马洛里这里的引言出自《极北之地最后的王》第 109 页。


### 第六章　成瘾

217　常见成瘾物有 25 种，这一信息来自美国国家药物滥用研究所的网站 http://www.drugabuse.gov/drugs-abuse。

217　麦克道尔和 H. 斯皮茨在《物质滥用》中描述了物质滥用三个阶段的作用机制（McDowell & H. Spitz, 1999, p. 19）。

217　怀布罗《分离的情绪》（Whybrow, 1997）第 213 页精确地总结了可卡因和多巴胺之间的相互作用。加兰特和克雷伯的《物质滥用治疗教科书》（Galanter & Kleber, 1999）21—31 页有更深入的分析。

217　对吗啡和多巴胺的研究，见《物质滥用治疗教科书》11—19 页。

217　酒精对血清素的影响，出处同上（6—7 页，130—31 页）。

218　克雷格·兰伯特的文章《深度上瘾》（Lambert, 2000）中提到，很多被滥用的物质都会影响神经递质脑啡肽的水平。

218　Volkow et al.（1999）解释了大脑对多巴胺水平提升的反应。

218　成瘾物引起成瘾的动力过程见 Volkow et al.（2000）。

218　对特定物质成瘾比例的统计数字出自 Anthony, J. et al.（1994）。

218　对成瘾物质和血脑屏障的研究，出自麦克道尔和 H. 斯皮茨的《物质滥用》22—24 页。

218　对酒精和可卡因产生依赖所用的年数，见 Abraham, H. et al.（1999）。

219　PET 扫描显示三个月后的恢复仍很有限，相关研究包括 Volkow et al.（1992b）。长期的药物使用可能会有永久性的神经影响，这一点见于两篇文章（Pascual-Leone et al., 1991; Mathew & Wilson, 1991）。关于认知损伤，包括记忆、注意力、抽象能力等缺陷，相关信息见另两篇文章（Ardila et al., 1991; Beatty et al., 1995）。

220　对酗酒者脑损伤多重原因的深入综述，可见 Charness（1993）。对酒精和脑损伤更新和更具一般性的综述，见 Barinaga（2000）。记忆损失是酗酒者群体的一个问题，这一情况在 Ryabinin（1998）中有讨论。

220 麦克道尔和 H. 斯皮茨的《物质滥用》第 220 页描述了使用 SSRI 类药物令酗酒者戒瘾的情况。但马克·戈尔德和安德鲁·斯拉贝提出了异议，他们在《物质滥用的双重诊断》一书中写道："不应给酒瘾发作中的酗酒者开抗抑郁药，因为对他们适当的治疗更应该是保持一段时间的清醒。"（Gold & Slaby, 1991, pp. 210–11）

220 REM 睡眠潜伏期的延长，已长期作为抑郁的标志。关于抑郁与睡眠的一般性出色讨论，见蒙迪摩尔的《抑郁：情绪疾病》174—78 页。关于 REM 睡眠、酒精成瘾和抑郁的研究，见两篇文章（Overstreet et al., 1989; Shiromani et al., 1987）。

221 关于早发性酗酒与抑郁的观点，出自戈尔德和斯拉贝的《物质滥用的双重诊断》7—10 页。

221 对原发性抑郁与继发性抑郁诊断测试的研究，出处同上（108—9 页）。

221 抑郁继发酗酒和酗酒继发抑郁的人的比例，出自 Powell et al.（1987）。关于这个复杂的主题，更多讨论见 Grant et al.（1996）。

221 物质滥用常始于青春期，这点见于 Segal & Stewart（1996）。他们清楚地写道："进一步考虑流行病学方面的因素，我们一定会注意到，青春期是开始使用成瘾物的首要风险期；如果某人在 21 岁之前都未尝试过合法或非法的药物，那么此后他也不太可能尝试。"（p. 196）

221 物质滥用者在抑郁时更可能再度成瘾，这一点见《物质滥用的双重诊断》。书中写道："正在戒除酒瘾的酗酒者中，报告了抑郁情绪的人会比那些情绪正常的更多地重新饮酒。"（第 108 页）

221 这里引用的迈耶的观点，出自其《精神病理学与成瘾障碍》一书（Meyer, R. 1986, pp. 3–16）。

221 兼有抑郁和兴奋剂滥用问题的患者可能有看似精神分裂的症状（偏执、妄想、幻觉等），这与多巴胺过量常会引发躁狂有关。戒用兴奋剂有助于控制多巴胺过量。关于兴奋剂、躁狂和精神病之间关系，更多讨论见罗伯特·波斯特等人的文章（Post et al., 1976）和 Griffith et al.（1972）。

221 戈尔德和斯拉贝的《物质滥用的双重诊断》综述了双重诊断病例中两种疾病各自的严重程度。

222 戒断可卡因、镇静剂、安眠药、抗焦虑药等在引发抑郁方面的作用，出处同上（105—15 页）。

222 对成瘾物、特别是酒精加剧自杀倾向的研究，总结于 Ghadirian & Lehmann（1993, p. 112）。《物质滥用的双重诊断》第 14 页写道："自我报告的自杀企图发生率，会随着合法或非法药物使用的增加而显著上升。"

222 戒瘾后抑郁常会减轻，这一观点可自很多研究中归纳得出。《物质滥用的双重诊断》107—8 页写道："对大部分原发性酗酒者而言，在戒瘾治疗的第二周，继发性抑郁的症状都有减轻的倾向，若戒瘾至三到四周，抑郁症状会继续不断缓解。"

222 事实上，酒精会加快所有药物的吸收速度，而抗抑郁药治疗的一项首要原则就是药物吸收的峰值会加剧副作用。

222 霍华德·谢弗对赌博成瘾的简洁评论引自兰伯特的文章《深度上瘾》（Lambert, 2000）。伯莎·马德拉斯的评论也引这篇文章。

223 对内啡肽水平和酒精使用的研究，见 Aguirre et al.（1990）。

224 成瘾四源头出自麦克道尔和 H. 斯皮茨的《物质滥用》。

224 爱尔兰和以色列绝对禁酒主义者的统计数字，是在赫伯特·克雷伯博士在接受我的一次口头访谈时谈到的（2000 年 3 月 9 日）。

225 艾略特的引言出自他的诗《小老头》（收于 Eliot, T., 1971）。

225 说物质滥用是一种代替，相关评论出自《物质滥用的双重诊断》第 199 页。

225 在大象眼里撒辣椒的故事来自苏·麦卡特尼-斯内普（Sue Macartney-Snape），她曾在尼泊尔花大量时间采访很多象轿驾手。

225 关于吸烟者血氧量的降低，相关研究在加兰特和克雷伯的《物质滥用治疗教科书》第 216 页有综述。

225 对吸烟与血清素的研究，见 Gilbert（1995, pp. 49–59）。

226 关于我与俄罗斯艺术家的生活，更完整的记录见我的《铁塔》（Solomon, A., 1991）。

227 我与瑞典酒精和药物社会调查研究所（SoRAD）的霍坎·雷夫曼（Håkan Leifman）和马茨·拉姆斯德特（Mats Ramstedt）讨论过北欧国家对酒精征税的原因包括控制自杀率这个问题。马茨·拉姆斯德特的一项研究提供了相关统计数字（Ramstedt, 2001）。关于酒精消费和自杀的更多信息，见 Murphy（1992）一书和 Rossow（1996）一文。

228 关于严重酗酒与认知损伤，见麦克道尔和 H. 斯皮茨的《物质滥用》45—46 页。

228 关于酒精对肝、胃、免疫系统的毒性，出处同上（46—47 页）。

228 酗酒者的死亡率高于非酗酒者，见 Goodwin, D.（2000, p. 52）。

228 90% 的美国人饮酒的统计数字及生理性酒瘾的数字出自《物质滥用》41—42 页。

228 《物质滥用治疗教科书》130—31 页讨论了血清素和皮质醇在抵御饮酒方面的作用。

228 GABA 受体的信息来自史蒂文·海曼、大卫·麦克道尔给我的私人邮件。对酒精、GABA 及其他脑神经递质的深入讨论，见加兰特和克雷伯的《物质滥用治疗教科书》3—8 页。关于血清素会强化饮酒的研究，见 R. J. M. 尼辛克等人的《药物滥用与成瘾》一书（Niesink et al., 1998, pp. 134–37）。

228 对于有酗酒和抑郁双重诊断的患者，心理动力治疗的优势似更是临床实际情况，而未经详细研究。与我交谈过的大部分临床工作者都支持一个观点：一个双重诊断患者如果要真正康复，就必须理解物质滥用和抑郁如何相互影响。加兰特和克雷伯在《物质滥用治疗教科书》第 312 页写道："对于有情感调节问题的患者来说，心理动力治疗可能尤其有价值。"

228 哥伦比亚大学的实践是物质滥用治疗与研究服务部（STARS）的项目的一部分。

229 关于安塔布司，已有很多研究发表。对其作用模式的详细描述，见麦克道尔和 H. 斯皮茨的《物质滥用》217—19 页。

229 使用纳曲酮戒断酒精和海洛因，相关信息出处同上（48—51 页）。

229 大麻历史的信息，出处同上（第 68 页）。

230 关于大麻的肺毒性，见加兰特和克雷伯的《物质滥用治疗教科书》172—73 页。

230 关于兴奋剂滥用者的家族中患抑郁情况，相关研究见戈尔德和斯拉贝的《物质滥用的双重诊断》第 93 页。

230 实验室大鼠在兴奋剂、食物、性交中选择兴奋剂，相关研究见 Yokel et al.（1978）。也有很多对恒河猴的研究有相同的结果（如 Aigner et al., 1978）。

230 戈尔德和斯拉贝的《物质滥用的双重诊断》109—10 页详细阐述了可卡因所致的情绪坠落的神经生理情况。

230 尼辛克等人的《药物滥用与成瘾》109—10 页描述了苯丙胺和可卡因对神经递质的一般影响。

230 对毒品的强烈渴望可持续几十年，这点可见《物质滥用的双重诊断》第 110 页。

230 用十周的抗抑郁药疗程来渡过戒毒后的情绪坠落，这一研究见 Rounsaville et al.（1991）。

231 苯丙胺和可卡因对多巴胺系统的永久性影响，见《物质滥用的双重诊断》第 110 页。书中写道："对长期使用兴奋剂的动物的研究，已经记录到了偶发的多巴胺能神经元退化。"

231 可卡因和 CRF 方面的研究，见 Kosten et al.（1998）。

231 鸦片剂滥用者的抑郁统计数字来自 Ghadirian & Lehmann（1993, pp. 110–11）。

232 美沙酮使用者的抑郁高发率，见《物质滥用的双重诊断》第 110 页。

232 关于越战退伍士兵与海洛因成瘾的统计数字，来自《深度上瘾》（Lambert, 2000, p. 67）。

233 对摇头丸和血清素轴突的研究，相关总结见尼辛克等人的《药物滥用与成瘾》164—65 页。摇头丸会将血清素水平降低 30% ~ 35%，见 McCann et al.（1994）。关于摇头丸和单胺的更多信息，见 White et al.(1996)。Turner & Parrott（2000）生动且多方面地讨论了摇头丸与神经毒性的问题。

234　对苯二氮䓬类药物的讨论，我主要参考了康奈尔大学的理查德·A. 弗里德曼的研究，特别是我们在 2000 年春的口头访谈中的信息。

234　过量使用苯二氮䓬类药物的危险，见《物质滥用的双重诊断》20—21 页。

234　对迷药更完整的描述，见麦克道尔和 H. 斯皮茨的《物质滥用》65—66 页。

235　海洛因最初来自贝尔公司的研发，这一点见兰伯特的《深度上瘾》（第 60 页）。

235　摇头丸简史，可见《物质滥用》59—60 页。

235　迈克尔·波伦的观点出自他 1999 年的一篇文章（Pollan, 1999）。

238　基斯·理查兹的话出自 Hickey（1997）的扉页。感谢斯蒂芬·毕特罗夫（Stephen Bitterolf）分享给我。


## 第七章　自杀

243　有一批对抑郁和自杀这两种现象都很熟悉的作者认为，抑郁与自杀倾向之间经常不存在清晰的因果关联。就像乔治·科尔特在《自杀之谜》中所写的，自杀不再被认为是"抑郁的最后一站"（Colt, 1991, p. 43）。

243　乔治·科尔特的引言出处同上（第 312 页）。

243　一般人群中的自杀者，超过 40% 曾接受过精神科住院治疗，这一点见 Pirkis & Burgess（1998）。

244　阿尔瓦雷斯对"驱魔仪式"的谈论，出自他的著作《野蛮上帝》（Alvarez, 1971, p. 96）。他关于自杀和企图心的话出自第 75 页。

245　《哈姆雷特》中这些著名的台词，第一段出自第一幕第三场，79—80 行；第二段出自第一幕第三场，83—85 行。当然，对哈姆雷特的这段独白并没有唯一清晰的诠释。我会建议读者参考 C. S. 刘易斯的《词语研究》，该书用一整章讨论了"心底的自觉意识"（conscience，今天一般意为"良心"）和"有意识"（concious）的关系（Lewis, 1967）。我也要强调，这里极为清晰的诠释来自哈罗德·布鲁姆的著作（Bloom, 1998）。

245　阿尔贝·加缪认为自杀是唯一的哲学问题，这出自《西绪弗斯神话及其他随笔》一书（Camus, 1991, p. 3）。

245　叔本华的评论出其随笔《论自杀》，选自《叔本华著作集》（Schopenhauer, 1931, p. 437）。

246　桑塔亚那的话引自 Evans & Farberow（1988, p. ii）。

246　弗洛伊德认为自杀无法研究的观点来自他在维也纳精神分析学会一次聚会上关于自杀的演讲（1910 年 4 月 20 和 27 日）。这一信息我摘录自 Litman（1967, p. 330）。

246　加缪说拖延死亡不合逻辑，见《西绪福斯神话及其他随笔》第 3 页。

247　普林尼的引言出自《叔本华著作集》第 433 页。

247　约翰·多恩的引言出自他的《生与死》一书。（Donne, 1982, p. 39）。

247　叔本华的引言出自他的《随笔与格言》（Schopenhauer, 1970, p. 78）。

247　托马斯·萨斯的引言出自他 1973 年的著作（Szasz, 1973, p. 67）。

247　哈佛大学的研究见 Hendin（1995, p. 216）。

248　埃德温·施奈德曼关于断裂的引言出自他的著作《自杀的心》（Schneidman, 1996, pp. 58–59）。

248　埃德温·施奈德曼的"打嗝不是权利"的表述，见科尔特的《自杀之谜》第 341 页。

248　美国每 17 分钟就有一人自杀，这是基于 NIMH 的统计数字（1996 年有 31000 人）计算得到的。计算过程是：每年有 524160 分钟，用这个数字除以 31000 人，得到每 16.9 分钟有一人自杀。

248 自杀是美国年轻人的第三大死因，这一信息引自 NIMH "自杀事实"（Suicide Facts）的网站（1996 年的统计数字）。自杀是美国大学生的第二大死因，引自贾米森的《夜幕疾坠》第 21 页。

248 WHO 关于自杀的统计数字出自《1999 年世界卫生报告》（World Health Organization, 1999）。发现自杀在某个地理区域内增长了 260% 的研究见 Åsgård et al.（1987）。

248 关于自杀与躁郁症、自杀与重性抑郁的统计数字出自贾米森的《夜幕疾坠》第 110 页。

248 自杀倾向和首次抑郁发作的关联，见玛莉亚·欧肯多等人的研究（Oquendo et al., 1997）。

248 试图自杀和成功自杀的数字，出自科尔特的《自杀之谜》第 311 页。

248 明显冲突的统计数字来自阿隆·贝克的《抑郁》一书（Beck, A., 1967）。第 57 页有一番对自杀研究的纵览，其中贝克引用了两项结果迥异的研究。第一项研究的发现"认为，因抑郁住院治疗的患者，其自杀风险是全国平均水平的约 500 倍"；而下一段引用的第二项研究则表示："因此，抑郁患者的自杀率是预期发生率的 25 倍……"

249 NIMH 表示"研究表明，90% 的自杀者患有抑郁、其他达到诊断标准的精神障碍或药物滥用问题"，这一说法出自美国卫生与公众服务部（HHS）的网站 http://www.hhs.gov/asl/testify/+000208b.html。

249 周一和周五的自杀率最高，这一说法见 E. 马库斯的《为何自杀》（Marcus, E., 1996, p. 23）。

249 一天中每小时的自杀率，见 Gallerani et al.（1996）。

249 自杀在春季增加的说法参见 Lester（1997, p. 153）。

249 女性在月经周期第一周（经期）的自杀率最高，这一说法 Wetzel & McClure Jr.（1972）。他们也综述了一些研究，认为月经周期最后一周（黄体期）的尝试自杀会升高。不过，很多此类研究存在方法论效度方面的争议。批评性综述可见 Baca-Garcia et al.（2000）。怀孕和分娩对母亲自杀倾向的影响，见 Harris, E. & Barraclough（1994）。

249 埃米尔·涂尔干标志性的著作出版于 1897 年，书名为《自杀论》。我在本书中对涂尔干之自杀分类的讨论出自史蒂夫·泰勒严谨的著作《涂尔干与自杀论》（Taylor, Steve, 1982）。

250 我在日落大道的一块公告板上发现了查尔斯·布考斯基的这句话，但还未能在他的著作中找到这句话的确切位置。我不建议在交通高峰时段在日落大道上开着车找这句话。

250 托克维尔的引言出自他的名著《论美国的民主》（Tocqueville, 1988, p. 296）。

250 涂尔干对自杀之社会根源的尝试性思考，见史蒂夫·泰勒的《涂尔干与自杀论》一书。

250 成人、儿童及精神病患中的自杀者，相比于无自杀行为的人，前者的家族中曾有人自杀的可能性至少是后者的两三倍，这一观点汇集自超过 30 项研究，见贾米森的《夜幕疾坠》第 169 页。

250 自杀者血缘亲属的自杀率高于收养亲属一事，见 Wender et al.（1986）。对同卵双胞胎与自杀的研究综述，见 Roy et al.（1999）。

250 自杀基因组合方面的信息，见《夜幕疾坠》144—53 页（基因定位）和 276—80 页（新近流行病情况）。

251 《少年维特之烦恼》出版后的自杀风潮，在一份未刊手稿中有所描述（Bernardini, 1999）。

251 自杀故事诸媒体后自杀率会上升，以及玛丽莲·梦露死后美国自杀率陡增，相关汇报见科尔特的《自杀之谜》90—91 页。

251 关于自杀预防项目实际上可能促使自杀发生的讨论，见《夜幕疾坠》273—75 页。

251 自杀未遂史可预测自杀，这点见 Goldstein et al.（1991）。文章写道："我们可以证明，不仅先前试图自杀的经历很重要，尝试的次数也非常重要，因为每多尝试一次，自杀风险都会增长。"

251 玛莉亚·欧肯多的引言出自她和团队 1999 年的文章（Oquendo et al., 1999）。

252 在影响对自杀倾向方面，锂盐接受的测试最多，见《夜幕疾坠》239—41 页。

252　自行停用锂盐的双相患者自杀率会提高 16 倍，见 Tondo et al.（1996, pp. 161–71）。

252　接受 ECT 的患者自杀率低于接受药物治疗的患者，这在 Motto（1986）一文中有所勾勒。

252　弗洛伊德在他很多文章中都讨论了自杀是谋杀冲动转向自身的概念。在《哀悼与忧郁症》一文中，他写道："长久以来我们都知道，事实是，心怀自杀念头的神经症患者，没有一个不是把对他人的谋杀冲动转向自身的。"（Freud, 1953–1974, vol. 14, p. 252）

252　埃德温·施奈德曼将自杀描述为 180 度的谋杀，这一说法见《夜幕疾坠》第 196 页。

252　弗洛伊德对死本能的阐释参见 Litman（1967, p. 336）。

252　卡尔·门宁格的表述，见《自杀之谜》第 201 页。

252　切斯特顿的诗句引自 Evans & Farberow（1988, p. ii）。

252　很多人研究过慢性压力对神经递质消耗的影响。贾米森在《夜幕疾坠》中出色地总结了这些观点（192—93 页）。关于大脑对压力的反应，更多信息见萨波尔斯基等人的文章（Sapolsky et al., 1990）。

253　关于自杀倾向与胆固醇，相关研究在《夜幕疾坠》194—95 页有出色的总结。

253　关于低水平的血清素、过量的血清素受体、抑制与自杀倾向，相关研究见约翰·曼的一篇文章（Mann, 1998），曼是这一领域的先驱之一。Praag（1986）也对这一领域迄今为止的发现做了出色的综述。进一步的阅读见 Roy（1990）。

253　谋杀犯和纵火犯的血清素水平低，这一信息见 Virkkunen et al.（1994）。

253　对于低水平血清素与动物风险行为之间的关系，相关研究不计其数，其中特别有说服力的一篇文章是 Mehlman et al.（1994）。我也使用了《跨物种比较与精神病学》（ASCAP）通讯刊发的很多文章中的材料。

253　很多研究者都研究过自杀后脑内去甲肾上腺素的水平。《夜幕疾坠》192—93 页有很好的相关总结。

253　关于重要神经递质处于低水平的更多信息，见约翰·曼的前述文章（Mann, 1998）。

253　玛丽·奥斯贝格的研究，见她 1997 年的文章（Åsberg, 1997）。

254　对色氨酸羟化酶的研究，见 Nielsen et al.（1994）。

254　对未由母亲抚养长大的猴子的研究，见 Kraemer（1997）。这一研究曾在 NIH 的自杀研究研讨小组中发表（1996 年 11 月 14—15 日）。

254　关于早期虐待与较低的血清素水平，研究见 Kaufman et al.（1998）。

254　关于神经性损伤与自杀倾向间的关联，更多信息见《夜幕疾坠》第 183 页。

254　男性和女性血清素水平的比较，见 Margolis & Swartz（1998）。关于性别与大脑的单胺系统，更深入的信息见 Halbreich & Lumley（1993）。

254　贾米森的引言出自其《夜幕疾坠》第 184 页。

254　枪支易得性与自杀的关联在很多研究中都有发表。我主要参考了 Boor et al.（1990）。

254　关于在英国与煤气相关的自杀，相关信息出自科尔特的《自杀之谜》第 335 页。

255　每年美国死于用枪自杀的人比死于枪击谋杀的人还要多，这点见《夜幕疾坠》第 284 页。州自杀率与枪支管制法严格度的相关性，以及大卫·奥本海姆的引言，见《自杀之谜》第 336 页。

255　每年美国自杀人数的统计数字出自美国疾控中心网站。该网站的一份在线期刊给出了以下的总数："疾控中心 11 月 18 日公布的数字显示，1997 年使用枪支自杀的人数为 17767 人。"见 www.stats.org/statswork/gunsuicide.htm。利用 CDC 网站的已有信息，还可做一大致估算。在 1997 年自杀的 30535 人中，CDC 估计有"接近 3/5"是用枪支实施自杀的。用这个比例估算用枪自杀的人数是 18321 人。我选择了 18000 作为以上两个数字的大概平均。见 CDC 网站 http://www.cdc.gov/violenceprevention/suicide/index.html。

255　关于中国的自杀模式，相关信息见《夜幕疾坠》第 140 页。

255 关于旁遮普邦的自杀模式，相关信息出处同上（第 137 页）。

255 艺术家、科学家、从商者、诗人及作曲家的自杀率，出处同上（第 181 页）。

255 酗酒者的自杀率见科尔特的《自杀之谜》第 266 页。

255 卡尔·门宁格的引言出自他的《人对抗自己》一书（Menninger, 1983, p. 184）。

257 拥挤大鼠的实验是由胡安·洛佩兹、Delia Vásquez、Derek Chalmers 和 Stanley Watson 开展的，在 NIMH 1996 年 11 月 14—15 日的自杀研究研讨小组上报告（López et al, 1996）。

257 对未由母亲抚养长大的猴子的研究，见 Kraemer（1997）。这一研究曾在 NIMH 的自杀研究研讨小组中发表（1996 年 11 月 14—15 日）。

257 自杀章鱼的故事来自玛丽·奥斯贝格。

257 对自杀与父母一方早亡造成的创伤的研究，见 Moss & Hamilton（1956）。

257 自杀企图的数据，以及自杀是 15—24 岁年龄段第三大死因的数据，来自 Hoyert et al.（1999）。对试图自杀数的估计，是用 NIMH 的统计数字"据估计，每一起成功的自杀都对应 8—25 起自杀尝试"做出的。因此，很不幸，8 万这个数字只是保守估计。NIMH 的报告见 http://www.hhs.gov/asl/testify/+000208b.html。

257 所列的自杀倾向增长原因出自科尔特《自杀之谜》第 49 页。

258 对学业优良的青少年与自杀的研究，见 Hendin（1995, p. 55）。

258 保护其对死亡的看法可能会导致一些青少年自杀，见 Patros & Shamoo（1989, p. 41）。

258 65 岁以上年龄段男性的自杀率见 de Leo & Diekstra（1990, p. 188）。

259 老年人会用特别致命的方式自杀，且会对此特别保密，这一看法出处同上。

259 离异或鳏居的老年男性自杀率较高，相关讨论出处同上。

259 老年人会因抑郁而发展出动觉问题、疑病症、偏执等问题，出处同上（第 24 页）。

259 关于老年抑郁患者及其躯体化，见 Musetti et al.（1989）。

259 国际自杀率的比较数据见 E. 马库斯的《为何自杀》（Marcus, E., 1996, pp. 25–26）。其中匈牙利位于首位，自杀率为每 10 万人有 40 人自杀，牙买加居末位，每 10 万人有 0.4 人自杀。

259 凯·贾米森列出的自杀方法出自《夜幕疾坠》133—34 页。

263 世界卫生组织将自杀定义为"造成致命后果的自杀性行动"，相关详细信息见其 1968 年的一报告（World Health Organization, 1968）。

263 贾米森的引言出自《夜幕疾坠》第 39 页。

263 A. 阿尔瓦雷斯的引言出自他的《野蛮上帝》第 89 页。

263 阿尔贝·加缪的引言出自《西绪福斯神话及其他随笔》一书第 5 页。

263 朱莉娅·克里斯蒂娃的引言出自她的《黑日》一书（Kristeva, 1989, p. 4）。

263 埃德温·施奈德曼提出的自杀的五个原因出自他的《自杀的心》一书（Shneidman, 1996），引言出自 58—59 页。

264 贾米森的引言出自《夜幕疾坠》第 74 页。

265 贾米森对她自己企图自杀时的心理状态的描述，出处同上（第 291 页）。她也出版了一本讲述自己与躁郁症斗争的自传，书名为《不安的心》（Jamison, 1996）。

265 贾米森有关自杀的笔记出自《夜幕疾坠》第 292 页。

266 埃德娜·圣文森特·米莱的诗句出自她的诗《辨证十四行诗》（收于 Millay, 1988, p. 159）。

268 我之前曾详细写过母亲的去世。我在《纽约客》发表过一个关于安乐死的故事，其中描述了她的去世过程，这也是我的小说《石船》第十一章的内容基础。我在这里写她的去世，因为这是本书中我的故事的一部分，我希望是最后一次。请熟悉我之前作品的读者见谅。

268 陀思妥耶夫斯基《群魔》中的这段引言出自书的第 96 页（Dostoyevsky, 1959）。

269 英国法院对糖尿病厌食症患者的判决是黛博拉·克里斯蒂博士在一次口头访谈中提到的，她曾致力于这一案件，见 Christie & Viner（2000）。

270 丁尼生老爷的诗句出自其诗作《提托诺斯》66—71 行（收于 Tennyson, 1971, p. 72）。

270 艾略特的引言出自《荒原》的题词（收于 Eliot, T., 1971, p. 37）。

271 艾米莉·狄金森的诗选自《艾米莉·狄金森诗全集》（Dickinson, 1960, p. 262）。

273 E. M. 萧沆的引言出自他的《解体概要》一书（Cioran, 1990, p. 36）。

274 弗吉尼亚·伍尔夫的自杀遗言出其书信集（Woolf, F., 1980a, vol. 6, pp. 486–87）。

274 弗吉尼亚·伍尔夫的日记引言出其日记集（Woolf, F., 1980b, pp. 110–11）。

278 罗纳德·德沃金的言论出其《生命的自主权》一书（Dworkin, 1993, p. 93）。

278 里尔克的诗句出自其诗作《友人安魂曲》（收于 Rilke, 1989, p.85）。

280 A. 阿尔瓦雷斯的引言出其《野蛮上帝》第 75 页。

281 娜杰日达·曼德尔施塔姆的引言出处同上（151—52 页）。

281 普里莫·莱维的引言出自美国版《被淹没与被拯救的》一书（Levi, 1989, pp. 70–71）。

282 普里莫·莱维的自杀或要归咎于他的用药，这点是 Peter Bailey 在英国版《被淹没与被拯救的》序言中提出的。

283 尼采在《善恶的彼岸》第 157 则中写道：“自杀的念头是种强大的慰藉，让人度过许多可怕的夜。”（Nietzsche, 1990, p. 103）

## 第八章　历史

285 虽然我未能找到任何令人充分信服地追溯抑郁史的二手资料，但我仍非常感谢斯坦利·杰克逊的《忧郁症与抑郁》（Jackson, S., 1986）。

285 “抑郁”（depression）一词的词源见《牛津英语词典》（vol. 3, p. 220, 1978）。

285 贝克特的引言出自他的《等待戈多》，收于其剧作全集（Beckett, 1986, p. 31）。

286 对古希腊体液理论的一般性描述，包括恩培多克勒对忧郁的观点，见斯坦利·杰克逊的《忧郁症与抑郁》7—12 页。

286 “希波克拉底文集”的引言，我为简洁起见在文中直接引为希波克拉底。这些引言可见于现代编辑的一种希波克拉底文集（Hippocrates, 1962, book 2, p. 175）。关于他治愈了君王帕迪卡斯二世的信息，见朱塞佩·罗卡塔利亚塔的《古代精神医学史》一书（Roccatagliata, 1986, p. 164）。

287 chole（胆汁）与 cholos（愤怒）相关的观点来自本尼特·西蒙的《古希腊的心智和疯狂》一书（Simon, B., 1980, p. 235）。

287 荷马对黑色情绪的使用，出处同上。

287 荷马的引言出自《伊利亚特》第 6 卷，236—40 行（Homer, 1990, p. 202）。

287 希波克拉底对使用圣药的治疗师的攻击，见罗卡塔利亚塔的《古代精神医学史》第 162 页。希波克拉底的“哲学家的所有自然科学著述……”这句话，引自 Galdston（1967, p. 12）。

287 苏格拉底、柏拉图对希波克拉底观点的异议，以及柏拉图的人类精神三分模型，见本尼特·西蒙的《古希腊的心智和疯狂》224—27 页。对柏拉图和弗洛伊德各自观点的一番很好比较，可见 Galdston（1967, pp. 14–16）。柏拉图认为在儿童发展中，童年和家庭非常重要，这一观点也见《古希腊的心智和疯狂》（171—72 页）。

288 裴提慕斯让病人使用铅制头盔的医嘱，见罗卡塔利亚塔《古代精神医学史》第 101 页。

288 尼多斯的克吕西波斯用菜花作解药，菲利斯逊和普利顿尼古斯的罗勒混合剂，以及菲拉古里乌斯认为失去过多精子会导致抑郁的观点，出处同上（102—3 页）。

288 亚里士多德对身心关系的阐述，认为心脏是体液的所在，以及他对大脑的轻视，出处同上（106—12 页）。

288 亚里士多德关于忧郁症患者具有灵感特质的这番著名言论，出自他的《问题篇》卷 30

(Aristotle, 1971, 953a)，接下来引用的他的话出处相同（954a–b）。

289　《特洛伊陷落》的诗句引自本尼特·西蒙的《古希腊的心智和疯狂》第 231 页。

289　塞涅卡的话引自威特考尔夫妇的《生于土星之下》（Wittkower, R. & M., 1963, p. 99）。

289　米南德这句冷酷的话出自《阿提卡喜剧断片集》，断片 18（Menander, 1888）。

289　有关怀疑论者、特别是 Medius、Aristogen 和 Metrodorus (of Chios) 的更多信息，见罗卡塔利亚塔的《古代精神医学史》113—35 页。

289　关于尤里斯的埃拉西斯特拉图斯的更多信息，参见同上（137—38 页）。

289　加尔西顿的赫罗菲卢斯的引言，及尼科米底亚的梅诺多图斯的方案，出处同上（138—40 页）。

289　斯坦利·杰克逊的《忧郁症与抑郁》有一章关于以弗所的鲁弗斯的出色介绍（35—39 页），鲁弗斯的引言和他的"圣药方"均引自此章。

290　用滴水的水管和吊床治疗忧郁症的信息，出处同上（第 35 页）。淡色食物和人奶的处方出自芭芭拉·托利的一份未发表的博士论文（Tolley, 1992, p. 17）。

290　卡帕多西亚的阿雷泰乌斯的观点，见罗卡塔利亚塔的《古代精神医学史》223—32 页。

291　关于盖伦，在一般的医学史和更为专门的早期精神医学研究中都有大量材料。我主要参考的是斯坦利·杰克逊的《忧郁症与抑郁》和罗卡塔利亚塔的《古代精神医学史》。文中的引言出自《古代精神医学史》193—209 页。

291　阿兹特克人的疗法，见 Todorov（1984, p. 68）。感谢艾琳娜·菲普斯（Elena Phipps）让我注意到这一信息。

292　关于斯多葛学派哲学家及其医学思想，见罗卡塔利亚塔的《古代精神医学史》133—43 页。

292　对圣奥古斯丁的讨论，以及其立场的推论，见 Neaman（1975, pp. 51–65）。

292　对尼布甲尼撒王的描述，见钦定版圣经《但以理书》4:33。

292　相关主题的文献中出现的"正午之魔"这一短语应有数个早期圣经来源。正文所引段落在钦定版圣经中有录（《诗篇》91:6），其中这一短语更贴合希伯来原文："荒曝正午的废物"（destruction that wasteth at noonday）。天主教杜埃版旧约《诗篇》90:6 则有"正午的魔鬼（devil）"，是对武加大本拉丁文 daemonio meridiano 的另一种翻译。武加大圣经要归功于圣哲罗姆，在中世纪的西方很是通行。这一拉丁文短语则源自古希腊文或说七十子圣经（《诗篇》90:6）的 daimoniou mesembrinou，被 S. 杰克逊的《忧郁症与抑郁》引用，并认为是来自约翰·卡西安的《科努比亚修道制度》（Institutes of Coenobia）。杰克逊本人讨论卡西安时使用的措辞是"正午之魔"。感谢美国天主教大学的凯文·怀特（Kevin White）博士在这一问题上给予我的帮助。

293　埃瓦格里乌斯及"正午之魔"这一措辞的使用，赖因哈德·库恩在同名著作中写道："埃瓦格里乌斯在他的《八宗罪》中讨论了八项罪过，怠惰这项罪需要的治疗，时间最久，也最复杂……埃瓦格里乌斯和他的众多追随者认为怠惰是正午之魔（daemon qui etiam meridanus vocatur），正如《诗篇》所写的那样（noontide demon）……"（Kuhn, Reinhard, 1976, p. 43）库恩使用的字眼略有不同，但都可译为"正午之魔"。斯坦利·杰克逊在《忧郁症与抑郁》第 66 页写道的，怠惰就像埃瓦格里乌斯描述的那样，"特征是疲累、萎靡、悲伤、沮丧、不安、厌恶修道院的小室和修行、渴望家庭与从前的生活"。

293　关于"疯狂"和宗教审判，见 Galdston（1967, pp. 19–22）。

293　托马斯·阿奎那在这方面的更多观点，出处同上（31—34 页）。书中有大量篇幅——有人可能会觉得过多——写的是阿奎那与二元论。

293　教士的独白出自乔叟的《坎特伯雷故事全集》（Chaucer, 1979, pp. 588–92）。

294　"怠惰"（acedia）与"悲伤"（tristia）的区别，见 S. 杰克逊的《忧郁症与抑郁》65—77 页。

294　对宾根的希尔德加德修女的生动评述，出处同上（第 326 页）。

295　画家胡果·凡·德·格斯的信息，见威特考尔夫妇的《生于土星之下》108—13 页。

295 对马西里奥·斐奇诺的深入讨论，见 Kristeller（1943, pp. 208–14）。补充的信息和引言出自温弗里德·施莱内的《文艺复兴时代的忧郁、天才和乌托邦》（Schleiner, 1991, pp. 24–26），Klibansky et al.（1964, p. 159）、Tolley（1992, pp. 24–23）和劳伦斯·巴布的《伊丽莎白时代之病》（Babb, 1951, pp. 60–61）。

296 有关阿格里帕的信息，参见施莱内的《文艺复兴时代的忧郁、天才和乌托邦》（Schleiner, 1991, pp. 26–27）。

296 瓦萨里对艺术家的抑郁的评述，在他的《艺术家的生活》两卷中均有不规律的隐秘呈现（Vasari, 1987）。在第一卷中瓦萨里评述了保罗·乌切罗，说他临终时"孤独、古怪、忧郁、贫穷"，因为"艰深的问题阻塞了他的心智"（第95页）。关于柯勒乔，他写道："在他的艺术实践中他非常忧郁，这无休止地折磨着他。"（第278页）关于忧郁与艺术天才关系的传统，出色的二手资料，特别是涉及成就最高的阿尔布莱希特·丢勒及德国文艺复兴的，见Klibansky et al.（1964）。

296 "邪恶天使的往来或干预"引自安德烈亚斯·杜·劳伦斯的《论忧郁症》，转引自巴布的《伊丽莎白时代之病》第49页。

297 对感到"邪灵从肛门进入体内"的男性的描述，见《伊丽莎白时代之病》第53页。

297 乔治·吉福德的观点见施莱内的《文艺复兴时代的忧郁、天才和乌托邦》第182页。

297 有关约翰·魏尔的讨论出处同上（181—87页），亦见《伊丽莎白时代之病》54—56页。

297 弗洛伊德对扬·魏尔的评论，见弗洛伊德的准版全集（Freud, 1953–1974, vol9, p. 245）。

297 雷金纳德·斯科特对巫术的看法，以及詹姆斯王下令焚烧斯科特著作一事，分别详细记述于《伊丽莎白时代之病》55—56页和《文艺复兴时代的忧郁、天才和乌托邦》183—87页。

297 法国的案例引自《文艺复兴时代的忧郁、天才和乌托邦》第189页。

298 1583年宗教大会上的话，出处同上（第190页）。

298 蒙田对忧郁话题的探讨非常出色，本身就值得详加讨论。这里引用的资料出处同上（第179、184页）。更深入的讨论见 Screech（1983）。

298 安德烈亚斯·杜·劳伦斯另名劳伦修斯（Laurentius）。简便起见，我使用他的非拉丁名。相关讨论，包括引言，引自 S. 杰克逊的《忧郁症与抑郁》86—91页和 Jobe（1976）。

299 我提到的这位17世纪初的医生名叫理查德·内皮尔，其观点可见 MacDonald（1981, pp. 159–60）。约翰·阿彻医生在1673年的手稿中写了忧郁是"人性最大的敌人"，这也引自前书（第160页）。

299 对列维努斯·莱姆纽斯、瓦尔特·路易斯·梅尔卡多、约安内斯·巴普蒂斯塔·席尔瓦提库斯的引用，出处同上（159—60页）。

300 忧郁的理发师是英国作家约翰·李利的戏剧《弥达斯》中的人物。这里的台词转引自MacDonald（1981, p. 151）。

300 某医生的忧郁病人常有头衔，这里的医生还是理查德·内皮尔，数字出处同上（第151页）。内皮尔对自己的从业有异常详细的记录，是关于那个时代最具参考价值的材料之一。他应该是对精神疾病有敏锐的感受力，又能文采飞扬地加以描述。

301 真正患有严重忧郁症的人会获得同情和尊重，这一观点来自蒂莫西·罗杰斯。在他1691年的著作《论心智困扰和忧郁症》（A discourse concerning trouble of mind and the disease of melancholly）中，他详细地写道应给予抑郁之人关心和理解："不要力求你有忧郁症的朋友去做他们做不到的事。他们好像骨折之人，忍受着巨大的疼痛和苦恼，且因之无法行动……如果有任何方法能无罪地转移他们的注意力，你就是在帮他们大忙。"部分节选重刊于 Hunter & Macalpine（1982, pp. 248–51）。

301 《沉思者》的引言系该诗作的11—14、169—69及173—76行，出自约翰·弥尔顿的1957年经典版本诗文集（Milton, 1957, pp. 72, 76）。

301　罗伯特·伯顿的《忧郁的解剖》阅读体验极佳作，且蕴含丰富的智慧，我这里无法再现。
　　　对伯顿的评论浩如烟海。斯坦利·杰克逊在《忧郁症与抑郁》95—99 页对伯顿的生平和工
　　　作有简要概述。篇幅更长的讨论可见巴布的《伊丽莎白时代之病》、威特考尔夫妇的《生于
　　　土星之下》及 Vicari（1989）、Skultans（1979）。我也大量依据了一份未刊手稿（Bernardini,
　　　1999）。本文中的引用的原文来自《忧郁的解剖》的 129—39、162—71、384—85 及 391 页。
　　　伯顿与自杀的讨论段落中的引言直接出自贝尔纳迪尼的手稿。

304　卡斯帕·巴莱乌斯的传说和必须把自己包进稻草的人的传说、卢多维库斯·卡萨诺瓦讲的
　　　某人自认为由黄油做成的事、查理六世的故事及荷兰近代的"玻璃妄想症"，均出自 Blok
　　　（1976, pp. 105–21）。

306　关于笛卡尔与精神健康的讨论，见 Brown, Thoedore（1985）。笛卡尔《论灵魂的激情》的
　　　选段可见 Hunter & Macalpine（1982, pp. 133–34）。

306　威利斯观点，相关段落см他的《关于兽性灵魂的两篇论述》（Willis, 1683/1971, pp. 179,
　　　188–201, 209）。Jobe（1976）和艾伦·英格拉姆的《语言疯人院》一书（Ingram, 1991）都
　　　是有用的二手资料。

307　尼古拉斯·罗宾逊的段落可见英格拉姆的《语言疯人院》24—25 页。

307　布尔哈弗尤其拒斥体液理论，发展出了身体是一个纤维聚合体、由血液的水力作用供养的
　　　观点。布尔哈弗认为，忧郁的最主要原因是"所有会固着、耗竭、混淆脑中神经液的事物：
　　　比如重大可怕的意外事故，在无论什么对象上的投入巨大，强烈的爱，清醒的孤独，恐惧，
　　　以及歇斯底里的情感"。其他需要虑及的原因还包括"过度纵欲，饮酒，在烟熏、空气或盐
　　　腌条件下干燥的动物身体部分，未熟的水果，未经发酵的粉状物"。纵情酒色的人，他们的
　　　血可能产生酸性物质，布尔哈弗称之为"刺激物"（acrids），他们的胆汁随后会经历"刺激
　　　性退行"，产生不洁的灼热液体在全身循环并带来问题。而脑内"凝结性的酸"会令血液凝
　　　固，使血液无法循环到某些重要区域。

307　关于布尔哈弗的理论，二手资料十分丰富。其中最具参考价值的是 S. 杰克逊的《忧郁症与
　　　抑郁》（119—21 页的概述）和 Jobe（1976）。这里的引言出自布尔哈弗的格言集（Boerhaave,
　　　1742），转引自 Jobe（1976, pp. 226–27）。

307　布尔哈弗拥有众多追随者和信徒。考查他对这些人的影响很有趣，比如对理查德·米德的
　　　影响。在其出版于 1751 年的代表作中，米德坚持机械论的观点，但将机械论从血液系统转
　　　至了沿神经传导的"动物性之灵"。他评论道："没有什么像爱和宗教这样扰乱心智。"对米
　　　德和布尔哈弗来说，大脑"显然是一个巨大的腺体"，神经则是"排泄导管"，沿神经传导
　　　的是"力与弹性都很强的挥发性稀液体"。同样，这里隐有一些准确的成分：确实有一些
　　　东西来自大脑，某种意义上也是在沿神经传导，这就是神经递质。米德的引言，前两处出
　　　自 Mead（1751, pp. 76–78），后三处出自他的另一部文集（Mead, 1760, p. xxi）。

307　对拉美特利的一些细节描述可见 Vartanian（1960）。文中引言出自该书第 22 页。

308　弗里德里希·霍夫曼在 1783 年说，血液会因"长期的悲痛、恐惧或爱造成的大脑衰弱"而
　　　变得黏稠。他进一步提出，躁狂和抑郁，这两种长期以来被当作不相干问题而治疗的疾病，
　　　"似乎更是一种疾病的两个不同阶段：躁狂基本是忧郁的恶化，并使患者在冷静下来的各间
　　　歇中复又忧郁"。他认同布尔哈弗的观点，即忧郁是"循环系统的迟滞"而躁狂是"循环系
　　　统的加速"。有关弗里德里希·霍夫曼的段落可见其著作（Hoffman, 1783, pp. 298–303）。

308　斯宾诺莎的引言出自他的《伦理学》一书（Spinoza, 1995, pp. 139–40）。

309　对伯利恒的出色讨论，可见一部著作（Arieno, 1989），特别是 16—19 页。关于比赛特尔精
　　　神病院和其中最为著名医生的菲利普·皮内尔，见 Weiner, D.（1994）。

309　布莱克抱怨的话出自罗伊·波特的《心智锻造的镣铐》一书（Porter, 1987, p. 73）。

309　关于 18 世纪及 19 世纪早期的疯狂这个主题有大量著作。我在本书中的探讨受到其中数本

的影响，包括米歇尔·福柯的《疯癫与文明》（Foucault, 1965）、罗伊·波特的《心智锻造的镣铐》及 Scull（1989）。

309　约翰·门罗的引言可见 Scull（1989）。

309　18 世纪初最耸人听闻的一些折磨方式，亦可见于同上著作（69—72 页）。

309　鲍斯韦尔对精神疾病的评论及他的日记和信件，见英格拉姆的《语言疯人院》146—49 页。

310　塞缪尔·约翰逊对伯顿的评论出自罗伊·波特的《心智锻造的镣铐》一书（Porter, 1987, pp. 75-77）。约翰逊对"黑狗"的描述，见 Byrd（1974, p. 127）。

310　考珀对自身抑郁的描摹，包括引用的段落，见《语言疯人院》149—50 页。文中的诗句出自他的诗作《写于疯狂时期的诗句》（"Lines Written During a Period of Insanity"），收于其诗集（Cowper, 1950, p. 290）。

311　爱德华·扬格的诗句出自 Young（1783, vol. 1, p. 11）。

311　斯摩莱特写道自己内心有座医院，这一说法见罗伊·波特的《心智锻造的镣铐》（Porter, 1987, p. 345）。

311　德芳侯爵夫人的引言来自 Zerbe & Connolly（1962, p. 21）。

311　约翰逊对苏格兰的评论见 Byrd（1974, p. 126）。

311　约翰·布朗对英国天气的挖苦及埃德蒙·伯克的评论，出处同上（第 126 页）。18 世纪对忧郁的评论颇有规模。乔纳森·斯威夫特自己就脾气欠佳，他对这许记述都不屑一顾。他很有一种万事不求人的自力更生心态："有时一只狒狒不知想些什么就会退缩进一个角落，躺倒、嚎叫、呻吟，踢开所有试图靠近的人；它尽管年轻体胖，却不想要食物或水，仆人们也想不出是什么让它生病的。他们能找到的唯一治疗方案就是让它去干重活儿，干完活儿后它就一定恢复如常。"这段文字出自《格列佛游记》（Swift, 1996, p. 199）。

311　这里引用的伏尔泰的话出自《戆第德》一书（Voltaire, 1947, p. 140）。

311　霍勒斯·沃波尔这诱人的处方出自罗伊·波特的《心智锻造的镣铐》第 241 页。地理与抑郁的问题正始于这一时期。剧作家威廉·罗利写道："英格兰，由于其国土大小和居民数量，制造并拥有欧洲最多的疯子，自杀也更多见。激情的搅动，思想的自由，以及行动所受的限制少于其他任何一个国家，这使得大量血液涌向头脑，在这个国家里制造出形形色色的疯狂，多过在其他任何一个国家中所能看到的。宗教和文明的宽容有助于生产出政治与宗教的疯狂，在不存在这种宽容的地方，也不会出现这样的疯狂。"威廉·罗利的评论出自 Byrd（1974, p. 129）。

312　托马斯·格雷《墓园挽歌》一诗中的诗句出自其诗集（Grey, 1966, p. 38）。随后的《伊顿远眺》的诗句出处相同（9—10 页）。

312　柯勒律治的话出自其书信集（Coleridge, 1956, p.123）。

312　康德的名言出其《论优美与崇高》一书（Kant, 1960, pp. 56, 63）。

312　北美殖民地的精神健康状况，见 Jimenez（1987）。

312　美国倾向于用宗教解释抑郁的一个例子是威廉·汤姆森（William Thompson），他是 17 世纪麻省的一位牧师，他抑郁得非常严重，以至于不得不放弃工作，变成"活生生的死亡肖像／行走的阴影，活着的墓穴／里面埋着黑色的忧郁"。是邪魔"用暗黑的攻击、用恐怖的地狱之箭烦扰他的心智"。这首关于威廉·汤姆森的诗是由他的"家人和朋友"所写，出处同上（第 13 页）。

313　科顿·马瑟及其妻子的抑郁，出处同上（13—14 页）。

313　《毕士大的天使》的引言出自该书 130—33 页（Mather, 1972）。

313　亨利·罗斯的引言出自他的就职论文（Rose, 1794, p. 12）。关于抑郁这一主题，也有其他杰出的英语作者发表论文，包括尼古拉斯·罗宾逊、威廉·卡伦、爱德华·卡特布什。尼古拉斯·罗宾逊在殖民地拥有众多读者，他对忧郁症的机械论解释在 18 世纪中期居主导地位。关于尼古拉斯·罗宾逊在殖民地的更多信息，见 Jimenez（1987, pp. 18–20）。威廉·卡伦的著作于 1790 年在费城出版，这位挣脱了部分宗教束缚的人文主义者发现，是"脑髓质中一种更干更硬的结构"因"缺少液体"引发了忧郁。这些话都出自卡伦的著作（Cullen, 1790, vol. 3, p. 217）。爱德华·卡特布什在殖民地称忧郁为一种"弛缓的发疯"，患病时，"心智常固着在一个对象上；很多人陷入深思、默然不语、闷闷不乐，像塑像一样一动不动；还有人离开住处，四处寻找僻静之处，他们不在意清洁，身体通常冰凉，皮肤也变色、干燥，各种分泌物都大量减少，脉搏缓慢无力"。他认为脑总是在持续的运动中（非常像心和肺），而所有的疯狂都来自"大脑一个或多个部分的运动过量或不足"。随后他想知道，这种运动不足，是像布尔哈弗说的那样源自血液或神经液；抑或像威利斯说的那样源自化学物质；还是"一种带电或准带电的液体"，当"脑内的电量累积"时便会导致"周期性发疯"。卡特布什说，过度兴奋可能损坏大脑："第一印象会在脑内引发巨大的骚动，大到将所有其他的运动甩出或卷入巨大的涡流，而疯狂则会和追随她的体液洪流一路篡夺理性的王位。"卡特布什的观点出自他的就职论文（Cutbush, 1794, pp. 18, 24, 32–33）。

313 "福音式神经性厌食症"，见 Rubin（1994, p.82–124, 156–76）。"饥饿的完美主义者"出自该书第 158 页。

314 这里康德关于崇高的观点出自其哲学文集（Kant, 1949, p. 4）。

314 这一著名的引言出自歌德的《浮士德》第一部分第六幕（Goethe, 1995, p. 42）。

314 华兹华斯的诗句出自《决心与自立》一诗（"Resolution and Independence"），选自其诗选（Wordsworth, 1954, p. 138）。

314 济慈关于安逸死亡的诗句出自《夜莺颂》（"Ode to a Nightingale"）第 52 行，选自他的诗集（Keats, 1992, p. 202）。《忧郁颂》的诗句是 21—25 行，选本相同（第 214 页）。

314 雪莱的诗句出自《无常》（"Mutability"）1—4 行和 19—21 行，选自他的诗全集（Shelley, 1994, p. 679）。

315 贾科莫·莱奥帕尔迪的诗句出自《致他自己》，选自他的诗集（Leopardi, 1963, p. 115）。

315 "空的虚空"一句出自《传道书》12:8。

315 《少年维特之烦恼》的段落出自第 95 页和第 120 页（Goethe, 1957）。

315 波特莱尔的段落出自《恶之花》（Baudelaire, 1989, pp. 92–93）。

316 莫尔莱的伯纳德是克吕尼修会的一位僧侣，他在 12 世纪写下了他最著名的诗《世界沉思录》（Bernard of Cluny, 1991）。这是最经久的末日启示沉思之一。

316 当然，基尔克果写的所有东西好像都关乎某个层面的抑郁，但这里的段落分别出自乔治·卢卡奇《灵魂与形式》一书中转引的片段（Lukács, 1971, p. 33）和基尔克果《致死的疾病》一书（Kierkegaard, 1989）。

316 叔本华对忧郁症的评论主要在他的随笔而非长篇著作中。我请读者特别注意他的几篇文章《论世间之苦》《论存在的无意义》《论自杀》（"On the sufferings of the world" "On the vanity of existence" "On suicide"）。这里引用的两段均出自《论世间之苦》，收于《叔本华随笔全集》（Schopenhauer, 1942, pp. 3–4）。

317 尼采对健康和疾病的评论出自《权力意志》一书（Nietzsche, 1990）。

317 菲利普·皮内尔的话出自他的《疯癫论》一书（Pinel, 1806, pp. 107, 132, 53–54）。

317 塞缪尔·图克的引言出自 Scull（1989, p. 75）。

318 这里我提到的另一位精神病照护院院长的话出处同上（第 77 页）。

318 精神疾病的相关统计数字和精神病法案的历史均出自 Arieno（1989, pp. 11, 15–17）。

318 1850 年伯利恒疯人院的人数，出处同上（第 17 页）。

319 贝多斯这句颇具洞见的话，引自 S. 杰克逊的《忧郁症与抑郁》第 186 页。

319 本杰明·拉什的观点和引言出自他 1809 年的著作（Rush, 1809, pp. 61–62, 78, 104–8）。

319 与皮内尔关系很近的人里，包括 J. E. D. 埃斯基罗尔。他从 19 世纪一开始就倡导有人道的
精神病照护院，此外认为病人需要凭"干燥温和的气候、晴朗的天空、宜人的温度、舒适
的环境、多样的景观"，以及锻炼、旅行、泻药来治疗。说到忧郁的成因，他给出了一个难
以想象的清单，包括家庭问题、自慰、自爱受损、摔到头、可遗传的性情、生活放荡等等。
关于症状，他说："病人不会发火、抱怨、大喊、哭泣；这是安静的症状，没有泪水，没有
行动。"埃斯基罗尔的引言出自他的《精神病症》一书（Esquirol, 1965, p. 226）和芭芭拉·托
利未发表的博士论文（Tolley, 1992, p.11）。在有人关注治疗的人道问题时，有人则关注疾
病本身的本质。詹姆斯·考尔斯·普里查德呼应尼采的观念，把此类疾病定义得更接近于
神志清楚，对抑郁的现代理解即由此而来。他写道："要明确性情转变成疾病的界线，也许
是不可能的，但这种情感到一定程度时，确会构成心智的疾病，而且这种疾病的存在没有
给理性的理解力施加什么错觉。理性的官能没有明显受损，但一种持续的阴郁与悲伤之感
会笼罩生活的所有展望。这种病态的悲伤与忧郁的倾向，由于并不摧毁理解力，在开始出
现时常常还能控制，还很肯从当事人此前的精神状态中继承某种特质。"这段话出自普理查
德 1835 年的一部论著（Prichard, 1835, p. 18）。

319 格里辛格的观点可参见诸多一手和二手资料。他的《精神病理学与疗法》一书（Griesinger,
1882）为他自己的观点提供了出色的研究。S. 杰克逊的《忧郁症与抑郁》对格里辛格观点
的总结也颇具启发意义（Jackson, S., 1986）。

320 福柯的观点在他名著《疯癫与文明》中有充分阐释，这本书极为雄辩却似是而非，极大地
危害了 20 世纪晚期对精神疾病成因的研究。

321 查尔斯·狄更斯的大多数作品都在呼吁社会改革，如《尼古拉斯·尼克尔贝》（Dickens,
1987）。

321 雨果对社会不公正和异化的刻画，见他的《悲惨世界》（Hugo, 1992）。

321 王尔德在诗作《里丁监狱谣》（"The Ballad of Reading Gaol"）里表达了当时社会的异化状况，
选自他的诗全集（Wilde, 1994, pp. 152–72）。

321 若利斯-卡尔·于斯曼在他著名的《逆流》一书中似乎暗示了晚期颓废主义的某些异化的特
质（Huysmans, 1997）。

321 《拼凑的裁缝》的引言，第一处出自该书第 164 页（Carlyle, 1937），第二处则直接摘自威廉·詹
姆士的随笔《人生是否值得一活？》（"Is life worth living?"），见于 James（1979, p. 42）。

321 威廉·詹姆士对忧郁症的观点在他的文章中时有出现。这里引用的段落出自他的《人生是
否值得一活？》（James, 1979, pp. 43, 39, 49）。也见于他的《宗教体验之种种》一书（James,
1985）。

321 马修·阿诺德的诗句出自《多佛海岸》（"Dover Beach"）一诗，收于他的诗集（Arnold,
1965, pp. 239–43）。

322 莫兹利的引言出自他的《心智病理学》一书（Maudsley, 1882/1895, pp. 164–68）。约翰·查
尔斯·巴克尼尔和丹尼尔·H. 图克也在美国探讨了莫兹利的主题，他们注意到"一种障碍
的核心部分就是智识的不在场"。他们继续讨论针对忧郁的外部疗法，其中很多历史悠久，
他们认为这些疗法都是直接作用于大脑的。"对于脑以外的所有身体器官，我们都已经在了
解它们的生理法则上有了重大进展。但对脑这个管辖身体所有其他部位的尊贵器官来说，
情况就完全不是这样了。我们要构建大脑病理学的系统，必须倚赖这样的生理原则：精神
健康取决于相应的营养状况、刺激和大脑反应，即要将其神经实体的疲劳和补偿状况维持
在健康和常规的状态下。"他们大力宣扬，阿片可以有效地放松大脑（Bucknill & D. Tuke,
1858, pp. 152, 341–42）。理查德·冯·克拉夫特-艾宾也指出了这种轻性疾病："有不计其
数的轻微原因不至于造成精神病患求助医院，但考虑了它们以后，忧郁症的预后就很好受
了。有很多此类病例康复，过程中未发生妄想或错觉。"（Krafft-Ebing, 1904, p. 309）

322 乔治·H.萨维奇的引言出自其 1884 年的著作（Savage, 1884, pp. 130, 151–52）。

323 弗洛伊德的引言出自他的《与弗利斯的通信选段》（"Extracts from the Fliess Papers"），收于其标准版全集（Freud, 1953–1974, vol. 1, pp. 204–6）

323 卡尔·亚伯拉罕 1911 年的文章题为《精神分析研究与躁郁症及相关状况治疗的笔记》（"Notes on the psycho-analytical investigation and treatment of manic-depressive insanity and allied conditions"），收于其论文选（Abraham, K., 1965, pp. 137, 146, 156）。

324 弗洛伊德的引言出自《哀悼与忧郁症》一文，出自其选集（Freud, 1957, pp. 125–27, 133, 138–39）。

324 这里提到的《新英格兰医学期刊》的论文是 Mary & Simon（2000）。

325 亚伯拉罕对《哀悼与忧郁症》一文的回应，见他之后的文章《力比多的发展》（"Development of the libido"），收于其论文选（Abraham, K., 1965, p. 456）。

326 梅兰妮·克莱因的段落，见她的论文《躁郁状态的心理发生学》（"The psychogenesis of manicdepressive states"），收于她的选集（Klein, M., 1986, p.145）。写到这一主题的其他精神分析学家还包括匈牙利的桑多尔·拉多，著名的弗洛伊德学说修正者。他汇总了一位忧郁病患的简况，这位患者在"生活在弥漫着力比多的环境中最是开心"，但也有一种向其所爱之人无度索求的倾向。拉多认为，抑郁是"对爱的绝望呼号"。因此，抑郁再一次唤醒了早年对母亲乳房的需求，这种需求的满足，被拉多相当自喜地称为"营养高潮"。从婴儿时起，抑郁者就想得到一切的爱，情欲之爱、母爱、自爱等都是对需求的合理满足。拉多写道："忧郁症的过程代表着一种在更大尺度上补偿（疗愈）的企图，伴随着一种心理上强硬的连贯性。"（Rado, 1956, pp. 49–60）

326 阿松的段落出自他的《抑郁的残酷》一书（Hassoun, 1997）。

327 克雷佩林的著作比较枯燥难读。这里引用的段落出自 S.杰克逊的《忧郁症与抑郁》188—195 页。对克雷佩林的一份出色讨论，可见 Mendelson（1974）。

328 威廉·奥斯勒爵士的话出自他的《宁静》（Aequanimitas）一文，转引自 Adams（1999, p.67）。

328 阿道夫·迈耶的文笔漂亮。我对阿道夫·迈耶的大部分讨论依赖于 S.杰克逊的《忧郁症与抑郁》、Mendelson（1974）及 Quen & Carlson（1978）。文中的相应引用，出处依次是 Mendelson（1974, p. 6）、Quen & Carlson（1978, p. 24）、Mendelson（1974, p. 6）、迈耶自己的两种著作（Meyer, A., 1957, p. 172; 1951, vol. 2, pp. 598, 599）、Lidz（1966）及 Meyer, A.（1957, p. 158）。

328 关于玛丽·布鲁克斯·迈耶，见 Lidz（1966, p. 328）。

329 有关医学的目标的引言出自阿道夫·梅耶晚年的文章《将"主诉"作为精神病学中基因动力与疾病分类学思考的中心》（Meyer, 1928）。

329 萨特的话出自其小说《恶心》（Sartre, 1964, pp. 4, 95–96, 122, 170）。

329 贝克特的话分别出自《马龙之死》和《无法称呼的人》两部作品，可见于相应的合刊本（Beckett, 1997, pp. 256–57, 333–34）。

330 发现抗抑郁药的故事被反复讲述。一个比较动听的版本见于彼得·克莱默的《倾听百忧解》（Kramer, 1993），更多技术性内容可见彼得·怀布罗的《分离的情绪》（Whybrow, 1997）。我对二者均有依据，也依据了一些构成大卫·希利《抗抑郁药时代》（Healy, 1997）一书主干的历史细节。我也结合了口头访谈中的信息。

331 克莱恩、卢里与萨尔泽、库恩的三方争论，见希利的《抗抑郁药时代》43—77 页。

331 神经递质理论的发现与乙酰胆碱方面的早期研究，以及血清素的发现和药物与情感功能的关联，出处同上（145—47 页）。

331 1955 年发表在《科学》上的文章指的是 Pletscher et al.（1955）。

331 降低血清素的研究，见希利的《抗抑郁药时代》第 148 页。

332 单胺氧化酶抑制剂（MAOIs）的开发，出处同上（152—55 页）。

332 阿克塞尔罗德对再摄取的研究，出处同上（155—61 页）。

332 约瑟夫·希尔德克劳特的论文是 Schildkraut（1965）。

332 此处我受益于大卫·希利对希尔德克劳特的批评。

333 研究受体理论的苏格兰科学家是乔治·阿什克罗夫特（George Ashcroft）、唐纳德·埃克尔斯顿（Donald Eccleston）和他们的团队，见希利的《抗抑郁药时代》第 162 页。

333 卡尔松、汪大卫和血清素的故事出处同上（167—69 页）。

334 每种药物的开发过程年表大体均可见于其生产商的网站。百优解的信息见礼来公司网站 www.prozac.com；左洛复的信息见辉瑞公司网站 www.pfizer.com；杜邦公司正在开发的药物，相关信息见其网站 www.dupont.merck.com ；兰释的信息见索尔维公司的网站 www.solvay.com．帕克-戴维斯公司正在开发的药物的信息参见公司网站 www.park-davis.com ；瑞波西汀和赞安诺的信息见法玛西亚普强公司的网站 www2.pnu.com ；喜普妙的信息参见森林实验室的网站 www.frx.com。

## 第九章　贫困

335 多项研究表明，贫困的抑郁者会变得越加贫困和抑郁。一项研究（Danziger et al., 1999）综述了抑郁对收入能力的影响，并显示，在较贫穷的人口中，确诊重性抑郁的患者一般难以每周工作 20 小时以上。贫困者、无家可归者的治疗记录可佐证，这一人群变得越加抑郁（Zima et al., 1996; Hauenstein, 1996）。关于贫困和精神健康的关系，有一份极佳的讨论（Lynch et al., 1997）。

336 关于女性的抑郁，详见第五章。

336 关于艺术家的抑郁，见凯·贾米森的《触火》（Jamison, 1993）。

336 运动员抑郁的一个案例，可见 Olney（1997）。

336 关于酗酒者的抑郁，详见第六章。

336 福利受助人的抑郁发生率是非福利受助人的 3 倍，自这一统计数字可得出穷人的抑郁发病率更高，这一观点提出自 Olsen & Pavetti（1996）。亦有文章指出，身患抑郁的福利受助人更可能无法保住工作，从而造成抑郁和贫穷的封闭循环（Danziger et al., 1999）。抑郁和暴力之间也有联系（DuRant et al., 1994）。有文章综述了多项研究，表明抑郁人群物质滥用的程度更高（Bassuk et al., 1998）。

337 大多数药理学及心理动力学治疗在不同人群中的效果似乎相当一致。因此，在贫困人口中的抑郁也应有与一般人群中相同的效果。对于贫困人口来说，在现有的系统中困难是让他们得到治疗。

337 美国的严重精神疾病患者 85%~95% 失业，这一数据来自同一个团队的两项研究（Anthony, W. et al., 1982, 1984）。

337 抑郁母亲的孩子会早早进入青春期，这一情况见 Ellis & Garber（2000）。

337 过早进入青春期的女孩的典型行为，见 Dorn et al.（1999）。关于性早熟、乱交及性行为，有一篇大范围的文献综述（Belsky et al., 1991）。

338 关于医疗补助计划（白卡）和精神病患，可见相关研究（Cain, 1993; Hollingsworth, 1994; Melfi et al., 1999; McAlpine & Mechanic, 2000）。

338 积极外展项目的成功范例，可见相关研究（Bush et al., 1990; Arana et al., 1991; Morse et al., 1992）。

338 《美国人口调查局：当今人口报告》（*U.S. Bereau fo the Census: Current Populations Report*）中显示，13.7% 的美国人口生活在贫困线以下（数字取自手稿 Miranda & B. Green, ms., p. 4）。

338　接受"有子女家庭补助"（AFDC）的户主有42%符合临床抑郁的诊断标准，这一信息见
　　　Moore et al.（1995）。

338　表明有53%的领取福利的怀孕母亲符合重性抑郁标准的研究是Quint et al.（1994）。

338　与没有精神障碍的人相比，精神障碍患者领取福利的可能性要高38%，这一情况可见Jaya-
　　　kody & Pollack（1997）。

338　州政府及联邦政府每年花费约200亿美元用于向贫困壮年及其子女的转移支付，并为这些
　　　家庭花费大致同样金额的食品券，这些情况可见美国众议院筹款委员会1998年发表的《绿
　　　皮书》，第411页引用，联邦政府经费111亿及州政府经费93亿用于AFDC福利补助，这
　　　些还不包括另外的16亿联邦管理成本及16亿州管理成本。文章称，联邦为"贫困家庭临
　　　时援助"（TANF，前身即ADFC）的支出，在食品券上为235亿，管理成本20亿。州政府
　　　和地方政府在管理上的支出为18亿。TANF的数据来自第927页。

339　福利系统——这里的例子是儿童福利系统——的困难，见Rosenfeld et al.（1998）。文章第
　　　527页写道："管理儿童福利的通常不是精神卫生系统，而是医疗工作者……大多数寄养儿
　　　童很可能需要精神评估，但能得到的没有几个。"

339　珍妮·米兰达是这个领域的真正先驱者。她本人及她参与的发表中最为重要的包括Wells
　　　et al.（2000）、Miranda et al.（1996, 1998）和Miranda（1996）等。

340　正文提到的所有治疗项目为每位患者带来的支出低于每年1000美元，这一估算经过了与研
　　　究者的广泛通信讨论。这类项目的确切数据当然极难计算和比较，因为治疗项目、方案及
　　　服务各有不同。珍妮·米兰达估算每位患者花费低于1000美元。艾米莉·豪恩斯坦则估算，
　　　一系列包括约36次心理治疗会面的治疗方案，带来的人均总花费是638美元。格伦·特雷
　　　斯曼研究中的支出计算来他在2000年10月30日发给我的一封电邮，他估算，一个为
　　　2500～3000名患者提供照护的外展项目，运营成本约为每年25万～35万美元，患者的
　　　人均开销约为109美元。

343　贫困人口中的抑郁通常不体现为认知上的个人失败感和负罪感，而是以躯体化的形式表现
　　　出来，这一观点来自Opler & Small（1968）。

347　《新英格兰医学期刊》刊登的关于经济困难与抑郁关系的文章是Lynch et al.（1997）。

348　关于习得性无助现象，见马丁·塞利格曼的《习得性乐观》（又译《学习乐观》）一书（Seligman,
　　　1999）。

353　低收入人群的精神分裂症发病率来自卡尔·科恩的一篇文章（Cohen, C., 1993）。

360　南极臭氧"空洞"的定义是"一个臭氧少于220多布森单位（DU，总约2.2毫米）的（地
　　　面和太空之间的）柱状区域"。正如美国环境保护局（EPA）的网站指出的："'空洞'一词
　　　并不确切，它指的其实是显著的臭氧层变薄或说臭氧浓度降低，结果是南极洲上空正常的
　　　臭氧高达70%遭破坏。"我引用《同一个地球，同一个未来：我们不断变化的地球环境》（Silver
　　　& DeFries, 1995, p. 135）："人类带来全球环境变化的第一个确切迹象来自1985年，一群英
　　　国科学家发表的研究发现震惊了全球的大气化学家，那是英国气象调查局（BMS）的约瑟
　　　夫·法曼（Joseph Farman）和同事们在科学期刊《自然》上的报告，文章称，1977—1984
　　　年间，10月份（南半球春天的第一个月）南极洲上空的臭氧层密度，相比于20世纪60年
　　　代的基线水平，已陡降超过40%。大多数科学家听闻这个消息时持怀疑态度。"见美国环
　　　保局的臭氧空洞专题网站http://cfpub.epa.gov/airnow/index.cfw?action=ozone_facts.index。
　　　英国南极调查局（BAS）每年更新南极臭氧层的状态。臭氧层的当前信息可见http://www.
　　　antarctica.ac.uk/met/jds/ozone/index.html。

**第十章　政治**

361 政府不断改变精神卫生政策，对这一情况的一般性概览可参考几个信息丰富的网站，这些网站关注的是精神健康倡导、支持及教育的内容。我特别推荐以下几个机构的网站：美国国家精神卫生研究院 https://www.nimh.nih.gov、全美精神病患者联合会 https://www.nami.org、治疗倡导中心 http://www.treatmentadvocacycenter.org、全美抑郁和躁郁协会（现在叫"抑郁和双相障碍支持联盟"）http://www.dbsalliance.org 及美国精神病学会 http://www.psychiatry.org。

365 蒂珀·戈尔对自己抑郁的评论见她的一篇访谈（Gore, T., 1999）。

365 关于迈克·华莱士和他的抑郁，有很多文章见诸报端（Solomon, J., 1996; Goodman, 1998; Brody, 1997）。

365 威廉·斯泰隆对自己抑郁经历的描述，可参见他文笔典雅的第一人称回忆录《看得见的黑暗》，这本书是现代最早公开描摹抑郁症的著作之一（Styron, 1991）。

366 NAMI 提供了关于美国残疾人法案（ADA）的优质信息，包括法案概要、消费者及维权信息、联系方式等，见 http://www.nami.org/helpline/ada.htm。

367 美国民用航空医学研究所（CAMI）隶属美国联邦航空管理局（FAA）运输部，是进行医学鉴定、研究和教育的分支。完整的 FAA 管理条例，可见 CAMI 官方网站 http://www.faa.gov/about/office_org/headquarters_offices/avs/offices/aam/cami。

368 理查德·巴伦的引言来自他的未刊手稿（Baron, ms., pp. 5–6, 18, 21）。

369 关于 NIH、它的各部门及预算，更多信息详见其网站 www.nih.gov。

369 此处提到在国会演讲的六位诺贝尔奖得主在 20 世纪 90 年代初参加了众议院 LHHS 小组委员会的年度听证会。众议员约翰·波特等人在多次口头访谈中描述了这次事件。

369 美国超过 75% 的健康保险计划对精神健康的覆盖都少于其他任何种类的身体健康问题，这个数据来自 Buck et al.（1999）。

371 我本人发病时的花费，数字如下：16 次精神药理学家看诊，每次 250 美元；50 次精神科医生看诊（每周约 3 小时），每小时 200 美元；以及每年总计至少 3500 美元的药物费用。

371 关于抑郁在工作岗位方面引发的财务成本，相关数据来自 Hirschfeld et al.（1997, p. 335）。

371 1996 年的精神健康平等法案于 1998 年 1 月 1 日施行。

372 医保成本每年增加 1% 就会有 40 万人失去保险，这一数据引自勒温集团公司（Lewin Group, Inc.）的副总裁约翰·F. 希尔斯（John F. Sheils）1997 年 11 月 17 日写给美国健康保障计划协会公共政策与研究部副主任理查德·史密斯（Richard Smith）的一封信。当然，这个估算会根据"所分析健康保险政策"的不同而改变。这封信由勒温集团公司提供。

372 保险平等的经济后果极其复杂，依赖的变量太过多样，很难在单个研究中完整反映。虽然很多专家似乎同意保险平等带来的保险总成本提升会在 1% 以内（这个数据在专业和大众媒体中时常提及），但许多研究都得出了不同结果。兰德公司研究显示，将年度限额平等化，"增加的成本大约只有每名员工 1 美元"。美国国家精神健康咨询委员会（National Advisory Mental Health Council）的平等成本中期报告指出了好几种可能性，从减少 0.2% 到提高 1% 以内不等。勒温集团在新罕布什尔州保险公司的研究中没找到任何成本增加的依据。更多信息可见 NAMI 的网站 http://www2.nami.org/Content/ContentsGroups/E-News/20013/February_20012/The_Cost_Of_Mental_Illness_Insurance_Parity.htm。

372 保险平等第一年整体额外负担的数据来自 Pear（1998）。

373 1998 年有超过 1000 起杀人案归因于精神病患，这一数据来自 Torrey & Zdanowicz（1998）。

373 危险性精神病患和相关媒体报道之间有多么不成比例，可见《经济学人》的一篇报告（The Economist, 1998, p. 116）。

374　这项 MIT 的最新研究表明，失去工作能力的重性抑郁患者，可通过服药恢复到之前的程度（Berndt et al., 1998）。

374　显示支持性雇用精神疾病患者是经济上最划算的处理方式的这两项研究是：Rogers et al.（1995）、Clark et al.（1996）。

376　在一篇文章中，司各特·哈灵顿博士引述了这项于 1945 年通过的麦卡伦-弗格森法案，并指出："任何国会法案都'不应被解释为废除、削弱或取代'任何用于管控保险行业或向其征税的州法律。"（Harrington, 2000）

376　克林顿总统提出的 2000 财年预算数据来自 NIMH 的网站 http://www.nimh.nih.gov/about/2000budget.cfm。据 NIMH，2000 财年的最终预算要到 2001 年初才会完成。

376　社区健康服务拨款增加 24% 的数据出自 *NAMI E-News* 99—74，发表于 1999 年 2 月 2 日。

378　结核强制治疗的全国性建议，是疾控中心消除结核部门的"直接观察治疗"（DOT）项目提出的。该项目提议：患者要每周与医疗工作者会面，由后者提供治疗并确认患者是否依从了治疗方案。关于疾控中心的建议，更多信息可见 http://www.cdc.gov/tb/publications/newsletters/notes/TBN_3_13/dataguide_toolkit.htm。尽管美国全部 50 个州都承认 DOT，但其实施会根据地方需求在州级和市级进行。例如在纽约州，结核强制治疗规范是由纽约州卫生署与市级及更低级别的当地政府联合制定并维护的。纽约州卫生署制定的 DOT 项目，会为"不想或不能依从药物处方计划的人提供抗结核药物的直接观察管理"，详见 http://www.health.state.ny.gov/diseases/communicable/tuberculosis/fact_sheet.htm。在纽约州，超过 80% 的结核患者被纳入了 DOT 项目。在纽约市，卫生署专员针对遵守抗结核治疗发布的专员令声明："卫生署与医疗提供方合作，促进病人遵守抗结核治疗，以保卫公众健康。大多数人在接受结核教育、奖励或帮扶、住房问题方面的协助、社会服务的提升及家庭或家庭外 DOT 项目之后，会遵从治疗。然而，如果这些手段显示出很可能失败或已经失败，则据纽约市卫生规范 11.47(d)，卫生署专员有权签署任何必要命令以保卫公众健康。"详见纽约市卫生署网站 http://www.nyc.gov/html/doh/downloads/pdf/tb/tb-commishoarders1003.pdf。对纽约市结核强制治疗的统计分析，见 Gasner et al.（1999）。

379　美国公民自由联盟（ACLU）对非自愿治疗精神残障人士的立场，引自 Levy & Rubinstein（1996）。

380　关于维洛布鲁克学校，更多信息可见 Rothman, D. & S.（1984）。

381　退伍军人管理局为精神健康分拨出的预算，出自美国精神病学会（APA）针对退伍军人事务委员会的证词（2000 年 4 月 13 日），可见于 APA 的网站 http://www.psychiatry.org，点击"公共政策和维权"（Public Policy and Advocacy），再选择"APA 证词（Testimony）"。[编按：网站已改版，相关信息可参见美国国会、众议院、拨款委员会 VA 分会、住房与城市发展分会及独立机构分会发布的 *Department of Veterans Affairs and Housing and Urban Development, and Independent Agencies Appropriations for 2000: Testimony of members of Congress and other interested individuals and organizations*, U.S. Government Printing Office, 1999, p. 1098, https://books.google.ca/books?id=qa--nfOgT1oC&printsec。下注"381 退伍军人医院"同。]

381　是众议员马西·卡普图尔告诉我，精神疾病可能是最经常困扰退伍军人的问题，我将之作为坊间证据。

381　退伍军人医院中有 25% 退伍军人患精神疾病，这个数据出自 APA 针对退伍军人事务委员会的证词（2000 年 4 月 13 日），可见于 APA 的网站 http://www.psychiatry.org。

381　美国一半以上执业医生都在退伍军人医疗保健系统接受过部分培训，这个数据来自退伍军人管理局网站。报告指出："当前，退伍军人管理局在全国范围拥有的附属机构包括 105 所医学院、54 所牙医学院及超过 1140 所其他学校。美国全部执业医生中有一半以上都在退伍军人医疗系统接受过部分培训。每年有近 10 万名医疗专业人士在退伍军人医疗中心接受培训。"出自 http://www.defense.gov/news/newsarticle.aspx?id=45625。

386 凯文·黑尔德曼的文章是 Heldman (1998)。

387 对州级、郡级精神卫生机构中抑郁障碍患者比例的估算，引自 Atay et al. (2000)。研究称，情感障碍是住院患者中第二常见的障碍，占比 12.7%（p. 53）；在非住院患者中，这一比例增至 22.7%（p. 3）。

391 宾州精神卫生预算的数据由东南宾夕法尼亚州心理健康协会提供。感谢东南宾州心理健康协会的苏珊·罗杰斯（Susan Rogers）为找到这个数据及其他几个数据付出的巨大努力。

391 关于基于社区之项目的有效性，一项报告称，社区服务"从结果上看，实际上永远比机构服务更有效"（National Mental Health Consumers' Self-Help Clearinghouse et al., p. 24）。这份报告引用了多项研究支持其发现，其中两项研究尤为其相关（Kiesler, 1982; Carling, 1990）。

393 托马斯·萨斯的观点在他的诸多作品中都有表达，我推荐先读这两本书：Szasz（1994, 1992）。

393 诉托马斯·萨斯事件，在贾米森的《夜幕疾坠》中有讲述（Jamison, 1999, p. 254）。

393 《纽约时报》这篇表示应拒绝治疗轻性精神病患的专栏文是 Satel (1999)。

394 制药业的教育项目覆盖十分广泛。美国精神病学会的年会上有行业赞助的论坛，其中有全美最杰出的一些精神科医生做演讲，他们中多位收到过制药公司的独立研究资助。医生的最佳继续教育往往来自制药业的销售，后者的工作使医生可以了解最新的可用疗法，但这些教育活动当然有倾向性。

394 关于研究与"知识产权"方面的策略，见 Rees (2000)。

397 大卫·希利的引语来自《抗抑郁时代》一书（Healy, 1997, p. 169）

397 情绪障碍影响世界 1/4 人口的提法来自米尔娜·韦斯曼等人的文章《重性抑郁和双相障碍的跨国流行病学》（Weissman, M. et al., 1996）。

398 大卫·希利的引语来自他的《抗抑郁时代》一书（Healy, 1997, p. 163）。

398 取消抗抑郁药的处方地位，这一观点的出处同上（256—65 页）。

398 SSRI 类药物甚至在过量服用的情况下也不会特别致命或危险，这一情况由 Barbey & Roose (1998) 指出。作者写道："与适度的过量服用（普通日常用量的 30 倍）相关的症状都很小，甚至没有。"只有在"非常高的剂量（普通日常用量的 75 倍）"下，才确实会发生更严重的问题，"包括痫性发作、心电图变化及意识下降。"

## 第十一章　演化

401 迈克尔·麦圭尔和阿方索·特罗伊西的引言出自他们的著作《达尔文主义精神病学》（McGuire & Troisi, 1998, pp. 150, 157）。

403 查尔斯·谢灵顿的引言出自他 1947 年的一部著作（Sherrington, 1947, p. 22）

403 C. U. M. 史密斯对情感和情绪的解释参见他 1993 年的一篇文章（Smith, C., 1993）。

404 杰克·卡恩的机敏观察引自约翰·普赖斯的一篇文章（Price, 1997）。更多信息可见卡恩自己的著作（Kahn, 1986）。

404 安东尼·史蒂文斯和约翰·普赖斯在他们合著的《演化精神病学》一书中阐明了其观点（Stevens & Price, 1996）。

404 红毛猩猩是独居者的描述，见 Collinge（1993, pp. 102–4）。

404 雄性领袖的基本原则，出处同上（143—57 页）。

404 在抑郁与等级社会的一般问题方面，存在大量的文献。Sloman et al.（1994）可能属于第一批在这方面可靠地表述了一套融贯理论的文章。

405　约翰·伯奇内尔的观点可见他的著作《人类如何联系》（Birtchnell, 1993）。

405　罗素·加德纳对高等哺乳动物改变统治地位之机制的思考，在其诸多发表中均有阐述。关于他在抑郁与社会互动方面的观点，最全面的阐述可见普赖斯等人的一篇文章（Price et al., 1994）。更为聚焦的讨论，则见加德纳自己的一篇文章（Gardner, 1982）。

406　托马斯·维尔在抑郁与睡眠、抑郁与保存能量策略方面的观点，见他的一篇回应文章（Wehr, 1990）。

406　麦圭尔和特罗伊西的"基因组滞后假说"可见他们的《达尔文主义精神病学》（150、157 页）。

407　范登贝格的书初版时名为《变》（*Metabletica*），我更喜欢这个书名。整本书都是在展开这里谈到的观点（Berg, 1961）。

408　关于自由的困境，见埃里希·弗洛姆的经典著作《逃避自由》（Fromm, 1941）。恩斯特·贝克的《否认死亡》一书也有对自由及其与抑郁的关系的相关讨论（Becker, 1973, p. 213）。

408　不断搬家、最后上吊的这个男孩的故事，出自科尔特的《自杀之谜》（Colt, 1991, p. 50）。

408　超市农产品区的产品种类，出自 Schrambling（1995, p. 93）。

409　保罗·J. 沃森和保罗·安德鲁斯的研究，我主要取自他们的一份未刊手稿（Watson & Andrews, ms. n.d.），该文的缩写发表版为 Watson & Andrews（1998）。

410　低落情绪能使人避免在极度困难的策略上过度投入，这一原则在伦道夫·内瑟《情感的演化论解释》一文中有详细阐释（Nesse, 1990）。他在抑郁和演化方面的近期观点可见《抑郁是一种适应吗？》一文（Nesse, 2000）。

410　文中这位音乐家的故事来自 Goode（2000a）。

410　抑郁是一种唤起他人利他心的方式，这一观点在保罗·J. 沃森和保罗·安德鲁斯的研究中有述。我主要参考他们的两篇未刊手稿（Watson & Andrews, 1999, ms. n.d.）。

411　爱德华·哈根的观点参见他 1998 年的文章（Hagen, 1998）。

414　抑郁与人际敏感性的联系，见 Sakado et al.（1999）。抑郁与焦虑敏感性的关系，见史蒂文·泰勒等人的文章（Taylor, Steven et al., 1996）。

414　保罗·麦克林的三重脑观点，见他的《演化中的三重脑》一书（MacLean, 1990）。

415　蒂莫西·克罗在众多文章中都表达了他的观点，本书参考文献列出了相关篇目。关于他的语言演化原理和大脑的非对称性，最直接的阐述见他 1995 年的一篇文章（Crow, 1995）。

415　语言是基于大脑非对称性形成的机能，见两篇文章（Annett, 1985; Corballis, 1991）。

415　关于聋人和左半球中风，见 Sacks（1989）。

416　关于深层语法，见 Chomsky（1975）。

416　关于右脑中风的特定影响，见 Egelko et al.（1988）。

416　蒂莫西·克罗认为精神分裂与情感障碍是大脑双半球非对称发展的代价，这一观点见他 1997 年的一篇文章（Crow, 1997）。

417　关于前额叶皮质的非对称性与抑郁，一般性信息可见 Schaffer et al.（1983）。

417　对抑郁患者前额叶皮质血流异常的研究，可见两篇文章（Soares & Mann, 1997; George et al., 1993）。

418　关于"神经发生"（neurogenesis），即成人脑细胞的再生，可见 Erikson（1998）。

418　对 TMS 很好的一般性讨论，见 Hollander（1997）。

418　习得性复原力仍是一个开放的领域，刚刚开始积累可靠的数据。相关研究可见理查德·戴维森的文章（Davidson, R., 2001）。

418　左侧皮质的活跃与失活，见理查德·戴维森等人的文章（Davidson, R. et al., 1990）。对大脑非对称性和免疫系统的研究，见 Kang et al.（1991）。理查德·戴维森关于母婴分离的文章，见他的一篇合作文章（Davidson, R. & Fox, 1989）。

418 对大多数人左脑活跃这一断言的支持，见 Tomarken（1992）。

418 右前脑的活跃常与高水平皮质醇相关，对这一想法的深入探讨见 Kalen et al.（1998）。

418 蒂莫西·克罗关于利手的几篇文章探讨了语言、手的技能与情感的关系（Crow, 1996, 1998）。

419 哈姆雷特的台词出自该剧第二幕第二场，第 561 行（Shakespeare, 1987）。

419 演化论会拨开现代精神病学的迷雾，这是麦圭尔和特罗伊西的《达尔文主义精神病学》的核心论点之一，这里的引言出自第 12 页。

## 第十二章　希望

424 安琪搬离诺里斯顿医院，一个居住型长期护理设施或精神病医院，搬到伯茨顿社区居住康复（简称 CRR），然后搬到为完成 CRR 项目的人设计的南凯姆街，这是一个密切护理住房项目，或称作支持性住房计划。

430 托马斯·内格尔《利他主义的可能性》的引言出自 Nagel（1970, pp. 126, 128–29）。

430 《冬天的故事》中的台词来自第四幕第四场，86—96 行（Shakespeare, 1968）。

433 抑郁者感知自身对周围环境的掌控力的情况，见谢莉·E. 泰勒的《积极错觉》（Taylor, Shelly E., 1989）。我也参考了纪录片拍摄者罗伯托·圭拉（Roberto Guerra）的一系列与我有关的实验。

433 弗洛伊德的引用出自他 1917 年的经典文章《哀悼与忧郁症》，收于他的选集（Freud, 1957, p. 128）。

433 谢莉·E. 泰勒的引言出自《积极错觉》第 7 页和第 213 页。

435 艾米·古特这些《有益和无益的抑郁》中的想法，在第三章有所勾画（Gut, 1989）。

435 朱莉娅·克里斯蒂娃的引语来自《黑日》（Kristeva, 1989, p. 42）。

435 SSRI 处方的数字出自《抵制百优解》一书（Glenmullen, 2000, p. 15）。

435 TWA800 航班的信息来自一个朋友，这位朋友有亲人乘坐 1996 年 7 月的失事飞机身故。

437 《丹尼尔的半生缘》中的引用出自该书第 251 页（Eliot, G., 1983）。

438 艾米莉·狄金森关于绝望的引用来自托马斯·约翰逊版本的《艾米莉·狄金森诗全集》的诗 640。第一行是"没有你我活不了"（Dickinson, 1960, p. 318）。

439 《论出版自由》的引用来自诺顿公司的考订版《失乐园》第 384 页。第一段《失乐园》原著的引用来自 226 页（第 9 卷，1070—73 行），第二段来自第 263 页（第 11 卷，137—40 行），第三段来自第 301 页（第 12 卷，641—49 行）（Milton, 1993）。

440 陀思妥耶夫斯基的著名论点来自《白痴》（Dostoyevsky, 1983, p. 363）。

440 海德格尔在他里程碑式的巨著《存在与时间》中有更多关于他本人、关于苦恼与思考之关系的论述（Heidegger, 1996）。

440 F. W. J. 冯·谢林的话来自他的作品《论人类自由的本质》（Schelling, 1856–61, p. 399）。感谢安德鲁·鲍伊帮我翻译这个段落。更多详见安德鲁·鲍伊《谢林与近代欧洲哲学》一书（Bowie, 1993）。

440 朱莉娅·克里斯蒂娃关于清醒的诗句来自《黑日》第 4 页和第 22 页。

443 叔本华的话来自《论世间苦难》一文，收于《随笔与格言》（Schopenhauer, 1970, p. 45）。

443 田纳西·威廉姆斯的简短评论来自他的书信集（Williams, Tennessee, 1990, p. 154）。感谢一贯细心的艾玛·卢基奇（Emma Lukic）为我找到这处引用。

443 《牛津英语词典》将快乐定义为："来自身心舒畅或满足之感的鲜活的愉悦情感；高度愉悦或愉快的感受或状态；精神欢悦；开心；愉快。"（vol. 5, p. 612）

第十三章　后来

448　我在阿富汗之旅之后撰写了《从塔利班的噩梦中醒来》一文（Solomon, A., 2002）。

448　《背离亲缘》（Solomon, A., 2012）：https://books.simonandschuster.com/Far-From-the-Tree/Andrew-Solomon/9781476773063。

448　《石船》的新版：https://www.simonandschuster.com/books/A-Stone-Boat/Andrew-Solomon/9781476710914。

452　2013 年 10 月我在 TEDxMet 录制了一次演讲《抑郁，我们共享的秘密》，可在 TED 网站观看（Solomon, A., 2013a）。

453　拜登在美国精神病学会 2014 年 5 月的年度大会（APA2014）上的演讲见 Levine（2014），http://www.elsevier.com/connect/vp-joe-biden-addresses-the-american-psychiatric-association。

453　其后来自对乔·拜登的访谈。

453　我为特里·柯克写了挽词，见 Solomon, A.（2010）。

454　心理健康倡导者、罗德岛的前国会议员帕特里克·肯尼迪在 APA2014 上介绍副总统乔·拜登时，把理解精神疾病的探索和理解外太空的探索相提并论。之前他也表达过类似的观点。见 Kenna（2012）。

455　关于抑郁的神经营养因子假说及各种针对神经发生的抑郁治疗的影响，可见多篇研究（Schmidt et al., 2011; Hanson et al., 2011; Mendez-David et al., 2013; Russo & Nestler, 2013）。

455　有关这些药物的详细信息，见 NAMI 网站上的文章（National Alliance on Mental Illness, 2014）。这里列出的药物也都在学术综述文章中有相应讨论（Garnock-Jones & McCormack, 2010; Pae et al., 2009; Pearce & Murphy, 2014; Silva et al., 2013; Wang et al., 2013; Clerkin et al., 2009; Woo et al., 2013; Iovieno et al., 2011））。

455　NIMH 的项目见 Cuthbert（2010）。

456　关于在抑郁治疗中使用氯胺酮，有两篇综述文章很有帮助（Sanacora, 2012; Naughton et al., 2014）。

456　艾伦·F. 沙茨伯格的引言见他的一篇文章（Schatzberg, 2014）。

456　对力如太（利鲁唑）、东莨菪碱、GLYX-13 的相关研究，分别见三篇文章（Lapidus et al., 2013; Jaffe et al., 2013; Hashimoto et al. 2013）。美国食药监局对 GLYX-13——(S)-N-[(2S,3R)-1-amino-3-hydroxy-1-oxobutan-2-yl]-1-[(S)-1-((2S,3R)-2-amino-3-hydroxybutanoyl)pyrrolidine-2-carbonyl]pyrrolidine-2-carboxamide——启动快速审核程序，这一信息发布在 Naurex 公司的通讯稿中（Naurex, Inc., 2014）。

457　强生公司改造派对药物氯胺酮用于治疗抑郁的相关信息，见 Herper（2013）。

457　关于精神类药物开发及合作研究方面的减速，相关讨论见理查德·A. 弗里德曼的两篇专栏文章（Friedman, R. A., 2013a, 2013b）。

457　PGC 研究的例子，见李承焕等人的文章（Lee et al., 2013）。

457　因赛尔的话来自他与我的私人通信，也见他 2010 年的文章（Insel, 2010）。

457　关于电痉挛疗法的进展，相关调查研究见两篇文章（Loo et al., 2012; Verwijk et al., 2012）。

458　托马斯·因赛尔的话出自他给我的电邮（2014 年 8 月 16 日）。

458　对磁惊厥疗法（MST）的评估及其与 ECT 的比较，可见两篇文章（Lisanby et al., 2003; Kayser et al., 2013）。

458　关于经颅磁刺激（TMS）的更多信息，见三篇文章（Rosa & Lisanby, 2012; Avery et al., 2008; Peterchev et al., 2010）。

458　磁共振成像（MRI）与双相障碍患者的病情改善间存在相关性，这一偶然发现见 Rohan et al.（2004）。

459 近期对低场磁刺激（LFMS）方面研究的汇报，可见两篇文章（Rohan et al., 2014; Shafi et al., 2014）。

459 对电子药物相关思想的概述，可见 Reardon（2014）。

459 关于 CES 有多篇有用的综述文章（Gunther & Phillips, 2010; Kirsch, D. & Nichols, 2013; DeFelice, 1997）。对大脑皮质的低电压刺激，最早的描述见于乔万尼·阿尔迪尼的《关于电刺激实验的论文》（*Essai Theorique et Experimental sur le Galvanisme*，1804），在 Zaghi et al.（2010）中有转引。

459 发现 CES 在治疗焦虑和抑郁时有效的研究包括两篇文章：Bystritsky et al.（2008）、Avery et al.（2008）。对相关研究偏差的担忧，可见 Klawansky et al.（1995）。在售的 CES 设备的品牌包括 Alpha-Stim、CES Ultra、Fisher Wallace 和 Sota BioTuner。

459 美国健康保险政策中对 TMS 或 CES 的规定，相关样例可见安泰保险公司的 0469 号政策公告（Aetna, 2013）。

460 对 CES 作用机制的猜想，相关讨论见 Zaghi et al.（2010）。

460 对 tDCS 与 tACS 的比较，见两篇文章（Tadini et al., 2011; Datta et al., 2013）。

460 tACS 增强了 α- 脑波的活跃度，见 Helfrich et al.（2014）。

460 关于 tACS 对脑功能的影响，更多信息见两篇文章（Zaghi et al., 2010; Gabis et al., 2003）。

460 CES 的助推者会做一些无据宣称，可见史蒂芬·巴雷特的文章（Barrett, S., 2008）。

460 关于 CES 对神经递质的作用，见 Gabis et al.（2003）。对皮质醇的研究还不够出色，相关信息可见同一作者的两篇文章（Shealy, 1989, 1998），但其中没什么有意义的实据。

460 CES 的治疗方案，详见 Kavirajan et al.（2013）。

461 伊戈尔·加林克的信息来自对他的访谈。加林克博士的研究在 Greenman et al.（2014）的文章中有所描述。另有一项研究关涉 Fisher Wallace 刺激器，参见 NIH 的项目"CES 治疗重性抑郁障碍的疗效与安全性"（临床试验编号 NCT01325532）。

462 FDA 的基本原则是把 CES 设备划为第三类，此类设备在市场推广前需要获批；且 FDA 判定，根据目前的有效科学证据，在失眠、抑郁或焦虑等指征面前，CES 显示不出合理可靠的疗效。以上见 FDA 某次电子设备座谈会的汇报摘要（U.S. Food and Drug Administration, 2012），并概述于 Bender（2012）。

462 罗兰·纳德勒对不当使用电刺激之潜在危害的担心，是由 Rütsche et al.（2013）引发的。

463 "把电流射进一个人的大脑"出自罗兰·纳德勒的博客文章（Nadler, 2013）。

462 对 VNS 的更深入讨论，见 Cristancho et al.（2011）。

463 海伦·梅伯格的信息来自对她的访谈。对脑深部刺激的近期研究，见梅伯格与人合作的一篇文章（Holtzheimer & Mayberg, 2011），以及 Riva-Posse et al.（2013）。DBS 研究方面的伦理守则的发展，相关思考见 Rabins et al.（2009）。

463 梅伯格的患者情况，见 Carhart-Harris et al.（2008）。

464 梅伯格和同事们发现，有显著数量的被试都经由 DBS 缓解了抑郁症状，相关信息见安德烈斯·M. 洛扎诺的文章（Lozano et al., 2008）。病情的持续改善，见西德尼·H. 肯尼迪等人的文章（Kennedy et al., 2011）。欧洲也有研究发现了积极的结果（Schlaepfer et al., 2013）。2011 全年的 DBS 研究共涉 117 名被试，相关综述见罗德尼·J. 安德森等人的文章（Anderson et al., 2012）。为 DBS 进一步精确定位的工作，见 Riva-Posse et al.（2014）。

464 圣犹达医疗公司 BROADEN 研究的中止，见《神经技术商业报道》同期上同一作者的两篇报告（Cavuoto, 2013a, 2013b），它们的主题都是此事。报告中有研究中止原因的非官方说明。公司未发布任何正式公告。

464 "（无）效用分析"的描述，见一篇同题文章（Freidlin, 2013）。

464 关于 DBS 的风险和费用，见 Schlaepfer et al.（2014）。

465 约翰·霍根的疑虑见他的文章《大肆炒作的抑郁脑植入疗法遭遇挫败》（Horgan, 2014）。

465 艾莉森·巴斯的质疑见她的文章《海伦·梅伯格：一项个案研究，关于我们为何在利益冲突方面需要更为透明》（Bass, 2011）。

465 关于 DBS 在程序及伦理守则方面的进展，进一步信息见 Nuttin et al.（2014）。

465 史蒂夫·奥格本的话出自他给我的电邮（2014 年 4—7 月）。

466 见《加德纳技术成熟度曲线》一文（Gartner, 2014）。

466 对面临 DBS 时的不同反应，相关讨论见 Moreines et al.（2014）。

467 托马斯·因赛尔的信息来自我们的私人交流。

467 在腹侧内囊／腹侧纹状体实施的 DBS 的成功，记录于 Sartorius et al.（2010）。

467 对缰核的刺激，相关讨论见 Kiening & Satorius（2013）。

467 哈佛大学针对抑郁期间奖励系统的实验，相关报告见同一团队的两篇文章（Pizzagalli et al., 2005, 2008）。

467 对小鼠与奖励系统的研究，见 Hsu et al.（2014）。

468 这一对（侧）缰核与正常和抑郁行为关系的研究，是 Proulx et al.（2014）。

468 西奈山医院对 DBS 的持续研究，见 NIH 的项目"先导研究：难治性抑郁中对侧缰核的脑深部刺激"（临床试验编号 NCT01798407）。

468 关于聚焦超声、近红外光治疗、低场磁刺激及光控遗传刺激，相关信息见莫阿希尔·罗莎和萨拉·利桑比的文章《情绪障碍的身心治疗》（Rosa & Lisanby, 2012）。有关对小鼠的光感受器和焦虑之间关系的研究，参见奥利维亚·马塞克等人的文章《脊椎动物圆锥视蛋白激活持续和高敏感性快速控制信号焦虑回路》（Masseck et al., 2014）。

468 关于使用肉毒杆菌素治疗抑郁，有多项相关研究（Finzi & Rosenthal, 2014; Wollmer et al., 2012; Hexsel et al., 2013; Friedman, R. A., 2014）。

468 达尔文的提法，见他的《人和动物的情感表达》一书（Darwin, 1872），及保罗·埃克曼的文章《达尔文对我们理解情感表达的贡献》（Ekman, 2009）。

468 威廉·詹姆斯的引言出自他的文章《情感是什么》（James, 1884）。

469 解接受眠治疗，可显著改善试的抑郁状况，相关汇报见 Carey（2013）。NIMH 最近有两项对失眠和抑郁研究的资助，见 NIH 的项目"对兼患失眠和抑郁人士的行为性失眠治疗"（项目编号 5R01MH076856-05）和"在抗抑郁药基础上增加针对失眠的 CBT 治疗以改善抑郁"（项目编号 5R01MH079256-05）。

469 安德鲁·克里斯塔尔的话引自 Carey（2013）。

469 乔治·斯拉维奇的话引自卡罗琳·威廉姆斯的文章（Williams, C., 2015）。

469 图尔汉·坎利的话引自他 2014 年的一篇文章（Canli, 2014）。

469 凯莉·布罗根的观点见她个人主页上的一篇文章（Brogan, 2014）。

469 关于细胞因子在抑郁中的作用，相关研究可见两篇文章（Brietzke et al., 2009; Harrison et al., 2009）。

469 抗炎药物会增强抗抑郁药的作用，对这一影响到的研究见 Müller, et. al.（2006）。

470 罗伯·弗兰克尔的信息来自对他的访谈。

473 对精神分析的争议，见 Forrester（1997），部分网络资源可见 http://books.google.com/books?id=xQDZe2HyFCEC&pg=PA208。

473 临床对谈话治疗依赖的减少，相关记录见 Olfson & S. Marcus（2010）。

474 保险公司在谈话治疗方面的政策，相关的更深入讨论可见两篇文章（Gaudiano & Miller, 2013; Gaudiano, 2013）。

474 反对精神病学的激进分子认为抗抑郁药与科伦拜高中枪击惨案有因果联系，此类例子可见两篇文章（O'Meara, 1999; Soule, 1999）。

474 受害者（Mark Taylor）的声讨和医生（Dr. Alen J. Salerian）的道歉皆是他们的证词，见 FDA 内部不同咨询委员会在 2004 年的一次联合会议记录（U.S. Food and Drug Administration, 2004a）。

474 这些反对精神病学的书籍，《合法嗑药》（Schneeberg, 2006）、《药物大决战》（Healy, 2012）、《疯狂的科学：对精神疾病的强制、针对和用药》（Kirk et al., 2013）和《百优解：万能药还是潘多拉？》（Tracy, 1994），部分网络资源可自 google books 搜索。

475 某位专家对抗抑郁药的一长串指责也是 A.B. 特雷西（Anne Blake Tracy）的证词，亦出自上述的 FDA 会议记录（2004a）。乔治威思大学（GWU）的一项董事会内部调查认为，特蕾西女士的博士学位授予不当，遂予撤回，见乔治威思大学 2012 年 12 月 10 日的一项新闻发布（George Wythe University, 2012）。

475 本页引用的书籍，注释信息如下：《皇帝的新药》（Kirsch, I., 2011）、《一种流行病的解剖》（Whitaker, 2010）、《精神错乱》（Carlat, 2010），彼得·布赖金的几本书依次为《有毒的精神病学》《精神科的大脑失能治疗》《你的要才是你的问题》《药物疯狂》（Breggin, 1994, 2007a, 2007b, 2008）。玛西亚·安吉尔的两篇文章则是：《精神病大流行：为什么？》和《精神病学的幻象》（Angell, 2011a, 2011b）。

475 CBS 新闻台的节目《60 分钟》的这期专题节目是 2012 年 2 月 19 日的"治疗抑郁：其中是否有安慰剂效应？"（CBS News, 2012）。

475 欧文·基尔希对抑郁治疗中安慰剂效应的研究，见其团队的文章（Kirsch, I. et al., 2008），以及 Khan et al.（2012）。

475 安慰剂研究中，招募标准对于结果的重要性，理查德·A. 弗里德曼讨论了曾撰文探讨（Friedman, R. A., 2010）。

475 发现安慰剂高度有效、但抗抑郁药的有效性更为稳定一致的研究，是皮姆·屈珀斯等人的一篇文章（Cuijpers et al., 2014）。

475 丰图拉基斯与同事有一系列反驳基尔希研究方法的文章（Fountoulakis & Möller, 2011, 2012; Möller & Fountoulakis, 2011; Fountoulakis et al., 2014）。

476 埃文·卡拉的话出自丹尼尔·卡拉的一篇书评（Carlat, 2011）。

476 罗伯特·D. 吉本斯等人的研究是 Gibbons et al.（2012）。

476 服用安慰剂的患者对比于服药患者的复发情况，相关讨论见 Geddes et al.（2003）。

476 对安慰剂的反应率和药物反应率的对比，相关数字所依据的是两篇文章（Rutherford & Roose, 2013; Walsh et al., 2002）。对复发的研究可见三篇文章（Geddes et al., 2003; Arroll et al., 2009; Dobson et al., 2008）。停药研究一例，见上岛国利的文章（Kamijima et al., 2006）。

477 约翰·克里斯塔尔对玛西亚·安吉尔的批评，出自他 2012 年的文章（Krystal, 2012）。

477 被试预期到自己可能收到安慰剂后药效会降低，相关研究见 Rutherford et al.（2013）。关于病人对药物的预期及安慰剂效应的影响，更深入的讨论可见 Papakostas & Fava（2009）。

477 约翰·M. 奥尔德姆的话出自他的文章《再论抗抑郁药与安慰剂效应》（Oldham, 2012）。

477 《美国精神病学杂志》上提出在研究中最小化安慰剂效应的方法的文章是 Rutherford & Roose（2013）。

477 针对抑郁的科学研究常被公众误解，相关讨论见 Leo & Lacasse（2008）。

478 德国营养学家维尔纳·沃尔比尔的妙语"阿司匹林不足"，常常被他的学生引用（如 Classen et al., 2005, p. 43）。

478 抗抑郁药有刺激神经发生的作用，这一点在多份研究中都有探讨（Anacker et al., 2011; Hanson et al., 2011; Mendez-David et al., 2013）。

478 癌症基因组学方面的进展，是 Garraway & Lander（2013）的重点内容。

478 NIMH 的"研究领域标准框架"见 National Institute of Mental Health（2004）。

479　埃里克·内斯特勒与他人合作的论文是《情绪障碍中的大脑奖励回路》（Russo & Nestler, 2013）。

479　青少年自杀的统计数字基于多篇相关报告（Brent, 2003; Centers for Disease Contral, 2012; Crosby et al., 2011）。

479　使用 SSRI 类药物与自杀风险的关系，见 Barbui et al.（2009）。

479　FDA 的元分析见两篇文章（Hammad, 2004; Hammad et al., 2006）。研究及被试的数量，见理查德·A. 弗里德曼与他人合作的一篇文章（Friedman, R. A. & Leon, 2007）。

479　青少年自杀者血液中的抗抑郁药水平，在两项研究中得到了评估（Leon et al., 2006; Gray et al., 2002）。

479　未获治疗的抑郁患者，这一群体的自杀率更高，相关研究见罗伯特·吉本斯等人的一篇文章（Gibbons et al., 2007a）。

479　FDA 对抗抑郁药给出的两次黑框警告，分别在《就儿科顾问委员会针对精神类药物之建议的声明》（2004 年 9 月 16 日）和《针对儿童、青少年和成人的抗抑郁药使用》（2007 年 5 月 2 日）中。

479　FDA 警告的寒蝉效应，见 Valuck et al.（2007）。

479　针对 SSRI 类药物的黑框警告发布后抑郁诊断下降，这一情况见 Libby et al.（2009）。

480　黑框警告发布后，抗抑郁药的处方量下降，见 Libby et al.（2007）。黑框警告发布后，荷兰青少年自杀率上升，这一情况可见两篇文章（Gibbons et al., 2007b; Katz, L. et al., 2008）。

480　黑框警告发布后 SSRI 类处方率的下降与青少年犯罪、学业不良、物质滥用相关，做出这一发现的耶鲁大学的研究是 Busch, et al.（2011）。

480　SSRI 类处方与低龄青少年的自杀率负相关，见罗伯特·吉本斯等人 2006 年的文章（Gibbons et al., 2006）。

480　出处同上。

480　理查德·A. 弗里德曼的引言出自他 2014 年的一篇文章（Friedman, R. A., 2014）。

480　吉本斯对退伍军人管理局患者数据的元分析见 Gibbons et al.（2007a）。

480　抗抑郁药与自杀率的关系，可见三篇文章（Gibbons et al., 2005, 2006; Grunebaum et al., 2004）。

481　纽约市服药自杀的相关统计数据来自 Leon et al.（2007）。

481　美国自杀率的攀升，见 Gibbons et al.（2005）。

481　丹麦、匈牙利、瑞典、意大利、日本、澳大利亚的多项研究发现自杀率在下降（Søndergård et al., 2006; Rihmer et al., 2013; Carlsten et al., 2001; Castelpietra et al., 2008; Nakagawa et al., 2007; Hall et al., 2003）。对多国数据的研究和综述也有类似发现（Isacsson, 2000; Ludwig et al., 2009; Gusmão et al., 2013; Olfson et al., 2003）。

481　自杀风险在 SSRI 类药物治疗的早期较高，相关研究可见两篇文章（Jick, H. et al., 2006; Björkenstam et al., 2013）。

481　对西雅图 GHRI 研究的汇报，见格雷戈里·西蒙等人的文章（Simon, G. et al., 2006）。

481　关于抑郁治疗不同阶段的自杀风险，相关评估见 Simon, G. & Savarino（2007）。

481　对药物的相反作用的讨论，见 Smith, S. et al.（2012）。

481　双相障碍患者服用抗抑郁药后可能并发精神病，对这一情况的描述可见两篇文章（Dumulu et al., 2011; Baldessarini et al., 2013）。这些研究中的患者是被诊断为重性抑郁障碍（MDD）的，而双相的诊断是直到抗抑郁药引发了躁狂后才被考虑到或者做出的。后一组研究人员（Baldessarini 等）发现："在诊断为单相 MDD 的患者中，有 8.18% 产生了与抗抑郁药相关的新发类躁狂反应。"

481　黑框警告不仅影响抗抑郁药的处方率，也影响抑郁的诊断率，对这一负面影响的讨论见

Valuck et al.（2007）。

481  曾有自杀行为的人自杀风险更高，相关研究见 Jick, S. et al.（1995）。

482  对 C-CASA 和 C-SSRS 的描述，可见凯莉·波斯纳等人的两篇文章（Posner et al., 2007, 2011）。

482  自杀被定义为与其他形式的自伤行为相别，这一点可见两篇文章（Knock & Kessler, 2006; de Leo et al., 2006）。

482  一项 FDA 对药物试验的综述发现，自杀的想法及尝试"是以回顾性的方式获得确认和分类的，即试验设计并未以前瞻此类事件为目的"。见 FDA 在 2012 年 8 月发布的《行业指导：自杀意念与行为：临床试验的预测发生率》（U.S. Food and Drug Administration, 2012b）。

483  凯莉·波斯纳的看法来自对她的访谈。

483  FDA 推荐在临床试验中使用 C-CASA 及类似评估工具，是在先后两份行业指导中（U.S. FDA, 2010, 2012b）。

483  AVERT 系统的相关信息可见一篇公司评估（eResearch Technology, Inc., 2014a）。

483  "自我暴力监控"的信息，见 Crosby et al.（2011）。

483  接受调查的高中教师中，有 1/4 报告称曾有患抑郁或有潜在自杀倾向的学生向他们求助，见 Leane & Shute（1998）。

483  对新开发自杀评估工具的使用情况，可见两篇行业报告（GoLocalProv, 2012; eResearch Technology, Inc., 2014b）及奥斯威戈医院发布的社区服务计划（Oswego Hospital, 2013）。

483  警察自杀的信息，见 O'Hara, A. et al.（2013）。退伍军人的高自杀率见蒂莫西·威廉姆斯聚焦这一话题的一篇媒体文章（Williams, Timothy, 2012）。

483  美国陆军的情况见其医务司令部的政策备忘录《住院部和急诊部的康复期看护》（U.S. Army Command, 2014, OTSG/MEDCOM Policy Memo 14-019）。

483  海军陆战队的情况见其首席防务顾问（Chief Defense Counsel）办公室的政策备忘录《识别有自杀风险的来访者并及时响应》（Baker, 2012, CDC Policy Memo 5-12）。

483  退伍军人事务部对 C-SSRS 的使用，相关描述可见其自身及其下属医保系统的一些发布（U.S. Department of Veterans Affairs, 2013; Eastern Colorado Health Care System, 2014）。关于这套量表在军队其他分支系统中的应用，相关信息来自对凯莉·波斯纳的访谈。

483  一项研究发现，自杀身亡者中，有 45% 曾在自杀前的一个月里看过医生（Luoma et al., 2002）。

483  关于精神科对自杀风险的评估，一般性的讨论见 Silverman（2014）。

483  孕期抑郁的统计数据见美国疾控中心 2012 年发布的一份情况说明书（Centers for Disease Control, 2012）。

483  使用医疗补助白卡的女性服用抗抑郁药的比率是怎样得出的，可见 Cooper, W. et al.（2007）。

483  孕期抗抑郁药的使用情况，相关统计数字依据多篇相关文章（Andrade et al., 2008; Mitchell et al., 2011; Huybrechts et al., 2013）。

483  关怀孕女性的抑郁复发率，见 Cohen et al.（2006）。

483  胎盘和羊水中抗抑郁药的含量，可见两篇文章（Hendrick et al., 2003; Loughead et al., 2006）。

484  发现母亲在孕期使用抗抑郁药与胎儿心脏缺陷有关（Louik et al., 2007, 2014; Malm et al., 2011; Kornum et al., 2010; Bakker et al., 2010; Pedersen et al., 2009; Alwan et al., 2007）和无关（Huybrechts, 2014; Margulis et al., 2013; Wichman et al., 2009; Einarson et al., 2008; Cole et al., 2007）的研究都有很多。

484  关于孕期使用 SSRI 类药物的潜在不良作用，可见一篇报告（Yonkers et al., 2009）。

484　孕期服用 SSRI 类药物与"基亚里畸形"的关系，见 Knickmeyer et al.（2014）。

484　SSRI 类药物对胎儿 REM 睡眠的影响，见 Mulder et al.（2011）。

484　抗抑郁药对发育中胎儿的影响，在两篇文章中有所讨论（Monk et al., 2011; Ray & Stowe, 2014）。第一篇文章还讨论了怀孕女性增加使用抗抑郁药、新生儿适应综合征、惊厥、对小鼠的研究等话题。第二篇文章还讨论了脐带血和羊水中的抗抑郁药、心脏缺陷风险、孕期前停用抗抑郁药的可能影响等话题。

484　抗抑郁药的使用和孤独症之间的关联，在多项研究中皆有发现（Croen et al., 2011; Rai et al., 2013; Harrington et al., 2014）。

484　发现抗使用抑郁药和孤独症之间不存在关联的丹麦普查研究，可见两篇文章（Hviid et al., 2013; Sørensen et al., 2013）。

484　母亲的情绪紊乱会带给胎儿风险，表达这一观点的综述是托马斯·G.奥康纳等人的一篇文章（O'Connor, T. et al.（2014）。

484　关于哺乳动物母亲的压力对其子代的影响，相应衡量可见 Paris et al.（2011）。

484　关于抑郁若不治疗会对未出生的孩子有怎样的负面影响，可见两篇文章（Bonari et al., 2004; Field et al., 2004）。

484　关于母亲的抑郁和先兆子痫的关联，更多信息可见两篇文章（Kuiki et al., 2000; Zhang et al., 2013）。

485　研究母亲产前抑郁与新生儿右侧杏仁核微结构的关系的是 Rifkin-Graboi et al.（2013）。

485　母亲的孕期压力和子女发展出精神分裂症的关联，见 Khashan（2008）。

485　母亲的压力会增加子女发生混合偏手性、孤独症、情感障碍、认知能力降低等问题的风险，这一发现见上述托马斯·G.奥康纳等人的综述文章（O'Connor, T. et al., 2014）。

485　内城贫民区女性的孕期抑郁与其子女抑郁的关联，见 Pawlby et al.（2009）。

485　"肌肉张力和耐力"一句引自 Abrams, S. et al.（1995）。

485　母亲的抑郁对孩子语言和认知发展的影响，可见两篇文章（Nulman et al., 2002; Oberlander et al., 2007）。

485　伊丽莎白·菲特尔森的话来自她与我的私人通信。

485　格斯特母女的内容来自对克莉丝汀·格斯特的访谈。

489　克莉丝汀读到的册子是杰弗里·杰克逊为 AAS 编纂的手册（Jackson, J., 2003）。

490　罗尼·卡琳·拉宾的文章是 Rabin（2014）。

490　产后支持国际联盟的回应见 Smith, A. et al.（2014）。

490　麻省总医院女性精神卫生中心的回应见 Nonacs et al.（2014）。

491　亚当·C.乌拉托的话引自他的一次广播谈话的文字稿（Urato, 2012）。

491　我与乌拉托交谈的内容来自我们的访谈。

491　伊丽莎白·菲特尔森的话来自电邮。

492　杰伊·金格里奇的看法来自电邮。

492　小鼠在妊娠末期暴露在 SSRI 下所受的影响，见 rebello et al.（2014）。

492　与情感有关的脑结构发展，相关讨论见 Suri et al.（2014）。

492　"很有趣，而且与直觉相反"一处，出处同上。

492　关于芬兰的研究，相关信息来自杰伊·金格里奇，他参与了这项研究。研究仍在进行中，尚未发表文章。

493　"冰箱妈妈"的迷思在 20 世纪 50 年代在临床工作者中广泛流传开来。可供大众消费的最全面阐发见（Bettelheim, 1967），部分网络资源可见 http://books.google.com/books?id= IBsEAQAAIAAJ。

494　产后情绪低落在多篇文章中都有讨论（Seyfried & S. Marcus 2003; Williams, K. & Casper,

1998; Friedman, S. H. & Resnick, 2009)。遭遇产后抑郁的女性的比例，相关评估见两篇文章（Barrett, Jennifer & Fleming, 2011; Fleming et al., 1995）。

494 产后情绪障碍在激素方面的情况，见 Page & Wilhelm（2007）。

494 产后抑郁的诊断标准和相关统计数字，可见多篇文章（O'Hara, M. & Swain, 1996; Crockenberg & Leerkes, 2004; Gavin et al., 2005; Marcus, S., 2008）。

494 关于产后抑郁的持续时间，更多信息可见两篇文章（Cooper, P. & Murray, 1995; Cox et al., 1993）。

494 产后抑郁和其他形式的抑郁难以区分，这一点可见多篇文章（Boath & Henshaw, 2001; Cooper, P. et al., 1988; Pitt, 1968）。

494 关于产后精神病，更多信息可见苏珊·H. 弗里德曼和菲利普·J. 雷斯尼克的文章《产后抑郁的最新进展》（Friedman, S. H. & Resnick, 2009）。一项研究指出产后精神病的发病率占相关人群的 1%～2%(Seyfried & S. Marcus, 2003)，也有研究估计发病率在 0.1%～0.2%(Boath & Henshaw, 2001)。

494 产后 30 天抑郁的风险大大增加，这一点见玛格丽特·R. 奥兹的文章《产后抑郁和筛查：覆盖面太大吗？》(Oates, 2003a)。关于产妇的高自杀风险，相关讨论见玛格丽特·奥兹的另一篇文章《自杀：产妇死亡的首位原因》(Oates, 2003b)。世界范围的产妇死因方面的信息，来自世界卫生组织的一份情况说明（World Health Organization, 2014, fact sheet no. 348）。

494 对母亲谋杀孩子的一般性况讨论，见 S. H. 弗里德曼和雷斯尼克的另一篇文章（Friedman, S. H. & Resnick, 2007）。相关统计数字参见多篇文章（Ogle et al., 1995; Greenfeld & Snell, 1999; Cooper, A. & E. Smith, 2011）。

494 莎拉·布拉弗·赫尔迪的引言出自她 2000 年的著作（Hrdy, 2000），部分网络资源可见 http://books.google.com/books?id=DMqOAAAAIAAJ。

494 对于产后抑郁，有文章把它刻画为一个连续体的一部分（Nicolson, 1999），也有文章将其刻画为不连续的状态（Appleby, 1990）。

494 关于产后抑郁和生命其他阶段的抑郁的差异，相关讨论可见两篇文章（Stoppard, 1998; Green, J. 1998）。对母亲的产后抑郁和父亲的比较，见 Richman et al.（1991）。

495 "治疗产后抑郁的最终目标"一句引自 S. H. 弗里德曼和雷斯尼克的《产后抑郁的最新进展》。

495 爱丁堡产后抑郁量表的具体内容见 Cox et al.（1987）。产后抑郁筛查量表则见同一团队的两篇文章（Beck & Gable, 2000, 2001）。

495 《英国医学通报》上的文章是玛格丽特·R. 奥兹的《产后抑郁和筛查》。

495 伊恩·琼斯的观点见她为 2010 年美国精神病学会情绪障碍研讨小组所做的备忘（Jones, 2010）。

495 激素在产后抑郁中的作用，见 Dalton（1971）一文及 Dalton & Holton（2001）一书，后者部分网络资源可见 http://books.google.com/books/?id=l5RsAAAAMAAJ。

495 有研究认为产后抑郁是初为人母面临各种现实挑战之后的结果（Abrams, L. & Curran, 2007），有研究认为它反映了女性对自己的失望以及对社会秩序的挑战（Buultjens & Liamputtong, 2007），还有研究认为它反映了社会本位的压迫性（Mauthner, 1999）。认为"母亲不允许悲痛"的引言出自 Nicolson（1999）。

496 缺乏个人和社会的支持会催生抑郁，见 Leahy-Warren et al.（2012）。疲惫被认为是产后抑郁的一项催生因素，见 Petch & Halford（2008）。对关系的满足感在产后会下降，见 Doss et al.（2009）。对母亲的人际支持非常重要，对这一点的进一步讨论见 Corter & Fleming（2002）。

496 对悔恨和分离的探讨，可见多种文章及书籍（Pines, 1982; Steiner, 1997; Smith, J., 2004）。

496 能力不足之感是抑郁的一项催生因素，对这一点的讨论可见两篇文章（Fowles, 1998;

Gauthier et al., 2010）。

496　谢丽尔·T. 贝克的综述是 Beck, C.（2002）。

497　纳达·哈菲兹（化名）的内容来自访谈。

497　吉尔·法纳姆（化名）的内容来自访谈。

499　《国际疾病分类》中的诊断不断增殖，对这一情况有一个简短风趣的讨论（Kliff, 2012）。

499　海伦·梅伯格及其同事识别出不同疗法的生物标记，他们报告了这一发现以指导最初的疗法选择，这些情况可见 McGrath et al.（2013）。

499　对生物标记的更多讨论见 Schmidt et al.（2011）。

499　西蒙·威斯利教授的观点引自 Boseley（2014）

499　神经精神障碍的占比，见美国疾病负担合作组织的一篇报告（U.S. Burden of Disease Collaborators, 2013）。

500　依赖公共扶助的美国居民在精神健康方面获得的医保状况堪忧，这一点见托马斯·因赛尔在美国全国精神卫生协会年会上的报告（Insel, 2014）。

500　有研究发现21% 的社会工作硕士（MSW）项目要求学生接受认知行为疗法的临床督导，见米娜·韦斯曼等人2006年的文章（Weissman, M. et al., 2006）。

500　关于与精神疾病相关的基因，相关讨论可见 Gratten et al.（2014），以及精神疾病基因组联盟（PGC）之下的精神分裂症研究组和跨障碍研究组的文章（Schizophrenia Working Group, 2014; Cross-Disorder Group, 2013）。

500　托马斯·因赛尔的话来自他与我的私人通信。

500　"你是否曾被诊断患有……"一处：求职中遇到这种问题的人应注意到，这类问题已被《美国残疾人法案》禁止。见美国平等就业机会委员会在2005年和2013年的两次相关发布(U.S. Equal Employment Opportunity Commission, 2005, 2013)。

501　托马斯·因赛尔的话来自他与我的私人通信，也可见他发表在《科学美国人》的文章《出故障的神经回路》（Insel, 2010）。

501　密歇根大学抑郁中心的网站是 http://www.depressioncenter.org，全国抑郁中心网络 http://www.nndc.org。相关数据库有普莱希特双相障碍遗传学知识库 http://prechterfund.org/bipolar-research/repository。

501　约翰·格雷登的话来自访谈。

501　约翰·格雷登对建立全国抑郁中心网络这一目标的陈述来自密歇根大学抑郁中心网站(2012)的人员介绍页（Member profiles: John, Greden, MD），http://www.depressioncenter.org/about-us/members/profiles/view.asp?uid=4.。

502　关于"爱更响亮"活动，更多相关信息见其网站 http://www.loveislouder.com。

502　慈善组织"改变内心"(http://bringchange2mind.org) 的使命见科里娜·洛佩兹的文章（Lopez, 2013）。

502　格伦·克洛斯的话来自访谈。

502　约翰·沃特斯2014年的话出自他的一篇发表（Waters, 2014）。

502　塞尔达·威廉姆斯受到的折磨，见一篇媒体文章（Dewey, 2014）。

502　埃伦·理查森在边境的不幸经历，可见当年的一篇报道（Hauch, 2013）。我也就这一事件发表了一篇专栏文章：《对精神病患的可耻定性》（Solomon, A., 2013b）。

503　关于美国边检拒绝洛伊丝·卡梅尼次入境，相关报道可见 Teotonio（2011）。

503　瑞恩·弗里奇的信件内容来自私人通信。

503　对《美国残疾人法案》中与精神疾病相关条款的广泛讨论，见 Schopick（2012）。

504　对 HIV 携带者入境旅行禁令的讨论可见 Superville（2009）。

504　安琪·斯塔基的内容来自访谈。

504 比尔·斯坦（化名）的内容来自访谈。

505 弗兰克·鲁萨科夫（化名）的内容来自访谈。

506 蒂娜·索内戈的内容来自邮件交流。

506 麦琪·罗宾斯的内容来自访谈。

507 克劳迪娅·韦弗（化名）的内容来自访谈。

508 劳拉·安德森的内容来自访谈。

509 我俩的爱情故事始于这篇文章：Habich（2001）。

# 参考文献

Abraham, H. D., et al. "Order of onset of substance abuse and depression in a sample of depressed outpatients." *Comprehensive Psychiatry* 40, no. 1 (January–February 1999): 44–50.

Abraham, Karl. *Selected Papers of Karl Abraham, M.D.* 6th ed. Trans. Douglas Bryan and Alix Strachey. London: The Hogarth Press Ltd., 1965.

Abrams, Laura S., and Laura Curran. "Not just a middle class affliction: Crafting a social work research agenda on postpartum depression." *Health & Social Work* 32, no. 4 (November 2007): 289–96. Http://www.ncbi.nlm.nih.gov/pubmed/18038730.

Abrams, Richard. *Electroconvulsive Therapy.* 2nd ed. New York: Oxford University Press, 1992.

Abrams, Sonya M., et al. "Newborns of depressed mothers." *Infant Mental Health Journal* 16, no. 3 (Fall 1995): 233–39. http://psycnet.apa.org/psycinfo/1996-26797-001.

Adams, Peter. *The Soul of Medicine: An Anthology of Illness and Healing.* London: Penguin Books, 1999.

Aetna. "Clinical policy bulletin: Transcranial magnetic stimulation and cranial electrical stimulation." Policy Bulletin 0469, October 11, 2013. Http://www.aetna.com/cpb/medical/data/400_499/0469.html.

Aguirre, J. C., et al. "Plasma beta-endorphin levels in chronic alcoholics." *Alcohol* 7, no. 5 (September–October 1990): 409–12.

Aigner, T. G., et al. "Choice behavior in rhesus monkeys: Cocaine versus food." *Science* 201, no. 4355 (August 11, 1978): 534–35.

Albert, R. "Sleep deprivation and subsequent sleep phase advance stabilizes the positive effect of sleep deprivation in depressive episodes." *Nervenarzt* 69, no. 1 (January 1998): 66–69.

Aldridge, David. *Suicide: The Tragedy of Hopelessness.* London and Philadelphia: Jessica Kingsley Publishers, 1998.

Allen, Hannah. "A narrative of God's gracious dealings with that choice Christian Mrs. Hannah Allen." In *Voices of Madness.* Ed. Allan Ingram. Thrupp, England: Sutton Publishing, 1997.

Allen, Nick. "Towards a computational theory of depression." *ASCAP: The Newsletter for Sociopoli-*

*tical Integration* 8, no. 7 (July 1995) 3–12.

Altshuler, Kenneth, et al. "Anorexia nervosa and depression: A dissenting view." *American Journal of Psychiatry* 142, no. 3 (March 1985): 328–32.

Alvarez, A. *The Savage God: A Study of Suicide.* London: Weidenfeld and Nicolson, 1971.

Alwan, Sura, et al. "Use of selective serotonin-reuptake inhibitors in pregnancy and the risk of birth defects." *New England Journal of Medicine* 356, no. 26 (June 28, 2007): 2684–92. Http://www. ncbi.nlm.nih.gov/pubmed/17596602.

Ambrose, Stephen E. *Undaunted Courage.* New York: A Touchstone Book, 1996.

Ambrosini, Paul. "A review of pharmacotherapy of major depression in children and adolescents." *Psychiatric Services* 51, no. 5 (May 2000): 627–33.

American Psychiatric Association. *Diagnostic and Statistical Manual of Mental Disorders.* 4th ed. Washington, D.C.: American Psychiatric Association, 1994.

Anacker, Christoph, et al. "Antidepressants increase human hippocampal neurogenesis by activating the glucocorticoid receptor." *Molecular Psychiatry* 16, no. 7 (July 2011): 738–50. Http://www. ncbi.nlm.nih.gov/pubmed/21483429.

Andersen, Grethe. "Treatment of uncontrolled crying after stroke." *Drugs & Aging* 6, no. 2 (February 1995): 105–11.

Andersen, Grethe, et al. "Citalopram for poststroke pathological crying." *Lancet* 342 , no. 8875 (October 2, 1993): 837–39.

Anderson, Rodney J., et al. "Deep brain stimulation for treatment-resistant depression: Efficacy, safety and mechanisms of action." *Neuroscience & Biobehavioral Reviews* 36, no. 8 (September 2012): 1920–33. Http://www.ncbi.nlm.nih.gov/pubmed/22721950.

Andrade, Susan E., et al. "Use of antidepressant medications during pregnancy: a multisite study." *American Journal of Obstetrics and Gynecology* 198, no. 2 (February 2008): 194.e1–194.e5. Http://www.ncbi.nlm.nih.gov/pubmed/17905176.

Andrews, Bernice, and George W. Brown. "Stability and change in low self-esteem: The role of psychosocial factors." *Psychological Medicine* 25, no. 1 (January 1995): 23–31.

Angell, Marcia. "The epidemic of mental illness: Why?" *New York Review of Books*, June 23, 2011a. Http://www.nybooks.com/articles/archives/2011/jun/23/epidemic-mental-illness-why.

———. "The illusions of psychiatry." *New York Review of Books*, July 14, 2011b. Http://www. nybooks.com/articles/archives/2011/jul/14/illusions-of-psychiatry.

Annett, Marian. *Left, Right, Hand and Brain: The Right Shift Theory.* New Jersey: Lawrence Erlbaum Associates, 1985.

Anthony, James C., Lynn A. Warner, and Ronald C. Kessler. "Comparative epidemiology of depen-dence on tobacco, alcohol, controlled substances, and inhalants: Basic findings from the National Comorbidity Survey." *Experimental and Clinical Psychopharmacology* 2, no. 3 (August 1994): 244–68.

Anthony, W. A., et al. "Supported employment for persons with psychiatric disabilities: An historical and conceptual perspective." *Psychosocial Rehabilitation Journal* 11, no. 2 (1982): 5–24.

Anthony, W. A., and M. A. Jackson. "Predicting the vocational capacity of the chronically mentally ill: Research and implications." *American Psychologist* 39, no. 5 (May 1984): 537–44.

Appleby, M. Louis. "The aetiology of postpartum psychosis: Why are there no answers?" *Journal of Reproductive and Infant Psychology* 8, no. 2 (April–June 1990): 109–18. Http://psycnet.apa.org/ psycinfo/1992-05632-001.

Aquinas, St. Thomas. *Summa Theologiae* I–II, q. 25, a. 4. In *Sancti Thomae de Aquino Opera Omnia*. Vol. 6. Rome: Leonine Commission, 1882– .

———. *Summa Theologica: Complete English Edition in Five Volumes*. Vol. 2. Trans. Fathers of the English Dominican Province. Reprint, Westminster, Md.: Christian Classics, 1981, I–II, q. 25, a. 4.

Arana, José, et al. "Continuous care teams in intensive outpatient treatment of chronic mentally ill patients." *Hospital & Community Psychiatry* 42, no. 5 (May 1991): 503–7.

Araya, O. S., and E. J. Ford. "An investigation of the type of photosensitization caused by the ingestion of St. John's Wort (Hypericum perforatum) by calves." *Journal of Comprehensive Pathology* 91, no. 1 (January 1981): 135–41.

Archer, John. *The Nature of Grief*. London: Routledge, 1999.

Ardila, Alfredo, M. Rosselli, and S. Strumwasser. "Neuropsychological deficits in chronic cocaine abusers." *International Journal of Neuroscience* 57, nos. 1–2 (March 1991): 73–79.

Arieno, Marlene A. Victorian Lunatics: *A Social Epidemiology of Mental Illness in Mid-Nineteenth-Century England*. Selinsgrove, Pa.: Susquehanna University Press, 1989.

Aristotle. "Problemata." *The Works of Aristotle Translated into English*. Vol 7. Oxford: Clarendon Press, 1971.

Arnold, Matthew. *The Poems of Matthew Arnold*. Ed. Kenneth Allott. London: Longman's, 1965.

Arroll, Bruce, et al. "Antidepressants versus placebo for depression in primary care." *Cochrane Database of Systematic Reviews* 8, no. 3 (July 9, 2009): CD007954. Http://www.ncbi.nlm.nih.gov/pubmed/19588448.

Artaud, Antonin. Antonin Artaud: *Works on Paper*. Ed. Margit Rowell. New York: Museum of Modern Art, 1996.

Åsberg, Marie. "Neurotransmitters and suicidal behavior: The evidence from cerebrospinal fluid studies." *Annals of the New York Academy of Sciences* 836 (December 29, 1997): 158–81.

Aseltine, R. H., Jr., S. Gore, and M. E. Colten. "The co-occurence of depression and substance abuse in late adolescence." *Developmental Psychopathology* 10, no. 3 (Summer 1998): 549–70.

Åsgård, U., P. Nordström, and G. Råbäck. "Birth cohort analysis of changing suicide risk by sex and age in Sweden 1952 to 1981." *Acta Psychiatrica Scandinavica* 76, no. 4 (October 1987): 456–63.

Astbury, Jill. *Crazy for You: The Making of Women's Madness*. Oxford: Oxford University Press, 1996.

Atay, Joanne, et al. *Additions and Resident Patients at End of Year, State and County Mental Hospitals, by Age and Diagnosis, by State, United States, 1998*. Washington, D.C.: U.S. Department of Health and Human Services, May 2000.

Avery, David H., et al. "Transcranial magnetic stimulation in acute treatment of major depressive disorder: Clinical response in an open-label extension trial." *Journal of Clinical Psychiatry* 69, no. 3 (March 2008): 441–51. Http://www.ncbi.nlm.nih.gov/pubmed/18294022.

Axline, Virginia M. *Dibs in Search of Self*. New York: Ballantine Books, 1964.

Babb, Lawrence. *The Elizabethan Malady: A Study of Melancholia in English Literature from 1580 to 1642*. East Lansing: Michigan State College Press, 1951.

Baca-García, Enrique, et al. "The relationship between menstrual cycle phases and suicide attempts." *Psychosomatic Medicine* 62, no. 1 (January–February 2000): 50–60.

Baker, J. G. "Identifying and responding to clients at-risk for suicide." CDC Policy Memo 5-12, Department of the Navy, Office of the Chief Defense Counsel of the Marine Corps, September 28, 2012.

Bakker, Marian K., et al. "First-trimester use of paroxetine and congenital heart defects: A population-based case-control study." *Birth Defects Research Part A: Clinical and Molecular Teratology* 88, no. 2 (February 2010): 94–100. Http://www.ncbi.nlm.nih.gov/pubmed/19937603.

Baldessarini, Ross J. "Neuropharmacology of S-adenosyl-L-methionine." *The American Journal of Medicine* 83, suppl. 5A (November 1987): 95–103.

Baldessarini, Ross J., et al. "Antidepressant-associated mood-switching and transition from unipolar major depression to bipolar disorder: A review." *Journal of Affective Disorders* 148, no. 1 (May 15, 2013): 129–35. Http://www.ncbi.nlm.nih.gov/pubmed/23219059.

Ball, H. Irene, et al. "Update on the incidence and mortality from melanoma in the United States." *Journal of the American Academy of Dermatology* 40, no. 1 (January 1999): 35–42.

Ball, J. R., and L. G. Kiloh. "A controlled trial of imipramine in treatment of depressive states." *British Medical Journal* 21, no. 5159 (November 1959): 1052–55.

Barbey, J. T., and S. P. Roose. "SSRI safety in overdose." *Journal of Clinical Psychiatry* 59, suppl. 15 (1998): 42–48.

Barbui, Corrado, Eleonora Esposito, and Andrea Cipriani. "Selective serotonin reuptake inhibitors and risk of suicide: A systematic review of observational studies." *Canadian Medical Association Journal* 180, no. 3 (February 3, 2009): 291–97. Http://www.ncbi.nlm.nih.gov/pubmed/19188627.

Barinaga, Marcia. "A new clue to how alcohol damages brains." *Science*, February 11, 2000: 947–48.

Barker, Juliet. *The Brontës*. New York: St. Martin's Press, 1994.

Barlow, D. H., and M. G. Craske. *Mastery of Your Anxiety and Panic: Client Workbook for Anxiety and Panic*. San Antonio, Tex.: Graywind Publications Incorporated/The Psychological Corporation, 2000.

Barlow, D. H., et al. "Cognitive-behavioral therapy, imipramine, or their combination for panic disorder: A randomized controlled trial." *JAMA* 283, no. 19 (May 17, 2000): 2529–36.

Baron, Richard. "Employment policy: Financial support versus promoting economic independence." *International Journal of Law and Psychiatry* 23, no. 3–4 (May–August 2000): 375–91.

———. *The Past and Future Career Patterns of People with Serious Mental Illness: A Qualitative Inquiry*. Supported under a Switzer Fellowship Grant from the National Institute on Disability and Rehabilitation Research. Grant Award H133F980011, 2000.

———. "Employment programs for persons with serious mental illness: Drawing the fine line between providing necessary financial support and promoting lifetime economic dependence." Manuscript, n.d.

Barondes, Samuel H. *Mood Genes*. New York: W. H. Freeman and Company, 1998.

Barrett, James E., et al. "The treatment effectiveness project. A comparison of paroxetine, problem-solving therapy, and placebo in the treatment of minor depression and dysthymia in primary care patients: Background and research plan." *General Hospital Psychiatry* 21, no. 4 (July–August 1999): 260–73.

Barrett, Jennifer, and Alison S. Fleming. "All mothers are not created equal: Neural and psychobiological perspectives on mothering and the importance of individual differences." *Journal of Child Psychology and Psychiatry* 52, no. 4 (April 2011): 368–97. Http://www.ncbi.nlm.nih.gov/pubmed/20925656.

Barrett, Stephen. "Dubious claims made for NutriPax and cranial electrotherapy stimulation." *Quackwatch*, January 28, 2008. Http://www.quackwatch.org/01QuackeryRelatedTopics/ces.html.

Barthelme, Donald. *Sadness*. New York: Farrar, Straus and Giroux, 1972.

Bass, Alison. "Helen Mayberg: A case study in why we need greater transparency about conflicts of interest." *Alison Bass* (blog), May 17, 2011. Http://alison-bass.blogspot.com/2011/05/helen-mayberg-case-study-in-why-we-need.html.

Bassuk, Ellen, et al. "Prevalence of mental health and substance use disorders among homeless and low-income housed mothers." *American Journal of Psychiatry* 155, no. 11 (November 1998): 1561–64.

Bateson, Gregory. Steps to an Ecology of Mind. Chicago: University of Chicago Press, 1972.

Batten, Guinn. *The Orphaned Imagination: Melancholy and Commodity Culture in English Romanticism.* Durham, N.C., and London: Duke University Press, 1998.

Baudelaire, Charles. *The Flowers of Evil.* Eds. Marthiel Mathews and Jackson Mathews. New York: New Directions, 1989.

———. *Les Fleurs du Mal.* Paris: Éditions Garnier Frères, 1961.

Beatty, William, et al. "Neuropsychological performance of recently abstinent alcoholics and cocaine abusers." *Drug and Alcohol Dependence* 37, no. 3 (March 1995): 247–53.

Beck, Aaron T. *Depression: Causes and Treatment.* Philadelphia: University of Pennsylvania Press, 1967.

Beck, Aaron T., and Marjorie Weishaar. "Cognitive therapy." In *Comprehensive Handbook of Cognitive Theory.* Eds. Arthur Freeman, Karen M. Simon, Larry E. Beutler, and Hal Arkowitz. New York: Plenum Press, 1989.

Beck, Cheryl Tatano. "Postpartum depression: A metasynthesis." *Qualitative Health Research* 12, no. 4 (April 2002): 453–72.

Beck, Cheryl Tatano, and Robert K. Gable. "Postpartum Depression Screening Scale: Development and psychometric testing." *Nursing Research* 49, no. 5 (September–October 2000): 272–82. Http://www.ncbi.nlm.nih.gov/pubmed/11009122.

———. "Further validation of the Postpartum Depression Screening Scale." *Nursing Research* 50, no. 3 (May–June 2001): 155–64. Http://www.ncbi.nlm.nih.gov/pubmed/11393637.

Becker, Ernst. *The Denial of Death.* New York: Free Press, 1973.

Beckett, Samuel. *The Complete Dramatic Works of Samuel Beckett.* London: Faber & Faber, 1986.

———. *Molloy, Malone Dies, The Unnamable.* New York: Alfred A. Knopf, 1997.

Beckham, E. Edward, and William Leber, eds. *The Handbook of Depression.* 2nd ed. New York: Guilford Press, 1995.

Bell, Kate M., et al. "S-adenosylmethionine treatment of depression: A controlled clinical trial." *American Journal of Psychiatry* 145, no. 9 (September 1988): 1110–14.

———. "S-adenosylmethionine blood levels in major depression: Changes with drug treatment." *Acta Neurologica Scandinavica* 89, suppl. 154 (1994): 15–18.

Belsky, Jay, Laurence Steinberg, and Patricia Draper. "Childhood experience, interpersonal development, and reproductive strategy: An evolutionary theory of socialization." *Child Development* 62 (August 1991): 647–70.

Bender, Kenneth. "FDA panel votes to curtail cranial electrotherapy stimulators." *Psychiatric Times*, July 2012. Http://www.psychiatrictimes.com/neuropsychiatry/fda-panel-votes-curtail-cranial-electrotherapy-stimulators.

Benjamin, Walter. *The Origin of German Tragic Drama.* Trans. John Osborne. London: Verso, 1985.

Benshoof, Janet, and Laura Ciolkoski. "Psychological warfare." *Legal Times*, January 4, 1999.

Berg, J. H. van den. *The Changing Nature of Man.* Trans. H. F. Croes. New York: Norton, 1961.

Berger, M., et al. "Sleep deprivation combined with consecutive sleep phase advance as fast-acting therapy in depression." *American Journal of Psychiatry* 154, no. 6 (June 1997): 870–72.

Bergmann, Uri. "Speculations on the neurobiology of EMDR." *Traumatology* 4, no. 1 (1998): 4–16.

Bernard of Cluny. *Scorn for the World: Bernard of Cluny's "De Contemptu Mundi."* The Latin text with English translation. R. E. Pepin, ed. East Lansing: Colleagues Press, 1991.

Bernardini, Paolo. "*Melancholia gravis*: Robert Burton's *Anatomy* (1621) and the links between suicide and melancholy." Manuscript, 1999.

Berndt, Ernst, et al. "Workplace performance effects from chronic depression and its treatment." *Journal of Health Economics* 17, no. 5 (October 1998): 511–35.

Bernet, Christine Z., and Murray B. Stein. "Relationship of childhood maltreatment to the onset and course of major depression." *Depression and Anxiety* 9, no. 4 (June 1999): 169–74.

Bettelheim, Bruno. *The Empty Fortress: Infantile Autism and the Birth of the Self.* New York: Free Press, 1967.

Bickerton, Derek. *Language and Species.* Chicago: University of Chicago Press, 1990.

Birtchnell, John. *How Humans Relate.* Westport, Conn.: Praeger, 1993.

Björkenstam, Charlotte, et al. "An association between initiation of selective serotonin reuptake inhibitors and suicide: A nationwide register-based case-crossover study." *PLoS One* (September 9, 2013): e73973. Http://www.ncbi.nlm.nih.gov/pubmed/24040131.

Blair-West, G. W., G. W. Mellsop, and M. L. Eyeson-Annan. "Down-rating lifetime suicide risk in major depression." *Acta Psychiatrica Scandinavica* 95 (March 1997): 259–63.

Blakeslee, Sandra. "Pulsing magnets offer new method of mapping brain." *New York Times*, May 21, 1996.

———. "New theories of depression focus on brain's two sides." *New York Times*, January 19, 1999.

Blazer, Dan G., et al. "The prevalence and distribution of major depression in a national community sample: The National Comorbidity Survey." *American Journal of Psychiatry* 151, no. 7 (July 1994): 979–86.

Blix, Arnoldus. S. "Arctic resignation: Winter dormancy without hypothermia." In *Living in the Cold: 2nd International Symposium.* (Le Hohwald, France, April 23–29, 1989.) Eds. André Malan and Bernard Canguilhem. London: J. Libbey Eurotext, 1989.

Blok, F. F. *Caspar Barlaeus: From the Correspondence of a Melancholic.* Trans. H. S. Lake and D. A. S. Reid. Assen, Netherlands: Van Gorcum, 1976.

Bloom, Harold. *Shakespeare: The Invention of the Human.* New York: Riverhead Books, 1998.

Blumenthal, J. A., et al. "Effects of exercise training on older patients with major depression." *Archives of Internal Medicine* 159, no. 19 (October 25, 1999): 2349–56.

Boath, Elizabeth, and Carol Henshaw. "The treatment of postnatal depression: A comprehensive literature review." *Journal of Reproductive and Infant Psychology* 19, no. 3 (2001): 215–48. Http://www.tandfonline.com/doi/abs/10.1080/02646830120073224.

Bodkin, J. Alexander, Robert L. Klitzman, and Harrison G. Pope, Jr. "Treatment orientation and associated characteristics of North American academic psychiatrists." *Journal of Nervous Mental Disorders* 183, no. 12 (December 1995): 729–35.

Boerhaave, Hermann. *Aphorismi de cognoscendis et curandis morbis*, the last edition. Leyden: 1728.

———. *Boerhaave's Aphorisms: Concerning the Knowledge and Cure of Diseases.* Trans. ... London: W. Innys and C. Hitch, 1742.

Bonari, Lori, et al. "Perinatal risks of untreated depression during pregnancy." *Canadian Journal of*

*Psychiatry* 49, no. 11 (November 2004): 726–35. Http://www.ncbi.nlm.nih.gov/pubmed/15633850.

Boor, M., and J. H. Bair. "Suicide rates, handgun control laws, and sociodemographic variables." *Psychological Reports* 66, #3, part 1 (June 1990): 923–30.

Boseley, Sarah. "Two-thirds of Britons with depression get no treatment." *Guardian*, August 13, 2014. Http://www.theguardian.com/society/2014/aug/13/two-thirds-britons-not-treated-depression.

Bostwick, J. M., and S. Pancratz. "Affective disorders and suicide risk: A re-examination." *American Journal of Psychiatry* 157, no. 12 (December 2000): 1925–32.

Bottiglieri, T., and K. Hyland. "S-adenosylmethionine levels in psychiatric and neurological disorders: A review." *Acta Neurologica Scandinavica* 89, suppl. 154 (1994): 19–26.

Bower, Bruce. "Depressive aftermath for new mothers." *Science News* 138, no. 8 (August 25, 1990): 124.

———. "Depression therapy gets interpersonal." *Science News* 140, no. 25/26 (December 21, 1991): 404.

———. "Depression: Rates in women, men . . . and stress effects across the sexes." *Science News* 147, no. 22 (June 3, 1995): 346.

Bowie, Andrew. *Schelling and Modern European Philosophy*. London: Routledge, 1993.

Bowlby, John. *Loss: Sadness and Depression*. Vol. 3 of *Attachment and Loss*. London: Hogarth Press, 1980.

Braun, Wilhelm Alfred. *Types of Weltschmerz in German Poetry*. New York: AMS Press, 1966.

Breggin, Peter R. *Toxic Psychiatry*. New York: St. Martin's, 1994.

———. *Brain Disabling Treatments in Psychiatry*. New York: Springer, 2007a.

———. *Your Drug May Be Your Problem*. New York: Da Capo, 2007b.

———. *Medication Madness*. New York: St. Martin's, 2008.

Breggin, Peter R., and Ginger Ross Breggin. *Talking Back to Prozac*. New York: St. Martin's Paperbacks, 1994.

Breggin, Peter R., and David Cohen. *Your Drug May Be Your Problem*. New York: Perseus Books, 2007.

Brenna, Susan. "This is your child. This is your child on drugs." *New York*, November 24, 1997.

Brent, David. "Suicide in youth." *National Alliance on Mental Illness*, June 2003. Https://www.nami.org/Content/ContentGroups/Illnesses/Suicide_Teens.htm.

Bressa, G. M. "S-adenosyl-l-methionine (SAMe) as antidepressant: Meta-analysis of clinical studies." *Acta Neurologica Scandinavica* 89, suppl. 154 (1994): 7–14.

Brietzke, Elisa, et al. "Comparison of cytokine levels in depressed, manic and euthymic patients with bipolar disorder." *Journal of Affective Disorders* 116, no. 3 (August 2009): 214–17. Http://www.ncbi.nlm.nih.gov/pubmed/19251324.

Brink, Susan. "I'll say I'm suicidal." *U.S. News & World Report*, January 19, 1998.

Brody, Jane. "Changing thinking to change emotions." *New York Times*, August 21, 1996.

———. "Despite the despair of depression, few men seek treatment." *New York Times*, December 30, 1997.

Brogan, Kelly. "Have you been told it's all in your head? The new biology of mental illness." *Kelly Brogan, M.D.*, September 25, 2014. Http://kellybroganmd.com/article/told-head-new-biology-mental-illness.

Brown, George W. "Clinical and psychosocial origins of chronic depressive episodes. I. A community survey." *British Journal of Psychiatry* 165, no. 4 (October 1994): 447–56.

———. "Clinical and psychosocial origins of chronic depressive episodes. II. A patient inquiry." *British Journal of Psychiatry* 165, no. 7 (July 1994) : 457–65.

———. "Life events and endogenous depression." *Archives of General Psychiatry* 51, no. 7 (July 1994): 525–34.

———. "Psychosocial factors and depression and anxiety disorders—some possible implications for biological research." *Journal of Psychopharmacology* 10, no. 1 (January 1996): 23–30.

———. "Genetics of depression: A social science perspective." *International Review of Psychiatry* 8, no. 4 (January 1996): 387–401.

———. "Loss and depressive disorders." In *Adversity, Stress and Psychopathology*. Ed. B. P. Dohrenwend. Washington, D.C.: American Psychiatric Press, 1997.

Brown, George W., et al. "Aetiology of anxiety and depressive disorders in an inner-city population. 1. Early adversity." *Psychological Medicine* 23, no. 1 (February 1993): 143–54.

———. "Aetiology of anxiety and depressive disorders in an inner-city population. 2. Comorbidity and adversity." *Psychological Medicine* 23, no. 1 (February 1993): 155–65.

———. "Loss, humiliation and entrapment among women developing depression: A patient and non-patient comparison." *Psychological Medicine* 25, no. 1 (January 1995): 7–21.

———. "Social factors and comorbidity of depressive and anxiety disorders." *British Journal of Psychiatry* 168, suppl. 30 (June 1996): 50–57.

———. "Single mothers, poverty, and depression." *Psychological Medicine* 27, no. 1 (January 1997): 21–33.

Brown, Richard, Teodoro Bottiglieri, and Carol Colman. *Stop Depression Now: SAM-e*. New York: G. P. Putnam's Sons, 1999.

Brown, Theodore M. "Descartes, dualism, and psychosomatic medicine." In *The Anatomy of Madness*, vol. 1. Eds. W. F. Bynum, Roy Porter, and Michael Shepherd. London: Tavistock Publications, 1985.

Brown, Thomas M.. "Acute St. John's wort toxicity." *American Journal of Emergency Medicine* 18, no. 2 (March 2000): 231–32.

Bruder, G. E., et al. "Outcome of cognitive-behavioral therapy for depression: Relation to hemispheric dominance for verbal processing." *Journal of Abnormal Psychology* 106, no. 1 (February 1997): 138–44.

Buck, Jeffrey, et al. "Behavioral health benefits in employer-sponsored health plans, 1997." *Health Affairs* 18, no. 2 (March–April 1999): 67–78.

Bucknill, John Charles, and Daniel H. Tuke. *A Manual of Psychological Medicine*. Philadelphia: Blanchard and Lea, 1858.

Buckwalter, J. Galen, et al. "Pregnancy, the postpartum, and steroid hormones: Effects on cognition and mood." *Psychoneuroendocrinology* 24, no. 1 (January 1999): 69–84. Http://www.ncbi.nlm.nih.gov/pubmed/10098220.

Bulgakov, Mikhail. *The White Guard*. Trans. Michael Glenny. London: The Harvill Press, 1996.

Burns, Barbara, et al. "General medical and specialty mental health service use for major depression." *International Journal of Psychiatry in Medicine* 30, no. 2 (2000): 127–43.

Burton, Robert. *The Anatomy of Melancholy*. 3 vols. Eds. Thomas C. Faulkner, Nicolas K. Kiessling, and Rhonda L. Blair. Oxford: Clarendon Press, 1997.

Busch, Susan, Ezra Golberstein, and Ellen Meara. "The FDA and ABCs: The unintended onsequences of antidepressant warnings on human capital." NBER Working Paper no. 17426, National Bureau of Economic Research, September 2011. Http://www.nber.org/papers/w17426.

Bush, Carol, et al. "Operation outreach: Intensive case management for severely psychiatrically disabled adults." *Hospital & Community Psychiatry* 41, no. 6 (June 1990): 647–51.

Buultjens, Melissa, and Pranee Liamputtong. "When giving life starts to take the life out of you: Women's experiences of depression after childbirth." *Midwifery* 23, no. 1 (March 2007): 77–91. Http://www.ncbi.nlm.nih.gov/pubmed/16934378.

Byrd, Max. Visits to Bedlam: Madness and Literature in the Eighteenth Century. Columbia: University of South Carolina Press, 1974.

Byrne, Gayle, and Stephen Suomi. "Social separation in infant cebus apella: Patterns of behavioral and cortisol response." *International Journal of Developmental Neuroscience* 17, no. 3 (June 1999): 265–74.

Bystritsky, Alexander, Lauren Kerwin, and Jamie Feusner. "A pilot study of cranial electrotherapy stimulation for generalized anxiety disorder." *Journal of Clinical Psychiatry* 69, no. 3 (March 2008): 412–17. Http://www.ncbi.nlm.nih.gov/pubmed/18348596.

Cadoret, Remi, et al. "Somatic complaints. Harbinger of depression in primary care." *Journal of Affective Disorders* 2, no. 1 (March 1980): 61–70.

———. "Depression spectrum disease, I: The role of gene-environment interaction." *American Journal of Psychiatry* 153, no. 7 (July 1996): 892–99.

Cain, Lillian. "Obtaining social welfare benefits for persons with serious mental illness." *Hospital & Community Psychiatry* 44, no. 10 (October 1993): 977–80.

Calabrese, J. R., et al. "Fish oils and bipolar disorder." *Archives of General Psychiatry* 56, no. 5 (May 1999): 413–14.

Callahan, Roger J., and Joanne Callahan. *Stop the Nightmares of Trauma: Thought Field Therapy.* New York: Professional Press, 2000.

Camus, Albert. *The Myth of Sisyphus and Other Essays.* Trans. Justin O'Brien. New York: Vintage International, 1991.

Canli, Turhan. "Reconceptualizing major depressive disorder as an infectious disease." *Biology of Mood & Anxiety Disorders* 4 (October 21, 2014): 10. Http://www.ncbi.nlm.nih.gov/pubmed/25364500.

Caplan, Paula J. They Say You're Crazy. Reading, Mass.: Addison-Wesley, 1995.

Carey, Benedict. "Sleep therapy seen as an aid for depression." *New York Times*, November 18, 2013. Http://www.nytimes.com/2013/11/19/health/treating-insomnia-to-heal-depression.html.

Carhart-Harris, Robin L., et al. "Mourning and melancholia revisited: Correspondences between principles of Freudian metapsychology and empirical findings in neuropsychiatry." *Annals of General Psychiatry* 7, no. 9 (July 24, 2008): 1–23. Http://www.ncbi.nlm.nih.gov/pubmed/18652673.

Carlat, Daniel. Unhinged: *The Trouble with Psychiatry*. New York: Free Press, 2010.

———. " 'The illusions of psychiatry': An exchange." *New York Review of Books*, August 18, 2011. Http://www.nybooks.com/articles/archives/2011/aug/18/illusions-psychiatry-exchange.

Carling, Paul J. "Major mental illness, housing, and supports." *American Psychologist* 150, no. 5 (August 1990): 969–71.

Carlsten, Anders, et al. "Antidepressant medication and suicide in Sweden." *Pharmacoepidemiology*

*and Drug Safety* 10, no. 6 (October–November 2001): 525–30. Http://www.ncbi.nlm.nih.gov/
pubmed/11828835

Carlyle, Thomas. *Sartor Resartus*. Indianapolis: Odyssey Press, 1937.

Carney, Michael W. P., et al. "S-adenosylmethionine and affective disorder." *American Journal of
Medicine* 83, suppl. 5A (November 20, 1987): 104–6.

———. "Switch mechanism in affective illness and oral S-adenosylmethionine." *British Journal of
Psychiatry* 150, no. 5 (May 1987): 724–25.

Castelpietra, Giulio, et al. "Antidepressant use and suicide prevention: A prescription database study
in the region Friuli Venezia Giulia, Italy." *Acta Psychiatrica Scandinavica* 118, no. 5 (November
2008): 382–88. Http://www.ncbi.nlm.nih.gov/pubmed/18754835.

Catalán, José, ed. *Mental Health and HIV Infection*. London: UCL Press, 1999.

Cavuoto, James. "Depressing innovation." *Neurotech Business Report*, December 13, 2013a. Http://
www.neurotechreports.com/pages/publishersletterDec13.html.

———. "St. Jude Medical struggles to regain traction in neuromodulation market." *Neurotech Busi-
ness Report*, December 13, 2013b. Http://www.neurotechreports.com/pages/St_Jude_Medical_
profile.html.

CBS News. "Treating depression: Is there a placebo effect?" Lesley Stahl, correspondent. *60 Minutes*,
February 19, 2012. Http://www.cbsnews.com/news/treating-depression-is-there-a-placebo-effect.

Centers for Disease Control, U.S. Department of Health and Human Services. "Suicide: Facts at a
glance." October 24, 2012. Http://www.cdc.gov/violenceprevention/pdf/Suicide_DataSheet-a.
pdf.

———. "Depression during and after pregnancy fact sheet." July 16, 2012. Http://www.
womenshealth.gov/publications/our-publications/fact-sheet/depression-pregnancy.html.

Chagnon, Napoleon A. Yanomamö: *The Last Days of Eden*. San Diego: Harcourt Brace Jovanovich,
1992.

Chaisson-Stewart, G. Maureen, ed. *Depression in the Elderly: An Interdisciplinary Approach*. New
York: John Wiley & Sons, 1985.

Chance, M. R. A., ed. *Social Fabrics of the Mind*. London: Lawrence Erlbaum Associates, Publishers,
1988.

Charness, Michael. "Brain lesions in alcoholics." *Alcoholism: Clinical and Experimental Research*
17, no. 1 (February 1993): 2–11.

Chaucer. *Canterbury Tales Complete*. Trans./ed. James J. Donohue. Dubuque, Iowa: Loras College
Press, 1979.

Chekhov, Anton. *Lady with Lapdog and Other Stories*. Trans. David Magarshack. London: Penguin
Books, 1964.

———. *The Party and Other Stories*. Trans. Ronald Wilks. London: Penguin Books, 1985.

Chomsky, Noam. *Reflections on Language*. New York: Pantheon Books, 1975.

Christie, Deborah, Beth Watkins, and Bryan Lask. "Assessment." In *Anorexia Nervosa and Related
Eating Disorders in Children*, 2nd ed. Ed. Rachel Bryan, 105–26. Hove, East Sussex: Psychology
Press, 2000.

———. "Cognitive-behavioral therapeutic techniques for children with eating disorders." In *Anorexia
Nervosa and Related Eating Disorders in Children*, 2nd ed. Ed. Rachel Bryan, 205–26. Hove,
East Sussex: Psychology Press, 2000.

Christie, Deborah, and Russell Viner. "Eating disorders and self-harm in adolescent diabetes." *Journal of Adolescent Health* 27, no. 2 (2000): 105.

Chua-Eoan, Howard. "How to spot a troubled kid." *TIME*, May 31, 1999.

Cioran, E. M. *A Short History of Decay*. Trans. Richard Howard. New York: Quartet Encounters, 1990.

———. *Tears and Saints*. Trans. Ilinca Zarifopol-Johnston. Chicago: University of Chicago Press, 1995.

Clark, R. E., et al. "A cost-effectiveness comparison of supported employment and rehabilitation day treatment." *Administration and Policy in Mental Health* 24, no. 1 (September 1996): 63–77.

Clarke, A. Susan, et al. "Rearing experience and biogenic amine activity in infant rhesus monkeys." *Biological Psychiatry* 40, no. 5 (September 1996): 338–52.

Classen, Hans-Georg, Heimo Franz Schimatschek, and Konrad Wink. "Magnesium in human therapy." *Metal Ions in Biological Systems* 41 (2004): 41–69.

Clerkin, Suzanne M., et al. "Guanfacine potentiates the activation of prefrontal cortex evoked by warning signals." *Biological Psychiatry* 66, no. 4 (August 15, 2009): 307–12. Http://www.ncbi.nlm.nih.gov/pubmed/19520360.

Cochran, S. D., and V. M. Mays. "Lifetime prevalence of suicide symptoms and affective disorders among men reporting same-sex sexual partners: Results from NHANES III." *American Journal of Public Health* 90, no. 4 (April 2000a): 573–78.

———. "Relation between psychiatric syndromes and behaviorally defined sexual orientation in a sample of the U.S. population." *American Journal of Epidemiology* 151, no. 5 (March 1, 2000b): 516–23.

Cohen, Carl. "Poverty and the course of schizophrenia: Implications for research and policy." *Hospital & Community Psychiatry* 44, no. 10 (October 1993): 951–58.

Cohen, Lee S., et al. "Relapse of major depression during pregnancy in women who maintain or discontinue antidepressant treatment." *JAMA* 295, no. 5 (February 2006): 499–507. Http://www.ncbi.nlm.nih.gov/pubmed/16449615.

Cole, J. Alexander, et al. "Bupropion in pregnancy and the prevalence of congenital malformations." *Pharmacoepidemiology and Drug Safety* 16, no. 5 (May 2007): 474–84. Http://www.ncbi.nlm.nih.gov/pubmed/16897811.

Coleridge, Samuel Taylor. *The Collected Letters of Samuel Taylor Coleridge*. Ed. Earl Leslie Griggs. Vol. 1., letter 68. Oxford: Clarendon Press, 1956.

Collinge, Nancy C. *Introduction to Primate Behavior*. Dubuque, Iowa: Kendall/Hunt Publishing Company, 1993.

Colt, George Howe. *The Enigma of Suicide*. New York: Summit Books, 1991.

Colton, Michael. "You need it like . . . A hole in the head?" *Washington Post*, May 31, 1998.

*Consumer Reports*. "Emotional 'aspirin'." December 2000, 60–63.

Cooper, Alexia, and Erica L. Smith. "Homicide trends in the United States, 1980–2008." NCJ 236018, U.S. Department of Justice, Office of Justice Programs, Bureau of Justice Statistics, November 2011. Http://www.bjs.gov/index.cfm?ty=pbdetail&iid=2221.

Cooper, Peter J., and Lynne Murray. "Course and recurrence of postnatal depression: Evidence for the specificity of the diagnostic concept." *British Journal of Psychiatry* 166, no. 2 (February 1995): 191–95. Http://www.ncbi.nlm.nih.gov/pubmed/7728362.

Cooper, Peter J., et al. "Non-psychotic psychiatric disorder after childbirth: A prospective study of prevalence, incidence, course and nature." *British Journal of Psychiatry* 152, no. 6 (June 1988):

799–806. Http://www.ncbi.nlm.nih.gov/pubmed/3167466.

Cooper, William O., et al. "Increasing use of antidepressants in pregnancy." *American Journal of Obstetrics & Gynecology* 196, no. 6 (June 2007): 544 e1–5. http://www.ncbi.nlm.nih.gov/pubmed/17547888.

Corballis, Michael. *The Lopsided Ape: Evolution of the Generative Mind.* New York: Oxford University Press, 1991.

Corballis, Michael, et al. "Location of the handedness gene on the X and Y chromosomes." *American Journal of Medical Genetics* 67, no 1. (February 1996): 50–52.

Corter, Carl M., and Alison S. Fleming. "Psychobiology of maternal behavior in human beings." In *Handbook of Parenting, Vol. 2: Biology and Ecology of Parenting*, 2nd ed. Ed. Marc H. Bornstein, 141–81. Mahwah, N.J.: Erlbaum, 2002.

Costa, E., and G. Racagni, eds. *Typical and Atypical Antidepressants: Clinical Practice.* New York: Raven Press, 1982.

Cowper, William, Esq. *Memoir of the Early Life of William Cowper, Esq.* Newburgh, N.Y.: Philo B. Pratt, 1817.

———. *The Poetical Works of William Cowper.* Ed. H. S. Milford. Oxford: Oxford University Press, 1950.

Cox, J. L., D. Murray, and G. Chapman. "A controlled study of the onset, duration and prevalence of postnatal depression." *British Journal of Psychiatry* 163, no. 1 (July 1993): 27–31. Http://www.ncbi.nlm.nih.gov/pubmed/8353695.

Cox, J. L., J. M. Holden, and R. Sagovsky. "Detection of postnatal depression: Development of the 10-item Edinburgh Postnatal Depression Scale." *British Journal of Psychiatry* 150, no. 6 (June 1987): 782–86. Http://www.ncbi.nlm.nih.gov/pubmed/3651732.

Coyne, James C., ed. *Essential Papers on Depression.* New York: New York University Press, 1985.

Craske, M. G., et al. *Mastery of your anxiety and panic: Therapist guide for anxiety, panic, and agoraphobia.* San Antonio: Graywind Publications/The Psychological Corporation, 2000.

Crellin, John K., and Jane Philpott. *Herbal Medicine Past and Present: A Reference Guide to Medicinal Plants.* 2 vols. Durham, N.C.: Duke University Press, 1990.

Cristancho, Pilar, et al. "Effectiveness and safety of vagus nerve stimulation for severe treatment-resistant major depression in clinical practice after FDA approval: Outcomes at 1 year." *Journal of Clinical Psychiatry* 72, no. 10 (October 2011): 1376–82. Http://www.ncbi.nlm.nih.gov/pubmed/21295002.

Crockenberg, Susan C., and Esther M. Leerkes. "Infant negative emotionality, caregiving, and family relationships." In *Children's Influence on Family Dynamics: The Neglected Side of Family Relationships.* Eds. A. C. Crouter and A. Booth, 57–78. Mahwah, N.J.: Erlbaum, 2003.

Croen, Lisa A., et al. "Antidepressant use during pregnancy and childhood autism spectrum disorders." *Archives of General Psychiatry* 68, no. 11 (November 2011): 1104–12. Http://www.ncbi.nlm.nih.gov/pubmed/21727247

Crosby, Alex E., LaVonne Ortega, and Cindi Melanson. "Self-directed violence surveillance: Uniform definitions and recommended data elements." U.S. Centers for Disease Control and Prevention, February 2011. Http://www.cdc.gov/violenceprevention/pdf/self-directed-violence-a.pdf.

Crosby, Alex E., et al. "Suicidal thoughts and behaviors among adults aged =18 years: United States, 2008–2009." *Morbidity and Mortality Weekly Report Surveillance Summaries* 60, no. SS-13 (October 21, 2011): 1–22. Http://www.ncbi.nlm.nih.gov/pubmed/22012169.

Cross, Alan. "Serotonin in Alzheimer-type dementia and other dementing illnesses." *Annals of the New York Academy of Sciences* 600 (1990): 405–15.

Cross, Alan, et al. "Serotonin receptor changes in dementia of the Alzheimer type." *Journal of Neurochemistry* 43, no. 6 (December 1984): 1574–81.

Cross-Disorder Group, the Psychiatric Genomics Consortium. "Identification of risk loci with shared effects on five major psychiatric disorders: A genome-wide analysis." *Lancet* 381, no. 9875 (April 2013): 1371–79. Http://www:ncbi.nlm.nih.gov/pubmed/23453885.

Cross-National Collaborative Group. "The changing rate of major depression." *JAMA* 268, no. 21 (1992): 3098–105.

Crow, T. J. "Sexual selection, Machiavellian intelligence and the origins of psychosis." *Lancet* 342, no. 8871 (September 4, 1993): 594–98.

———. "Childhood precursors of psychosis as clues to its evolutionary origins." *European Archives of Psychiatry and Clinical Neuroscience* 245, no. 2 (April 1995): 61–69.

———. "Constraints on concepts of pathogenesis." *Archives of General Psychiatry* 52, no. 12 (December 1995): 1011–15.

———. "A Darwinian approach to the origins of psychosis." *British Journal of Psychiatry* 167, no. 1 (July 1995): 12–25.

———. "Sexual selection as the mechanism of evolution of Machiavellian intelligence: A Darwinian theory of the origins of psychosis." *Journal of Psychopharmacology* 10, no. 1 (January 1996): 77–87.

———. "Is schizophrenia the price that Homo sapiens pays for language?" *Schizophrenia Research* 28, nos. 2–3 (December 19, 1997): 127–41.

———. "Schizophrenia as failure of hemispheric dominance for language." *Trends in Neuroscience* 20, no. 8 (August 1997): 339–43.

———. "Nuclear schizophrenic symptoms as a window on the relationship between thought and speech." *British Journal of Psychiatry* 173, no. 4 (October 1998): 303–9.

Crow, T. J., et al. "Relative hand skill predicts academic ability: Global deficits at the point of hemispheric indecision." *Neuropsychologia* 26, no. 12 (December 1998): 1275–82.

Cuijpers, Pim, et al. "Comparison of psychotherapies for adult depression to pill placebo control groups: A meta-analysis." *Psychological Medicine* 44, no. 4 (March 2014): 685–95. Http://www.ncbi.nlm.nih.gov/pubmed/23552610.

Cullen, William. *The First Lines of the Practice of Physic.* 3 vols. Worcester, Mass.: Isaiah Thomas, 1790.

———. *Synopsis and Nosology, Being an Arrangement and Definition of Diseases.* Springfield, Mass.: Edward Gray, 1793.

Curtis, Tine, and Peter Bjerregaard. *Health Research in Greenland.* Copenhagen: DICE, 1995.

Cutbush, Edward. *An Inaugural Dissertation on Insanity.* Philadelphia: Zachariah Poulson Jr., 1794.

Cuthbert, Bruce. "Rapidly-Acting Treatments for Treatment-Resistant Depression (RAPID)." National Institute of Mental Health, May 14, 2010. Http://www.nimh.nih.gov/funding/grant-writing-and-application-process/concept-clearances/2010/new-rapidly-acting-treatments-for-treatment-resistent-depression-rapid.shtml.

*Daedalus.* "The brain." Spring 1998.

Dain, Norman. *Concepts of Insanity in the United States, 1789–1865.* New Brunswick, N.J.: Rutgers University Press, 1964.

Dalton, Katharina. "Prospective study into puerperal depression." *British Journal of Psychiatry* 118, no. 547 (June 1971): 689–92. Http://www.ncbi.nlm.nih.gov/pubmed/5104005.

Dalton, Katharina, and Wendy M. Holton. *Depression After Childbirth*. Oxford, U.K.: Oxford University Press, 2001.

Damasio, Antonio R. *Descartes' Error*. New York: A Grosset/Putnam Book, 1994.

Danquah, Meri Nana-Ama. *Willow Weep for Me*. New York: W. W. Norton, 1998.

Danziger, Sandra, et al. "Barriers to the employment of welfare recipients." Ann Arbor: University of Michigan, Poverty Research and Training Center, 1999.

Darwin, Charles. *The Expression of the Emotions in Man and Animals*. London: John Murray, 1872. Http://www.gutenberg.org/ebooks/1227.

———. *The Expression of the Emotions in Man and Animals*. 3rd ed. Oxford: Oxford University Press, 1998.

Datta, Abhishek, et al. "Cranial electrotherapy stimulation and transcranial pulsed current stimulation: A computer based high-resolution modeling study." *NeuroImage* 65 (January 15, 2013): 280–87. Http://www.ncbi.nlm.nih.gov/pubmed/23041337.

Davidson, Park O., ed. *The Behavioral Management of Anxiety, Depression, and Pain*. New York: Brunner/Mazel Publishers, 1976.

Davidson, Richard J. "Affective style, psychopathology and resilience: Brain mechanisms and plasticity." *American Psychologist* 55, no. 11 (November 2000): 1194–214.

Davidson, Richard J., and Nathan Fox. "Frontal brain asymmetry predicts infants' response to maternal separation." *Journal of Abnormal Psychology* 98, no. 2 (May 1989): 127–31.

Davidson, Richard J., et al. "Approach-withdrawal and cerebral asymmetry: Emotional expression and brain physiology I." *Journal of Personality and Social Psychology* 58, no. 2 (February 1990): 330–41.

Dean, Laura, et al. "Lesbian, bisexual and transgender health: Findings and concerns." *Journal of the Gay and Lesbian Medical Association* 4 (2000): 101–51.

DeFelice, Eugene A. "Cranial electrotherapy stimulation (CES) in the treatment of anxiety and other stress-related disorders: A review of controlled clinical trials." *Stress Medicine* 13, no. 1 (January 1997): 31–42. Http://onlinelibrary.wiley.com/doi/10.1002/(SICI)1099-1700(199701)13:1%3C31::AID-SMI715%3E3.0.CO;2-G.

de Leo, Diego, and René F. W. Diekstra. *Depression and Suicide in Late Life*. Toronto: Hogrefe & Huber Publishers, 1990.

de Leo, Diego, et al. "Definitions of suicidal behavior: Lessons learned from the WHO/EURO Multicentre Study." *Crisis* 27, no. 1 (January 2006): 4–15. Http://www.ncbi.nlm.nih.gov/pubmed/16642910.

Delgado, T., et al. "Serotonin function and the mechanism of antidepressant action: Reversal of antidepressant by rapid depletion of plasma tryptophan." *Archives of General Psychiatry* 47, no. 5 (May 1990): 411–18.

DePaulo, J. Raymond, Jr., and Keith Russell Ablow. *How to Cope with Depression*. New York: Fawcett Columbine, 1989.

DeRosis, Helen A., and Victoria Y. Pellegrino. *The Book of Hope*. New York: Bantam Books, 1977.

DeRubeis, R. J., et al. "Medications versus cognitive behavior therapy for severely depressed outpatients: Mega-analysis of four randomized comparisons." *American Journal of Psychiatry* 156, no. 7 (July 1999): 1007–13.

Devanand, D. P., et al. "Does ECT alter brain structure?" *American Journal of Medicine* 151, no. 7 (July 1994): 957–70.

De Wester, Jeffrey. "Recognizing and treating the patient with somatic manifestations of depression." *Journal of Family Practice* 43, suppl. 6 (December 1996): S3–15.

Dewey, Caitlin. "Robin Williams's daughter Zelda driven off Twitter by vicious trolls." *Washington Post*, August 13, 2014. Http://www.washingtonpost.com/news/the-intersect/wp/2014/08/13/robin-williamss-daughter-zelda-driven-off-twitter-by-vicious-trolls.

Dickens, Charles. *Nicholas Nickleby*. New York: Oxford University Press, 1987.

Dickinson, Emily. *The Complete Poems of Emily Dickinson*. Ed. Thomas H. Johnson. Boston: Little, Brown, 1960.

Diefendorf, A. Ross. *Clinical Psychiatry: A Text-Book for Students and Physicians. Abstracted and Adapted from the Seventh German Edition of Kraepelin's Lehrbuch der Psychiatrie*. New York: Macmillan, 1912.

Diepold, John H., Jr. "Touch and Breath (TAB)." Paper presented at Innovative and Integrative Approaches to Psychotherapy: A Conference. Edison, N.J., November 14–15, 1998.

Dobson, Keith F., et al. "Randomized trial of behavioral activation, cognitive therapy, and antidepressant medication in the prevention of relapse and recurrence in major depression." *Journal of Consulting and Clinical Psychology* 76, no. 3 (June 2008): 468–77. Http://www.ncbi.nlm.nih.gov/pubmed/18540740.

Donne, John. *Biathanatos: A Modern-Spelling Edition*. Eds. Michael Rudick and M. Pabst Battin. New York: Garland Publishing, 1982.

Dorn, Lorah, et al. "Biopsychological and cognitive differences in children with premature vs. on-time adrenarche." *Archives of Pediatric Adolescent Medicine* 153, no. 2 (February 1999): 137–46.

Doss, Brian D., et al. "Marital therapy, retreats, and books: The who, what, when and why of relationship help-seeking." *Journal of Marital and Family Therapy* 35, no. 1 (January 2009): 18–29. Http://www.ncbi.nlm.nih.gov/pubmed/19161581.

Dostoyevsky, Fyodor. *The House of the Dead*. Trans. David McDuff. New York: Penguin Classics, 1985.

———. *The Idiot*. Trans. Constance Garnett. New York: Modern Library, 1983.

———. *Notes from Underground*. Trans. Andrew R. MacAndrew. New York: Signet Classic, 1961.

———. *The Possessed*. Trans. Constance Garnett. New York: Heritage Press, 1959.

Dozier, Rush W., Jr. *Fear Itself*. New York: St. Martin's Press, 1998.

Dumlu, Kemal, et al. "Treatment-induced manic switch in the course of unipolar depression can predict bipolarity: Cluster analysis based evidence." *Journal of Affective Disorders* 134, nos. 1–3 (November 2011): 91–101. Http://www.ncbi.nlm.nih.gov/pubmed/21742381.

Dunn, Sara, Blake Morrison, and Michèle Roberts, eds. *Mind Readings: Writers' Journeys through Mental States*. London: Minerva, 1996.

Dunner, D. L. "An overview of paroxetine in the elderly." *Gerontology* 40, suppl. 1 (1994): 21–27.

DuRant, Robert, et al. "Factors associated with the use of violence among urban black adolescents." *American Journal of Public Health* 84, no. 4 (April 1994): 612–17.

Dworkin, Ronald. *Life's Dominion*. New York: Alfred A. Knopf, 1993.

Ebert, D., et al. "Eye-blink rates and depression. Is the antidepressant effect of sleep deprivation mediated by the dopamine system?" *NeuroPsychopharmacology* 15, no. 4 (October 1996): 332–39.

*The Economist.* "Depression: The spirit of the age." December 19, 1998.

———. "The tyranny of time." December 18, 1999.

Eastern Colorado Health Care System, U.S. Department of Veterans Affairs. "Assessment tools." August 29, 2014. Http://www.mirecc.va.gov/visn19/research/assessment_tools.asp.

Edgson, Vicki, and Ian Marber. *The Food Doctor.* London: Collins & Brown, 1999.

Edward, J. Guy. "Depression, antidepressants, and accidents." *British Medical Journal* 311, no. 7010 (October 7, 1995): 887–88.

Egelko, Susan, et al. "Relationship among CT scans, neurological exam, and neuropsychological test performance in right-brain-damaged stroke patients." *Journal of Clinical and Experimental Neuropsychology* 10, no. 5 (October 1988): 539–64.

Einarson, Adrienne, et al. "Evaluation of the risk of congenital cardiovascular defects associated with use of paroxetine during pregnancy." *American Journal of Psychiatry* 165, no. 6 (June 2008): 749–52. Http://www.ncbi.nlm.nih.gov/pubmed/18381907.

Ekman, Paul. "Darwin's contributions to our understanding of emotional expressions." Philosophical Transactions of the Royal Society B 364, no. 1535 (December 12, 2009): 3449–51. Http://www.ncbi.nlm.nih.gov/pubmed/19884139.

Eliot, George. *Daniel Deronda.* London: Penguin Books, 1983.

Eliot, T. S. *The Complete Poems and Plays.* New York: Harcourt, Brace & World, 1971.

Ellis, Bruce, and Judy Garber. "Psychosocial antecedents of variation in girls' pubertal timing: Maternal depression, stepfather presence, and marital and family stress." *Child Development* 71, no. 2 (March–April 2000): 485–501.

Epicurus. *A Guide to Happiness.* Trans. J. C. A. Gaskin. London: A Phoenix Paperback, 1995.

eResearchTechnology Inc. "Suicide risk assessment in healthcare." ERT.com, 2014a. Https://www.ert.com/healthcare/solutions/avert-intelligent-suicide-risk-assessment/suicide-risk-assessment-in-healthcare.

———. "State of Oklahoma selects ERT's assessment system." *Applied Clinical Trials Online* (July 1, 2014b). Http://www.appliedclinicaltrialsonline.com/appliedclinicaltrials/article/articleDetail.jsp?id=847809&sk=80cb3518dac68c23ccfcfbbfb5c66f1a.

Eriksson, P. S., et al. "Neurogenesis in the adult human hippocampus." *Nature Medicine* 4, no. 11 (November 1998): 1313–17.

Esquirol, J. E. D. *Mental Maladies. A Treatise on Insanity.* Fac. of English ed. of 1845. New York: Hafner Publishing, 1965.

Evans, Dylan. "The social competition hypothesis of depression." *ASCAP: The Newsletter of the Society for Sociophysiological Integration* 12, no. 3 (March 1999): 12–15.

Evans, Glen, and Norman L. Farberow. *The Encyclopedia of Suicide.* New York: Facts on File, 1988.

Fassler, David, and Lynne Dumas. *Help Me, I'm Sad: Recognizing, Treating, and Preventing Childhood Depression.* New York: Penguin, 1998.

Faulkner, A. H., and K. Cranston. "Correlates of same-sex sexual behavior in a random sample of Massachusetts high school students." *American Journal of Public Health* 88, no. 2 (February 1998): 262–66.

Fava, Maurizio, et al. "Folate, vitamin B12, and homocysteine in major depressive disorder." *American Journal of Psychiatry* 154, no. 3 (March 1997): 426–28.

Feld, Steven. *Sound and Sentiment.* 2nd ed. Philadelphia: University of Pennsylvania Press, 1982.

Felman, Shoshana. *What Does a Woman Want? Reading and Sexual Difference.* Baltimore and London: Johns Hopkins University Press, 1993.

Ferber, Jane S., and Suzanne LeVert. *A Woman Doctor's Guide to Depression*. New York: Hyperion, 1997.

Fergusson, D. M., et al. "Is sexual orientation related to mental health problems and suicidality in young people?" *Archives of General Psychiatry* 56, no. 10 (October 1999): 876–86.

Ferro, Tova, et al. "Screening for depression in mothers bringing their offspring for evaluation or treatment of depression." *American Journal of Psychiatry* 157, no. 3 (March 2000): 375–79.

Field, Tiffany. "Maternal depression: Effects on infants and early interventions." *Preventive Medicine* 27, no. 2 (March–April 1998): 200–203.

Field, Tiffany, et al. "Effects of parent training on teenage mothers and their infants." *Pediatrics* 69, no. 6 (June 1982): 703–7.

———. "Prenatal depression effects on the fetus and the newborn." *Infant Behavior & Development* 29, no. 3 (July 2006): 445–55. Http://www.ncbi.nlm.nih.gov/pubmed/17138297.

Finzi, Eric, and Norman E. Rosenthal. "Treatment of depression with onabotulinumtoxinA: A randomized, double–blind, placebo controlled trial." *Journal of Psychiatric Research* 52 (May 2014): 1–6. Http://www.ncbi.nlm.nih.gov/pubmed/24345483.

Fischer, Joannie Schrof. "Taking the shock out of electroshock." *U.S. News & World Report*, January 24, 2000.

Fitzgerald, F. Scott. *The Crack-Up*. Ed. Edmund Wilson. New York: New Directions, 1993.

———. *The Great Gatsby*. New York: Charles Scribner's Sons, 1953.

Fleming, Alison S., Carl Corter, and Meir Steiner. "Sensory and hormonal control of maternal behavior in rat and human mothers." In *Motherhood in Human and Nonhuman Primates*. Eds. Christopher R. Pryce, Robert D. Martin, and David Skuse, 106–14. Basel: Karger, 1995.

Flowers, Arthur. *Another Good Loving Blues*. New York: Ballantine Books, 1993.

Flynn, John. *Cocaine*. New York: A Birch Lane Press Book, 1991.

Fombonne, Eric. "Depressive disorders: Time trends and possible explanatory machanisms." In *Psychosocial Disorders in Young People*. Eds. Michael Rutter and David J. Smith. England and New York: John Wiley & Sons, 1995.

Forrester, John. "Dispatches from the Freud wars." In *Dispatches from the Freud Wars: Psychoanalysis and Its Passions*. Harvard University Press, 1997.

Foucault, Michel. *Madness and Civilization*. Trans. Richard Howard. New York: Vintage Books, 1965.

Fountoulakis, Konstantinos N., and Hans-Jürgen Möller. "Efficacy of antidepressants: A re-analysis and re-interpretation of the Kirsch data." *International Journal of Psychopharmacology* 14, no. 3 (April 2011): 405–12. Http://www.ncbi.nlm.nih.gov/pubmed/20800012.

———. "Antidepressant drugs and the response in the placebo group: The real problem lies in our understanding of the issue." *Journal of Psychopharmacology* 26, no. 5 (May 2012): 744–50. Http://www.ncbi.nlm.nih.gov/pubmed/21926425.

Fountoulakis, Konstantinos N., Myrto T. Samara, and Melina Siamouli. "Burning issues in the meta-analysis of pharmaceutical trials for depression." *Journal of Psychopharmacology* 28, no. 2 (February 2014): 106–17. Http://www.ncbi.nlm.nih.gov/pubmed/24043723.

Fowles, Eileen R. "The relationship between maternal role attainment and postpartum depression." *Health Care for Women International* 19, no. 1 (January–February 1998): 83–94. Http://www.ncbi.nlm.nih.gov/pubmed/9479097.

Freeman, Arthur, Karen M. Simon, Larry E. Beutler, and Hal Arkowitz, eds. *Comprehensive Handbook of Cognitive Theory.* New York: Plenum Press, 1989.

Freidlin, Boris. "Futility analysis." In *Encyclopedia of Statistical Sciences.* New York: Wiley, 2013. Http://onlinelibrary.wiley.com/doi/abs/10.1002/0471667196.ess7171.

Freud, Sigmund. *A General Selection from the Works of Sigmund Freud.* Ed. John Rickman. New York: Liveright, 1957.

———. *The Standard Edition of the Complete Psychological Works of Sigmund Freud.* 24 vols. Trans./ed. James Strachey, Anna Freud, et al. London: Hogarth Press, 1953–74.

Friedman, Raymond J., and Martin M. Katz, eds. The Psychology of Depression: Contemporary Theory and Research. Washington, D.C.: V. H. Winston & Sons, 1974.

Friedman, Richard A. "Before you quit antidepressants." *New York Times,* January 11, 2010. Http://www.nytimes.com/2010/01/12/health/12mind.html.

———. "A dry pipeline for psychiatric drugs." *New York Times,* August 19, 2013a. Http://www.nytimes.com/2013/08/20/health/a-dry-pipeline-for-psychiatric-drugs.html.

———. "A new focus on depression." *New York Times,* December 23, 2013b. http://well.blogs.nytimes.com/2013/12/23/a-new-focus-on-depression.

———. "Don't worry, get Botox." *New York Times,* March 23, 2014. Http://www.nytimes.com/2014/03/23/opinion/sunday/dont-worry-get-botox.html.

———. "Antidepressants' black-box warning—10 years later." *New England Journal of Medicine* 371, no. 18 (October 30, 2014): 1666–68. Http://www.ncbi.nlm.nih.gov/pubmed/25354101.

Friedman, Richard A., and Andrew C. Leon. "Expanding the black box: Depression, antidepressants, and the risk of suicide." *New England Journal of Medicine* 356, no. 23 (June 7, 2007): 2343–46. Http://www.ncbi.nlm.nih.gov/pubmed/17485726.

Friedman, Richard C., and Jennifer Downey. "Internalized homophobia and the negative therapeutic reaction." *Journal of the American Academy of Psychoanalysis* 23, no. 1 (Spring 1995): 99–113.

———. "Internal homophobia and gender-valued self-esteem in the psychoanalysis of gay patients." *Psychoanalytic Review* 86, no. 3 (June 1999): 325–47.

———. "Psychoanalysis and sexual orientation: Sexual science and clinical practice." Manuscript.

Friedman, Susan Hatters, and Phillip J. Resnick. "Child murder by mothers: Patterns and prevention." *World Psychiatry* 6, no. 3 (October 2007): 137–41. http://www.ncbi.nlm.nih.gov/pubmed/18188430.

———. "Postpartum depression: An update." *Women's Health* 5, no. 3 (May 2009): 287–95. Http://www.ncbi.nlm.nih.gov/pubmed/19392614.

Friedrich, William N. *Psychotherapy with Sexually Abused Boys.* Thousand Oaks, Calif.: Sage Publications, 1995.

Fromm, Erich. *Escape from Freedom.* New York: Farrar & Rinehart, 1941.

Fugh-Berman, A. "Herb-drug interactions." *Lancet* 355, no. 9198 (January 8, 2000): 134–38.

Gabis, Lidia, Bentzion Shklar, and Daniel Geva. "Immediate influence of transcranial electrostimulation on pain and beta-endorphin blood levels: An active placebocontrolled study." *American Journal of Physical Medicine & Rehabilitation* 82, no. 2 (February 2003): 81–85. Http://www.ncbi.nlm.nih.gov/pubmed/12544752.

Galanter, Marc, and Herbert D. Kleber. *Textbook of Substance Abuse Treatment.* 2nd ed. Washington, D.C.: American Psychiatric Press, 1999.

Galdston, Iago, ed. *Historic Derivations of Modern Psychiatry.* New York: McGraw-Hill, 1967.

Gallerani, M., et al. "The time for suicide." *Psychological Medicine* 26, no. 4 (July 1996): 867–70.

Gallicchio, Vincent, and Nicholas Birch, eds. *Lithium: Biochemical and Clinical Advances*. Cheshire, Conn.: Weidner Publishing Group, 1996.

Gallo, Fred P. *Energy Psychology*. Boca Raton, Fla.: CRC Press, 1999.

Gamwell, Lynn, and Nancy Tomes. *Madness in America*. Ithaca, N.Y.: Cornell University Press, 1995.

Garcia-Borreguero, Diego, et al. "Hormonal responses to the administration of chlorophenylpiperazine in patients with seasonal affective disorder and controls." *Biological Psychiatry* 37, no. 10 (May 15, 1995): 740–49.

Gardner, Russell, Jr. "Mechanisms in manic-depressive disorder. An evolutionary model." *Archives of General Psychiatry* 39, no. 2 (December 1982): 1436–41.

———. "Sociophysiology as the basic science of psychiatry." *Theoretical Medicine* 18, no. 4 (December 1997): 335–56.

———. "Mati: The angry depressed dog who fought on and won." *ASCAP: The Newsletter of the Society for Sociophysiological Integration* 11, no. 12 (December 1998): 12–17.

Garnock-Jones, Karly, and Paul McCormack. "Escitalopram: A review of its use in the management of major depressive disorder in adults." *CNS Drugs* 24, no. 9 (September 2010): 769–96. Http://www.ncbi.nlm.nih.gov/pubmed/20806989.

Garofalo, R., et al. "The association between health risk behaviors and sexual orientation among a school-based sample of adolescents." *Pediatrics* 101, no. 5 (May 1998): 895–902.

———. "Sexual orientation and risk of suicide attempts among a representative sample of youth." *Archives of Pediatrics & Adolescent Medicine* 153, no. 5 (May 1999): 487–93.

Garraway, Levi A., and Eric S. Lander. "Lessons from the cancer genome." Cell 153, no. 1 (March 28, 2013): 17–37. Http://www.ncbi.nlm.nih.gov/pubmed/23540688.

Gartner. "Gartner hype cycle." Gartner.com, 2014. Http://www.gartner.com/technology/research/methodologies/hype-cycle.jsp.

Gasner, Rose, et al. "The use of legal action in New York City to ensure treatment of tuberculosis." *New England Journal of Medicine* 340, no. 5 (February 4, 1999): 359–66.

Gaudiano, Brandon A. "Psychotherapy's image problem." *New York Times*, September 29, 2013. Http://www.nytimes.com/2013/09/30/opinion/psychotherapys-image-problem.html.

Gaudiano, Brandon A., and Ivan W. Miller. "The evidence-based practice of psychotherapy: Facing the challenges that lie ahead." *Clinical Psychology Review* 33, no. 7 (November 2013): 813–24. Http://www.ncbi.nlm.nih.gov/pubmed/23692739.

Gauthier, Lysanne, et al. "Women's depressive symptoms during the transition to motherhood: The role of competence, relatedness, and autonomy." *Journal of Health Psychology* 15, no. 8 (November 2010): 1145–56. Http://www.ncbi.nlm.nih.gov/pubmed/20453050.

Gavin, Norma I., et al. "Perinatal depression: A systematic review of prevalence and incidence." *Obstetrics and Gynecology* 106, no. 5, part 1 (November 2005): 1071–83. Http://www.ncbi.nlm.nih.gov/pubmed/16260528.

Gazzaniga, Michael S. *The Mind's Past*. Berkeley: University of California Press, 1998.

Geddes, John R., et al. "Relapse prevention with antidepressant drug treatment in depressive disorders: A systematic review." *Lancet* 361 (February 22, 2003): 653–61. Http://www.ncbi.nlm.nih.gov/pubmed/12606176.

George, Mark, et al. "SPECT and PET imaging in mood disorders." *Journal of Clinical Psychiatry* 54, suppl. (November 1993): 6–13.

———. "Daily repetitive transcranial magnetic stimulation (rTMS) improves mood in depression." *Neuroreport* 6, no. 14 (October 2, 1995): 1853–56.

George Wythe University, Office of the Board of Trustees. "Final steps in the administrative transformation of George Wythe University." George Wythe University, *GWU Newsroom*, October 10, 2012. Http://news.gw.edu/?p=393.

Ghadirian, Abdu'l-Missagh A., and Heinz E. Lehmann, eds. *Environment and Psychopathology*. New York: Springer Publishing, 1993.

Gibbons, Robert D., et al. "The relationship between antidepressant medication use and rate of suicide." *Archives of General Psychiatry* 62, no. 2 (February 2005): 165–72. Http://www.ncbi.nlm.nih.gov/pubmed/15699293.

———. "The relationship between antidepressant prescription rates and rate of early adolescent suicide." *American Journal of Psychiatry* 163, no. 11 (November 2006): 1898–904. http://www.ncbi.nlm.nih.gov/pubmed/17074941.

———. "Relationship between antidepressants and suicide attempts: An analysis of the Veterans Health Administration data sets." *American Journal of Psychiatry* 164, no. 7 (July 2007a): 1044–49. Http://www.ncbi.nlm.nih.gov/pubmed/17606656.

———. "Early evidence on the effects of regulators' suicidality warnings on SSRI prescriptions and suicide in children and adolescents." *American Journal of Psychiatry* 164, no. 9 (September 2007b): 1356–63. Http://www.ncbi.nlm.nih.gov/pubmed/17728420.

———. "Benefits from antidepressants: Synthesis of 6-week patient-level outcomes from double-blind placebo-controlled randomized trials of fluoxetine and venlafaxine." *Archives of General Psychiatry* 69, no. 6 (June 2012): 572–79. Http://www.ncbi.nlm.nih.gov/pubmed/22393205.

Gilbert, David. Smoking. Washington, D.C.: Taylor & Francis, 1995.

Gillin, J. C. "Are sleep disturbances risk factors for anxiety, depressive and addictive disorders?" *Acta Psychiatrica Scandinavica Supplementum* 393, suppl. s393 (December 1998): 39–43.

Gladstone, Gemma, Gordon Parker, Kay Wilhelm, and Philip Mitchell. "Characteristics of depressed patients who report childhood sexual abuse." *American Journal of Psychiatry* 156, no. 3 (March 1999): 431–37.

Gladwell, Malcolm. "Damaged." *The New Yorker*, February 24 and March 3, 1997, 132–47.

Glantz, Kalman, and John K. Pearce. *Exiles from Eden: Psychotherapy from an Evolutionary Perspective*. New York: W. W. Norton, 1989.

Glenmullen, Joseph. *Prozac Backlash*. New York: Simon & Schuster, 2000.

Gloaguen, V., et al. "A meta-analysis of cognitive therapy in depressed patients." *Journal of Affective Disorders* 49, no. 1 (April 1998): 59–72.

Goethe, Johann Wolfgang von. *Faust*. From a literary translation by Christa Weisman, updated by Howard Brenton. London: Nick Hearn Books, 1995.

———. *The Sorrows of Young Werther*. Trans. Bayard Quincy Jones. New York: Frederick Ungar Publishing, 1957.

Gold, Mark S., and Andrew E. Slaby, eds. *Dual Diagnosis in Substance Abuse*. New York: Marcel Dekker, 1991.

Goldstein, Rise, et al. "The prediction of suicide." *Archives of General Psychiatry* 48, no. 5 (May 1991): 418–22.

GoLocalProv. "New suicide prevention initiatives in Rhode Island." *GoLocalProv*, March 20, 2012.

Http://www.golocalprov.com/health/new-suicide-prevention-initiatives-in-rhode-island.

Goode, Erica. "Federal report praising electroshock stirs uproar." *New York Times*, October 6, 1999.

———. "Viewing depression as a tool for survival." *New York Times*, February 1, 2000.

———. "Chronic-depression study backs the pairing of therapy and drugs." *New York Times*, May 18, 2000.

Goodman, Walter. "In confronting depression, the first target is shame." *New York Times*, January 6, 1998.

Goodwin, Donald W. *Alcoholism, the Facts*. 3rd ed. Oxford: Oxford University Press, 2000.

Goodwin, Frederick K., and Kay Redfield Jamison. *Manic-Depressive Illness*. Oxford: Oxford University Press, 1990.

Gore, Tipper. "Strip stigma from mental illness." *USA Today*, May 7, 1999.

Gorman, Christine. "Anatomy of melancholy." *TIME*, May 5, 1997.

Gottfries, C. G., et al. "Treatment of depression in elderly patients with and without dementia disorders." *International Clinical Psychopharmacology*, suppl. 6, no. 5 (June 1992): 55–64.

Grand, David. *Defining and Redefining EMDR*. Bellmore, N.Y.: BioLateral Books, 1999.

———. "EMDR performance enhancement and auditory stimulation." Paper presented at Innovative and Integrative Approaches to Psychotherapy, John F. Kennedy Medical Center, Edison, N.J., November 14–15, 1998.

———. "Integrating EMDR into the psychodynamic treatment process." Paper presented at the 1995 EMDR International Conference and published in the June 1996 Eye Movement Desensitization and Reprocessing International Association Newsletter.

Grant, Bridget, et al. "The relationship between DSM-IV alcohol use disorders and *DSM-IV* major depression: Examination of the primary-secondary distinction in a general population sample." *Journal of Affective Disorders* 38, nos. 2–3 (June 1996): 113–28.

Gratten, Jacob, et al. "Large-scale genomics unveils the genetic architecture of psychiatric disorders." *Nature Neuroscience* 17, no. 6 (June 2014): 782–90. Http://www.ncbi.nlm.nih.gov/pubmed/24866044

Gray, Doug, et al. "Utah Youth Suicide Study, Phase I: Government agency contact before death." *Journal of the American Academy of Child & Adolescent Psychiatry* 41, no. 4 (April 2002): 427–34. Http://www.ncbi.nlm.nih.gov/pubmed/11931599.

Gray, Thomas. *The Complete Poems of Thomas Gray*. Eds. H. W. Starr and J. R. Hendrickson. Oxford: Clarendon Press, 1966.

Greden, John F. "Do long-term treatments alter lifetime course? Lessons learned, actions needed." *Journal of Psychiatric Research* 32, nos. 3–4 (May–August 1998): 197–99.

———. "Serotonin: How much we have learned! So much to discover . . ." *Biological Psychiatry* 44, no. 5 (September 1, 1998): 309–12.

Green, Josephine M. "Postnatal depression or perinatal dysphoria? Findings from a longitudinal community-based study using the Edinburgh Postnatal Depression Scale." *Journal of Reproductive and Infant Psychology* 16, nos. 2–3 (1998): 143–55. Http://psycnet.apa.org/psycinfo/1998-10164-004.

Greene, Graham. *Ways of Escape*. New York: Simon and Schuster, 1980.

Greenfeld, Lawrence A., and Tracy L. Snell. "Women offenders." NCJ 175688, U.S. Department of Justice, December 1999, revised October 3, 2000. Http://www.bjs.gov/index.cfm?ty=pbdetail&iid=568

Greenman, Samantha, et al. "A single blind, randomized, sham controlled study of cranial electrical stimulation in bipolar II disorder." Poster presented at the 167th Annual Meeting of the American Psychiatric Association, New York, N.Y., May 4–6, 2014. Http://www.ensrmedical.com/wp-content/uploads/2014/01/Poster-A-Single-Blind-Randomized-Sham-Controlled-Study-of-Cranial-Electrical-Stimulation-in-Bipolar-II-Disorder-Beth-Israel.pdf.

Griaule, Marcel. Conversations with Ogotemmêli. London: Oxford University Press, 1965.

Griesinger, W. Mental Pathology and Therapeutics. 2nd ed. Trans. C. Lockhart Robertson and James Rutherford. London: New Sydenham Society, 1867; New York: William Wood & Co., 1882.

Griffen, Donald R. Animal Minds. Chicago: University of Chicago Press, 1992.

Griffith, John, et al. "Dextroamphetamine: Evaluation of psychomimetic properties in man." Archives of General Psychiatry 26 (1972): 97–100.

Group for the Advancement of Psychiatry. Adolescent Suicide. Washington, D.C.: American Psychiatric Press, 1996.

Grunebaum, Michael F., et al. "Antidepressants and suicide risk in the United States, 1985–1999." Journal of Clinical Psychiatry 65, no. 11 (November 2004): 1456–62. Http://www.ncbi.nlm.nih.gov/pubmed/15554756.

Gunther, Mary, and Kenneth D. Phillips. "Cranial electrotherapy stimulation for the treatment of depression." Journal of Psychosocial Nursing and Mental Health Services 48, no. 11 (November 2010): 37–42. Http://www.ncbi.nlm.nih.gov/pubmed/20669869.

Gusmão, Ricardo, et al. "Antidepressant utilization and suicide in Europe: An ecological multinational study." PLoS One, June 19, 2013, e66455. Http://www.ncbi.nlm.nih.gov/pubmed/23840475.

Gut, Emmy. Productive and Unproductive Depression. New York: Basic Books, 1989.

Guyton, A. C., et al. "Circulation: Overall regulation." Annual Review of Physiology 34 (1972): 13–46. Eds. J. M. Luck and V. E. Hall. Palo Alto, Calif.: Annual Reviews.

Guze, Samuel B., and Eli Robins. "Suicide and primary affective disorders." British Journal of Psychiatry 117, no. 539 (October 1970): 437–38.

Habich, John. "Writing out the demons." Star Tribune, August 4, 2001. Http://www.highbeam.com/doc161-76984499.html.

Hacking, Ian. Mad Travelers. Charlottesville: University Press of Virginia, 1998.

Hagen, Edward H. "Is postpartum depression functional? An evolutionary inquiry." Portion of paper presented at Human Behavior and Evolutionary Society Annual Meeting, Northwestern University, June 1996.

———. "The defection hypothesis of depression: A case study." ASCAP: The Newsletter of the Society for Sociophysiological Integration 11, no. 4 (April 1998): 13–17.

Halbreich, Uriel, and Lucille Lumley. "The multiple interactional biological processes that might lead to depression and gender differences in its appearance." Journal of Affective Disorders 29, nos. 2–3 (October–November 1993): 159–73.

Hall, Stephen S. "Fear itself." New York Times Magazine, February 28, 1999.

Hall, Thomas S. Ideas of Life and Matter: Studies in the History of General Physiology, 600 B.C.–1900 A.D. 2 vols. Chicago: University of Chicago Press, 1969.

Hall, Wayne D., et al. "Association between antidepressant prescribing and suicide in Australia, 1991–2000: Trend analysis." British Medical Journal 326, no. 7397 (May 10, 2003): 1008–12. Http://www.ncbi.nlm.nih.gov/pubmed/12742921.

Halligan, Marion. "Melancholy." In *The Eleven Deadly Sins*. Ed. Ross Fitzgerald. Port Melbourne: William Heinemann Australia, 1993.

Hammad, Tarek A. "Relationship between psychotropic drugs and pediatric suicidality: Review and evaluation of clinical data." U.S. Food and Drug Administration, August 16, 2004. Http://www.fda.gov/ohrms/dockets/ac/04/briefing/2004-4065b1-10-tab08-hammads-review.pdf.

Hammad, Tarek A., Thomas Laughren, and Judith Racoosin. "Suicidality in pediatric patients treated with antidepressant drugs." *Archives of General Psychiatry* 63, no. 3 (March 2006): 332–39. Http://www.ncbi.nlm.nih.gov/pubmed/16520440.

Hamsun, Knut. *Hunger*. Trans. Robert Bly. New York: Noonday Press, 1967.

———. *Night Roamers and Other Stories*. Trans. Tiina Nunnally. Seattle: Fjord Press, 1992.

Hanna, E. Z., et al. "Parallels to early onset alcohol use in the relationship of early onset smoking with drug use and *DSM-IV* drug and depressive disorders: Findings from the National Longitudinal Epidemiologic Survey." *Alcoholism, Clinical and Experimental Research* 23, no. 3 (1999): 513–22.

Hannay, Alastair, and Gordon D. Marino, eds. *The Cambridge Companion to Kierkegaard*. Cambridge: Cambridge University Press, 1998.

Hanson, Nicola D., Michael J. Owens, and Charles B. Nemeroff. "Depression, antidepressants, and neurogenesis: A critical reappraisal." *NeuroPsychopharmacology* 36, no. 13 (December 2011): 2589–602. Http://www.ncbi.nlm.nih.gov/pubmed/21937982.

Hantz, Paul, et al. "Depression in Parkinson's disease." *American Journal of Psychiatry* 151, no. 7 (July 1994): 1010–14.

Harrington, Rebecca A., et al. "Prenatal SSRI use and offspring with autism spectrum disorder or developmental delay." *Pediatrics* 133, no. 5 (May 2014): e1241–48. Http://www.ncbi.nlm.nih.gov/pubmed/24733881.

Harrington, Scott. "The history of federal involvement in insurance regulation: An historical overview." In *Optional Federal Chartering of Insurance*. Ed. Peter Wallison. Washington, D.C.: AEI Press, 2000.

Harris, E. Clare, and Brian Barraclough. "Suicide as an outcome for medical disorders." *Medicine* 73, no. 6 (November 1994): 281–96.

———. "Excess mortality of mental disorder." *British Journal of Psychiatry* 173, no. 1 (July 1998): 11–53.

Harris, M. Jackuelyn, et al. "Recognition and treatment of depression in Alzheimer's disease." *Geriatrics* 44, no. 12 (December 1989): 26–30.

Harrison, Neil A., et al. "Neural origins of human sickness in interoceptive responses to inflammation." *Biological Psychiatry* 66, no. 5 (September 1, 2009): 415–22. Http://www.ncbi.nlm.nih.gov/pubmed/19409533.

Hart, Sybil, et al. "Depressed mothers' neonates improve following the MABI and Brazelton demonstration." *Journal of Pediatric Psychology* 23, no. 6 (December 1998): 351–56.

Hashimoto, Kenji, et al. "Glutamate modulators as potential therapeutic drugs in schizophrenia and affective disorders." *European Archives of Psychiatry and Clinical Neuroscience* 263, no. 4 (August 2013): 367–77. Http://www.ncbi.nlm.nih.gov/pubmed/23455590.

Hassoun, Jacques. *The Cruelty of Depression: On Melancholia*. Trans. David Jacobson. Reading, Mass.: Addison-Wesley, 1997.

Hauch, Valerie. "Disabled woman denied entry to U.S. after agent cites supposedly private medical details." *Toronto Star*, November 28, 2013. Http://www.thestar.com/news/gta/2013/11/28/disabled_woman_denied_entry_to_us_after_agent_cites_supposedly_private_medical_details.html.

Hauenstein, Emily. "A nursing practice paradigm for depressed rural women: Theoretical basis." *Archives of Psychiatric Nursing* 10, no. 5 (October 1996): 283–92.

Hays, Judith, et al. "Social correlates of the dimensions of depression in the elderly." *Journal of Gerontology* 53B, no. 1 (January 1998): P31–39.

Healy, David. *The Psychopharmacologists*. London: Chapman and Hall, 1996.

———. *The Antidepressant Era*. Cambridge: Harvard University Press, 1997.

———. *Pharmageddon*. Berkeley: University of California Press, 2012.

Heidegger, Martin. *Being and Time*. Trans. Joan Stambaugh. New York: State University of New York Press, 1996.

Heldman, Kevin. "7½ days." *City Limits*, June/July 1998.

Helfrich, Randolph F., et al. "Entrainment of brain oscillations by transcranial alternating current stimulation." *Current Biology* 24, no. 3 (February 2014): 333–39. Http://www.ncbi.nlm.nih.gov/pubmed/24461998.

Hellinger, Bert, et al. *Love's Hidden Symmetry*. Phoenix: Zeig, Tucker, 1998.

Hendin, Herbert. *Suicide in America*. New York: W. W. Norton, 1995.

Hendrick, Victoria, et al. "Placental passage of antidepressant medications." *American Journal of Psychiatry* 160, no. 5 (May 2003): 993–96. Http://www.ncbi.nlm.nih.gov/pubmed/12727706.

Herper, Matthew. "Johnson & Johnson is reinventing the party drug Ketamine to treat depression." *Forbes*, May 23, 2013. Http://www.forbes.com/sites/matthewherper/2013/05/23/johnson-johnson-is-reinventing-the-party-drug-ketamine-to-treat-depression.

Herrel, R., et al. "Sexual orientation and suicidality: A co-twin control study in adult men." *Archives of General Psychiatry* 56, no. 10 (October 1999): 867–74.

Herrmann, Nathan, et al. "Behavioral disorders in demented elderly patients." *CNS Drugs* 6, no. 4 (October 1996): 280–300.

Hertzberg, Hendrik. "The Narcissus survey." *The New Yorker*, January 5, 1998.

Hexsel, Doris, et al. "Evaluation of self-esteem and depression symptoms in depressed and nondepressed subjects treated with onabotulinumtoxinA for glabellar lines." *Dermatological Surgery* 39, no. 7 (July 2013): 1088–96. Http://www.ncbi.nlm.nih.gov/pubmed/23465042.

Hickey, Dave. *Air Guitar*. Los Angeles: Art Issues Press, 1997.

Hippocrates. *Hippocrates*. 4 vols. Trans./ed. W. H. S. Jones and E. T. Withington. London: William Heinemann, 1962.

Hirschfeld, Robert M. A., et al. "The national depressive and manic-depressive association consensus statement on the undertreatment of depression." *JAMA* 277, no. 4 (January 22–29, 1997): 333–40.

Hoffman, Friedrich. A System of the Practice of Medicine. 2 vols. Trans. William Lewis. London: J. Murray and J. Johnson, 1783.

Holick, Michael J., and Ernst G. Jung, eds. *Biologic Effects of Light, 1995*. New York: Walter de Gruyter, 1996.

Hollander, Eric, ed. "TMS." *CNS Spectrums* 2, no. 1 (1997).

Hollingsworth, Ellen Jane. "Use of Medicaid for mental health care by clients of community support programs." *Community Mental Health Journal* 30, no. 6 (December 1994): 541–49.

Holloway, Lynette. "Seeing a link between depression and homelessness." *New York Times*, February

7, 1999.

Holtzheimer, Paul E., and Helen S. Mayberg. "Deep brain stimulation for psychiatric disorders." *Annual Review of Neuroscience* 34 (2011): 289–307. Http://www.ncbi.nlm.nih.gov/pubmed/21692660.

*Holy Bible.* King James Version. London: Odhams Press Limited, 1939.

*Holy Bible.* Old Testament. Douay Version of the Latin Vulgate. Rockford, Ill.: Tan Books and Publishers, 1989.

*Holy Bible.* Revised Standard Version. New York: Thomas Nelson, 1972.

Homer. *The Iliad.* Trans. Robert Fagles. New York: Viking, 1990.

Hooley, Jill M., et al. "Predictors of relapse in unipolar depressives: Expressed emotion, marital distress, and perceived criticism." *Journal of Abnormal Psychology* 98, no. 3 (August 1989): 229–35.

Hooper, Judith. "A new germ theory." *Atlantic Monthly*, February 1999, 41–53.

Horgan, John. "Why Freud isn't dead." *Scientific American* 275, no. 6 (December 1996): 74–79.

———. "Much-hyped brain-implant treatment for depression suffers setback." *Cross Check*, March 11, 2014. http://blogs.scientificamerican.com/cross-check/2014/03/11/much-hyped-brain-implant-treatment-for-depression-suffers-setback.

House, Allan, et al. "Depression associated with stroke." *Journal of Neuropsychiatry* 8, no. 4 (Fall 1996): 453–57.

Hoyert, D. L., et al. "Deaths: Final data for 1997. National Vital Statistics Report." *National Vital Statistics Reprots* 47, no. 19 (June 30, 1999). Https://www.cdc.gov/nchs/data/nvsr/nvsr47/nvs47_19.pdf.

Hrdina, Pavel, et al. "Pharmacological modification of experimental depression in infant macaques." *Psychopharmacology* 64, no. 1 (June 28, 1979): 89–93.

Hrdy, Sarah Blaffer. *Mother Nature: Maternal Instincts and How They Shape the Human Species.* New York: Ballantine, 2000.

Hsu, Yun-Wei A., et al. "Role of the dorsal medial habenula in the regulation of voluntary activity, motor function, hedonic state, and primary reinforcement." *Journal of Neuroscience* 34, no. 34 (August 20, 2014): 11366–84. Http://www.ncbi.nlm.nih.gov/pubmed/25143617.

Hugo, Victor. *Les Misérables.* Trans. Charles E. Wilbour. New York: Modern Library, 1992.

Hunter, Richard, and Ida Macalpine, eds. *300 Years of Psychiatry: A History, 1535–1860. Presented in Selected English Texts.* London: Oxford University Press, 1982.

Huybrechts, Krista F. "Antidepressant use in pregnancy and the risk of cardiac defects." *New England Journal of Medicine* 370, no. 25 (June 19, 2014): 2397–407. Http://www.ncbi.nlm.nih.gov/pubmed/24941178

Huybrechts, Krista F., et al. "National trends in antidepressant medication treatment among publicly insured pregnant women." *General Hospital Psychiatry* 35, no. 3 (May–June 2013): 265–71. Http://www.ncbi.nlm.nih.gov/pubmed/23374897.

Huysmans, Joris-Karl. *Against Nature.* Trans. Robert Baldick. Suffolk, England: Penguin Classics, 1997.

Hviid, Anders, Mads Melbye, and Björn Pasternak. "Use of selective serotonin reuptake inhibitors during pregnancy and risk of autism." *New England Journal of Medicine* 369, no. 25 (December 19, 2013): 2406–15. Http://www.ncbi.nlm.nih.gov/pubmed/24350950.

Hyman, Steven E. "Statement on fiscal year 2000 President's budget request for the National Institute

of Mental Health." Department of Health and Human Services. Washington, D.C. (1999), photo-
copy.

———. "Political science." *The Economics of Neuroscience* 2, no. 1 (2000): 6–7.

Ingram, Allan. *The Madhouse of Language: Writing and Reading Madness in the Eighteenth Century.*
London: Routledge, 1991.

Insel, Thomas R. "Faulty circuits." *Scientific American* 302, no. 4 (April 2010): 44–51. Http://www.
nature.com/scientificamerican/journal/v302/n4/full/scientificamerican0410-44.html.

———. "The quest for the cure: The science of mental illness (+ four inconvenient truths)." National
Association for Mental Health Annual Meeting, Washington, D.C., September 6, 2014. Https://
ncc.expoplanner.com/files/7/SessionFilesHandouts/MGS2_Insel_1.pdf.

Inskip, H. M., E. Clare Harris, and Brian Barraclough. "Lifetime risk of suicide for affective disorder,
alcoholism, and schizophrenia." *British Journal of Psychiatry* 172, no. 1 (January 1998): 35–37.

Iovieno, Nadia, et al. "Second-tier natural antidepressants: Review and critique." *Journal of Affective
Disorders* 130, no. 3 (May 2011): 343–57. Http://www.ncbi.nlm.nih.gov/pubmed/20579741.

Isacsson, Göran. "Suicide prevention: A medical breakthrough?" *Acta Psychiatrica Scandinavica* 102,
no. 2 (August 2000): 113–17. Http://www.ncbi.nlm.nih.gov/pubmed/10937783.

Ishihara, K., et al. "Mechanism underlying the therapeutic effects of electroconvulsive therapy on de-
pression." *Japanese Journal of Pharmacology* 80, no. 3 (July 1999): 185–89.

Jack, Dana Crowley. *Silencing the Self: Women and Depression.* Cambridge: Harvard University
Press, 1991.

Jackson, Jeffrey. "SOS: A handbook for survivors of suicide." American Association of Suicidology,
2003. Http://www.suicidology.org/Portals/14/docs/Survivors/Loss%20Survivors/SOS_handbook.
pdf.

Jackson, Stanley W. *Melancholia and Depression: From Hippocratic Times to Modern Times.* New
Haven, Conn., and London: Yale University Press, 1986.

Jacobsen, Neil S., et al. "Couple therapy as a treatment for depression: II. The effects of relationship
quality and therapy on depressive relapse." *Journal of Consulting and Clinical Psychology* 61,
no. 3 (June 1993): 516–19.

Jaffe, Robert J., Vladan Novakovic, and Eric D. Peselow. "Scopolamine as an antidepressant: A sys-
tematic review." *Clinical Neuropharmacology* 36, no. 1 (January/February 2013): 24–26. Http://
www.ncbi.nlm.nih.gov/pubmed/23334071.

James, William. "What is an emotion?" *Mind* 9, no. 34 (April 1884): 188–205. Http://psychclassics.
yorku.ca/James/emotion.htm.

———. *The Will to Believe and Other Essays in Popular Philosophy.* Cambridge: Harvard University
Press, 1979.

———. *The Varieties of Religious Experience.* Cambridge: Harvard University Press, 1985.

Jamison, Kay Redfield. *Touched with Fire.* New York: Free Press, 1993.

———. *An Unquiet Mind.* New York: Vintage Books, 1996.

———. *Night Falls Fast.* New York: Alfred A. Knopf, 1999.

Javorsky, James. "An examination of language learning disabilities in youth with psychiatric dis-
orders." *Annals of Dyslexia* 45, no. 1 (January 1995): 215–31.

Jayakody, R., and H. Pollack. "Barriers to self-sufficiency among low-income, single mothers:
Substance use, mental health problems, and welfare reform." Paper presented at the Association
for Public Policy Analysis and Management, Washington, D.C., November 1997.

Jenkins, Philip. *Synthetic Panics*. New York: New York University Press, 1999.

Jensen, Peter S., et al. "Evolution and revolution in child psychiatry: ADHD as disorder of adaptation." *Journal of the American Academy of Child & Adolescent Psychiatry* 36, no. 12 (July 1997): 1672–79.

Jick, Herschel, James A. Jaye, and Susan S. Jick. "Antidepressants and the risk of suicidal behaviors." *JAMA* 292, no. 3 (July 21, 2004): 338–43. Http://www.ncbi.nlm.nih.gov/pubmed/15265848.

Jick, Susan S., Alan D. Dean, and Hershel Jick. "Antidepressants and suicide." *British Medical Journal* 310, no. 6974 (January 28, 1995): 215–18. Http://www.ncbi.nlm.nih.gov/pubmed/7677826.

Jimenez, Mary Ann. *Changing Faces of Madness: Early American Attitudes and Treatment of the Insane*. Hanover, N.H.: University Press of New England, 1987.

Jobe, T. H. "Medical theories of melancholia in the seventeenth and early eighteenth centuries." *Clio Medica* 11, no. 4 (December 1976): 217–31.

Johnson, Richard E., et al. "Lithium use and discontinuation in a health maintenance organization." *American Journal of Psychiatry* 153 (August 1996): 993–1000.

Jones, Ian. "*DSM-V*: The perinatal onset specifier for mood disorders." Memorandum to the American Psychiatric Association Mood Disorders Work Group, 2010. Https://web.archive.org/web/20121031103603/http://www.dsm5.org/Documents/Mood%20Disorders%20Work%20Group/Ian%20Jones%20memo-post-partum.pdf.

Jones, Mary Lynn F. "Mental health lobbyists say Capitol shooting avoidable." *The Hill*, August 5, 1998.

Jones, Nancy Aaron, et al. "EEG stability in infants/children of depressed mothers." *Child Psychiatry and Human Development* 28, no. 2 (Winter 1997): 59–70.

Joseph-Vanderpool, Jean R., et al. "Seasonal variation in behavioral responses to m-CPP in patients with seasonal affective disorder and controls." *Biological Psychiatry* 33, no. 7 (April 1, 1993): 496–504.

Kafka, Franz. *The Metamorphosis and Other Stories*. Trans. Donna Freed. New York: Barnes & Noble Books, 1996.

Kahn, Jack. *Job's Illness: Loss, Grief and Integration: A Psychological Interpretation*. London: Gaskell, 1986.

Kalen, N. H., et al. "Asymmetric frontal brain activity, cortisol, and behavior associated with fearful temperament in Rhesus monkeys." *Behavioral Neuroscience* 112, no. 2 (April 1998): 286–92.

Kamijima, Kunitoshi, et al. "A placebo-controlled, randomized withdrawal study of sertraline for major depressive disorder in Japan." *International Clinical Psychopharmacology* 21, no. 1 (February 2006): 1–9. Http://www.ncbi.nlm.nih.gov/pubmed/16317311.

Kang, Duck-Hee, et al. "Frontal brain asymmetry and immune function." *Behavioral Neuroscience* 105, no. 6 (December 1991): 860–69.

Kant, Immanuel. *Observations on the Feeling of the Beautiful and Sublime*. Trans. John T. Goldthwait. Berkeley: University of California Press, 1960.

———. *The Philosophy of Kant*. New York: Modern Library, 1949.

Kaplan, Bert. *The Inner World of Mental Illness*. New York: Harper & Row, 1964.

Kaplan, Harold I., and Benjamin J. Sadock, eds. *Comprehensive Textbook of Psychiatry*. 5th ed. Baltimore: Williams & Wilkins, 1989.

Karen, Robert. *Becoming Attached*. Oxford: Oxford University Press, 1998.

Karp, David. A. *Speaking of Sadness*. Oxford: Oxford University Press, 1996.

正午之魔

Katz, Jack. *How Emotions Work*. Chicago: University of Chicago Press, 1999.

Katz, Laurence Y., et al. "Effect of regulatory warnings on antidepressant prescription rates, use of health services and outcomes among children, adolescents and young adults." *CMAJ: Canadian Medical Association Journal* 178, no. 8 (April 8, 2008): 1005–11. Http://www.ncbi.nlm.nih.gov/pubmed/18390943.

Katz, Neal, and Linda Marks. "Depression's staggering cost." *Nation's Business*, June 1994.

Kaufman, Joan, et al. "Serotonergic functioning in depressed abused children: Clinical and familial correlates." *Biological Psychiatry* 44, no. 10 (November 15, 1998): 973–81.

Kavirajan, Harish C., Kristin Lueck, and Kenneth Chuang. "Alternating current cranial electrotherapy stimulation (CES) for depression." *Cochrane Library*, issue 5 (May 31, 2013): CD010521. Http://www.ncbi.nlm.nih.gov/pubmed/25000907.

Kayser, Sarah, et al. "Comparable seizure characteristics in magnetic seizure therapy and electroconvulsive therapy for major depression." *European NeuroPsychopharmacology* 23, no. 11 (November 2013): 1541–50. Http://www.ncbi.nlm.nih.gov/pubmed/23820052.

Keats, John. *The Poems*. Ed. Gerald Bullet. New York: Alfred A. Knopf, 1992.

Kee, Howard Clark. *Medicine, Miracle, and Magic in New Testament Times*. Cambridge: Cambridge University Press, 1986.

Keitner, Gabor I., et al. "Recovery and major depression: Factors associated with twelvemonth outcome." *American Journal of Psychiatry* 149, no. 1 (January 1992): 93–99.

Keller, Martin, et al. "A comparison of nefazodone, the cognitive behavioral-analysis system of psychotherapy, and their combination for the treatment of chronic depression." *New England Journal of Medicine* 342, no. 20 (May 18, 2000): 1462–70.

Kelose, John R. "The genetics of mental illness." Department of Psychiatry, University of California, San Diego. Manuscript.

Kendler, Kenneth S., et al. "A population-based twin study of major depression in women." *Archives of General Psychiatry* 49, no. 2 (April 1992): 257–66.

———. "A longitudinal twin study of 1-Year prevalence of major depression in women." *Archives of General Psychiatry* 50, no. 11 (November 1993): 843–52.

———. "The prediction of major depression in women: Toward an integrated etiologic model." *American Journal of Psychiatry* 150, no. 8 (August 1993): 1139–48.

———. "Stressful life events and previous episodes in the etiology of major depression in women: An evaluation of the 'kindling' hypothesis." *American Journal of Psychiatry* 157, no. 8 (August 2000): 1243–51.

Kenna, Kathleen. "Patrick Kennedy aims for the moon—a cure for 'brain disease.'" *Toronto Star*, October 4, 2012. Http://www.thestar.com/news/world/2012/10/04/patrick_kennedy_aims_for_the_moon_a_cure_for_brain_disease.html.

Kennedy, Sidney H., et al. "Deep brain stimulation for treatment-resistant depression: Follow-up after 3 to 6 years." *American Journal of Psychiatry* 168, no. 5 (May 2011): 502–10. Http://www.ncbi.nlm.nih.gov/pubmed/21285143.

Kenyon, Jane. Constance. St. Paul, Minn.: Graywolf Press, 1993.

Kessler, Ronald C., et al. "Lifetime and 12-month prevalence of DSM-III-R psychiatric disorders in the United States." *Archives of General Psychiatry* 51, no. 1 (January 1994): 8–19.

Kettlewell, Caroline. Skin Game. New York: St. Martin's Press, 1999.

Khan, Arif, et al. "A systematic review of comparative efficacy of treatments and controls for depression." *PLoS One* 7, no. 7 (July 30, 2012): e41778. Http://www.ncbi.nlm.nih.gov/pubmed/22860015.

Khashan, Ali S. "Higher risk of offspring schizophrenia following antenatal maternal exposure to severe adverse life events." *Archives of General Psychiatry* 65, no. 2 (February 2008): 146–52. Http://www.ncbi.nlm.nih.gov/pubmed/18250252.

Kiening, Karl, and Alexander Sartorius. "A new translational target for deep brain stimulation to treat depression." *EMBO Molecular Medicine* 5, no. 8 (August 2013): 1151–53. Http://www.ncbi.nlm.nih.gov/pubmed/23828711.

Kharms, Daniil. *Incidences*. Trans./ed. Neil Cornwall. Cornwall, London: Serpent's Tail, 1993.

Kierkegaard, Søren. *The Sickness Unto Death*. Trans. Alastair Hannay. London: Penguin Books, 1989.

Kiesler, A. "Mental hospitals and alternative care: Noninstitutionalization as potential public policy for mental patients." *American Psychologist* 349, no. 4 (April 1982): 357–58.

Kirk, Stuart A., Tomi Gomory, and David Cohen. *Mad Science: Psychiatric Coercion, Diagnosis, and Drugs*. Piscataway, N.J.: Transaction Publishers, 2013.

Kirsch, Daniel L., and Francine Nichols. "Cranial electrotherapy stimulation for treatment of anxiety, depression, and insomnia." *Psychiatric Clinics of North America* 36, no. 1 (March 2013): 169–76. Http://www.ncbi.nlm.nih.gov/pubmed/23538086.

Kirsch, Irving. *The Emperor's New Drugs: Exploding the Antidepressant Myth*. New York: Basic Books, 2011.

Kirsch, Irving, et al. "Initial severity and antidepressant benefits: A meta-analysis of data submitted to the Food and Drug Administration." *PLoS Medicine* 5, no. 2 (February 2008): e45. Http://www.ncbi.nlm.nih.gov/pubmed/18303940.

Klawansky, Sidney, et al. "Meta-analysis of randomized controlled trials of cranial electrostimulation: Efficacy in treating selected psychological and physiological conditions." *Journal of Nervous and Mental Disease* 183, no. 7 (July 1995): 478–84. Http://www.ncbi.nlm.nih.gov/pubmed/7623022.

Klein, Donald F., and Paul H. Wender. *Understanding Depression*. Oxford: Oxford University Press, 1993.

Klein, Melanie. *The Selected Melanie Klein*. Ed. Juliet Mitchell. New York: Penguin Books, 1986.

Kleinman, Arthur, and Byron Good, eds. *Culture and Depression*. Berkeley: University of California Press, 1985.

Klerman, Gerald, et al. "Treatment of depression by drugs and psychotherapy." *American Journal of Psychiatry* 131, no. 2 (February 1974): 186–91.

Klibansky, Raymond, Erwin Panofsky, and Fritz Saxl. *Saturn and Melancholy: Studies in the History of Natural Philosophy, Religion, and Art*. London: Nelson, 1964.

Kliff, Sarah. "Parrot injuries and other tales from the annals of medical billing." *Washington Post*, February 17, 2012. Http://www.washingtonpost.com/blogs/wonkblog/post/parrot-injuries-and-other-tales-from-the-annals-of-medical-billing/2012/02/17/gIQAHUa0JR_blog.html.

Klinkenborg, Verlyn. "Sleepless." *New York Times Magazine*, January 5, 1997.

Klitzman, Robert. *In a House of Dreams and Glass*. New York: Ivy Books, 1995.

Knickmeyer, Rebecca C., et al. "Rate of Chiari I malformation in children of mothers with depression with and without prenatal SSRI exposure." *NeuroPsychopharmacology* 39, no. 11 (October 2014): 2611–21. Http://www.ncbi.nlm.nih.gov/pubmed/24837031.

Knishinsky, Ran. *The Prozac Alternative*. Rochester, Vt.: Healing Arts Press, 1998.

572 ⏎ 正午之魔 above

Knock, Matthew K., and Ronald Kessler. "Prevalence of and risk factors for suicide attempts versus suicide gestures: Analysis of the National Comorbidity Survey." *Journal of Abnormal Psychology* 115, no. 3 (August 2006): 616–23. Http://www.ncbi.nlm.nih.gov/pubmed/16866602.

Kobler, Arthur L., and Ezra Stotland. *The End of Hope: A Social-Clinical Study of Suicide*. London: Free Press of Glencoe, 1964.

Kochanska, Grazyna. "Patterns of inhibition to the unfamiliar in children of normal and affectively ill mothers." *Child Development* 62, no. 2 (April 1991): 250–63.

Koestler, Arthur. The Ghost in the Machine. New York: Macmillan, 1967.

Kolb, Elzy. "Serotonin: Is there anything it can't do?" *Journal of the College of Physicians and Surgeons of Columbia University* (Spring 1999).

Kornum, Jette B., et al. "Use of selective serotonin-reuptake inhibitors during early pregnancy and risk of congenital malformations: Updated analysis." *Clinical Epidemiology* 2 (August 9, 2010): 29–36. Http://www.ncbi.nlm.nih.gov/pubmed/20865100.

Kosten, Thomas R., et al. "Depression and stimulant dependence." *Journal of Nervous and Mental Disease* 186, no. 12 (December 1998): 737–45.

———. "Regional cerebral blood flow during acute and chronic abstinence from combined cocaine-alcohol abuse." *Drug and Alcohol Dependence* 50, no. 3 (May 1, 1998): 187–95.

Kraemer, Gary, et al. "The behavioral neurobiology of self-injurious behavior in rhesus monkeys: Current concepts and relations to impulsive behavior in humans." *Annals of the New York Academy of Sciences* 836, no. 1 (December 1997): 12–38.

Kraepelin, Emil. *Manic-Depressive Insanity and Paranoia*. Ayer Co. Pub., 1921.

Krafft-Ebing, R. von. *Text-Book of Insanity*. Trans. Charles Gilbert Chaddock. Philadelphia: F. A. Davis, Publishers, 1904.

Kramer, Peter D. *Listening to Prozac*. New York: Viking Press, 1993.

Kristeller, Paul Oskar. *The Philosophy of Marsilio Ficino*. Trans. Virginia Conant. New York: Columbia University Press, 1943.

Kristeva, Julia. *Black Sun: Depression and Melancholia*. Trans. Leon S. Roudiez. New York: Columbia University Press, 1989.

Krystal, John. "Dr. Marcia Angell and the illusions of anti-psychiatry." *Psychiatric Times*, August 13, 2012. Http://www.acnp.org/resources/articlediscussionDetail.aspx?cid=66d1c1bf-7c40-4af9-b4f5-a3856fe1b5ba.

Kuhn, Reinhard. *The Demon of Noontide: Ennui in Western Literature*. Princeton, N.J.: Princeton University Press, 1976.

Kuhn, Roland. "The treatment of depressive states with G22355 (imipramine hydrochloride)." Paper read at Galesburg State Hospital, May 19, 1958.

Kurki, Tapio, et al. "Depression and anxiety in early pregnancy and risk for preeclampsia." *Obstetrics and Gynecology* 95, no. 4 (April 2000): 487–90. Http://www.ncbi.nlm.nih.gov/pubmed/10725477.

Kye, Christopher, and Neal Ryan. "Pharmacologic treatment of child and adolescent depression." *Child and Adolescent Psychiatric Clinics of North America* 4, no. 2 (April 1995): 261–81.

Lambert, Craig. "Deep cravings." *Harvard Magazine* 102, no. 4 (March–April 2000): 60–68.

Lamison-White, L. *U.S. Bureau of the Census: Current Populations Report*. Series P60–198. Washington, D.C.: U.S. Government Printing Office, 1997.

Lapidus, Kyle, Laili Soleimani, and James Murrough. "Novel glutamatergic drugs for the treatment of mood disorders." *Neuropsychiatric Disease and Treatment* 9 (August 7, 2013): 1101–12. Http://www.ncbi.nlm.nih.gov/pubmed/23976856.

Lattal, Kennon A., and Michael Perrone, eds. *Handbook of Research Methods in Human Operant Behavior*. New York: Springer, 1998.

Laval, Steven H., et al. "Evidence for linkage to psychosis and cerebral asymmetry (relative hand skill) on the X chromosome." *American Journal of Medical Genetics* 81, no. 5 (September 7, 1998): 420–27.

Lawlor, B. A., et al. "Evidence for a decline with age in behavioral responsivity to the serotonin agonist, m-chlorophenylpiperazine, in healthy human subjects." *Psychiatry Research* 29, no. 1 (July 1989): 1–10.

Leahy-Warren, Patricia, Geraldine McCarthy, and Paul Corcoran. "First-time mothers: Social support, maternal parental self-efficacy and postnatal depression." *Journal of Clinical Nursing* 21, nos. 3–4 (February 2012): 388–97. Http://www.ncbi.nlm.nih.gov/pubmed/21435059.

Leane, Wendy, and Rosalyn Shute. "Youth suicide: The knowledge and attitudes of Australian teachers and clergy." *Suicide and Life-Threatening Behavior* 28, no. 2 (Summer 1998): 165–73. Http://ncbi.nlm.nih.gov/pubmed/9674076.

Lear, Jonathan. *Love and Its Place in Nature*. New York: Noonday Press, 1990.

———. *Open Minded*. Cambridge: Harvard University Press, 1998.

Ledoux, Joseph. *The Emotional Brain*. New York: Touchstone, 1996.

Lee, Catherine M., and Ian H. Gotlib. "Adjustment of children of depressed mothers: a 10-month follow-up." *Journal of Abnormal Psychology* 100, no. 4 (November 1991): 473–77.

Lee, Seung-Hwan, et al. "Genetic relationship between five psychiatric disorders estimated from genome-wide SNPs." *Nature Genetics* 45, no. 9 (September 2013): 984–94. Http://www.ncbi.nlm.nih.gov/pubmed/23933821.

Lee, Soong, et al. "Community mental health center accessibility." *Archives of General Psychiatry* 31, no. 3 (September 1974): 335–39.

Leibenluft, Ellen, et al. "Relationship between sleep and mood in patients with rapidcycling bipolar disorder." *Psychiatry Research* 63, nos. 2–3 (July 1996): 161–68.

Leibenluft, Ellen, and Thomas A. Wehr. "Is sleep deprivation useful in the treatment of depression?" *American Journal of Psychiatry* 149, no. 2 (February 1992): 159–68.

Lemley, Brad. "Alternative medicine man." *Discover*, August 1999.

Leo, Jonathan, and Jeffrey R. Lacasse. "The media and the chemical imbalance theory of depression." *Society* 45, no. 1 (February 2008): 35–45. Http://link.springer.com/article/10.1007%2Fs12115-007-9047-3.

Leon, Andrew C., et al. "Antidepressants and youth suicide in New York City, 1999–2002." *Journal of the American Academy of Child and Adolescent Psychiatry* 45, no. 9 (September 2006): 1054–58. Http://www.ncbi.nlm.nih.gov/pubmed/16926612.

———. "Antidepressants in adult suicides in New York City: 2001–2004." *Journal of Clinical Psychiatry* 68, no. 9 (September 2007): 1399–403. Http://www.ncbi.nlm.nih.gov/pubmed/17915979.

Leopardi, Giacomo. *Poems*. Trans. Jean-Pierre Barricelli. New York: Las Americas Publishing, 1963.

Lepenies, Wolf. *Melancholy and Society*. Trans. Jeremy Gaines and Doris Jones. Cambridge: Harvard University Press, 1992.

Lester, David, ed. *Current Concepts of Suicide*. Philadelphia: Charles Press, 1990.

———. *Patterns of Suicide and Homicide in the World*. New York: Nova Science Publishers, 1996.

574

正午之魔

—. *Making Sense of Suicide*. Philadelphia: Charles Press, 1997.

Levi, Primo. *The Drowned and the Saved*. Trans. Raymond Rosenthal. New York: Vintage International, 1989.

Levine, David. "VP Biden addresses 15,000 psychiatrists at #APA2014 meeting." *Elsevier Connect*, May 8, 2014.

Levy, Robert M., and Leonard S. Rubinstein. *The Rights of People with Mental Disabilities*. Carbondale: Southern Illinois University Press, 1996.

Lewinsohn, Peter M., et al. "Depression-related cognitions: Antecedent or consequence?" *Journal of Abnormal Psychology* 90, no. 3 (June 1981): 213–19.

Lewis, C. S. *Studies in Words*. Cambridge: Cambridge University Press, 1967.

Lewis, Ricki. "Manic-depressive illness." *FDA Consumer* 30, no. 5 (July 1996): 26–29.

Libby, Anne M., Heather D. Orton, and Robert J. Valuck. "Persisting decline in depression treatment after FDA warnings." *Archives of General Psychiatry* 66, no. 6 (June 2009): 633–39. Http://www.ncbi.nlm.nih.gov/pubmed/19487628.

Libby, Anne M., et al. "Decline in treatment of pediatric depression after FDA advisory on risk of suicidality with SSRIs." *American Journal of Psychiatry* 164, no. 6 (June 2007): 884–91. Http://www.ncbi.nlm.nih.gov/pubmed/17541047.

Lidz, Theodore. "Adolf Meyer and the development of American psychiatry." *American Journal of Psychiatry* 123, no. 3 (September 1966): 320–32.

Light, Luise. "How energy heals." New Age Magazine, February 1998.

Linde, Klaus, et al. "St. John's wort for depression—an overview and meta-analysis of randomized clinical trials." *British Medical Journal* 313, no. 7052 (August 1996): 253–58.

Lindner, Robert. The Fifty-Minute Hour. New York: Rinehart, 1955.

Lipinski, Joseph F., et al. "Open trial of S-adenosylmethionine for treatment of depression." *American Journal of Psychiatry* 143, no. 3 (March 1984): 448–50.

Lisanby, Sarah H., et al. "Safety and feasibility of magnetic seizure therapy (MST) in major depression: Randomized within-subject comparison with electroconvulsive therapy." *Neuro-Psychopharmacology* 28, no. 10 (October 2003): 1852–65. Http://www.ncbi.nlm.nih.gov/pubmed/12865903

Litman, Robert E. "Sigmund Freud on suicide." In *Essays in Self-Destruction*. Ed.Edwin Shneidman. New York: Science House, 1967.

Loo, Colleen K., et al. "A review of ultrabrief pulse width electroconvulsive therapy." *Therapeutic Advances in Chronic Disease* 3, no. 2 (March 2012): 69–85. Http://www.ncbi.nlm.nih.gov/pubmed/23251770.

López, Juan F., et al. Presentation at the NIMH's Suicide Research Workshop, November 14–15, 1996.

—. "Regulation of 5-HT receptors and the hypothalamic-pituitaryadrenal axis: Im-plications for the neurobiology of suicide." *Annals of the New York Academy of Sciences* 836 (December 29, 1997): 106–34.

—. "Regulation of 5-HT1A receptor, glucocorticoid and mineralocorticoid receptor in rat and human hippocampus: Implications for the neurobiology of depression." *Biological Psychiatry* 43, no. 8 (April 15, 1998): 547–73.

López, Juan F., Huda Akil, and Stanley J. Watson. "Neural circuits mediating stress." *Biological Psychiatry* 46, no. 11 (December 1, 1999): 1461–71.

Lopez, Korina. "Glenn Close, family work to end stigma of mental illness." *USA Today*, May 21, 2013. Http://www.usatoday.com/story/news/health/2013/05/19/bringchange2mind-schizo-mental-illness-stigma-glenn-close/2157925.

Loughead, Ada M., et al. "Antidepressants in amniotic fluid: Another route of fetal exposure." *American Journal of Psychiatry* 163, no. 1 (January 2006): 145–47. Http://www.ncbi.nlm.nih.gov/pubmed/16390902.

Louik, Carol, et al. "First-trimester use of selective serotonin-reuptake inhibitors and the risk of birth defects." *New England Journal of Medicine* 356, no. 26 (June 28, 2007): 2675–83. Http://www.ncbi.nlm.nih.gov/pubmed/17596601.

Louik, Carol, Stephen Kerr, and Allen A. Mitchell. "First-trimester exposure to bupropion and risk of cardiac malformations." *Pharmacoepidemiology and Drug Safety* 23, no. 10 (October 2004): 1066–75. Http://www.ncbi.nlm.nih.gov/pubmed/24920293.

Lozano, Andres M., et al. "Subcallosal cingulate gyrus deep brain stimulation for treatmentresistant depression." *Biological Psychiatry* 64, no. 6 (September 15, 2008): 461–67. Http://www.ncbi.nlm.nih.gov/pubmed/18639234.

Ludwig, Jens, David E. Marcotte, and Karen Norberg. "Antidepressants and suicide," *Journal of Health Economics* 28, no. 3 (May 2009): 659–76, http://www.ncbi.nlm.nih.gov/pubmed/19324439.

Luhrmann, T. M. *Of Two Minds*. New York: Alfred A. Knopf, 2000.

Lukács, Georg. *Soul and Form*. Trans. Anna Bostock. Cambridge: MIT Press, 1971.

Luoma, Jason B., Catherine E. Martin, and Jane L. Pearson. "Contact with mental health and primary care providers before suicide: A review of the evidence." *American Journal of Psychiatry* 159, no. 6 (June 2002): 909–16. Http://www.ncbi.nlm.nih.gov/pubmed/12042175.

Lynch, John, et al. "Cumulative impact of sustained economic hardship on physical, cognitive, psychological, and social functioning." *New England Journal of Medicine* 337 (1997): 1889–95.

Lynge, Inge. "Mental disorders in Greenland: Past and present." Man & Society 21 (1997).

Lyons, David, et al. "Separation induced changes in squirrel monkey hypothalamicpituitary-adrenal physiology resemble aspects of hypercortisolism in humans." *Psychoneuroendocrinology* 24, no. 2 (February 1999): 131–42.

MacDonald, Michael. *Mystical Bedlam: Madness, Anxiety, and Healing in Seventeenth Century England*. Cambridge: Cambridge University Press, 1981.

MacLean, Paul D. *The Triune Brain in Evolution: Role in Paleocerebral Functions*. New York: Plenum Press, 1990.

Madden, Pamela A. F., et al. "Seasonal changes in mood and behavior." *Archives of General Psychiatry* 53, no. 1 (January 1996): 47–55.

Maj, M., F. Starace, and N. Sartorius. *Mental Disorders in HIV-1 Infection and AIDS*. Seattle: Hogrefe & Huber, 1993.

Major, Ralph H. *A History of Medicine*. 2 vols. Springfield, Ill.: Thomas, 1954.

Makanjuola, Roger O. "Socio-cultural parameters in Yoruba Nigerian patients with affective disorders." *British Journal of Psychiatry* 155, no. 3 (September 1989): 337–40.

Malan, André, and Bernard Canguilhem, eds. *Symposium on Living in the Cold*. (2nd, 1989, Le Hohwald, France.) London: J. Libbey Eurotext, 1989.

Malaurie, Jean. *The Last Kings of Thule*. Trans. Adrienne Foulke. New York: E. P. Dutton, 1982.

Malm, Heli, et al. "Selective serotonin reuptake inhibitors and risk for major congenital anomalies."

*Obstetrics and Gynecology* 118, no. 1 (July 2011): 111–20. Http://www.ncbi.nlm.nih.gov/pubmed/21646927

Maltsberger, John. Suicide Risk: *The Formulation of Clinical Judgment*. New York: New York University Press, 1986.

Manfield, Philip, ed. *Extending EMDR*. New York: W. W. Norton, 1998.

Mann, J. John. "The neurobiology of suicide." *Nature Medicine* 4, no. 1 (January 1998): 25–30.

Mann, J. John, et al. "Toward a clinical model of suicidal behavior in psychiatric patients." *American Journal of Psychiatry* 156, no. 2 (February 1999): 181–89.

Manning, Martha. *Undercurrents*. San Francisco: HarperSanFrancisco, 1994.

———. "The legacy." *Family Therapy Networker*, January 1997, 34–41.

Marcus, Eric. *Why Suicide?* San Francisco: HarperSanFrancisco, 1996.

Marcus, Sheila M. "Depression during pregnancy: Rates, risks and consequences: Motherisk update 2008." *Canadian Journal of Clinical Pharmacology* 16, no. 1 (Winter 2009): e15–22. Http://www.ncbi.nlm.nih.gov/pubmed/19164843.

Margolis, Simeon, and Karen L. Swartz. *The Johns Hopkins White Papers: Depression and Anxiety*. Baltimore: Johns Hopkins Medical Institutions, 1998–2000.

Margulis, Andrea V., et al. "Use of selective serotonin reuptake inhibitors in pregnancy and cardiac malformations: A propensity-score matched cohort in CPRD." *Pharmacoepidemiology and Drug Safety* 22, no. 9 (September 2013): 942–51. Http://www.ncbi.nlm.nih.gov/pubmed/23733623.

Marinoff, Lou. Plato, *Not Prozac!* New York: HarperCollins, 1999.

Maris, Ronald, ed. *The Biology of Suicide*. New York: Guilford Press, 1986.

Mark, Tami, et al. *National Expenditures for Mental Health, Alcohol and Other Drug Abuse Treatment*. Rockville, Md.: U.S. Department of Health and Human Services, 1996.

Marlowe, Ann. *How to Stop Time: Heroin from A to Z*. New York: Basic Books, 1999.

Masseck, Olivia A., et al. "Vertebrate cone opsins enable sustained and highly sensitive rapid control of Gi/o signaling in anxiety circuitry." *Neuron* 81, no. 6 (March 19, 2014): 1263–73. Http://www.ncbi.nlm.nih.gov/pubmed/24656249.

Mather, Cotton. *The Angel of Bethesda*. Ed. Gordon W. Jones. Barre, Mass.: American Antiquarian Society and Barre Publishers, 1972.

Mathew, Roy, and William Wilson. "Substance abuse and cerebral blood flow." *American Journal of Psychiatry* 148, no. 3 (March 1991): 292–305.

Maudsley, Henry. *The Pathology of Mind*. 3rd ed. New York: D. Appleton, 1882.

———. *The Pathology of the Mind*. London: Macmillan, 1895.

Maupassant, Guy de. *Selected Short Stories*. Trans. Roger Colet. London: Penguin Books, 1971.

Mauthner, Natasha S. "Feeling low and feeling really bad about feeling low: Women's experiences of motherhood and postpartum depression." *Canadian Psychology* 40, no. 2 (May 1999): 143–61. Http://psycnet.apa.org/psycinfo/1999-13790-006.

May, Rollo. *The Meaning of Anxiety*. New York: W. W. Norton, 1977.

Maylon, Alan K. "Biphasic aspects of homosexual identity formation." *Psychotherapy: Theory, Research and Practice* 19, no. 3 (Fall 1982): 335–40.

Mays, John Bentley. *In the Jaws of the Black Dogs*. New York: HarperCollins, 1995.

McAlpine, Donna, and David Mechanic. "Utilization of specialty mental health care among persons with severe mental illness: The roles of demographics, need, insurance, and risk." *Health Services Research* 35, no. 1, part 2 (April 2000): 277–92.

McCann, U., et al. "Serotonin neurotoxicity after 3,4-methylenedioxymethamphetamine: A controlled study in humans." *NeuroPsychopharmacology* 10, no. 2 (April 1994): 129–38.

McCauley, Elizabeth, Gabrielle Carson, and Rose Calderon. "The role of somatic complaints in the diagnosis of depression in children and adolescents." *Journal of the American Academy of Child and Adolescent Psychiatry* 30, no. 4 (July 1991): 631–35.

McDowell, David M., and Henry I. Spitz. *Substance Abuse: From Principles to Practice.* New York: Taylor & Francis Group, 1999.

McGrath, Callie L., et al. "Toward a neuroimaging treatment selection biomarker for major depressive disorder." *JAMA Psychiatry* 70, no. 8 (August 2013): 821–29. Http://www.ncbi.nlm.nih.gov/pubmed/23760393.

McGuire, Michael, and Alfonso Troisi. *Darwinian Psychiatry.* Oxford: Oxford University Press, 1998.

McHugh, Paul R. "Psychiatric misadventures." *American Scholar* 61, no. 4 (Autumn 1992): 497–510.

McHugh, Paul R., and Phillip R. Slavney. *The Perspectives of Psychiatry.* Baltimore: Johns Hopkins University Press, 1986.

McKeown, L. A. "The healing profession on an alternative mission." *Medical World News*, April 1993, 48–60.

Mead, Richard. *Medical Precepts and Cautions.* Trans. Thomas Stack. London: J. Brindley, 1751.

———. *The Medical Works of Richard Mead, M.D.* London: C. Hitch et al., 1760.

Meisol, Patricia. "The Dark Cloud." *Baltimore Sun*, May 1, 1999.

Mehlman, P. T., et al. "Low CSF 5-HIAA concentrations and severe aggression and impaired impulse control in nonhuman primates." *American Journal of Psychiatry* 151, no. 10 (October 1994): 1485–91.

Melfi, Catherine A., Thomas W. Croghan, and Mark P. Hanna. "Access to treatment for depression in a Medicaid population." *Journal of Health Care for the Poor and Underserved* 10, no. 2 (May 1999): 201–15.

Mellman, T. A., and T. W. Uhde. "Sleep and panic and generalized anxiety disorders." In *The Neurobiology of Panic Disorder.* Ed. James Ballenger. New York: Wiley-Liss, 1990.

Menander. *Comicorum Atticorum Fragmenta.* Ed. T. Kock. Leipzig: Teubner, 1888.

Mendelson, Myer. *Psychoanalytic Concepts of Depression.* New York: Spectrum Publications,1974.

Mendez-David, Indira, et al. "Adult hippocampal neurogenesis: An actor in the antidepressantlike action." *Annales Pharmaceutiques Françaises* 71, no. 3 (May 2013): 143–49. Http://www.ncbi.nlm.nih.gov/pubmed/23622692.

Menninger, Karl. *Man Against Himself.* New York: Harcourt, Brace & World, 1983.

Merkin, Daphne. "The black season." *The New Yorker*, January 8, 2001.

Meyer, Adolf. "The 'complaint' as the center of genetic-dynamic and nosological thinking in psychiatry." *New England Journal of Medicine* 199, no. 8 (August 23, 1928): 360–70.

———. *The Collected Papers of Adolf Meyer.* 4 vols. Ed. Eunice E. Winters. Baltimore: Johns Hopkins Press, 1951.

———. *Psychobiology: A Science of Man.* Eds. Eunice E. Winters and Anna Mae Bowers. Springfield, Ill.: Charles C. Thomas, 1957.

Meyer, R. E., ed. *Psychopathology and Addictive Disorder.* New York: Guilford Press, 1986.

Miletich, John J. *Depression in the Elderly: A Multimedia Sourcebook.* Westport, Conn.: Greenwood Press, 1997.

Milgram, Stanley. *Obedience to Authority*. New York: Harper Colophon Books, 1974.

Millay, Edna St. Vincent. *Collected Sonnets*. New York: Harper and Row, 1988.

Miller, Alice. *The Drama of the Gifted Child*. New York: BasicBooks, 1994.

Miller, Ivan W., et al. "Depressed patients with dysfunctional families: Description and course of illness." *Journal of Abnormal Psychology* 101, no. 4 (November 1992): 637–46.

Miller, John, ed. *On Suicide: Great Writers on the Ultimate Question*. San Francisco: Chronicle Books, 1992.

Milling, Leonard, and Barbara Martin. "Depression and suicidal behavior in preadolescent children." In *Handbook of Clinical Child Psychology*. 2nd ed. Eds. C.E. Walker and M. C. Roberts, 319–39. New York: John Wiley & Sons, 1992.

Milton, John. *Complete Poems and Major Prose*. Ed. Merritt Y. Hughes. Englewood Cliffs, N.J.: Prentice-Hall, 1957.

———. *Paradise Lost*. Ed. Scott Elledge. New York: W. W. Norton, 1993.

Miranda, Jeanne. "Introduction to the special section on recruiting and retaining minorities in psychotherapy research." *Journal of Consulting Clinical Psychologists* 64, no. 5 (October 1996): 848–50.

———. "One in five women will become clinically depressed . . ." Manuscript.

Miranda, Jeanne, et al. "Recruiting and retaining low-income Latinos in psychotherapy research." *Journal of Consulting Clinical Psychologists* 64, no. 5 (October 1996): 868–74.

———. "Unmet mental health needs of women in public-sector gynecologic clinics." *American Journal of Obstetrics and Gynecology* 178, no. 2 (February 1998): 212–17.

———. "Current psychiatric disorders among women in public sector family planning clinics." Georgetown University Medical Center. Manuscript.

Miranda, Jeanne, and Bonnie L. Green. "Poverty and mental health services research." Georgetown University Medical Center. Manuscript.

Mirman, Jacob J. *Demystifying Homeopathy*. New Hope, Minn.: New Hope Publishers, 1999.

Mitchell, Allen A., et al. "Medication use during pregnancy, with particular focus on prescription drugs: 1976–2008." *American Journal of Obstetrics and Gynecology* 205, no. 1 (July 2011): 51.e1–51.e8. Http://www.ncbi.nlm.nih.gov/pubmed/21514558.

Möller, Hans-Jürgen, and Konstantinos N. Fountoulakis. "Problems in determining efficacy and effectiveness of antidepressants." *Psychiatriki* 22, no. 4 (October– December 2011): 298–306. Http://www.ncbi.nlm.nih.gov/pubmed/22271842.

Mondimore, Francis Mark. *Depression: The Mood Disease*. Baltimore: Johns Hopkins University Press, 1995.

Monk, Catherine, Elizabeth M. Fitelson, and Elizabeth Werner. "Mood disorders and their pharmacological treatment during pregnancy: Is the future child affected?" *Pediatric Research* 69, no. 5, pt. 2 (May 2011): 3R–10R. Http://www.ncbi.nlm.nih.gov/pubmed/21289532.

Montgomery, S. A. "Suicide prevention and serotonergic drugs." *International Clinical Psychopharmacology* 8, suppl. 2 (November 1993): 83–85.

Montplaisir, J., and R. Godbout, eds. *Sleep and Biological Rhythms*. New York: Oxford University Press, 1990.

Moore, K., et al. "The JOBS evaluation: How well are they faring? AFDC families with preschool-aged children in Atlanta at the outset of the JOBS evaluation." Washington, D.C.: U.S. Department of Health and Human Services, 1995.

————. "The association between physical activity and depression in older depressed adults." *Journal of Aging and Physical Activity* 7 (1999): 55–61.

Moore, Thomas. *Care of the Soul*. New York: HarperCollins, 1998.

Mora, George, ed. *Witches, Devils, and Doctors in the Renaissance: Johann Weyer, De Praestigiis Daemonum*. (1583 ed.) Trans. John Shea. Binghamton, N.Y.: Medieval & Renaissance Texts & Studies, 1991.

Moreines, Jared L., et al. "Neuropsychological function before and after subcallosal cingulate deep brain stimulation in patients with treatment-resistant depression." *Depression and Anxiety* 31, no. 8 (August 2014): 690–98. Http://www.ncbi.nlm.nih.gov/pubmed/24753183.

Morse, Gary, et al. "Experimental comparison of the effects of three treatment programs for homeless mentally ill people." *Hospital & Community Psychiatry* 43, no. 10 (October 1992): 1005–10.

Moss, L., and D. Hamilton. "The psychotherapy of the suicidal patient." *American Journal of Psychiatry* 122, no. 10 (April 1956): 814–19.

Motto, Jerome. "Clinical considerations of biological correlates of suicide," In *The Biology of Suicide*. Ed. Ronald Maris. New York: Guilford Press, 1986.

Mufson, Laura, et al. "Efficacy of interpersonal psychotherapy for depressed adolescents." *Archives of General Psychiatry* 56, no. 6 (June 1999): 573–79.

Mulder, Eduard J. H., et al. "Selective serotonin reuptake inhibitors affect neurobehavioral development in the human fetus." *NeuroPsychopharmacology* 36, no. 10 (September 2011): 1961–71. Http://www.ncbi.nlm.nih.gov/pubmed/21525859.

Müller, Norbert, et al. "The cyclooxygenase-2 inhibitor celecoxib has therapeutic effects in major depression: Results of a double-blind, randomized, placebo-controlled, add-on pilot study to reboxetine." *Molecular Psychiatry* 11, no. 7 (July 2006): 680–84. Http://www.ncbi.nlm.nih.gov/pubmed/16491133.

Murphy, Elaine, ed. *Affective Disorders in the Elderly*. London: Churchill Livingstone, 1986.

Murphy, George. *Suicide in Alcoholism*. New York: Oxford University Press, 1992.

Murray, Albert. *Stomping the Blues*. New York: A De Capo Paperback, 1976.

Murray, Michael T. *Natural Alternatives to Prozac*. New York: Morrow, 1996.

Musetti, Laura, et al. "Depression before and after age 65: A reexamination." *British Journal of Psychiatry* 155, no. 3 (September 1989): 330–36.

Mutrie, Tim. "Aspenite helps spread word on teen depression." *Aspen Times* 12, no. 169 (1999).

Nadler, Roland. "'Electroceutical' ads are here: What will regulators say?" Stanford Center for Law and the Biosciences, October 24, 2013. http://blogs.law.stanford.edu/lawandbiosciences/2013/10/24/electroceutical-ads-are-here-what-will-regulators-say.

Nagel, Thomas. *The Possibility of Altruism*. Princeton, N.J.: Princeton University Press, 1970.

Nakagawa, Atsuo, et al. "Association of suicide and antidepressant prescription rates in Japan, 1999–2003." *Journal of Clinical Psychiatry* 68, no. 6 (June 2007): 908–16. Http://www.ncbi.nlm.nih.gov/pubmed/17592916

National Advisory Mental Health Council. "Minutes of the 184th Meeting." Manuscript. September 16, 1996.

————. "Bridging science and service: A report by the National Advisory Mental Health Council's Clinical Treatment and Services Research Workgroup." Manuscript.

National Alliance on Mental Illness. "General information about specific medications." NAMI, 2014. Http://www.nami.org/Template.cfm?Section=About_Medications&Template=/ContentManage-

ment/ContentCombo.cfm&NavMenuID=798&ContentID=23662

National Institutes of Health, U.S. Department of Health and Human Services. "Behavioral insomnia therapy for those with insomnia and depression." Project Number 5R01MH076856-05; Colleen E. Carney, Ryerson University, project leader; study start date March 2008. Http://clinicaltrials.gov/show/NCT00620789.

————. "Improving depression outcome by adding CBT for insomnia to antidepressants." Project Number 5R01MH079256-05; Andrew D. Krystal, Duke University, project leader; study start date June 2008. Http://projectreporter.nih.gov/project_info_description.cfm?aid=8311829&-icde=18398621.

————. "Efficacy and safety of cranial electrical stimulation (CES) for major depressive disorder (MDD)." Study Number NCT01325532; David Mischoulon, Massachusetts General Hospital, project leader; Fisher Wallace Labs LLC, collaborator; study start date November 2010. Http://clinicaltrials.gov/show/NCT01325532.

————. "A pilot study of deep brain stimulation to the lateral habenulae in treatmentresistant depression." Study Number NCT01798407; Wayne Goodman, Mt. Sinai School of Medicine, principal investigator; study start date February 21, 2013. Http://clinicaltrials.gov/show/NCT01798407.

National Institute of Mental Health, U.S. Department of Health and Human Services. "Research domain criteria (RDoC)." 2014. Http://www.nimh.nih.gov/research-priorities/rdoc/index.shtml.

National Institute of Health's Genetics Workgroup. "Genetics and mental disorders." National Institute of Mental Health. Manuscript.

National Institute of Mental Health's Suicide Research Workshop: From the Bench to the Clinic. November 14–15, 1996.

————. "Report to the National Advisory Mental Health Council Director of the NIMH." January 28–29, 1997.

————. Depression: What Every Woman Should Know. Depression Awareness, Recognition, and Treatment (D/ART) Campaign. Rockville, Md.: NIMH, 1995.

National Mental Health Association. "Tipper Gore announces major mental health initiative." NMHA Legislative Alert, January 15, 1999.

National Mental Health Consumers' Self-Help Clearinghouse, et al. Amici Curiae Brief for the October 1998 Supreme Court Case of Tommy Olmstead, Commissioner of the Department of Human Resources of the State of Georgia, et al., vs. L.C. and E.W., Each by Jonathan Zimring, as Guardian ad Litem and Next Friend. Philadelphia, Pa.: NMHCSHC, 1998.

Naughton, Marie, et al. "A review of ketamine in affective disorders: Current evidence of clinical efficacy, limitations of use and pre-clinical evidence on proposed mechanisms of action." Journal of Affective Disorders 156, no. 3 (March 2014): 24–35. Http://www.ncbi.nlm.nih.gov/pubmed/24388038.

Naurex, Inc. "FDA grants fast track designation to Naurex's rapid-acting novel antidepressant GLYX-13." PR Newswire, March 3, 2014. Http://www.prnewswire.com/news-releases/fda-grants-fast-track-designation-to-naurexs-rapid-acting-novel-antidepressant-glyx-13-248174561.html.

Nazroo, J. Y., et al. "Gender differences in the onset of depression following a shared life event: A study of couples." Psychological Medicine 27, no. 1 (January 1997): 9–19.

Neaman, Judith S. Suggestion of the Devil: The Origins of Madness. Garden City, N.Y.: Anchor Books, 1975.

Nemeroff, Charles B. "The neurobiology of depression." Scientific American 278, no. 6 (June 1998):

42–49.

Nesse, Randolph. "Evolutionary explanations of emotions." *Human Nature* 1, no. 3 (September 1990): 281–89.

———. "What good is feeling bad?" *The Sciences*, December 1991.

———. "Is depression an adaptation?" *Archives of General Psychiatry* 57, no. 1 (January 2000): 14–20.

Newton, Isaac. *Newton's Principia: The Mathematical Principles of Natural Philosophy*. Trans. Andrew Motte. New York: Daniel Adee, 1848.

Nicholson, Barbara L., and Diane M. Kay. "Group treatment of traumatized Cambodian women: A culture-specific approach." *Social Work* 44, no. 5 (September 1999): 470–79.

Nicolson, Paula. "Loss, happiness and postpartum depression: The ultimate paradox." *Canadian Psychology* 40, no. 2 (May 1999): 162–78. Http://psycnet.apa.org/psycinfo/1999-13790-007.

Nielsen, D., et al. "Suicidality and 5-hydroxindoleacetic acid concentration associated with tryptophan hydroxylase polymorphism." *Archives of General Psychiatry* 51, no. 1 (January 1994): 34–38.

Nierenberg, Andrew, et al. "Mania associated with St. John's wort." *Biological Psychiatry* 46, no. 12 (December 1999): 1707–8.

Niesink, R. J. M., et al., eds. *Drugs of Abuse and Addiction*. Boca Raton, Fla.: CRC Press, 1998.

Nietzsche, Friedrich. *Beyond Good and Evil*. Trans. R. J. Hollingdale. London: PenguinBooks, 1990.

———. *Thus Spoke Zarathustra*. Trans. Walter Kaufmann. New York: Modern Library, 1995.

———. *The Will to Power*. Trans. Walter Kaufmann. New York: Vintage Books, 1967.

Nolen-Hoeksema, Susan. *Sex Differences in Depression*. Stanford, Calif.: Stanford University Press, 1990.

Nonacs, Ruta, Lee S. Cohen, and Marlene Freeman. "Response to the *New York Times* article on SSRIs and pregnancy: Moving toward a more balanced view of risk." Massachusetts General Hospital, September 5, 2014. Http://womensmentalhealth.org/posts/response-new-york-times-article-ssris-pregnancy-moving-toward-balanced-view-risk.

Norden, Michael J. *Beyond Prozac: Brain Toxic Lifestyles, Natural Antidotes and New Generation Antidepressants*. New York: ReganBooks, 1995.

*Norton Anthology of Poetry*. Rev. ed. Eds. Alexander W. Allison et al. New York: W. W. Norton, 1975.

Nuland, Sherwin B. *How We Die*. London: Vintage, 1997.

Nulman, Irena, et al. "Child development following exposure to tricyclic antidepressants or fluoxetine throughout fetal life: A prospective, controlled study." *American Journal of Psychiatry* 159, no. 11 (November 2002): 1889–95. Http://www.ncbi.nlm.nih.gov/pubmed/12411224.

Nutt, David. "Substance-P antagonists: A new treatment for depression?" *Lancet* 352, no. 9141 (November 21, 1998): 1644–45.

Nuttin, Bart, et al. "Consensus on guidelines for stereotactic neurosurgery for psychiatric disorders." *Journal of Neurology, Neurosurgery and Psychiatry* 85, no. 9 (September 2014): 1003–8.

Oates, Margaret R. "Postnatal depression and screening: Too broad a sweep?" *British Journal of General Practice* 53, no. 493 (August 2003a): 596–97. Http://www.ncbi.nlm.nih.gov/pubmed/14601333.

———. "Suicide: The leading cause of maternal death." *British Journal of Psychiatry* 183, no. 4 (October 2003b): 279–81. Http://www.ncbi.nlm.nih.gov/pubmed/14519602.

Oberlander, Tim F., et al. "Externalizing and attentional behaviors in children of depressed mothers treated with a selective serotonin reuptake inhibitor antidepressant during pregnancy." *Archives of Pediatric and Adolescent Medicine* 161, no. 1 (January 2007): 22–29. Http://www.ncbi.nlm. nih.gov/pubmed/17199063.

O'Connor, Thomas G., Catherine Monk, and Elizabeth M. Fitelson. "Practitioner review: Maternal mood in pregnancy and child development—implications for child psychology and psychiatry." *Journal of Child Psychology and Psychiatry* 55, no. 2 (February 2014): 99–111. Http://www. ncbi.nlm.nih.gov/pubmed/24127722.

Ogle, Robbin S., Daniel Maier-Katkin, and Thomas J. Bernard. "A theory of homicidal behavior among women." *Criminology* 33, no. 2 (May 1995): 173–93. Http://onlinelibrary.wiley.com/doi/ 10.1111/j.1745-9125.1995.tb01175.x.

O'Hara, Andrew F., et al. "National police suicide estimates: Web surveillance study II." *International Journal of Emergency Mental Health and Human Resilience* 15, no. 1 (January 2013): 31–38. Http://www.ncbi.nlm.nih.gov/pubmed/24187885.

O'Hara, Michael W., and Annette M. Swain. "Rates and risk of postpartum depression: A metaanalysis." *International Review of Psychiatry* 8, no. 1 (March 1996): 37–54. Http://psycnet.apa.org/ psycinfo/1996-94115-005.

Oldham, John M. "Antidepressants and the placebo effect, revisited." *Psychiatric News*, March 16, 2012. Http://psychnews.psychiatryonline.org/doi/full/10.1176/pm.47.6.psychnews_47_6_3-a.

Olfson, Mark, and Steven C. Marcus. "National trends in outpatient psychotherapy." *American Journal of Psychiatry* 167, no. 12 (December 2010): 1456–63. Http://www.ncbi.nlm.nih.gov/pubmed/ 20686187.

Olfson, Mark, et al. "Relationship between antidepressant medication treatment and suicide in adolescents." *Archives of General Psychiatry* 60, no. 10 (October 2003): 978–82. Http://www.ncbi. nlm.nih.gov/pubmed/14557142.

Olney, Buster. "Harnisch says he is being treated for depression." *New York Times*, April 26, 1997.

Olsen, K., and L. Pavetti. *Personal and Family Challenges to the Successful Transition from Welfare to Work*. Washington, D.C.: Urban Institute, 1996.

O'Meara, Kelly Patricia. "Doping kids." *Insight on the News*, June 28, 1999.

Opler, Marvin, and S. Mouchly Small. "Cultural variables affecting somatic complaints and depression." *Psychosomatics* 9, no. 5 (September–October 1968): 261–66.

Oppenheim, Janet. *Shattered Nerves*. Oxford: Oxford University Press, 1991.

Oquendo, Maria A., Kevin M. Malone, and J. John Mann. "Suicide: Risk factors and prevention in refractory major depression." *Depression and Anxiety* 5, no. 4 (1997): 202–11.

———. "Inadequacy of antidepressant treatment for patients with major depression who are at risk for suicidal behavior." *American Journal of Psychiatry* 156, no. 2 (February 1999): 190–94.

Osler, Sir William. *Aequanimitas*. London: H. K. Lewis, 1904.

Oswego Hospital. "Community service plan, 2014–2016." Oswego, N.Y.: Oswego Hospital, 2013. Https://www.oswegohealth.org/dl/2013%20Community%20Service%20Plan1.pdf.

Overstreet, David H., David S. Janowsky, and Amir H. Rezvani. "Alcoholism and depressive disorder: Is cholinergic sensitivity a biological marker?" *Alcohol and Alcoholism* 24, no. 3 (January 1989): 253–55.

Overstreet, S., et al. "Availability of family support as a moderator of exposure to community violence." *Journal of Clinical Child Psychology* 28, no. 2 (June 1999): 151–59.

*The Oxford English Dictionary*. 12 vols. Oxford: Clarendon Press, 1978.

Pae, Chi-Un, et al. "Milnacipran: Beyond a role of antidepressant." *Clinical Neuropharmacology* 32, no. 6 (November/December 2009): 355–63. Http://www.ncbi.nlm.nih.gov/pubmed/19620845.

Page, Melissa, and Mari S. Wilhelm. "Postpartum daily stress, relationship quality and depressive symptoms." *Contemporary Family Therapy* 29, no. 4 (December 2007): 237–51. Http://link.springer.com/article/10.1007%2Fs10591-007-9043-1.

Pagel, Walter. *Religion and Neoplatonism in Renaissance Medicine*. Ed. Marianne Winder. London: Variorum Reprints, 1985.

Papakostas, George I., and Maurizio Fava. "Does the probability of receiving placebo influence clinical trial outcome? A meta-regression of double-blind, randomized clinical trials in MDD." *European NeuroPsychopharmacology* 19, no. 1 (January 2009): 34–40. Http://www.ncbi.nlm.nih.gov/pubmed/18823760.

Papolos, Demitri, and Janice Papolos. *Overcoming Depression*. New York: HarperCollins, 1997.

Paris, Jayson J., et al. "Immune stress in late pregnant rats decreases length of gestation and fecundity, and alters later cognitive and affective behaviour of surviving pre-adolescent offspring." *Stress* 14, no. 6 (November 2011): 652–64. Http://www.ncbi.nlm.nih.gov/pubmed/21995525.

Pascual-Leone, Alvaro, Anil Dunha, and David C. Anderson. "Cerebral atrophy in habitual cocaine abusers: A planimetric CT study." *Neurology* 41, no. 1 (January 1991): 34–38.

Pascual-Leone, Alvaro, et al. "Rapid-rate transcranial magnetic stimulation of left dorsolateral prefrontal cortex in drug-resistant depression." *Lancet* 348, no. 9022 (July 27, 1996): 233–37.

Patros, Philip G., and Tonia K. Shamoo. *Depression and Suicide in Children and Adolescents*. Boston: Allyn & Bacon, 1989.

Patton, Stacey Pamela. "Electrogirl." *Washington Post* (September 19, 1999).

Pawlby, Susan, et al. "Antenatal depression predicts depression in adolescent offspring: Prospective longitudinal community-based study." *Journal of Affective Disorders* 113, no. 3 (March 2009): 236–43. Http://www.ncbi.nlm.nih.gov/pubmed/18602698.

Pear, Robert. "Insurance plans skirt requirement on mental health." *New York Times*, December 26, 1998.

Pearce, Erica, and Julie Murphy. "Vortioxetine for the treatment of depression." *Annals of Pharmacotherapy* 48, no. 6 (August 1996): 758–65. Http://www.ncbi.nlm.nih.gov/pubmed/24676550.

Pedersen, Lars Henning, et al. "Selective serotonin reuptake inhibitors in pregnancy and congenital malformations: Population based cohort study." *British Medical Journal* 339 (September 23, 2009): b3569. Http://www.ncbi.nlm.nih.gov/pubmed/19776103.

Peláez-Nogueras, Martha, et al. "Depressed mothers' touching increases infants' positive affect and attention in still-face interaction." *Child Development* 67, no. 4 (August 1996): 1780–92.

Petch, Jemima, and W. Kim Halford. "Psycho-education to enhance couples' transition to parenthood." *Clinical Psychology Review* 28, no. 7 (October 2008): 1125–37. Http://www.ncbi.nlm.nih.gov/pubmed/18472200.

Peterchev, Angel V., D. L. Murphy, and Sarah H. Lisanby. "Repetitive transcranial magnetic stimulator with controllable pulse parameters (cTMS)." *Proceedings of the 2010 Annual International Conference of the IEEE Engineering in Medicine and Biology Society* (September 1–4, 2010), 2922–26. Http://www.ncbi.nlm.nih.gov/pubmed/21095986.

Petti, T. A. "Depression in hospitalized child psychiatry patients: Approaches to measuring depression." Journal of the American Academy of Child Psychiatry 22, no. 1 (Winter 1978): 11–21.

Phillips, Adam. *Darwin's Worms*. London: Faber & Faber, 1999.

*Physicians' Desk Reference.* 53rd ed. Montvale, N.J.: Medical Economics Company, 1999.

Pinel, Philippe. *A Treatise on Insanity, in Which Are Contained the Principles of a New and More Practical Nosology of Maniacal Disorders.* Trans. D. D. Davis. Sheffield, England: W. Todd, 1806.

Pines, Dinora. "The relevance of early psychic development to pregnancy and abortion." *International Journal of Psycho-Analysis* 63, pt. 3 (1982): 311–19. Repr. in Raphael-Leff & Perelberg (1997). Http://psycnet.apa.org/psycinfo/1983-10847-001

Pirkis, Jane, and Philip Burgess. "Suicide and recency of health care contacts: A systematic review." *British Journal of Psychiatry* 173, no. 6 (December 1998): 462–75.

Pitt, Brice. " 'Atypical' depression following childbirth." *British Journal of Psychiatry* 114, no. 516 (November 1968): 1325–35. Http://www.ncbi.nlm.nih.gov/pubmed/5750402.

Pizzagalli, Diego A., Allison L. Jahn, and James P. O'Shea. "Toward an objective characterization of an anhedonic phenotype: A signal-detection approach." *Biological Psychiatry* 57, no. 4 (February 15, 2005): 319–27. Http://www.ncbi.nlm.nih.gov/pmc/articles/PMC2447922.

Pizzagalli, Diego A., et al. "Reduced hedonic capacity in major depressive disorder: Evidence from a probabilistic reward task." *Journal of Psychiatric Research* 43, no. 1 (November 2008): 76–87. Http://www.ncbi.nlm.nih.gov/pmc/articles/PMC2637997.

Plath, Sylvia. *The Bell Jar.* New York: Harper & Row, 1971.

Pletscher, Alfred A., Shore Parkhurst, and Bernard B. Brodie. "Serotonin release as a possible mechanism of reserpine action." *Science* 122, no. 3165 (August 26, 1955): 374–75.

Pollan, Michael. "A very fine line." *New York Times Magazine,* September 12, 1999.

Pollice, Christine, et al. "Relationship of depression, anxiety, and obsessionality to state of illness in anorexia nervosa." *International Journal of Eating Disorders* 21, no. 4 (May 1997): 367–76.

Porter, Roy. Mind-Forg'd Manacles: *A history of madness in England from the Restoration to the Regency.* London: Athlone Press, 1987.

Posner, Kelly, et al. "Columbia Classification Algorithm of Suicide Assessment (C-CASA): Classification of suicidal events in the FDA's pediatric suicidal risk analysis of antidepressants." *American Journal of Psychiatry* 164, no. 7 (July 2007): 1035–43. Http://www.ncbi.nlm.nih.gov/pubmed/17606655

———. "The Columbia-Suicide Severity Rating Scale: Initial validity and internal consistency findings from three multisite studies with adolescents and adults." *American Journal of Psychiatry* 168, no. 12 (December 2011): 1266–77. Http://www.ncbi.nlm.nih.gov/pubmed/22193671.

Post, Robert M. "Transduction of psychosocial stress into the neurobiology of recurrent affective disorder." *American Journal of Psychiatry* 149, no. 8 (August 1992): 999–1010.

———. "Malignant transformation of affective illness: Prevention and treatment." *Directions in Psychiatry* 13 (1993): 2–7.

Post, Robert M., et al. "Developmental psychobiology of cyclic affective illness: Implications for early therapeutic intervention." *Development and Psychopathology* 8, no. 1 (Winter 1996): 273–305.

———. "Rational polypharmacy in the bipolar affective disorders." *Epilepsy Research* suppl. 11 (1996): 153–80.

Post, Robert M., and R. T. Kopanda. "Cocaine, kindling, and psychosis." *American Journal of Psychiatry* 133, no. 6 (June 1976): 627–34.

Post, Robert M., Susan R. B. Weiss, and Gabriele S. Leverich. "Recurrent affective disorder: Roots in developmental neurobiology and illness progression based on changes in gene expression."

*Development and Psychopathology* 6, no. 4 (Fall 1994): 781–813.

Powell, Barbara, et al. "Primary and secondary depression in alcoholic men: An important distinction?" *Journal of Clinical Psychiatry* 48, no. 3 (March 1987): 98–101.

Poznanski, E., and J. P. Zrull. "Childhood depression: Clinical characteristics of overtly depressed children." *Archives of General Psychiatry* 23, no. 1 (July 1970): 8–15.

Praag, Hermann van. "Affective disorders and aggression disorders: Evidence for a common biological mechanism." In *The Biology of Suicide*. Ed. Ronald Maris. New York: Guilford Press, 1986.

Price, John S. "Genetic and phylogenetic aspects of mood variation." *International Journal of Mental Health* 1, nos. 1–2 (Spring–Summer 1972): 124–44.

———. "Agonistic versus prestige competition." *ASCAP: The Newsletter of the Society for Sociophysiological Integration* 8, no. 9 (September 1995): 7–15.

———. "The expression of hostility in complementary relationships—change due to depressed mood." *ASCAP: The Newsletter of the Society for Sociophysiological Integration* 9, no. 7 (July 1996): 6–14.

———. "Goal setting: A contribution from evolutionary biology." *ASCAP: The Newsletter of the Society for Sociophysiological Integration* 10, no. 10 (October 1997): 8–11.

———. "Job's battle with God." *ASCAP: The Newsletter of the Society for Sociophysiological Integration* 10, no. 12 (December 1997): 19–21.

———. "Do not underestimate the dog!" *ASCAP: The Newsletter of the Society for Sociophysiological Integration* 11, no. 12 (December 1998): 18–19.

Price, John S., and Anthony Stevens. *Evolutionary Psychiatry*. London: Routledge, 1996.

Price, John S., et al. "The social competition hypothesis of depression." *British Journal of Psychiatry* 164, no. 3 (March 1994): 309–15.

Prichard, James Cowles. *A Treatise on Insanity and Other Disorders Affecting the Mind*. London: Sherwood, Gilbert, & Piper, 1835.

Pritchard, C. "New patterns of suicide by age and gender in the United Kingdom and the Western World, 1974–1992; an indicator of social change?" *Social Psychiatry and Psychiatric Epidemiology* 31, nos. 3–4 (June 1996): 227–34.

Proulx, Christophe D., Okihide Hikosaka, and Roberto Malinow. "Reward processing by the lateral habenula in normal and depressive behaviors." *Nature Neuroscience* 17, no. 9 (September 2014): 1146–52. Http://www.ncbi.nlm.nih.gov/pubmed/25157511.

Quen, Jacques M., and Eric T. Carlson, eds. *American Psychoanalysis: Origins and Development. The Adolf Meyer Seminars*. New York: Brunner/Mazel, 1978.

Quint, J. C., et al. *New Chance: Interim Findings on a Comprehensive Program for Disadvantaged Young Mothers and Their Children*. New York: Manpower Demonstration Research Corp., 1994.

Rabin, Roni Caryn. "Are antidepressants safe during pregnancy?" *New York Times*, September 1, 2014. Http://well.blogs.nytimes.com/2014/09/01/possible-risks-of-s-s-r-i-antidepressants-to-newborns.

Rabins, Peter, et al. "Scientific and ethical issues related to deep brain stimulation for disorders of mood, behavior, and thought." *Archives of General Psychiatry* 66, no. 9 (September 2009): 931–37. Http://www.ncbi.nlm.nih.gov/pubmed/19736349.

Radke-Yarrow, Marian, et al. "Affective interactions of depressed and nondepressed mothers and their children." *Journal of Abnormal Child Psychology* 21, no. 6 (December 1993): 683–95.

———. "Caring behavior in children of clinically depressed and well mothers." *Child Development*

65, no. 5 (October 1994): 1405–14.

Rado, Sandor. *Psychoanalysis of Behavior: The Collected Papers of Sandor Rado*. 2 vols. New York: Grune & Stratton, 1956.

Rai, Dheeraj, et al. "Parental depression, maternal antidepressant use during pregnancy, and risk of autism spectrum disorders: Population based case-control study." *British Medical Journal* 346 (April 19, 2013): f2059. Http://www.ncbi.nlm.nih.gov/pubmed/23604083.

Raleigh, Michael, and Michael McGuire. "Bidirectional relationships between tryptophan and social behavior in vervet monkeys." *Advances in Experimental Medicine and Biology* 294 (1991): 289–98.

Raleigh, Michael, et al. "Social and environmental influences on blood serotonin concentrations in monkeys." *Archives of General Psychiatry* 41, no. 4 (April 1984): 405–10.

———. "Serotonergic mechanisms promote dominance acquisition in adult male vervet monkeys." *Brain Research* 559, no. 2 (September 20, 1991): 181–90.

Ramstedt, Mats. "Alcohol and suicide in 14 European countries." *Addiction*. 96, no. 1s1 (February, 2002): 59–75. Https://onlinelibrary.wiley.com/doi/abs/10.1046/j.1360-0443.96.1s1.6.x.

Raphael-Leff, Joan, and Rosine Jozef Perelberg, eds. *Female Experience: Three Generations of British Women Psychoanalysts on Work with Women*. London: Routledge, 1997.

Ray, Shona, and Zachary N. Stowe. "The use of antidepressant medication in pregnancy." *Best Practice & Research Clinical Obstetrics and Gynaecology* 28, no. 1 (January 2014): 71–83. Http://www.ncbi.nlm.nih.gov/pubmed/24211026.

*Readings from the Hurricane Island Outward Bound School*. Rockland, Me.: Hurricane Island Outward Bound.

Real, Terrence. *I Don't Want to Talk About It*. New York: Scribner, 1997.

Reardon, Sara. "Electroceuticals spark interest." *Nature* 511, no. 7507 (July 3, 2014): 18. Http://www.ncbi.nlm.nih.gov/pubmed/24990725.

Rebello, Tahilia J., et al. "Postnatal day 2 to 11 constitutes a 5-HT-sensitive period impacting adult mPFC function." *Journal of Neuroscience* 34, no. 37 (September 2014): 12379–93. Http://www.ncbi.nlm.nih.gov/pubmed/25209278.

Rees, Jonathan. "Patents and intellectual property: A salvation for patient-oriented research?" *Lancet* 356, no. 9232 (September 2000): 849–50.

Regier, D. A., et al. "Comparing age at onset of major depression and other psychiatric disorders by birth cohorts in five U.S. community populations." *Archives of General Psychiatry* 48, no. 9 (September 1991): 789–95.

———. "The de facto mental and addictive disorders service system. Epidemiologic Catchment Area prospective 1-year prevalence rates of disorders and services." *Archives of General Psychiatry* 50, no. 2 (February 1993): 85–94.

Relman, Arnold S. "A trip to Stonesville." *New Republic* 219, no. 24 (December 14, 1998): 28–37.

Remafedi, G., et al. "The relationship between suicide risk and sexual orientation: Results of a population-based study." *American Journal of Public Health* 88, no. 1 (January 1998): 57–60.

Reynolds, Charles F., III, et al. "Nortriptyline and interpersonal psychotherapy as maintenance therapies for recurrent major depression: A randomized controlled trial in patients older than 59 years." *JAMA* 281, no. 1 (January 6, 1999): 39–45.

Rich, Charles L., Deborah Young, and Richard C. Fowler. "San Diego suicide study I: Young vs. old subjects." *Archives of General Psychiatry* 43, no. 6 (June 1986): 577–82.

Richman, Judith A., Valerie D. Raskin, and Cheryl Gaines. "Gender roles, social support and post-partum depressive symptomatology: The benefits of caring." *Journal of Nervous and Mental Disease* 179, no. 3 (March 1991): 139–47. Http://www.ncbi.nlm.nih.gov/pubmed/1997661.

Richter, Gerhard. *The Daily Practice of Painting.* Trans. David Britt. Cambridge: MIT Press, 1998.

Ridley, Matt. Genome. London: Fourth Estate, 1999.

Rifkin-Graboi, Anna, et al. "Prenatal maternal depression associates with microstructure of right amygdala in neonates at birth." *Biological Psychiatry* 74, no. 11 (December 2013): 837–44. Http://www.ncbi.nlm.nih.gov/pubmed/23968960.

Rihmer, Zoltan, et al. "Suicide in Hungary: Epidemiological and clinical perspectives." *Annals of General Psychiatry* 12, no. 21 (June 26, 2013): 13. Http://www.ncbi.nlm.nih.gov/pubmed/23803500

Riley, Anne W. "Effects on children of treating maternal depression." National Institute of Mental Health Grant #R01 MH58394.

Rilke, Rainer Maria. *The Selected Poetry of Rainer Maria Rilke.* Trans./ed. Stephen Mitchell. New York: Vintage International, 1989.

Rimer, Sara. "Gaps seen in treatment of depression in elderly." *New York Times*, September 5, 1999.

Ritterbush, Philip C. *Overtures to Biology: The Speculations of Eighteenth-Century Naturalists.* New Haven, Conn.: Yale University Press, 1964.

Riva-Posse, Patricio, et al. "Practical considerations in the development and refinement of subcallosal cingulate white matter deep brain stimulation for treatmentresistant depression." *World Neurosurgery* 80, nos. 3–4 (September–October 2013): e25–34. Http://www.ncbi.nlm.nih.gov/pubmed/23246630.

———. "Defining critical white matter pathways mediating successful subcallosal cingulate deep brain stimulation for treatment-resistant depression." *Biological Psychiatry* 76, no. 12 (December 15, 2014): 963–69. Http://www.ncbi.nlm.nih.gov/pubmed/24832866.

Roan, Shari. "Magic pill or minor hope?" *Los Angeles Times*, June 14, 1999.

Robbins, Maggie. *Suzy Zeus Gets Organized.* New York: Bloomsbury, 2008.

Robbins, Jim. "Wired for miracles?" *Psychology Today* 31, no. 3 (May 1, 1998): 40–76.

Robinson, James Harvey. *Petrarch: The First Scholar and Man of Letters.* New York: G. P. Putnam's Sons, 1909.

Robinson, Nicholas. *A New System of the Spleen, Vapours, and Hypochondriack Melancholy.* London: A. Bettesworth, W. Innys, and C. Rivington, 1729.

Roccatagliata, Giuseppe. *A History of Ancient Psychiatry.* New York: Greenwood Press, 1986.

Rodgers, L. N., and D. A. Regier, eds. *Psychiatric Disorders in America: The Epidemiologic Catchment Area Study.* New York: Free Press, 1991.

Rogers, E. S., et al. "A benefit-cost analysis of a supported employment model for persons with psychiatric disabilities." *Evaluation and Program Planning* 18, no. 2 (April–June 1995): 105–15.

Rohan, Michael, et al. "Low-field magnetic stimulation in bipolar depression using an MRIbased stimulator." *American Journal of Psychiatry* 161, no. 1 (January 2004): 93–98. Http://www.ncbi.nlm.nih.gov/pubmed/14702256.

———. "Rapid mood-elevating effects of low field magnetic stimulation in depression." *Biological Psychiatry* 76, no. 3 (August 2014): 186–93. Http://www.ncbi.nlm.nih.gov/pubmed/24331545.

Romach, M. K., et al. "Long-term codeine use is associated with depressive symptoms." *Journal of Clinical Psychopharmacology* 19, no. 4 (August 1999): 373–76.

Rosa, Moacyr, and Sarah Lisanby. "Somatic treatments for mood disorders." *NeuroPsychopharmacology Reviews* 37, no. 1 (January 2012): 102–16. Http://www.ncbi.nlm.nih.gov/pubmed/21976043. Http://www.ncbi.nlm.nih.gov/pubmed/21976043.

Rose, Henry. *An Inaugural Dissertation on the Effects of the Passions upon the Body.* Philadelphia: William W. Woodward, 1794.

Rose, R. M., et al. "Endocrine activity in air traffic controllers at work. II. Biological, psychological and work correlates." *Psychoneuroendocrinology* 7, nos. 2–3 (1981): 113–23.

Rose, William. *From Goethe to Byron: The Development of "Weltschmerz" in German Literature.* London: George Routledge & Sons, 1924.

Rosen, David H. *Transforming Depression.* New York: Penguin Books, 1993.

Rosen, Laura Epstein, and Xavier Francisco Amador. *When Someone You Love Is Depressed.* New York: Free Press, 1996.

Rosen, Peter, et al., eds. *Emergency Medicine: Concepts and Clinical Practice.* 4th ed. 3 vols. St. Louis, Mo.: Mosby, 1998.

Rosenfeld, Alvin, S. Wasserman, and Daniel J. Pilowsky. "Psychiatry and children in the child welfare system." *Child and Adolescent Psychiatric Clinics of North America* 7, no. 3 (July 1998): 515–36.

Rosenthal, Norman E. "Diagnosis and treatment of Seasonal Affective Disorder." *JAMA* 270, no. 22 (December 8, 1993): 2717–20.

———. *Winter Blues.* New York: Guilford Press, 1993.

———. *St. John's Wort.* New York: HarperCollins, 1998.

Rosenthal, Norman E., et al. "Seasonal Affective Disorder." *Archives of General Psychiatry* 41, no. 1 (January 1984): 72–80.

Rossow, I. "Alcohol and suicide—beyond the link at the individual level." *Addiction* 91, no. 10 (October 1996): 1463–69.

Rothman, David J., and Sheila M. Rothman. *The Willowbrook Wars.* New York: Harper & Row, 1984.

Roukema, Marge. "Capitol shootings could have been prevented." *New Jersey Herald,* August 16, 1998.

Roukema, Representative Marge, et al. "Mental Health Parity Act of 1996 (H.R. 4058)." U.S. House of Representatives.

———. "Mental Health and Substance Abuse Parity Amendments of 1998 (H.R. 3568)." U.S. House of Representatives.

Rounsaville, Bruce J., et al. "Psychiatric diagnoses of treatment-seeking cocaine abusers." *Archives of General Psychiatry* 48, no. 1 (January 1991): 43–51.

Roy, Alec. "Possible biologic determinants of suicide." In *Current Concepts of Suicide.* Ed. David Lester. Philadelphia: Charles Press, 1990.

Roy, Alec, et al. "Genetics of suicide in depression." *Journal of Clinical Psychiatry* 60, suppl. 2 (1999): 12–17.

Rubin, Julius H. *Religious Melancholy and Protestant Experience in America.* Oxford: Oxford University Press, 1994.

Rush, Benjamin. *Benjamin Rush's Lectures on the Mind.* Eds. Eric T. Carlson, Jeffrey L. Wollock, and Patricia S. Noel. Philadelphia: American Philosophical Society, 1981.

———. *Medical Inquiries and Observations.* 3rd ed. 4 vols. Philadelphia: Mathew Carey et al., 1809.

————. *Medical Inquiries and Observations upon the Diseases of the Mind*. Philadelphia: Grigg and Elliot, 1835.

Russo, Scott J., and Eric J. Nestler. "The brain reward circuitry in mood disorders." *Nature Reviews: Neuroscience* 14, no. 9 (September 2013): 609–25. Http://www.ncbi.nlm.nih.gov/pmc/articles/ PMC3867253, or http://www.ncbi.nlm.nih.gov/pubmed/23942470.

Rutherford, Bret R., and Stephen P. Roose. "A model of placebo response in antidepressant clinical trials." *American Journal of Psychiatry* 170, no. 7 (July 2013): 723–33. Http://www.ncbi.nlm. nih.gov/pubmed/23318413.

Rutherford, Bret R., et al. "A randomized, prospective pilot study of patient expectancy and antide-pressant outcome." *Psychological Medicine* 43, no. 5 (May 2013): 975–82. Http://www.ncbi. nlm.nih.gov/pmc/articles/PMC3594112.

Rütsche, Bruno, et al. "Modulating arithmetic performance: A tDCS/EEG study." *Clinical Neurophy-siology* 124, no. 10 (October 2013): e91. Http://dx.doi.org/10.1016/j.clinph.2013.04.134.

Rutter, Michael, and David J. Smith, eds. *Psychosocial Disorders in Young People*. England and New York: John Wiley & Sons, 1995.

Ryabinin, Andrey. "Role of hippocampus in alcohol-induced memory impairment: Implications from behavioral and immediate early gene studies." *Psychopharmacology* 139, nos. 1–2 (September 1998): 34–43.

Ryan, Neal, et al. "Imipramine in adolescent major depression: Plasma level and clinical response." *Acta Psychiatrica Scandinavica* 73, no. 3 (March 1986): 275–88.

Sack, David, et al. "Deficient nocturnal surge of TSH secretion during sleep and sleep deprivation in rapid-cycling bipolar illness." *Psychiatry Research* 23, no. 2 (February 1987): 179–91.

Sacks, Oliver. *Seeing Voices*. Berkeley: University of California Press, 1989.

Sackein, Harold, et al. "A prospective, randomized, double-blind comparison of bilateral and right unilateral electroconvulsive therapy at different stimulus intensities." *Archives of General Psy-chiatry* 57, no. 5 (May 2000): 425–34.

Safran, Jeremy D. "Breaches in the therapeutic alliance: An arena for negotiating authentic related-ness." *Psychotherapy* 30, no. 1 (Spring 1993): 11–24.

————. *Widening the Scope of Cognitive Therapy*. Northvale, N.J.: Jason Aronson, 1998.

————. "Faith, despair, will, and the paradox of acceptance." *Contemporary Psychoanalysis* 35, no. 1 (1999): 5–23.

Sakado, K., et al. "The association between the high interpersonal sensitivity type of personality and a lifetime history of depression in a sample of employed Japanese adults." *Psychological Medicine* 29, no. 5 (September 1999): 1243–48.

Saloman, Charlotte. *Charlotte Saloman: Life? or Theatre?* Zwolle, The Netherlands: Waander Publi-shers, 1998.

Saloner, Brendan, and Benjamin Lê Cook. "An ACA provision increased treatment for young adults with possible mental illnesses relative to comparison group." *Health Affairs* 33, no. 8 (August 2014): 1425–34. Http://www.ncbi.nlm.nih.gov/pubmed/25092845.

Sameroff, A. J., R. Seifer, and M. Zax. "Early development of children at risk for emotional disorder." *Monographs of the Society for Research in Child Development* 47, no. 7 (1982).

Sanacora, Gerard. "Ketamine-induced optimism: New hope for the development of rapid-acting anti-depressants." *Psychiatric Times*, July 13, 2012. Http://www.psychiatrictimes.com/bipolar-disor-der/ketamine-induced-optimism-new-hope-development-rapid-acting-antidepressants.

Sanchez, C., et al. "The role of serotonergic mechanisms in inhibition of isolation-induced aggression in male mice." *Psychopharmacology* 110, nos. 1–2 (January 1993): 53–59.

Sandfort, T. G., et al. "Same-sex sexual behavior and psychiatric disorders: Findings from the Netherlands Mental Health Survey and Incidence Study (NEMESIS)." *Archives of General Psychiatry* 58, no. 1 (January 2001): 85–91.

Sands, James R., et al. "Psychotic unipolar depression at follow-up: Factors related to psychosis in the affective disorders." *American Journal of Psychiatry* 151, no. 7 (July 1994): 995–1000.

Sapolsky, Robert. "Stress in the wild." *Scientific American* 262, no. 1 (January 1990): 116–23.

———. "Social subordinance as a marker of hypercortisolism: Some unexpected subtleties." *Annals of the New York Academy of Sciences* 771 (December 29, 1995): 626–39.

Sapolsky, Robert, et al. "Hippocampal damage associated with prolonged glucocorticoid exposure in primates." *Journal of Neuroscience* 10, no. 9 (September 1990): 2897–902.

Sartorius, Alexander, et al. "Remission of major depression under deep brain stimulation of the lateral habenula in a therapy-refractory patient." *Biological Psychiatry* 67, no. 2 (January 15, 2010): e9–e11. Http://www.ncbi.nlm.nih.gov/pubmed/19846068.

Sartre, Jean-Paul. *Being and Nothingness*. Trans. Hazel E. Barnes. New York: Washington Square Press, 1966.

———. *Nausea*. Trans. Lloyd Alexander. New York: New Directions, 1964.

Satel, Sally L. "Mentally ill or just feeling sad?" *New York Times*, December 15, 1999.

Savage, George H. Insanity and Allied Neuroses: *Practical and Clinical*. Philadelphia: Henry C. Lea's Son & Co., 1884.

Schaffer, Carrie Ellen, et al. "Frontal and parietal electroencephalogram asymmetry in depressed and nondepressed subjects." *Biological Psychiatry* 18, no. 7 (July 1983): 753–62.

Schatzberg, Alan F. "A word to the wise about ketamine." *American Journal of Psychiatry* 171, no. 3 (March 1, 2014): 262–64. Http://www.ncbi.nlm.nih.gov/pubmed/24585328.

Schelling, Friedrich Wilhelm Joseph von. "On the essence of human freedom." *Saemmtliche Werke*. Vol. 7. Stuttgart: Cotta, 1856–61.

Schiesari, Juliana. *The Gendering of Melancholy*. Ithaca, N.Y.: Cornell University Press, 1992.

Schildkraut, J. J. "The catecholamine hypothesis of affective disorders: A review of supporting evidence." *American Journal of Psychiatry* 122, no. 5 (November 1965): 509–22.

Schizophrenia Working Group, the Psychiatric Genomics Consortium. "Biological insights from 108 schizophrenia-associated genetic loci." *Nature* 511, no. 7510 (July 24, 2014): 421–27. Http://www.ncbi.nlm.nih.gov/pubmed/25056061.

Schlaepfer, Thomas E., et al. "Rapid effects of deep brain stimulation for treatmentresistant major depression." *Biological Psychiatry* 73, no. 12 (June 15, 2013): 1204–12. Http://www.ncbi.nlm.nih.gov/pubmed/23562618.

———. "Deep brain stimulation of the human reward system for major depression: Rationale, outcomes and outlook." *NeuroPsychopharmacology* 39, no. 6 (February 11, 2014): 1303–14.

Schleiner, Winfried. *Melancholy, Genius, and Utopia in the Renaissance*. Wiesbaden: In Kommission bei Otto Harrassowitz, 1991.

Schmidt, Heath D., Richard C. Shelton and Ronald S. Duma. "Functional biomarkers of depression: Diagnosis, treatment, and pathophysiology." *NeuroPsychopharmacology* 36, no. 12 (November 2011): 2375–94. Http://www.ncbi.nlm.nih.gov/pubmed/21814182.

Schneeberg, Richard. Legally Drugged: *Ten Nuthouse Hospital Stays to $10 Million*. Pittsburgh, Pa.:

Dorrance, 2006.

Schopenhauer, Arthur. *Complete Essays of Schopenhauer.* Trans. T. Baily Sanders. New York: Willey Book Co., 1942.

———. *Essays and Aphorisms.* Ed./trans. R. J. Hollingdale. London: Penguin Books, 1970.

———. *The Works of Schopenhauer.* Ed. Will Durant. New York: Simon & Schuster, 1931.

———. *The World as Will and Representation.* Vol 2. Trans. E. F. J. Payne. New York: Dover Publications, 1958.

Schopick, Abigail J. "The Americans with Disabilities Act: Should the amendments to the Act help individuals with mental illness?" *Legislation and Policy Brief* 4, no. 1 (April 27, 2012): 7–33. Http://digitalcommons.wcl.american.edu/lpb/vol4/iss1/1.

Schrambling, Regina. "Attention supermarket shoppers!" *Food and Wine*, October 1995.

Schrof, Joannie M., and Stacey Schultz. "Melancholy nation." *U.S. News & World Report*, March 8, 1999, 56–63.

Schuckit, Marc. "A long-term study of sons of alcoholics." *Alcohol Health & Research World* 19, no. 3 (1995): 172–75.

———. "Response to alcohol in daughters of alcoholics: A pilot study and a comparison with sons of alcoholics." *Alcohol & Alcoholism* 35, no. 3 (1999): 242–48.

Scott, Sarah. "Workplace secrets." *MacLean's*, December 1, 1997.

Screech, M. A. *Montaigne & Melancholy.* London: Gerald Duckworth, 1983.

Scull, Andrew. *Social Order/Mental Disorder: Anglo-American Psychiatry in Historical Perspective.* Berkeley: University of California Press, 1989.

Searle, John. R. "Consciousness." Manuscript.

Segal, Boris, and Jacqueline Stewart. "Substance use and abuse in adolescence: An overview." *Child Psychiatry and Human Development* 26, no. 4 (Summer 1996): 193–210.

Seligman, Martin. *Learned Optimism.* New York: Simon & Schuster, 1990.

Seyfried, Lisa S., and Sheila M. Marcus. "Postpartum mood disorder." *International Review of Psychiatry* 15, no. 3 (August 2003): 231–42. Http://www.ncbi.nlm.nih.gov/pubmed/15276962.

Shaffer, D., et al. "Sexual orientation in adolescents who commit suicide." *Suicide and Life Threatening Behaviors* 25, suppl. 4 (Winter 1995): 64–71.

———. "The NIMH Diagnostic Interview Schedule for Children Version 2.3 (DISC-2.3): Description, acceptability, prevalence rates, and performance in the MECA Study. Methods for the Epidemiology of Child and Adolescent Mental Disorders Study." *Journal of the American Academy of Child and Adolescent Psychiatry* 35, no. 7 (July 1996): 865–77.

Shafi, Mouhsin, Adam Philip Stern, and Alvaro Pascual-Leone. "Adding low-field magnetic stimulation to noninvasive electromagnetic neuromodulatory therapies." *Biological Psychiatry* 76, no. 3 (August 2014): 170–71. Http://www.ncbi.nlm.nih.gov/pubmed/25012043.

Shakespeare, William. *The Complete Works.* Ed. G. B. Harrison. New York: Harcourt, Brace & World, 1968.

———. *Hamlet.* New York: Penguin Books, 1987.

Shaw, Fiona. *Composing Myself.* South Royalton, Vt.: Steerforth Press, 1998.

Shealy, C. Norman, et al. "Depression: A diagnostic, neurochemical profile and therapy with cranial electrotherapy stimulation (CES)." *Journal of Neurological and Orthopaedic Medicine and Surgery* 10, no. 4 (December 1989): 319–21.

———. "Cerebrospinal fluid and plasma neurochemicals: Response to cranial electrotherapy stimulation." *Journal of Neurological and Orthopaedic Medicine and Surgery* 18, no. 2 (1998): 94–97.

Sheehan, Susan. *Is There No Place on Earth for Me?* New York: Vintage Books, 1982.

Shelley, Percy Bysshe. *The Complete Poems of Percy Bysshe Shelley.* New York: Modern Library, 1994.

Shem, Samuel. *Mount Misery.* New York: Fawcett Columbine, 1997.

Sherrington, C. S. *The Integrative Action of the Nervous System.* Cambridge: Cambridge University Press, 1947.

Shiromani, P. J., J. C. Gillin, S. J. Henriksen. "Acetylcholine and the regulation of REM sleep." *Annual Review of Pharmacological Toxicology* 27 (April 1987): 137–56.

Shneidman, Edwin S., ed. *Essays in Self-Destruction.* New York: Science House, 1967.

———: *The Suicidal Mind.* New York: Oxford University Press, 1996.

Shorter, Edward. *A History of Psychiatry: From the Era of the Asylum to the Age of Prozac.* New York: John Wiley & Sons, 1997.

Showalter, Elaine. *The Female Malady: Women, Madness, and English Culture, 1830–1980.* New York: Pantheon Books, 1985.

Shute, Nancy, et al. "The perils of pills." *U.S. News & World Report,* March 6, 2000.

Sickels, Eleanor M. *The Gloomy Egoist: Moods and Themes of Melancholy from Gray to Keats.* New York: Columbia University Press, 1932.

Silva, Marcus, et al. "Olanzapine plus fluoxetine for bipolar disorder: A systematic review and meta-analysis." *Journal of Affective Disorders* 146, no. 3 (April 25, 2013): 310–18. Http://www.ncbi. nlm.nih.gov/pubmed/23218251.

Silver, Cheryl Simon, with Ruth S. DeFries, for the National Academy of Sciences. *One Earth, One Future: Our Changing Global Environment.* Washington, D.C.: National Academy Press, 1990.

Silverman, Morton M. "Suicide risk assessment and suicide risk formulation: Essential components of the therapeutic risk management model." *Journal of Psychiatric Practice* 20, no. 5 (September 2014): 373–78. Http://www.ncbi.nlm.nih.gov/pubmed/25226200.

Simon, Bennett. *Mind and Madness in Ancient Greece: The Classical Roots of Modern Psychiatry.* Ithaca, N.Y.: Cornell University Press, 1980.

Simon, Gregory E., and James Savarino. "Suicide attempts among patients starting depression treatment with medications or psychotherapy." *American Journal of Psychiatry* 164, no. 7 (July 2007): 1029–34. Http://www.ncbi.nlm.nih.gov/pubmed/17606654.

Simon, Gregory E., et al. "Suicide risk during antidepressant treatment." *American Journal of Psychiatry* 163, no. 1 (January 2006): 41–47. Http://www.ncbi.nlm.nih.gov/pubmed/16390887.

Simon, Linda. *Genuine Reality: A Life of William James.* New York: Harcourt Brace, 1998.

Simmons, William S. *Eyes of the Night: Witchcraft among a Senegalese People.* Boston: Little, Brown, 1971.

Simpson, Jeffry A., and W. Steven Rholes, eds. *Attachment Theory and Close Relationships.* New York: Guilford Press, 1998.

Skultans, Vieda. *English Madness: Ideas on Insanity, 1580–1890.* London: Routledge & Kegan Paul, 1979.

Sloman, Leon, et. al. "Adaptive function of depression: Psychotherapeutic implications." *American Journal of Psychotherapy* 48, no. 3 (Summer 1994): 401–16.

Smith, Ann D. S., et al. "PSI response to well.blog.nytime, Antidepressants and Pregnancy." Postpartum Support International, September 3, 2014. Http://postpartum.net/News-and-Events/PSI-

Statements.aspx.

Smith, C. U. M. "Evolutionary biology and psychiatry." *British Journal of Psychiatry* 162, no. 2 (February 1993): 149–53.

Smith, Janna Malamud. A *Potent Spell: Mother Love and the Power of Fear.* New York: Houghton Mifflin, 2004.

Smith, K. A., Christopher G. Fairburn, and Philip J. Cowen. "Relapse of depression after rapid depletion of tryptophan." Lancet 349, no. 9056 (March 29, 1997): 915–19.

Smith, Silas W., Manfred Hauben, and Jeffrey K. Aronson. "Paradoxical and bidirectional drug effects." *Drug Safety* 35, no. 3 (March 2012): 173–89. Http://www.ncbi.nlm.nih.gov/pubmed/22272687.

Snow, C. P. *The Light and the Dark.* Middlesex, England: Penguin Books, 1962.

Soares, Jair C., and J. John Mann. "The functional neuroanatomy of mood disorders." *Journal of Psychiatric Research* 31, no. 4 (July–August 1997): 393–432.

Solomon, Andrew. *The Irony Tower: Soviet Artists in a Time of Glasnost.* New York: Houghton Mifflin, 1991.

———. "Three days in August." *New York Times Magazine*, September 29, 1991.

———. "Artist of the Soviet wreckage." *New York Times Magazine*, September 20, 1992

———. "Young Russia's defiant decadence." *New York Times Magazine*, July 18, 1993.

———. *A Stone Boat.* London: Faber and Faber, 1994a.

———. "Defiantly deaf," *New York Times Magazin*, August 28, 1994b.

———. "An awakening from the nightmare of the Taliban." *New York Times Magazine*, March 10, 2002. Http://www.nytimes.com/2002/03/10/arts/an-awakening-from-the-nightmare-of-the-taliban.html.

———. "To an aesthete dying young." *Yale Alumni Magazine*, July 2010. Http://www.yalealumni-magazine.com/articles/2920

———. *Far from the Tree: Parents, Children, and the Search for Identity.* New York: Scribner, 2012.

———. "Depression, the secret we share." Video of speech given at TEDxMet, October 2013a. Http://www.ted.com/talks/andrew_solomon_depression_the_secret_we_share.

———. "Shameful profiling of the mentally ill." *New York Times*, December 8, 2013b. Http://www.nytimes.com/2013/12/08/opinion/sunday/shameful-profiling-of-the-mentally-ill.html.

Solomon, Jolie. "Breaking the silence." *Newsweek*, May 20, 1996.

Søndergård, Lars, et al. "Do antidepressants prevent suicide?" *International Clinical Psychopharmacology* 21, no. 4 (July 2006): 211–18. Http://www.ncbi.nlm.nih.gov/pubmed/16687992.

Sontag, Susan. *Under the Sign of Saturn.* New York: Farrar, Straus & Giroux, 1980.

Sørensen, M. J., et al. "Antidepressant exposure in pregnancy and risk of autism spectrum disorders." *Clinical Epidemiology* 5, no. 1 (November 15, 2013): 449–59. Http://www.ncbi.nlm.nih.gov/pubmed/24255601.

The Sorrow *Is in My Heart . . . Sixteen Asian Women Speak about Depression.* London: Commission for Racial Equality, 1993.

Soule, Ed. "Deadly prescriptions." *Bangor Daily News*, November 10, 1999.

Spinoza, Baruch. *The Ethics of Spinoza.* New York: Citadel Press, 1995.

Spitz, Herman H. *The Raising of Intelligence.* Hillsdale, N.J.: Lawrence Erlbaum Associates, 1986.

Spitz, René. "Anaclitic depression." *Psychoanalytic Study of the Child* 2 (1946): 313–42.

Spitz, René, et al. "Anaclitic depression in an infant raised in an institution." *Journal of the American*

*Academy of Child Psychiatry* 4, no. 4 (October 1965): 545–53.

Spungen, Deborah. *And I Don't Want to Live This Life.* New York: Ballantine Books, 1993.

Stabler, Sally P., John Lindenbaum, and Robert H. Allen. "Vitamin B12 deficiency in the elderly: Current dilemmas." *American Journal of Clinical Nutrition* 66, no. 4 (October 1997): 741–49.

Starobinski, Jean. *La Mélancolie au miroir. Conférences, essais et leçons du Collège de France.* Paris: Julliard, 1989.

Stefan, Susan. "Preventative commitment: The concept and its pitfalls." *Mental and Physical Disability Law Reporter* 11, no. 4 (July–August 1987): 288–302.

Steiner, Deborah. "Mutual admiration between mother and baby: A 'folie à deux'?" In *Female Experience: Three Generations of British Women Psychoanalysts on Work with Women.* Eds. J. Raphael-Leff and Rosine Jozef Perelberg, 163–76. London: Routledge, 1997.

Stepansky, Paul E., ed. *Freud: Appraisals and Reappraisals.* 3 vols. Hillsdale, N.J.: Analytic Press, 1988.

Sterne, Laurence. *The Life and Opinions of Tristam Shandy.* New York: Penguin Books, 1967.

Stevens, Anthony, and John Price. *Evolutionary Psychiatry: A New Beginning.* London and New York: Routledge, 1996.

Stone, Gene. "Magic fingers." *New York*, May 9, 1994.

Stone, Michael H. *Healing the Mind: A History of Psychiatry from Antiquity to the Present.* New York: Norton, 1997.

Stoppard, Janet M. "Dis-ordering depression in women: Toward a materialist-discursive account." *Theory and Psychology* 8, no. 1 (February 1998): 79–99. Http://tap.sagepub.com/content/8/1/79.

Storr, Anthony. *Churchill's Black Dog, Kafka's Mice, and Other Phenomena of the Human Mind.* New York: Grove Press, 1988.

Strupp, Hans, and Suzanne Hadley. "Specific vs. nonspecific factors in psychotherapy: A controlled study of outcome." *Archives of General Psychiatry* 36, no. 10 (September 1979): 1125–36.

Styron, William. *Darkness Visible: A Memoir of Madness.* London: Jonathan Cape, 1991.

Substance Abuse and Mental Health Services Administration. "House Appropriations Subcommittee hearings." February 11, 1999.

Sullivan, Mark D., and S. J. Youngner. "Depression, competence, and the right to refuse lifesaving medical treatment." *American Journal of Psychiatry* 151, no. 7 (July 1994): 971–78.

Summers, Montague, ed. *The Malleus Maleficarum.* New York: Dover Publications, 1971.

Superville, Darlene. "US to overturn entry ban on travelers with HIV." *Boston Globe*, October 31, 2009. Http://www.boston.com/news/nation/washington/articles/2009/10/31/us_to_lift_hiv_travel_and_immigration_ban.

Suri, Deepika, et al. "Monoamine-sensitive developmental periods impacting adult emotional and cognitive behaviors." *NeuroPsychopharmacology* 40, no. 1 (January 2015): 88–112. Http://www.ncbi.nlm.nih.gov/pubmed/25178408.

Sutherland, Stuart. *Breakdown.* Oxford: Oxford University Press, 1998.

Swift, Jonathan. *Gulliver's Travels.* New York: Dover Publications, 1996.

Szasz, Thomas. *The Second Sin.* New York: Anchor Press, 1973.

———. *Primary Values and Major Contentions.* Eds. Richard Vatz and Lee Weinberg. New York: Prometheus Books, 1992.

———. *Cruel Compassion.* New York: John Wiley & Sons, 1994.

Tadini, Laura, et al. "Cognitive, mood, and electroencephalographic effects of noninvasive cortical stimulation with weak electrical currents." *Journal of ECT* 27, no. 2 (June 2011): 134–40. Http://www.ncbi.nlm.nih.gov/pubmed/20938352.

Talbot, Margaret. "Attachment theory: The ultimate experiment." *New York Times* Magazine, May 24, 1998.

Tan, Shawn. "Little Boy Blue." *Brave* (final edition), 1999.

Tannon, Deborah. *You Just Don't Understand*. New York: Ballantine Books, 1990.

Taylor, Shelley E. *Positive Illusions*. New York: Basic Books, 1989.

Taylor, Steve. *Durkheim and the Study of Suicide*. London: Macmillan Press, 1982.

Taylor, Steven, et al. "Anxiety sensitivity and depression: How are they related?" *Journal of Abnormal Psychology* 105, no. 3 (August 1996): 474–79.

Taylor, Verta. *Rock-A-By Baby: Feminism, Self-Help, and Postpartum Depression*. New York: Routledge, 1996.

Tennyson, Alfred Lord. *Tennyson's Poetry*. Ed. Robert Hill, Jr. New York: W. W. Norton, 1971.

Teotonio, Isabel. "Canadian woman denied entry to U.S. because of suicide attempt." *Toronto Star*, January 29, 2011. Http://www.thestar.com/news/gta/2011/01/29/canadian_woman_denied_entry_to_us_because_of_suicide_attempt.html.

Thakore, Jogin, and David John. "Prescriptions of antidepressants by general practitioners: Recommendations by FHSAs and health boards." *British Journal of General Practice* 46, no. 407 (June 1996): 363–64.

Thase, Michael. "Treatment of alcoholism comorbid with depression." Presentation at University of Pittsburgh, School of Medicine.

————. "Sleep and depression," presented at the 153rd Meeting of the American Psychiatric Association, Chicago, May 13–18, 2000.

Thase, Michael, and Robert Howland. "Biological processes in depression: An updated Review and Integration," In *The Handbook of Depression*. 2nd. Eds. E. Edward Beckham and William Leber. New York: Guilford Press, 1995.

Thompson, Tracy. *The Beast*. New York: G. P. Putnam's Sons, 1995.

Thomson, James. *The City of Dreadful Night*. Edinburgh: Canongate Press, 1993.

Thorne, Julia. *A Change of Heart*. New York: HarperPerennial, 1996.

Thorne, Julia, et al. *You Are Not Alone*. New York: HarperPerennial, 1993.

Tiller, William A. *Science and Human Transformation*. Walnut Creek, Calif.: Pavior Publishers, 1997.

Tocqueville, Alexis de. *Democracy in America*. Trans. George Lawrence. New York: HarperCollins, 1988.

Todorov, Tzvetan. *The Conquest of America: The Question of the Other*. Trans. Richard Howard. New York: Harper & Row, 1984.

Tolley, Barbara. "The languages of melancholy in Le Philosophe Anglais." Dissertation, University of North Carolina at Chapel Hill, 1992.

Tolstoy, Leo. *Anna Karenina*. Trans. Rosemary Edmonds. London: Penguin Books, 1978.

Tomarken, A. J., et al. "Psychometric properties of resting anterior EEG asymmetry: Temporal stability and internal consistency." *Psychophysiology* 29, no. 5 (September 1992): 576–92.

Torrey, E. Fuller. *Nowhere to Go*. New York: Harper & Row, 1988.

Torrey, E. Fuller, and Mary Zdanowicz. "We need to ask again: Why do severely mentally ill go untreated?" *Boston Globe*, August 1, 1998.

————. "Why deinstitutionalization turned deadly." Wall Street Journal, August 4, 1998.

Tracy, Ann Blake. *Prozac: Panacea or Pandora?* West Jordan, Utah: Cassia Publications, 1994.

Treisman, Glenn. "Psychiatric care of HIV-infected patients in the HIV-specialty clinic." Manuscript.

Triggs, W. J., et al. "Effects of left frontal transcranial magnetic stimulation on depressed mood, cognition, and corticomotor threshold." *Biological Psychiatry* 45, no. 11 (June 1, 1999): 1440–46.

Tsuang, Ming T., and Stephen V. *Faraone. The Genetics of Mood Disorders*. Baltimore: Johns Hopkins University Press, 1990.

Turner, J. J. D., and A. C. Parrott. "'Is MDMA a human neurotoxin?': Diverse views from the discussants." *Neuropsychobiology* 42, no. 1 (2000): 42–48.

Urato, Adam C. "Commentary: More bad news on antidepressants and pregnancy." *Common Health*, June 12, 2012. Http://commonhealth.wbur.org/2012/06/antidepressants-pregnancy, or https://davidhealy.org/a-new-epidemic/.

U.S. Army Medical Command. "Inpatient and emergency department (ED) aftercare." OTSG/MEDCOM Policy Memo 14-019, March 4, 2014. Http://www.cssrs.columbia.edu/documents/MEDCOMPOLICY14-019InpatientEDAftercare.pdf.

U.S. Burden of Disease Collaborators. "The state of US health, 1990–2010: Burden of diseases, injuries, and risk factors." *JAMA* 310, no. 6 (August 14, 2013): 591–608. Http://www.ncbi.nlm.nih.gov/pubmed/23842577.

U.S. Department of Veterans Affairs. "VA/DoD clinical practice guideline for assessment and management of patients at risk for suicide." June 2013. http://www.healthquality.va.gov/guidelines/MH/srb/VASuicideAssessmentSummaryPRINT.pdf.

U.S. Equal Employment Opportunity Commission. "Job applicants and the Americans with Disabilities Act." March 21, 2005. Http://www.eeoc.gov/facts/jobapplicant.html.

————. "Questions and answers about cancer in the workplace and the Americans with Disabilities Act (ADA)." January 2013. Http://www1.eeoc.gov//laws/types/cancer.cfm.

U.S. House of Representatives, Committee on Ways and Means. *Green Book*. 1998.

U.S. Food and Drug Administration. "Joint meeting of the CDER Psychopharmacologic Drugs Advisory Committee and the FDA Pediatric Advisory Committee, Bethesda, Maryland, September 13, 2004." September 2004a. Http://www.fda.gov/ohrms/dockets/ac/04/transcripts/2004-4065T1.pdf.

————. "FDA statement on recommendations of the psychopharmacologic drugs and pediatric advisory committees." September 16, 2004b. Http://www.fda.gov/NewsEvents/Newsroom/PressAnnouncements/2004/ucm108352.htm.

————. "Antidepressant use in children, adolescents, and adults." May 2, 2007. Http://www.fda.gov/drugs/drugsafety/informationbydrugclass/ucm096273.

————. "Guidance for industry: Suicidality: Prospective assessment of occurrence in clinical trials." September 2010. Https://www.federalregister.gov/documents/2010/09/09/2010-22404/draft-guidance-for-industry-on-suicidality-prospective-assessment-of-occurrence-in-clinical-trials.

————. "Executive summary prepared for the February 10, 2012, meeting of the Neurological Devices Panel." February 10, 2012a. Http://www.fda.gov/downloads/AdvisoryCommittees/CommitteesMeetingMaterials/MedicalDevices/MedicalDevicesAdvisoryCommittee/NeurologicalDevicesPanel/UCM330887.pdf.

————. "Guidance for industry: Suicidal ideation and behavior: Prospective assessment of occurrence in clinical trials." August 2012b. Http://www.fda.gov/drugs/guidancecomplianceregulatoryinformation/guidances/ucm315156.htm.

Valenstein, Elliot S. *Great and Desperate Cures*. New York: Basic Books, 1986.

Valuck, Robert J., et al. "Spillover effects on treatment of adult depression in primary care after FDA advisory on risk of pediatric suicidality with SSRIs." *American Journal of Psychiatry* 164, no. 8 (August 2007): 1198–205. Http://www.ncbi.nlm.nih.gov/pubmed/17671282.

van Bemmel, A. L. "The link between sleep and depression: The effects of antidepressants on EEG sleep." *Journal of Psychosomatic Research* 42, no. 6 (June 1997): 555–64.

Van der Post, Laurens. *The Night of the New Moon*. Middlesex, England: Penguin Books, 1970.

Vartanian, Aram. *La Mettrie's L'Homme Machine*. Princeton, N.J.: Princeton University Press, 1960.

Vasari, Giorgio. *Lives of the Artists*. 2 vols. London: Penguin Books, 1987.

Venter, Craig J., et al. "The sequence of the human genome." *Science* 291, no. 5507 (February 16, 2001): 1304–51.

Verwijk, Esmée, et al. "Neurocognitive effects after brief pulse and ultrabrief pulse unilateral electroconvulsive therapy for major depression: A review." *Journal of Affective Disorders* 140, no. 3 (November 2012): 233–43. Http://www.ncbi.nlm.nih.gov/pubmed/20349573.

Vicari, Eleanor Patricia. *The View from Minerva's Tower: Learning and Imagination in "The Anatomy of Melancholy."* Toronto: University of Toronto Press, 1989.

Virkkunen, M., et al. "Personality profiles and state aggressiveness in Finnish alcoholics, violent offenders, fire setters, and healthy volunteers." *Archives of General Psychiatry* 51 (January 1994): 28–33.

Volk, S. A., et al. "Can response to partial sleep deprivation in depressed patients be predicted by regional changes of cerebral blood flow?" *Psychiatry Research* 75, no. 2 (September 29, 1997): 67–74.

Volkow, Nora, et al. "Cerebral blood flow in chronic cocaine users: A study with positron emission tomography." *British Journal of Psychiatry* 152, no. 5 (May 1988): 641–48.

———. "Effects of chronic cocaine abuse on postsynaptic dopamine receptors." *American Journal of Psychiatry* 147, no. 6 (June 1990): 719–24.

———. "Brain imaging of an alcoholic with MRI, SPECT, and PET." *American Journal of Physiological Imaging* 7, nos. 3–4 (July–December 1992a): 194–98.

———. "Long-term frontal brain metabolic changes in cocaine abusers." *Synapse* 11, no. 3 (July 1992b): 182–90.

———. "Imaging brain structure and function." *Annals of the New York Academy of Sciences* 820 (May 1997): 41–56.

Volkow, Nora, Joanna S. Fowler, and Gene-Jack Wang. "Imaging studies on the role of dopamine in cocaine reinforcement and addiction in humans." *Journal of Psychopharmacology* 13, no. 4 (July 1999): 337–45.

Volkow, Nora, and Joanna S. Fowler. "Addiction, a disease of compulsion and drive: Involvement of the orbitofrontal cortex." *Cerebral Cortex* 10, no. 3 (March 2000): 318–25.

Voltaire. *Candide*. Trans. John Butt. New York: Penguin Books, 1947.

Waal, Frans de. *Good Natured*. Cambridge: Harvard University Press, 1996.

Waddington, John, and Peter Buckley, eds. *The Neurodevelopmental Basis of Schizophrenia*. London: R. G. Landes, 1996.

Walker, C. E., and M. C. Roberts, eds. *Handbook of Clinical Child Psychology*. 2nd ed. New York: John Wiley & Sons, 1992.

Walsh, B. Timothy, et al. "Placebo response in studies of major depression: Variable, substantial, and growing." *JAMA* 287, no. 14 (April 10, 2002): 1840–47. Http://www.ncbi.nlm.nih.gov/pubmed/11939870.

Wang, Sheng-Min, et al. "A review of current evidence for vilazodone in major depressive disorder." *International Journal of Psychiatry in Clinical Practice* 17, no. 3 (August 2013): 160–69. Http://www.ncbi.nlm.nih.gov/pubmed/23578403.

Waters, John. "'I've been put on trial over my beliefs.' " *Independent*, April 13, 2014. Http://www.independent.ie/irish-news/ive-been-put-on-trial-over-my-beliefs-30180643.html.

Watson, Paul J., and Paul W. Andrews. "An evolutionary theory of unipolar depression as an adaptation for overcoming constraints of the social niche." Manuscript, 1999.

———. "Niche change model of depression." *ASCAP: The Newsletter of the Society for Sociophysiological Integration* 11, no. 5 (May 1998): 17–18.

———. "Unipolar depression and human social life: An evolutionary analysis." Manuscript. n.d.

Wehr, Thomas A. "Phase advance of the circadian sleep-wake cycle as an antidepressant." *Science* 206, no. 4419 (November 9, 1979): 711–13.

———. "Sleep loss: A preventable cause of mania and other excited states." *Journal of Clinical Psychiatry* 50, suppl. 12 (December 1989): 8–16.

———. "Reply to Healy, D., Waterhouse, J. M.: The circadian system and affective disorders: Clocks or rhythms." *Chronobiology International* 7, no. 1 (January 1990): 11–14.

———. "Sleep-loss as a possible mediator of diverse causes of mania." *British Journal of Psychiatry* 159, no. 4 (October 1991): 576–78.

———. "Improvement of depression and triggering of mania by sleep deprivation." *JAMA* 267, no. 4 (January 22–29, 1992): 548–51.

Wehr, Thomas A., David A. Sack, and Norman E. Rosenthal. "Sleep reduction as the final common pathway in the genesis of mania." *American Journal of Psychiatry* 144, no. 2 (February 1987): 201–4.

Wehr, Thomas A., et al. "48-hour sleep-wake cycles in manic-depressive illness." *Archives of General Psychiatry* 39, no. 5 (May 1982): 559–65.

———. "Eye versus skin phototherapy of seasonal affective disorder." *American Journal of Psychiatry* 144, no. 6 (June 1987): 753–57.

———. "Rapid cycling affective disorder: Contributing factors and treatment responses in 51 patients." *American Journal of Psychiatry* 145, no. 2 (February 1988): 179–84.

———. "Treatment of a rapidly cycling bipolar patient by using extended bedrest and darkness to promote sleep." NIMH, Bethesda, Md., 1997.

———. "Melatonin response to seasonal changes in the length of the night in SAD and patient controls." NIMH, Bethesda, Md.

Wehr, Thomas A., and Norman E. Rosenthal. "Seasonality and affective illness." *American Journal of Psychiatry* 146, no. 7 (July 1989): 829–39.

Weiner, Dora. " 'Le geste de Pinel': The history of a psychiatric myth." In *Discovering the History of Psychiatry*. Eds. Mark Micale and Roy Porter. Oxford: Oxford University Press, 1994.

Weiner, Myron F., Steven D. Edland, and H. Luszczynska. "Prevalence and incidence of major depression in Alzheimer's disease." *American Journal of Psychiatry* 151, no. 7 (July 1994): 1006–9.

Weiss, Suzanne, and Robert Post. "Kindling: Separate vs. shared mechanisms in affective disorder and epilepsy." *Neuropsychology* 38, no. 3 (October 1998): 167–80.

Weissman, Myrna M. *IPT: Mastering Depression*. New York: Graywind Publications, 1995.

Weissman, Myrna M., et al. "Cross-national epidemiology of major depression and bipolar disorder." *JAMA* 276, no. 4 (July 24–31, 1996): 293–99.

———. "Offspring of depressed parents: 10 years later." *Archives of General Psychiatry* 54, no. 10 (October 1997): 932–40.

———. "Depressed adolescents grown up." *JAMA* 281, no. 18 (May 12, 1999): 1707–13.

———. "Prevalence of suicide ideation and suicide attempts in nine countries." *Psychological Medicine* 29 (January 1999): 9–17.

———. *Comprehensive Guide to Interpersonal Psychotherapy*. New York: Basic Books, 2000.

———. "National survey of psychotherapy training in psychiatry, psychology, and social work." *Archives of General Psychiatry* 63, no. 8 (August 2006): 925–34. Http://www.ncbi.nlm.nih.gov/pubmed/16894069.

Weissman, Myrna, and Eugene Paykel. *The Depressed Woman: A Study of Social Relationships*. Chicago: University of Chicago Press, 1974.

Weissman, S., M. Sabshin, H. Eist, eds. *21st Century Psychiatry: The Foundations*. Washington, D.C.: American Psychiatric Press, in press.

Wellon, Arthur. *Five Years in Mental Hospitals*. New York: Exposition Press, 1967.

Wells, Kenneth, et al. *Caring for Depression*. Cambridge: Harvard University Press, 1996.

———. "Impact of disseminating quality improvement programs for depression in managed primary care: A randomized controlled trial." *JAMA* 283, no. 2 (January 12, 2000): 212–20.

Wender, Paul, et al. "Psychiatric disorders in the biological and adoptive families of adopted individuals with affective disorder." *Archives of General Psychiatry* 43, no. 10 (October 1986): 923–29.

Wender, Paul, and Donald Klein. *Mind, Mood, and Medicine: A Guide to the New Biopsychiatry*. New York: Farrar, Straus & Giroux, 1981.

Wenzel, Siegfried. *The Sin of Sloth: Acedia*. Chapel Hill: University of North Carolina Press, 1967.

Wetzel, Richard, and James McClure Jr. "Suicide and the menstrual cycle: A review." *Comprehensive Psychiatry* 13, no. 4 (July–August 1972): 369–74.

Whitaker, Robert. *Anatomy of an Epidemic: Magic Bullets, Psychiatric Drugs, and the Astonishing Rise of Mental Illness in America*. New York: Broadway Books, 2011.

White, S. R., et al. "The effects of methylenedioxymethamphetamine on monoaminergic neurotransmission in the central nervous system." Progress in Neurobiology 49, no. 5 (August 1996): 455–79.

Whooley, Mary A., and Gregory E. Simon. "Managing depression in medical outpatients." *New England Journal of Medicine* 343, no. 26 (December 28, 2000): 1942–50.

Whybrow, Peter C. A *Mood Apart: Depression, Mania, and Other Afflictions of the Self*. New York: Basic Books, 1997.

Wichman, Christina L., et al. "Congenital heart disease associated with selective serotonin reuptake inhibitor use during pregnancy." *Mayo Clinic Proceedings* 84, no. 1 (January 2009): 23–27. Http://www.ncbi.nlm.nih.gov/pmc/articles/pmid/19121250.

Wilde, Oscar. *Complete Poetry*. Ed. Isobel Murray. Oxford: Oxford University Press, 1997.

———. *Complete Short Fiction*. London and New York: Penguin Books, 1994.

Willcox, Monica, and David N. Sattler. "The relationship between eating disorders and depression." *Journal of Social Psychology* 136, no. 2 (April 1996): 269–71.

Williams, Caroline. "Is depression a kind of allergic reaction?" *Guardian*, January 4, 2015. Http://
    www.theguardian.com/lifeandstyle/2015/jan/04/depression-allergic-reaction-inflammation-im-
    mune-system.

Williams, J. Mark G. *The Psychological Treatment of Depression*. 2nd ed. London: Routledge, 1992.

Williams, Katherine E., and Regina C. Casper. "Reproduction and its psychopathology." In *Women's
    Health: Hormones, Emotions and Behavior*. Ed. Regina C. Casper, 14–35. Cambridge, U.K.:
    Cambridge University Press, 1998.

Williams, Tennessee. *Five O'Clock Angel: Letters of Tennessee Williams to Maria St. Just, 1948–
    1982*. New York: Alfred A. Knopf, 1990.

Williams, Timothy. "Suicides outpacing war deaths for troops." *New York Times*, June 8, 2012. Http://
    www.nytimes.com/2012/06/09/us/suicides-eclipse-war-deaths-for-us-troops.html.

Willis, Thomas. *Two Discourses Concerning the Soul of Brutes*. Facsimile of 1683 translation by S.
    Pordage. Gainesville, Fla.: Scholars' Facsimiles and Reprints, 1971.

Winerip, Michael. "Bedlam on the streets." *New York Times Magazine*, May 23, 1999.

Winnicott, D. W. *Home Is Where We Start From*. New York: W. W. Norton, 1986.

Winstead, Ted. "A new brain: Surgery for psychiatric illness at Massachusetts General Hospital." Ma-
    nuscript.

Winston, Julian. "Welcome to a growing health care movement." In *Homeopathy: Natural Medicine
    for the 21st Century*. Ed. Julian Winston. Alexandria, Va.: National Center for Homeopathy,
    1993.

Wirz-Justice, A., et al. "Sleep deprivation in depression: What we know, where do we go?" *Biological
    Psychiatry* 46, no. 4 (August 15, 1999): 445–53.

Wittkower, Rudolph, and Margot Wittkower. *Born Under Saturn*. New York: Norton, 1963.

Wolf, Naomi R. *The Beauty Myth*. London: Chatto & Windus, 1990.

Wolkowitz, O. M., et al. "Antiglucocorticoid treatment of depression: Double-blind ketoconazole."
    *Biological Psychiatry* 45, no. 8 (April 15, 1999): 1070–74.

Wolman, Benjamin B., ed. *Between Survival and Suicide*. New York: Gardner Press, 1976.

Wollmer, Marc Axel, et al. "Facing depression with botulinum toxin: A randomized controlled trial."
    *Journal of Psychiatric Research* 46, no. 5 (May 2012): 574–81. Http://www.ncbi.nlm.nih.gov/
    pubmed/22364892.

Wolpert, Lewis. *Malignant Sadness*. New York: Free Press, 1999.

Woo, Young Sup, Hee Ryung Wang, and Won-Myong Bahk. "Lurasidone as a potential therapy for
    bipolar disorder." *Neuropsychiatric Disease and Treatment* 9 (published online October 8, 2013):
    1521–29. Http://www.ncbi.nlm.nih.gov/pubmed/24143101.

Woolf, Leonard. *Beginning Again*. San Diego: A Harvest/HBJ Book, 1964.

Woolf, Virginia. *The Diary of Virginia Woolf*. Vol 3. Ed. Oliver Bell. New York: Harcourt Brace
    Jovanovich, 1980a.

———. *Jacob's Room*. San Diego: A Harvest/HBJ Book, 1950.

———. *The Letters of Virginia Woolf*. 6 vols. Eds. Nigel Nicolson and Joanne Trautmann. London:
    Hogarth Press, 1980b.

———. *To the Lighthouse*. New York: Harcourt Brace Jovanovich, 1981.

———. *The Years*. London: Hogarth Press, 1937.

Wordsworth, William. *Favorite Poems*. Canada: Dover Thrift Editions, 1992.

———. *The Prelude: Selected Poems and Sonnets*. Ed. Carlos Baker. New York: Holt, Rinehart &

Winston, 1954.

World Health Organization. *Prevention of Suicide*. Public Health Paper no. 35. Geneva: World Health
    Organization, 1968.

———. *The World Health Report 1999*. Geneva: World Health Oganization, 1999. Https://www.who.
    int/whr/1999/en/.

———. *The World Health Report 2000*. Geneva: World Health Oganization, 2000. Https://www.who.
    int/whr/2000/en/.

———. "Maternal mortality." Fact sheet no. 348, May 2014. Http://www.who.int/mediacentre/
    factsheets/fs348/en.

Wortman, Marc. "Brain chemistry." *Yale Medicine* 31, no. 1 (1996): 2–11.

Yapko, Michael D. *Hypnosis and the Treatment of Depression*. New York: Brunner/Mazel Publishers,
    1992.

———. *Breaking the Patterns of Depression*. New York: Doubleday, 1997.

Yokel, Robert A., and Roy A. Wise. "Amphetamine-type reinforcement by dopaminergic agonists in
    the rat." *Psychopharmacology* 58, no. 3 (July 19, 1978): 282–96.

Yonkers, Kimberly A., et al. "The management of depression during pregnancy: A report from the
    American Psychiatric Association and the American College of Obstetricians and Gynecolo-
    gists." *General Hospital Psychiatry* 31, no. 5 (September 2009): 403–13. Http://www.ncbi.nlm.
    nih.gov/pmc/articles/PMC3103063.

Young, Edward. *The Complaint, or Night-Thoughts*. 2 vols. London: 1783.

Zaghi, Souroush, et al. "Noninvasive brain stimulation with low-intensity electrical currents: Putative
    mechanisms of action for direct and alternating current stimulation." *Neuroscientist* 16, no. 3 (June
    2010): 285–307. Http://www.ncbi.nlm.nih.gov/pubmed/20040569.

Zerbe, Jerome, and Cyril Connolly. *Les Pavillons of the Eighteenth Century*. London: H. Hamilton,
    1962.

Zhang, Shanchun, et al. "Association between mental stress and gestational hypertension/preeclam-
    psia: A meta-analysis." Obstetrical and Gynecological Survey 68, no. 12 (December 2013):
    825–34. Http://www.ncbi.nlm.nih.gov/pubmed/25102019.

Zima, Bonnie, et al. "Mental health problems among homeless mothers." *Archives of General Psychi-
    atry* 53, no. 4 (April 1996): 332–38.

Zubenko, George S., et al. "Impact of acute psychiatric inpatient treatment on major depression in late
    life and prediction of response." *American Journal of Psychiatry* 151, no. 7 (July 1994): 987–93.

Zuess, Jonathan. *The Natural Prozac Program*. New York: Three Rivers Press, 1997.

Zwillich, Todd. "Mental illness and HIV form a vicious circle." International Medical News Group,
    no date.

# 致　谢

1999 年 12 月末，一位朋友发现我神采飞扬，于是问我在做什么。我眉飞色舞地告诉她，我预约到了波兰乡间的一所精神病院，时间是新年前夜，而且我还找到了我本以为已经遗失的一些自杀遗书。她重重地摇着头，跟我说这样的疯狂必须停下来。这本书的完成令我如释重负。这种疯狂终于被擒获了。

我的经纪人 Andrew Wylie 已经与我合作了 12 年。在我还没有书出版的时候他就帮衬着我，我的职业生涯一直得到他的指引。他对我，对这本书，从来都持之以恒地支持。我珍视他的友谊，也看重他的眼光。我也很感谢 Wylie 经纪公司的 Lisa Walworth，她令这一切都开始得非常愉快。我还要感谢 Jeff Posternak 慷慨协助了后期的所有安排。Nan Graham 是我这本书在美国的编辑，她聪敏过人，一贯大度而睿智，做事和我完全合拍，是我一直都希望找到的那种热情四射的人。她的助理 Brant Rumble 也十分能干，总能在混乱当前时理出秩序。Alison Samuel 是我在英国的编辑，她是一位极为优秀的读者，也是我坚定的支持者。我也要感谢 Pat Eisemann，是她积极高效地带领着美国的宣传团队，以及 Giulia Melucci、Beth Wareham 及所有全程参与本书推广的工作人员；我还要 Patrick Hargadon 在英国的宣传工作。感谢 Christopher Hayes 协调本书互联网部分的公关工作。感谢我的律师 Chuck Googe 仔细审核我的合同。

本书的部分内容曾载于《纽约客》《纽约时报》《美食与美酒》等杂志。感谢 Tina Brown 在 1998 年将我的《忧郁的解剖》（"An Anatomy of Melancholy"）一文刊登在《纽约客》上。在《纽约客》我最该感谢的是我的编辑 Henry Finder，他的机智、博学、审慎、忠诚世上无人能及。如果不是确信他自由主义式的宽容，我永远不会开启这个困难的主题。本书的一小部分也曾载于《纽约时报杂志》。Jack Rosenthal 为我在《纽约时报》提供了宝贵的平台，Adam Moss 对我在抑郁、贫困、政治等主题上一再拖延的工作给予了支持，帮助我拨开纷繁的事件，精确地找出真相；Diane Cardwell 也帮我编辑了相关文字。在《美食与美酒》工作的 Dana Cowin，在关键时刻会督促我在我发现的许多疗法中去选用最令人愉快的那些，我感谢她对我的纵容。感谢 Stephen Rossoff 慷慨邀请我在密歇根大学为《密歇根校友杂志》开展研究。1998 年 2 月，我在意大利利古里亚大区（Liguria）的博里亚斯科基金会的松林别墅酒店撰写了本书的开篇。非常感谢基金会对我的慷慨支持。

感谢 Laurie Beckelman、Fred Frumberg、Bernard Krishna 和 John Stubbs 支持了我在柬埔寨的工作。感谢勒内·比厄·克里斯蒂安森、Lisbet Lyager、Flemming Nicolaisen、Johanne Olson 及伊利米纳克的居民支持我在格陵兰的工作。我也感激 Erik Sprunk-Janssen 和 Hanne Skoldager-Ravn，没有他们，我无法开始格陵兰项目。感谢 David Hecht 和 Hélène Saivet 协助我在塞内加尔的工作，他们对我的付出远远超越职责和友谊。我也感激 Anne Applebaum 和 Radek Sikorski 为我安排了波兰的事宜。我还要感谢 Enrico Marone-Cinzano 帮助我进行了第六章内容方面的深入研究。

这一领域的朋友和专业人士都花了时间对本书的未定稿给出了意见。我要感谢两位最亲密的读者，Katherine Keenum 博士和克劳迪娅·斯旺博士，他们为书稿做了杰出的编辑工作。他们为这一工作投入了超乎寻常的专注，这价值非凡，振奋人心，而他们的洞见与爱又使我能在自己的思考及对这些思考的表达中看似理出些头绪。我也要感谢阅读本书后几版修改稿并给出建议的多罗西·阿恩斯滕博士、Sarah Billinghurst、Mary Bisbee-Beek、Christian Caryl、Dana Cowin、Jennie Dunham、理查德·A. 弗里德曼博士、理查德·C. 弗里德曼博士、Rhonda K. Garelick 博士、David Grand 博士、John G. Hart、史蒂文·海曼博士、伊芙·卡恩、Fran Kiernan、贝琪·若莉·德洛比尼埃、Sue Macartney-Snape、大卫·麦克道尔博士、Alexandra Munroe、伦道夫·M. 内瑟博士、Julie S. Peters 博士、Margaret Robbins、Peter Sillem 博士、Amanda Smithson、弟弟大卫·所罗门、父亲霍华德·所罗门、Bob Weil、Edward Winstead 和 Helen Whitney。

感谢 Philippe de Montebello、Emily Rafferty 和 Harold Holzer 对本书写作的大力支持，他们慷慨地给了我大都会艺术博物馆的完全访问权限。

感谢 Chuck Close 热心地主动提出为我拍摄作者肖像照。

感谢 Eugene Cory、Carol Czarnecki 和"美丽新词语"公司誊写了上万页的访谈录音。感谢 Fred Courtwright 为本书引用的材料申请许可。艾玛·卢基奇不知疲倦地整理了本书的参考文献，感谢她在研究上的协助。

感谢许多专业人士，他们在我开始写作本书时，抽出时间与我分享他们的洞见。Frederick Eberstadt 博士花费了大量时间将我介绍给很多访谈对象。NIMH 的史蒂文·海曼博士本人和他的员工总是有求必应。凯·雷德菲尔德·贾米森博士在我早期的研究中给了我很多建议，并热心地邀请我参加她 1996 年的自杀会议。大卫·麦克道尔博士同样慷慨，也指引我了解了美国精神病学会的内里，实是无价的帮助。约翰·霍普金斯医院抑郁及相关情感障碍协会的 Sally Mink 自始至终都热心介绍我认识她的人脉，也毫无保留地分享她的观点。伦道夫·内瑟博士最早吸引我进入了演化心理学领域，这对本书内容产生了深远影响。Anne Stanwix 博士贡献了她清明的智慧，提供了本书中的多处警言妙句。彼得·怀布罗博士也慷慨指引我探索了书中的很多一般性问题。

诸位读者也会明显发现有多少人为本书贡献了时间。我无法列出每位给了我启发、令我将其观点融入写作的人，但我要特别感谢我曾会面并进行长时间录音访谈的多罗西·阿恩斯滕博士、詹姆斯·巴伦杰博士、理查德·巴伦博士、Agata Bielik-Robson、波尔·比斯高博士、乔治·布朗博士、Deborah Bullwinkle、勒内·比厄·克里斯蒂安森博士、黛博拉·克里斯蒂博士、乔伊斯·钟博士、Miroslaw Dabkowski 博士、Hailey Dart、理查德·戴维森博士、J. Raymond DePaulo 博士、皮特·多梅尼西参议员、Vicki Edgson、劳莉·弗林、埃伦·弗兰克博士、理查德·A.弗里德曼博士、Edward Gardener 博士、大卫·格兰德博士、约翰·格雷登博士、Anna Halberstadt 博士、艾米莉·豪恩斯坦博士、M. Jabkowski 博士、Mieczylsaw Janiszewski 博士、Karen Johnson、帕兰吉特·T.乔希博士、马西·卡普图尔众议员、赫伯·克雷伯博士、唐·克莱因博士、Gladys Kreutzman、玛丽安·凯内尔、Bob Levin 博士、莱因哈特·利尔博士、胡安·洛佩兹博士、Sara Lynge、约翰·曼博士、梅尔文·麦金尼斯博士、亨利·麦柯蒂斯博士、珍妮·米兰达博士、威廉·诺曼德博士、农帕莉、吉尔丝滕·佩尔曼、约翰·波特议员、罗伯特·波斯特博士、威廉·波特博士、哈利·里德参议员、诺曼·罗森塔尔博士、玛吉·卢克玛众议员、阿诺德·萨莫罗夫博士、Chuck Schumer 参议员、西尔维亚·辛普森博士、Colin Stine 博士、格伦·特雷斯曼博士、埃利奥特·瓦伦斯坦博士、詹姆斯·D.沃森博士、托马斯·维尔博士、保罗·韦尔斯顿参议员、米尔娜·韦斯曼博士、鲍勃·维斯众议员和伊丽莎白·扬博士。

　　撰写本书的过程中，有好多人向我敞开心肺，对我讲述他们艰难的故事。我为他们的信心所感召，也与其中很多人建立了深厚的友谊。在我的一生中，没有什么比这一事业更令人悲伤，但也没有什么能如此全然地让我相信沟通的可能，相信世界是个充满亲密的所在。我必须向一些访谈对象表达最大的谢意，是他们允许我在书中讲述他们的故事：劳拉·安德森、珍妮特·本舒夫、罗伯特·布尔斯廷、Brian D'Amato、Walt Devine、Sarah Gold、Ruth Ann Janesson、Amalia Joelson、Karen Johansen、伊芙·卡恩、Amelia Lange、Carlita Lewis、贝琪·德·洛比尼埃、玛莎·曼宁、Paul Bailey Mason、Theresa Morgan、迪耶里·普吕当、琳恩·里弗斯、麦琪·罗宾斯、乔·罗杰斯、Joel P. Smith、蒂娜·索内戈、安琪·斯塔基、Mark Weiss，以及化名为希拉·赫尔南德斯、弗兰克·鲁萨科夫、比尔·斯坦、当基儿·斯特森、洛莉·华盛顿、克劳迪娅·韦弗和弗雷德·威尔逊。这些人以及许许多多的别人都无私地向我讲述了自己的艰难故事。我唯愿把他们的勇气充分转达给了读者。

由于这是一本关于抑郁的书，我也要感谢一些人，没有他们我就无法康复到足以撰写我的故事。我感谢很多为我治疗过抑郁的医生，他们能力出色，我的心智能由他们照顾真是十分幸运。朋友的宽宏也补充了医生的工作，他们的名字我不再尽列，但他们知道自己为我开辟了一条条的生路。我的抑郁处方集中，最顶端的就是这些人给我的爱，他们为人真诚善良，而他们温柔的建议、出色的共情之感和理性的控制力为我划出了一份空间，我可以在其中安全地疯癫。感谢 Juan 和 Amalia Fernandez 夫妇，在我写作期间，他们的关怀照顾始终陪伴着我，让我得以写出这些文字。

撰写本书之前，我从未雇用过研究助理。我极为幸运地找到了史蒂芬·毕特罗夫这位极具天分的艺术家。他从他的油画工作中抽出数百个小时投入本书，付出了和我一样多的努力。如果我实现了哪怕一点严密性，这都要以他的严谨为前提，我的很多想法也由他而来。没有他的付出，本书根本无法成为现在的样子。不仅如此，他还表现出了高尚的品格，他的机智、情谊、善良是我不息的快乐源泉。

在我第一次抑郁发作时，我的父亲 67 岁。我要赞美他，不仅因为他的爱和宽厚，也因为他的心灵适应力极强，使他能在过去六年间理解并遏制我的病情。我从未见过有谁可以像他那样，把年轻人式的想象活力与岁月带来的可观智慧完美地整合在一起。他从来都是我的不倒支柱，给我极大的鼓舞。我全心全意地把这本书献给他。

最后一章的准备得到了很多专家的支持和建议。我要感谢伊丽莎白·菲特尔森、理查德·A. 弗里德曼、杰伊·金格里奇、托马斯·因赛尔、海伦·梅伯格、凯莉·波斯纳和 Samantha Boardman Rosen，他们每人都阅读了此章的未定稿甚至对内容给出了意见，不仅澄清了自己的研究，也澄清了他人的研究。感谢哥伦比亚大学医学中心的 Jeffrey Lieberman 对我的鼎力支持，本章的部分研究就是在该中心开展的。感谢冷泉港实验室的李波提供了重要素材，极大地支持了本章的科学相关内容。感谢 Juliet Mitchell 为产后抑郁的部分提供了精彩建议，Mary D'Alton、Jeanne Coulehan、Michelle DiVito 则都协助了信息收集。感谢吉尔·法纳姆、罗伯·弗兰克尔、克莉丝汀·格斯特和纳达·哈菲兹慷慨地分享他们的故事。Nan Graham 再一次以她标志性的洞见和善心阅读并编辑了我的文稿。Alice Truax 大胆地帮助我组织文中的论点。Kathleen Seidel 整理了尾注和参考文献，也对其中的内容提供了建议，她细致的协助提升了我的作品水准。我也要感谢我的父亲霍华德·所罗门，他花了很多很多时间与我讨论，也读了本章书稿。感谢我拣选到的亲爱家人 Blaine Smith、Richard Hubbard、Laura Scher，感谢我的孩子 Oliver Scher、Lucy Scher、Blaine Solomon、George Solomon，他们都容忍了我这个父亲全身心地投入这一艰难事项，也感谢我的伴侣约翰·哈比克（Habich）·所罗门，他虽未消除我的抑郁，但给了我千万个理由来承受它。

# 附录1

# 药品名表

【说明】：本附录中主要以药品的中文商品名（偶以正文中俗名）为词头，后紧随英文商品名，首字母大写，若为注册商标则后缀 ® 标记，冒号列其通用名（药品名）的中文、英文（小写）及必要说明（如有）；若正文中某药品无中文商品名，则直接以英文商品名为词头；只涉通用名的药品，以通用名为词头，后附必要说明（如有）。

A

阿弗林 Afrin®：羟甲唑啉 oxymetazoline
阿伸定 Asendin®：阿莫沙平 amoxapine
阿司匹林 aspirin
安必恩 Ambien®：唑吡坦 zolpidem
安定 Valium®：地西泮 diazepam
安定文 Ativan®：劳拉西泮 lorazepam
安拿芬尼 Anafranil®：氯米帕明 clomipramine
安塔布司 Antabuse®：双硫仑 disulfiram

B

巴比妥盐 barbiturate
百优解 Prozac®：氟西汀 fluoxetine
保妥适 Botox®：肉毒毒素（A 型 Hall 株）
　　onabotulinumtoxinA
苯丙胺（安非他明）amphetamine。
布斯帕 BuSpar®：丁螺环酮 buspirone

C

Cogentin®：苯甲（扎）托品 benztropine
Cytomel®：碘塞罗宁 liothyronine

D

达多帮 Ditropan®：奥昔布宁 oxybutynin
得理多 Tegretol®：卡马西平 carbamazepine
　　（CBZ）
德巴金 Depakote®：双丙戊酸钠，是丙戊酸
　　钠（valproate）与丙戊酸（valproic acid,
　　VPA）的混合制剂。
Dilaudid®：（双）氢吗啡酮 hydromorphone
东莨菪碱 scopolamine
杜冷丁 demerol
多塞平 doxepin

F

氟硝西泮 flunitrazepam：作为街头迷药时英语
　　俚语中称 roofie。

G

格拉司琼 granisetron

H

海洛因 Heroin：二乙酰吗啡 diacetylmorphine,

曾为拜耳公司研发的镇咳药。
酣乐欣 Halcion®：三唑仑 triazolam

I
Intuniv®：胍法辛 guanfacine

J
金刚烷胺 amatadine

K
K 粉：氯胺酮（克他命）ketamine，"K 粉"
　　是俗称。
可乐定 clonidine
可致律 Clozaril®：氯氮平 chlordiazepoxide
克诺平 Klonopin®：氯硝西泮 clonazepam

L
Latuda®：鲁拉西酮 lurasidone
来士普 Lexapro®：艾司西酞普兰 escitalopram
来适可 Lescol®：氟伐他汀 fluvastatin
兰释 Luvox®：氟伏沙明 Fluvoxamine
利必通 Lamictal®：拉莫三嗪 lamotrigine
利眠宁 Librium®：氯氮平 chlordiazepoxide
力如太 Rilutek®：利鲁唑 riluzole
氯贝胆碱 bethanechol
洛赛克 Prilosec®：奥美拉唑 omeprazole

M
麻黄碱 ephedrine
美沙酮 methadone
米安色林 mianserin

N
拿地尔 Nardil®：苯乙肼 penelzine
纳曲酮 naltrexone
Navane®：替沃噻吨 thiothixene
诺波明 Norpramine®：地昔帕明 desipramine
诺立汀 Neurontin®：加巴喷丁 gabapentin

P
帕梅洛 Pamelor®：去甲替林 notriptyline
帕那特 Parnate®：反苯环丙胺 tranylcypromine
哌甲酯 methylphenidate
Paxil®：帕罗西汀 paroxetine

普萘洛尔 propranolol

Q
曲唑酮 trazodone

R
Restoril®：替马西泮 temazepam
瑞波西汀 reboxetine

S
赛乐特 Seroxat®：帕罗西汀 paroxetine
赛庚啶 cyproheptadine
Savella®：米那普仑 milnacipran
Serzone®：奈法唑酮 nefazondone
沙利度胺 thalidomide
神仙水：γ - 羟基丁酸 Gamma Hydroxybuty-
　　rate（GHB），"神仙水"是俗称。
思瑞康 Seroquel®：喹硫平 quetiapine
索纳塔 Sonata®：扎来普隆 zaleplon
Symbyax®：奥氮平（olanzapine）与氟西汀
　　（fluoxetine）的混合制剂。
Synthroid®：左甲状腺素 levothyroxine

T
泰诺 Tylenol®：对乙酰氨基酚 acetaminophen，
　　或"扑热息痛"paracetamol。
酮康唑 ketoconazole
托法尼 Tofranil®：伊米帕明（丙咪嗪）
　　imipramine
妥泰 Topamax®：托吡酯 topiramate

V
Viibryd®：维拉佐酮 vilazodone

W
万艾可 Viagra®：西地那非 sildenafil
威博隽 Wellbutrin®：安非他酮 bupropion
　　（amfebutamone）
维思通 Risperdal®：利培酮 risperidone

X
西康乐 Seconal®：司可巴比妥 secobarbital
西乐葆 Celebrex®：塞来昔布 celecoxib
喜普妙 Celexa®：西酞普兰 citalopram

心达悦 Brintellix® ：伏硫西汀 vortioxetine

溴隐亭 bromocriptine

Y

摇头丸 ：3,4- 亚甲基二氧基甲基苯丙胺 methy-
　　lene dioxymetham-phetamine（MDMA），
　　"摇头丸"是俗称。

伊普吲哚 iprindole

依拉维 Elavil® ：阿米替林 amitriptyline

怡诺思 Effexor® ：文拉法辛 venlafaxine

异烟肼 isoniazid

异烟酰异丙肼 iproniazid

吲哚洛尔 pindolol

右旋苯丙胺 dex(tro)amphetamine

Z

再普乐 Zyprexa® ：奥氮平 olanzapine

赞安诺 Xanax® ：阿普唑仑 alprazolam

左洛复 Zoloft® ：舍曲林 sertraline

# 术语表

A

阿片样物质：opioid

安慰剂：placebo

B

白（细胞）介素：interleukin（IL）

白血病：leukemia

包容性疗法：inclusive therapy

苯二氮䓬：benzodiazepine，benzos

边缘系统：limbic systems

变肾上腺素：metanephrine

C

产后：postpartum

产后抑郁：postpartum depression（PPD）

肠易激综合征：irritable bowel syndrome

超短脉宽：ultrabrief pluse width

成长受阻：failure to thrive

成纤维细胞生长因子：fibroblast growth factor

持续性肺动脉高压：persistent pulmonary
　　hypertension

重复经颅磁刺激：repeated transcranial
　　magnetic stimulation（rTMS）

处方集：formulary

创伤后应激障碍：post-traumatic stress disorder
　　（PTSD）

垂体：pituitary

磁共振成像：magnetic resonance imaging
　　（MRI）

磁惊厥疗法：magnetic seizure therapy（MST）

雌激素：estrogen

促甲状腺激素释放激素：thyrotropin releasing
　　hormone（TRH）

促肾上腺皮质素释放因子：corticotropin
　　realising factor

催乳素：prolactin

D

单胺：monoamine

单胺氧化酶抑制剂：monoamine oxidase
　　inhibitors（MAOIs）

胆固醇：cholesterol

胆碱能受体激动剂：cholinergic agonist

低场磁刺激：low-field magnetic stimulation
　　（LFMS）

电痉挛治疗/疗法：electroconvulsive therapy
　　（ECT）

电子药物：electroceuticals

多巴胺：dopamine

多巴胺能神经元：dopaminergic neuron

多发性硬化：multiple sclerosis（MS）

E
额叶皮质：frontal cortex
儿茶酚胺：catecholamines

F
副脊神经：spinal accessory nerve
腹侧内囊：ventral capsule
腹侧纹状体：ventral striatum

G
肝硬化：cirrhosis
睾酮：testosterone
更年期：menopause
更年期：menopause
孤独症：autism
谷氨酸：glutamate

H
合成类固醇：anabolic steroids
黄体期：luteal phase
混合偏手性：mixed handedness（cross dominance）

J
基底神经核：basal ganglia
脊柱裂：spina bifida
季节性情感障碍：seasonal affective disorder（SAD）
加德纳技术成熟度曲线：Gartner hype cycle
甲基化：mythylation
甲状腺功能减退：hypothyroidism
缰核：habenula(-r nucleus)
拮抗剂：antagonist
金丝桃：hypericum
紧张症：catatonia
经颅磁刺激：transcranial magnetic stimulation（TMS）
经颅交流电刺激：transcranial alternating current stimulation（tACS）
经颅微电流刺激：cranial electrostimulation（CES）
经颅直流电刺激：transcranial direct current stimulation（tDCS）
经前：premenstrual

经前综合征：Pre-Menstrual Syndrome（PMS）

K
克罗恩病：Crohn's disease
扣带回切开术：cingulotomy
快感缺失：Anhedonia
快速眼动睡眠：rapid eye movement sleep（REM）

L
蓝斑核：locus coeruleus
利摩日电流：Limoge's Current
立体定向：stereotactic
镰状细胞贫血：sickle-cell anemia
颅骶（颅荐骨）：cranial-sacral（craniosacral）

M
吗啡：morphine
毛地黄：digitalis
迷走神经（电）刺激：vagus nerve stimulation（VNS）
母职：motherhood

N
脑电图：electroencephalogram（EEG）
脑腓肽：enkephalin
脑深部（电）刺激：deep brain stimulation（DBS）
脑叶切除术：lobotomy，leucotomy
脑源性神经营养因子：brain-derived neurotrophic factor（BDNF）
内啡肽：endorphin
内稳态：homeostasis
尿潴留：urinary retention

P
炮弹休克（症）：shell shock
皮质醇：cortisol
胼胝体下扣带区：subcallosal cingulate
葡萄球菌：staph(-ylococcus)

Q
轻性抑郁：mild depression
去甲变肾上腺素：normetanephrine
去甲肾上腺素：norepinephrine，noradrenaline

全科医生：General Practitioner（GP）

R

人际疗法：Interpersonal Therapy（IPT）

人类免疫缺陷病毒：human immunodeficiency virus（HIV）

认证护理助理：certified nursing assistant（CNA）

认知行为疗法：Cognitive Behavioral Therapy（CBT）

乳糜泻：celiac disease

S

三环类抗抑郁药：tricyclics（TCA）

色氨酸：tryptophan

色氨酸羟化酶：tryptophan hydroxylase

神经（官能）症：neurosis

神经递质：neurotransmitter

神经发生：neurogenesis

神经营养因子：neurotrophin

肾上腺疲劳：adrenal exhaustion

肾上腺素：epinephrine, adrenaline

实证支持治疗：Empirically Supported Treatment（EST）

食欲刺激激素：ghrelin

视蛋白：opsin

瘦素：leptin

顺势疗法：homeopathy

松果腺：pineal gland

T

糖皮质激素：glucocorticoid

体外碎石术：lithotripsy

突触间隙：synaptic cleft

褪黑素：melatonin

脱氢表雄酮：dehydroepiandrosterone（DHEA）

W

胃液分泌：gastric secretion

5 羟色胺：5-hydroxytryptamine（5-HT），另见"血清素"。

X

希克曼氏管：Hickman catheter

细胞因子：cytokine

下丘脑：hypothalamus

下丘脑：hypothalamus

先兆子痫（子痫前期）：preeclampsia

纤维肌痛：fibromyalgia

小脑扁桃体下疝畸形（阿诺德–基亚里畸形）：Arnold-Chiari Malformation

血脑屏障：blood-brain barrier

血清素：serotonin，另见"5 羟色胺"。

心电图：electrocardiogram（ECG/EKG）

心肌梗死：myocardial infarction

心境恶劣障碍：disthymic disorder

心律失常：arrhythmia

心内膜炎：endocarditis

新生儿适应综合征：neonatal adaptation syndrome

性快感障碍：anorgasmia

杏仁核：amygdala

选择性去甲肾上腺素再摄取抑制剂：selective norepinephrine reuptake inhibitors（SNRIs）

选择性血清素再摄取抑制剂：selective serotin reuptake inhibitors（SSRIs）

Y

眼动脱敏与再加工疗法：eye movement desensitization and reprocessing（EMDR）

叶酸：folic acid / folate

胰岛素休克疗法：insulin shock

乙酰胆碱：acetylcholine

异构体：enantiomer

癔症：hysteria

银杏叶：ginkgo biloba

婴儿猝死综合征：sudden infant death syndrome

应激系统：stress system

幼年型类风湿关节炎：juvenile rheumatoid arthritis

育亨宾碱：yohimbine

预后：prognosis

孕酮（黄体酮）：progesterone

运动皮质：motor cortex

运动前区皮质：premotor cortex

Z

枕神经：occipital nerve

枕叶：occipital lobe

震颤性谵妄：delirium tremens（DT）

正电子发射断层成像 positron emission
　　tomography，PET

植物性症状：vegetative symptoms

植线后遗症：wire lethering

重性抑郁障碍：major depressive disorder
　　（MDD）

周围神经病变：peripheral neuropathy

主管护士：nurse practitioner

注意缺陷多动障碍：attention dificit hyper-
　　activity disorder（ADHD）

注意缺陷障碍：attention dificit disorder（ADD）

自受体：autoreceptor

左型精氨酸：L-arginine

# 人名表

A

阿彻，约翰　　　　　John Archer（活跃于 1660—1684）：据信生于爱尔兰，查理二世时期的宫廷医生。

阿尔迪尼，乔万尼　　　Giovanni Aldini（1762—1834）：意大利医生，物理学家。

阿尔托，安托南　　　　Antonin Artaud（1896—1948）：法国诗人，剧作家。

阿尔瓦雷斯，A.　　　　Alfred Alvarez（1929—2019）：英国作家，批评家。

阿格里帕，海因里希·科尼利乌斯　　　　Heinrich Cornelius Agrippa（1486—1535）：德意志地区的学者，医生，法学家。出身中世纪欧洲贵族家庭，家族多为哈布斯堡王族服务。

阿克塞尔罗德，朱利叶斯　　　　Julius Axelrod（1912—2004）：美国生化学家，因在儿茶酚胺释放与再摄取方面的研究而获 1970 年诺贝尔生理医学奖。

阿奎那，（圣）托马斯 Thomas Aquinas（1225—1274）：神学家，经院哲学家。

（卡帕多西亚的）阿雷泰乌斯　　Aretaeus of Cappadocia（活跃于 130—140）：小亚细亚的医学著作家。

阿诺德，马修　　　　Matthew Arnold（1822—1888）：英国诗人，文化评论家。

阿松，雅克　　　　　Jaques Hassoun（1936—1999）：法国精神分析学家。

（尤里斯的）埃拉西斯特拉图斯 Erasistratus of Juli [Ioulis]（前 304?—前 250）：古希腊重要的解剖学家，塞琉古一世的御医。

（本都的）埃瓦格里乌斯　　　　Evagrius Ponticus（345—399）：基督教隐士，苦行僧侣，神学家。

爱伦坡，埃德加　　　Edgar Allan Poe（1809—1849）：美国作家，评论家。

艾略特，乔治　　　　George Eliot（1819—1880）：本名 Mary Ann Evans，英国作家。

艾略特，T. S.　　　　Thomas Stearns Elliot（1888—1965）：英国作家，出版人。

安德鲁斯，保罗　　　Paul Andrews

安德森，劳拉　　　　Laura Anderson

（沙漠的）圣安东尼　Saint Anthony of the Desert（251—356）：又名埃及的安东尼，沙漠教父，修道院制度的重要奠定者，为东正教和天主教共同尊奉。

安吉尔，玛西亚　　　Marcia Angell

奥本海姆，大卫·E. David Ernst Oppenheim（1881—1943）：奥匈帝国教育学家，心理学家，
　　与弗洛伊德、阿德勒均有合作。1910 年加入维也纳精神分析学会并做了数次发言，或关于
　　火作为性的象征，或关于自杀。奥本海姆当时是显赫的犹太银行家族。

奥尔德姆　约翰·M. John M. Oldham

奥格本，史蒂夫　Steve Ogburn

圣奥古斯丁　St. Augustine of Hippo（354—430）：拉丁教父，哲学家。

奥勒留，马可　Marcus Aurelius（121—180）：斯多葛派哲学家，161—180 年为罗马皇帝。

奥斯贝格，玛丽　Marie Åsberg

奥斯勒，威廉　Sir William Osler（1849—1919）：从男爵，加拿大医生，约翰·霍普金斯
　　医院的缔造者之一。

奥维德　Ovid（前 43—公元 17/18？），全名 Publius Ovidius Naso，古罗马诗人，代表作《变形记》。

## B

巴克尼尔，约翰·查尔斯　John Charles Bucknill（1817—1897）：英国精神病学家，精神
　　健康改革者。

巴莱乌斯，卡斯帕　Caspar Barlaeus（1584—1648）：荷兰神学家，诗人，史学家。

巴伦，理查德　Richard Baron

巴伦杰，詹姆斯　James Ballenger

巴斯，艾莉森　Alison Bass

拜登，乔（约瑟夫）　Joseph R. "Joe" Biden（1942—　）：2009—2017 年为美国副总统。

拜伦，乔治　George Gordon Byron（1788—1824）：拜伦六世男爵，英国诗人，政治家。

鲍斯韦尔，詹姆斯　James Boswell（1740—1795）：苏格兰传记作家，律师。

贝多斯，托马斯　Thomas Beddoes（1760—1808）：英国医生，科学作家。

贝克，阿隆　Aaron Beck（1921—　）：美国精神病学家，认知行为疗法之父。

贝克，谢丽尔　Cheryl Tatano Beck

贝克特，塞缪尔　Samuel Beckett（1906—1989）：爱尔兰文学家。

本舒夫，珍妮特　Janet Benshoof

比斯高，波尔　Poul Bisgaard

庇护二世　Pope Pius II（1405—1464）：原名 Aeneas Silvius Bartholomeus（拉丁），
　　曾为天主教廷首脑，1458 年起掌管教皇国直至去世。

别里克-罗布松，阿加塔　Agata Bielik-Robson

波德莱尔，夏尔·皮埃尔　Charles Pierre Baudelaire（1821—1867）：法国诗人，象征派先驱，
　　并翻译爱伦坡至法国。

波伦，迈克尔　Michael Pollan

波斯纳，凯莉　Kelly Posner

波斯特，罗伯特　Robert Post

波特，威廉　William Potter

波特，约翰·E. John Edward Potter

伯克，埃德蒙　Edmund Burke（1729—1797）：爱尔兰政治家，政治思想家。

伯奇内尔，J. John Birtchnell

柏拉图　Plato（前 429？—前 347？）：古希腊哲学家，苏格拉底的学生，亚里士多德的老师。

勃朗特，夏洛蒂　Charlotte Brontë（1816—1855）：英国作家。

布尔哈弗，赫尔曼　Herman Boerhaave（1668—1738）：荷兰化学家，医生，现代医学院与临
　　床教育的奠基人，生理学之父。正文中所涉著作《格言集：关于疾病的知识及治疗》原著

以拉丁文写就,初版面世于 1709 年,最终版 1728 年。英译不晚于 1715 年,其后有多种版本。

布尔加科夫,米哈伊尔　　　　　Mikhail Bulgakov（1891—1940）:俄罗斯作家,医学博士,代
　　表作有《大师与玛格丽特》等。

布尔斯廷,罗伯特　　Robert Boorstin

布考斯基,查尔斯　　Charles Bukowski（1920—1994）:德裔美国作家。

布莱克,威廉　　William Blake（1757—1827）:英国诗人,画家。

布莱希特,贝托尔特　　E. Bertolt Brecht（1898—1956）:德国戏剧家,诗人。

布赖金,彼得　　Peter Breggin

布朗,约翰　　John Brown（1715—1766）:英国诗人,教士,因抑郁而自杀。他的著作《对
　　时代教养及原则的估量》（*An Estimate of the Manners and Principles of the Times*, 1757）契
　　合了当时的抑郁时代风气,产生了重大影响。

布朗,乔治 · W.　　George W. Brown

布鲁姆,哈罗德　　Harold Bloom（1930—2019）:美国文学评论家,耶鲁大学人文学教授。

布罗根,凯莉　　Kelly Brogan


C

查理六世　　Charles VI of France（1368—1422）:又称"可爱查理"或"疯子查理",
　　自 1380 年起为法国国王,直至去世。

查韦斯,凯撒　　Cesar Chavez（1927—1993）:美国劳工领袖,社会活动家。


D

戴维森,理查德 · J.　Richard J. Davidson

丹夸,梅丽　　Meri Danquah

德芳侯爵夫人　　The Marquise du Deffand（1697—1780）:法国沙龙女主人,艺术家的资助
　　者,与沃波尔、伏尔泰等皆有往来。

德莱顿,约翰　　John Dryden（1631—1700）:英国桂冠诗人。

德沃金,罗纳德　　Ronald M. Dworkin（1931—2013）:美国政治哲学家,法学家。

狄更斯,查尔斯　　Charles J. H. Dickens（1812—1870）:英国作家,社会批评家。

狄金森,艾米莉　　Emily Dickinson（1830—1886）:美国诗人。

笛卡尔,勒内　　René Descartes（1596—1650）:法国数学家,哲学家。

丁尼生老爷,阿尔弗雷德　　　Alfred, Lord Tennyson（1809—1892）:英国男爵,维多利亚时
　　代的贵冠诗人。

丢勒,阿尔布莱希特　Albrecht Dürer（1471—1528）:德意志画家,文艺复兴理论家,尤擅木刻。

杜威,约翰　　John Dewey（1859—1952）:美国哲学家,心理学家,教育改革者。

多恩,约翰　　John Donne（1572—1631）:英国教士,17 世纪的玄学派诗人。

多梅尼西,皮特　　Pete Domenici


E

恩培多克勒　　Empedocles（前 495—前 435）:前苏格拉底的古希腊哲学家,生于西西里。


F

法纳姆,吉尔　　Jill Farnum（化名）

范登贝格,J. H.　　J. H. van den Berg

菲茨杰拉德,弗朗西斯 · 司各特 Francis Scott K. Fitzgerald（1896—1940）:美国小说家,代表

作有《了不起的盖茨比》等。

菲拉古里乌斯　　　　　Philagrius of Epirus（3 世纪）：生于伊庇鲁斯的医学作家，晚于盖伦。

菲利斯逊　　　　　Philistion of Locri（前 4 世纪）：古希腊医生，医学作家，星相学家，生于
　　西西里，克吕西波斯的老师。

菲特尔森，伊丽莎白 Elizabeth Fitelson

裴罗提慕斯　　　　　Philothimus of Cos（前 4/ 前 3 世纪）：古希腊医生。

斐奇诺，马西里奥　　　　Marsilio Ficino（1433—1499）：佛罗伦萨的天主教神父、学者和占星师。
　　他的 1489 年出版的著作是《生命三书》（ De vita libri tres）。

费奈隆，弗朗索瓦　　　François Félenon（1651—1715）：罗马教廷在法国的大主教，神学家，诗人。

丰图拉基斯，康斯坦丁诺斯　　　　　Konstantinos Fountoulakis

伏尔泰　　　　　Voltaire（1694—1778）：法国思想家，原名 François-Marie Arouet。

弗兰克，埃伦　　　　　Ellen Frank

弗兰克尔，罗伯　　　　　Rob Frankel

弗雷泽，艾伦　　　　　Allan Frazer

弗里德曼，理查德 · A.　　　　　Richard A. Friedman

弗里德曼，理查德 · C.　　　　　Richard C. Friedman

弗里奇，瑞恩　　　　　Ryan Fritsch

弗利斯，威廉　　　　　Wilhelm Fliess（1858—1928）：德国耳鼻喉科医生，1887—1904 年与弗洛
　　伊德过从密切，影响了后者的精神分析学说。弗利斯本人的医学理论和实践则多遭后世质疑。

弗林，劳莉　　　　　Laurie Flynn

弗洛伊德，西格蒙德 Sigmund Freud（1856—1939）：奥地利神经病学家，精神分析之父。

福柯，米歇尔　　　　　Michel Foucault（1926—1984）：法国思想家，文学批评家。

G

甘地　　　Mahatma Gandhi（1869—1948）：印度政治家，非暴力不合作运动的倡导者。

戈达德，罗素　　　　　Russell Goddard

戈德斯坦，安德鲁　　　Andrew Goldstein

歌德约翰 · 沃尔夫冈 · 冯　　　　　Johann Wolfgang von Goethe（1749—1832）：德意志文学家，
　　政治家，"狂飙突进"的重要人物。

格兰德，大卫　　　　　David Grand

格雷，托马斯　　　　　Thomas Gray（1716—1771）：英国诗人，古典学家。

格雷登，约翰　　　　　John Greden

格里辛格，W.　　　　　Wilhelm Griesinger（1817—1868）：精神疾病治疗、照护院制度方面的改
　　革者。

格林，格雷厄姆　　　　H. Graham Greene（1904—1991）：20 世纪最优秀的英国小说家之一。

格斯，胡果 · 凡 · 德 Hugo van der Goes（约 1440—1482）：弗莱芒画家，创作怪异忧郁的宗教
　　作品。

格斯特，玛丽　　　　　Mary Guest：其母克莉丝汀（Kristin）。

盖伦，克劳狄乌斯　　　Claudius Galen（129—约 216）：或 "佩加蒙的盖伦"，罗马帝国时期的卓
　　越医生。

古德曼，韦恩　　　　　Wayne Goodman

古特，艾米　　　　　Emmy Gut

H

哈恩，库尔特　　　　Kurt Hahn（1886—1974）：德国教育家、实业家，纳粹执政初期避走英国。
　　当代户外拓展的奠基人。

哈尔伯施塔特，安娜 Anna Halberstadt

哈尔姆斯，丹尼尔　　Daniil Kharms（1905—1942）：俄苏先锋派诗人，剧作家。

哈菲兹，纳达　　　　Nada Hafiz（化名）

哈根，爱德华　　　　Edward Hagen

哈金，伊恩　　　　　Ian Hacking（1936— ）：加拿大科学哲学家，把历史视角引入了科哲研究。

海德格尔，马丁　　　Martin Heidegger（1889—1976）：德国哲学家，1933—1945 为纳粹党员。

海灵格，伯特　　　　Bert Hellinger（原名 Anton Hellinger）。

海曼，史蒂文　　　　Steven E. Hyman

汉弗莱，德雷克　　　Derek Humphry

豪恩斯坦　艾米莉　　Emily Hauenstein

赫尔迪，莎拉·布拉弗　　　　Sarah Blaffer Hrdy

赫尔南德斯，希拉　　Sheila Hernandez（化名）

（加尔西顿的）赫罗菲卢斯　　　　Herophilus of Calcedonius（约前 330/320—约前 260/250）：亚
　　历山大里亚的医学家。

黑尔德曼，凯文　　　Kevin Heldman

黑格尔，G. W. F.　　G. W. Friedrich Hegel（1770—1831）：德国哲学家。和谢林曾为同学。

亨，弗里茨　　　　　Fritz Henn

亨利，帕特里克　　　Patrick Henry（1736—1799）：北美殖民地时期的律师，演说家。"不自由
　　毋宁死"出自 1775 年他在弗吉尼亚州议会上的演讲。

华盛顿，洛莉　　　　Lolly Washington（化名）

华兹华斯，威廉　　　William Wordsworth（1770—1850）：英国桂冠诗人，英国浪漫主义文学
　　的发起人之一。

惠特克，罗伯特　　　Robert Whitaker

惠特曼，沃尔特　　　Walt Whitman（1819—1892）：美国诗人，记者。

霍布斯，托马斯　　　Thomas Hobbes（1588—1679）：英国哲学家。

霍夫曼，弗里德里希 Friederich Hoffman（1660—1742）：德意志医生，化学家。

霍根，约翰　　　　　John Horgen

霍桑，纳撒尼尔　　　Nathaniel Hawthorne（1804—1864）：美国文学史上的首位短篇小说作家，
　　美国心理分析小说的开创者。


J

基尔克果，索伦　　　Søren Kierkegaard（1813—1855）：丹麦神学家，哲学家，诗人。

基尔希，欧文　　　　Irving Kirsch

吉本斯，罗伯特　　　Robert D. Gibbons

吉福德，乔治　　　　George Gifford（1547—1620）：重要的清教徒教士，神学家。

济慈，约翰　　　　　John Keats（1795—1821）：英国诗人，英国浪漫主义文学的主要成员之一。

加德纳，罗素　　　　Russell Gardner

加林克，伊戈尔　　　Igor Galynker

加缪·阿尔贝　　　　Albert Camus（1913—1960）：生于阿尔及利亚，法国文学家，哲学家。

贾米森，凯　　　　　Kay Redfield Jamison

杰斐逊，托马斯　　　Thomas Jefferson（1743—1826）：律师、建筑师等多领域专家，美国国父
　　之一，1797—1801 为副总统。

杰克，达娜·克罗利  Dana Crowley Jack

金格里奇，杰伊        Jay Gingerich

K

卡恩，杰克            Jack Kahn

卡恩，伊芙            Eve Kahn

卡尔松，阿尔维德  Arvid Carlsson（1923—2018）：瑞典神经科学家，发现了多巴胺对帕金森症的影响，获 2000 年诺贝尔医学生理学奖。

卡拉，丹尼尔          Daniel Carlat

卡拉，埃文            Even Carlat

卡拉汉，罗杰          Roger Callahan

卡莱尔，托马斯        Thomas Carlyle（1795—1881）：苏格兰史学家，认为伟人对历史的作用举足轻重，历史乃是“伟人的传记”。

卡伦，威廉            William Cullen（1710—1790）：苏格兰医生，化学家，农学家，苏格兰启蒙运动的重要人物，休谟、亚当·斯密等人的朋友。

卡梅伦，朱莉娅        Julia Cameron（1948—  ）：美国多栖创意写作者、记者，代表作有《唤醒创作力》（*The Artist's Way*）等。

卡梅尼茨，洛伊丝      Lois Kamenitz

卡普图尔  马西        Marcy Kaptur

卡萨诺瓦，卢多维库斯 Ludovicus a Casanova（1577—1627）：法语名 Louis de Caseneuve，医生。

卡特布什，爱德华      Edward Cutbush（1772—1843）：生于费城，美国海军的军官和外科医生，化学家。

卡西安，约翰          John Cassian（360—435）：基督教僧侣、神学家，为东西两教廷尊奉。

凯勒，马丁            Martin Keller

凯内尔，玛丽安        Marian Kyner

凯尼恩，简            Jane Kenyon

坎利，图尔汉          Turhan Canli

康德，伊曼努尔        Immanuel Kant（1724—1804）：德国哲学家，在理论哲学、道德哲学、美学等方面均有里程碑式的贡献。

考珀，威廉            William Cowper（1731—1800）：英国诗人，赞美诗学者。

柯克，特里·罗西      Terry Rossi Kirk

柯勒律治，S. T.      Samuel Taylor Coleridge（1772—1834）：英国诗人，评论家，英国浪漫主义文学奠基人之一。

科尔特，乔治·豪      George Howe Colt

科斯格罗夫，里斯      Reese Cosgrove

克拉夫特-埃宾，理查德·冯  Richard von Krafft-Ebing（1840—1902）：德奥精神病学家，性学研究创始人。

克莱顿，安妮塔        Anita Clayton

克莱恩，内森          Nathan S. Kline（1916—1983）：美国心理学、精神病学领域的专家，在精神类药物方面做出了巨大贡献。

克莱默，彼得          Peter Kramer

克莱因，梅兰妮        Melanie Klein（1882—1960）奥地利-英国精神分析学家，儿童精神分析研究的先驱，或为弗洛伊德之后最重要的精神分析学家。

克莱因，唐纳德        Donald Klein

克勒曼，杰拉德    Gerald Klerman（1928—1992）

克雷伯，赫伯特    Herbert Kleber

克雷佩林，埃米尔    Emil Kraepelin（1856—1926）：德国精神病学家，现代的科学精神病学、
    精神药理学及精神遗传学之父，将精神病分类发展到了系统性、可操作的程度，并区分
    了精神分裂症和躁郁性精神病。他认为精神疾病的主因在生理和遗传方面，这种立场是 20
    世纪初的主流，并在 20 世纪末得到复兴。

克里斯蒂，阿加莎    Agatha Christie（1890—1976）：英国侦探小说家，写有六十余部长篇。

克里斯蒂，黛博拉    Deborah Christie

克里斯蒂安森，勒内·比厄    René Birger Christiansen

克里斯蒂娃，茱莉娅  Julia Kristeva

克里斯塔尔，安德鲁  Andrew Krystal

克里斯塔尔，约翰    John Krystal

克利茨曼，罗伯特    Robert Klitzman

克利夫特，蒙哥马利  Montgomery Clift（1920—1966）：美国影星，典型的"多愁善感无辜美男"，
    影史最美脸庞之一。

克林顿，比尔    Bill Clinton（1946—  ）：1993—2001 为美国总统。

（尼多斯的）克吕西波斯    Chrysippus of Cnidus（前 4 世纪）：古希腊医生，菲利斯逊的学生。

克罗，蒂莫西    Timothy Crow

克洛斯，格伦    Glenn Close

肯尼迪，帕特里克    Partrick Kennedy

肯尼迪/奥纳西斯，杰奎琳    Jackie Kennedy Onassis（1929—1994）：父姓布维耶（Bouvier）。
    曾为美国总统约翰·F.肯尼迪之妻。在肯尼迪总统遇刺数年后，杰奎琳与商业大亨亚里士
    多德·奥纳西斯结婚，改姓奥纳西斯。作为时尚偶像，她时而戴一副圆圆的大墨镜。

库恩，罗兰    Roland Kuhn（1912—2005）：瑞士精神药理学家，发现了伊米帕明的抗抑
    郁作用。


L

拉宾，罗尼·卡琳    Roni Caryn Rabin

拉美特利，朱利安·奥弗鲁瓦·德    Julien Offroy de La Mettrie（1709—1751）：法国医生，
    哲学家，启蒙时期的早期法国唯物主义者。

拉什，本杰明    Benjamin Rush（1745—1813）：美国医生，政治家，独立宣言签署人之一。

莱奥帕尔迪，贾科莫  Giacomo Leopardi（1798—1837）：19 世纪意大利最重要的诗人之一。

莱姆纽斯，列维努斯  Levinus Lemnius（1505—1568）：荷兰医生。

莱维，普里莫    Primo Levi（1919—1987）：犹太人，意大利化学家，作家，游击队员，
    大屠杀幸存者。

劳伦斯，安德烈亚斯·杜    Andreas du Laurens（1558—1609）：拉丁名 Laurentius，法国蒙
    彼利埃医学院院长，亨利四世的御医。

雷科夫，大卫    David Rakoff（1914—2012）：加拿大出生的美国幽默作家，记者，演员。

雷诺阿，皮埃尔-奥古斯特    Pierre-Auguste Renoir（1841—1919）：法国画家，印象派领导
    人物之一。

李利，约翰    John Lyly（1553—1606）：英国作家、戏剧家、政治家。

李希特，格哈德    Gerhard Richter（1932—  ）：德国视觉艺术家。

理查森，埃伦    Ellen Richardson

理查兹，基斯    Keith Richards

里德，哈利　　　　　　Harry Reid
里尔克　　　　　　　　Rainer Maria Rilke（1875—1926）：生于布拉格，德语诗人，死于白血病。
里弗斯，琳恩　　　　　Lynn Rivers
里根，罗纳德　　　　　Ronald Reagen（1911—2004）：美国演员，政治家，1981—1989 为美国总统。
里斯，乔纳森　　　　　Jonathan Rees
利尔，莱因哈特　　　　Reinhard Lier
列维-斯特劳斯，克洛德　　　　Claude Lévi-Strauss（1908—2009）：法国人类学家。
林肯，亚伯拉罕　　　　Abraham Lincoln（1809—1865）：美国律师，政治家，1861—1865 为美国
　　　总统，任上遭刺。
卢克玛，玛吉　　　　　Marge Roukema
卢里，马克斯　　　　　Max L. Lurie（1921—2008）
卢卡奇，乔治　　　　　György/George Lukács（1885—1971）：匈牙利哲学家，批评家。
鲁尔曼，T. M.　　　　Tanya Marie Luhrmann
（以弗所的）鲁弗斯　　Rufus of Ephesus（1/2 世纪）：古希腊医生。
鲁萨科夫，弗兰克　　　Frank Rusakoff（化名）
罗宾斯，麦琪　　　　　Maggie Robins
罗宾逊，尼古拉斯　　　Nicholas Robinson（1697—1775）：英格兰医生，曾任伯利恒主管。
罗伯茨，塞思　　　　　Seth Roberts
罗伯特，伯顿　　　　　Robert Burton（1577—1640）：牛津大学的学者。
罗杰斯，蒂莫西　　　　Timothy Rogers（1658—1728）：英国的非国教牧师，书写了自己的抑郁症。
罗杰斯，乔　　　　　　Joe Rogers
罗利，威廉　　　　　　William Rowley（约 1585—1626）：詹姆士一世时期的英国剧作家。
罗森塔尔，诺曼　　　　Norman Rosenthal
罗丝，戴安娜　　　　　Diana Ross（1944— ）：美国黑人歌手，演员，20 世纪 70 年代是她的巅峰期，
　　　迪斯科舞曲和爆炸头发型是她的标志。
罗斯，亨利　　　　　　Henry Rose
罗兹，特里斯坦　　　　Tristan Rhodes
洛比尼埃，贝琪 · 德 Betsy de Lotbinière
洛佩兹，詹妮弗　　　　Jennifer Lopez（1969— ）：美国歌手、舞者，2000 年前后，是流行乐界"拉
　　　丁运动"的代表人物之一。
洛佩兹，胡安　　　　　Juan López
洛扎诺，安德烈斯　　　Andres Lozano

M
马德拉斯，伯莎　　　　Bertha Madras
马洛，安　　　　　　　Ann R. Marlowe
马洛里，让　　　　　　Jean Malaurie（1922— ）：生于德国的法国天主教家庭。人类学家、探险家。
　　　1948 年起随法国探险队探索格陵兰地区，并陆续出版相关著作。1992 年成立圣彼得堡国立
　　　极地科学院。2007 年获任乌马纳克极地研究所名誉主席。
马瑟，科顿　　　　　　Cotton Mather（1663—1728）：北美公理会的清教主义牧师，作家。
迈耶，阿道夫　　　　　Adolf Meyer（1886—1950）瑞士-美国精神病学家，妻子玛丽·布鲁克斯·迈
　　　耶（Mary Brooks Meyer, 1877—1967）。
迈耶，R. E.　　　　　R. E. Meyer
麦格拉斯，考利　　　　Callie McGrath

麦圭尔，迈克尔        Michael McGuire

麦金尼斯，梅尔文        Melvin McInnis

麦坎斯-卡茨，埃莉诺        Elinore McCance-Katz

麦柯蒂斯，亨利        Henry McCurtiss

麦克道尔，大卫        David McDowell

麦克林，保罗        Paul D. MacLean（1913—2007）：美国医生，神经科学家，曾工作于耶鲁
　　医学院和 NIMH，其三重脑理论影响力波及生理学、精神病学及脑研究。

曼，约翰        John Mann

曼德尔施塔姆，奥西普        Osip Mandelstam（1891—1938）：犹太人，俄苏诗人。妻子娜
　　杰日达（Nadezhda，1899—1980），作家和教育家。

曼宁，玛莎        Martha Manning

梅伯格，海伦        Helen Mayberg

梅尔卡多，路易斯        Luis Mercado（16 世纪）：西班牙腓力二世的宫廷医生。

（尼科米底亚的）梅诺多图斯        Menodotus of Nicomedia（2 世纪）：小亚细亚的医生，皮浪主
　　义哲学家。

门格勒，约瑟夫        Josef Mengele（1911—1979）：绰号"死亡天使"。1943—1945 年是奥斯
　　维辛集中营的军医，主持了很多残酷的人体实验，令 1400 对双胞胎丧生。战后逃亡，后取
　　得巴拉圭国籍，并定居巴西，直至游泳中风去世。

门罗，约翰        John Monro（1716—1791）：从 1728 年，其父詹姆斯在伯利恒开始职业生
　　涯起，门罗家族做精神病医生做到 1855 年。

门宁格，卡尔        Karl A. Menninger（1893—1990）：美国精神科医生。家族有多位精神科
　　医生，并建立了相关的门宁格基金会，堪萨斯托培卡的门宁格诊所——全美顶尖的精神科
　　医院之一。

蒙田，米歇尔        Michel de Montaigne（1533—1592）：法国思想家。

梦露，玛丽莲        Marilyn Monroe（1926—1962）：美国演员。

弥尔顿，约翰        John Milton（1608—1674）：英国诗人，英联邦及克伦威尔时代的公务员。

米莱，埃德娜·圣文森特        Edna St. Vincent Millay（1892—1950）：美国诗人，剧作家，
　　获 1923 年普利策诗歌奖。

米兰达，珍妮        Jeanne Miranda

米南德        Menander（前 342—前 291）：古希腊喜剧作家。

莫兹利，亨利        Henry Maudsley（1835—1918）：英国先驱性的精神病学家。

默金，达芙妮        Daphne Merkin（1954—　）：美国文学评论家，作家。


N
纳德勒，罗兰        Roland Nadler

内格尔，托马斯        Thomas Nagel

内皮尔，理查德        Richard Napier（1559—1634）：英国占星师及行医者。

内瑟，伦道夫        Randolph Nesse

内斯特勒，埃里克        Eric Nestler

尼采，弗里德里希        Friedrich Nietzsche（1844—1900）：德国哲学家，诗人。

尼伦伯格，安德鲁        Andrew Nierenberg

纽曼，约翰        John Newman

农帕莉        Nuon Phaly

诺伦-霍克西玛，苏珊 Susan Nolen-Hoeksema

诺曼德，威廉        William Normand

O
欧肯多，玛利亚      Maria Oquendo

P
帕迪卡斯二世        King Perdiccas II：亚历山大大帝之子，作为马其顿王的统治期为前 448—
                   前 413 年。
帕瓦罗蒂，卢西亚诺  Luciano Pavarotti（1935—2007）：意大利男高音歌唱家。
佩尔曼，吉尔丝滕    Kirsten Peilman
佩尼，达比          Darby Penny
皮内尔，菲利普      Philippe Pinel（1745—1826）：法国医生，主张更为人道地看护精神病患。
普拉斯，西尔维亚    Sylvia Plath（1932—1963）：美国小说家，诗人。
普赖斯，约翰        John Price
普利顿尼可斯        Plistonicus（前 4/ 前 3 世纪）：古希腊医生，有解剖方面著作，对盖伦、
                   老普林尼皆有影响。所有著作今皆散佚。
老普林尼            Pliny the Elder（23/24—79）：罗马博物学家，海陆军指挥官。
普林斯，伊丽莎白    Elizabeth Prince
普吕当，迪耶里      Dièry Prudent

Q
契诃夫，安东        Anton Chekhov（1860—1904）：俄国剧作家，短篇小说家。
乔叟，杰弗雷        Geoffrey Chaucer（约 1343—1400）：英国中世纪的卓越诗人。
乔希，帕兰吉特      Paramjit Joshi
切斯特顿，G. K.     Gilbert Keith Chesterton（1874—1936）：英国作家，批评家。
琼斯，伊恩          Ian Jones
丘吉尔，温斯顿      Winston Churchill（1874—1965）：英国政治家，作家，1940—1945 任英
                   国首相。
屈珀斯，皮姆        Pim Cuijpers

S
萨尔，杜杜          Dou-dou Saar
萨尔泽，哈利        Harry Marks Salzer, M.D.（1906—1979）
萨莫罗夫，阿诺德    Arnold Sameroff
萨斯，托马斯        Thomas Szasz（1920—2012）：匈牙利裔美国精神病学家，精神分析学家，
                   认为许多精神“疾病”是生存状况的问题，不同于生理的疾病。
萨特，让-保罗      Jean-Paul Satre（1905—1980）：法国文学家，哲学家。
萨维奇，乔治·H.    George Henry Savage（1842—1921）：英国精神病学家。
塞涅卡            Seneca the Younger（前 4—公元 65）：罗马政治家，斯多葛派哲学家。
塞兹，迈克尔        Michael Edward Thase
桑德福特，特奥      Theo Sandfort
桑塔亚那，乔治      George Santayana（1863—1952）：西班牙–美国哲学家，文学家。
沙茨伯格，艾伦·F.  Alan F. Schatzberg
沙利文，安德鲁      Andrew M. Sullivan

施密特，克里茜　　　Chrissie Schmidt

施耐德曼，埃德温　　Edwin Shneidman

史蒂文斯，安东尼　　Anthony Stevens

史密斯，C. U. M.　　C. U. M. Smith

叔本华，阿图尔　　　Arthur Schopenhauer（1788—1860）：德国哲学家。

斯宾诺莎，巴鲁赫／本尼迪克特 Benedictus/Baruch Spinoza(1632—1677)：荷兰的唯理论哲学家，
　　认为情感快乐和荣誉激情等变动的体验远不及理智的认识和沉思稳定恒久值得追求。本尼
　　迪克特是他的基督教名，巴鲁赫是犹太教名。

斯科特，雷金纳德　　Reginald Scot（1538—1599）：英国国会议员，著有《发现巫术》(*The
　　Discoverie of Witchcraft*)，反对巫术的存在。

斯拉维奇，乔治　　　George Slavich

斯摩莱特，托比亚斯　Tobias Smollett（1721—1771）：苏格兰诗人，作家。

斯塔基，安琪　　　　Angel Starkey

斯泰隆，威廉　　　　William Styron（1925—2006）：美国小说家，曾获虚构类普利策奖、国家
　　图书奖等。60 岁时罹患临床性抑郁，最终入院治愈，并将这番经历写在自传《看得见的黑暗》
　　(*Darkness Visible*) 中。

斯坦，比尔　　　　　Bill Stein（化名）

斯坦利，乔纳森　　　Jonathan Stanley

斯特森，当基儿　　　Danquille Stetson（化名）

斯威夫特，乔纳森　　Jonathan Swift（1667—1745）：英国-爱尔兰作家，代表作有《格列佛游记》。

苏格拉底　　　　　　Socrates（约前 470—前 399）：古希腊哲学家，柏拉图的老师。

索内戈，蒂娜　　　　Tina Sonego

T

泰勒，谢莉·E.　　　Shelley E. Taylor

特雷斯曼，格伦　　　Glenn Treisman

特蕾莎修女　　　　　Mother Teresa（1910—1997）：生于奥斯曼帝国科索沃省，天主教修女，
　　在印度、孟加拉地区特别是加尔各答传教、行善多年，并成立仁爱修女会，又被称为"加
　　尔各答的圣特蕾莎"。

特罗伊西，阿方索　　Alfonso Troisi

图克，塞缪尔　　　　Samuel Tuke（1784—1857）：英国人，贵格会博爱主义者，精神健康事业
　　的改革者。

图克，丹尼尔·H.　　Daniel Hack Tuke（1827—1895）：英国医生，精神病专家。

涂尔干，埃米尔　　　Émile Durkheim（1858—1917）：法国社会学家，现代社会学的奠基人之一。

托克维尔，阿历克西 Alexis de Tocqueville（1805—1859）：法国历史学家。

陀思妥耶夫斯基，费奥多尔　　Fyodor Dostoyevsky（1821—1881）：俄国作家。

W

瓦尔特，胡安　　　　Juan Huarte of San Juan（1529—1588）：西班牙医生，心理学家。

瓦伦斯坦，埃利奥特 Elliot Valenstein

瓦萨里，乔尔乔　　　Giorgio Vasari（1511—1574）：艺术理论家，米开朗琪罗的朋友。

汪大卫　　　　　　　David T. Wong（约 1936—　）：生于香港的美国神经科学家，博士，百优
　　解的发明人之一（时为礼来公司科研人员）。

王尔德，奥斯卡　　　Oscar Wilde（1854—1900）：爱尔兰诗人。

威尔逊，约翰　　　　John A. Wilson（1943—1993）：美国政治家，曾与马尔康姆 X 共事，为
　　有色人种争取权益，先后领导多个政治组织机构。死于自杀。

威尔逊，弗雷德　　　　Fred Wilson（化名）

威利斯，托马斯　　　　Thomas Willis（1621—1675）：英国医生，皇家学会创办人之一。在解剖学、
　　神经病学和精神病学方面有重要意义。

威廉姆斯，田纳西　　　Tennessee Williams（1911—1983），美国 20 世纪最杰出的剧作家之一，
　　原名托马斯·L.威廉姆斯，田纳西系笔名。

威廉姆斯，罗宾　　　　Robin M. Williams（1951—2014）：美国喜剧演员。

威斯利，西蒙　　　　　Simon Wessely

维尔，托马斯　　　　　Thomas A. Wehr

维斯，鲍勃　　　　　　Bob Wise

韦尔，安德鲁　　　　　Andrew Weil

韦尔斯顿，保罗　　　　Paul Wellstone

韦弗，克劳迪娅　　　　Claudia Weaver（化名）

韦斯顿，小罗素　　　　Russell Weston Jr.

韦斯曼，米尔娜　　　　Myrna Weissman

魏尔，扬　　　　　　　Jan Wier / Johann Weyer（1515—1588）：荷兰医生，鬼神学家，阿格里帕
　　的追随者。

沃波尔，霍勒斯　　　　Horace Walpole（1717—1797）：奥尔福德四世伯爵，英国辉格党人，作家，
　　艺术史家。

沃尔比尔，维尔纳　　　Werner Wöhlbier（1899—1984）

沃诺克，朱莉娅　　　　Julia Warnock

沃森，詹姆斯　　　　　James Watson（1928—　）：美国分子生物学家，因在 DNA 双螺旋结构方
　　面的发现，获 1962 年诺贝尔生理医学奖。

沃森，保罗·J.　　　　Paul J. Watson

沃特斯，约翰　　　　　John Waters

乌拉托，亚当　　　　　Adam C. Urato

乌切罗，保罗　　　　　Paolo Uccello（1397—1475）：佛罗伦萨的画家，数学家。

伍尔夫，弗吉尼亚　　　Virginia Woolf（1882—1941）：父姓史蒂芬，英国作家、文学批评家、文
　　学理论家，意识流文学代表人物，被誉为 20 世纪现代主义与女性主义的先锋。一生多次罹
　　患抑郁。丈夫伦纳德（Leonard，1880—1969），政治理论家。


X

希波克拉底　　　　　　Hipocrates（约前 460—约前 370）：伯力克里时期的古希腊医生。

(宾根的)希尔德加德 Hildegard von Bingen（1098—1179）：德意志本笃会修女，作家，圣乐作曲家。

希尔德克劳特，约瑟夫　　　　Joseph Schildkraut

希利，大卫　　　　　　David Healey

西蒙，格雷戈里　　　　Gregory Simon

席尔瓦提库斯，约安内斯·巴普蒂斯塔　　　Joannes Baptista Silvaticus / Gionvanni Battista
　　Selvatico（1550—1621）：医生，活跃于帕维亚和米兰。

萧沆，E.M.　　　　　Emil Mihail Cioran（1911—1995）：罗马尼亚哲人，散文家，以罗马尼亚
　　语和法语写作。

肖特，爱德华　　　　　Edward Shorter（1941—　）

谢弗，霍华德　　　　　Howard Schaffer

谢林，F. W. J. 冯　　　F. W. Joseph von Schelling（1775—1854）：德国哲学家，和黑格尔曾为同学。
谢灵顿，查尔斯　　　Sir Charles Scott Sherrington（1857—1952）：英国神经生理学家，获 1932
　　年诺贝尔医学生理学奖。
辛克利，约翰　　　　John Hinckley
辛普森，西尔维亚　　Sylvia Simpson

Y
亚伯拉罕，卡尔　　　Karl Abraham（1877—1925）：德国精神分析学家，弗洛伊德最欣赏的学生。
亚里士多德　　　　　Aristotle（前 384—前 322）：古希腊哲学家，柏拉图的学生，亚历山大大
　　帝的老师。
亚普科，迈克尔　　　Michael D. Yapko
扬，伊丽莎白　　　　Elizabeth Young
扬格，爱德华　　　　Edward Young（1683—1765）：英国诗人，神学家。
因赛尔，托马斯　　　Thomas Insel
于斯曼，若利斯-卡尔 Joris-Karl Huysman，1848—1907）：法国小说家，艺术评论家。
雨果，维克多　　　　Victor Hugo（1802—1885）：法国作家。
约翰逊，塞缪尔　　　Samuel Johnson（1709—1784）：常称为约翰逊博士，英国作家。

Z
詹姆士，威廉　　　　William James（1842—1910）：美国心理学家，哲学家。
圣哲罗姆　　　　　　St. Jerome（347—420）：又译"耶柔米"，拉丁教会杰出的圣经学者。
钟，乔伊斯　　　　　Joyce Chung

# 其他专名表

【说明】：本附录所列专名包括作品／刊物／节目名、法案名、组织机构／项目名、认证名、量表名等。其中作品名等标注书名号，非书籍时，括住作品性质；机构名不包含大学名称。

A

《哀悼与忧郁症》（文）："Mouring and Melancholia"

爱丁堡产后抑郁量表：Edinburgh Postnatal Depression Scale

安大略精神健康警方记录核查联盟：Ontario Mental Health Police Record Check Coalition

《安娜贝尔·李》（诗）："Annabel Lee"

《暗流》：Undercurrents

《奥普拉秀》（TV）：*Oprah*

B

白宫精神疾病大会：White House Conference on Mental Illness

《百优解：万能药还是潘多拉？》：*Prozac: Panacea or Pandora?*

《背离亲缘：那些与众不同的孩子、他们的父母以及他们寻找身份认同的故事》：*Far from the Tree：Parents. Children and the Search for Identity*

贝兹伦精神卫生法中心：Bezelon Center for Mental Health Law（BCMHL）

《崩溃》：*The Crack-Up*

比赛特尔精神病院：Bicêtre Hospital

《毕士大的天使》：*The Angel of Bethesda*

《玻璃博士》（小说）："The Glass Licentiate"

伯利恒疯人院：Bedlam／Bethlem Royal Hospital

博利亚斯科基金会：Bogliasco Foundation

C

产后抑郁筛查量表：Postpartum Depression Screening Scale

产后支持国际联盟：Postpartum Support International（PSI）

《沉思者》（诗）："Il Penseroso"

成瘾及物质滥用中心：Center for Addiction and Substance Abuse（CASA）

《成瘾至死》：*Addicted to Misery*

筹款委员会（美国众议院）：Committee on Ways and Means

D

《达尔文主义精神病学》：*Darwinian Psychiatry*

大都会艺术博物馆：Metropolitan Museum of Art

大脑分子解剖计划：Brain Molecular Anatomy

Project（BMAP）

《丹尼尔的半生缘》：*Daniel Deronda*

《抵制百忧解》：*Prozac Backlash*

东南宾斯法尼亚州心理健康协会：Mental
Health Association of Southeastern Penn-
sylvania

《冬天的故事》（剧本）：*The Winter's Tale*


E

《恶心》：*Nausea*


F

法玛西亚普强公司：Pharmacia & Upjohn

《疯狂的科学》：*Mad Science*

《疯狂旅行者》：*Mad Travelers*


G

改变内心：Bring Change to Mind（BC2M）

高中同等学历 General Equivalency Diploma，
GED

哥伦比亚自杀评估分类算法：the Columbia
Classification Algorithm for Suicide
Assessment（C-CASA）

哥伦比亚自杀严重程度评定量表：the
Columbia Suicide Severity Rating Scale
（C-SSRS）

《关于兽性灵魂的两篇论述》：*Two discourses
Concerning the Soul of Brutes*

管控型医疗保险：Managed Care

《国会记录》：*Congressional Record*

《国际疾病分类》：*International Classification
of Diseases*（ICD）

国际心理社会性康复协会：International
Association of Psychosocial Rehabilitation
Services（IAPSRS）

国家补充和替代医学中心／国家补充和整合卫
生中心 National Center for Complementary
and Alternative Medicine（NCCAM）／
National Center for Complementary and
Integrative Health（NCCIH）

国民健康服务（英国）：National Health
Service（NHS）

H

《哈姆雷特》（剧本）：*Hamlet*

汉密尔顿抑郁量表：Hamilton Depression
Scale

《合法嗑药》：*Legally Drugged*

《花儿都去了哪里》（歌）："Where Have All
the Flowers Gone"

环球航空：Trans World Airlines

《皇帝的新药》：*The Emperor's New Drugs*


J

基督教青年会：Young Men's Christian
Association（YMCA）

《积极错觉》：*Positive Illusions*

疾病控制中心：Centers for Disease Control
and Prevention（CDC）

嘉基公司：Geigy

《家庭问答》（TV）：*Family Feud*

健康维护组织：Health Maintenance Organi-
zations（HMOs）

《解体概要》：*A History of Decay*

金矿浸礼会教堂：Gold Mine Baptist Church

《精神病学综合教材》：*Comprehensive Text-
book of Psychiatry*

《精神错乱》：*Unhinged*

精神疾病基因组联盟：Psychiatric Genomics
Consortium（PGC）

（精神健康）警方记录核查联盟：(Mental
Health) Police Record Check Coalition

精神健康平等法案：Mental Health Parity Act

《精神障碍诊断与统计手册（第 4 版）／（第 5
版）》：*Diagnostic and Statistical Manual
of Mental Disorders*（DSM-IV/-5）


K

《科学》（刊）：*Science*

跨物种比较和精神病理学会：Across-Species
Comparisons and Psychopathology
（ASCAP）


L

蓝十字蓝盾：Blue Cross Blue Shield（BCBS）

劳工、卫生与公众服务、教育拨款小组委员
会：Labor, Health and Human Services,

Educations (LHHS) Appropriations Sub-committee

冷泉港实验室：Cold Spring Harbor Laboratory

礼来公司：Eli Lilly

《利他主义的可能性》：*The Possibility of Altruism*

联合农场工人（组织）：United Farm Workers（UFW）

《烈火战车》（电影）：*Chaiots of Fire*

《柳树为我哭泣》：*Willow Weep for Me*

《柳叶刀》（刊）：*The Lancet*

《60 分钟》（TV）：*60 Minutes*

《论出版自由》：*Areopagitica*

《论精神错乱》：*Treatise on Mental Alienation*

《论灵魂的激情》：*The Passions of the Soul*

《论忧郁症》：*Discourse of Melancholike Diseases*

**M**

麻省总医院：Massachusetts General Hospital

麦卡伦－弗格森法案：McCarran-Ferguson Act

《麦田守望者》：The Catcher in the Rye

美国残疾人法案 Americans with Disabilities Act（ADA）

美国防止动物虐待协会：American Society for the Prevention of Cruelty to Animals（ASPCA）

美国公民自由联盟：American Civil Liberties Union（ACLU）

美国国家精神卫生研究院：National Institute of Mental Health（NIMH）

美国国家卫生研究院：National Institutes of Health（NIH）

美国环境保护局：Environmental Protection Agency

美国精神病学会：American Psychiatric Association（APA）

《美国精神病学杂志》：*The American Journal of Psychiatry*

美国联邦航空管理局：Federal Aviation Administration

美国民用航空医学研究所：Civil Aerospace Medical Institute（CAMI）

美国医学会：American Medical Association（AMA）

《美国医学会杂志》：*Journal of the American Medical Association*（*JAMA*）

美国移民与国籍法案：Immigration and Nationality Act

美国运通：American Express

美国志愿队：AmeriCorps

美国自杀学协会：American Association of Suicidology（AAS）

美丽新词语公司：Brave New Words

《美食与美酒》（刊）：*Food and Wine*

《扪心问诊》：*In Treatment*

《魔鬼的把戏》：*De praestigiis daemonum*

默克（默沙东）公司：Merck and Co.（Merck Sharp & Dohme）

《墓园挽歌》（诗）："Elegy Written in a Country Churchyard"

**N**

《纽约客》（刊）：*New Yorker*

《纽约时报杂志》：*New York Times Magazine*

诺里斯顿州立精神病医院 Noristown State Mental Hospital

**P**

佩恩·惠特尼精神病诊所：Payne Whitney Psychiatric Clinic（PWC）

《丕平正传》：*Pippin*

《拼凑的裁缝》：*Sartor Resartus*

平克·弗洛伊德乐队：Pink Floyd

普吕当健身：Prudent Fitness

《普通精神病学档案》：*Archives of General Psychiatry*

**Q**

强生公司：John & Johnson

《倾听百优解》：*Listening to Prozac*

情绪障碍支持团体：Mood Disorders Support Groups（MDSG）

丘吉尔医院：Churchill Hospital

《囚徒》：*The Prisoner*

全国抑郁中心网络：National Network of Depression Centers（NNDC）

全美精神病患者联合会：National Alliance

for the Mentally Ill，后更名为 National
      Alliance on the Mental Illness（NAMI）
全美抑郁和躁郁协会：National Depressive and
      Manic-Depressive Association（NDMDA）
群体健康研究所／凯撒医疗集团华盛顿健康
      研究所：Group Health Research Institute
      （GHRI）／ Kaiser Permanente Washington
      Health Research Institute

R
《让时间停止：海洛因详解》：*How to Stop
      Time: Heroin from A to Z*
《人是机器》：*L'Homme Machine*
《人性本变》：*The Changing Nature of Man*
瑞典酒精和药物社会调查研究所：Swedish
      Institute of Social Research on Alcohol and
      Drugs（SoRAD）

S
《萨朗波》：*Salammbô*
森林实验室：Forest Laboratories
社会安全残障保险：Social Security Disability
      Insurance（SSDI）
社会安全生活补助金：Supplemental Security
      Income（SSI）
社区健康服务整笔拨款：Community Health
      Services Block Grant
圣犹达医疗公司：St. Jude Medical
《失乐园》：*Paradise Lost*
《石船》：*A Stone Boat*
食品药品监督管理局：Food and Drug Admini-
      stration（FDA）
《食物医生》：*The Food Doctor*
《世界沉思录》：*De Contumptu Mundi*
世界卫生组织：World Health Organization
      （WHO）
数理政策研究有限公司：Mathematica Policy
      Research Inc.（MPR）
《生与死》：*Biathanatos*
双相障碍家庭中心：Family Center for Bipolar
斯坦福–比奈智力量表：Stanford-Binet
      Intelligence Scale
松林别墅酒店：Villa dei Pini
《苏茜·宙斯井井有条了》：*Suzy Zeus Gets Or-*

*ganized*
《岁月》：*The Years*

T
《特洛伊陷落》（历史文献）：*The Sack of Troy*
      （*Illiupersis*）
退伍军人（事务）委员会：Committee on
      Veteran's Affairs
退伍军人管理局：Veterans Administration
退伍军人事务部：Veterans Affairs（VA）
退休医疗保险（红蓝卡）：Medicare

W
《威尼斯商人》（剧本）：*The Merchant of
      Venice*
《维莱特》：*Villette*
维洛布鲁克（柳溪）州立学校／精神病院：
      Willowbrook
韦氏智力量表：Wechsler Intelligence Scale
卫生署长：Surgeon General
伍德哈尔医院：Woodhull Hospital
物质滥用及精神卫生服务部：Substance Abuse
      and Mental Health Services Administration
物质滥用治疗与研究服务部：Substance
      Treatment and Research Service（STARS）

X
《希腊古瓮颂》（诗）："Ode on a Grecian Urn"
西奈山医院贝丝以色列医疗中心：Mount
      Sinai Beth Israel
《小老头》（诗）："Gerontion"
心理健康工作委员会：Working Committee on
      Mental Health
《新英格兰医学期刊》：*The New England
      Journal of Medicine*
信仰通途圣会：Highway of Faith Congregation

Y
《雅各的房间》：*Jacob's Room*
研究领域标准框架：Research Domain Criteria
      （RDoC）
《药物大决战》：*Pharmageddon*
《野蛮上帝》：*The Savage God*
《夜幕疾坠》：*Night Falls Fast*

《一种流行病的解剖》：*Anatomy of an Epidemic*

《一帆风顺》（刊）：*Smooth Sailing*

医疗补助（白卡）：Medicaid

抑郁及相关情感障碍协会：Depression and Related Affective Disorders Association（DRADA）

英国精神药理协会：British Association for Psychopharmacology（BAP）

英国南极调查局：British Antarctic Survey

英国气象调查局：British Meteorological Survey

《英国医学通报》：*British Medical Bulletin*

《忧郁的解剖》：*The Anatomy of Melancholy*

《忧郁颂》（诗）："Ode on Melancholy"

有事忙人才服务公司：AtWork Personnel Services

《有益和无益的抑郁》：*Productive and Unproductive Depression*

有子女家庭补助：Aid to Families with Dependent Children（AFDC）

约翰·霍普金斯医院：John Hopkins Hospital

孕产妇死亡保密调查：Confidential Enquiries into Maternal Deaths（CEMD）

Z

治疗倡导中心：Treatment Advocacy Center（TAC）

《自杀行为：寻找灵魂经济学》：*Suicidical Behavior: The Search for Psychic Economy*

《自杀之谜》：*The Enigma of Suicide*

自我暴力监控：Self-Directed Viollence Survelliance（SDVS）

《最后的出口》：*Final Exit*